【中医十大经典】

黄帝内经素问

〔宋〕王冰　整理
杨鹏举　等校注

十部经典是学习中医的基础，犹如九层高台之垒土；十部经典是使用中医的基础，更似千里长行之跬步。

學苑出版社

图书在版编目(CIP)数据

黄帝内经素问/〔唐〕王冰整理；杨鹏举等校注. —北京：学苑出版社，2013.11(2019.10 重印)
(中医十大经典)
ISBN 978-7-5077-4424-8

Ⅰ.①黄… Ⅱ.①王…②杨… Ⅲ.①《素问》 Ⅳ.①R221.1

中国版本图书馆 CIP 数据核字(2013)第 275934 号

责任编辑：付国英
出版发行：学苑出版社
社　　址：北京市丰台区南方庄 2 号院 1 号楼
邮政编码：100079
网　　址：www.book001.com
电子信箱：xueyuanpress@163.com
电　　话：010-67603091(总编室)、010-67601101(销售部)
经　　销：新华书店
印 刷 厂：北京市京宇印刷厂
开本尺寸：890×1240　1/32
印　　张：29.75
字　　数：700 千字
版　　次：2014 年 1 月第 1 版
印　　次：2019 年 10 月第 3 次印刷
定　　价：89.00 元

出版者的话

中医典籍，向称浩博。据不完全统计，现存中医古籍13000余种。如此汗牛充栋，令初学者每每慨叹，不知从何入手。

依据当代著名中医学家、中医泰斗任应秋教授的论断，中医经典著作共有10部，即《素问》、《灵枢》、《难经》、《神农本草经》、《伤寒论》、《金匮要略》、《中藏经》、《脉经》、《针灸甲乙经》、《黄帝内经太素》。《素问》与《灵枢》合称《黄帝内经》，奠定了中医学理论基础；《难经》对人体生理作了重要阐释；《神农本草经》开本草学先端；《伤寒论》、《金匮要略》创立辨证论治，历来被视为医门之圣书；《中藏经》托名华佗所作，发展了脏腑学说；《脉经》出而立中医脉学；《针灸甲乙经》为首部针灸学专著；《黄帝内经太素》是第一部系统整理《黄帝内经》的著作，亦为医门重典。这十部经典，是中国医药学的理论基础，自古至今，对中医临床、教学、研究都起到重要的指导作用。

此次我社延请中医文献专家，精心选择底本，对十部经典进行了系统整理和点校，将原繁体竖排经典原文改为简体横排，并加现代标点，对经典原文中冷僻字词释义，辅助读者理解。本次点校吸收了最新研究成果，能够体现出当代学术研究的较高水平。如有不妥之处，希请广大读者指正。

学苑出版社医药卫生编辑室

2007年3月

序

医者，仁术也。精其道可以寿世活人，不精而尝试之，盛盛虚虚，必致人夭札而促其寿。是以先贤著书立说，以昭后世，忧之至深而虑之至远。《中医十大经典》所收十种中医典籍，阐千载不传之奥秘，为医家必读之宝典。欲为苍生大医，必须精熟医典，学养深厚，“若不尔者，如无目夜游，动致颠殒”，孙氏思邈，早有此言。所梓十书，诚为从医之津涉，愈疾之钤键，医理之渊薮，杏林之玉圃。精而读之，实践行之，理法方药，融而贯之，必能癃疲以起，夭札以愈。振兴中医，实赖于此。是为序。

北京中医药大学　钱超尘

2007年3月30日

#《黄帝内经素问》校注人员名单

主校　杨鹏举

副校　张德英　陈学习　朱　星

郝宪恩

协校　（以下按姓氏笔画为序）

杜明华　杨延巍　李进龙

李　楠　张俊芬　陈利欣

贾云芳　曹丽静

前　　言

《黄帝内经素问》（简称《素问》）与《灵枢经》合称《黄帝内经》（也称《内经》），是中医四大经典著作之一，是最早的中医基础理论专著。

关于《内经》的作者和成书年代，笔者在拙作《灵枢经》校注中已阐述，在此不再赘言。

全书主要为阴阳、养生、天文、地理、病因、病机、诊断、治则、方剂、针刺腧穴等内容。原书九卷，后经王冰校注整理为二十四卷八十一篇（“时于先生郭子斋堂，受得先师张公秘本……恐散于末学，绝彼师资，因而撰注，用传不朽，兼旧藏之卷，合八十一篇二十四卷，勒成一部。”王冰序文），从唐代宗宝应元年（762）至宋仁宗嘉祐（1056～1063）约294年，即至宋代林亿整理《素问》时，则“阙第七一通（通，篇；份；卷。《古今韵会举要·东韵》：“通，书首末全曰通。”）。”说明王冰整理的《素问》出现了亡佚篇，今看到的所补之《刺法论篇》、《本病论篇》不是王冰所补遗，因为这两篇没有王冰（“因而撰注”）所注，所以不能判断此二篇是王冰所见之原文，那么是后人谁补之遗？有人说是刘温舒所补，此说也不可信，因为在刘温舒任朝散郎太医学司业时，其所著《素问入式运气论奥》成书于宋哲宗元符二年（1099），从宋仁宗嘉祐（1063）至宋哲宗元符二年（1099），其间共36年，而刘温舒在皇宫不可能看不到林亿所校注《素问》，假如其间为刘温舒补之，必有所痕迹。因此《四库全书提要》疑书末所附

《黄帝内经素问》遗篇，为他人所作是有一定的道理，因此，遗篇是谁所补仍为悬案。

另外，林亿在序云“阙第七一通”，当是指原先的九卷的“第七”，不是王冰整理后的二十四卷的“第七”，因为王冰整理后的二十四卷中不缺第七，据此推断在林亿校注《素问》时，说明原九卷尚存而阙第七。这和王冰序：“故第七一卷，师氏藏之，今之奉行，惟八卷尔。”的说法一致，但是王冰据张公秘本补后未云阙，并云“篇目坠缺，指事不明者……加字以昭其义”。据此推测是第七亡佚在王冰整理二十四卷八十一篇本之后，并非亡佚在王冰之前。退一步来讲，即使当时九卷本当时不全，但是王冰据张公秘本已补于二十四卷中了。

有人说运气七篇是王冰所写，遗憾的是七篇中有的星体的名字王冰却不知道是说什么的，故王冰所写七篇说不足为据。

由于《素问》成书于西汉以前，加上其文简义深，随着时间的推移，后人难以看懂，于是乎校注者应运而生。注释者南朝齐梁人全元起首开先河，但其书《素问训解》约至南宋而亡佚；隋代杨上善作《太素》为《灵》、《素》注解；唐代王冰补注《黄帝内经素问》；宋代林亿等又根据原书九卷、杨上善之《太素》、全元起、王冰等所作之书校注；明代马莳作《素问注证发微》；张景岳将《灵》、《素》分门别类而作《类经》；吴昆作《吴注素问》；清代张隐庵著《黄帝内经素问》等。总体上来说，王冰、张隐庵、张景岳注释水平最高，马莳、吴昆等也有独到之处，惟吴昆主观删改原文弊端自出。中华人民共和国成立后，校注译者多矣，且各自有不同程度的新见解，但是尚有很多内容至今未能通过训诂而破译，这就是我之所以重新校注译《素问》的初衷。举例说，如阴阳五行的本质是什么？我们知道抽象事物是具体事物的组成部分，是具体事物的分解体，是具体事物被人脑思维分解和思维抽象后形成和产生的认识对象，是具体事物具有的规定、规律、关系、性能、本质和特征，而阴阳五行则是抽象事物，那么它是从什么具体事物抽象而来的呢？即什么是体现阴阳五行的具体事物，为了便于讨论分述如下：

什么是阴阳的本质

我们都知道"阳生阴长"，只有本质的阴阳才能使之生长，那么阴阳的本质是什么？《说文》："月，阙也，大阴之精。"《文选·谢庄〈月赋〉》："日以阳德，月以阴灵。"李善注："月者，阴之精也。"《说文》："日，实也，太阳之精不亏。"《说文》，"阳，高明也……阳声。"《吕氏春秋·察今》："故审堂下之阴，而知日月之行，阴阳之变。"《诗·小雅·湛露》："湛湛露斯，匪阳不晞。"毛传："阳，日也。"毛公明确阳就是日，由此推理月就是阴。所以《史记·天官志》云"天则有日月，地则有阴阳"，那么日月之精是什么呢？《管子·内业》：解释道"精也者，气之精者也，气道乃生。"据此日月之精就是日月之精气，日月之精气就是阴阳的本质。

日月（阴阳）对植物、动物、人类的影响

我们平时讲万物生长靠太阳，我们肉眼所观察阳光的作用往往注重在植物方面，看到四季冷暖的变化都是对植物的影响，几乎没有认识到日月对动物、人类的影响，那么日月对动物、人类有没有影响呢？回答是肯定的，因为当"遇月之空，亦邪甚也"(《素问·至真要大论篇》)；在动物方面，《淮南子·坠形》："蛤蟹珠龟，与月盛衰"。在人类方面，《灵枢经·岁露论》："人与天地相参也，与日月相应也。故月满则海水西盛，人血气积，肌肉充，皮肤致，毛发坚，腠理郄，烟垢着。当是之时，虽遇贼风，其入浅不深。至其月郭空，则海水东盛，人气血虚，其卫气去，形独居，肌肉减，皮肤纵，腠理开，毛发残，膲理薄，烟垢落。当是之时，遇贼风则其入深，其病人也卒暴”。

由于日月之精气就是阴阳的本质，所以北齐颜之推《颜氏家训·归心》：“日为阳精，月为阴精，星为万物之精。”而日月之精气我们肉眼不一定能看见，但是日月对动植物、人类实实在在有着巨大的影响和作用。不能因为我们肉眼看不见就否定日的阳精和月的阴精存在，犹如氧气、二氧化碳不能因为我们肉眼看不见就否定它们的存在，假如万物离开太阳、月亮等星体就不会生长，日光灯是替代不了太阳、月亮等星体的作用的，以大棚种的黄瓜、西红柿为例，缺少了在自然环境中长出的那个味道，这是不争的事实 。

五行的本质及其他

1. 五行的本质是五星，五行，简言之，即五星之运、行、运。

为什么说五行的本质是五星呢？因为“行”通“星”。以《素问·天元纪大论》：“天有五行，御五位”，《孔子家语·五帝》：“天有五行，水、火、金、木、土，”。《五运行大论》：“天地动静，五行迁复……五行丽地”，《韩非子·饰邪》：“此非丰隆、五行、太一、王相、摄提、六神、五括、天河、殷抢、岁星非数年在西也。又非天缺、弧逆、刑星、荧惑、奎台数年在东也。”（俞志慧著《韩非子直解》：注“丰隆以下至此皆吉星名，古代星相家认为吉星当头则吉……数年在西指秦也，又非天缺、弧逆、刑星、荧惑、奎台、天缺至此皆凶星名……数年在东指赵也），《素问·气交变大论篇》明确指出：“岁候不及，其太过而上应五星。”据此证明五行，即五星，那什么是五星呢？《史记·天官书论》：“水、火、金、木、土星，此五星者，天之五佐。”汉代刘向《说苑·辨物》：“所谓五星者，一曰岁星，二曰荧惑，三曰镇星，四曰太白，五曰辰星”。

2. 五星产生什么？其所产生物有哪些作用？其对大地有无影响？

《素问·天元纪大论》：“天有五行……以生寒暑燥湿风”，《孔子家语·五帝》：“天有五行，水、火、金、木、土，分时化育，以成万物”。《五运行大论》：“天地动静，……五行丽地”“七曜纬虚，五行丽地（《五运行大论》）”“九星悬朗，七曜周旋，曰阴曰阳，曰柔曰刚，幽显既位，寒暑弛张，生生化化，品物咸张（《素问·天元纪大论》）”。以上不难看出，五星产生寒暑燥湿风。由于五行连通大地，所以对大地有着密切联系，而且产生分时化育，以成万物，或者说是产生寒暑弛张，生生化化，品物咸张。万物生长不仅仅靠日月之精气，而且也依靠五星之精气，足证日月、五星对人类、动植物有重大影响，由于日月、五星之精气由太虚布散到大地，并与相应的物质相应和，所以《史记·天官志》云“天则有日月，地则有阴阳，天有五星，地有五行”，同时也证明阴阳之精气及盛衰来源于日月、五行之精气及生克乘侮理论来源于五星，而不是来源于五材。而且说明中医的阴阳五行不是朴素唯物主义，而是辩证唯物主义。

必须指出，阴阳的本质是日月，而由日月具体事物而通过抽象派生的“阴阳者，数之可十，推之可百，数之可千，推之可万，万之大，不可胜数，”二者不是一个同等的概念。同时，虽然知道了五行的本质是五星，我们不能因为看到了本质而抛弃五行抽象化的积极意义。

中医的基础是什么呢？可以肯定地说，中医的根是五运六气，只有明白五运六气的原理，才能把“天人合一”理论运用到实际中去。说到“天人合一”，即自然界和人是一个统一体，人生活在自然界当中，必然要受到自然界风寒暑湿燥火的影响，而风寒暑湿燥火的产生，首先要介绍风寒暑湿燥火是太空的金、木、水、火、土五星的运行产生的，因为“神在天为风，在地为木……”(《素问·天元纪大论》)。只讲五行，不讲其由来，估计是不承认“星”通“行”，没有认识到五行由五星演变而来，成了机械的五行，因而出现了东方配木、风、角……拉郎配的现象，说不清其因果关系，这种不能说明其因果关系的现状应引起我们的反思。所以应该把“先立其年以明其气，金木水火土运行之数，寒暑燥湿风火临御之化”(《六元正纪大论》)的关系说明白，还应把“北斗七星”和（七曜）“七政”之间的关系以及和八风、九宫、四季的关系阐述清楚，以完善中医学说，使之成为真正的中医学，让中医专业的学生从理性和感性上有一个整体的、全面的认识和掌握，以此树立牢固的专业思想。由于太虚之七星对人类的影响巨大，所以对于目前主张取消五行的说法会使中医的理论成为无水之源，势必使天人合一的理论成为无水之孤舟。由于运气七篇是中医的基础，其对正确理解阴阳、五行、病因本质的由来至关重要。

任何理论都来源于实践，并运用其理论来指导实践，通过进一步实践来证明其理论的真伪。《尚书·洪范》:“一曰水，二曰火，三曰木，四曰金，五曰土”，《素问》“满纸五行”，木火土金水的出现，则随之出现了“相生”等理论，那么五行相生等理论是来源于大地之“五材”吗？或曰“先有五材，后有五星，因此五行的理论来源于五材”，其实在没有五材之前，天上的五星早就在天上运行了，最有说服力的是大地“火、金”晚于五星，问题的核心不在于谁出现的早晚，关键是五行的理论是否来源于五材，其能否经得起实践的检验，以此来剔除伪说，质疑五行理论来源于“五材”说，从相生始，以“金生水”，为例，事实上大地之金能生水吗？或曰，“挖井而生水”，难道没有挖井之前就没有水吗？没有金属之前，江河之水从哪里来的？没有金属之前，天上不下雨水吗？没有文字之前，江河照样有水，天上照样下雨。在普遍联系方面，大地之金属能使气候变凉吗？在相克方面，春天草木生长，大地之金属能克（控制或抑制）其生长吗？在相乘方面，大地之金属有无气？其旺盛之气体现在哪里？大地金属之气如何使木受到损害的？或曰：“砍伐者也”。如果是砍伐，那么《内经》满纸讲的是五气，砍伐等于“气”吗？《尚书》、《素问》的五行所指都是自然因素，如果是砍伐，这里是自然因素？还是人为因素？在相侮方面，大地之草木侮金属体现在哪里？

以上诸多问题不能合理解释，显然五材不是五行理论根据的来源，因此相生之“生”作“滋生”解释是不能成立的，是典型的望文生义，必然成为谬论。或曰，既然大地之金属不能生水，那么其“生”是什么呢？金生水等所指是什么呢？答曰：生者，出也；继承也。徐灏注笺：“《广雅》曰：‘生，出也。’生与出同义，故此训为进。”而“进”通“尽”。《列子·天瑞》：“形，必终者也。天地终乎？与我偕终。终进乎？不知也。”张湛注：“进当为尽。此书尽字例多作进也。”殷敬顺释文：“进音尽。”《列子·黄帝》：“竭聪明，进智力。”《公羊传·庄公三十二年》：“鲁一生一及。”何休注：“父死子继曰生，兄死弟继曰及。”，王安石《洪范传》：“其相生也，所以相继也，其相克也，所以相治也。”

从上述证据不难看出，五行之相生之“生”在这里是“继位、前后相续”的意思，如此解释则符合《尚书》、《素问》五行的本意，因而木生火，火生土……即木星之后是火星，火星之后是土星……因而与五运六气的规律相一致，更存在普遍联系，如木星即位则春温暖而和风，继而火星即位有夏热之热气，火星之后继而是土星即位而有长夏之湿气，土星之后则为金星即位出现燥气，金星之后则是水星即位而出现寒气。

除此之外，古代研究《尚书》五行，其确实是五星，《后汉书·冯绲传》："绲弟允，清白有孝行，能理《尚书》，善推步之术。"李贤注："推步谓究日月五星之度，昏旦节气之差。"显然五行说来源于五材，是无稽之谈。

以上观点是否正确，作者抛砖引玉，并希望引起大家争鸣，通过争鸣来探索真理，争鸣的目的在于明辨是非，在探索中找到真理，从而推动中医事业发展。

另外，卫气固护肌表之说，卫气通过什么途径走到肌表来固护肌表呢？笔者通过校注《刺禁论》中的"鬲肓之上"解决了"肓"的本质，找到了卫气所行走的通道而行于皮肤的根据。还有《六节脏象论篇》之"罢（pi）极"的本意是什么？笔者已在本篇按语中阐述了依据，类似之"其动应衣"之"应"等诸多问题在此不一一赘述。

校注说明

底本的选择和体例

本书以人民卫生出版社 1963 年出版的明嘉靖二十九年(1550)顾从德翻刻影印本为底本。其体例为原文、校注、按语三个部分，校勘方面以对校为主，用底本与元至元己卯胡氏古林书堂刊本（简称胡本）、学苑出版社出版的孙国中、方向红点校本《重广补注黄帝内经素问》（简称孙本）、人民卫生出版社出版的《黄帝内经素问》（简称卫鲁本）等版本对校，但对重要者进行处理。注释的原则：对一词多义而近者，则并录；对一词多义而义近者，也并录之，但指出选择义项。必须说明，对祝由之类的内容，不能看作迷信，其类似西医的暗示疗法。特别是对一些不能解释的天象，不能因为弄不懂就武断地给予迷信、不科学之类的结论。按语要求对注释意犹未尽，或对临床治疗有指导意义者，加以说明。需要说明，此次以注为主，故校勘多从略。

本书写成后，承蒙王午戌教授、陈圣安教授予以审定，在此表示谢忱。

由于时间所限，加之笔者才学疏浅，书中注释难免有不妥之处，甚至错误，望广大读者提出批评意见，以便再版时改正。由于本书为多人校注，新解之处较多，难免同道有不同看法，希望引起争鸣，以求真理，推动中医事业发展。

杨鹏举

2010年1月6日

目　录

① 真 孙本作“正”。真，正也。真定，正定也。今当地人仍口乎“真定”。

重广补注黄帝内经素问序

【原文】

臣闻安不忘危，存不忘亡者，往圣之先务，求民之瘼[①]，恤民之隐者，上主之深仁。在昔黄帝之御极[②]也，以理身绪余[③]治天下，坐于明堂[④]之上，临观八极[⑤]，考建五常[⑥]，以谓人之生也，负阴而抱阳，食味而被[⑦]色，外有寒暑之相盪，内有喜怒之交侵，夭昏札瘥[⑧]，国家代[⑨]有，将欲敛时五福[⑩]，以敷锡[⑪]厥庶民，乃与岐伯上穷天纪[⑫]，下极地理，远取诸物，近取诸身，更相问难[⑬]，垂法以福万世。于是雷公之伦，授业传之，而《内经》作矣。历代宝之，未有失坠，苍[⑭]周之兴，秦和[⑮]述六气之论，具明于左史[⑯]。厥[⑰]后越人[⑱]得其一二，演而述《难经》，西汉仓公[⑲]传其旧学，东汉仲景撰其遗论[⑳]，晋皇甫谧[㉑]刺而为《甲乙》，及隋杨上善[㉒]纂而为《太素》。时则有全元起[㉓]者，始为之训解，阙[㉔]第七一通[㉕]。迄唐宝应中[㉖]，太仆[㉗]王冰笃[㉘]好之，得先师所藏之卷，大为次注[㉙]，犹是三皇遗文，烂然可观。惜乎唐令列[㉚]之医学，付之执技[㉛]之流，而荐绅先生罕言之，去圣已远，其术晻昧[㉜]，是以文注纷错，义理混淆，殊不知三坟[㉝]之余，帝王之高致，圣贤之能事，唐尧[㉞]之授四时，虞舜[㉟]之齐七政[㊱]，神禹修六府[㊲]以兴帝功，文王[㊳]推六子[㊴]以叙卦气，伊尹[㊵]调五味以致君，箕子[㊶]陈五行以佐世，其致一也，奈何以至精至微之道，传之以至下至浅之人，其不废绝，为已幸矣。

【校注】

①瘼　病痛；泛指困苦。此指病痛。《诗·小雅·四月》："乱离瘼矣，爰其适归。"毛传："瘼，病。"

②御极　即位。

③绪余　抽丝后留在蚕茧上的残丝。借指事物之残余或主体之外所剩余者；后代。《庄子·让王》："道之真以治身，其绪余以为国家，其土苴以治天下。"陆德明释文："司马、李云：绪者，残也，谓残余也。"《梁书·王亮传》："尚书左丞臣范缜，衣冠绪余。"《周书·武帝纪下》："狐赵绪余，降成皂隶。"

④明堂　古代帝王宣明政教的地方。凡朝会、祭祀、庆赏、选士、养老、教学等大典，都在此举行。《孟子·梁惠王下》："夫明堂者，王者之堂也。"《玉台新咏·木兰辞》："归来见天子，天子坐明堂。"

⑤八极　八方极远之地。《庄子·田子方》："夫至人者，上窥青天，下潜黄泉，挥斥八极，神气不变。"《淮南子·原道训》："夫道者，覆天载地，廓四方，柝八极，高不可际，深不可测。"高诱注："八极，八方之极也，言其远。"

⑥五常　指旧时的五种伦常道德；五行（金、木、水、火、土，即太白星、岁星、辰星、荧火星、镇星），此指五行。《书·泰誓下》："今商王受，狎侮五常。"孔颖达疏："五常即五典，谓父义、母慈、兄友、弟恭、子孝，五者人之常行。"《礼记·乐记》："道五常之行，使之阳而不散，阴而不密。"郑玄注："五常，五行也。"

⑦被　合；配。《管子·立政》："令则行，禁则止，宪之所及，俗之所被，如百体之从心，政之所期也。"尹知章注："被，合也，谓俗与宪合。"

⑧盪……夭昏札瘥　盪，移动，扫荡；冲杀。此指冲杀。《易·系辞下》："刚柔相摩，八卦相盪。"《韩诗外传》卷七："子路曰：'由愿奋长戟，荡三军。'"夭昏，亦作"夭昬"。夭折，早死。《左传·昭公十九年》："寡君之二三臣，札瘥夭昬。"杜预注："短折曰夭，未名曰昬。"孔颖达疏："子生三月，父名之，未名之曰昏，谓未三月而死也。"札瘥，因疫疠、疾病而死。杜预注："大死曰札，小疫曰瘥"。

⑨代　每个朝代；世代。此指后者。清·赵翼《论诗》之二："李杜诗篇万口传，至今已觉不新鲜。江山代有才人出，各领风骚数百年。"《新唐

书·狄仁杰传》："今阿史那斛瑟罗，皆阴山贵种，代雄沙漠，若委之四镇，以统诸蕃，建为可汗，遣御寇患，则国家有继绝之美，无转输之苦。"

⑩五福　五种幸福。《书·洪范》："五福：一曰寿，二曰富，三曰康宁，四曰攸好德，五曰考终命。"汉·桓谭《新论》："五福：寿、富、贵、安乐、子孙众多。"

⑪敷锡　施赐。《书·洪范》："敛时五福，用敷锡厥庶民。"南朝·宋·颜延之《宋南郊登歌·夕牲》："奄受敷锡，宅中拓宇。"

⑫天纪　星名。属天市垣，凡九星。《汉书·天文志》："天纪属贯索。"《晋书·天文志上》："天纪九星，在贯索东。九卿也，主万事之纪。"

⑬问难　诘问驳辩。《东观汉记·贾宗传》："上美宗既有武节，又兼经术，每晏会，令与当世大儒司徒丁鸿问难经传。"《晋书·苻坚载记上》："问难五经，博士多不能对。"

⑭苍　指天。晋·陶潜《祭程氏妹文》："我闻为善，庆自已蹈；彼苍何偏，而不斯报。"

⑮秦和　秦，指秦国。和，春秋时秦国名医。见《左氏春秋》。唐·张说《岐州刺史平泉男陆君墓志铭》："汲直谢病，秦和不医。"

⑯左史　官名。周代史官有左史、右史之分。左史记行动，右史记言语。见《礼记·玉藻》。一曰左史记言，右史记事。见《汉书·艺文志》。唐、宋曾以门下省之起居郎、中书省之起居舍人为左、右史，分别主记事与记言。

⑰厥　代词。其。

⑱越人　战国时名医扁鹊名。《史记·扁鹊仓公列传》："扁鹊……姓秦氏，名越人。"

⑲仓公　指西汉淳于意。《史记·扁鹊仓公列传》："太仓公者，齐太仓长，临菑人也，姓淳于氏，名意。少而喜医方术。高后八年，更受师同郡元里公乘阳庆……使意尽去其故方，更悉以禁方予之，传黄帝、扁鹊之脉书，五色诊病。知人生死，决嫌疑，定可治，及药论，甚精。受之三年，为人治病，决生死多验。然左右行游诸侯。"

⑳撰其遗论　论，泛指文章；道理；理论。刘文典集解引王念孙曰："论与伦同，伦，道也。言为天道之所不取也。"《〈论语〉序解》宋·邢昺疏："论者……蕴含万理故曰理也。"撰其遗论，撰写前人流传下来诊治病的经验和文章等。此指《伤寒论》序"勤求古训，博采众方"以撰写前人之理论等。

㉑皇甫谧　人名。为晋代名医。

㉒杨上善　人名。为隋代名医。

㉓全元起　人名。为梁代人。一说为隋朝人。

㉔阙　空缺着；没有。汉·班固《〈两都赋〉序》："斯事虽小，然先臣之旧式，国家之遗美，不可阙也。"

㉕通　叙说；陈述；量词。篇；份卷。此指卷。《古今韵会举要》："书首末全曰通。"《汉书·夏侯胜传》："先生通正言，无惩前事。"颜师古注："通，谓陈道之也。"《汉书·刘歆传》："及《春秋》左氏丘明所修，皆古文旧书，多者二十余通，臧于秘府，伏而未发。"

㉖宝应中　宝应，指唐肃宗李亨和代宗李豫的年号。中，时间的一半；期间。宝应中，即在唐肃宗执政的公元762～763年期间。

㉗太仆　官名。为王左驭而前驱者；秦、汉沿置，为九卿之一，为天子执御，掌舆马畜牧之事。类似于明清属于兵部的车驾司；辅佐帝王的大臣，传递下奏者。《周礼·夏官》："太仆，掌正王之服位，出入王之大命。"《书·顾命》："相被冕服，凭玉几。"孔颖达疏："郑玄云：'相者，正王服位之臣，谓太仆。"《周礼·夏官》："太仆下大夫二人，掌诸侯之复逆。"郑注："司农曰：复，谓奏事也。逆，谓受下奏。"类似于清代通政司受督抚章疏者，凡臣民建言、陈情、申诉、军情、灾异等事，录其事，送所司办理，事情重者得请旨裁决。王冰为后者。

㉘笃　甚；达到高度；形容病势沉重。此指甚。北魏·郦道元《水经注·肥水》："刘安是汉高帝之孙厉王长子也，折节下士，笃好儒学。"《史记·范雎蔡泽列传》："昭王强起应侯，应侯遂称病笃。"《旧唐书·列女传·樊彦琛魏氏》："彦琛病笃。"

㉙次注　编排和注释。

㉚令列　令，官名。历代中央最高机关及某些下属机关的主官。如尚书令、中书令，太子家令、掖庭令、太乐令等。列：管理。《广雅·释诂三》："列，治也。"

㉛执技　执，通"絷"。此引申为"阻碍"。《礼记·月令》："（仲夏之月）游牝别群，则执腾驹，班马政。"陆德明释文："执如字，蔡本作絷。"《逸周书·大匡》："明执于私，私回不中。"朱右曾校释"执读为絷……拘也。"技，才能。

㉜荐绅先生罕言之，去圣已远，其术晻昧　荐绅，指有官职或做过官的人。晻昧。埋没，湮没；义理幽晦不明。《汉书·艺文志》：“汉兴有仓公，今其术晻昧，故论其书，以序方技为四种。”章炳麟《訄书·订孔》：“《论语》者晻昧，《三朝记》与诸告饬通论，多自触击也。”

㉝三坟　传说中我国最古的书籍。《左传·昭公十二年》：“是能读三坟、五典、八索、九丘。”杜预注：“皆古书名。”三坟，三皇之书，即王冰序：“《尚书》曰伏羲、神农、黄帝之书，谓之三坟。”也有认为系指天、地、人三礼，或天、地、人三气的，均见孔颖达疏引。

㉞唐尧　古帝名。帝喾之子，姓伊祁（亦作伊耆），名放勋。初封于陶，又封于唐，号陶唐氏。以子丹朱不肖，传位于舜。参阅《史记·五帝本纪》。

㉟虞舜　上古五帝之一。姓姚，名重华，为古代传说中的圣君。《书·尧典》：“师锡帝曰：有鳏在下，曰虞舜。”《史记·五帝本纪》：“虞舜者，名曰重华。”司马贞索隐：“虞，国名……舜，谥也。”张守节正义：“瞽叟姓妫。妻曰握登，见大虹意感而生舜于姚墟，故姓姚。目重瞳子，故曰重华。”

㊱七政　古天文术语。指日、月和金、木、水、火、土五星；指天、地、人道和四时；指北斗七星。以七星各主日、月、五星，故曰七政。《书·舜典》：“在璇玑玉衡，以齐七政。”孔传：“七政，日月五星各异政。”孔颖达疏：“七政，谓日月与五星也。”《史记·五帝本纪》“以齐七政”裴骃集解引郑玄注同此说。《尚书大传》卷一：“七政者，谓春、秋、冬、夏、天文、地理、人道，所以为政也。”《史记·天官书》：“北斗七星，所谓‘旋、玑、玉衡以齐七政’。”裴骃集解引马融注《尚书》云：“七政者，北斗七星，各有所主：第一曰正日；第二曰主月；第三曰命火，谓荧惑也；第四曰煞土，谓填星也；第五曰伐水，谓辰星也；第六曰危木，谓岁星也；第七曰剽金，谓太白也。日、月、五星各异，故曰七政也。”但因其功能不一而命名，如《广雅·释天》：“北斗七星：一为枢，二为旋，三为机，四为权，五为衡，六为开阳，七为摇光。”唐·杨炯《浑天赋》：“祸成于井，德成于衡。”《汉书·天文志》：“衡殷南斗。”颜师古注引晋灼曰。“衡，斗之中央，殷，中也。”《文选·张衡〈东京赋〉》：“摄提运衡。”李善注引薛综曰：“衡，玉衡，北斗中星，主迴转。”

㊲六府　古以水、火、金、木、土、谷为“六府”；上古六种税官之总称。《左传·文公七年》：“六府、三事，谓之九功。水、火、金、木、土、

谷，谓之六府。"《书·大禹谟》："地平天成，六府三事允治，万世永赖。"孔颖达疏："府者，藏财之处；六者，货财所聚，故称六府。"《礼记·曲礼下》："天子之六府，曰司土、司木、司水、司草、司器、司货，典司六职。"郑玄注："府，主藏六物之税者，此亦殷时制也。"《墨子·节葬下》："五官六府。"孙诒让闲诂："六府，古籍无明文。《曲礼》'六府'，郑君以为殷制，则非周法。《左传·文公七年》、《大戴礼记·四代篇》并以水火金木土谷为六府，亦非官府。"

㊳文王　指周文王。

㊴六子　指《易》八卦中的震、巽、坎、离、艮、兑。此六卦皆由构成乾卦的阳爻和构成坤卦的阴爻组成，故称。《易·说卦》："乾，天也，故称乎父。坤，地也，故称乎母。震，一索而得男，故谓之长男。巽，一索而得女，故谓之长女。坎，再索而得男，故谓之中男。离，再索而得女，故谓之中女。艮，三索而得男，故谓之少男。兑，三索而得女，故谓之少女。"《汉书·郊祀志下》："《易》有八卦，乾坤六子，水火不相逮，雷风不相悖，山泽通气，然后能变化，既成万物也。"颜师古注："乾为父，坤为母，震为长男，巽为长女，坎为中男，离为中女，艮为少男，兑为少女，故云六子也。"

㊵伊尹　商汤大臣，名伊，一名挚，尹是官名。相传生于伊水，故名。是汤妻陪嫁的奴隶，后助汤伐夏桀，被尊为阿衡。汤去世后历佐卜丙（即外丙）、仲壬二王。后太甲即位，因荒淫失度，被伊尹放逐到桐宫，三年后迎之复位。《尚书·伊训》："惟元祀十有二月乙丑伊尹祠于先王。"《左传·襄公二十一年》："伊尹放大甲而相之，卒无怨色。"杜预注："大甲，汤孙也，荒淫失度。伊尹放之桐宫三年，改悔而复之，而无恨心。"《吕氏春秋·本味》："有侁氏女子采桑，得婴儿于空桑之中，献之其君。其君令烰人养之，察其所以然，曰：'其母居伊水之上……故命之曰伊尹。'"高诱注："以其生于伊水，故名之伊尹，非有讹也。"

㊶箕子　商纣诸父，封国于箕，故称箕子。纣暴虐，箕子谏不听，乃披发佯狂为奴，为纣所囚。周武王灭商，释箕子之囚。见《史记·殷纪》。

【原文】

顷在嘉祐中，仁宗念圣祖之遗事，将坠于地，乃诏通知其学者，俾之是正。臣等承乏[①]典校，伏念旬岁[②]，遂乃搜访中外，裒[3]集众本，寖[4]寻其义，正其讹舛，十得其三四，余不能具。窃谓未足以称明昭[5]，副[6]圣意，而又采用汉唐书录古医经之存于世者，得数十家，叙而考证焉。贯穿错综，磅礴会通[7]，或端本以寻支，或泝[8]流而讨源，定其可知，次以旧目，正缪误者六千余字，增注义者二千余条，一言去取，必有稽考，舛文疑义，于是详明，以之治身，可以消患于未兆，施于有政，可以广生于无穷，恭惟皇帝抚大同[9]之运，拥无疆之休，述先志以奉成，兴微学而永正，则和气可召，灾害不生，陶[10]一世之民，同跻[11]于寿域[12]矣。

国子博士臣高保衡
广禄卿直秘阁臣林亿　等谨上

【校注】

①承乏　承继空缺的职位。后多用作任官的谦词。《左传·成公二年》："敢告不敏，摄官承乏。"杜预注："言欲以己不敏，摄承空乏。"《新唐书·百官志三》："乐彦玮为大夫，以尝召两御史，乃加副承诏一人，阙则殿中承乏。"

②伏念旬岁　伏，敬词；念，念及，想到。旧时致书于尊者多用之。唐·韩愈《上宰相书》："伏念今有仁人在上位，若不往告之而遂行，是果于自弃，而不以古之君子之道待吾相也。"旬岁，满一年。《汉书·翟方进传》："方进旬岁间免两司隶，朝廷由是惮之。"颜师古注："旬，遍也，满也。旬岁犹言满岁也，若十日之一周。"

③裒（póu）集　裒，聚集；引申为聚敛；搜集。《诗·小雅·常棣》："原隰裒矣，兄弟求矣。"毛传："裒，聚也。"《新唐书·元载传》："又与王缙请以河中为中都，裒关辅河东十州税奉京师。"裒集，辑集。《新唐书·文艺传中·王维》："宝应中，代宗语缙曰：'朕尝于诸王座闻维乐章，今传几何？'遣中人王承华往取，缙裒集数十百篇上之。"

④寖　同"寖。"寖，同"浸"。渐；仔细深入地观察思考。《淮南子·要略》："览取挢掇，浸想宵类。"高诱注："浸，微视也。"

⑤明昭　昭明，分明。明·张景《飞丸记·卺合飞丸》："看锄强扶弱，

曲直明昭。”

⑥副　相称；符合。《汉书·礼乐志》：“哀有哭踊之节，乐有歌舞之容，正人足以副其诚，邪人足以防其失。”《后汉书·黄琼传》：“盛名之下，其实难副。”唐·李咸用《和友人喜相遇》诗之三：“人生口心宜相副，莫使尧阶草势斜。”

⑦磅礴会通　磅礴，也作“旁薄”、“旁礴”、“旁魄”。充满；扩展；《庄子·逍遥游》：“之人也，之德也，将磅礴万物以为一世蕲乎乱。”王先谦集解：“李云：‘磅礴犹旁礴’李桢云：‘亦作旁魄，广被意也。’”会通，会合变通；融会贯通。《易·系辞上》：“圣人有以见天下之动，而观其会通，以行其典礼。”孔颖达疏：“观看其物之会合变通。”南朝·梁·刘勰《文心雕龙·物色》：“古来辞人，异代接武，莫不参伍以相变，因革以为功，物色尽而情有余者，晓会通也。”磅礴会通，即扩大范围来融会贯通。

⑧泝（su）流　泝，逆水而上。后作“溯”。《左传·文公十年》：“（楚·子西）沿汉泝江，将入郢。”汉·王粲《七哀诗》之二：“方舟溯大江，日暮愁我心。”泝流：逆着水流方向。此喻逆而向上（追溯）去找到事物的本源。

⑨大同　指国家统一。北齐·颜之推《颜氏家训·风操》：“今日天下大同，须为百代典式，岂得尚作关中旧意？”王利器集解：“此当隋时而言，隋统一天下，结束南北对峙局面，故云‘大同’。”

⑩陶　变易，变更。三国·魏·嵇康《答释难宅无吉凶摄生论》：“至公侯之命，禀之自然，不可陶易。”戴明扬校注：“《一切经音义》引《诗》注：‘陶，变也。’”至今北方方言还保留此意。“等我下一辈子陶成人。让你下一辈子陶成狗。”

⑪跻　升登，达到。此引申为“踏进，跨入”。《易·震》：“跻于九陵。”孔颖达疏：“跻，升也。”

⑫寿域　人人得到天年的太平盛世。《汉书·礼乐志》：“驱一世之民，济之仁寿之域。”唐·杜牧《郡斋独酌》：“寿域富农桑”。

重广补注黄帝内经素问序

启玄子王冰撰

新校正云：按《唐人物志》冰仕唐为太仆令，年八十余以寿终。

【原文】

夫释缚脱艰[①]，全真导气[②]拯黎元[③]于仁寿[④]，济羸劣[⑤]以获安者，非三圣[⑥]道则不能致之矣．孔安国[⑦]序《尚书》曰伏羲[⑧]、神农[⑨]、黄帝[⑩]之书，谓之三坟，言大道[⑪]也。班固《汉书·艺文志》曰《黄帝内经》十八卷，《素问》即其经九卷也，兼《灵枢》九卷，乃其数焉。虽复年移代革[⑫]，而授学[⑬]犹存，惧[⑭]非其人，而时有所隐，故第七一卷[⑮]，师氏[⑯]藏之，今之奉行，惟八卷尔。然而其文简，其意博，其理奥，其趣深，天地之象分，阴阳之候列[⑰]，变化之由表[⑱]，死生之兆彰，不谋而遐迩自同[⑲]，勿约而幽明斯契[⑳]，稽其言有征，验之事不忒[㉑]，诚可谓至道之宗，奉生[㉒]之始矣。假若天机[㉓]迅发，妙识玄通[㉔]，蒇谋虽属乎生知[㉕]，标格亦资于诂训[㉖]，未尝由行不由径，出不由户[㉗]者也．然刻意研精，探微索隐[㉘]，或识契真要[㉙]，则目牛无全[㉚]，故动则有成，犹鬼神幽赞[㉛]，而命世奇杰[㉜]，时时间出焉，则周有秦公[㉝]，汉有淳于公[㉞]，魏有张公[㉟]、华公[㊱]，皆得斯妙道者也．咸[㊲]日新其用，大济蒸[㊳]人，华叶递荣[㊴]，声实相副，盖教之著[㊵]矣，亦天之假[㊶]也。

【校注】

①释缚脱艰　释缚，解开捆绑的绳索。艰，灾难；亲丧。晋·孙楚《为石仲容与孙皓书》："豺狼抗爪牙之毒，生人陷荼炭之艰。"晋·刘琨《劝进表》："自元康以来，艰祸繁兴。"《文选·潘岳〈怀旧赋〉》："余既有私艰，且寻役于外，不历嵩丘之山者，九年于兹矣。"李善注："私艰谓家难也。"《旧唐书·刘乃传》："天宝中，举进士，寻丁父艰，居丧以孝闻。"释缚脱艰，即解除病灾，死亡的缠绕。

②全真导气　全真，保全天性。三国·魏·嵇康《幽愤诗》："志在守朴，养素全真。"《旧唐书·高祖纪》："本贵冲，虚，养志无为，遗情物外，全真守一，是谓玄门，驱驰世物，尤乖宗旨。"导气，摄气运息。为古代的一种养生术。汉·王充《论衡·道虚》："道家或以导气养性，度世而不死。"清·唐甄《潜书·两权》："今有厚养之士，节食、远色、导气、服药，身无疾病，可以长年。"

③黎元　亦作"黎玄"。即黎民。汉·董仲舒《春秋繁露·五行变救》："救之者，省宫室，去雕文，举孝弟，恤黎元。"晋·潘岳《关中诗》："哀此黎元，无罪无辜。"

④仁寿　有仁德而长寿。《论语·雍也》："知者动，仁者静，知者乐，仁者寿。"邢昺疏："言仁者，少思寡欲，性常安静，故多寿考也。"《汉书·王吉传》："驱一世之民，跻之仁寿之域。"《汉书·董仲舒传》："尧舜行德，则民仁寿。"

⑤羸劣　疲弱；瘦弱。《后汉书·东海恭王强传》："臣内自省视，气力羸劣，日夜浸困。"唐·冯贽《云仙杂记》卷五："沈休文羸劣多病，日数米而食。"

⑥三圣　三个圣人。其说法不一。一指尧、舜、禹；二指夏禹、周公、孔子；三指伏羲、文王、孔子。根据本序文意，当指伏羲、神农、黄帝。汉·董仲舒《贤良策三》："道之大原出于天，天不变，道亦不变。是以禹继舜，舜继尧，三圣相受而守一道。"《汉书·高惠高后文功臣表序》："汤法三圣。"颜师古注："三圣，谓尧舜禹也。"《孟子·滕文公下》："我亦欲正人心，息邪说，距诐行，放淫辞，以承三圣者，岂好辩哉，予不得已也。"朱熹集注："三圣，禹、周公、孔子也。"《汉书·艺文志》："人更三圣，世历三古。"颜师古注引韦昭曰："伏羲、文王、孔子。"

⑦孔安国　西汉今文经学家。以研究《尚书》而为汉武帝博士。

⑧伏羲　古代传说中的三皇之一。风姓。相传其始画八卦，又教民渔猎，取牺牲以供庖厨，因称庖牺。亦作“伏戏”、“伏牺”。《庄子·缮性》：“逮德下衰，及燧人、伏羲始为天下，是故顺而不一。”《庄子·大宗师》：“伏戏氏得之，以袭气母。”晋·王嘉《拾遗记·春皇庖牺》：“庖者包也，言包含万象；以牺牲登荐于百神，民服其圣，故曰庖牺，亦曰伏羲。”

⑨神农　传说中的太古帝王名。始教民为耒耜，务农业，故称神农氏。又传他曾尝百草，发现药材，教人治病。也称炎帝，谓以火德王。《易·系辞下》：“包牺氏没，神农氏作，斫木为耜，揉木为耒；耒耨之利，以教天下。”《吕氏春秋·季夏纪》：“无发令而干时，以妨神农之事；水潦盛昌，命神农将巡功，举大事则有天殃。”高诱注：“昔炎帝神农能殖嘉谷，神而化之，号为神农。后世因名其官为神农。”

⑩黄帝　古帝名。传说是中原各族的共同祖先，生于农历的三月三。少典之子，姓公孙，居轩辕之丘，故号轩辕氏。又居姬水，因改姓姬。国于有熊，亦称有熊氏。以土德王，土色黄，故曰黄帝。《易·系辞下》：“神农氏没，黄帝、尧、舜氏作，通其变，使民不倦。”孔颖达疏：“黄帝，有熊氏少典之子，姬姓也。”《史记·五帝本纪》：“黄帝者，少典之子，姓公孙，名曰轩辕。生而神灵，弱而能言，幼而徇齐，长而敦敏，成而聪明。”裴骃集解：“号有熊。”司马贞索隐：“有土德之瑞，土色黄，故称黄帝，犹神农火德王而称炎帝然也。”今陕西有其墓。

⑪大道　正道；常理；最高的治世原则，包括伦理纲常等。《礼记·礼运》：“孔子曰：‘大道之行也，与三代之英，丘未之逮也，而有志焉。’”《汉书·司马迁传赞》：“又其是非颇缪于圣人，论大道则先黄老而后六经。”

⑫复年移代革　复，反复。年移代革，时间向后推移，朝代有变化。

⑬授学　授，传授，教。汉·班固《东都赋》：“主人曰：‘复位，今将授子以五篇之诗。’”学，学习的人。《荀子·修身》：“故学曰：‘迟，彼止而待我，我行而就之，则亦或迟、或速、或前、或后，胡为乎其不可同至也。’”杨倞注：“学曰，谓为学者传此言也。”授学，传授给学习的人。

⑭惧　忧虑。《孟子·滕文公下》：“世衰道微，邪说暴行……孔子惧，作《春秋》。”唐·韩愈《题〈欧阳生哀辞〉后》：“凡愈之为此文，盖哀欧阳生之不显荣于前，又惧其泯灭于后也。”

⑮第七一卷　一，全。第七一卷，指第七全卷。

⑯师氏　周代官名。掌辅导王室，教育贵族子弟以及朝仪得失之事；教师。南北朝时北周亦曾置此官。《书·顾命》："师氏、虎臣、百尹、御事。"孔传："师氏，大夫官。"唐·陈子昂《为人陈情表》："老母悯臣孤蒙，恐不负荷教诲，师氏训以义方。"

⑰候列　候，征候，征兆。《史记·淮阴侯列传》："夫听者事之候也，计者事之机也，听过计失而能久安者，鲜矣。"列，众。多用于有名位者。《荀子·天论》："列星随旋，日月递照。"杨倞注："列星，有列位者，二十八宿也。"候列，征象有很多。

⑱由表　由，到达。由表，到达外表，显露于外。

⑲不谋而遐迩自同　遐迩，远近。不谋而遐迩自同，没有谋划，远近自然相同。

⑳勿约而幽明斯契　约，约束。幽明，指有形和无形的事物；阴阳。《易·系辞上》："仰以观于天文，俯以察于地理，是故知幽明之故。"韩康伯注："幽明者，有形无形之象。"宋·苏轼《与钱济明》之三："神药希代之宝，理贯幽明，未敢轻议。"《史记·五帝本纪》："顺天地之纪，幽明之占，死生之说，存亡之难。"张守节正义："幽，阴；明，阳也。"契，合。勿约而幽明斯契，没有约束，内外相合。

㉑忒（tè）　差错。

㉒奉生　奉，给予。《广韵·肿韵》："奉，与也。"《左传·僖公三十三年》："秦违蹇叔，而以贪勤民，天奉我也。"杜预注："奉，与也。"。奉生，给与人的生命。

㉓假若天机　假若，即使，纵使如果；犹如。天机，犹灵性。谓天赋灵机；谓天之机密，犹天意；国家的机要事宜。此指灵性。《庄子·大宗师》："其耆欲深者，其天机浅。"北齐·颜之推《颜氏家训·勉学》："及至冠婚，体性稍定，因此天机，倍须训诱。"宋·陆游《醉中草书因戏作此诗》："稚子问翁新悟处，欲言直恐泄天机。"后亦以泛指秘密，故不能透露秘密谓之"天机不可泄漏"。《三国志·吴志·吴主传》："君临万国，秉统天机。"

㉔妙识玄通　能认识奥妙的事物，通晓原理。

㉕蒇（chǎn）谋虽属乎生知　蒇：完备；全面。谋，计策；谋略；审察，考察。此指后者。《书·大禹谟》："无稽之言勿听，弗询之谋勿庸。"《后

汉书·荀彧传》："许攸贪而不正，审配专而无谋。"《文选·张衡〈思玄赋〉》："神逵昧其难覆兮，畴克谋而从诸。"旧注："谋，察也。"唐·柳宗元《断刑论下》："胡不谋之人心，以熟吾道？吾道之尽，而人化矣。"葳谋虽属乎生知，即能全面的考察事物，是属于天生的。

㉖标格亦资于诂训　标格，规范；楷模；标写格式。此指"标写格式的标准"。晋·葛洪《抱朴子·重言》："吾特收远名于万代，求知己于将来，岂能竞见知于今日，标格于一时乎？"唐·杜甫《唐故万年县君京兆杜氏墓碑》："立德不孤，扬名归实，可望发皇内则，标格女史，窃见于万年君得之矣。"唐·刘知几《史通·题目》："观夫旧史列传，题卷靡恒……如此标格，足为详审。"诂训，亦作"训诂"。以今言解释古言。标格亦资于诂训，标写格式的标准也要凭借训诂。

㉗户　门。

㉘探微索隐　同"探赜索隐"。探索幽深隐微的事理。唐·刘知几《史通·杂述》："如寡闻末学之流，则深所嘉尚；至于探幽索隐之士，则无所取材。"《易·系辞上》："探赜索隐，钩深致远，以定天下之吉凶，成天下之亹亹者，莫大乎蓍龟。"孔颖达疏："探谓窥探求取，赜谓幽深难见。卜筮则能窥探幽昧之理，故云探赜也。索谓求索，隐谓隐藏。"

㉙识契真要　真要，真谛要义。唐·谢勮《游烂柯山》诗："仙僧会真要，应物常渊默，惟将无住理，转与信人说。"识契真要，认识问题要合乎真谛要义。

㉚目牛无全　又作"目无全牛"。形容技艺达到极纯熟的境界。亦形容办事精明熟练。《庄子·养生主》："始臣之解牛之时，所见无非牛者；三年之后，未尝见全牛也。"唐·杨承和《梁守谦功德铭》："操利柄而目无全牛，执其吭如蒭豢悦口。"

㉛犹鬼神幽赞　赞，辅佐；帮助。《书·大禹谟》："益赞于禹曰：'惟德动天，无远弗届。'"孔传："赞，佐。"犹鬼神幽赞，犹如鬼神在暗中帮助。

㉜命世奇杰　命世，著名于当世。多用以称誉有治国之才者。《汉书·楚元王传赞》："圣人不出，其间必有命世者焉。"宋·王安石《答子固南丰道中所寄》诗："吾子命世豪，术学穷无间。"奇杰，俊杰；犹杰出。宋·苏洵《养才》："古之养奇杰也，任之以权，尊之以爵。"命世奇杰，即著名于当世的俊杰。

㉝秦公　公，此对尊长的敬称。《汉书·沟洫志》：“太始二年，赵中大夫白公复奏穿渠。”颜师古注：“郑氏曰：‘时人多相谓为公。’此时无公爵也，盖相呼尊老之称耳。”秦公，指秦越人。战国时名医扁鹊名。《史记·扁鹊仓公列传》：“扁鹊……姓秦氏，名越人。”

㉞淳于公　指西汉淳于意。《史记·扁鹊仓公列传》：“太仓公者，齐太仓长，临菑人也，姓淳于氏，名意。少而喜医方术。高后八年，更受师同郡元里公乘阳庆……使意尽去其故方，更悉以禁方予之，传黄帝、扁鹊之脉书，五色诊病。知人生死，决嫌疑，定可治，及药论，甚精。受之三年，为人治病，决生死多验。然左右行游诸侯。”《史记》并载有其病案 25 例，为我国现存最早的病案。

㉟张公　指张机，字仲景。

㊱华公　指华佗。陈寿《三国志·魏书·方技传》：“华佗，字元化，沛国谯（今安徽亳县）人也，一名旉。”华佗有绝技，通晓各科，擅长外科，用麻醉法而做手术。后被曹操所杀，“佗临死，出一卷书与狱吏，曰：‘此可活人也，’吏畏法不受，佗亦不强，索火烧之。”今传《中藏经》为后人讬名之作。

㊲咸　都，皆。

㊳蒸　众；多。三国·魏·曹操《陈损益表》：“庶以蒸萤，增明太阳。”《孟子·告子上》：“《诗》曰：‘天生蒸民，有物有则。’”

㊴华叶递荣　华叶，花和叶；比喻表面华美的东西。战国·楚·汉·刘向《说苑·反质》：“自今以来，无以美妾疑妻，无以声乐妨政，无以奸情害公，无以货利示下，其有之者，是谓伐其根素，流于华叶。”汉·王充《论衡·超奇》：“且浅意于华叶之言，无根核之深，不见大道体要，故立功者希。”递，适宜；环绕。荣，美丽。华叶递荣，花由叶子衬托才漂亮。

㊵教之著　教化的显着。

㊶假　凭借；依靠。《荀子·劝学》：“假舆马者，非利足也，而致千里；假舟楫者，非能水也，而绝江河。”

【原文】

冰弱龄慕道[①]，夙好养生[②]，幸遇真经，式[③]为龟镜[④]，而世本纰缪，篇目重迭，前后不伦[⑤]，文义悬隔，施行不易，披会[6]亦难，岁月既淹[7]，袭以成弊．或一篇重出，而别立二名[8]；或两论并吞，而都为一目[9]；或问答未已，别树篇题[10]；或脱简不书，而云世阙[11]，重《经合》而冠《针服》[12]，并《方宜》而为《咳篇》[13]，隔《虚实》而为《逆从》[14]，合《经络》而为《论要》[15]，节《皮部》为《经络》[16]，退《至教》以先针[17]，诸如此流，不可胜数，且将升岱岳[18]，非径奚为？欲诣扶桑[19]，无舟莫适[20]。乃精勤博访[21]，而并有其人[22]，历十二[23]年，方臻理要，询谋[24]得失，深遂夙心，时于先生郭子斋堂[25]，受得先师张公[26]秘本，文字昭晰，义理环周，一以参详，群疑冰释[27]。恐散于末学[28]，绝彼师资[29]，因而撰注，用传不朽，兼旧藏之卷，合八十一篇二十四卷，勒[30]成一部。冀乎究尾明首，寻注会经，开发童蒙[31]，宣扬至理而已，其中简脱[32]文断，义不相接者，搜求经纶所有，迁移以补其处。篇目坠缺，指事不明者，量其意趣，加字以昭其义。篇论吞并，义不相涉者，阙漏名目者，区分事类，别目以冠篇首，君臣请问，礼仪乖失者，考校尊卑，增益以光其意。错简碎文，前后重迭者，详其指趣[33]，削去繁杂，以存其要。辞理秘密，难粗[34]论述者，别撰《玄珠》[35]，以陈其道，凡所加字，皆朱书[36]其文，使今古必分，字不杂糅，庶厥昭彰圣旨[37]，敷畅玄言[38]，有如列宿[39]高悬，奎张[40]不乱，深泉净滢，鳞介[41]咸分，君臣无夭枉[42]之期，夷夏[43]有延龄之望。俾工徒[44]勿误，学者惟明，至道[45]流行，徽音累属[46]，千载之后，方知大圣之慈惠无穷。时大唐宝应元年[47]岁次[48]壬寅序。

将侍郎[49]守殿中丞[50]孙兆重改误

朝奉郎守国子博士同校正医书上骑都尉[51]赐绯[52]鱼袋[53]高保衡

朝奉郎守尚书[54]屯田郎[55]中同校正医书上骑都尉赐绯鱼袋

孙奇

朝散大夫[56]守广禄卿直秘阁判登闻检院上护军[57]林亿

【校注】

①弱龄慕道　弱；指年少者；幼儿；小孩。特指二十岁。《孟子·滕文公下》："汤使亳众往为之耕，老弱馈食。"《管子·形势》："弱子下瓦，慈母操棰。"《汉书·匈奴传上》："匈奴闻汉兵大出，老弱奔走。"《礼记·曲礼上》："二十曰弱，冠。"《国语·楚语上》："昔庄王方弱。"韦昭注："方弱，未二十。"道，道家学派；仙术；方术。此指方术。《汉书·艺文志》："右道三十七家，九百九十三篇。"《汉书·张良传》："乃学道，欲轻举。"颜师古注："道，谓仙道。"唐·谷神子《博异志·许建宗》："还古意建宗得道者，遂求之。"弱龄慕道，二十岁时爱好方术。

②养生　摄养身心，使之长寿。《庄子·养生主》："文惠君曰：'善哉！吾闻庖丁之言，得养生焉。'"宋·陆游《斋居纪事》："食罢，行五十七步，然后解襟褫带，低枕少卧，此养生最急事也。"

③式　用。

④龟镜　龟可卜吉凶，镜能别美丑，喻可供人对照学习的榜样或引以为戒的教训。《隋书·魏澹传》："五帝之圣，三代之英，积德累功，乃文乃武，贤圣相承，莫过周室，名器后稷，追谥止于三王，此即前代之茂实，后人之龟镜也。"

⑤伦　类。《礼记·曲礼下》："拟人必于其伦。"郑玄注："伦，犹类也。"

⑥披会　披，分析。《魏书·礼志一》："臣等承旨披究往说，各有其理。"披会，分析领会。

⑦淹　久，长久。《新唐书·姚崇传》："崇尤长吏道，处决无淹思。"《公羊传·宣公十二年》："晋，大国也，王师淹病矣。君请勿许也。"汉·枚乘《七发》："虽有淹病滞疾，犹将伸伛起躄，发瞽披聋而观望之也，况直眇小烦懑、酲醲病酒之徒哉！"

⑧或一篇重出，而别立二名　有的是同一篇文章，两次出现，就分别写成两个篇名。在本书《离合真邪论篇》中新校正："按，全元起本在第一卷，名《经合》，第二卷重出，名《真邪论》。"

⑨或两论并吞，而都为一目　论，泛指文章。并吞，兼并。或两论并

吞，而都为一目，即有的内容是把两篇文章合并为一体，合为一个题目。在本书《宝命全角论篇》中新校正：“按，全元起本在第六卷，名《刺禁》”。

⑩或问答未已，别树篇题　指有的某一篇中，在问答尚未结束时，就将下文的内容，另立篇目。在本书《著至教论篇》中“雷公曰：阴阳不别……”新校正：“按，自此至篇末，全元起本别为一篇，名《方盛衰》也。”又，在本书《阴阳类论篇》中新校正：“按，全元起本，自雷公以下，别为一篇，名《四时病论》”。

⑪或脱简不书，而云世阙　有的地方有脱简，没有写上校语，就说历代就残缺不全。在《六节藏象论篇》中自“歧伯对曰：昭乎哉问也……其于万物，孰少孰多？可得闻乎？”新校正：“昭乎哉问也至此，全元起注本及《太素》并无，疑王氏之补也。”

⑫重《经合》而冠《针服》　冠，加在前头。汉·孔安国《〈尚书〉序》：“书序，序所以为作者之意，昭然义见，宜相附近，故引之，各冠其篇首。”清·周中孚《郑堂札记》卷二：“凡《诗综》附载诗话，于每卷首条冠以‘静志居’字样。”重《经合》而冠《针服》，即两次出现《经合》的内容，可是在前头写着是《针服》。在本书《离合真邪论篇》新校正：“按，全元起本在第一卷，名《经合》，第二卷重出，名《真邪论》。”

⑬并《方宜》而为《咳篇》　并，并列。此解释“世本纰缪，篇目重迭”而言。并《方宜》而为《咳篇》，即有两个版本并列的《方宜》篇名，可是有一篇是《咳篇》的内容。

⑭隔《虚实》而为《逆从》　隔，分开，把《通评虚实论》的内容分开。《逆从》，即本书《四时刺逆从论篇》，新校正：“按，‘厥阴有余’至‘筋急目痛’，全元起本在第六卷。‘春气在经脉’至篇末，全元起本在第一卷。”

⑮合《经络》而为《论要》：合，应该；应当；对应互协。《史记·司马相如列传》　“然则受命之符，合在於此矣。”唐·白居易《与元九书》：“每读书史，多求理道：始知文章合为时而著，歌诗合为事而作。”汉·董仲舒《春秋繁露·基义》：“凡物必有合。合，必有上，必有下，必有左，必有右……此皆其合也。”《淮南子·时则训》：“六合：孟春与孟秋为合；仲春与仲秋为合；季春与季秋为合……”合“经络”而为“论要”，即应该是《经络》的内容，可是谈的是《论要》。一说“络当作终，论当作诊，形近而误。”终、络二字形近而误倒有可能，但是论诊二字繁体相差甚远，故不足为据。笔者

认为，此为解释“前后不伦，文义悬隔”者，因为林亿校勘时没有指出全元起本篇名有错误。新校正仅云：“按，全元起本在第二卷。”

⑯节《皮部》为《经络》 节，通“截”。《诗·小雅·节南山》：“节彼南山，维石岩岩。”节《皮部》为《经络》，即截断《皮部论篇》中的内容，在《经络论篇》中。此为解释“两论并吞，而都为一目”，故新校正在《经络论篇》曰：“按，全元起本在皮部论末”。

⑰退“至教”以先“针” 至，最高。教，教化。政教风化；教育感化；喻环境影响。《诗·周南·关雎序》：“美教化，移风俗。”汉·桓宽《盐铁论·授时》：“是以王者设庠序，明教化，以防道其民。”《礼记·经解》：“故礼之教化也微，其止邪也于未形。”《史记·三王世家》：“传曰：‘蓬生麻中，不扶自直；白沙在泥中，与之皆黑’者，土地教化使之然也。”至教，最高的教化。退“至教”以先“针”，指不应该把针的内容放在前，最高的教化内容编排在后。此指《著至教论篇》、《上古天真论篇》类似的篇章不应该编排在后。

⑱岱岳 岳，亦作“嶽”。岱岳，泰山的别称。《淮南子·地形训》：“中央之美者，有岱岳，以生五谷桑麻，鱼盐出焉。”高诱注：“岱岳，泰山也。”

⑲扶桑 神话中的树名。《山海经·海外东经》：“汤谷上有扶桑，十日所浴，在黑齿北。”郭璞注：“扶桑，木也。”晋·陶潜《闲情赋》：“悲扶桑之舒光，奄灭景而藏明。”逯钦立校注：“扶桑，传说日出的地方。”

⑳适 去，往。《楚辞·离骚》：“心犹豫而狐疑兮，欲自适而不可。”王逸注：“适，往也。”

㉑博访 广泛地寻查访求。《晋书·儒林传序》：“傍求蠹简，博访遗书，创甲乙之科，擢贤良之举。”

㉒并有其人 并，同时。《列子·力命》：“北宫子谓西门子曰：朕与子并世也，而人子达。”并有其人，同时遇到有很多藏《素问》的人。

㉓十二 言其多也，并非确指。《木兰诗》：“军书十二卷……策勋十二转……同行十二年”。

㉔询谋 咨询；商议。《后汉书·桓帝纪》：“永惟大宗之重，深思嗣续之福，询谋台辅，稽之兆占。”

㉕郭子斋堂 子，对人的敬称。斋堂：书房。郭子斋堂，即郭先生的书房。

㉖先师张公　先师，前辈老师；已故老师《礼记·文王世子》：“凡学，春官释奠于其先师，秋冬亦如之。”郑玄注：“《周礼》曰：‘凡有道者、有德者使教焉，死则以为乐祖，祭于瞽宗。’此之谓先师之类也。”孙希旦集解：“承先圣之所作以教于大学者，先师也，若伯夷、后夔是也。”《孟子·离娄上》：“是犹弟子而耻受命于先师也。”《汉书·刘歆传》：“至孝武皇帝，然后邹、鲁、梁、赵颇有《诗》、《礼》、《春秋》先师，皆起于建元之间。”颜师古注：“前学之师也。”先师张公，疑指前辈老师张仲景。

㉗群疑冰释　很多疑难问题犹如冰块被融化了。

㉘恐散于末学　散，亡失；丧失。《逸周书·文酌》：“留身散真。”孔晁注：“散，失也。”《国语·齐语》：“其畜散而无育。”韦昭注：“散谓亡失也。”末学，肤浅无本之学，多用作自谦之词或自称的谦词；指浅薄的学者；犹后学。汉·蔡邕《答诏问灾异八事》：“臣伏惟陛下圣德允明，深悼变异，德音恳诚，褒臣末学，特垂访及，非臣蝼蚁所能堪副。”《文选·张衡〈东京赋〉》：“如客所谓末学肤受，贵耳而贱目者也。”薛综注：“末学，谓不经根本；肤受，谓皮肤之不经于心胸。”汉·蔡邕《刘镇南碑》：“深愍末学远本离直，乃令诸儒改定五经章句，删划浮辞，芟除烦重。”晋·袁宏《后汉纪·献帝纪论》：“末学庸浅，不达名教之本，牵于事用以惑自然之性。”唐·刘知几《史通·惑经》：“岂与夫庸儒末学，文过饰非，使夫问者缄辞杜口。”唐·韩愈《读墨子》：“余以为辩生于末学，各务售其师之说，非二师之道本然也。”恐散于末学，担心亡失在我的手里。

㉙师资　教师。《谷梁传·僖公三十二年》“晋侯重耳卒”晋·范宁注：“此盖《春秋》之本旨，师资辩说日用之常义。”杨士勋疏：“师者教人以不及，故谓师资也。”

㉚勒　编纂。《南史·孔休源传》：“聚书盈七千卷，手自校练。凡奏议弹文勒成十五卷。”宋·王安石《进〈字说〉表》：“谨勒成《字说》二十四卷，随表上进。”

㉛童蒙　幼稚愚昧；无知的儿童；童年。《易·蒙》：“匪我求童蒙，童蒙求我。”朱熹本义：“童蒙，幼稚而蒙昧。”《淮南子·俶真训》：“皆欲离其童蒙之心，而觉视于天地之间，是故其德烦而不能一。”三国·魏·嵇康《游仙》诗：“授我自然道，旷若发童蒙。”

㉜简脱　古人将文字刻在竹板上，用绳子将一块块竹板串连起来，若有

绳子断绝，某一块就会脱落而丢失，称之为简脱。

㉝旨趣　宗旨；大意。汉·荀悦《汉纪·成帝纪二》："孔子既殁，后世诸子各著篇章，欲崇广道艺，成一家之说，旨趣不同，故分为九家。"三国·魏·嵇康《〈琴赋〉序》："览其旨趣，亦未达礼乐之情也。"

㉞难粗　难，疑问，疑难。《墨子·小取》："若若是，则虽盗，人也。爱盗，非爱人也；不爱盗，非不爱人也；杀盗，非杀人也，无难矣。"《后汉书·徐防传》："臣以为博士及甲乙策试，宜从其家章句，开五十难以试之。"粗，大。难粗，重大疑难。

㉟玄珠　指《玄珠密语》。原书已亡佚。林亿新校正："详王氏《玄珠》，世无传者，今有《玄珠》十卷，《昭明隐旨》三卷，盖后人附托之文也。虽非王氏之书，亦于《素问》第十九卷至二十四卷，颇有发明。其《隐旨》三卷，与今世所谓《天元玉策》者正相表里，而与王冰之义多不同"。

㊱朱书　朱，红。朱书，用红墨书写的文字。《史记·赵世家》："襄子齐三日，亲自剖竹，有朱书曰：'赵毋恤，余霍泰山山阳侯天使也。'"

㊲圣旨　此指圣人的意旨。汉·蔡邕《玄文先生李子材铭》："休少以好学，游心典谟，既综七经，又精群纬，钩深极奥，穷览圣旨。"南朝·梁·刘勰《文心雕龙·史传》："若乃尊贤隐讳，固尼父之圣旨，盖纤瑕不能玷瑾瑜也。"

㊳敷畅玄言　敷畅；铺叙而加以发挥；畅达，广为传播。《书序》："约文申义，敷畅厥旨，庶几有补于将来。"《旧唐书·礼仪志三》："四海会同，五典敷畅，岁云嘉熟，人用大和。"《梼杌闲评》第二一回："郭侍郎走近御案，先讲《易经》复卦，辞理敷畅，解说明晰。"敷畅玄言：畅达深奥的学说。

㊴列宿　众星宿。特指二十八宿。《楚辞·刘向〈九叹·远逝〉》："指列宿以白情兮，诉五帝以置词。"王逸注："言已愿后指语二十八宿，以列已清白之情。"《淮南子·天文训》："荧惑常以十月入太微，受制而出行列宿。"

㊵奎张　星宿名。二十八宿之一，为西方白虎七宿的第一宿，有星十六颗。因其形似胯而得名。古人多因其形亦似文字而认为它主文运和文章。段玉裁注："奎与胯双声。奎宿十六星以像似得名。"《初学记》卷二一引《孝经援神契》："奎主文章。"宋均注："奎星屈曲相钩，似文字之画。"后多用"奎"字美称帝王文章书画或珍藏图书的处所。如称帝王手迹为"奎章"、"奎

画"，秘书监为"奎府"等。张，张宿，又称鹑尾。二十八宿之一，朱雀七宿的第五宿，有星六颗，在长蛇座内。

㊶鳞介　泛指有鳞和介甲的水生动物。汉·蔡邕《郭有道碑序》："犹百川之归巨海，鳞介之宗龟龙也。"

㊷夭枉　短命早死。《新唐书·西域传上·党项》："老而死，子孙不哭；少死，则曰夭枉，乃悲。"

㊸夷夏　夷狄与华夏的并称。古代常以指中国境内的各族人民。《周书·于翼传》："翼又推诚布信，事存宽简，夷夏感悦，比之大小冯君焉。"

㊹工徒　犹工匠。此引申为医生。《文选·左思〈魏都赋〉》："遐迩悦豫而子来，工徒拟议而骋巧。阐钩绳之筌绪，承二分之正要。"张铣注："工匠之徒忖度而骋巧妙。"

㊺至道　极精深微妙的道理或道术。《庄子·在宥》："来！吾语女至道。至道之精，窈窈冥冥；至道之极，昏昏默默。"

㊻徽音累属　犹德音。指令闻美誉。《诗·大雅·思齐》："大姒嗣徽音，则百斯男。"郑玄笺："徽，美也。"累属，累属，连接不断。徽音累属，指让着美誉不断的流传下去。

㊼宝应元年　宝应，指唐肃宗李亨年号。元年，第一年，宝应元年，即公元 762 年。

㊽岁次　次，序。岁次，岁序。此指宝应元年，按干支年序排列为壬寅年。

㊾将侍郎　官名。《通典·职宫十六》："将仕郎，隋置，散官，大唐因之。"唐代自开府至将仕郎，为文散官，共二十九阶。见《新唐书·百官志一》。唐、宋从九品下为将仕郎。

㊿中丞　汉代御史大夫下设两丞，一称御史丞，一称中丞。中丞居殿中，故以为名。东汉以后，以中丞为御史台长官。明清时用作对巡抚的称呼。《汉书·百官公卿表上》："御史大夫……有两丞，秩千石。一曰中丞，在殿中兰台，掌图籍秘书。"

51骑都尉　官名。

52赐绯　赐给绯色的官服。唐代五品、四品官服绯，后世服绯品级不尽相同。宋·司马光《涑水记闻》卷三："太宗方奖拔文士，闻其（王禹偁）名，召拜右拾遗，直史馆，赐绯。"

⑬鱼袋　唐代官吏所佩盛放鱼符的袋。宋以后，无鱼符，仍佩鱼袋。《旧唐书·舆服志》："咸亨三年五月，五品以上赐新鱼袋，并饰以银……垂拱二年正月，诸州都督刺史，并准京官带鱼袋。"《宋史·舆服志五》："鱼袋。其制自唐始，盖以为符契也……宋因之，其制以金银饰为鱼形，公服则系于带而垂于后，以明贵贱，非复如唐之符契也。"

⑭尚书　官名。始置于战国时，或称掌书，尚即执掌之义。秦为少府属官，汉武帝提高皇权，因尚书在皇帝左右办事，掌管文书奏章，地位逐渐重要。汉成帝时设尚书五人，开始分曹办事。东汉时正式成为协助皇帝处理政务的官员，从此三公权力大大削弱。魏晋以后，尚书事务益繁。隋代始分六部，唐代更确定六部为吏、户、礼、兵、刑、工。从隋唐开始，中央首要机关分为三省，尚书省即其中之一，职权益重。宋以后三省分立之制渐成空名，行政全归尚书省。

⑮屯田郎　专司屯田的机构和官员。宋·高承《事物纪原·三省纲辖·屯田》："汉昭帝始置屯田，而成帝置尚书郎一人，主户口垦田，此盖尚书屯田之始也。"

⑯朝散大夫　隋时设置的散官名。唐宋时文阶官之制，从五品下称朝散大夫。《续资治通鉴·宋太祖端拱元年》："近制，宰相子起家即授水部员外郎，加朝散阶。"参阅《通典·职官三四》。

⑰上护军　唐以后历朝置上护军及护军，为仅有名号而无职事的勋官。

卷第一

上古天真论篇第一

新校正云：按全元起注本在第九卷，王氏重次篇第，移冠篇首，今注逐篇必据全元起本之卷第者，欲存《素问》旧第目，见今之篇次，皆王氏之所移也。

【原文】

昔在黄帝[①]，生而神灵[②]，弱[③]而能言，幼[④]而徇齐[⑤]，长而敦敏[⑥]，成而登天[⑦]。乃问于天师[⑧]曰：余闻上古之人，春秋[⑨]皆度百岁，而动作不衰；今时之人，年半百而动作皆衰者，时世异耶？人将[⑩]失之耶？岐伯对曰：上古之人，其知道[⑪]者，法于阴阳，和于术数[⑫]，食饮有节，起居有常，不妄作劳，故能形与神俱[⑬]，而尽终其天年[⑭]，度百岁乃去[⑮]。今时之人不然也，以酒为浆[⑯]，以妄[⑰]为常，醉以入房，以欲竭其精，以耗散其真[⑱]，不知持满[⑲]，不时御神[⑳]，务快其心，逆于生乐，起居无常，故半百而衰也。

【校注】

①黄帝　相传为上古帝王，其姓公孙，生于轩辕之丘，因名轩辕。相传农历三月三是其生日，今陕西有其墓，名“黄帝陵”。

②神灵　神异。《史记·龟策列传》：“龟甚神灵，降于上天，陷于深渊。”明代张居正《答王鉴川书》：“天子生而神灵，十岁即能信任辅臣，亲决大政。”

③弱　婴幼。司马贞索隐：“弱谓幼弱时也。盖未合能言之时而黄帝即

言，所以为神异也。”

④幼 《仪礼·丧服》：“夫死，妻稚，子幼。”郑玄注：“子幼，谓年十五已下。”《礼记·曲礼上》：“人生十年曰幼。”

⑤徇齐 疾速。引申为思维敏慧，反应快。徇，通“侚”。《史记·五帝本纪》：“弱而能言，幼而徇齐。”裴骃集解：“徇，疾；齐，速也。言圣德幼而疾速也。”

⑥长而敦敏 长，长大；成年。《公羊传·隐公元年》：“桓幼而贵，隐长而卑。”何休注：“长者，已冠也。”《新唐书·姚崇传》：“崇必倜傥，尚气节，长乃好学。”古代男子到成年则举行加冠礼，叫做冠。一般在二十岁。《礼记·曲礼上》：“男子二十冠而字。”郑玄注：“成人矣，敬其名。”《国语·晋语七》：“午之少也，婉以从令……其冠也，和安而好敬。”韦昭注：“冠，二十也。”敦敏，笃实（纯厚朴实；忠诚老实）敏捷。《大戴礼记·五帝德》：“（黄帝）生而神灵，弱而能言，幼而慧齐，长而敦敏，成而聪明。”长而敦敏，二十岁的时候纯厚朴实而敏捷。

⑦成而登天 成，德才兼备。犹完人。《论语·宪问》：“子路问成人，子曰：‘若臧武仲之知，公绰之不欲，卞庄子之勇，冉求之艺，文之以礼乐，亦可以为成人矣。’”登天，指登帝位。清代俞樾《内经辨言》：“成而登天，谓登天位也。《易·明夷传》曰：‘初登于天，照四国也。’可说此经登天之义。故下文即云：‘乃问于天师。’乃者承上之词，见黄帝既登为帝，乃发此问也。”成而登天，德才兼备后就登帝位。

⑧天师 古代对有道术者的尊称。此代指岐伯。《庄子·徐无鬼》：“小童曰：‘夫为天下者，亦奚以异乎牧马者哉！亦去其害马者而已矣。’黄帝再拜稽首，称天师而退。”

⑨春秋 年纪；年数。《战国策·楚策四》：“今楚王之春秋高矣，而君之封地，不可不早定也。”北魏杨炫之《洛阳伽蓝记·永宁寺》：“皇帝晏驾，春秋十九。”

⑩将 逆乱。引申为乖戾失常；悖谬；不合情理。此引申为“违背”。《公羊传·庄公三十二年》：“君亲无将，将而诛焉。”

⑪道 事理；规律。《易·说卦》：“是以立天之道曰阴与阳，立地之道曰柔与刚，立人之道曰仁与义。”《邓析子·无厚》：“夫舟浮于水，车转于陆，此自然道也。”

⑫术数　即数术。古代关于天文、历法、占卜等学问。此指观察自然界变化规律，来推测气候对人，动植物的影响。《墨子・节用上》："此不令为政者，所以寡人之道，数术而起与?"《汉书・艺文志序》："诏光禄大夫刘向校经传诸子诗赋，步兵校尉任宏校兵书，太史令尹咸校敷术，侍医李柱国校方技"。

⑬能形与神俱　能形，即形能。能，通"態"。形态。《荀子・天论》："耳目鼻口形能，各有接而不相能也，夫是之谓天官。"王念孙《读书杂志・荀子五》："形能当连读，能读为态……言耳目鼻口形态，各与物接，而不能互相为用也。古字能与耐通，故亦与态通。"《史记・司马相如列传》："旼旼睦睦，君子之能。"裴骃集解引徐广曰："能，一作态。"《素问・阴阳应象大论》："此阴阳更胜之变，病之形能也。"俱，通"具"。汉代王充《论衡・物势》："五藏在内，五行气俱。"能形与神俱：形态和神完备。言外之意，形体和神没有劳损。

⑭天年　自然的寿数；年运。此指自然的寿数。《庄子・山木》："此木以不材得终其天年。"《史记・刺客列传》："老母今以天年终，政将为知己者用。"唐代柳宗元《行路难》诗之一："啾啾饮食滴与粒，生死亦足终天年。"

⑮去　去世，死亡。晋代陶潜《杂诗》之三："日月还复周，我去不再阳。"

⑯浆　古代一种微酸的饮料；水或其他食物汤汁，如米汤。《诗・小雅・大东》："或以其酒，不以其浆。"《周礼・天官・酒正》："辨四饮之物：一曰清，二曰医，三曰浆，四曰酏。"郑玄注："浆，今之截浆也。"孙诒让正义："案浆截同物，累言之则曰截浆。盖亦酿糟为之，但味微酢耳。"《史记・魏公子列传》："薛公藏于卖浆家。"裴骃集解引徐广曰："浆，一作醪。"

⑰妄　胡乱，随便。引申为"无限度"。《陈书・儒林传・沈洙》："洙少方雅好学，不妄交游。"

⑱真　本原，先天之气，即真气。《灵枢・刺节真邪》："黄帝曰：余闻气者，有真气，有正气，有邪气，何谓真气？岐伯曰：真气者，所受于天，与谷气并而充身也。正气者，正风也，从一方来，非实风，又非虚风也。"据此，真气，即日、月、五星之精气。

⑲持满　持盈。此指操守精气盛满之术。《荀子・宥坐》："子路曰：'敢问持满有道乎？'孔子曰：'聪明圣知，守之以愚；功被天下，守之以让；勇

力抚世，守之以怯；富于四海，守之以谦。此所谓挹而损之之道也。'”

⑳不时御神　时，善。《诗·小雅·頍弁》：“尔酒既旨，尔肴既时。”毛传：“时，善也。”御，控制；约束以为用；使用。《孙子·谋攻》：“将能而君不御者胜。”《荀子·礼论》：“文饰粗恶，声乐哭泣，恬愉忧戚，是反也，然而礼兼而用之，时举而代御。”杨倞注：“御，进用也。”神，指主宰人体生命活动的生理和精神状态。《素问·汤液醪醴论》：“今精坏神去，荣卫不可复收，何者?”王冰：“精神者，生之源；荣卫者，气之主。气主不辅，生源复消，神不内居，病何故愈哉!”《素问·移情变气论》：“得神者昌，失神者亡。”不时御神，不能善于控制自己的情绪。

【原文】

夫上古圣人[①]之教下也，皆谓之虚邪贼风[②]，避之有时，恬惔虚无[③]，真气从[④]之，精神内守[⑤]，病安从来？是以志闲而少欲，心安而不惧[⑥]，形[⑦]劳而不倦。气从以顺，各从其欲，皆得所愿。故美其食，任其服[⑧]，乐其俗，高下不相慕[⑨]，其民故曰朴[⑩]。是以嗜欲不能劳其目，淫邪不能惑其心[⑪]，愚智贤[⑫]不肖，不惧于物[⑬]，故合于道[⑭]，所以能年[⑮]皆度百岁而动作不衰者，以其德全[⑯]不危也。

【校注】

①圣人　指品德最高尚、智慧最高超的人。《易·乾》：“圣人作而万物睹。”《孟子·滕文公下》：“尧舜既没，圣人之道衰。”《淮南子·俶真训》：“下揆三泉，上寻九天，横廓六合，揲贯万物，此圣人之游也。”唐代韩愈《原道》：“古之时，人之害多矣。有圣人者出，然后教之以相生养之道。”

②虚邪贼风　此指反常的气候使人致病的因素。高士宗注：“四时不正之气，皆谓之虚邪贼风。”因邪气常乘人体之虚而入侵，故称“虚邪”。王冰：“邪乘虚入，是为虚邪，窃害中和. 谓之贼风。”《灵枢经·岁露论》：“贼风邪气之中人也，不得以时。然必因其开也，其入深，其内极病，其病人也卒暴；因其闭也，其入浅以留，其病也徐以迟。”

③恬惔虚无　恬惔，亦作“恬淡”、“恬倓”。清静淡泊；多指不热衷于名利。《老子》：“恬惔为上，胜而不美。”《庄子·天道》：“夫虚静恬淡，寂寞

无为者，天地之平而道德之至也。”《史记·秦本纪》：“今上治天下，未能恬倓。”虚无，清静无欲，无所爱恶。《吕氏春秋·知度》：“君服性命之情，去爱恶之心，用虚无为本。”高诱注：“虚无，无所爱恶也。”恬惔虚无，清静淡泊而不争名利。

④从 随从；和顺；安顺。指各安其位、各守其职的局面或秩序。《说文·从部》：“从，相听也。从二人。”《左传·昭公五年》：“昭子即位，朝其家众，曰：‘竖牛祸叔孙氏，使乱大从。’”陆德明释文引服虔曰：“使乱大和顺之道也。”杨伯峻注：“从，顺也。谓其乱重要之顺道也。”

⑤内守 对内守卫本土；本身的操守。此指对内守卫肌体。汉代贾谊《新书·过秦上》：“其削也，内守外附而社稷存。”金代王若虚《赠昭毅大将军高公墓碣》：“抚安遗黎，内守外攘，以鸠完复之功，阖境晏然，遂成乐土。”汉代荀悦《申鉴·杂言上》：“君戒专欲，臣戒专利……故明王慎内守，除外寇而重内宝。”

⑥惧 忧虑。《孟子·滕文公下》：“世衰道微，邪说暴行……孔子惧，作《春秋》。”

⑦形 形体；身体。《易·系辞上》：“在天成象，在地成形，变化见矣。”《韩非子·杨权》：“夫香美脆味，厚酒肥肉，甘口而病形。”

⑧服 从事；致力；事情。《诗·周颂·噫嘻》：“亦服尔耕，十千维耦。”郑玄笺：“服，事也。”汉代班固《西都赋》：“士承旧德之名氏，农服先畴之畎亩。”《诗·小雅·六月》：“共武之服，以定王国。”孔颖达疏：“有威严之将、恭敬之臣而共典是兵武之事。”本书《八正神明论》：“用针之服，必有法则焉，今何法何则?”王冰：“服，事也。”

⑨高下不相慕 高下，高度；多和少。此指对职位高和获得的多。《管子·版法》：“凡将立事，正彼天植，风雨无违，远近高下，各得其嗣。”尹知章注：“高下，犹多少也。谓君之赋税，因其远近之别，以多少之差，轻重合宜，故可嗣之。”相慕，爱慕；仰慕。唐代白行简《李娃传》：“（生）累眄于娃，娃回眸凝睇，情甚相慕。”高下不相慕，指对地位高获得利益多的人不羡慕。

⑩朴 同“樸”。淳朴；朴实。《庄子·山木》：“其民愚而朴，少私而寡欲。”成玄英疏：“君既怀道，民亦还淳。”

⑪淫邪不能惑其心 淫邪，邪恶；淫荡。《管子·禁藏》：“秋行五刑，诛大罪，所以禁淫邪，止盗贼。”汉代陆贾《新语·术事》：“故舜弃黄金于崭

崑之山，禹捐珠玉于五湖之渊，将以杜淫邪之欲，绝琦玮之情。”惑：乱，昏乱。《孙子·谋攻》：“不知三军之事，而同三军之政者，则军士惑矣。”梅尧臣注：“不知治军之务，而参其政，则众惑乱也。”淫邪不能惑其心，即淫邪不能使人心昏乱。

⑫贤 有德行或有才能的人。《易·系辞上》：“履信思乎顺，又以尚贤也。是以自天祐之吉无不利也。”孔颖达疏：“既有信思顺，又能尊尚贤人。”

⑬物 物质；特指鬼魅精怪。此借指邪气。《史记·扁鹊仓公列传》：“（长桑君）乃出其怀中药予扁鹊：‘饮是以上池之水，三十日当知物矣。’”司马贞索隐：“服之三十日，当见鬼物也。”汉代应劭《风俗通·怪神·世间多有精物妖怪百端》：“汝南有许季山者，素善卜卦，言家当有老青狗物。”吴树平校释引孙诒让《札迻》：“按古书多谓鬼魅为‘物’。《汉书·郊祀志》云：‘有物曰蛇。’颜注云：‘物谓鬼神也。’《春秋繁露·王道篇》云：‘干溪有物女。’此云‘狗物’，犹言‘狗魅’也。”

⑭道 宇宙万物的本原、本体；事理；规律。此指后者。《易·系辞上》：“一阴一阳之谓道。”韩康伯注：“道者，何无之称也，无不通也，无不由也，况之曰道。”高亨注：“一阴一阳，矛盾对立，互相转化，是谓规律。”《老子》：“有物混成，先天地生……吾不知其名，字之曰道，强为之名曰大。”《韩非子·解老》：“道者，万物之所然者，万理之所稽也。”《易·说卦》：“是以立天之道曰阴与阳，立地之道曰柔与刚，立人之道曰仁与义。”

⑮年 年纪，岁数。《左传·襄公九年》：“公送晋侯。晋侯以公宴于河上，问公年，季武子对曰：‘会于沙随之岁，寡君以生。’”三国时魏国嵇康《与山巨源绝交书》：“女年十三，男年八岁，未及成人。”

⑯德全 德行完备。《庄子·天地》：“执道者德全，德全者形全，形全者神全。”成玄英疏：“言执持道者则德行无亏，德全者则形不亏损，形全者则精神专一。”

【原文】

帝曰：人年老而无子者，材力①尽邪②？将天数③然也？岐伯曰：女子七岁，肾气盛，齿更发长④；二七而天癸⑤至，任脉⑥通，太冲脉⑦盛，月事⑧以时下，故有子；三七肾气平均，故真牙[9]生而长极；四七筋骨坚，发长极，身体盛壮；五七阳明脉衰，面始焦[10]，发始堕；六七三阳脉衰[11]于上，面皆焦，发始白；七七任脉虚，太冲脉衰少，天癸竭，地道不通[12]，故形坏[13]而无子也。丈夫八岁，肾气实，发长齿更；二八肾气盛，天癸至，精气溢泻，阴阳和[14]，故能有子；三八肾气平均，筋骨劲强，故真牙生而长极；四八筋骨隆盛，肌肉满壮；五八肾气衰，发堕齿槁[15]；六八阳气衰竭于上，面焦，发鬓颁白[16]；七八肝气衰，筋不能动，天癸竭，精少，肾藏衰，形体皆极[17]；八八则齿发去。肾者主水，受五脏六腑之精而藏之，故五脏盛，乃能泻。今五脏皆衰，筋骨解堕[18]，天癸尽矣。故发鬓白，身体重，行步不正，而无子耳。

帝曰：有其年已老[19]而有子者，何也？岐伯曰：此其天寿[20]过度，气脉常[21]通，而肾气有余也。此虽有子，男不过尽八八，女不过尽七七，而天地[22]之精气皆竭矣。帝曰：夫道者，年皆百数，能有子乎？岐伯曰：夫道者，能却老而全形。身年虽寿，能生子也。

【校注】

①材力　指精力，即生殖能力。《类经·三卷·第十三》："材力，精力也。"

②邪　《广韵》："以遮切，平麻，以同耶。"表示疑问的语气词。《史记·项羽本纪》："舜目盖重瞳子，又闻项羽亦重瞳子。羽岂其苗裔邪？"耶，《洪武正韵》："徐嗟切，平麻。用同'邪'"。

③天数　气数。上天安排的命运，称为天数。此"将天数"之指生理违背自然规律。

④长　茂盛；滋长；助长。本书《四气调神大论》王冰注："长．外茂也。"《诗·小雅·巧言》："君子屡盟，乱是用长。"孔颖达疏："言在位之君子，数数相与要盟，其乱是用之，故而滋长也。"

⑤天癸　即元阴，肾精。生殖功能的一种物质。癸，五行中属阴水。宋

代吴曾《能改斋漫录·记事二》："又屯田郎中张谭妻，年四十而天癸不至，温叟察其脉曰：'明年血清乃死。'既而果死。"

⑥任脉　奇经八脉之一。详见本书《骨空论篇》、《灵枢经·五音五味》。

⑦太冲脉　奇经八脉之一。王冰："太冲者，肾脉与冲脉合而盛大，故曰太冲。"本书《骨空论篇》、《灵枢·逆顺肥瘦》、《灵枢·五音五味》、《灵枢·海论》等多处有论述。

⑧月事　即月经。又名月水、月信。王冰："所以谓之月事者，平和之气，常以三旬而一见也。"宋代王楙《野客丛书·汉再受命之兆》："当景帝之召程姬也，程姬有所避，而饰唐姬以进。有所避者，颜师古谓月事也。"《本草纲目·人·妇人月水》："(释名)：月经、天癸、红铅。时珍曰：月有盈亏，潮有朝夕，月事一月一行，与之相符，故谓之月水、月信、月经。经者常也，有常规也。"

⑨真牙　即龥牙。口腔中最后面的臼齿。亦名智齿。俗称尽根牙。王冰注："真牙，谓牙之最后生者。"

⑩焦　干燥；干枯。此指后者。汉代马第伯《封神仪记》："初上此道，行十余步一休，稍疲，咽唇焦。"

⑪衰　枯槁，枯萎，凋谢。《楚辞·九辩》："悲哉秋之为气也，萧瑟兮草木摇落而变衰。"王逸注："形体易色，枝叶枯槁也。"

⑫地道不通　地道。古人分天道，地道。都是指自然规律。地道不通，指月经停止来潮。王冰："经水绝止，是为地道不通。"

⑬坏　变质；变得不好或有害。此指形体变的难看。北魏代贾思勰《齐民要术·养羊》："作干酪法……得经数年不坏，以供远行。"

⑭阴阳和　阴阳，女为阴，男为阳。和，双方自愿。阴阳和，指男女性交。《资治通鉴·后周太祖广顺元年》："奸有夫妇人，无问强、和，男女并死。"胡三省注："和，谓男女相慕，欲动情生而通奸者。"

⑮槁　枯槁，干枯。羸瘦；憔悴。《易·说卦》："其于木也，为科上槁。"孔颖达疏："科，空也……既空中者，上必枯槁也。"《礼记·曲礼下》："槁鱼曰商祭。"孔颖达疏："槁，干也。"

⑯颁白　须发半白。颁，通"斑"。《孟子·梁惠王上》："颁白者，不负戴于道路矣。"朱熹集注："颁与斑同，老人头半白黑者也。"

⑰极　竭；绝。《诸病源候论》之六极为气极、血极、筋极、骨极、肌

极、精极。周武王《书井》："源泉滑滑，连旱则绝"。《淮南子·本经》："江河山川，绝而不流"。高诱注：绝，竭也。《后汉书·吴良传》："臣苍荣宠绝矣，忧责深大"，李贤注："绝，犹极也"。

⑱解堕　懈怠。《吕氏春秋·季秋》："行春令，则暖风来至，民气解堕，师旅必兴。"《淮南子·时则训》引作"解隋"，高诱注："春气阳温，故暖风至，民气解隋也。"

⑲老　五十至七十岁。《说文》："七十曰老。"《论语·季氏》："及其老也，血气既衰，戒之在得。"邢昺疏："谓五十以上。"

⑳天寿　天年。《史记·楚世家》："今乃得以天寿终，孤之幸也。"

㉑常　通"尚"。《诗·商颂·殷武》："曰商是常。"俞樾《群经平议·毛诗四》："'常'当作'尚'，古'常'、'尚'通用。"《管子·七臣七主》："芒主目伸五色，耳常五声。"于省吾《双剑诊诸子新证·管子》："金文常字通作尚，然则目伸五色，谓目极五色也，耳常五声，谓耳尚五声也。"

㉒天地　此指自然界。《荀子·天论》："星队木鸣，国人皆恐……是天地之变、阴阳之化，物之罕至者也。"《庄子·天地》："天地虽大，其化均也。"

【原文】

黄帝曰：余闻上古有真人①者，提挈②天地，把握阴阳；呼吸精气③，独立守神④，肌肉若一⑤，故能寿敝天地，无有终时⑥，此其道生。中古之时，有至人⑦者，淳德全道⑧，和于阴阳，调于四时；去世离俗，积精全神。游行天地之间，视听八达⑨之外，此盖益其寿命而强者也，亦归于真人。其次有圣人者，处天地之和，从八风⑩之理；适嗜欲于世俗之间，无恚嗔之心。行不欲离于世，被服章⑪。举不欲观于俗⑫，外不劳形于事⑬，内无思想之患，以恬愉⑭为务，以自得为功，形体不敝⑮，精神不散，亦可以百数。其次有贤人者，法则天地，象似日月，辩列星辰，逆从阴阳，分别四时，将从上古合同⑯于道，亦可使益寿而有极时。

【校注】

①真人　道家称存养本性或修真得道的人。亦泛称“成仙”之人。此人根据天地阴阳变化规律，使精神形体完全适应自然的要求而达到养生最高标准的人。《庄子·大宗师》：“古之真人，其寝不梦，其觉无忧，其食不甘，其息深深……古之真人，不知说生，不知恶死，其出不欣，其入不距；翛然而往，翛然而来而已矣。”《淮南子·本经训》：“莫死莫生，莫虚莫盈，是谓真人。”《文子》：“得天地之道，故谓之真人。”

②提挈（qiè）　主宰，支配；揭示。此指后者。《淮南子·俶真训》：“提挈阴阳，嫥捖刚柔，枝解叶贯，万物百族，使各有经纪条贯。”唐韩愈《南山》诗：“团辞提挈，挂一念万漏。

③呼吸精气　道家养生之术。呼吸，即吐故纳新。呼出浊气，吸进精纯的清气（日、月、五星之精气），以达到养生之目的；精气，指清气而言．精，通“清”。精气，即清气。《韩非子·难三》：“知下明则见精沐，见精沐则诛赏明，诛赏明则国不贫。”陈奇猷集释：“《说文》：‘沐，濯发也。’引申之则为洁、为明。精与清古通……‘知下明则见清沐’者，犹言知下明则见清明也。”三国时魏国嵇康《养生论》：“又呼吸吐纳，服食养身，使形神相亲，表里俱济也。”精气，阴阳精灵之气。古谓天地间万物皆秉之以生。《易·系辞上》：“精气为物，游魂为变。”孔颖达疏：“云精气为物者，谓阴阳精灵之气，氤氲积聚而为万物也。”《吕氏春秋·尽数》：“精气之集也，必有入也。”唐代杨炯《庭菊赋》：“含天地之精气，吸日月之淳光。”

④独立守神　独立，超然独处．脱离世俗干扰。守神，自我控制精神，注意力集中于体内，而不外驰。

⑤肌肉若一　感觉肌肉协调如一个整体。

⑥寿敝天地，无有终时　敝，终；尽。《左传·襄公三十年》：“国之祸难，谁知所敝。”王引之《经义述闻·春秋左传中》：“敝，犹终也，言不知祸难所终也。《象传·归妹》曰：‘君子以永知敝。’《缁衣》曰：‘故言必虑其所终，而行必稽其所敝。’是敝与终同义。”寿敝天地，无有终时，即年岁与天地共存，没有死亡的时候。王冰注：“体同于道，寿与道同，故能无有终时，而寿尽天地也。敝，尽也。”

⑦至人　道家指超凡脱俗，达到无我境界的人；指思想或道德修养最高超的人。《庄子·齐物论》：“至人神矣！大泽焚而不能热，河汉冱而不能寒，

疾雷破山、风振海而不能惊。"《庄子·外物》:"唯至人乃能游于世而不僻,顺人而不失己。"《史记·屈原贾生列传》:"至人遗物兮,独与道俱。"司马贞索隐引张机曰:"体尽于圣,德美之极,谓之至人。"

⑧淳德全道 淳,古代丈量标准;此引申为衡量。《周礼·地官·质人》:"同其度量,壹其淳制。"道,指道教或道士;仙术;方术。《汉书·张良传》:"乃学道,欲轻举。"颜师古注:"道,谓仙道。"唐代谷神子《博异志·许建宗》:"还古意建宗得道者,遂求之。"淳德全道,即衡量德行完备的标准仙术。

⑨八达 达,通达。八达,道路八面相通。此指通达八方。《尔雅·释宫》:"一达谓之道路……八达谓之崇期。"郭璞注:"四道交出。"

⑩八风 此指东、西、南、北、东南、西南、东北、西北八方之正风,又称正气。违背四时而出现相反方向的风为邪风,又称邪气。《灵枢·九宫八风》有八方之风伤人所致不同病变,并指出"圣人避风,如避矢石焉。"

⑪离于世,被服章 离,明。《易·说卦》:"离也者,明也。"被,披的古字。搭衣于肩背;穿着。靠近;依傍。此指穿着。《左传·襄公十四年》:"昔秦人迫逐乃祖吾离于瓜州,乃祖吾离被苫盖,蒙荆棘,以来归我先君。"杨伯峻注:"被同披。蒙,冒也。"《楚辞·九歌·山鬼》:"若有人兮山之阿,被薜荔兮带女萝。"《孟子·尽心下》:"舜之饭糗茹草也,若将终身焉;及其为天子也,被袗衣,鼓琴,二女果,若固有之。"《战国策·魏策一》:"殷纣之国,左孟门而右漳滏,前带河,后被山,有此险也,然为政不善,而武王伐之。"王引之《经义述闻·通说上》:"《魏策》曰:'殷纣之国,前带河,后被山。'则被非带也……《上林赋》曰:'被山缘谷,循阪下隰。'皆谓傍山也。故徐广曰:'披,旁其边之谓也。'披、被古今字耳。"服章,泛指服饰,衣冠。古代表示官阶身份的服饰;《左传·宣公十二年》:"君子小人,物有服章。"杜预注:"尊卑别也。"北魏杨炫之《洛阳伽蓝记·闻义里》:"观其贵贱,亦有服章。"宋代周辉《清波别志·卷中》:"政和间,议者谓朝廷制为服章,所以异高卑、别上下,则服之与章,其制相须。"晋代慧远《沙门不敬王者论·出家》:"变俗则服章不得与世典同礼,遁世则宜高尚其迹。"

⑫举不欲观于俗 观,示范;显示。《汉书·严安传》:"调五声使有节族,杂五色使有文章,重五味方丈于前,以观欲天下。"颜师古注:"孟康曰:'观,犹显也。'显示之,使其慕欲也。"举不欲观于俗,言行在俗人中显示。

⑬事　勤劳，劳苦。《论语·颜渊》："先事后得，非崇德与?"俞樾《群经平议·论语二》："《尔雅·释诂》：'事，勤也。'勤，劳也。然则'先事'犹先劳也。"

⑭恬愉　快乐。《庄子·盗跖》："惨怛之疾，恬愉之安，不监于体。"成玄英疏："恬愉，乐也。"

⑮敝　衰败。《礼记·礼运》："刑肃而俗敝，则法无常。"《左传·襄公二十一年》："女，敝族也。"杜预注："敝，衰坏也。"

⑯合同　和合齐同；齐心协力；结合；此指后者。《礼记·乐记》："流而不息，合同而化，而乐兴焉。"孔颖达疏："言天地万物流动不息，会合齐同而变化者也。"《史记·李斯列传》："上下合同，可以长久；中外若一，事无表里。"汉代桓宽《盐铁论·险固》："王者博爱远施，外内合同。"

四气调神大论篇第二

新校正云：按全元起本在第九卷。

【原文】

春三月，此谓发陈①，天地俱生，万物以荣②；夜卧早起，广步于庭，被发缓形③，以使志生④，生而勿杀，予而勿夺，赏而勿罚，此春气之应，养生之道⑤也。逆之则伤肝，夏为寒变，奉长⑥者少。

夏三月，此谓蕃秀⑦，天地气交，万物华实⑧；夜卧早起，无厌于日，使志无怒，使华英成秀⑨，使气得泄，若所爱在外，此夏气之应，养长⑩之道也。逆之则伤心，秋为痎疟⑪，奉收⑫者少，冬至重病。

秋三月，此谓容平⑬，天气以急，地气以明，早卧早起，与鸡俱兴，使志安宁，以缓秋刑⑭，收敛神气，使秋气平，无外其志，使肺气清，此秋气之应，养收⑮之道也，逆之则伤肺，冬为飧泄⑯，奉藏⑰者少。

冬三月，此谓闭藏⑱，水冰地坼⑲，无扰乎阳，早卧晚起，必待日光，使志若伏若匿，若有私意，若已有得，去寒就温，无泄皮肤，使气亟夺⑳，此冬气之应，养藏㉑之道也。逆之则伤肾，春为痿厥㉒，奉生者少。

【校注】

①发陈　指使从前的生物生发。

②荣　繁茂，茂盛。晋代陶潜《归去来辞》“木欣欣以向荣，泉涓涓而始流。”

③被发缓形　被，后作“披”。《左传·襄公十四年》：“昔秦人迫逐乃祖吾离于瓜州，乃祖吾离被苫盖，蒙荆棘，以来归我先君。”杨伯峻注：“被同披。蒙，冒也。”参见《上古天真论篇》中“离于世，被服章”条之注。被发缓形，使头发披散开，使身体放松。

④以使志生　志，意念；心情。《说文》：“志，意也。”《书·舜典》：“诗言志，歌永言，”《左传·昭公二十五年》“是故审则宜类，以制六志。”杜预注：“为礼以制好恶喜怒哀乐六志，使不过节。”孔颖达疏：“此六志，《礼记》谓之六情在己为情，情动为志，情志一也。”以使志生，以使情志萌生。

⑤养生之道　养生的规律和方法。

⑥奉长　奉，供应；供养。《管子·国蓄》：“藏繦百万，春以奉耕，夏以奉芸。”《孙子·作战》：“车甲之奉，日费千金。”《史记·孟尝君列传》：“其食客三千人，邑入不足以奉客，使人出钱于薛。”长，生长，成长；滋长；助长。《孟子·公孙丑上》：“今日病矣，予助苗长矣。”《吕氏春秋·圜道》：“物动则萌，萌而生，生而长，长而大。”《诗·小雅·巧言》：“君子屡盟，乱是用长。”孔颖达疏：“言在位之君子，数数相与要盟，其乱是用之，故而滋长也。”奉长，即供养于夏滋长。

⑦蕃秀　蕃，生息；繁殖；茂盛；兴旺。《易·坤》：“天地变化，草木蕃。”孔颖达疏：“谓二气交通，生养万物，故草木蕃滋。”《国语·鲁语上》：“且夫山不槎蘖，泽不伐夭……蕃庶物也。”韦昭注：“蕃，息也。”《左传·僖公二十三年》：“男女同姓，其生不蕃。”杨伯峻注：“蕃，子孙昌盛之意。”《史记·滑稽列传》：“五谷蕃熟，穰穰满家。”秀，禾类植物开花抽穗，俗称“秀

穗”；指花卉植物开花或开出的花朵；草类植物结实。《诗·大雅·生民》：“实发实秀，实坚实好。”朱熹集传：“秀，始穟。”《东观汉记·梁鸿传》：“鸿将之会稽，作诗曰：‘维季春兮华阜，麦含金兮方秀。’”晋代左思《吴都赋》：“穱秀菰穗。”《诗·豳风·七月》：“四月秀葽。”毛传：“不荣而实曰秀；葽，葽草也。”

⑧华实　开花结果。《汉书·五行志中之下》：“僖公三十三年‘十二月，李梅实’。刘向以为周十二月，今十月也，李梅当剥落，今反华实，近草妖也。先华而后实，不书华，举重者也。”

⑨华英成秀　华英，指花。《大戴礼记·少间》：“天政曰正，地政曰生，人政曰辨。苟本正则华英必得其节以秀孚矣。”卢辩注：“言专阳则正，华英得阴阳之孚秀也。”王聘珍解诂：“华，草木华也。”华英成秀，开花抽穗。借喻使精神秀孚于外。

⑩养长　长养，使生长壮盛。《管子·四时》：“春嬴育，夏养长。”《荀子·王制》：“故养长时，则六畜育；杀生时，则草木殖。”《汉书·董仲舒传》：“是故阳常居大夏，而以生育养长为事。”

⑪痎疟　为间日疟或三日疟，其“蓄作有时”是其特征，颇与《说文》：“痎，二日一发疟”相合，又与《诸病源候论》相吻。与《金匮翼·痎疟》：“痎疟者，老疟也，三日一发”相一致。

⑫奉收　收，收敛；约束；控制。《晏子春秋·外篇下十六》：“寡人犹且淫佚而不收，怨罪重积于百姓。”张纯一校注：“收，敛也。”奉收，供养于秋收敛之气。

⑬容平　容，容纳；容受。《书·泰誓》：“其心休休焉其如有容。”平，丰收；平野。古代官员考核政绩，任内连续丰收，余六年食，谓之“平”。《汉书·食货志上》：“三考黜涉，余三年食，进业曰登；再登曰平，余六年食；三登曰泰平，二十九岁，遗九年食。”容平，收获大地的果实。

⑭刑　灾害；伤害。《国语·越语下》：“天地未形，而先为之征，其事是以不成，杂受其刑。”韦昭注：“刑，害也。”

⑮养收　养，种植；蓄养；补养；储藏。《管子·牧民》：“藏于不竭之府者，养桑麻，育六畜也。”三国时魏国嵇康《养生论》：“熏辛害目，豚鱼不养，常世所识也。”《逸周书·时训》：“白露之日鸿雁来，又五日玄鸟归，又五日群鸟养羞。”朱右曾校释：“养羞者，蓄食以备冬，如藏珍羞。”收，指收获的农作物；聚集；收集。《礼记·月令》：“（季秋之月）藏帝藉之收于神仓，

祇敬必饬。”《诗·周颂·维天之命》：“假以溢我，我其收之。”毛传：“收，聚也。”养收：借喻种植的庄稼要收获，身体要补养而便于储藏精气。

⑯飧（sūn）泄　飧，本义是晚饭。古人晚饭是用水浇早晨吃的剩饭。《广韵·魂韵》：“飧，《说文》：‘铺也。’”《国语·晋语二》：“不飧而寝。”《孟子·滕文公上》：“饔飧而治。”赵歧注：“朝曰饔，夕曰飧。”《六书故·工事四》：“飧，夕食也。古者夕则馂朝膳之余。”《玉篇》：“飧，水和饭也。”飧，同“飱”、“湌”。《古今韵会举要》：“飧，《说文》：‘铺也。’谓晡时食也。本从夕言，言人旦则食饭，夕则食飧，飧为饭别名，当作飧，今文作飱。《字林》云：‘水浇饭也。’”湌，同“餐”《说文》：“餐，或从水。”《史记·梁孝王世家》：“太后闻之，立起坐湌，气平复。”餐，又读作 sun，《集韵》苏昆切，平魂心。通“飧”。《玉篇》：“餐，饮浇饭也。”。飧泄，即泄下的粪便象水浇饭样，水是水，饭是饭，食物没有消化，即完谷不化的泄泻。

⑰奉藏　奉，供养。《史记·孟尝君列传》：“其食客三千人，邑入不足以奉客，使人出钱于薛”。藏，内脏。后作“脏”。此读储藏之藏。《周礼·天官·疾医》：“参之以九藏之动。”郑玄注：“正藏五，又有胃、旁胱、大肠、小肠。”贾公彦疏：“正藏五者，谓五藏：肺、心、肝、脾、肾，并气之所藏。”奉藏，即供养储藏营养。

⑱闭藏　闭塞掩藏；收藏，保管。《管子·度地》：“当冬三月，天地闭藏。”晋代张华《博物志·卷五》：“秋冬闭藏。”《左传·襄公十年》：“闭府库，慎闭藏。”《晏子春秋·外篇上二五》：“寡人有此二，将欲服之，今夫子不受，寡人不敢服，与其闭藏之，岂如弊之身乎？”

⑲坼（chè）　裂开。《说文》：“坼，裂也。”《广雅·释诂三》：“坼，开也。”《诗·大雅·生民》：“不坼不副，无灾无害。”孔颖达疏：“坼、堛，皆裂也。”

⑳亟夺　亟，屡次；一再。《左传·成公十六年》：“吾先君之亟战也，有故。”杜预注：“亟，数也。”《汉书·刑法志》：“师旅亟动，百姓罢敝。”颜师古注：“亟，屡也。”夺，丧失；失去；漏失。本书《通评虚实论》：“邪气盛则实，精气夺则虚。”王冰注：“夺，谓精气减少如夺去也。”清代俞樾《古书疑义举例·因误夺而误补例》：“凡有夺字则当校补。”

㉑养藏　蓄养储藏。

㉒痿厥　参见《生气通天论》中之注。其病与“奉生”（供养生发之精）少有关。

【原文】

天气清净，[①]光明者也。藏德不止[②]，故不下也。天明[③]则日月不明，邪害空窍[④]，阳气者闭塞，地气者冒明[⑤]，云雾不精[⑥]，则上应白露[⑦]不下，交通不表，万物命故不施[⑧]，不施则名木[⑨]多死。恶气[⑩]不发，风雨不节，白露不下，则菀槁[⑪]不荣。贼风[⑫]数至，暴雨数起，天地四时不相保[⑬]，与道相失，则未央[⑭]绝灭。唯圣人从之，故身无奇病，万物不失，生气不竭。逆春气，则少阳[⑮]不生，肝气内变。逆夏气，则太阳[⑯]不长，心气内洞[⑰]。逆秋气，则太阴[⑱]不收，肺气焦满[⑲]。逆冬气，则少阴[⑳]不藏，肾气独沉[㉑]。

【校注】

①清净　净，明净。隋炀帝《月夜观星》诗："团团素月净，翛翛夕景清。"清净，清洁纯净。

②藏德不止　藏，收藏；储藏；掩藏。《荀子·王制》："春耕，夏耘，秋收，冬藏。"《史记·孟尝君列传》："今君又尚厚积余藏，欲以遗所不知何人，而忘公家之事日损，文窃怪之。"德，属阳。古代特指天地化育万物的功能。《易·乾》："夫大人者，与天地合其德，与日月合其明。"姚配中注："化育万物谓之德，照临四方谓之明。"《大戴礼记·四代》："阳曰德，阴曰刑。"王聘珍解诂引董仲舒《对策》："阳为德，阴为刑。天使阳常居大夏，而以生育长养为事；阴常居大冬，而积于空虚不用之处。"《淮南子·天文训》："日冬至则斗北中绳，阴气极，阳气萌，故曰冬至为德。日夏至则斗南中绳，阳气极，阴气萌，故曰夏至为刑。"高诱注："德，始生也。刑，始杀也。"不止，不停止。藏德不止，阴寒掩藏之阳气不停止。

③天明　明，通"孟、萌"。《集韵·映韵》：盟，或作明，通作孟。故明当读作 mèng，《荀子·解蔽》："昔宾孟之蔽者，乱家是也。"王先谦集解引俞樾曰："孟，当读萌，孟与明古音近，故孟可为萌。"孟，方言，不好。宋代张唐英《蜀梼杌》："蜀中以'孟'字为不佳。"

④空窍　空，《周礼·考工记·函人》："凡察革之道，视其钻空，欲其惌也。"陆德明释文："空，音孔，又如字。"《史记·五帝本纪》："舜穿井为

匿空旁出。”司马贞索隐：“空，音孔。”《汉书·鲍宣传》：“今贫民菜食不厌，衣又穿空。”颜师古注：“空，孔也。”空窍，此指天窍和地窍。非指人之窍。《礼·礼运》：“地秉窍于山川。”

⑤冒明　冒，覆盖，笼罩。《诗·邶风·日月》：“日居月诸，下土是冒。”《文选·江淹〈杂体诗·效谢庄“郊游”〉》：“凉叶照沙屿，秋荣冒水浔。”冒明，覆盖着清明之气。

⑥精　鲜明。唐代元稹《山枇杷》诗：“天高万里看不精，帝在九重声不彻。”

⑦施（yí）《集韵》以豉切，去寘，以。《后汉书·窦融传》：“昔……尊奉师傅，修成淑德，施及子孙。”李贤注：“施，延也，音羊豉反。”延续。《书·君奭》：“在今予小子旦，非克有正，迪惟前人光，施于我冲子。”孙星衍疏：“惟道扬前人光美，延于我幼君而已。”

⑧白露　白，洁净。《易·说卦》：“巽为木……为白、为长、为高。”孔颖达疏：“为白，取其风吹去尘，故洁白也。”夜晚或清晨近地面的水汽遇冷凝结于物体。（如草木土石）上的水珠。通称露水。《诗·召南·行露》：“岂不夙夜，谓行多露。”白露，洁净的露水。

⑨名木　名贵的材木；名贵的树木。汉代陆贾《新语·资质》：“楩、楠、豫章，天下之名木。”

⑩恶气　邪恶之气。《吕氏春秋·审分》：“凡人主必审分，然后治可以至，奸伪邪辟之涂可以息，恶气苛疾无自至。”

⑪菀槁　菀，枯萎。菀，通“苑”。宋代梅尧臣《送韩仲文奉使》诗：“礼成复命日，菀抑舒杨条。”槁，枯槁，干枯。《易·说卦》：“其于木也，为科上槁。”孔颖达疏：“科，空也……既空中者，上必枯槁也。”《礼记·曲礼下》：“槀鱼曰商祭。”孔颖达疏：“槀，干也。”菀槁，同义词连用，菀槁，即枯萎。

⑫贼风　又叫虚风。即反常的风邪。《诸病源候论·贼风候》：“贼风者，谓冬至之日，有疾风从南方来，名曰虚风。此风能伤害于人，故言贼风也”。其表现“身痛不能转动，按之则应痛，痛处发凉，得热则减，身内有冷索索之感，有时出汗，久则遇风冷可为瘰疬及偏枯；遇风热可为附骨疽”。《类经·四卷·第二十一》注：“虚风者，虚乡不正之邪风也”。

⑬相保　保，保佑。相保，互相救助；共同保卫。《周礼·地官·族师》：“八闾为联，使之相保相受。”《资治通鉴·汉高帝三年》：“楚兵击刘贾，

贾辄坚壁不肯与战，而与彭越相保。”

⑭未央　未半。《诗·小雅·庭燎》：“夜如何其？夜未央。”朱熹集传：“央，中也。”《汉书·外戚传上·孝武李夫人》：“托沈阴以圹久兮，惜蕃华之未央。”颜师古注：“未央，犹未半也。言年岁未半而早落蕃华，故痛惜之。”

⑮少阳　东方，而北斗指向东方为春，故以春指代东方。此故少阳指代春季。实指木星之少阳之气。《史记·司马相如列传》：“邪绝少阳而登太阴兮，与真人乎相求。”裴骃集解引《汉书音义》：“少阳，东极。”晋代张华《博物志·卷一》：“东方少阳，日月所出。”《尚书大传·卷一上》：“春，出也，故谓东方春也。”《公羊传·隐公元年》“岁之始也”汉代何休注：“昏，斗指东方曰春。”汉代董仲舒《春秋繁露·阴阳终始》：“故至春少阳，东出就木，与之俱生。”

⑯太阳　南方，而北斗指向南方为夏，故以夏指代南方。此故太阳指代夏季。汉代董仲舒《春秋繁露·阴阳终始》：“至夏太阳，南出就火，与之俱暖。”《春秋繁露·官制象天》：“夏者，太阳之选也。”

⑰洞　空。此引申为空虚。《周礼·考工记·函人》：“凡察革之道，视其钻空，欲其窸也。”陆德明释文：“空，音孔，又如字。”

⑱太阴　阴阳五行家以为北方属水，主冬，太阴为北方，故亦指代冬季或水。三国、魏、曹植《蝉赋》：“盛阳则来，太阴逝兮。”此指冬季。唐代杜甫《滟滪》诗：“滟滪既没孤根深，西来水多愁太阴。”谓纯阴。汉代董仲舒《春秋繁露·官制象天》：“是故春者，少阳之选也；夏者，太阳之选也；秋者，少阴之选也；冬者，太阴之选也。”《北史·室韦传》：“冬月穴居，以避太阴之气。”

⑲焦满　焦，通“爝”。炬。烦躁；着急。此指烦躁。《正字通·火部》：“焦，心不宁曰焦。”《史记·夏本纪》：“（禹）乃劳身焦思，居外十三年，过家门不敢入。”三国时魏国阮籍《咏怀》之六十三：“终身履薄冰，谁知我心焦。”《吕氏春秋·求人》：“十日出而焦火不息，不亦劳乎？”陈奇猷校释：“焦为爝之假字。”满，壅滞。本书《大奇论》：“肝满，肾满，肺满，皆实，即为肿。”王冰注：“满，谓脉气满实也。”焦满，烦闷。

⑳少阴　指西方。亦指秋季。晋代张华《博物志·卷一》：“西方少阴，日月所入。”《汉书·律历志上》：“少阴者，西方。西，迁也，阴气落物，于时为秋。”《朱子语类·卷一三七》：“《易》中只有阴阳奇耦，便有四象，如春

为少阳，夏为老阳，秋为少阴，冬为老阴。”或谓九为老阳。唐代柳宗元《与刘禹锡论易书》：“老阳数九，老阴数六。”宋代沈括《梦溪笔谈·象数一》：“《易》象九为老阳，七为少；八为少阴，六为老。”

㉑独沉　独，《素问校义》：“澍按：独与浊，古字通。”《类经·一卷·第六》注：“沉者，沉于下。肾气不蓄，则注泄沉寒等病生矣。”

【按语】

本节之“表”，不是显扬的意思，而是古代天文仪器圭表的组成部分，为直立的标竿，用以测量日影的长度。当“云雾不精，则上应白露不下，”自然“交通不表”，《吕氏春秋·功名》：“犹表之与影，若呼之与响。”汉代荀悦《汉书·高后纪》：“夏至，日至东井，去极近，故晷短，立八尺之表，而晷长一尺五寸八分。”《旧唐书·魏玄同传》：“流清以源洁，影端由表正。”再“恶气不发”之“发”，指的是“草”《庄子·逍遥游》：“穷发之北有冥海者，天池也。”陆德明释文引李颐曰：“发，犹毛也。陆案：毛，草也，地理书云：山以草木为发。”

【原文】

夫四时阴阳者，万物之根本也。所以圣人春夏养阳，秋冬养阴，以从其根，故与万物沉浮①于生长之门。逆其根，则伐其本，坏其真矣。故阴阳四时者，万物之终始也，死生之本也，逆之则灾害生，从之则苛疾②不起，是谓得道。道者，圣人行之，愚者佩③之。从阴阳则生，逆之则死，从之则治，逆之则乱，反顺为逆，是谓内格④。是故圣人不治已病，治未病，不治已乱，治未乱，此之谓也。夫病已成而后药之，乱已成而后治之，譬犹渴而穿⑤井，斗而铸锥⑥，不亦晚乎！

【校注】

①沉浮　亦作“沈浮”，升降起伏。引申为盛衰、消长。《庄子·知北游》：“天下莫不沈浮，终身不故；阴阳四时运行，各得其序。”《淮南子·原

道训》："是故圣人将养其神，和弱其气，平夷其形，而与道沈浮俛仰。"高诱注："沈浮，犹盛衰。"

②苛疾　重病；疾病。苛，通"疴"。本书《至真要大论》："夫阴阳之气，清静则生化治，动则苛疾起。"王冰注："苛，重也。"《旧唐书·元行冲传》："譬贵家储积，则脯腊膎胰以供滋膳，参术芝桂以防疴疾。"

③佩　钦佩；铭记；遵循。此指后者。《篇海类编》："凡心记而服从之曰佩。"

④内格　即脏腑的生理功能与四时阴阳不能相适应而格拒。王冰注："格，拒也，谓内性格拒于天道也。"

⑤穿　凿通；穿孔。《诗·召南·行露》："谁谓鼠无角，何以穿我墉？"《庄子·秋水》："牛马四足，是为天；落马首，穿牛鼻，是谓人。"

⑥锥　锥刃；锥矢。此泛指兵器。《战国策·楚策三》："臣闻之：贲诸怀锥刃，而天下为勇；西施衣褐，而天下称美。"锥矢，为一种锐利的短箭，射出后飞行劲疾。《战国策·齐策一》："五家之兵，疾如锥矢。"高诱注："锥矢，小矢，喻劲疾也。"

【按语】

本文提出"不治已病治未病"是防止疾病进一步传变，如本书《刺热篇》："肝热病者，在颊先赤……病虽未发，见赤色者刺之，名曰治未病。"《金匮要略》之"知肝传脾，当先实脾。"为预防病情进一步的发展，防胜于治，为未病发之前先防，奠定了基础。

生气通天论篇第三

新校正云：按全元起注本在第四卷。

【原文】

黄帝曰：夫自古通天者，生之本，本于阴阳，天地之间，六合[①]之内，其气九州[②]、九窍[③]、五脏、十二节[④]，皆通乎天气。其生五[5]，其气三[6]，数犯此者，则邪气伤人，此寿命之本也。苍天[7]之气，清净则志意治[8]，顺之则阳气固，虽有贼邪[9]，弗能害也，此因时之序。故圣人传[10]精神，服[11]天气，而通神明[12]。失之则内闭九窍，外壅肌肉，卫气散解，此谓自伤，气之削也。阳气者，若天与日，失其所则折寿而不彰[13]。故天运[14]当以日光明。是故阳因而上，卫外者也。因于寒，欲如运枢，起居如惊，神气乃浮[15]。因于暑，汗烦则喘喝，静则多言，体若燔炭，汗出而散。因于湿，首如裹，湿热不攘，大筋緛短[16]，小筋弛长，緛短为拘，弛长为痿。因于气[17]，为肿，四维相代[18]，阳气乃竭。阳气者，烦劳则张[19]，精绝辟积[20]，于夏，使人煎厥，目盲不可以视，耳闭不可以听，溃溃乎若坏都，汩汩乎不可止[21]。阳气者，大怒则形气绝[22]，而血菀[23]于上，使人薄厥[24]。有伤于筋、纵，其若不容[25]。汗出偏沮[26]。使人偏枯[27]。汗出见湿，乃生痤疿[28]。高梁[29]之变，足生大丁[30]，受如持虚[31]。劳[32]汗当风寒，薄[33]为皶[34]，郁乃痤。

阳气者，精则养神，柔则养筋[35]。开阖[36]不得，寒气从之，乃生大偻[37]。陷脉[38]为瘘，留连肉腠。俞气化薄[39]，传为善畏，及为惊骇。营气不从，逆于肉理，乃生痈肿。魄汗[40]未尽，形弱而气烁[41]，穴俞以闭，发为风疟[42]。故风者，百病之始也。清静[43]则肉腠闭拒，虽有大风苛毒[44]，弗之能害，此因时之序也。故病久则传化[45]，上下不并[46]，良医弗为。故阳畜积[47]病死，而阳气当隔，隔者当泻，不亟[48]正治[49]，粗[50]乃败之。故阳气者，一日而主外，平旦人气生，日中而阳气隆，日西而阳气已虚，气门[51]乃闭。是故暮而收拒[52]，无扰筋骨，无见雾露，反此三时，形乃困薄[53]。

【校注】

①六合　天地四方；整个宇宙（东西南北上下）的巨大空间。《庄子·

齐物论》："六合之外，圣人存而不论；六合之内，圣人论而不议。"成玄英疏："六合者，谓天地四方也。"晋代葛洪《抱朴子·地真》："其大不可以六合阶，其小不可以毫芒比也。"

②九州　古代分中国为九州。说法不一。《书·禹贡》作冀、衮、青、徐、扬、荆、豫、梁、雍（雝）；《尔雅》有幽、营州而无青、梁州，故《尔雅·释地》："河间曰冀州，河南曰豫州，河西曰雝州，汉南曰荆州，江南曰杨州，济河曰兖州，济东曰涂州，燕曰幽州，剂曰营州。"《周礼·夏官·职方》有幽、并州而无徐、梁州。但这些皆非本书所指，而当为大九州。因为大九州的方位合于本书九宫的概念。《淮南子·地形训》："天地之间，九州八极，保谓九州？东南神州曰农土，正南次州曰活土，西南戎州曰滔土，正西弇州曰并土，正中冀州曰中土，西北台州曰肥土，正北泲州曰成土，东北薄州曰隐土，正东阳州曰中土地"。"东南神州曰农土。"高诱注："东南辰为农祥，后稷之所经纬也。故曰农土。"滔土，高诱注："滔，大也。七月建中，五谷成大，故曰滔土也。"阳州，高诱注："阴气尽于北，阳气复起东北"。必须指出，不论是《尔雅》、还是《淮南子》所指冀州，皆非今之河北省的冀州与河间，当为周朝的洛阳，因《尔雅·释地》："两河间曰冀州。"郭璞注："自东河至西河。"《书·禹贡》："冀州，既载壶口。"蔡浓集传："冀州，帝都之地，三面距河。兖，河之西；雍，河之东；豫，河之北。"《周礼·职方》："河内曰冀州"是也。隐土，正东阳州曰申土。"

③九窍　体表的孔；内脏的孔和体表的孔。眼二、耳二、鼻孔二、口一、前阴一，后阴一、计为九窍。此指后者。《周礼·天官·疾医》"两之以九窍之变"汉代郑玄注："窍之变，谓开闭非常，阳窍七，阴窍二。"贾公彦疏："云阳窍七者，在头露见，故为阳也，阴窍二者，在下不见，故为阴。"

④十二节　十二：言其多也，并非确指。《木兰诗》："军书十二卷……策勋十二转……同行十二年"。十二节，多个关节。

⑤其生五　五，五行。其生五，指金、木、水、火、土五星之生数。

⑥其气三　因《阴阳离合论》："今三阴三阳，不应阴阳。"故指阴阳之气各分为三，即太阴、少阴、厥阴与太阳、少阳、阳明。《类经·二十三卷·运气类一》注："然五行皆本于阴阳，而阴阳之气各有其三，是谓三阴三阳，故曰其气三。"

⑦苍天　青天。《诗·王风·黍离》："悠悠苍天，此何人哉！"毛传：

“苍天，以体言之……据远视之苍苍然，则称苍天。”

⑧志意治　志意，思想；精神。《荀子·修身》：“志意修则骄富贵，道义重则轻王公。”治，安宁平静。《文子·下德》：“争怨不生，则心治而气顺。”志意治，即神志安定。

⑨贼邪　贼，伤害。贼邪，泛指外界致病因素。

⑩传　通“专”。集中在一件事上。马王堆汉墓帛书《战国纵横家书·二六》：“无自恃计，传恃楚之救，则梁必危矣。”抟，通“專”。《集韵》朱遄切，平仙，章。“专”，“抟”的被通假字。专一。专一。《管子·内业》：“一意抟心，耳目不淫，虽远若近。”《史记·秦始皇本纪》：“普天之下，抟心揖志。”司马贞索隐：“抟，古‘专’字。”

⑪服　适应；顺从。《书·舜典》：“（舜）流共工于幽州，放驩兜于崇山，窜三苗于三危，殛鲧于羽山，四罪而天下咸服。”孔颖达疏：“天下皆服从之。”

⑫神明　据上下文义，此神明非“心者，君主之官，神明出焉”之义。其为二词。神，此指日月。《说文·示部》：“神，天神引出万物者也。”什么是天神?《周礼·春官·大司乐》：“奏黄钟……以祀天神。”郑玄注：“天神，谓五帝及日月星辰也。”明，日光或日月光照耀。《说文》：“明，照也。”《篇海类编·天文类·火部》：“日曰照；又夕阳曰晚照。”《易·恒》：“《象》：‘日月得天能久照，四时变化而能久成。”《广韵·庚韵》：“明，光也。”《荀子·天论》：“在天者，莫明于日月。”神明，日月星辰照耀之精光。

⑬彰　明显；显著。《荀子·劝学》：“登高而招，臂非加长也，而见者远；顺风而呼，声非加疾也，而闻者彰。”欲盖弥彰。

⑭天运　天体的运转。刘昭注引汉代张衡《灵宪》：“阳道左回，故天运左行。”

⑮欲如运枢，起居如惊，神气乃浮　运，运转；转动。《庄子·天道》：“天道运而无所积，故万物成。”成玄英疏：“运，动也，转也。”枢，门的转轴或承轴之臼。泛指转轴。《墨子·经说上》：“户枢免瑟。”《汉书·五行志下之上》：“不信我言，视门枢下，当有白发。”颜师古注：“枢，门扇所由开闭者也。”清代唐甄《潜书·六善》：“无枢易拔，无轴易脱。”运枢，即转动的门轴。起居，举动；行动；饮食寝兴等一切日常生活状况。此指行动。《礼记·儒行》：“虽危，起居竟信其志，犹将不忘百姓之病也。”郑玄注：“起居，

犹举事动作。"《管子·形势》："起居时，饮食节，寒暑适，则身利而寿命益。起居不时，饮食不节，寒暑不适，则形体累，而寿命损。"神气，道家所谓存养于人体内的精纯元气；神志；神情，神态。此指元气。《庄子·田子方》："夫至人者，上窥青天，下潜黄泉，挥斥八极，神气不变。"郭象注："夫德充于内则神满于外。"《淮南子·要略》："言至精而不原人之神气，则不知养生之机。"《云笈七签·卷十三》："致令六腑神气衰，百骸九窍不灵圣。"原注："神气不凝于丹田之中，灵光不照于藏府之内。"浮，空虚。南朝宋国鲍照《松柏篇》："人生浮且脆，鸩若晨风悲。"欲如运枢，起居如惊，神气乃浮，使阳气的活动好像受到限制的门轴，行动好像受到了惊吓，元气就会虚弱。

⑯湿热不攘，大筋緛短　攘，驱逐。《公羊传·僖公四年》："桓公救中国而攘夷狄。"緛短，缩短。王冰注："緛，缩也。湿热不攘，大筋緛短，即湿热不驱除，粗筋就会缩短。

⑰气　风邪；气体的总称。此指前者。《庄子·齐物》："夫大块噫气，其名为风。"风本身就是气体。故高士宗注："气，扰风也。本书《阴阳应象大论》云：'阳之气，以天地之疾风名之，故不言风而言气。"

⑱四维相代　四维，东南、西南、东北、西北四隅；四方。《淮南子·天文训》："帝张四维，运之以斗……日冬至，日出东南维，入西南维……夏至，出东北维，入西北维。"《晋书·地理志上》："天有四维，地有四渎。"代，更迭；交替。《楚辞·离骚》："日月忽其不淹兮，春与秋其代序。"王逸注："代，更也。"汉代董仲舒《春秋繁露·如天之为》："当生者曰生，当死者曰死，非杀物之任拟，代四时也。"凌曙注引颜延年曰："一寒一暑、一往一复为代。"四维相代，北斗星所运行于指四方的每一方所出现的气候，由此一个季节的气候接着一个季节的气候来更迭。《太素·卷三·调阴阳》注："四时之气各自维守，今四气相代，则卫之阳气竭。"

⑲烦劳则张　劳，忧愁；愁苦。《诗·邶风·燕燕》："瞻望弗及，实劳我心。"高亨注："劳，愁苦。"《礼记·孔子闲居》："微谏不倦，劳而不怨。"王引之《经义述闻·礼记下》："劳而不怨，即承上'微谏不倦'而言，言谏而不入，恐其得罪于乡党州闾，孝子但心忧之而不怨其亲也。"张，盛；大；增强。《辽史·萧陶苏斡传》："势益张。"《左传·昭公十四年》："臣欲张公室也。"杜预注："张，彊也。"烦劳则张，即烦恼就会使人气盛。

⑳精绝辟积　精，气；精气。《管子·内业》："精也者，气之精者也，

气道乃生。”《淮南子·天文训》：“天先成而地后定，天地之袭精为阴阳。”高诱注：“袭，合也；精，气也。”绝，竭；尽。《吴子·治兵》：“凡行军之道，无犯进止之节，无失饮食之适，无绝人马之力。”《淮南子·本经训》：“是以松柏箘露夏槁，江河三川绝而不流。”高诱注：“绝，竭也。辟，邪；邪僻。《礼记·王制》：“命市纳贾，以观民之所好恶，志淫好辟。”郑玄注：“民之志淫邪，则其所好者不正。”《管子·乘马》：“民之生也，辟则愚，闭则类。”王念孙《读书杂志·管子一》：“言民之性，入乎邪辟则愚，由乎中正则善也。”积，留滞。《庄子·天道》：“天道运而无所积，故万物成。”陆德明释文：“积，谓积滞不通。”精绝辟积，精气乏竭，邪气留滞。

㉑溃溃乎若坏都，汩汩乎不可止　溃溃，水流貌。汉代刘向《说苑·杂言》：“夫智者何以乐水也？曰：‘泉源溃溃，不释昼夜。’”唐代柳宗元《晋问》：“其响之所应，则溃溃濑濑，汹汹薨薨。”都，水流汇聚。亦指水流汇聚之所。《管子·轻重甲》：“请以令隐三川，立员都，立大舟之都。”马非百新诠：“安井衡云：‘员、圆，都、潴，皆通。潴，水所聚也。’此说是也。盖筑堤壅水，立为圆池，犹今之游泳池也。”《史记·夏本纪》：“淮海维扬州：彭蠡既都，阳鸟所居。”司马贞索隐：“都，《古文尚书》作‘猪’。孔安国云‘水所停曰猪’，郑玄云‘南方谓都为猪’，则是水聚会之义。”北魏郦道元《水经注·文水》：“临湖又有一城，谓之猪城，水泽所聚，谓之都，亦曰猪，盖即水以名城也。”汩汩：象声词。形容水或其他液体流动的声音。《文选·木华〈海赋〉》：“崩云屑雨，浤浤汩汩。”李善注：“浤浤汩汩，波浪之声也。”溃溃乎若坏都，汩汩乎不可止，好像毁坏的池泽向外流水，哗哗地不能控制。

㉒绝　断，隔；极。此指后者。《诗·小雅·正月》：“终逾绝险。”《荀子·修身》：“其折骨绝筋，终身不可以相及也。”

㉓菀　郁积。通“苑”。《礼记·礼运》：“故事大积焉而不苑。”郑玄注：“苑，积也。”陆德明释文：“苑，于粉反，积也。”本书《四气调神大论》：“恶气不发，风雨不节，白露不下，则菀槁不荣。”王冰注：“菀谓蕴积也。”《楚辞·刘向〈九叹·怨思〉》：“菀蘼芜与菌若兮，渐藁本于洿渎。”王逸注：“菀，积。”《诗·小雅·都人士》：“我不见兮，我心菀结。”菀，一本作“苑”。本书《疏五过论》：“当合男女，离绝菀结，忧恐喜怒，五藏空虚，血气离守。”王冰：“菀，谓菀结思虑，结谓结固余怨。”

㉔薄厥　薄通“暴”。暴，《集韵》北角切，入觉，帮。今读作 bao。薄

厥，当读作“暴厥”。《汉书·宣帝纪》“既壮，为取暴室啬夫许广汉女”。唐代颜师古注：“暴室者……取暴晒为名耳。或云薄室者，薄亦暴也。今俗语亦云薄晒。”薄厥，病名。即暴厥。由于大怒情志刺激使气血逆乱，使人不省人事。

㉕容　通“庸”。用，使用。《老子》：“陆行不遇兕虎，入军不被甲兵，兕无所投其角，虎无所措其爪，兵无所容其刃。”高亨正诂引俞樾曰：“《释名·释姿容》曰：‘容，用也。合事宜之用也。’无所容其刃，言兵无所用刃。《庄子·胠箧篇》‘容成氏’，《六韬·大明篇》作‘庸成氏’。是‘容’与‘庸’通，‘庸’为用，故‘容’亦用也。”用，行事；行动。《诗·邶风·雄雉》：“不忮不求，何用不臧。”高亨注：“用，犹行也。”

㉖偏沮　偏，半。沮，潮湿。此处引申为“出汗湿润”。唐代白居易《履道新居二十韵》：“门闭深沉树，池通浅沮沟。”偏沮，半边身出汗而潮湿。

㉗偏枯　瘸腿。《荀子·非相》：“禹跳汤偏。”杨倞注引《尸子》曰“……偏枯之病，步不相过，人曰禹步。”《正字通·足部》：“《一切经音义·卷二十四》：顾野王云：‘躄，谓足偏枯不能行也。’”

㉘痤疿　痤，疖子。《庄子·列御寇》：“秦王有病召医，破痈溃痤者得车一乘。”王冰：“痤，谓色赤瞋愤，内蕴血脓，形小而大如酸枣，或如按豆此阳气内郁所为，待耎而攻之，大甚焫出之。”疿，同“痱”。即痱子。宋代周密《志雅堂杂钞·医药》：“暑天疿子，用王瓜摩之，即消。”

㉙高梁　高，通“膏”；梁，通“粱”。王冰注：“高，膏也；梁，粱也。”膏粱，肥美的食物。《国语·晋语七》：“夫膏粱之性难正也。”韦昭注：“膏，肉之肥者；粱，食之精者。”

㉚大丁　丁，通“疔”。丁，《广韵》当经切，平青，端。疔，《集韵》当经切，平青，端。丁，疔双声叠韵。可通。《医宗金鉴·外科心法要诀·疔疮》“五脏皆可发疔疮”注：“盖疔者，如丁钉之状，其形小，其根深，随处可生。”

㉛受如持虚　《类经·十三卷·第五》注：“热侵阳分，感发最易，如持空虚之器以受物，故曰受如持虚。”

㉜劳　疲劳；劳苦。《易·系辞上》：“子曰：‘劳而不伐。’”孔颖达疏：“虽谦退疲劳而不自伐其善也。”劳，当读作“落”。劳，《广韵》鲁刀切，平豪，来。落（lào），方言，落子；落枕；落炕。劳，落，双声叠韵，故劳汗，

可以理解为劳累出汗。也可以理解为“落汗”，而落汗更符合皶痤的病因病机。

㉝薄　击。通“泊”。停，泊。此引申为停滞，侵犯。北魏郦道元《水经注·湘水》：“其山有石绀而状燕，因以名山。其石或大或小，若母子焉。及其雷风相薄，则石燕群飞颉颃，如真燕矣。”南朝宋国谢灵运《登临海峤初发疆中作与从弟惠连可见羊何共和之》：“日落当栖薄，系缆临江楼。”

㉞皶　粉刺。王冰：“皶刺长于皮中，形如米或如针，久者上黑，长一分余，色白黄而瘦于玄府中，俗曰粉刺。”此描述颇与“皰”合，《说文·皮部》：“皰，面生气也。”徐锴系传：“面疮也”。

㉟精则养神，柔则养筋　精，精微的阳气。王冰：“阳气者，内化精微，养于神气：外为柔耎，以固于筋，动静失宜，则生诸疾。”笔者认为，此精为质量最好的阳气。即精粹的阳气。《淮南子·天文训》：“天先成而地后定，天地之袭精为阴阳。”高诱注：“袭，合也；精，气也。”由于其和后边的“柔”相对，柔，即阴；弱。《国语·郑语》：“以生柔嘉材者也。”柔，润也。《易·坤》：“坤至柔。”孔颖达疏：“柔，弱。”刚为阳，柔为阴。精则养神，柔则养筋，精粹的阳气濡养神，柔润的阴气濡养筋脉。

㊱开阖　汗孔的开启与闭合。王冰：“开谓皮腠发泄，阖谓玄府闭封。”玄府，汗孔。

㊲大偻　偻，伛偻。《谷梁传·成公元年》：“冬十月，季孙行父秃……曹公子手偻。”又如偻指，即屈指而数；屈指。《荀子·儒效》：“虽有圣人之知，未能偻指也。”元代李治《敬斋古今黈·卷五》：“大抵偻，曲也，未能偻指，言未能曲指以一二数也。”大偻，患病部位严重的弯曲。

㊳陷脉　下部经脉，参见拙著《灵枢经·小针解》注；而王冰注：“陷脉，谓寒气陷缺其脉也，积寒留舍，经血稽凝。久瘀内攻，结于肉理，故发为疡瘘”。

㊴俞气化薄　指腧穴之气的运行变化和开阖功能降低。

㊵魄汗　魄，人的身体。《太平御览·卷五四九》引唐代成伯玙《礼记外传》：“人之精气曰魂，形体谓之魄。”魄汗，即身汗。

㊶气烁　烁，通“铄”。销毁；熔化；消损；损伤。本书《逆调论》：“逢风而如炙如火者，是人当肉烁也。”王冰注：“烁，言消也，言久久此人当肉消削也。”气烁，气损伤。

㊷风疟　本书《刺疟篇第三十六》："风疟，疟发则汗出恶风。"

㊸清静　犹安定，太平。此引申为正常。《汉书·杜周传》："延年乃选用良吏，捕击豪强，郡中清静。"

㊹大风苛毒　大风，或具有传染性，或为具有很强的致病的风邪。其侵犯部位不同，表现各异。《本经》"巴戟天……主大风邪气。""天雄……主大风寒湿痹，历节痛。""姑活……主大风邪气湿痹寒痛。""黄芪……大风癞疾。""枳实……主大风在皮肤中如麻豆苦痒。""防风……主大风头眩痛，恶风。"《诸病源候论·诸注候》："或脑转肉裂，目中系痛，不欲闻人语声，此名大风。"苛，重。本书《至真要大论》："夫阴阳之气，清静则生化治，动则苛疾起。"王冰注："苛，重也。"苛毒，大毒。大风苛毒，即严重的风毒。

㊺传化　病邪转移变化、或在某处的病转移到他处；乘。本书《玉机真藏论》："五脏相通，移皆有次；五脏有病，则各传其所胜……故病有五，五五二十五变，及其传化。传，乘之名也。"王冰："言传者何？相乘之异名尔。"

㊻上下不并　并，通。王冰："并，谓交通也，然病之深久，变化相传，上下不通，阴阳否隔，虽良医妙法，亦何以为之？"

㊼畜（chù）积　畜，积蓄；积储。汉代孔融《荐祢衡表》："帝室皇居，必畜非常之宝。"《汉书·食货志上》："民三年耕，则余一年之畜。"畜积，同义词连用，积蓄。

㊽亟　紧急；疾速。《诗·豳风·七月》："亟其乘屋，其始播百谷。"郑玄笺："亟，急。"《史记·陈涉世家》："趣赵兵，亟入关。"

㊾正治　逆者正治。即对疾病某种性质的治疗，要用相反性质药物的来治疗。如热性病，用寒凉的药物来治疗。

㊿粗　指粗工，即水平低的医生。

51气门　气，魄也。门，人身的孔窍。《管子·心术上》："洁其宫，开其门。"尹知章注："门，谓口也。"气门，又称"魄门"，即毫毛孔。

52拒　关闭。唐代沈亚之《冯燕传》："燕伺得间，复偃寝中，拒寝户。"《续资治通鉴·元顺帝至正二十七年》："士诚独坐室中，达遣李伯升谕意，时日已暮，士诚拒户自经。"

53困薄　困，疲惫。汉代桓宽《盐铁论·结和》："良御不困其马以兼道。"薄，衰微。此引申为"衰弱"。《汉书·刑法志》："禹承尧舜之后，自以德衰而制肉刑，汤武顺而行之者，以俗薄于唐虞故也。”《后汉书·皇后纪论》：“爰逮战国，风宪愈薄，适情任欲，颠倒衣裳。”困薄，即疲惫衰弱。

【按语】

关于“若天与日”的讨论，若，在这里是代词，他；他们。《书·召诰》：“今王嗣受其命，我亦惟兹二国命，嗣若功。”王引之《经传释词·卷七》：“若，其也。嗣其功者，嗣二国之功也。”此指代阳。“若天与日”，意思是说“阳气他在天随着日（太阳）”。

关于“百病之始”之“始”，在这里不是初始之意，是滋生的意思，《释名·释言语》：“始，息也，言滋息也。”《礼记·檀弓下》：“丧礼哀戚之至也，节哀顺变也，君子念始之者也。”郑玄注：“始，犹生也‘念父母生己，不欲伤其性。”其和本书《玉机真脏论篇》之“百病之长”之“长”，是近义词，汉，桓宽《盐铁论·和亲》：“范蠡出于越，由余长于胡，皆为霸王贤佐。”

【原文】

岐伯曰：阴者，藏精而起亟①也；阳者，卫外而为固也。阴不胜其阳，则脉流薄疾②，并③乃狂。阳不胜其阴，则五脏气争④，九窍不通。是以圣人陈⑤阴阳，筋脉和同，骨髓坚固，气血皆从。如是则内外调和，邪不能害，耳目聪明，气立⑥如故。

【校注】

①起亟（qì） 起，出动；行；走。此引申为“流”。《左传·文公七年》：“训卒利兵，秣马蓐食，潜师夜起。”亟，疾速。《诗·豳风·七月》：“亟其乘屋，其始播百谷。”郑玄笺：“亟，急。”《史记·陈涉世家》：“趣赵兵，亟入关。”起亟。流动快。

②薄疾 薄，小。《颜氏家训·勉学》：“积财千万，不如薄伎在身。”薄疾，脉细小而快。

③并 王冰：“并，谓盛实也。”据此来分析上文之“阴不胜其阳”，是阴虚而阳盛，阴虚则可“脉流薄疾”，阳盛则可“乃狂”。狂为实证。

④争　和邪气争斗。

⑤陈　施展。唐代柳宗元《答吴武陵论非国语书》："然而辅时及物之道，不可陈于今，则宜垂于后。"

⑥立　流传。此引申为"流动。"《左传·襄公二十四年》："鲁有先大夫曰臧文仲，既没，其言立。"杜预注："立谓不废绝也。"《孝经·广扬名》："是以行成于内，而名立于后世矣。"

【原文】

风客淫[①]气，精[②]乃亡，邪[③]伤肝也。因而饱食，筋脉横解[④]，肠澼[⑤]为痔。因而大饮则气逆[⑥]。因而强力，肾气乃伤，高骨[⑦]乃坏。

【校注】

①客淫　客，古代指战争中入侵的一方；此指病邪自外侵入身体。《国语·越语下》："夫圣人随时以行，是谓守时，天时不作，弗为人客。"韦昭注："攻者为客。"《公羊传·庄公二十八年》："春秋伐者为客。"本书《玉机真藏论》："今风寒客于人，使人毫毛毕直，皮肤闭而为热。"《史记·扁鹊仓公列传》："臣意诊其脉曰：'病气疝，客于膀胱，难于前后溲而溺赤。'"宋代司马光《答李大卿孝基书》："中冷则为羸瘠，面肿外热。客于肌肤，则为疮疥。"。淫，侵淫；侵犯。《文选·陆机〈演连珠〉》："足于性者，天损不能入；贞于期者，时累不能淫。"《吕氏春秋·任地》："子能使藋夷毋淫乎？"高诱注："淫，延生也。"客淫，即邪气侵犯人体而滋蔓。

②气，精乃亡　气精，即精气。精，正气。《古今韵会举要·庚韵》："精，《增韵》：真气也。"精气，阴阳精灵之气。古谓天地间万物皆秉之以生。《易·系辞上》："精气为物，游魂为变。"孔颖达疏："云精气为物者，谓阴阳精灵之气，氤氲积聚而为万物也。"《吕氏春秋·尽数》："精气之集也，必有入也。"唐代杨炯《庭菊赋》："含天地之精气，吸日月之淳光。"亡，扰乱。《淮南子·说林训》："晋以垂棘之璧得虞虢，骊戎以美女亡晋国。"高诱注："亡犹乱。"气精乃亡，（风邪侵犯后）人体阴阳正气受到扰乱。

③邪　即邪气，此指风邪。

④横解　横，充满；交错。《汉书·礼乐志》："扬金光，横泰河。"颜师

古注："横，充满也。"《楚辞·九辩》："叶菸邑而无色兮，枝烦拿而交横。"解，分割；分裂。《国语·鲁语上》："晋文公解曹地以分诸侯。"韦昭注："解，削也。"《西游记·第二回》："（赑风）自囟门中吹入六腑，过丹田，穿九窍，骨肉消疏，其身自解。"横解，此指筋脉交错裂开。

⑤肠澼　辟和澼为古今字。病名，泄泻、痢疾的古称。本书《大奇论》："脾脉外鼓沈，为肠澼，久自已。"高士宗注："肠澼，泄泻也。""肠澼便血何如?"岐伯曰："身热则死，寒则生。"本书《通评虚实论》："帝曰："肠澼下白沫何如?"岐伯曰："脉沉则生，脉浮则死。""肠澼下脓血何如?"岐伯曰："脉悬细则死，滑大则生。"《古今医鉴》："夫肠澼者。大便下血也。"

⑥大饮则气逆　王冰："饮多则肺布叶举，故气逆而上奔也。"

⑦高骨　即腰间脊骨。王冰："高骨，谓腰高之骨也。"

【原文】

凡阴阳之要，阳密乃固①。两者不和②，若春无秋，若冬无夏，因而和③之，是谓圣度④。故阳强⑤不能密，阴气乃绝。阴平阳秘⑥，精神乃治，阴阳离决⑦，精气乃绝。因于露风⑧，乃生寒热。是以春伤于风，邪气留连，乃为洞泄。夏伤于暑，秋为痎疟⑨。秋伤于湿，上逆而咳，发为痿厥⑩。冬伤于寒，春必温病。四时之气，更伤五脏。阴之所生，本在五味，阴之五宫⑪，伤在五味。是故味过于酸，肝气以津⑫，脾气乃绝⑫。味过于咸，大骨气劳，短肌，心气抑。味过于甘，心气喘⑬满，色黑，肾气不衡⑭。味过于苦，脾气不濡，胃气乃厚⑮。味过于辛，筋脉沮弛⑯，精神乃央⑰。是故谨和五味，骨正⑱筋柔，气血以流，凑⑲理以密，如是则骨气以精⑳，谨道如法㉑，长有天命㉒。"

【校注】

①阳密乃固　密，闭藏；封闭。《礼记·乐记》："道五常之行，使之阳而不散，阴而不密。"郑玄注："密之言闭也。"固，稳固；安定。固守；坚守。《书·五子之歌》："民惟邦本，本固邦宁。"《国语·晋语二》："诸侯义而

抚之，百姓欣而奉之，国可以固。”《国语·周语上》：“陵其民而卑其上，将何以固守。”阳密乃固，即阳气封藏才能固守住阴。

②和　合。汇合；结合；和谐。此指后者，《礼记·郊特牲》：“阴阳和而万物得。”孔颖达疏：“和，犹合也。”

③和　和谐，协调。《礼记·乐记》：“其声和以柔。”

④圣度　圣人的谋略

⑤强　通“僵”。本义为趴下或仰倒。百足之虫，死而不僵。引申为垮台；虚弱。此指虚弱。

⑥秘　通“祕”。秘，隐藏；保守秘密。此引申为保护。《史记·蒙恬列传》：“始皇至沙丘崩，秘之，群臣莫知。”《文选·张衡〈西京赋〉》：“秘舞更奏，妙材骋伎。”薛综注：“秘，希见为奇也。”秘，一本作“祕”。

⑦离决　犹分离。《医宗金鉴·张仲景〈伤寒论·痉湿暍病〉》“湿家下之，额上汗出，微喘，小便利者死，若下利不止者，亦死”；集注引程知曰：“二便不禁，盛阴欲下脱也，阴阳离决，死矣。”

⑧露风　露，败，此指伤。露，通“漏”。《荀子·富国》：“入其境，其田畴秽，都邑露。”王念孙《读书杂志·荀子三》：“露者，败也，谓都邑败坏也。”北魏·郦道元《水经注·澧水》：“又东，茹水注之，水出龙茹山，水色清澈，漏石分沙。”宋·范成大《高淳道中》诗：“雨归陇首云凝黛，日漏山腰石渗金。露，漏二字双声叠韵，可通。露风，即漏风，俗称伤风。今北方方言“你的被窝漏风”，即被窝不严实，风进入而伤人。

⑨痎疟　又称老症。为间日疟或三日疟，其“蓄作有时”是其特征。

⑩痿厥　痿，身体某一部分萎缩或失去机能不能行动。《玉篇·病部》：“痿，不能行也”。《素问·痿论》：“痹而不仁，发为肉痿。”《史记·卢绾列传》：“仆之思归，如痿人不能起”。司马贞索引张揖云：“痿，不能起”。《汉书·昌邑哀王髆传》：“身体长大，疾痿，行步不便”。颜师古注：“痿，风痹疾也。”《正字通》：“瘚，通作厥。”厥，即癞。《说文·足部》：“蹶，僵也，从足厥声。一曰跳也。亦读曰橛。蹶、蹷或从阙”。《荀子·非相》：“禹跳汤偏。”杨倞注引《尸子》曰“……偏枯之病，步不相过，人曰禹步。”孙诒让闲诂：“阙，即厥字。”据此，阙，即厥，蹶的通假字。《庄子·盗跖》：“禹偏枯。”成玄英疏：“治水勤劳，风栉雨淋，致偏枯之疾，半身不遂也。”

⑪五宫　即五脏藏神之处。王冰：“所谓阴者，五神藏也；宫者，五神

之舍也。”张隐庵：“五宫，五藏神之所舍也。”

⑫津……绝 津，水；生物的体液；润泽；溢；渗。此津引申为肝气旺盛而欺侮他脏。三国时魏国嵇康《杂体诗·言志》：“朝食琅玕实，夕饮玉池津。”《灵枢经·决气》：“腠理发泄，汗出溱溱，是谓津。”唐代元稹《和乐天赠吴丹》：“委气荣卫和，咽津颜色好。”《周礼·地官·大司徒》：“其民黑而津。”孙诒让正义：“人之润泽者亦谓之津。”北魏贾思勰《齐民要术·养羊》：“若旧瓶已曾卧酪者，每卧酪时，辄须灰火中烧瓶，令津出。”缪启愉校释：“‘令津出’，使瓦瓶中所含水气渗出。”绝，缺乏；贫困。《礼记·月令》：“（季春之月）命有司，发仓廪，赐贫穷，振乏绝。”

⑬喘 急促地呼吸。《汉书·丙吉传》：“吉前行，逢人逐牛，牛喘吐舌。”杨朔《泰山极顶》：“山路越来越险，累得人发喘。”

⑭衡 犹胜。引申为抗衡；对抗。《三国志·吴志·孙策传》：“举江东之众，决机于两陈之间，与天下争衡，卿不如我。”

⑮厚 胜过；浓。此引申为实。汉代董仲舒《春秋繁露·立元神》：“虽野居露宿，厚于宫室。”《列子·杨朱》：“丰屋美服，厚味姣色。”

⑯沮弛 沮，败坏；毁坏。晋代葛洪《抱朴子·讥惑》：“丧乱日久，风颓教沮。”弛，松懈；放纵；松弛。《商君书·靳令》：“物多末众，农弛奸胜，则国必削。”三国时魏国嵇康《与山巨源绝交书》：“吾不如嗣宗之贤，而有慢弛之阙。”沮弛，此指筋脉损坏而松弛。

⑰央 通“殃”。祸害。马王堆汉墓帛书甲本《老子·德经》：“毋道（遗）身央，是胃袭常。”《隶释·汉无极山碑》：“为福来福，除央则祀。”

⑱正 特指在政治、道德、思想、言论、礼仪等方面，将违反原则、标准或规定的匡正过来；合乎法度、规律或常情。《荀子·王霸》：“礼，之所以正国也。譬之犹衡之于轻重也，犹绳墨之于曲直也。”汉代荀悦《汉纪·惠帝纪》：“秦承其弊，不能正其制，以求其中，而遂废诸侯，改为郡县。”《孟子·滕文公上》：“夫仁政，必自经界始。经界不正，井地不钧（通“均”），谷禄不平，是故暴君污吏必慢其经界。”《汉书·严安传》：“刑罚少，则阴阳和，四时正，风雨时……民不夭厉，和之至也。”此指正常，或治病而恢复正常。

⑲凑 《太素·卷三·调阴阳》作“腠”。当据改。凑，通“腠”。肌肉的纹理。汉代桓宽《盐铁论·大论》：“扁鹊攻于凑理，绝邪气，故痈疽不得

成形。”

⑳骨气以精　骨气，气势。精，精气。《吕氏春秋·大乐》：“道也者，至精也，不可为形，不可为名，强为之，谓之太一。”骨气以精，即气势凭借精气。

㉑谨道如法　谨，严格。《汉书·张释之传》：“薄太后闻之，文帝免冠谢曰：‘教儿子不谨。’”道，事理；规律。《邓析子·无厚》：“夫舟浮于水，车转于陆，此自然道也。”如法，按方法办理。《史记·淮南衡山列传》：“长当弃市，臣请论如法。”宋代周密《齐东野语·经验方》：“偶药笈有少许，即授之，俾如法用。”谨道如法，即严格按着规律和事理办理。

㉒天命　犹天年。谓人之自然寿命。《汉书·宣帝纪》：“朕惟耆老之人，发齿堕落，血气衰微，亦亡暴虐之心，今或罹文法，拘执囹圄，不终天命，朕甚怜之。”

金匮真言论篇第四

新校正云：按全元起注本在第四卷

【原文】

黄帝问曰：天有八风①，经有五风②，何谓？岐伯对曰：八风发邪，以为经风，触五脏，邪气发病③。所谓得四时之胜④者，春胜长夏⑤，长夏胜冬，冬胜夏，夏胜秋，秋胜春，所谓四时之胜也。东风生于春，病在肝，俞在颈项⑥；南风生于夏，病在心，俞在胸胁⑦；西风生于秋，病在肺，俞在肩背⑧；北风生于冬，病在肾，俞在腰股⑨；中央为土，病在脾，俞在脊⑩。故春气者病在头，夏气者病在藏⑪，秋气者病在肩背，冬气者病在四支⑫。故春善病鼽衄，仲夏善病胸胁，长夏善病洞泄、寒中，秋善病风疟，冬善病痹厥。故冬不按跻⑬，春不鼽衄⑭，春不病颈项，仲夏⑮不病胸胁，长夏不病洞泄、寒中，秋不病风疟[16]，冬不病痹厥[17]飧泄[18]，而汗出也。夫精者，身之本也。故藏于精者，春不病温。夏暑汗不出者，秋成风疟。此平人脉法也。

【校注】

①八风 八种季候风；八方之风。与八节一致的风称季候风，又称正风或称正气，反之则称邪风，或称邪气。《太素·卷十九·知官能》："八风，八节之风也。"《易纬通卦验》："八节之风谓之八风。立春条风至，春分明庶风至，立夏清明风至，夏至景风至，立秋凉风至，秋分阊阖风至，立冬不周风至，冬至广莫风至。"《吕氏春秋·有始》："何谓八风？东北曰炎风，东方曰滔风，东南曰熏风，南方曰巨风，西南曰凄风，西方曰飂风，西北曰厉风，北方曰寒风。"《淮南子·地形训》："何谓八风？东北曰炎风，东方曰条风，东南曰景风，南方曰巨风，西南曰凉风，西方曰飂风，西北曰丽风，北方曰寒风。"《说文·风部》："风，八风也。东方曰明庶风，东南曰清明风，南方曰景风，西南曰凉风，西方曰阊阖风，西北曰不周风，北方曰广莫风，东北曰融风。"《左传·隐公五年》："夫舞所以节八音，而行八风。"陆德明释文："八方之风，谓东方谷风，东南清明风，南方凯风，西南凉风。西方阊阖风，西北不周风，北方广莫风，东北方融风。"

②经有五风 经，开始；起始。《鬼谷子·抵巇》："经起秋毫之末。"陶宏景注："经，始也。"。风，气。五风，指五星之气。马莳："夫天之有八风，则人之所伤，在此八风也，而复有五风之谓，岂八风之外，复有五风乎？殊不知五风者，即八风之所伤也，特所伤脏异、而名亦殊耳。"经有五风，即起始出现五星之气。

③八风发邪……邪气发病 马莳："八风发其邪气，以入于五脏之经，风触五脏，邪气发病。"

④得四时之胜 四时，四季。若加长夏为五季，长夏主湿。但脾王四时。胜，欺凌；克制；制服。通"乘"。欺侮；欺凌；侵犯。《管子·君臣上》："是以上及下之事谓之矫，下及上之事谓之胜。"《荀子·不苟》："君子……直立而不胜，坚强而不暴。"《孙子·谋攻》："将不胜其忿而蚁附之，杀士三分之一，而城不拔者，此攻之灾也。"《国语·晋语四》："尊明胜患，智也。"韦昭注："胜，犹遏也。"《淮南子·氾论训》："后世为之，机杼胜复，

以便其用，而民得以掩形御寒。”于省吾《双剑诊诸子新证·淮南子三》：“胜应读作乘。胜、乘古互为音训，故得相借……言其麻缕用机杼织之，乘复密致，故曰掩形御寒也。”《国语·周语中》：“佻天不祥，乘人不义。”韦昭注：“乘，陵也。”《汉书·礼乐志》：“世衰民散，小人乘君子。”颜师古注：“乘，陵也。”五季与五行的配属关系是：春属木，夏属火，长夏属土，秋属金，冬属水。因五行的相克关系，而有季节之间的相胜关系，如下文所言的春胜长夏（木风克湿土），长夏胜冬（土克水），冬胜夏（水克火）；夏胜秋（火克金），秋胜春（金克木）。“得四时之胜”，即某一季节，见到克制它的季节气候，如长夏见到春季的气候，冬季见到长夏的气候，夏季见到冬季的气候，秋季见到夏季的气候，春季见到秋季的气候。由于某一季节又与人的五脏分别有相应的关系，如春气与肝相通，夏气与心相通，长夏气与脾相通，秋气与肺相通，冬气与肾相通，所以某一季节若得相胜季节的气候，则与那个季节相应的内脏就会发病，如长夏得春气（春胜长夏），则与长夏相应的脾容易发病，余此类推。

⑤长夏　指阴历六月；指夏日。因其白昼较长，故称。此指前者。本书《六节藏象论》：“春胜长夏。”王冰：“所谓长夏者，六月也。”

⑥东风生于春，病在肝，俞在颈项　《类经·十五卷·第二十七》：“东风生于春，木气也，故病在肝，春气发荣于上，故俞应于颈项。”

⑦南风生于夏，病在心，俞在胸胁　《类经·十五卷·第二十七》：“火气应于心。心脉循胸出胁，故俞在胸胁。”

⑧西风生于秋，病在肺，俞在肩背　《类经·十五卷·第二十七》：“金之气也，故病在肺。肺居上焦，附近肩背，故俞应焉。”

⑨北风生于冬，病在肾，俞在腰股　《类经·十五卷·第二十七》：“水之气也，故病在肾。腰为肾之府，与股接近，故俞应焉。”

⑩中央为土，病在脾，俞在脊　中央，既指方位，又指代长夏季节。俞在脊。《类经·十五卷·第二十七》：“脊居体中，故应脊也。”

⑪藏　心。《类经·十五卷·第二十七》：“在脏言心，心通夏气，为诸脏之主也。”是对“南风生于夏，病在心，俞在胸胁”的说明。

⑫支　“肢”的古字。北齐颜之推《颜氏家训·勉学》：“（田鹏鸾）为周军所获。问齐主何在，绐云：‘已出，计当出境。’疑其不信，欧捶服之。每折一支，辞色愈厉，竟断四体而卒。”

⑬按跻 按摩导引。本书《异法方宜论》："其治宜导引按蹻。"王冰注："按，谓抑按皮肉；跻，谓捷举手足。"

⑭鼽衄 鼽，鼻塞不通；鼻流清涕。《吕氏春秋·尽数》："精不流则气郁，郁处头则为肿为风……处鼻则为鼽为窒。"本书《气交变大论》："咳而鼽。"张志聪："鼽者，鼻流清涕也。"《灵枢经·经脉》："实则鼽窒头背痛，虚则鼽衄，取之所别也。"鼽衄，王冰："鼽，谓鼻中水出；衄，谓鼻中血出。"

⑮仲夏 夏季的第二个月，即农历五月。因处夏季之中，故称。《北齐书·方伎传·宋景业》："还至井，显祖令景业筮，遇乾之鼎。景业曰：'乾为君，天也。《易》曰："时乘六龙以御天。"鼎：五月卦也。宜以仲夏吉辰御天受禅。'"

⑯风疟 《诸病源候论·风症候》："夫疟皆生于风。风者，阳气也。阳主热，故卫气每至于风府，则腠理开。开则邪入，邪入则病作，先伤于风，故发热向后寒慄。"

⑰痹厥 疼痛而肢冷。

⑱飧（sun）泄 飧，本义是晚饭。古人晚饭是用水浇早晨吃的剩饭。《广韵·魂韵》："飧，《说文》：'铺也。'"《国语·晋语二》："不飧而寝。"湌，餐或从水。"《孟子·滕文公上》："饔飧而治。"赵歧注："朝曰饔，夕曰飧。"《六书故·工事四》："飧，夕食也。古者夕则馂朝膳之余。"《玉篇》："飧，水和饭也。"飧，同"飱"、"湌"。《古今韵会举要》："飧，《说文》：'铺也。'谓晡时食也。本从夕言，言人旦则食饭，夕则食飧，飧为饭别名，当作飧，今文作飱。《字林》云：'水浇饭也。'"湌，同"餐"《说文》："餐，或从水。"《史记·梁孝王世家》："太后闻之，立起坐湌，气平复。"餐，又读作 sun，《集韵》苏昆切，平魂心。通"飧"。《玉篇》："餐，饮浇饭也。"。《韩非子·外储说左上》："晋文公出亡，箕郑挈壶餐而从。"飧泄，即泄下的粪便象水浇饭样，水是水，饭是饭，食物没有消化，即完谷不化的泄泻。

【原文】

故曰：阴中有阴，阳中有阳。平旦[1]至日中，天之阳，阳中之阳也；日中至黄昏，天之阳，阳中之阴也；合夜至鸡鸣[2]，天之阴，阴中之阴也；鸡鸣至平旦，天之阴，阴中之阳也。故人亦应之。夫言人之阴阳，则外为阳，内为阴。言人身之阴阳，则背为阳，腹为阴。言人身之藏府中阴阳，则藏者为阴，府者为阳。肝、心、脾、肺、肾五藏皆为阴，胆、胃、大肠、小肠、膀胱、三焦六府皆为阳。所以欲知阴中之阴，阳中之阳者何也？为冬病在阴，夏病在阳。春病在阴，秋病在阳[3]。皆视其所在，为施针石[4]也。故背为阳，阳中之阳，心也；背为阳，阳中之阴，肺也[5]；腹为阴，阴中之阴，肾也；腹为阴，阴中之阳，肝也；腹为阴，阴中之至阴，脾也[6]。此皆阴阳、表里、内外、雌雄相输应[7]也。故以应天之阴阳也。

【校注】

①平旦　又叫平明。即寅时 3～5 时，俗称黎明之时。汉代刘向《新序·杂事四》："平旦而听朝。"《荀子·哀公》："平明而听朝。"

②合夜至鸡鸣　合夜，黄昏。合者，交也。合夜，即交夜。交夜者，黄昏也。即戌时，19～21 点。丹波元简注："犹暮夜，言日暮而合于夜也。"鸡鸣，鸡叫。古代是个时间单位。常指天明之前；半夜。根据上下文义，此指前者。即丑时，1～3 点。南朝宋国鲍照《行药至城东桥》诗："鸡鸣关吏起，伐鼓早通晨。"

③冬病在阴，夏病在阳，春病在阴，秋病在阳　张志聪："冬病在肾，肾为阴中之阴，故冬病在阴；夏病在心，心为阳中之阳，故夏病在阳；春病在肝，肝为阴中之阳，故春病在阴；秋病在肺，肺为阳中之阴，故秋病在阳。"

④石　即砭石。古代人用石头做成的不同样式的医疗器具。

⑤背为阳，阳中之阳，心也；背为阳，阳中之阴，肺也　笔者认为，心属火，属阳，在上近背而属阳，故心为"阳中之阳"；肺在上近背而属阳，肺属金，属阴，故肺为"阳中之阴"。

⑥腹为阴，阴中之阴，肾也；腹为阴，阴中之阳，肝也；腹为阴，阴中之至阴，脾也　王冰注："肾为阴脏，位处下焦，以阴居阴，故为阴中之阴也。《灵枢经》曰：'肾为牝脏'。牝，阴也。肝为阳脏，位处中焦，以阳居

阴，故为阴中之阳也。《灵枢经》曰：‘肝为牡脏’。牡，阳也。脾为阴脏，位处中焦，以太阴居阴，故谓阴中之至阴也。《灵枢经》曰：‘脾为牝脏’。牝，阴也。”至阴者，最阴也，其和肝虽皆位居中焦，但脾位居中焦之中，故谓“阴中之至阴”也。

⑦输应　输，聚。引申为“会合”。此引申为“依赖”。《庄子·知北游》：“人之生，气之聚也，聚则为生，散则为死。”应，应和。《易·乾》：“同声相应，同气相求。”《淮南子·原道训》：“与万物回周旋转，不为先唱，感而应之。”输应，即依赖而应和。

【按语】

“天之阳”“天之阴”之“天”，此指一整天的时间概念。其古代时间概念，参见《脏气法时论》中之按语。背为阳，腹为阴，此运用上下来分阴阳，背在上，腹在下，故背为阳，腹为阴。此非“面朝黄土背朝天”的误解。

【原文】

帝曰：五藏应四时，各有收受[①]乎？岐伯曰：有。东方青色，入通于肝，开窍于目，藏精[②]于肝，其病发惊骇，其味酸，其类草木，其畜鸡，其谷麦，其应四时，上为岁星[③]，是以春气在头也，其音角[④]，其数八[⑤]，是以知病之在筋也，其臭臊。南方赤色，入通于心，开窍于耳[⑥]，藏精于心，故病在五脏，其味苦，其类火，其畜羊，其谷黍，其应四时，上为荧惑星[⑦]，是以知病之在脉也，其音徵[④]，其数七[⑤]，其臭焦。中央黄色，入通于脾，开窍于口，藏精于脾，故病在舌本，其味甘，其类土，其畜牛，其谷稷[⑧]。其应四时，上为镇星[⑨]，是以知病之在肉也，其音宫[④]，其数五[⑤]，其臭香。西方白色，入通于肺，开窍于鼻，藏精于肺，故病在背，其味辛，其类金，其畜马，其谷稻，其应四时，上为太白星[⑩]，是以知病之在皮毛也，其音商[④]，其数九[⑤]，其臭腥。北方黑色，入通于肾，开窍于二阴，藏精于肾，故病在溪⑪，其味咸，其类水，其畜彘⑫，其谷豆，其应四时，上为辰星⑬，是以知病之在骨也，其音羽④，其数六⑤，其臭腐。故善为脉者，谨察五脏六腑，一逆一从⑭，阴阳、表里、雌雄之纪，藏之心意，合心于精，非其人勿教，非其真勿授，是谓得道。

【校注】

①收受　收，聚集。《诗·周颂·维天之命》："假以溢我，我其收之。"毛传："收，聚也。"受，承，继。《易·序卦》："有天地，然后万物生焉。盈天地之间者唯万物，故受之以屯。"收受，即聚集受纳。《类经·三卷·第四》注："收受者，言同气相求，各有所归也。"

②精　精气。《管子·内业》："精也者，气之精者也，气道乃生。"《淮南子·天文训》："天先成而地后定，天地之袭精为阴阳。"高诱注："袭，合也；精，气也。"汉代刘向《说苑·辨物》："至于大水及日蚀者，皆阴气太盛而上减阳精。"本书《五脏别论》："所谓五脏者，藏精气而不泻也。"

③岁星　即木星。古代天文学中的岁星。又称岁阴或太阴。古代认为岁星（即木星）十二年一周天（实为11.86年），因将黄道分为十二等分，以岁星所在部分作为岁名。但岁星运行方向自西向东，与将黄道分为十二支的方向正相反，故假设有一太岁星作与岁星运行相反的方向运动，以每年太岁所在的星次来纪年。如太岁在寅叫摄提格，在卯叫单阏等。又配以十岁阳（天干），组成六十干支，用以纪年，故称岁星。可参阅《尔雅·释天》、《淮南子·天文训》、《史记·天官书》、清代王引之《经义述闻·太岁考》。

④角、徵、宫、商、羽　为古代五音（又称五声）声阶的名称。古人认为五音和五方、五行、四季、五脏人的不同声音相关联。以"商"为例，其为五音之一。是古代五声音阶的第二音，相当于工尺谱上的"四"，现代简谱上的"2"。《风俗通·声音》引刘歆《钟律书》："商，五行为金。"《玉篇》："商，五音金音也。"，商音为秋天。商音凄厉，与秋天肃杀之气相应，所以称秋为商秋。《文选·何晏〈景福殿赋〉》："结实商秋，敷华青春。"李善注："《礼记》曰：孟秋之月，其音商。"晋代潘尼《安石榴赋》："商秋授气，收华敛实。"《吕氏春秋·孟秋》："某日立秋，盛德在金。"高诱注："盛德在金，金主西方也。"亦指旋律以商调为主音的乐声。其声悲凉哀怨。晋代陶潜《咏

荆轲》："商音更流涕，"《淮南子·道应训》："宁戚饭牛车下，望见桓公而悲，击牛角而疾商歌。桓公闻之，抚其仆之手曰：'异哉，歌者非常人也。'命后车载之。"孙诒让正义："《素问·阴阳应象大论》云：'木藏为肝，在音为徵，在声为呼。火在藏为心，在音为徵，在声为笑。土在藏为脾，在音为宫，在声为歌。金在藏为肺，在音为商，在声为哭。水在藏为肾，在音为羽，在声为呻。'彼五音即此经五声也。"

⑤八、七、五、九、六　八，木的成数；七，火的成数；五，土的生数；九，金的成数，六，水的成数。所谓生数，《书·洪范》"五行：一曰水，二曰火，三曰木，四曰金，五曰土"孔传："皆其生数。"孔颖达疏："《易·系辞》曰：'天一，地二；天三，地四；天五，地六；天七，地八；天九，地十。'此即是五行生成之数。天一生水，地二生火，天三生木，地四生金，天五生土，此其生数也。如此则阳无匹，阴无耦，故地六成水，天七成火，地八成木，天九成金，地十成土。于是阴阳各有匹偶而物得成焉。故谓之成数也。"《旧唐书·礼仪志二》："（明堂）方衡，一十五，重。按《尚书》：五行生数一十有五，故置十、五重。"宋代陆九渊《三五以变错综其数》："所谓十、五者，五，即土之生数，十，即土之成数。"由此看出，古人用数字表示水火木金土五行的生成，其生数为水一，火二，木三，金四，土五。五行非土不生，这些生数只是孤阴或孤阳，必须加上土的生数五，才能起生化作用。

⑥开窍于耳　王冰："舌为心之官，当言于舌，舌用非窍，故云耳也。《缪刺论》曰：手少阴之络，会于耳中。义取此也。"

⑦荧惑星　古指火星。因隐现不定，令人迷惑，故名。《吕氏春秋·制乐》："荧惑在心。"高诱注："荧惑，五星之一，火之精也。"《淮南子·天文训》："执衡而治夏，其神为荧惑。"

⑧稷　一种食用谷类。即粟。《尔雅·释草》："粢，稷。"邢昺疏："郭云'今江东人呼粟为粢'，然则粢也、稷也、粟也正是一物。"北魏贾思勰《齐民要术·种谷》："谷，稷也，名粟。"明代李时珍《本草纲目·谷二·稷》："稷与黍，一类二种也。黏者为黍，不粘者为稷。"明代李时珍《本草纲目·谷二·粟》："古者以粟为黍、稷、粱、秫之总称。而今之粟，在古但呼为粱。后人乃专以粱之细者名粟……大抵粘者为秫，不黏者为粟。"

⑨镇星　镇，或作"填"。镇星，古之土星。北斗星的第一星也叫土星。《星经·北斗》："北斗星谓之七政……第一名天枢，为土星，主阳德，亦曰政

星也。”此指前者。

⑩太白星　即金星。我国古代把金星叫做太白星，早晨出现在东方时叫启明，晚上出现在西方时叫长庚。《史记·天官书》：“察日行以处位太白。”司马贞索隐：“太白晨出东方，曰启明。”《诗·小雅·大东》：“东有启明，西有长庚。”毛传：“日旦出谓明星为启明，日既入谓明星为长庚。”

⑪溪　缝隙。此指肌肉与肌肉连接的细的纹理而能流通津液之处。《周礼·夏官·弁师》：“王之皮弁，会五采玉璂。”郑玄注：“会，缝中也。”本书《气穴论》：“肉之大会为谷，肉之小会为溪。”

⑫彘　猪。《方言·第八》：“猪……关东西或谓之彘，或谓之豕。”《汉书·货殖传·巴寡妇清》：“牛千足，羊彘千双。”颜师古注：“彘，即豕。”

⑬辰星　即水星。《史记·天官书》：“刑失者，罚出辰星。”张守节正义引《天官占》：“辰星，北水之精，黑帝之子，宰相之祥也。”《诗·大雅·大明》：“笃生武王。”唐代孔颖达疏：“水星与日，辰在其位。”

⑭一逆一从　即一反一正，以借喻事物对立的两个方面。如阴阳、表里等。

【按语】

关于“南方赤色”之类问题的讨论。其“东方青色，南方赤色，西方白色、北方黑色、中央黄色”之东方、南方、西方、北方、中央者，既是方位名词，也是代词，犹如《史记·项羽本纪》：“楚左尹项伯者，项羽季父也”现象，而“东方，南方，西方、北方、中央”其分别代指什么？此其分别主要是代指木、火、金、水、土之五星，而不是表面上的方位，通过整体联系其“上为岁星”等内容，就不难得出不是一个表面上方位的结论了，并以《逸周书·小开武》：“五行：一，黑位，水；二，赤位，火；三，苍位，木；四，白位，金；五，黄位，土。”为证。对于其后《阴阳应象大论篇》中“东方生风”，《玉机真脏论篇》的“东方，木也，万物之所以始生也，故其气来”之“东方”等类似内容，也是指代的木星等内容，余类推。

关于其“色青、色赤、色白、色黑、色黄”的讨论，笔者认为是指五星所在之位，其气分别有不同的颜色，以《宋书·符瑞志上》：“有景云之瑞，有赤方气与青方气相连。赤方中有两星，青方中有一星，凡三星，皆黄色，以天清明时见于摄提，名曰景星。”为证，另外，我们用肉眼观察天上很多星体颜色不一样，也为之佐证。所以如简单的理解为一个表面颜色现象，而看不到其本质，就会失去《内经》的精髓，这种治学不严谨做法，在中医界应视为中医滑坡的标志。

关于“其臭”之“臭”，其为嗅的初字，因为《说文》：“臭：，禽走臭而知其迹者，犬也。从犬，从自。”徐铉等注：“自，古鼻字，犬走以鼻知臭，故从自。”《礼记·月令》：“其味酸，其臭膻。”孔颖达疏：“通于鼻者谓之臭。”据此此臭是“闻、嗅”的概念。其通过鼻子的嗅觉感知出来，口和鼻的区别在于“《孟子·尽心下》：“口之于味也……鼻之于臭也，”口能感知的气味，鼻子未必是同样的感知，如烤糊食物成炭的焦味，口感知为苦味，鼻闻之为焦糊气，即为明证。

【音释】

《序》：迺其上音乃　蒇来摰切　糅女救切，杂也　滢音莹

《上古天真论》：徇徐闰切，病也　痹必至切　恬憺上啼廉切，下音淡　更齿上古行切，下齿更同　頞于葛切　侠口胡夹切，下同　额颅落胡切　渗灌上所禁切　解墯上上声　寿敝毗祭切　眉睫音接　恚嗔上于桂切　愉音俞

《四气调神大论》：予而上音与　獭他达切　鴽音如，鹑也　蕃秀上音烦　蝼蝈上音楼，下古获切，蛙也　蚯蚓上音丘，下以志切　鵙古闻切，搏劳鸟也　蜩音条　溽暑上音辱　痎音皆，瘦疟也　欲炽尺志切　坏户上步回切　始涸胡各切　豺音柴　亟夺上去吏切　鹖苦割切　荔挺上力计切，下大顶切　北乡音向　雊古豆切，雉鸣　为否符鄙切，下不交否同　燠热上于六切

《生气通天论》：分上声　暴卒仓没切　荒佚音逸　躁则到切　喝呼葛切　瘀声倨切　裹攘汝阳切　缨音软，缩也　溃溃古没切，烦闷不止也　眦在计切，又前计切　奔并下去声　偏沮子鱼切，润也　痤昨禾切　痱方味切　怫符弗切　皶织加切　稸许竹切　瘈尺制切　焫而劣切　大偻力主切　瘘力斗切，痈瘘　疡音阳，下并同　俞音庶　否隔符鄙切，塞也　粗千胡切　淖奴教切，下并同　肠澼普击切　决惫蒲拜切　癃音隆

《金匮真言论》：鼽音求　按跻音脚　燔灼上音烦　彘直利切

卷第二

阴阳应象大论篇第五

新校正云：按全元起本在第九卷

【原文】

黄帝曰：阴阳[①]者，天地之道[②]也，万物之纲纪[③]。变化之父母[④]，生杀之本始[⑤]，神明之府[⑥]也。治病必求于本，故积阳[⑦]为天，积阴为地。阴静阳躁[⑧]，阳生阴长，阳杀阴藏[⑨]。阳化气，阴成形[⑩]。寒极生热，热极生寒[⑪]，寒气生浊，热气生清[⑫]，清气在下，则生飧泄[⑬]，浊气在上，则生䐜胀[⑭]，此阴阳反作，病之逆从[⑮]也。故清阳为天，浊阴为地；地气上为云，天气下为雨；雨出地气，云出天气，故清阳出上窍，浊阴出下窍[⑯]；清阳发腠理，浊阴走五脏[⑰]；清阳实四支，浊阴归六府[⑱]。水为阴，火为阳[⑲]，阳为气，阴为味[⑳]。味归形，形归气，气归精，精归化[㉑]。精食气，形食味，化生精，气生形。味伤形，气伤精，精化为气[㉒]，气伤于味[㉓]。阴味出下窍，阳气出上窍。味厚者为阴，薄为阴之阳[㉔]，气厚者为阳，薄为阳之阴[㉕]。味厚则泄，薄则通，气薄则发泄[㉖]，厚则发热，壮火之气衰，少火之气壮[㉗]，壮火食气，气食少火[㉘]，壮火散气，少火生气[㉙]。气味辛甘发散为阳，酸苦涌泄为阴[㉚]。

【校注】

①阴阳　古代指宇宙间贯通物质和人事的两大对立面；天地间日月之精

气化生万物的二气。阴阳，初为日月，后据此抽象出阴阳理论。《易·系辞上》："阴阳不测之谓神。"《新唐书·宦者传上·鱼朝恩》："阴阳不和，五谷踊贵。"

②天地之道　天地，天和地；指自然界或社会。《荀子·天论》："星队木鸣，国人皆恐……是天地之变、阴阳之化，物之罕至者也。"《庄子·天地》："天地虽大，其化均也。"道，规律。

③纲纪　纲，提网的总绳。《书·盘庚上》："若网在纲，有条而不紊。"《墨子·尚同上》："譬若丝缕之有纪，罔罟之有纲。"纪，丝缕的头绪；法则；准则，规律。《墨子·尚同上》："古者圣王为五刑，请以治其民，譬若丝缕之有纪，罔罟之有纲。"《管子·心术上》："故必知不言无为之事，然后知道之纪。"《老子》："能知古始，是谓道纪。"汉代司马迁《报任少卿书》："综其终始，稽其成败兴坏之纪，上计轩辕，下至于兹。"纲纪，大纲要领。《荀子·劝学》："礼者，法之大分、类之纲纪也。"纲纪，即纲领。

④变化之父母　父母，指日月之阴阳是万物化生的根源。《书·泰誓上》："惟天地，万物父母；惟人，万物之灵。"《鹖冠子·泰录》："味者，气之父母也；精微者，天地之始也。"《淮南子·俶真训》："夫天之所覆，地之所载，六合所包，阴阳所呴，雨露所濡，道德所扶，此皆生一父母而阅一和也。"

⑤本始　原始，本初。《荀子·礼论》："性者，本始材朴也；伪者，文理隆盛也。"《史记·秦始皇本纪》："从臣嘉观，原念休烈，追诵本始。"

⑥神明之府　神明，指日、月。参见《生气通天论篇》中之注。府，处所。神明之府，即是日、月的处所。

⑦积阳　阳气聚集。《文子·上仁》："积阴不生，积阳不化；阴阳交接，乃能成和。"《淮南子·天文训》："积阳之热气生火，火气之精者为日；积阴之寒气为水，水气之精者为月。"

⑧阴静阳躁　阴安定，阳躁动。

⑨阳生阴长，阳杀阴藏　本句是对"生杀之本始"的进一步的说明。藏，葬，引申为死亡。《列子·杨朱》："一国之人受其施者相与赋而藏之。"杨伯峻集释引俞樾曰："藏，犹言葬也。《礼记·檀弓篇》：'葬也者，藏也。'故葬与藏义得相通。"唐代韩愈《送浮屠文畅师序》："圣人者立，然后知宫居而粒食，亲亲而尊尊，生者养而死者藏。"阳生阴长，阳杀阴藏，即阳气生

发，阴气就会生长，阳气灭亡，阴气就会死亡被葬埋。

⑩阳化气，阴成形　气，指形成宇宙万物的最根本的物质实体；景象；征象。宋代张载《正蒙·乾称下》："凡象，皆气也。"王夫之注："使之各成其象者，皆气所聚也。"《楚辞·九辩》："悲哉秋之为气也，萧瑟兮草木摇落而变衰。"形，形体；身体；形质。《易·系辞上》："在天成象，在地成形，变化见矣。"

⑪寒极生热，热极生寒　任何事物发展倒极点的时候，就会转化而走向它的反面。《类经·二卷·第一》："寒极生热，阴变为阳也；热极生寒，阳变为阴也。"

⑫寒气生浊，热气生清　浊，稠浊之水。清，清澈的水，寒气生浊，是对下文"清气在下，则生飧泄"的铺垫，其"清气"的"清"，义为寒凉；凉。本书《五藏生成篇》："腰痛，足清，头痛。"王冰注："清，亦冷也。"本句生清的清，是指清澈的水液，当指人体的汗液、小便等。寒气生浊，热气生清，即寒冷之气能产生稠浊，阳热之气能产生清澈的水液。

⑬飧泄　飧泄，即泄下的粪便象水浇饭样，水是水，饭是饭，食物没有消化，即完谷不化的泄泻。参见《金匮真言论篇》中之注。

⑭䐜胀　腹胀。

⑮病之逆从　生病是违背了顺应自然规律而有逆证、顺证。

⑯清阳出上窍，浊阴出下窍　清阳，即精微的物质到发声、视觉、嗅觉、味觉、听觉等部位。窍，孔。上窍，指耳、目、口、鼻。浊阴，即粪便和小便。下窍，即前后二阴。

⑰清阳发腠理，浊阴走五脏　清阳发腠理，即发布于皮肤肌肉的温煦阳气。浊阴，厚重；厚重而润泽。此指后者。《山海经·西山经》："瑾瑜之玉为良，坚粟精密，浊泽而有光。"郭璞注："浊，谓润厚。"浊阴走五脏，即厚重而润泽的营养物质归五脏所贮藏。

⑱清阳实四支，浊阴归六府　支，为肢的古字。宋代陈亮《江河淮汴策》："禹于荥泽之下，尝引河流以注东南而通淮泗，盖其肢脉犹未盛也。"清阳实四支，浊阴归六府，清阳充实四肢，汁液、食物进入六腑。

⑲水为阴，火为阳　下为阴，水润而趋下，故水为阴。上为阳，火性炎上，故火为阳。

⑳阳为气，阴为味　阳，指司天。阴，指在泉。气，指六气，味，指五

味。本书《至真要大论》："厥阴司天为风化，在泉为酸化……少阴司天为热化，在泉为苦化……太阴司天为湿化，在泉为甘化……少阳司天为火化……在泉为苦化……阳明司天为燥化，在泉为辛化……太阳司天为寒化，在泉为咸化。

㉑气归精，精归化　归，趋向；归附。《易·序卦》："与人同者，物必归焉。"《孟子·梁惠王上》："诚如是也，民归之，由水之就下，沛然谁能御之?"《南史·檀道济传》："于是中原感悦，归者甚众。"化，质变；变化；改变；生长；化生之物；化育生长；造化；自然的变化或规律；消化（食物在人和动物体内转变为可以被机体吸收的养料的过程）。《国语·晋语九》："雀入于海为蛤，雉入于淮为蜃。鼋鼍鱼鳖，莫不能化，唯人不能。"南朝梁国刘勰《文心雕龙·指瑕》："斯言一玷，千载弗化。"《礼记·中庸》："动则变，变则化，唯天下圣诚为能化。"孔颖达疏："初渐谓之变，变时新旧两体俱有，变尽旧体而有新体谓之为化。"《礼记·乐记》："乐者，天地之和也……和，故百物皆化。"郑玄注："化，犹生也。"汉代董仲舒《春秋繁露·人副天数》："天德施，地德化，人德义。"宋代秦观《论变化》："变者，自有入于无者也；化者，自无入于有者也……是故物生谓之化，物极谓之变。"《礼记·乐记》："鼓之以雷霆，奋之以风雨，动之以四时，暖之以日月，而百化兴焉。"《素问·五常政大论》："化不可代，时不可违。"《吕氏春秋·似顺》："有知顺之为倒、倒之为顺者，则可与言化矣。"高诱注："化，道也。"陈奇猷校释："化者，日后必至之势。"清代王夫之《读四书大全说·孟子·万章下篇》："化自有可知者，有不可知者。如春之必温，秋之必凉，木之必落，草之必荣，化之可知者也。"《素问·气交变大论》："病反腹满，肠鸣溏泄，食不化，渴而妄冒，神门绝者不治。"气归精，精归化，即阳气趋向阴精，阴精趋向化育生长的阳气。

㉒精食气，形食味，化生精，气生形。味伤形，气伤精，精化为气　食，靠着吃饭，赖以为生。此引申为依赖、依靠。《国语·晋语四》："公食贡，大夫食邑，士食田，庶人食力，工商食官，皂隶食职，官宰食加。"气，朴素唯物主义者则用以指形成宇宙万物的最根本的物质实体；元气；气力。《易·系辞上》："精气为物，游魂为变。"孔颖达疏："'精气为物'者，谓阴阳精灵之气。"汉代王充《论衡·自然》："天地合气，万物自生。"宋代张载《正蒙·乾称下》："凡象，皆气也。"王夫之注："使之各成其象者，皆气所聚也。"

《墨子·辞过》："古之民未知为饮食时，素食而分处，故圣人作，诲男耕稼树艺，以为民食，其为食也，足以增气充虚，强体适腹而已矣。"味，菜肴；食物；进食。《谷梁传·襄公二十四年》："大侵之礼，君食不兼味，台榭不涂。"《南史·虞悰传》："武帝幸芳林园就悰求味，悰献粣及杂肴数十舆。"唐代元稹《祭亡妻韦氏文》："人之生也，选甘而味，借光而衣。"伤，通"壮"，雄壮。此引申为旺盛。《广雅·释诂四》："壮，伤也"，《荀子·乐论》："带甲婴軸歌于行伍，使人身伤"。于省吾新证："伤，就读作壮。"《易·大壮·释文》引马云：'壮、伤也'。郭璞云："今淮南人呼壮为伤'，即其证也"。精食气，形食味，化生精，气生形。味伤形，气伤精，精化为气，即阴精依赖阳气，形体依赖食物，味使身体壮，气使阴精壮，其质变使阴精产生，阴阳精灵之气使形体产生，饮食使阴精旺盛，纯净的阴精化生阳气。

㉓气伤于味 正气旺盛在于饮食。

㉔味厚者为阴，薄为阴之阳 厚，浓，醇。《列子·杨朱》："丰屋美服，厚味姣色。"《文选·枚乘·〈七发〉》："饮食则温淳甘膬，脭醲肥厚。"李善注："厚酒肥肉。"。薄，淡。《说文》："淡，薄味也。"《汉书·扬雄传下》："大味必淡。"颜师古注："淡谓无至味也。"味厚者为阴，薄为阴之阳，即味浓烈的属于阴，味淡的属于阴中的阳。

㉕气厚者为阳，薄为阳之阴 气，指气味。气厚者为阳，薄为阳之阴。气味浓烈的属于阳，气味淡薄的属于阳中之阴。

㉖发泄 散发，舒发。《墨子·节葬下》："掘地之深，下无菹漏，气无发泄于上，垄足以期其所则止矣。"《吕氏春秋·季春》："生气方盛，阳气发泄。"高诱注："发泄，犹布散也。"王冰注："发泄谓汗出也。"

㉗壮火之气衰，少火之气壮 壮火，亢奋的阳气。气，人的元气，生命力。《墨子·辞过》："古之民未知为饮食时，素食而分处，故圣人作，诲男耕稼树艺，以为民食，其为食也，足以增气充虚，强体适腹而已矣。"《关尹子·六匕》："以神存气，以气存形。"少，稍，恰好。此引申为平和。南朝宋国刘义庆《世说新语·文学》："既知不能逾己，稍共诸生叙其短长。"《类经·二卷·第一》注："火，天地之阳气也。天非此火，不能生万物；人非此火，不能有生。故万物之生，皆由阳气。但阳和之火则生物，亢烈之火反害物，故火太过则气反衰，火和平则气乃壮。"壮火之气衰，少火之气壮，即亢奋的阳气使人元气衰，平和之火使人气壮。

㉘壮火食气，气食少火　前“食”，消耗，亏耗。昆曲《十五贯·第一场》：“吃酒愈多愈妙，本钱越食越少，停业多日心内焦，为借债东奔西跑。”后“食”，供养。《诗·豳风·七月》：“九月叔苴，采荼薪樗，食我农夫。”《周礼·地官·牛人》：“飨食宾射，共其膳羞之牛。”唐代贾公彦疏：“飨者亨（烹）大牢以饮宾，献依命数。食者亦亨大牢以食。”壮火食气，气食少火，即亢盛的火消耗元气，元气供养平和之火。

㉙壮火散气，少火生气　即壮火耗散元气，平和之火使元气生长。

㉚酸苦涌泄为阴　本书《至真要大论篇》其下有“咸味涌泄为阴，淡味渗泄为阳”十二字。当据补。指酸味和苦味的药物功效有普遍规律和特殊规律。如教材之酸味有收敛作用，苦味有清热燥湿，解毒，泻下通便的作用，这是普遍规律，而酸味的胆矾，苦味的常山，皆能够涌吐，酸味的山楂能消食而泄，苦味的川楝子能够舒肝而泄，这些都是特殊规律。相比而言，辛甘发散走表为阳，酸苦涌泄味厚走里为阴。

【原文】

阴胜[①]则阳病，阳胜则阴病，阳胜则热，阴胜则寒，重[②]寒则热，重热则寒。寒伤形，热伤气，气伤痛，形伤肿。故先痛而后肿者，气伤形也；先肿而后痛者，形伤气也。风胜则动[③]，热胜则肿[④]，燥胜则干[⑤]，寒胜则浮[⑥]，湿胜则濡泻[⑦]。天有四时五行[⑧]，以生长收藏，以生寒暑燥湿风。人有五脏化五气[⑨]，以生喜怒悲忧恐。故喜怒伤气，寒暑伤形[⑩]，暴怒伤阴，暴喜伤阳[⑪]。厥气上行，满脉去形[⑫]，喜怒不节，寒暑过度，生乃不固[⑬]，故重阴必阳，重阳必阴，故曰：冬伤于寒，春必温病；春伤于风，夏生飧泄；夏伤于暑，秋必痎疟；秋伤于湿，冬生咳嗽。

【校注】

①胜　同“盛”。兴盛；旺盛。《管子·治国》：“农事胜则入粟多，入粟多则国富。”本书《逆调论》：“岐伯曰：‘是人者，素肾气胜，以水为事，太阳气衰，肾脂枯不长。’”

②重（zhòng） 副词。表示程度深，相当于“极”、“甚”。《吕氏春秋·悔过》：“今行数千里，又绝诸侯之地以袭国，臣不知其可也，君其重图之。”高诱注：“重，深。”

③风胜则动 动，凡肌肉震颤，肢体抽搐，摇动等具有不正常动的特征的都为动病。《类经·二卷·第一》：“风胜者，为振掉摇动之病。”

④热胜则肿 阳气壅盛易致痈疡肿痛等病症。《类经·二卷·第一》：“热胜者，为丹毒痈肿之病。”

⑤燥胜则干 《类经·二卷·第一》：“燥胜者，为津液枯涸，内外干涩之病。”

⑥寒胜则浮 本书《生气通天论》：“因于寒…神气乃浮”。张志聪：“寒气伤阳，故神气乃浮也。”浮，浮肿。《类经·二卷·第一》：“寒胜者，阳气不行，为胀满浮虚之病。”此从《类经》说。

⑦湿胜则濡泻 濡泻，又称湿泻，腹泻。脾胃受湿，水谷不分，大便中水谷并下如注。王冰：“以湿内盛而写，故谓之濡写。”本书《六元正纪大论》：王冰：“濡泄，水利也。”

⑧行 当读作“星”。本书《气交变大论篇》：“其太过而上应五星。”

⑨五气 气，语气；声气；情绪；征象。此指情绪。《晏子春秋·外篇上十一》：“有男子哭者，声甚哀，气甚悲。”《正蒙·乾称下》：“凡象皆气也。”王夫之注：“使之各成象者，皆气所聚也。”《史记·淮南衡山列传》：“当今诸候无异心，百姓无怨气。”五气，五种情志。

⑩喜怒伤气，寒暑伤形 张志聪：“喜怒由内发，故伤阴阳之气。外淫之邪，由皮毛而入于肌络脏腑，故寒暑伤形。马氏曰：举喜怒而凡忧思恐可知矣，举寒暑而凡燥湿风可知矣。”

⑪暴怒伤阴，暴喜伤阳 张志聪：“多阳者多喜，多阴者多怒，喜属阳而怒属阴也，是以卒暴而怒，则有伤于阴矣，卒暴之喜，则有伤于阳矣，”

⑫厥气上行，满脉去形 王冰：“厥，气逆也，逆气上行，满于经络，则神气浮越，去离形骸矣。”

⑬固 稳固；安定；久。《书·五子之歌》：“民惟邦本，本固邦宁。”《国语·晋语二》：“诸侯义而抚之，百姓欣而奉之，国可以固。”《国语·晋语六》：“臣固闻之。”韦昭注：“固，久也。”

【原文】

帝曰：余闻上古圣人，论理[1]人形，列别[2]脏府，端络[3]经脉，会通六合[4]，各从其经，气穴[5]所发，各有处名，溪谷属骨[6]，皆有所起，分部逆从[7]，各有条理，四时阴阳，尽有经纪[8]，外内之应，皆有表里[9]，其信[10]然乎？

岐伯对曰：东方生风，风生木，木生酸，酸生肝，肝生筋，筋生心，肝主目。其在天为玄[11]，在人为道[12]，在地为化。化生五味，道生智，玄生神[13]。神在天为风，在地为木，在体为筋，在藏为肝，在色为苍[14]，在音为角，在声为呼[15]，在变动为握[16]，在窍为目，在味为酸，在志为怒。怒伤肝，悲胜怒；风伤筋，燥胜风；酸伤筋，辛胜酸。

南方生热，热生火，火生苦，苦生心，心生血，血生脾，心主舌。其在天为热，在地为火，在体为脉，在藏为心，在色为赤，在音为徵，在声为笑，在变动为忧[17]，在窍为舌，在味为苦，在志为喜。喜伤心，恐胜喜[18]；热伤气，寒胜热；苦伤气，咸胜苦。

中央生湿，湿生土，土生甘，甘生脾，脾生肉，肉生肺[19]，脾主口。其在天为湿，在地为土，在体为肉，在藏为脾，在色为黄，在音为宫，在声为歌，在变动为哕，在窍为口，在味为甘，在志为思。思伤脾，怒胜思，湿伤肉，风胜湿；甘伤肉，酸胜甘。

西方生燥，燥生金，金生辛，辛生肺，肺生皮毛，皮毛生肾，肺主鼻，其在天为燥，在地为金，在体为皮毛，在脏为肺，在色为白，在音为商，在声为哭，在变动为咳，在窍为鼻，在味为辛，在志为忧。忧伤肺，喜胜忧；热伤皮毛，寒胜热，辛伤皮毛，苦胜辛。

北方生寒，寒生水，水生咸，咸生肾，肾生骨髓，髓生肝[20]，肾主耳。其在天为寒，在地为水，在体为骨，在藏为肾，在色为黑，在音为羽，在声为呻，在变动为栗[21]，在窍为耳，在味为咸，在志为恐。恐伤肾，思胜恐；寒伤血，燥胜寒[22]，咸伤血，甘胜咸。

故曰：天地者，万物之上下也；阴阳者，血气[23]之男女也；左右者，阴阳之道路也[24]；水火者，阴阳之征兆[25]也；阴阳者，万物之能始[26]也。故曰：阴在内，阳之守也；阳在外，阴之使也。"

【校注】

①论理　议论道理。《史记·李斯列传》："谏说论理之臣闲于侧，则流漫之志诎矣。"

②列别　列，陈述。《礼记·文王世子》："凡侍坐于大司成者……列事未尽不问。"孔颖达疏："序列其事未得终尽，则不可错乱尊者之语，而辄有咨问，则为不敬也。"《汉书·司马迁传》："拳拳之忠，终不能自列，因为诬上，卒从吏议。"颜师古注："列，陈也。"别，区分；辨别。《书·毕命》："旌别淑慝。"孔传："言当识别顽民之善恶。"北魏郦道元《水经注·淇水》："不遇盘根错节，何以别利器乎？"

③端络　端，审视；细看。《战国策·赵策一》："韩魏之君视疵端而趋疾。"唐代薛媛《写真寄夫南楚材》诗："欲下丹青笔，先拈宝镜端。"络，缠绕；捆缚。此引申为联结。《楚辞·招魂》："秦篝齐缕，郑绵络些。"王逸注："络，缚也。"《汉书·杨王孙传》："裹以币帛，鬲以棺椁，支体络束，口含玉石。"唐代韩愈《示儿》诗："有藤娄络之，春华夏阴敷。"

④会通六合　会通，融会贯通。南朝梁国刘勰《文心雕龙·物色》："古来辞人，异代接武，莫不参伍以相变，因革以为功，物色尽而情有余者，晓会通也。"六合，天地上下四方；整个宇宙的巨大空间；谓一年十二月中，各有两月在季节变化上有相对应的特点，名曰合，共六合。《庄子·齐物论》："六合之外，圣人存而不论；六合之内，圣人论而不议。"成玄英疏："六合者，谓天地四方也。"《淮南子·时则训》："六合：孟春与孟秋为合，仲春与仲秋为合，季春与季秋为合，孟夏与孟冬为合，仲夏与仲冬为合，季夏与季冬为合。孟春始赢，孟秋始缩；仲春始出，仲秋始内；季春大出，季秋大内；

孟夏始缓，孟冬始急；仲夏至修，仲冬至短；季夏德毕，季冬刑毕。”会通六合，根据上下文意，指融会贯通六经相对应的交接点。

⑤气穴　气，征象。气穴，泛指有感应的穴位。

⑥溪谷属骨　溪谷，本书《气穴论》：“肉之大会为谷，肉之小会为溪。”属，连接。

⑦逆从　向上为逆，向下为顺，此指有上和下的经脉所属皮部。

⑧经纪　天文进退迟速的度数；秩序。《礼记·月令》：“（孟春之月）乃命大史守典奉法，司天日月星辰之行，宿离不贷，毋失经纪，以初为常。”郑玄注：“经纪，谓天文进退度数。”《淮南子·俶真训》：“夫道有经纪条贯，得一之道，连千枝万叶。”

⑨表里　事物的内外情况，一切原委；比喻人体的肌肤和脏腑。《史记·孝武本纪论》：“究观方士祠官之言，于是退而论次自古以来用事于鬼神者，具见其表里。”晋代嵇康《养生论》：“又呼吸吐纳，服食养身，使形神相亲，表里俱济也。”

⑩信　凭证；应验。《后汉书·乌桓鲜卑传》：“大人有所召呼，则刻目为信，虽无文字，而部众不敢违犯。”《广韵·震韵》：“信，验也。”

⑪玄　深奥；玄妙。《老子》：“玄之又玄，众妙之门。”南朝宋国颜延之《五君咏·向常侍》：“探道好渊玄，观书鄙章句。”

⑫道　通“首”。头，方术。此指后者。参见《五运行大论篇》“道生智”之注。《逸周书·芮良夫》：“予小臣良夫稽道谋告。”王念孙《读书杂志·逸周书四》：“稽道即稽首也。道从首声，故与首字通用。”《史记·秦始皇本纪》：“群臣诵功，本原事迹，追首高明。”司马贞索隐：“今检《会稽刻石》文‘首’字作‘道’，雅符人情也。”

⑬道生智，玄生神　玄，天。道生智，玄生神，即天文之历算等方术，能够使人聪明。上天产生星辰。

⑭苍　青色（包括蓝色和绿色）。《诗·秦风·黄鸟》：“彼苍者天，歼我良人！”唐代韩愈《条山苍》诗：“条山苍，河水黄。”王冰：“苍谓薄青色，象木色也。”

⑮呼（xū）　叹词。表示愤怒的声音；通“吁”。《左传·文公元年》：“江芈怒曰：‘呼！役夫！宜君王之欲杀女而立职也。’”杜预注：“呼，发声也。”《礼记·檀弓上》：“曾子闻之，瞿然曰：‘呼。’”郑玄注：“呼，虚惫之

声。”陆德明释文：“呼，音虚，吹气之声。”王引之《经义述闻·春秋左传上》：“《檀弓》：‘曾子闻之，瞿然曰：呼！’《释文》‘呼’作‘吁’。是吁、呼古字通也。”王冰注：“呼谓叫呼，亦谓之啸。”《诗·大雅·荡》：“式号式呼，俾昼作夜。”孔颖达疏：“及其醉也，用是叫号，用是欢呼。”《荀子·劝学》：“顺风而呼，声非加疾也，而闻者彰。”

⑯变动为握　变动，变化；变乱；改变动乱。此引申为“病变。”唐代韩愈《送高闲上人序》：“故旭之书，变动犹鬼神，不可端倪。”汉代刘向《列女传·鲁臧孙母》：“凡奸将作，必于变动害子者，其于斯发事乎，汝其戒之。”《隋书·天文志中》：“天下变动，心星见祥。”握，屈指成拳。此引申为“屈曲；抽搐，”《庄子·庚桑楚》：“终日握而手不掜，共其德也。”陆德明释文：“握，李云：卷曰握。”王冰注：“握所以牵就也。”

⑰忧　忧伤，即担忧着急。《诗·小雅·小弁》：“我心忧伤，惄焉如捣。”

⑱恐胜喜　胜，战胜；灭亡。通“乘”。《管子·七法》：“不能强其兵者，而能必胜敌国者，未之有也。”《周礼·地官·媒氏》：“凡男女之阴讼，听之于胜国之社。”郑玄注：“胜国，亡国也。”《淮南子·氾论训》：“后世为之，机杼胜复，以便其用，而民得以掩形御寒。”于省吾《双剑誃诸子新证·淮南子三》：“胜应读作乘。胜、乘古互为音训，故得相借……言其麻缕用机杼织之，乘复密致，故曰掩形御寒也。”《书·西伯戡黎序》：“周人乘黎。”孔传：“乘，胜也。”肾属水，主恐，心属火，主喜。恐胜喜，即恐惧能消除喜。医生可以用“恐”以治“过喜”病，从另一个角度来说，恐属肾，在五行属水，喜属心，在五行属火，水能克火，滋肾阴以泻心火，以治疗心肾不交的肾阴不足心火亢盛之病机。

⑲肉生肺　土能生万物，但以五行而言，脾主肉属土，肺主皮毛属金，土生金，所以肉生肺。皮肉相连，肉之不存，皮毛焉生？故其隐喻肉生皮毛。

⑳髓生肝　肾生骨髓，肾在五行属水，肝在五行属木，水生木，故髓生肝。

㉑在变动为栗　：通“慄”。哆嗦，发抖，战栗。通“凓”。寒，凉。此指前者。《汉书·杨恽传》：“下流之人，众毁所归，不寒而栗。”颜师古注：“栗，竦缩也。”唐代萧颖士《有竹》诗之五：“我有珍簟，凄其以栗。”王冰注：“栗谓战栗，甚寒大恐而悉有之。

㉒燥胜寒　燥，干燥；燥热；金胜之凉燥之气。《易·乾》：“同声相应，同气相求。水流湿，火就燥。”孔颖达疏：“火焚其薪，先就燥处。”据此燥和

火是同类，燥次于火。《本草纲目·序例上·十剂》："燥药可以除湿。"本书《至真要大论》"帝曰：'六气之胜……清气大来，燥之胜也……热气大来，火之胜也。'"燥胜寒，温燥能克制寒凉。

㉓血气　借喻元气；借喻男女。男为阳，女为阴，血为阴，气为阳。《左传·襄公二十一年》："方暑，阙地，下冰而床焉。重茧衣裘，鲜食而寝。楚子使医视之。复曰：'瘠则甚矣，而血气未动。'"《汉书·宣帝纪》："耆老之人，发齿堕落，血气衰微。"

㉔左右者，阴阳之道路也　左，东边；下。以面向南，则西为右，东为左；面向北，则东为右，西为左。"左"为古人平居及遇吉事所尚方位，用兵则居次方位。地理上常以东为左。《诗·唐风·有杕之杜》："有杕之杜，生于道左。"郑玄笺："道左，道东也。"《老子》："君子居则贵左，用兵则贵右……吉事尚左，凶事尚右。偏将军居左，上将军居右。"《史记·魏其武安侯列传》："诸士在己之左，愈贫贱，尤益敬，与钧。"右，西边，取面向南，则右为西；上，古代崇右，故以右为上，为贵，为高。《仪礼·士虞礼》："陈三鼎于门外之右。"郑玄注："门外之右，门西也。"《文选·王粲〈从军〉诗之一》："相公征关右，赫怒震天威。"李周翰注："关右，关西也。"《管子·七法》："春秋角试，以练精锐为右。"尹知章注："右，上也。"《史记·廉颇蔺相如列传》："既罢归国，以相如功大，拜为上卿，位在廉颇之右。"司马贞索隐："王劭按：董勋《答礼》曰'职高者名录在上，于人为右；职卑者名录在下，于人为左，是以谓下迁为左'。"张守节正义："秦汉以前，用右为上。"左右者，阴阳之道路也，其左为下，下为阴，其右为上，上为阳，向东为下，为阴，向西为上，为阳，由于六气"上下有位，左右有纪"其"气之升降……升已而降，降者谓无，降已而升，升者谓地。天气下降，气流于地；地气上升，气腾于气"（《六微旨大论篇》）。在地之气从左向上升，在天之气从右向下降，"所谓上下者，岁上下见阴阳之所在也。左右者，诸上见厥阴，左少阴，右太阳……。"（《五运行大论篇》）故左右是阴阳的道路。

㉕征兆　征候，先兆。本书《天元纪大论》："水火者，阴阳之征兆也。"《汉书·李寻传》："举错悖逆，咎败将至，征兆为之先见。"

㉖能始　元始；根源。王冰："谓能为变化之生成之元始。"孙诒让《札迻·〈素问〉王冰注》："能者，胎之借字。《尔雅·释诂》云：'胎，始也。'《释文》云：'胎，本或作台。'《史记·天官书》：'三能，即三台。'是胎、

台、能古字并通用。”能始，即使胎生。

【按语】

本段之“东方生风，风生木”等类似的问题，应与上篇《金匮真言论篇》之“东方色青”及《玉机真藏论篇》之“东方，木也，万物之所以始生也，故其气来”，其前后联系起来，方知东方指代木星之真谛。

至于“燥生金”之同类内容，其“生”为“出现”的意思，即“有燥气是出现金星了”。生不可望文生义。

【原文】

帝曰：法①阴阳奈何？岐伯曰：阳胜则身热，腠理闭，喘粗为之俯仰，汗不出而热，齿干以烦冤②腹满，死，能③冬不能夏。阴胜则身寒汗出，身常清④，数栗而寒，寒则厥，厥⑤则腹满，死，能夏不能冬。此阴阳更胜⑥之变，病之形能⑦也。

【校注】

①法　仿效，效法；模式。《易·系辞上》：“知崇礼卑，崇效天，卑法地。”《易·系辞上》：“制而用之谓之法。”孔颖达疏：“言圣人裁制其物而施用之，垂为模范，故云‘谓之法’。”

②烦冤　烦躁而懑。《楚辞·九章·思美人》：“蹇蹇之烦冤兮，陷滞而不发。”王逸注：“忠谋盘纡，气盈胸也。”

③能　通“耐”。受得住。《汉书·晁错传》：“夫胡貉之地，积阴之处也，木皮三寸，冰厚六尺，食肉而饮酪，其人密理，鸟兽毳毛，其性能寒；杨粤之地，少阴多阳，其人疏理，鸟兽希毛，其性能暑。”颜师古注：“能，读曰耐。此下能暑亦同。”南朝梁国宗懔《荆楚岁时记》：“椒是玉衡星精，服之令人身轻能老。”

④清　寒凉；凉。本书《五藏生成篇》：“腰痛，足清，头痛。”王冰注：“清，亦冷也。”

⑤厥　手足逆冷。汉代张仲景《伤寒论·辨厥阴病脉证并治全篇》：“凡厥者，阴阳气不相顺接，便为厥。厥者，手足逆冷者是也。”

⑥阴阳更胜　阴阳更迭有胜负。此指一年四季的更迭，春夏为阳，秋冬为阴，春夏阳盛，秋冬阴盛，寒暑季节的相互更替，因此导致阴阳更胜，人体的阴阳随着季节的相互更替而随之变化。如夏天阳气盛，人体的阳气也盛，若素体阳盛，到夏季阳气更盛，阳盛阴衰，故夏季病情复发，到了冬天，阴气盛，从而使素体阳盛的人阴阳平衡，故“能冬不能夏”反之，“能夏不能冬”。能冬不能夏者，泻热，能夏不能冬者，扶阳。

⑦形能　能，通“态”。形能，形态。《荀子·天论》：“耳目鼻口形能，各有接而不相能也，夫是之谓天官。”王念孙《读书杂志·荀子五》：“形能当连读，能读为态……言耳目鼻口形态，各与物接，而不能互相为用也。古字能与耐通，故亦与态通。”

【按语】

本篇“道生智，玄生神”等很多内容与《天元纪大论篇》、《五运行大论篇》相同。

【原文】

帝曰：调此二者[①]奈何？岐伯曰：能知七损八益[②]，则二者可调，不知用此，则早衰之节[③]也。年四十，而阴气自半[④]也，起居衰矣。年五十，体重，耳目不聪明矣。年六十，阴痿[⑤]，气大衰，九窍[⑥]不利，下虚上实[⑦]，涕泣[⑧]俱出矣。故曰：知之则强，不知则老，故同出而名异[⑨]耳。智者察同，愚者察异[⑩]，愚者不足，智者有余，有余则耳目聪明，身体轻强，老者复壮，壮者益治。是以圣人为无为[⑪]之事，乐恬憺之能，从欲快志于虚无[⑫]之守[⑬]，故寿命无穷，与天地[⑭]终，此圣人之治身也。

【校注】

①二者　指阴阳。

②七损八益　历代诸家说法不一：杨上善据上文，以为阳胜八证属实，为八益；阴胜七证属虚，为七损；而王冰根据《上古天真论》肾气盛、衰与天癸至、竭的生理过程，提出“阴七可损，……阳八宜益”的观点；丹波元

简也是根据《上古天真论》，以为女子从七岁至四七，为盛长阶段，有四段；男子从八岁到四八，为盛长阶段，有四段，合为八益。女子从五七到七七，为衰退阶段，有三段；男子从五八到八八，为衰退阶段，有四段，合为七损；明代吴昆以为“女子阴血常亏，故曰七损。男子阳常有余，无月事之损，故曰八益。”张志聪雷同。张介宾以为“七为少阳之数，八为少阴之数，七损者言阳消之渐。八益者，言阴长之由也”；《医心方·房内》引《玉房秘诀》解释“七损八益”为房中术，八益为：一益曰固精，二益曰安气，三益曰利脏，四益曰强骨，五益曰调脉，六益曰畜血，七益曰益液，八益曰道体；七损为，一损曰绝气，二损曰溢精，三损曰夺脉，四损曰气泄，五损曰机关厥伤，六损曰百闭，七损曰血竭。马王堆汉墓简书《天下至道谈》七损八益之说，八益为：一曰致气，二曰致沫，三曰知时，四曰畜气，五曰和沫，六曰窃气，七曰待赢，八曰定倾；七损为：一曰闭，二曰泄，三曰竭，四曰勿，五曰烦，六曰绝，七曰费。上述诸说，何者为是，实难定论，丹波元简之说似乎符合七和八的数字，似乎符合“损”和“益”的解释，符合《上古天真论》说的男女生理盛衰的自然过程。根据本书《五常政大论》：“炎光赫烈则冰雪霜雹，眚于七。”王冰：“七，西方也。”但根据天七成火，地八成木来推断，七为天数，属阳，八为地数，属阴，天七之成数为火，地八成数为木。心属火，肝属木。火旺则侮木。损，六十四卦之一；降抑；克制。《易·损》：“象曰：‘山下有泽，损。’”王弼注：“山下有泽，损之象也。”孔颖达疏：“泽在山下，泽卑山高，似泽之自损以崇山之象也。”《易·系辞下》：“损以远害，益以兴利。”孔颖达疏：“自降损修身，无物害己，故远害也。”《荀子·宥坐》：“勇力抚世，守之以法；富有四海，守之以谦。此所谓挹而损之之道也。”益，《易》之六十四卦之一；补助；援助。《易·益》：“益，利有攸往。”孔颖达疏：“益者，增足之名，损上益下，故谓之益。”《战国策·秦策二》：“于是出私金以益公赏。”姚宏注：“益，助也。”《旧唐书·郭子仪传》：“禄山闻思明败，乃以精兵益之。”七损八益，使动用法，即使心火泻，使肝阴补。或理解成泻阳补阴，以使阴阳平衡。因为上文为“法阴阳奈何？……阳盛……阴盛。”

③节　符契，凭证，符节。征验，验证。《左传·文公八年》：“司马握节以死，故书以官。”杜预注：“节，国之符信也。握之以死，示不废命。”汉代郑玄注：“节犹信也，行者所执之信。”《荀子·性恶》：“故善言古者必有节

于今，善言天者必有征于人。”王先谦集解引王引之曰：“节亦验也。”

④阴气自半　:《类经·二卷·第二》:“阴，真阴也。四十之后，精气日衰，阴减其半矣。”

⑤阴痿　张志聪:“阴事痿矣。”

⑥九窍　耳、目、口、鼻七窍、加上前阴、后阴，共为九窍。参见本书中《生气通天论篇》中注。

⑦下虚上实　根据语言环境来确定，如肾不纳气者，则下虚，指肾虚。上实，指肺气壅实。而此根据上文“七损八益，”来推断，由于“天七成火，地八成木，”心属火，肝属木，故此指心火盛，肝阴不足。

⑧涕泣　涕，眼泪；鼻涕。桂馥义证：“泣也者，《一切经音义》:‘涕，泪也。’”《玉篇·水部》:“目汁出曰涕。”《篇海类编·地理类·水部》:“涕，鼻液也。”本书《解精微论》:“故脑渗为涕。”王冰：“鼻窍通脑，故脑渗为涕，流于鼻中矣。”泣，无声或低声地哭；眼泪。《说文》:“泣，无声出涕曰泣。”《广雅·释言》:“泣，泪也。”涕泣，即鼻涕和眼泪。

⑨同出而名异　同出，出处相同。此指同出于天。《老子》:“两者同出，异名同胃（谓）。”王弼注：“同出者，同出于玄也。”名，通“命”。性命；生命。《墨子·尚贤中》:“乃名三后，恤功于民。”孙诒让间诂：“名、命通。”南朝宋国刘义庆《世说新语·任诞》:“天生刘伶，以酒为名。”名异，名称不同；此指生命强、老不一样。《老子》:“此两者同出而异名。”三国时魏国阮籍《达庄论》:“别而言之，则须眉异名；合而说之，则体之一毛也。”同出而名异，马莳：“故阴阳之要，人所同然，而或强或老，其名则异。”吴昆：“同得天地之气以成形，谓之同出；有长生、不寿之殊，谓之名异。”即人“同出”天地阴阳之气，以此成形而生，但生命有强壮与衰老的不同名称。

⑩智者察同，愚者察异　聪明的人，观察到天人合一，人要随着自然界的变化而变化，以适应之，故身常有余。愚蠢的人，观察到人和天是互不关联的两个物体，不知随着自然界的变化而变化，故身常不足。

⑪无为　道家主张清静虚无，顺应自然，称为“无为”。《老子》:“道常无为而无不为，侯王若能守之，万物将自化。”《淮南子·原道训》:“无为为为，而合于道，无为言言，而通乎德。”

⑫虚无　清静无欲，无所爱恶。本书《上古天真论篇》:“虚邪贼风，避之有时；恬惔虚无，真气从之；精神内守，病安从来?”《吕氏春秋·知度》:

"君服性命之情，去爱恶之心，用虚无为本。"高诱注："虚无，无所爱恶也。"

⑬守　职守。引申为原则。《墨子·号令》："女子到大军令行者，男子行左，女子行右，无并行，皆就其守，不从令者斩。离守者，三日而一徇。"

⑭天地　自然界。《荀子·天论》："星隊木鸣，国人皆恐……是天地之变，阴阳之化。"

【原文】

天不足西北，故西北方，阴也，而人右耳目不如左明也。地不满东南，故东南方，阳也[①]，而人左手足不如右强也。帝曰：何以然？岐伯曰：东方，阳也，阳者，其精并[②]于上，并于上则上明而下虚，故使耳目聪明而手足不便也。西方，阴也，阴者其精并于下，并于下则下盛而上虚，故其耳目不聪明而手足便也。故俱感于邪，其在上则右甚，在下则左甚，此天地阴阳所不能全[③]也，故邪居之。故天有精[④]，地有形，天有八纪[⑤]，地有五里[⑥]，故能为万物之父母。清阳上天，浊阴归地，是故天地之动静，神明为之纲纪，故能以生长收藏，终而复始。惟贤人[⑦]上配天以养头，下象地以养足，中傍人事[⑧]以养五脏。天气通于肺，地气通于嗌[⑨]，风气通于肝，雷气通于心，谷气通于脾[⑩]，雨气通于肾。六经为川[⑪]，肠胃为海，九窍为水注之气。以天地为之阴阳，阳之汗[⑫]，以天地之雨名之；阳之气，以天地之疾风名之。暴气象雷，逆气[⑬]象阳。故治不法天之纪，不用地之理，则灾害至矣。故邪风[⑭]之至，疾如风雨，故善治者治皮毛，其次治肌肤，其次治筋脉，其次治六府，其次治五脏。治五脏者，半死半生也。故天之邪气，感则害人五脏；水谷之寒热，感则害于六腑；地之湿气，感则害皮肉筋脉。故善用针者，从阴引[⑮]阳，从阳引阴，以右治左，以左治右，以我知彼，以表知里，以观过与不及之理，见微得过，用之不殆[⑯]。善诊者，察色按[⑰]脉，先别阴阳；审清浊，而知部分；视喘息[18]，听音声[19]，而知所苦；观权衡规矩[20]，而知病所主。按尺寸，观浮沉滑涩，而知病所生，以治；无过以诊，则不失矣。故曰：病之始起也，可刺而已；其盛可待[21]衰而已。故因其轻而扬之，因其重而减之，因其衰而彰之[22]。形不足者，温[23]之以气；精不足者，补之以味；其高者，因而越之；其下者，引而竭之[24]；中满者，泻之于内，其有邪者，渍形以为汗[25]；其在皮者，汗而发之；其慓悍者，按而收之[26]；其实者，散而泻之。审[27]其阴阳，以别柔刚，阳病治阴，阴病治阳。定[28]其血气，各守其乡[29]，血实宜决[30]之，气虚宜掣引[31]之。

【校注】

①天不足西北，故西北方，阴也，而人右耳目不如左明也。地不满东南，故东南方，阳也 《类经·二卷·第三》注："天为阳，西北，阴方，故天不足西北；地为阴，东南，阳方，故地不满东南。"

②并　聚合。《韩非子·初见秦》："军乃引而退，并于李下，大王又并军而至。"

③全　满；盈。《文选·左思〈吴都赋〉》："穷性极形，盈虚自然，蚌蛤珠胎，与月亏全。"李善注引《吕氏春秋》："月望则蚌蛤实，月晦则蚌蛤虚。"

④精　精粹；精气；精华。《易·乾》："大哉干乎！刚健中正，纯粹精也。"孔颖达疏："六爻俱阳，是纯粹也，纯粹不杂是精灵，故云纯粹精也。"高亨注："色不杂曰纯，米不杂曰粹，米至细曰精。"

⑤八纪　犹八维。唐代杨炯《浑天赋》："部之以三门，张之以八纪。"四方和四隅合称八维。《文选·王延寿·〈鲁灵光殿赋〉》："三间四表，八维九隅。"张载注："四角四方为八维。"此指八个节气在八个方位有不同的季候风。

⑥五里　五行。里，通"理"。银雀山汉墓竹简《孙子兵法·九地》："人请之里，不可不□。"今本作"人情之理，不可不察。"。理者，道也。道者，行也。五里，即五理。五理，即五行。《太素·卷三·阴阳大论》："地有五行之理，理成万物。"故《孔子家语·五帝》："天有五行，水、火、金、

木、土，分时化育，以成万物。”

⑦贤人　有才德的人。《易·系辞上》：“有亲则可久，有功则可大。可久则贤人之德，可大则贤人之业。”《史记·太史公自序》：“守法不失大理，言古贤人，增主之明。”

⑧傍人事　傍，顺着；沿着。北魏郦道元《水经注·圣水》：“昔有沙门释惠弥者，好精物隐，尝篝火寻之，傍水入穴三里有余，穴分为二。”人事，即阴阳化变与人体的关系。参见《气交变大论篇》中注。

⑨嗌　咽喉。《谷梁传·昭公十九年》：“（许世子止）哭泣歠饘粥，嗌不容粒，未逾年而死。”陆德明释文：“嗌音益，咽喉也。”本书《至真要大论》：“民病饮积，心痛耳聋，浑浑焞焞，嗌肿喉痹。”

⑩风气通于肝，雷气通于心，谷气通于脾　谷，两山之间空旷地带为谷。谷气，山间风；生长。此指生长之风。《诗·邶风·谷风》：习习谷风。孔颖达疏：“孙炎曰：‘谷风者，生长之风’”。天上的风连通到肝，雷气连通到心。山谷之气连通到脾。

⑪六经为川　六经：指太阳、阳明、少阳、少阴、太阴、厥阴。川，两山之间的河流为川。喻经脉为河流。《周礼·地官·遂人》：“凡治野，夫间有遂，遂上有径；十夫有沟，沟上有畛；百夫有洫，洫上有涂；千夫有浍，浍上有道；万夫有川，川上有路，以达于畿。”郑玄注：“万夫，四县之田。遂、沟、洫、浍，皆所以通水于川也。”。六经为川，即六经犹如河流。

⑫汗　水，水分。如青竹被火烤后像出汗一样冒出的水分。亦指以火烤干青竹之水分。《太平御览·卷六〇六》引汉代应劭《风俗通》：“刘向《别录》曰：‘杀青者，直治竹作简书之耳。’新竹有汗，善朽蠹，凡作简者，皆于火上炙干之，陈楚间谓之汗。汗者，去其汗也。《伤寒论》医统本“蜀椒去汗”。

⑬逆气　向上者为逆，气，气体的总称。此指风，下文“阳之气，以天地之疾风名之。”《庄子·齐物》：“夫大块噫气，其名为风。”逆气，即向上出现的气，如咳喘、噫气。而此指向上之自然界之气。

⑭邪风　也称“风邪”，即不正之气。

⑮引　招致；引导。《管子·任法》：“其民引之而来。”《集韵·准韵》：“引，导也。”

⑯殆　疑惑。《论语·为政》：“多闻阙疑，慎言其余，则寡尤；多见阙殆，慎行其余，则寡悔。”王引之《经义述闻·通说上》：“殆，犹疑也。谓所

见之事若可疑，则阙而不敢行也……后人但知殆训为危，为近，而不知又训为疑，盖古义之失传久矣。”

⑰按　摸。《北齐书·薛孤延传》：“高祖令延视之，延乃驰马按槊向前。”

⑱喘息　呼吸。《后汉书·张纲传》：“若鱼游釜中，喘息须臾之间耳。”

⑲音声　卫鲁本互乙。

⑳观权衡规矩　权，秤锤。衡，秤杆。《礼记·月令》：“（仲春之月）正权概。”郑玄注：“称锤曰权。”唐代陆贽《论替换李楚琳状》：“夫权之为义，取类权衡。衡者，称也，权者，锤也。”规，圆规，画圆形的工具。《韩非子·饰邪》：“悬衡而知平，设规而知圆。”《吕氏春秋·分职》：“巧匠为宫室，为圆必以规，为方必以矩，为平直必以准绳。”三国时魏国曹丕《车渠碗赋》：“方者如矩，圆者如规。”矩，画方形或直角的用具，即曲尺。《墨子·法仪》：“百工为方以矩。”《荀子·不苟》：“五寸之矩，尽天下之方也。”杨倞注：“矩，正方之器也。”《史记·礼书》：“规矩诚错，则不可欺以方员。”司马贞索隐：“矩，曲尺也。”此喻借指四时正常的脉象。人的脉象随四时阴阳的变化而相应地发生变化，并各具一定的特征，故用权、衡、规、矩分别代表四时正常脉象。马莳注：“观权衡规矩而知病时之所主者何经。如《脉要精微论》云：春应中规，言阳气柔软如规之圆也。夏应中矩，言阳气强盛如矩之方也。秋应中衡，言阴升阳降，高下必平。冬应中权，言阳气居下，如权之重也。”

㉑待　抵御。《国语·鲁语下》：“说侮不懦，执政不贰，帅大仇以惮小国，其谁云待之。”韦昭注：“以楚大仇，为鲁作难，其谁能待之？待，犹御也。”

㉒因其轻而扬之，因其重而减之，因其衰而彰之　轻，程度浅；数量少。此指病轻。《续资治通鉴·元成宗元贞二年》：“陛下自御极以来，所赐诸王、公主、驸马、勋臣，为数不轻，向之所储，散之殆尽。”扬，损伤。《诗·鲁颂·泮水》：“烝烝皇皇，不吴不扬。”毛传：“扬，伤也。”马瑞辰通释：“扬、伤古音近。《礼记·月令》：“（孟秋之月）命理瞻伤，察创，视折。”郑玄注：“创之浅者曰伤。”减，灭绝。《左传·文公十七年》：“克减侯宣多而随蔡侯以朝于执事。”王引之《经义述闻·春秋左传上》：“减谓灭绝也。”彰，盛，繁盛。南朝梁国江淹《萧骠骑祭石头战亡文》：“气彰靡旗，情激乱辙。”其轻而扬之，因其重而减之，因其衰而彰之，即对患病轻的要用药少，以损

伤邪气；邪盛病重的要用药重，以灭绝邪气；由于正气已衰，就要扶正使病人强盛。

㉓温　丰足，富裕。此指补充；补益。汉代董仲舒《元光元年举贤良对策》：“身宠而载高位，家温而食厚禄。”

㉔其下者，因而竭之　竭，干涸；穷尽。《晏子春秋·谏上十五》：“天久不雨，水泉将下，百川将竭。”南朝宋国刘义庆《世说新语·言语》：“山崩溟海竭，鱼鸟将何依?”《礼记·大传》：“旁治昆弟，合族以食，序以昭缪，别之以礼义，人道竭矣。”郑玄注：“竭，尽也。”由于腹泻等在下的疾病，要使秽浊的邪气流到穷尽的程度，即通因通用。

㉕其有邪者，渍形以为汗　渍，浸泡。《礼记·内则》：“渍取牛肉，必新杀者。”汉代王充《论衡·商虫》：“神农、后稷藏种之方，煮马屎以汁渍种者，令禾不虫。”其有邪者，渍形以为汗，张志聪：“渍，浸也。古者用汤液浸渍取汗，以去其邪，此言有邪之在表也。”

㉖其慓悍者，按而收之　慓悍，轻捷勇猛。《汉书·高帝纪上》：“项羽为人剽悍祸贼。”按，止；抑制。《诗·大雅·皇矣》：“爰整其旅，以按徂旅。”毛传：“按，止也。”《文选·陆机〈文赋〉》：“言恢之而弥广，思按之而逾深。”李善注：“按，抑按也。”收，消散；攻取。唐代于鹄《途中寄杨涉》诗：“日色云收处，蛙声雨歇时。”《左传·隐公元年》：“大叔又收贰以为己邑。”其慓悍者，按而收之，即对于病情凶猛张狂的态势进行抑制，使之得以消散。

㉗审　详究；细察。《书·说命上》：“乃审厥象，俾以形旁求于天下。”《史记·淮阴侯列传》：“故知者决之断也，疑者事之害也，审豪牦之小计，遗天下之大数。”

㉘定　壮，稳定；固定，确定。此指后者。《论语·季氏》：“孔子曰：‘君子有三戒：少之时，血气未定，戒之在色；及其壮也，血气方刚，戒之在斗；及其老也，血气既衰，戒之在得。’”《书·尧典》：“以闰月定四时成岁。”孔颖达疏：“令气朔得正，定四时之气节，成一岁之历象。”

㉙乡　处所。此指气穴。故王冰：“本经之气位。”

㉚决　排除壅塞，疏通水道；疏泄。《书·益稷》：“予决九川，距四海。”《孟子·告子上》：“性犹湍水也，决诸东方则东流，决诸西方则西流。”

㉛掣引　掣，同“觢”。觢，两角直竖的牛。《农政全书·卷四一》引

《尔雅》："牛……角一俯一仰觭，皆踊幫。"按，《尔雅·释畜》："牛犄皆踊，幫。"郭璞注："今竖角牛。"邢昺疏："踊，竖也。牛两角竖者名幫。"挈引：向上牵引，引申为升提。

【按语】

此段之"从阴引阳，从阳引阴，以右治左，以左治右"，应结合《缪刺论篇》，视其邪所在之深浅而定夺。其治针刺的原则往往是阴经与阳经的络穴或合穴，上病治下，下病治上，往往是阳经与阳经，或阴经与阴经交接的井穴，或络穴，但非绝对。总之，掌握"大络者，左注右，右注左，上下左右与经相干"，是其运用缪刺的前提。

天之六邪，由外而里至五脏，故其治疗"善治者治皮毛，其次治肌肤，其次治筋脉，其次治六腑，其次治五脏。"此与《史记·扁鹊仓公列传》之"不治将深"的观点一致。

阴阳离合论篇第六

新校正云：按全元起本在第三卷

【原文】

黄帝问曰：余闻天为阳，地为阴，日为阳，月为阴，大小月三百六十日成一岁，人亦应[①]之。今三阴三阳，不应阴阳，其故何也？岐伯对曰：阴阳者，数之可十，推[②]之可百，数之可千，推之可万，万之大，不可胜数，然其要一也[③]。天覆地载，万物方生[④]，未出地者，命曰阴处[⑤]，名曰阴中之阴；则出地者，命曰阴中之阳。阳予之正，阴为之主[⑥]。故生因春，长因夏，收因秋，藏因冬，失常则天地四塞[⑦]。阴阳之变，其在人者，亦数之可数[⑦]。

【校注】

①应　应和；对应。《易·乾》："同声相应，同气相求。"《淮南子·原道训》："与万物回周旋转，不为先唱，感而应之。"

②推　推衍，推广（推衍扩大）。《汉书·公孙刘田等传赞》："汝南桓宽……博通善属文，推衍盐铁之议，增广条目，极其论难，著数万言。"《新唐书·李峤传》："禁网上疏，法象宜简……今所察按，准汉六条而推广之，则无不包矣，乌在多张事目也?"

③其要一也　一，万物的本源；由"道"派生的原始浑沌之气。《说文》："一，惟初太始，造分天地，化成万物。"成玄英疏："一，应道也。"《庄子·天地》："泰初有无，无有无名，一之所起，有一而未形，物得以生，谓之德。"《淮南子·诠言》："一也者，万物之本也，无敌之道也。"《列子·天瑞》："一者，形变之始也，轻清者上为天，浊重者下为地，冲和气者为人。"其要一也，即万物的关键，在于道之本源而生。

④天覆地载，万物方生　张志聪："言有天地然后万物生焉，然天地之化育万物，由四时之阴阳出入，而能生长收藏，为万物之终始。"

⑤阴处　处，藏。《世说新语》："出则为小草，处则为远志。"阴为地，藏于地下者，则为阴处。马莳："方其未出地者，地之下为阴，处于阴之中，命曰阴处。"

⑥阳予之正，阴为之主　正，纯正。主，根本；要素；统治。此指后者。《易·系辞上》："言行，君子之枢机；枢机之发，荣辱之主也。"《晏子春秋·杂下十四》："禁者，政之本也；让者，德之主也。"阳予之正，阴为之主，阳给予万物纯真之气，阴被阳统治着。

⑦四塞　四，四季之气。塞，遏制；约束。《商君书·画策》："故善治者塞民以法，而名、地作矣。"《吕氏春秋·论人》："豪士时之，远方来宾，不可塞也。"四季之气受到遏制。

⑦数　分辨；详察。《诗·小雅·巧言》："往来行言，心焉数之。"朱熹集传："数，辨也。"《荀子·非相》："欲观千岁，则数今日；欲知亿万，则审一二。"

【按语】

关于"阴阳者，数之可十，推之可百……不可胜数，"怎么办？遵照《五运行大论篇》之"天地阴阳者，不以数推，以象谓之也”来处理，即以象而定其属性。其对于任何一个具体事物，都是可数的，因为“数之可数者，人中之阴阳也，然所合，数之可得者也。(《五运行大论篇》)”

【原文】

帝曰：顾闻三阴三阳之离合[①]也。岐伯曰：圣人南面而立，前曰广明，后曰太冲，太冲之地，名曰少阴[②]，少阴之上，名曰太阳[③]，太阳根[④]起于至阴，结于命门[⑤]，名曰阴中之阳。中身而上，名曰广明，广明之下，名曰太阴[⑥]，太阴之前，名曰阳明[⑦]，阳明根起于厉兑，名曰阴中之阳。厥阴[⑧]之表，名曰少阳[⑨]，少阳根起于窍阴，名曰阴中之少阳，是故三阳之离合也，太阳为开[⑩]，阳明为阖[⑪]，少阳为枢[⑫]。三经者，不得相失也，搏而勿浮，命曰一阳[⑬]。

帝曰：顾闻三阴。岐伯曰：外者为阳，内者为阴，然则中为阴，其冲在下，名曰太阴，太阴根起于隐白，名曰阴中之阴，太阴之后，名曰少阴，少阴根起于涌泉，名曰阴中之少阴，少阴之前，名曰厥阴，厥阴根起于大敦，阴之绝阳，名曰阴之绝阴。是故三阴之离合也，太阴为开，厥阴为阖，少阴为枢。三经者，不得相失也，搏而勿沉，命曰一阴。阴阳𩅦𩅦[⑭]，积传[⑮]为一周，气里形表而为相成也。

【校注】

①离合　离，并；两；犹耦。配对；成双。通“丽”。附着，依附。《易·离》：“象曰：离，丽也。日月丽乎天，百谷草木丽乎土。”《玉篇》：“离，两也。”《后汉书·邓皇后传》：“则不敢正坐离立。”李贤注：“离，并也。”《灵枢经·行针》：“其阴阳之离合难。”《大戴礼记·虞戴德》：“会朝于天子，天子以岁二月为坛于东郊，建五色，设五兵，具五味，陈六律吕，奏五声，听明教，置离。”孔广森补注：“离，耦也。王射以六耦，诸侯四耦，大夫士三耦。凡二人偶曰离。”《易·兑》：“丽泽兑。”王弼注：“丽，连也。”

离合，即连接，或匹配。

②少阴 根据什么来区分人体足三阴足三阳经？本段规定“南面而立”是前提，来确定阴阳的基本位置，进而以“外者为阳，内者为阴”为依据，再以在前后的具体位置对三阴经和三阳经来定位。根据“太阴之后，名曰少阴”和“少阴之前，名曰厥阴”，少阴的命名就是根据前后次序而定的，少，次序、排行在后的。《吕氏春秋·当务》：“纣之同母三人，其长曰微子启，其次曰中衍，其次曰受德，受德乃纣也，甚少矣。”《史记·周本纪》：“太姜生少子季历。”阴，内侧。少阴，从次序来理解是：在内侧最后边的经脉是少阴经。

③太阳 旺盛的阳气。《尚书大传·卷五》：“遂人以火纪；火，太阳也。”汉代董仲舒《春秋繁露·阴阳终始》：“故至春少阳，东出就木，与之俱生；至夏太阳，南出就火，与之俱暖。”但此指足太阳经，

④根 物体的下部、基部。唐代韩愈《赠崔立之评事》诗：“墙根菊花好沽酒，钱帛纵空衣可准。”

⑤结于命门 结，联结。命门：眼睛。《灵枢·根结》：“命门者，目也。”

⑥太阴 北方或北极；阴阳五行家以为北方属水，主冬，太阴为北方，故亦指代冬季或水；纯阴。《淮南子·道应训》：“卢敖游乎北海，经乎太阴，入乎玄阙，至于蒙毂之上。”高诱注：“太阴，北方也。”《汉书·司马相如传下》：“邪绝少阳而登太阴兮，与真人乎相求。”颜师古注引张揖云：“太阴，北极。”汉代董仲舒《春秋繁露·官制象天》：“是故春者，少阳之选也；夏者，太阳之选也；秋者，少阴之选也；冬者，太阴之选也。”《北史·室韦传》：“冬月穴居，以避太阴之气。”根据“然则中为阴，其冲在下，名曰太阴，”但此指足太阴脾经。

⑦阳明 根据“外者为阳”，阳者，外也，三阳经从外而内的次序是太阳，少阳，阳明。阳，大；强大。《战国策·秦策一》：“臣闻天下阴燕阳魏，连荆固齐，收韩成从，将西南以与秦为难。”高诱注：“阴，小；阳，大。”阳明，是相对与少阳而言。但此指足阳明胃经。

⑧厥阴 又称绝阴。本书《至真要大论》：“厥阴为尽。”故王冰解释下文之“绝阴”云：“厥，尽也。阴气至此而尽，故名曰阴之绝阴。”从十二经来讲是经脉最后一条经脉，从三阴的阴气不同阶段来讲，是阴气发展的最后

阶段，开始重新向阳的方面转化的过程。其包括手厥阴心包经和足厥阴肝经，但此指足厥阴肝经。

⑨少阳　东方；《易》“四象”之一。《易》以七为少阳。《史记·司马相如列传》：“邪绝少阳而登太阴兮。”裴骃集解引《汉书音义》：“少阳，东极。”晋代张华《博物志·卷一》：“东方少阳，日月所出。”王闿运《衡阳常氏家庙碑》：“前设大殿，户向少阳。”但此指足少阳经胆经。

⑩开　犹开着的门。

⑪阖　犹关着的门扇；闭合。《易·系辞上》：“一阖一辟阚之变。”

⑫枢　犹门轴，引申为“中间、中轴”。以此比喻为少阳运转作用。而外连太阳，内连阳明。

⑬搏而勿浮，命曰一阳　《类经·九卷·第二十九》：“其为脉也。虽三阳各有其体，然阳脉多浮。若纯于浮，则为病矣。故但欲搏手有力，得其阳和之象，而勿至过浮，是为三阳合一之道，故命曰一阳。”

⑭𣞐𣞐　也作“冲冲。”指气的往来运行。新校正云：“按别本‘𣞐𣞐’作‘冲冲’。”胡本、朝鲜本、藏本并作“冲𣞐”。《太素·卷五·阴阳合》作“钟钟”。

⑮积传　积，经过。汉代刘向《说苑·臣术》：“翟黄对曰：‘此皆君之所以赐臣也，积三十岁故至于此。’”传，依次轮转。《汉书·张苍传》：“鲁人公孙臣上书，陈终始五德之传。”颜师古注：“传谓传次也。音直恋反。”《资治通鉴·宋文帝元嘉十六年》：“河西王牧犍通于其嫂李氏，兄弟三人传嬖之。”胡三省注：“传，递也。”积传，即经过依次轮转。

阴阳别论篇第七

新校正云：按全元起本在第四卷

【原文】

黄帝问曰：人有四经，十二从①，何谓？岐伯对曰：四经应四时②，十二从①应十二月，十二月应十二脉。脉③有阴阳，知阳者知阴，知阴者知阳。凡阳有五，五五二十五阳[④]。所谓阴者，真脏也，见[⑤]则为败，败必死也。所谓阳者，胃脘之阳也[⑥]。别于阳者，知病处也；别于阴者，知死生之期[⑦]。三阳在头，三阴在手[⑧]，所谓一也。别于阳者，知病忌时[⑨]；别于阴者，知死生之期。谨熟[⑩]阴阳，无与众谋。所谓阴阳者，去者为阴，至者为阳[⑪]；静者为阴，动者为阳；迟者为阴，数者为阳。

【校注】

①四经，十二从　四，四肢。《说文》："四，象四分之形。"四经，指肝、心、肺、肾、脾经，在四肢有纵竖经脉。从，同"從"，"從"为"纵"的古字，读作 zong。《广韵》疾用切，去用，从。直，与"横"相对。南北曰从，东西曰横。《荀子·赋》："有物于此……日夜合离，以成文章。以能合从，又善连衡。"杨倞注："从，竖也。"梁启雄简释："从借为纵；衡借为横。"《战国策·秦策二》："广从六里。"鲍彪注："横度为广，直为从。"《楚辞·东方朔〈七谏·沉江〉》："不开寤而难道兮，不别横之与纵。"王逸注："纬曰横，经曰纵。"十二从，指十二条竖直的经。而王冰："谓天气顺行十二辰之分，故应十二月也。"

②四经应四时　《类经·六卷·第二十六》："四经应四时，肝木应春，心火应夏，肺金应秋，肾水应冬；不言脾者，脾主四经而土王四季也。"

③脉　血管；脉象，脉息；按脉诊病。本书《脉要精微论》："夫脉者，血之府也。"王冰注："府，聚也。言血之多少，皆聚见于经脉之中也。"《左传·僖公十五年》："张脉偾兴，外强中干。"杨伯峻注："脉，即今之血管。"《史记·扁鹊仓公列传》："臣意切其脉，得肝气。"前脉为血脉，后脉为脉象。

④凡阳有五，五五二十五阳　总的来说，在一脏中属阳的脉有五种，五种阳脉乘以五脏，就是五五二十五种阳脉。

⑤阴者，真脏也，见　五脏属阴，五脏之脉，若无胃气，称为真脏脉，说明五脏败坏，真气将绝。王冰注："五脏为阴，故曰阴者，真脏也。然见者，谓肝脉至，中外急，如循刀刃责责然，如按琴瑟弦；心脉至，坚而搏，如循薏苡子累累然；肺脉至，大而虚，如以毛羽中人肤；肾脏至，搏而绝，如以指弹石辟辟然；脾脉至，弱航乍数乍疏，夫如是脉见者，皆为脏败神去，

故必死也。”以上脉象，出本书《玉机真脏论篇》，王冰并注。见，为“现”的古字。显现；显露；显示。《易·乾》：“九二：见龙在田。”陆德明释文：“见，贤遍反。”高亨注：“是即今之现字，出现也，对上文潜字而言。”《史记·刺客列传》：“轲既取图奏之，秦王发图，图穷而匕首见。”

⑥阳者，胃脘之阳也 胃气。《类经·六卷·第二十六》：“胃脘之阳，言胃中阳和之气，即胃气也，五脏赖之以为根本者也。故人无胃气曰逆，逆者死。脉无胃气亦死，即此之谓。”《平人气象论篇》：“胃者，平人之常气也……人以水谷为本，故人绝水谷则死，脉无胃气亦死。所谓无胃气者，但得真脏脉，不得胃气也。所谓脉不得胃气者，肝不弦，肾不石也。”

⑦别于阳者，知病处也；别于阴者，知死生之期 《类经·六卷·第二十六》：“能别阳和之胃气，则一有不和便可知疾病之所。能别纯阴之真脏，则凡遇生克，便可知死生之期也。”

⑧三阳在头，三阴在手 《类经·六卷·第二十六》：“三阳在头，指人迎也。三阴在手，指寸口也。”

⑨别于阳者，知病忌时 别，通“脱”。脱，通“夺”。分辨。此指脱。《金瓶梅词话·第四六回》：“只落下兰香在后边了，别了鞋赶不上，骂道：‘你们都抢棺材奔命哩，把人的鞋都别了，白穿不上。’”别，一本作“脱”。阳，指“胃脘之阳也（有胃气之脉）……至者为阳……动者为阳……数者为阳。”忌时，旧俗以父母或祖先死亡之日为忌日。《周礼·春官·小史》：“若有事，则昭王之忌讳。”郑玄注：“先王死日为忌”

⑩谨熟 谨，通“勤”。《管子·八观》：“其耕之不深，芸之不谨。”戴望注：“《御览·地部三十》引此作‘不勤’。勤、谨古通。”勤，经常。唐代韩愈《木芙蓉》诗：“愿得勤来看，无令便逐风。”熟，经过加工或处理过的。汉代王充《论衡·率性》：“试取束下直一金之剑，更熟锻炼，足其火，齐其铦，犹千金之剑也。”谨熟，经常处理。

⑪去者为阴，至者为阳 此指无脉跳动为阴证，有脉动为阳证。

【原文】

凡持真脉之脏脉者，肝至悬绝，急①，十八日②死；心至③悬绝，九日②死；肺至悬绝，十二日②死；肾至悬绝，七日②

死；脾至悬绝，四日[②]死。

曰：二阳之病发心脾[④]，有不得隐曲[⑤]，女子不月[⑥]；其传为风消[⑦]，其传为息贲[⑧]者，死，不治。”

曰：三阳[⑨]为病，发寒热，下为痈肿，及为痿厥腨痛[⑩]；其传为索泽[⑪]，其传为颓疝[⑫]。曰：一阳[⑬]发病，少气善咳善泄；其传为心掣[⑭]，其传为隔[⑮]。二阳一阴[⑯]发病，主惊骇[⑰]背痛，善噫[⑱]善欠[⑲]，名曰风厥[⑳]。二阴一阳[㉑]发病，善胀心满善气[㉒]。三阳三阴[㉓]发病，为偏枯痿易[㉔]，四支[㉕]不举。

鼓一阳曰钩，鼓一阴曰毛，鼓阳胜急曰弦，鼓阳至而绝曰石，阴阳相过曰溜[㉖]。阴争[㉗]于内，阳扰于外，魄汗未藏，四逆而起[㉘]，起则熏[㉙]肺，使人喘鸣。阴之所生，和本曰和[㉚]，是故刚与刚，阳气破散[㉛]，阴气乃消亡。淖[㉜]则刚柔不和，经气乃绝[㉝]。死阴[㉞]之属，不过三日而死，生阳[㉟]之属，不过四日而死，所谓生阳、死阴者，肝之心，谓之生阳，心之肺为之死阴，肺之肾谓之重阴[㊱]，肾之脾，谓之辟阴[㊲]，死，不治。结阳者，肿四支[㊳]。结阴者，便血一升，再结二升，三结三升[㊴]。阴阳结斜[㊵]，多阴少阳曰石水[㊶]，少腹肿。二阳结谓之消[㊷]，三阳结谓之隔[㊸]，三阴结谓之水，一阴一阳结谓之喉痹[㊹]。阴搏阳别[㊺]谓之有子。阴阳虚，肠辟[㊻]死。阳加于阴谓之汗[㊼]。阴虚阳搏谓之崩[㊽]。三阴俱搏，二十日夜半死。二阴俱搏，十三日夕时死。一阴俱搏，十日[㊾]死。三阳俱搏且鼓，三日死。三阴三阳俱搏，心腹满，发尽，不得隐曲[㊿]，五日死。二阳俱搏，其病温，死不治，不过十日死[51]。

【校注】

①悬绝，急 悬，孤立，无所依傍。《晋书·范汪传》：“东军不进，殊为孤悬。”绝，断；停止。《荀子·修身》：“其折骨绝筋，终身不可以相及也。”《礼记·杂记下》：“当袒，大夫至，虽当踊，绝踊而拜之。”孔颖达疏：

“绝踊而拜之者，主人则绝止踊而拜此大夫也。”张志聪：“悬绝者，真脏孤悬（孤立。无所依靠。）而绝，无胃气之阳和也。”急，危急。《左传·宣公十五年》：“宋人使乐婴齐告急于晋，晋侯欲救之。”悬绝，急，犹脉无根而有停跳，是病危急。

②十八日、九日、十二日、七日、四日　王冰：“十八日者，金木成数之余也；九日者，水火生成数之余也；十二日者，金火生成数之余也；七日者，水土生数之余也；四日者，木生数之余也。故《平人气象论》曰：肝见庚辛死，心见壬癸死，肺见丙丁死，肾见戊已死，脾见甲乙死。”

③至　通“致”。得到；求得。《吕氏春秋·当染》：“不知要故，则所染不当；所染不当，理奚由至?”高诱注：“至，犹得也。”

④二阳之病发于心脾　二阳，阳明，此指足阳明胃。《类经·十三卷·第六》：“二阳，阳明也，为胃与大肠二经。然大肠小肠，皆属于胃，故此节所言，则独重在胃耳。盖胃与心，母子也，人之情欲本以伤心，母伤则害及其子。胃与脾，表里也，人之劳倦，本以伤脾，脏伤则病连于腑，故凡内而伤精，外而伤形，皆能病及于胃，此二阳之病，所以发于心脾也。”二阳之病，即肠胃有病，发于心脾，是由心、脾而生”。

⑤不得隐曲　隐，私处。男女阴部。旧题汉代无名氏《杂事秘辛》：“（商莹）胸乳菽发，脐容半寸许珠，私处坟起。”清代和邦额《夜谭随录·白萍》：“一夜伎忽来就，相与共寝。鼾睡间私处痛如刀割，大呼晕绝，同人惊起来探，已失势之所在。”清代蒲松龄《聊斋志异·人妖》：“村人窃共疑之；集村媪隔裳而探其隐，群疑乃释。”曲，隐蔽的地方。《诗·秦风·小戎》：“其在板星，乱我心曲。”隐曲，指个人隐私生殖之事。王冰：“隐曲，隐蔽委曲之事也，夫肠胃发病，心脾受之，心受之则血不流，脾受之则味不化。血不流，故女子不月，味不化则男子少精，是以隐蔽委曲之事，不能为也。”王注以隐曲为性的机能，张介宾解释雷同，《类经·十三卷·第六》：“不得隐曲，阳道病也，夫胃为水谷气血之海，主化营卫而润宗筋。如厥论曰：前阴者，宗筋之所聚，太阴阳明之所合也。痿论曰：阴阳总宗筋之会，会于气冲，而阳明为之长。然则精血下行，生化之本，惟阳明为最，今化原既病，则阳道外衰，故不得隐曲。”不得隐曲，即不能得到生理需要隐秘之事。

⑥女子不月　不，无，没有。《诗·王风·君子于役》：“君子于役，不日不月。”郑玄笺：“行役反无日月。”月，月事，月经。《史记·扁鹊仓公列

传》："济北王侍者韩女病要背痛，寒热，众医皆以为寒热也。臣意诊脉，曰：'内寒，月事不下也。'……啬而不属者，其来难坚，故曰月不下。"女子不月，即女子月经闭止。

⑦传为风消　传，通"转"。《墨子·节葬下》："然则姑尝传而为政乎，国家万民而观之。"王念孙《读书杂志·墨子二》："'传'与'转'通。"《史记·秦始皇本纪》："（始皇）于是使御史悉案问诸生，诸生传相告引，乃自除犯禁者四百六十余人，皆坑之咸阳。"风消，马莳："血枯气郁而热生，热极则生风，而肌肉自尔消烁矣，故为之风消，"传为风消，转变成风消病。

⑧息贲（ben）　病名。指气息喘急。《类经·十三卷·第六》："胃病则肺失所养，故气息奔急，气竭于上，由精亏于下，败及五脏，故死不治。"马蔚注："贲，奔同，喘息上奔，痰嗽无宁，此非肺积之息贲，乃喘息而贲。"

⑨三阳　指太阳经。本篇"帝曰：太阳藏何象？岐伯曰：象三阳而浮也。"

⑩腨痛（chuan yuan）　腨，小腿肚，亦称腓。痛，痠疼。王冰："痛，痠疼也。"腨痛，即小腿肚痠痛。

⑪索泽　楼英："索泽，即仲景所谓皮肤甲错也。"《类经·十三卷·第六》："阳邪在表为热，则皮肤润泽之气，必皆消散，是为索泽也。"。

⑫颓疝　颓，又作"癞"。"癞"同"㿗"。《集韵·灰韵》："㿗：《仓颉篇》：'阴病。'或作癞"本书《脉解篇》："厥阴所谓癞疝，妇人少腹肿者。"本书《至真要大论篇》："丈夫癞疝，妇人少腹痛，目眛眦。"《广韵·灰韵》："㿗，阴病。"颓疝，即癞疝，阴囊肿痛为其主症。《类经·十三卷·第六》："小肠病者，小腹痛。腰脊控睾而痛，是太阳之传为颓疝也。"《诸病源候论·病㿗候》："㿗者，阴核气结肿大也。小儿患此者，多因啼怒，躽气不止，动于阴气，阴气而击，结聚不散所成也。"《诸病源候论·妇人杂病·病㿗候》："此或因带下，或举重，或因产时用力，损于胞门，损于子脏，肠下乘而成㿗。"

⑬一阳　指少阳经。本篇：帝曰："少阳藏何象？"岐伯曰："象一阳也，一阳藏者，滑而不实也。"

⑭心掣　其说有二：张志聪："心虚而掣痛"；《素问识》引冯兆张《锦囊秘录》："古无怔忡之名。名曰心掣者，是也。"从张说。

⑮隔　通"膈"，"嗝"。此指噎膈。《管子·水地》："五藏已具，而后生

肉。脾生隔。”尹知章注：“隔在脾上也。”戴望校正：“宋本‘隔’作‘膈’。”清代沈初《西清笔记·纪庶品》：“尝于圃中治地，亦得黑米数石，云以治隔症，无不效者。”清代方苞《方曰昆妻李氏墓表》：“孝丰府君病膈噎，长子曰岱割股以进。”清代史梦兰《叠雅》：“嗝嗝，呕也。隔，即膈噎。其有胸腹胀痛、下咽困难、常打嗝等症状。《类经·十三卷·第六》注：“以木乘土，脾胃受伤，乃为隔证。”

⑯二阳一阴　二阳，指阳明二经。一阴，指厥阴。

⑰惊骇　惊慌害怕。《诗·小雅·鸳鸯》“鸳鸯在梁，戢其左翼”汉代郑玄笺：“鸳鸯休息于梁，明王之时，人不惊骇，敛其左翼，以右翼掩之，自若无恐惧。”

⑱噫　嗳气，噫气。饱食或积食后，胃里的气体从嘴里出来并发出声音。《庄子·齐物论》：“夫大块噫气，其名为风。”成玄英疏：“大块之中，噫而出气，仍名此气而为风也。”陈鼓应今注：“噫气，吐气出声。”《礼记·内则》：“在父母舅姑之所……升降出入揖游，不敢哕噫、嚏咳、欠伸、跛倚、睇视，不敢唾洟。”孙希旦集解：“噫，饱食气。”《医宗金鉴·张仲景〈金匮要略·五藏风寒积聚病〉》：“上焦竭，善噫，何谓也?”集注引程林曰：“上焦胃上口也，中焦脾也，脾善噫，脾不和，则食息迫逆于胃口而为噫也。”

⑲欠　哈欠

⑳风厥　病名。这里作为惊骇、背痛、善噫、善欠诸症的综合与概括。《类经·十三卷·第三十》：“风厥之义不一，如本篇（指《评热病论》）者，言太阳少阴病也。其在阴阳别论者，云二阳一阴发病名曰风厥，言胃与肝也。……在《五变篇》者曰：人之善病风厥，漉汗者，肉不坚，腠理疏也。”

㉑二阴一阳　二阴，指少阴经。一阳，即少阳。

㉒善气　好叹息。张志聪：“善气者，太息也，心系急则气道约，故太息以伸出之，此三焦气也。”

㉓三阳三阴　三阳，指太阳经。三阴，指太阴经。

㉔痿易　即痿软。易，通弛。《尔雅·释诂下》：“弛，易也。”《札迻》注：“盖痿跛之病，皆由筋骨解弛。故云痿易，跛易，易即弛也，……《毛诗·何人斯篇》：‘我心易也。’《释文》：‘易，《韩诗》作施。’《尔雅·释沽》：‘弛，易也。’《释文》：‘施，本作弛。’是易、施、弛古通之证。”痿易，即痿软。

㉕支　“肢”的古字。《易·坤》：“君子黄中通理，正位居体，美在其中而畅于四支。”北齐颜之推《颜氏家训·勉学》：“（田鹏鸾）为周军所获。问齐主何在，绐云：‘已出，计当出境。’疑其不信，欧捶服之。每折一支，辞色愈厉，竟断四体而卒。”

㉖鼓一阳曰钩，鼓一阴曰毛……阴阳相过曰溜　曰，在句中，作介词。介词。爰；于是。《书·益稷》：“夔曰戛击鸣球、搏拊琴瑟以咏。”孙星衍疏：“此曰当训爰也。《释诂》又云：曰，于也。曹大家注《幽通赋》云：爰，于是也。”王冰注：“一阳鼓动，脉见钩也，何以然？一阳谓三焦，心脉之府，然一阳鼓动者，则钩脉当之，钩脉则心脉也，此言正见者也。一阴，厥阴肝木气也。毛，肺金脉也，金来鼓木，其脉则毛，金气内乘，木阳尚胜，急而内见，脉则为弦也。若阳气至而急，脉名曰弦，属肝。阳气至而或如断绝，脉名曰石，属肾。阴阳之气相过，无能胜负，则脉如水溜也。”

㉗争　争斗；对抗。

㉘魄汗未藏，四逆而起　魄，人的形体。《太平御览·卷五四九》引唐代成伯玙《礼记外传》：“人之精气曰魂，形体谓之魄。”魄汗未藏，四逆而起，即身体汗液不能贮藏，使四肢逆冷就出现了。

㉙熏　侵染。此指“影响。”晋代王嘉《拾遗记·燕昭王》：“（荃芜之香）出波弋国，浸地则土石皆香……以熏枯骨，则肌肉皆生。”南朝宋国鲍照《代苦热行》：瘴气昼熏体，草露夜沾衣。”

㉚和本曰和　前和，适中；恰到好处。后和，和谐，协调。《礼记·乐记》：“其声和以柔。”《周礼·天官·大司徒》：“一曰六德：知、仁、圣、义、忠、和。”郑玄注：“和，不刚不柔。”本，本原，原始。《礼记·乐记》：“乐者音之所由生也，其本在人心之感于物也。”孔颖达疏：“本，犹初也。”《楚辞·天问》：“阴阳三合，何本何化？”王逸注：“其本始何化所生乎？”和本曰和，即使阴阳平衡，于是就和谐。

㉛刚与刚，阳气破散　前“刚”，古代哲学家用阴阳概念来解释自然界两种对立和相互消长的势力，认为阳性刚，阴性柔。白天为刚，夜间为柔。“刚”，即“阴阳”之阳。后“刚”，强盛；健旺；阳邪。《诗·小雅·北山》：“旅力方刚，经营四方。”《论语·季氏》：“血气方刚，戒之在斗。”刚与刚，即阳气随着阳邪旺盛就会使阳气破散。

㉜淖　通“绰”。此指软弱。此引申为虚弱。《管子·水地》：“夫齐之

水，道躁而复，故其民贪粗而好勇；楚之水，淖弱以清，故其民轻果而贼。"

㉝绝 竭；尽；断。《董卓歌词》："郑康成行酒，伏地气绝。"《苏秦连横约从》："未绝一弦"。《汉书·苏武传》："武气绝，半日复息。"周武王《书井》："源泉滑滑，连旱则绝"。《淮南子·本经》："江河山川，绝而不流"。高诱注：绝，竭也。

㉞死阴 张志聪："五脏相克而传，谓之死阴。"

㉟生阳 张志聪："相生而传，谓之生阳"实际指母病及子。

㊱肺之肾，谓之重阴 马莳："以肺乘肾，乃母来乘子，阴以乘阴，谓之重阴，病日深矣。"张志聪："肺之肾，亦生阳之属，因肺肾为牝藏，以阴传阴，故名重阴。"正常是金（肺）水（肾）相生，而当肺病则传于肾，为金水相传，则为生阳，但二脏皆为牝脏，皆属阴，以阴传阴，故这里称为重阴。

㊲肾之脾，谓之辟阴 辟，惩罚；刑。《书·君陈》："辟以止辟，乃辟。"孔传："刑之惩之，犯刑者乃刑之。"《左传·襄公二十五年》："先王之命，唯罪所在，各致其辟。"杜预注："辟。诛也。"《类经·十三卷·第六》："土本制水，而水反侮脾，水无所畏，是为辟阴，故死不治。"

㊳结阳者，肿四支 结，郁结。结阳者，肿四支，《圣济总录》："夫热盛则肿，而四肢为诸阳之本，阳结于外，不得行于阴，则邪热菀于四肢，故其证为肿，况邪在六腑，则阳脉不和，阳脉不和则气留之，以其气留，故为肿也。"

㊴结阴者，便血……三结三升 《圣济总录》："夫邪在五脏，则阴脉不和，阴脉不和则血留之。结阴之病，以阴气内结，不得外行，血无所禀，渗入肠间，故便血也。"又，马莳："营气属阴，营气化血，以奉生身，惟阴经既结，则血必瘀稸，而初结则一升，再结则二升，三结则三升，结以渐而加，则血以渐而多矣。"

㊵阴阳结斜 斜，偏。阴阳结斜，即阴阳结滞是阴阳有偏颇。

㊶石水 水肿病的一种。《金匮要略》："石水，其脉自沉，外证腹满不喘。"

㊷消 消渴病。《类经·十三卷·第六》："阳邪留结肠胃，则消渴善饥，其病曰消。"

㊸隔 阻隔。

㊹一阴一阳结谓之喉痹　王冰："一阴谓心主之脉，一阳谓三焦之脉也。三焦、心主脉并络喉，气热内结故为喉痹。"喉痹，《诸病源候论·喉痹候》："喉痹者，喉里肿塞痹痛，水浆不得入也……亦令人壮热而恶寒。"

㊺阴搏阳别　搏，牵拉。博，通"搏"。《吕氏春秋·首时》："搏其手而与之坐。"。薄，通"博"。搏击。《淮南子·兵略》："薄之若风。"《说文通训定声》："薄，假借为博。"《南史·臧质传》："魏军乃肉薄登城。"《关尹子·二柱》："以我之精，合彼之精，两精相博而神应之。"搏、薄、博三字双声叠韵，可通。此指大。阴搏阳别，王冰："阴，谓尺中也；搏，谓搏触于手也。尺脉搏击与寸口殊别，阳气挺然，则为有妊之兆，"《类经·六卷·第二十三》："阴，……于少阴也，或兼足少阴而言亦可。盖心主血，肾主子宫，皆胎孕之所主也。搏，搏击于手也。阳别者，言阴脉搏手，似乎阳邪，然其鼓动滑利，本非邪脉，盖以阴中见阳而别有和调之象，是谓阴搏阳别也"

㊻肠辟　辟，通"澼"。《素问·大奇论》："脾脉外鼓沈，为肠澼，久自已。"高士宗注："肠澼，泄泻也。"

㊼阳加于阴，谓之汗　加，谓置此于彼之上。《论语·乡党》："疾，君视之，东首，加朝服，拖绅。"明代刘基《春秋明经·公子结媵陈人之妇于鄄遂及齐侯宋公盟》："以大夫而盟齐宋之君，则举足而加首矣。"阳加于阴，谓之汗，即阳把阴蒸腾在上，于是这样就有汗。

㊽阴虚阳搏，谓之崩　崩，子宫出血多而急，状如山崩。《类经·六卷·第二十九》："阴虚者，沉取不足。阳搏者，浮取有余，阳实阴虚，故为内崩失血之症。"

㊾日　胡本、朝鲜刻本、道藏本《太素·卷三·阴阳杂说》其下并有"平旦"二字，依"三阴"、"二阳"文例，当据补。

㊿发尽，不得隐曲　发尽，吴昆："尽，极也。发尽，胀满之极也。"隐曲，王冰："谓便泻也。"

51死　依文例，疑其下有脱文。新校正云："详此阙'一阳搏'。"

【音释】

《阴阳应象大论》：䐜胀上昌真切，肉胀起也　渗泄上所禁切　翕艴下许极切　哕噫上乙劣切，下乌界切　能冬上奴代切，下能夏，形能并同

放效上妃两切　并于上去声　嗌伊者切　滑涩下音色　渍即赐切

《阴阳离合论》：予犹与也

《阴阳别论》：腨音喘，腓肠也　痟音渊，疼也　淖音淘，水朝宗于海

卷第三

灵兰秘典论篇第八

新校正云：按全元起本，名《十二藏象使》，在第三卷

【原文】

黄帝问曰：愿闻十二脏之相使[①]贵贱[②]何如？岐伯对曰：悉乎哉问也，请遂[③]言之。心者，君主[④]之官也，神明[⑤]出焉。肺者，相傅之官，治节出焉[⑥]。肝者，将军之官[⑦]，谋虑出焉。胆者，中正之官，决断[⑧]出焉。膻中者，臣使[⑨]之官，喜乐出焉[⑩]。脾胃者，仓廪之官[⑪]，五味出[⑫]焉[⑬]。大肠者，传道[⑭]之官，变化[⑮]出焉。小肠者，受盛[⑯]之官，化物出焉[⑰]。肾者，作强之官，伎巧出焉[⑱]。三焦者，决渎之官，水道出焉[⑲]。膀胱者，州都[⑳]之官，津液藏焉，气化则能出矣[㉑]。凡此十二官者，不得相失[㉒]也。故主明则下安[㉓]，以此养生则寿，殁世不殆[㉔]，以为天下则大昌。主不明则十二官危，使道[㉕]闭塞而不通，形[㉖]乃大伤，以此养生则殃，以为天下者，其宗[㉗]大危，戒之戒之！至道[㉘]在微，变化无穷，孰知其原！窘[㉙]乎哉，消者瞿瞿[㉚]，孰知其要！闵闵[㉛]之当，孰者为良！恍惚[㉜]之数，生于毫氂[㉝]，毫氂之数，起于度量[㉞]，千之万之，可以益大，推之大之，其形乃制[㉟]。黄帝曰：善哉，余闻精光[㊱]之道，大圣之业，而宣明[㊲]大道，非斋戒[㊳]择吉日，不敢受也。黄帝乃择吉日良兆，而藏灵兰之室[㊴]，以传保[㊵]焉。

【校注】

①相使　相，管理；治理。《小尔雅・广诂》："相，治也。"《书・立政》："相我受民。"孔传："能治我所受天民。"孔颖达疏："相，训助也，助君所以治民事。故相为治。"唐代柳宗元《梓人传》："是足为佐天子相天下法矣。"使，泛指官职而言。使，事。官职。《说文》："吏，治人者也。从一，从史。史亦声。"《汉语大字典》："古文字事、使、史、吏本为一字，后分化。"《说文》："事，职也。"《国语・鲁语下》："大夫有贰车，备承事也。"韦昭注："事，使也。"相使，即管理官吏。

②贵贱　指地位的尊卑。《易・系辞上》："卑高以陈，贵贱位矣。"韩康伯注："天尊地卑之义既列，则涉乎万物贵贱之位明矣。"

③遂　因循。《荀子・王制》："凡听，威严猛厉，而不好假道人，则下畏恐而不亲，周闭而不竭；若是，则大事殆乎弛，小事殆乎遂。"杨倞注："遂，因循也。"

④君主　国君；犹君临；主宰。《韩非子・爱臣》："是故诸侯之博大，天子之害也；群臣之太富，君主之败也。"

⑤神明　明，神；神灵。《左传・襄公十四年》："仰之如日月，敬之如神明。"《汉书・五行志中之下》："今吾执政毋乃有所辟，而滑夫二川之神，使至于争明，以防王宫室，王而饰之，毋乃不可乎！"颜师古注："明，谓神灵。"《大戴礼记・曾子天圆》："阳之精气曰神，阴之精气曰灵。神灵者，品物之本也。"神明，神灵；精神意识，思维活动。《淮南子・兵略训》："见人所不见谓之明，知人所不知谓之神。神明者，先胜者也。"《荀子・解蔽》："心者，形之君也，而神明之主也。"

⑥肺者，相傅之官，治节出焉　相，古官名。百官之长。辅佐帝王的大臣，后通称宰相。《书・顾命》："相被冕服，凭玉几。"孔颖达疏："郑玄云'相者，正王服位之臣，谓太仆。'"《荀子・王霸》："相者，论列百官之长，……岁终奉其成功以效于君。"《史记・魏世家》："家贫则思良妻，国乱则思良相。"傅，辅佐。《说文》："傅，相也。"《左传・僖公二十八年》："郑伯傅王。"节，法度。《礼记・乐记》："好恶无节于内，知诱于外，不能反躬，天理灭矣。"郑玄注："节，法度也。"治节，治理有法度。肺者，相傅之官，治节出焉，即《类经》："肺与心皆居膈上，位高近君，犹之宰辅，故称相傅之官。肺主气，气调则营卫脏腑无所不治，故曰治节出焉。"

⑦肝者，将军之官 王冰："勇而能断，故曰将军。潜发未萌，故谋虑出焉。"吴昆："肝气急而志怒，故为将军之官"。

⑧中正之官，决断出焉 中正，官名。秦末陈胜自立为楚王时置，掌纠察群臣的过失。《史记·陈涉世家》："陈王以朱房为中正，胡武为司过，主司群臣。"王冰："刚正果决，故官为中正直而不疑，故决断出焉。

⑨膻中者，臣使 膻中，此指心包。《类经》："按十二经表里，有心包络而无膻中，心包之位，正居膈上，为心之护卫。《胀论》云：膻中者，心主之宫城也。"本书《脉要精微论》："左外以候心，内以候膻中。"本书《刺法论篇》："膻中者……可刺心包络所流"，据此，膻中为心包异称，心包代心行令，代心受邪，是"君火以明，相火以位"（《天元纪大论篇》）。而《灵枢·海论》："膻中者，为气之海。"所指异，是从不同角度而言。臣使，以臣使之。犹统治。《荀子·王霸》："臣使诸侯，一天下，是又人情之所同欲也。"

⑩喜乐出焉 吴昆："膻中气化则阳气舒，而令人喜乐，气不化则阳气不舒，而令人悲愁，是为喜乐之所从出也。"

⑪仓廪 贮藏米谷的仓库。《礼记·月令》："季春之月……命有司发仓廪，赐贫穷，振乏绝。"孔颖达疏引蔡邕曰："谷藏曰仓，米藏曰廪。"

⑫出 发出；发散。《书·秦誓》："人之彦圣，其心好之，不啻若自其口出。"《论语·季氏》："孔子曰：'天下有道，则礼乐征伐自天子出。'"

⑬脾胃者，仓廪之官，五味出焉 本书遗篇之《刺法论篇》作"脾为谏议之官，知周出焉……胃者，仓廪之官，五味出焉"。

⑭传道 道，通"导"。《左传·隐公五年》："请君释憾于宋，敝邑为道。"陆德明释文："道音导，本亦作导。"《庄子·田子方》："其谏我也似子，其道我也似父。"成玄英疏："训导我也似父之教子。"陆德明释文："道，音导。"传道，即传递，输送。

⑮变化 事物在形态上或本质上产生新的状况。《易·乾》："乾道变化，各正性命。"孔颖达疏："变，谓后来改前；以渐移改，谓之变也。化，谓一有一无；忽然而改，谓之为化。"王冰："变化，调变化物之形。"此指大肠将食物残渣变化为粪便。

⑯受盛（cheng） 同义词连用。即容纳。《类经》："小肠居胃之下，受盛胃中水谷而分清浊。"

⑰化物出焉 高士宗注："腐化食物，先化后变，故化物由之出焉。"

⑱肾者，作强之官，伎巧出焉　作强，即运用强力。伎巧，言人的智巧能力，既包括先天本能，又包括后天之技艺，这里，尤指生殖功能。高士宗："肾藏精，男女媾精，鼓气鼓力，故肾者犹作强之官，造化生人，伎巧由之出焉。"吴昆"作强，作用强力也。伎，多能也。巧，精巧也。"笔者认为，作强之官，非高、吴之义。待考。

⑲三焦者，决渎之官，水道出焉　决，排除壅塞，疏通水道。《孟子·告子上》："性犹湍水也，决诸东方则东流，决诸西方则西流。"渎，沟渠；江河大川。《史记·屈原贾生列传》："彼寻常之污渎兮，岂能容吞舟之鱼！"《韩非子·五蠹》："中古之世，天下大水，而鲧禹决渎。"《释名·释水》："天下大水四，谓之四渎，江、河、淮、济是也。"水道，水路，航行的路线。《左传·昭公十三年》："晋侯会吴子于良。水道不可，吴子辞乃还。"孔颖达疏："吴地水行，故谓水道不可，谓水路不通。"《类经》："上焦不治则水泛高原；中焦不治，则水留中脘；下焦不治，则水乱二便。三焦气治，则脉络通而水道利，故曰决渎之官。"

⑳州都　州，聚居；此引申为集聚。《大戴礼记·主言》："昔者明主之治民有法，必别地以州之，分属而治之，然后贤民无所隐，暴民无所伏。"《礼记·王制》："千里之外设方伯。五国以为属，属有长；十国以为连，连有帅；三十国以为卒，卒有正；二百一十国以为州，州有伯。"郑玄注："属、连、卒、州，犹聚也；都，指水流汇聚之所。《管子·轻重甲》："请以令隐三川，立员都，立大舟之都。"马非百新诠："安井衡云：'员、圆，都、潴，皆通。潴，水所聚也。'此说是也。盖筑堤壅水，立为圆池，犹今之游泳池也。"《史记·夏本纪》："淮海维扬州：彭蠡既都，阳鸟所居。"司马贞索隐："都，《古文尚书》作'猪'。孔安国云'水所停曰猪'，郑玄云'南方谓都为猪'，则是水聚会之义。"北魏郦道元《水经注·文水》："临湖又有一城，谓之猪城，水泽所聚，谓之都，亦曰猪，盖即水以名城也。"州都，水汇聚的地方。

㉑气化则能出矣　气化，宋代张载《正蒙·太和》："由太虚，有天之名；由气化，有道之名。"意谓"道"是物质变化的过程。清代王夫之《尚书引义·太甲二》："气化者，化生也。"水液聚于膀胱，经过化生，方能排出，故"气化则能出矣"。

㉒相失　相互失去联系。

㉓主明则下安　君主神明，则臣民安定。喻心主神明则其他脏腑就会

正常。

㉔殁（mo）世不殆 殁，死，去世。《国语·晋语四》："管仲殁矣，多谗在侧。"《周书·郑孝穆传》："父叔四人并早殁。"殆，危险。宋代周密《癸辛杂识前集·蕈毒》："案间尚余杯羹以俟其子，适出未还，幸免于毒，呜呼殆哉!"殁世不殆，到死没有危险。

㉕使道 使（各个脏腑联系）渠道。

㉖形 身体

㉗宗 指宗庙，为古代政权的象征。《孔子家语·哀公问政》："圣人因物之精，制为之极，明命鬼神，以为民之则。而犹以是为未足也，故筑为宫室，设为宗祧，春秋祭祀，以别亲疏。"王肃注："宗，宗庙也。"

㉘至道 佛、道谓极精深微妙的道理或道术。《庄子·在宥》："来！吾语女至道。至道之精，窈窈冥冥；至道之极，昏昏默默。"

㉙窘（jiong） 困难。

㉚消者瞿瞿（qu qu） 消，消融。比喻对知识、事物等的理解吸收。《释名·释天》："消，化也，消化物也。"瞿瞿，勤谨貌。《诗·唐风·蟋蟀》："好乐无荒，良士瞿瞿。"毛传："瞿瞿然顾礼义也。"《新唐书·吴凑传》："凑为人强力劬俭，瞿瞿未尝扰民，上下爱向。"消者瞿瞿，即能够消化吸收这些精微知识的人在勤谨求索。

㉛闵闵之当 闵闵：纷乱貌。南朝梁国何逊等《至大雷联句》："闵闵风烟动，萧萧江雨声。"当，引申为匹配。《汉书·司马相如传上》："及饮卓氏，弄琴，文君窃从户窥，心说而好之，恐不得当也。"颜师古注："当，谓对偶之。"闵闵之当，即纷乱的各种现象有匹配。

㉜恍惚 迷离，难以捉摸。《史记·司马相如列传》："于是乎周览泛观，瞋盼轧沕，芒芒恍忽，视之无端，察之无崖。"

㉝毫氂 毫氂，同"毫釐"。毫、釐均是微小的量度单位。喻极细微。《汉书·郊祀志下》："旷日经年，靡有毫氂之验。"晋代葛洪《抱朴子·疾谬》："故毫氂之失，有千里之差。"《南齐书·文学传·祖冲之》："亲量圭尺，躬察仪漏，目尽毫氂。"

㉞度量 用以计量长短和容积的标准。《周礼·夏官·合方氏》："同其数器，壹其度量。"郑玄注："尺丈釜钟不得有大小。"《史记·范雎蔡泽列传》："平权衡，正度量，调轻重。"

㉟其形乃制　形，比较；对照。《老子》："长短相形，高下相倾。"南朝陈国姚最《〈续画品〉序》："故前后相形，优劣舛错。"制，遵从。《淮南子·氾论训》："夫圣人作法，而万物制焉。"高诱注："制，犹从也。"其形乃制，通过对照就能遵从。

㊱精光　光辉。汉代司马相如《长门赋》："众鸡鸣而愁予兮，起视月之精光。"《后汉书·冯衍传下》："究阴阳之变化兮，昭五德之精光。"清代龚自珍《乙丙之际塾议第十七》："日月星之见吉凶，殆为日抱珥，月晕成环玦，星移徙，彗孛，日五色，日月无精光，日月不交而食谓之薄之类。"

㊲宣明　宣扬，显扬。《汉书·元帝纪》："相守二千石诚能正躬劳力，宣明教化，以亲万姓，则六合之内和亲，庶几呼无忧矣。"

㊳斋戒　斋，古人在祭祀或举行其他典礼前沐浴更衣，清心寡欲，净身洁食，以示庄敬。《庄子·人间世》："颜回曰：'回之家贫，唯不饮酒、不茹荤者数月矣，如此则可以为斋乎？'"成玄英疏："斋，齐也，谓心迹俱不染尘境也。"斋，一本作"齐"。《孟子·离娄下》："虽有恶人，斋戒沐浴，则可以祀上帝。"戒。《周礼·天官·大宰》："前期十日，帅执事而卜日，遂戒。"《礼记·礼器》："七日戒。"郑玄注："戒，散斋也。"

㊴灵兰之室　传说为黄帝藏书室名。

㊵保　即太保，掌管宫廷教育，统称为保傅。《书·君奭序》："召公为保，周公为师。"孔传："保，太保也。"

六节脏象论篇第九

新校正云：按全元起注本在第三卷

【原文】

黄帝问曰：余闻天以六六之节①以成一岁，人以九九制会②，计人亦有三百六十五节③，以为天地③久矣。不知其所谓也？岐伯对曰：昭④乎哉问也，请遂言之。夫六六之节，九九制会者，所以正天之度，气⑤之数也。天度者，所以制日月之行也；气数者，所以纪化生之用[⑥]也。天为阳，地为阴；日为阳，月为阴；行有分纪[⑦]，周有道理[⑧]，日行一度，月行十三度而有奇[⑨]焉，故大小月三百六十五日而成岁，积气余而盈闰[⑩]矣。立端于始[⑪]，表正于中[⑫]，推余于终，而天度毕矣。

【校注】

①六六之节　前六，六十甲子以天干和地支按顺序错综组合相配而计日，从“甲子”起，到“癸亥”止，满六十日为一周，为一甲子，称为“六十甲子”。亦称“六十花甲子”。后六。即六个甲子，六六，就是六个六十日，故称为六六之节。其“六”，《说文》：“六，《易》之数，阴变于六。”据此在地一年之数则由六而化，因地亦为阴。节，法度；法则。《礼记·乐记》：“好恶无节于内，知诱于外，不能反躬，天理灭矣。”郑玄注：“节，法度也。”

②九九制会　其理解有三：一，九九，前九，指黄帝的九寸律管，后九，指冬至的交九。一年之内的开始从那一天算起呢？古人以冬至这一天开始计算，用什么办法取得节气的变化呢？《资治通鉴·后周世宗显德六年》：“昔黄帝吹九寸之管，得黄钟正声，半之为清声，倍之为缓声，三分损益之以生十二律。”《梦溪笔谈·象数一》引晋代司马彪《续汉书》：“候气之法，于密室中，以木为案，置十二律管，各如其方，实以葭灰，覆以缇縠，气至则一律飞灰。”即古代为了预测节气，将苇膜烧成灰，放在律管内，到某一节气，相应律管内的灰就会自行飞出。黄钟律和冬至相应，时在十一月。《淮南子·天文训》：“日行一度，十五日为一节，以生二十四时之变。斗指子则冬至，音比黄钟。”高诱注：“黄钟，十一月也。钟者，聚也，阳气聚于黄泉之下也。”汉代蔡邕《独断》：“周以十一月为正，八寸为尺，律中黄钟，言阳气踵黄泉而出，故以为正也。”《吕氏春秋·适音》：“黄钟之宫，音之本也，清浊之衷也。”陈奇猷校释：“黄钟即今所谓标准音，故是音之本。但黄钟是所有乐律之标准……黄钟既是标准音，则自黄钟始，愈上音愈高，愈下音愈低，故黄钟是清浊之衷。”《管子·轻重戊》：“虙戏作造六法以迎阴阳；作九九之数以合天道。”制，法度。《礼记·曲礼上》：“越国而问焉，必告之以其制。”郑玄注：“制，法度。”会，相对；合。此指合。《尔雅·释诂上》：“会，合也。”郝懿行义疏：“四方上下谓之六合……是六合皆取相对之意，会与合同意。”二，根据下文的“地以九九制会”，古代井田制九夫之地，就是按“井”

形来分成九块。三，指下文“九分九野”。则为九九制会，即人凭借九寸管律和交九的法度来应和天体运行（《汉·扬雄·太玄·首》：“九九大运，与无终始。”），所谓九九，即太一在冬至之交九而始行于九宫。恰合《灵枢经·九宫八风》之说。

③节……天地　节，指腧穴，或言骨节。天地，自然界。《荀子·天论》：“星队木鸣，国人皆恐……是天地之变、阴阳之化，物之罕至者也。”

④昭　引申义为“明确。”

⑤正天之度，气　正，合乎法度、规律或常情。《孟子·滕文公上》：“夫仁政，必自经界始。经界不正，井地不钧，谷禄不平，是故暴君污吏必慢其经界。”《汉书·严安传》：“刑罚少，则阴阳和，四时正，风雨时……民不夭厉，和之至也。”天之度，即天度。周天的度数。古代天文学划分周天区域的单位。《后汉书·律历志下》：“昏明之生，以天度乘昼漏。”宋代苏轼《管仲论》：“今夫天度三百六十，均之十二辰。”康有为《大同书·辛部·第一章》：“大地各国言天度地度者，率以三百六十为数，极零畸而不整。”古人将周天谓绕天球大圆一周。天文学上以天球大圆三百六十度为周天。《逸周书·周月》：“日月俱起于牵牛之初，右回而行，月周天起一次而与日合宿。”《汉书·律历志下》：“周天五十六万二千一百二十。以章月乘月法，得周天。”《礼记·月令》唐代孔颖达疏：“星既左转，日则右行，亦三百六十五日四分日之一至旧星之处。即以一日之行而为一度计，二十八宿一周天，凡三百六十五度四分度之一，是天之一周之数也。”明代谢肇淛《五杂俎·天部一》：“日一岁而一周天，月二十九日有奇而一周天，非谓月行速于日也。周天度数，每日日行一度，月行十三度有奇。”当遵孔、谢说。定为三百六十五度，每度为周天的三百六十五分之一，每昼夜日行一度，也就是认为太阳运动每昼夜运行周天的三百六十五分之一，而每年行过整个周天，即三百六十五天。气，节气。下文“五日谓之候，三候谓之气。”

⑥所以制日月之行也；所以纪化生之用　纪，通“记”。表记；标志。《左传·桓公二年》：“文、物以纪之，声、明以发之。”《国语·晋语四》：“吾闻晋之始封也，岁在大火，阏伯之星也，实纪商人。”唐代韩愈《祭柳子厚文》：“富贵无能，磨灭谁纪？”

⑦分纪　分，指天体运行的分野。分野，即与星次相对应的地域。古以十二星次的位置划分地面上州、国的位置与之相对应。就天文说，称作分星；

就地面而言，称作分野。如：以鹑首对应秦，鹑火对应周，寿星对应郑，析木对应燕，星纪对应吴越等。《国语·周语下》："岁之所在，则我有周之分野也。"韦昭注："岁星在鹑火。鹑火，周分野也，岁星所在，利以伐之也。"。《汉书·地理志下》："自柳三度至张十二度，谓之鹑火之次，周之分也。"纪，日月相会。《礼记·月令》："（季冬之月）是月也，日穷于次，月穷于纪。"郑玄注："纪，会也。"《吕氏春秋·季冬》："月穷于纪。"高诱注："月遇日相合为纪。月终纪，光尽而复生曰朔，故曰月穷于纪……一说：纪，道也。月穷于故宿，故曰穷于纪。"分纪：即日月运行相遇在某个星的位置。

⑧周有道理　道理，事物的规律，道里，路途。宋代周邦彦《汴都赋》："据偏守隅，则无以限西方之贡职，平道理之远迩。"周有道理，指天体运行的周天有一定的道路和规律。

⑨日行一度，月行十三度而有奇（ji）　奇，余数。此言在一昼夜的时间里，日行周天的三百六十五分之一，而月行周天的三百六十五分之十三而有余。以恒星月（即以恒星背景测定月球绕地球运动的周期）计，每月约为二十七点三二日，即每昼夜月行周天之二十七点三二分之一，周天的三百六十五分之一为一度，以此计之，则为十三点三，也就是说如以恒星月计，日行一度，月行十三度有余。

⑩积气余而盈闰　积，累积。《易·升》："君子以顺德，积小以高大。"盈，足够。《左传·襄公三十一年》："年且未盈五十，而谆谆焉如八九十者，弗能久矣。"闰，闰月。农历以月球的运行来计算月份，以太阳的运行来计算节气，每运行十五度为一节气，即十五天左右，每月相当两个节气，两个节气在一月内约余一日弱，积三年约余一个月强，所以三年内必有一闰月，五年闰二个月，十九年有七个闰月，每逢闰年所加的一个月叫闰月。最初放在岁末，称"十三月"或"闰月"；后加在某月之后，称"闰某月"。用"闰月"来调整节气与月份的一致。《书·尧典》："期，三百有六旬有六日，以闰月定四时成岁。"由于视太阳运动一周三百六十五又四分之一天，而月亮绕地运动十二周仅三百五十四天稍多，故推其余数于岁终，积成闰月。积气余而盈闰，即节气累积起来剩余的天数，足够一个月的天数，就是闰月。

⑪立端于始　确定岁首之始。端，岁首，即冬至节。吴昆："立端于始，谓造端为历元，所谓冬至日子之半也。"

⑫表正于中　表，即圭表，古代天文仪器圭表的组成部分，为直立的标

竿，用以测量日影的长度。可根据日影在表上的位置推算时令节气及考定闰月的时间。《吕氏春秋·功名》："犹表之与影，若呼之与响。"汉代荀悦《汉纪·高后纪》："夏至，日至东井，去极近，故晷短，立八尺之表，而晷长一尺五寸八分。"《旧唐书·魏玄同传》："流清以源洁，影端由表正。"正，匡正；斗建。古时以北斗星的运转计算月令，斗柄所指之辰谓之斗建。犹言斗柄所指之月。如正月指寅，为建寅之月，二月指卯，为建卯之月，余类推。《汉书·律历志上》："日至其初为节，至其中斗建下为十二辰，视其建而知其次。"《魏书·术艺传·张渊》："尔乃四气鳞次，斗建星移。"王冰："正，斗建也。"中，大地的正中；中气；恰好合上。此指正对上。《周礼·地官·大司徒》："正日景以求地中……日至之景，尺有五寸，谓之地中。"孙诒让正义："地中者，为四方九服之中也。"《左传·定公元年》："未尝不中吾志也。"《礼记·月令》："律中大蔟。"郑玄注："中，犹应也。"《荀子·大略篇》云：欲近四旁，莫如中央。故王者必居天下之中。"洛阳位于九州之中，周朝当时地中指洛阳。《周礼·大司徒篇》记载"地中"处前人疏云，原来夏都阳城曾是周公观测日影的地方，被认为是"地中，天地之所合也"，但"武王欲取河洛之间形胜之所，洛都虽不在地之正中，颍川地中仍在畿内"。可见当初选定洛阳为建都之地是经过慎重考虑的。看来当时是寻找国家的九州那个地方是最中间就是地中，以便预"王者必居天下之中。"中气，指处于下半月的节气。古代历法以太阳历二十四气配阴历十二月，阴历每月二气：在月初的叫节气，在月中以后的叫中气。如立春为正月节气，雨水为正月中气。《逸周书·周月》："闰无中气，斗指两辰之间。"唐代白居易《酬牛相公〈宫城早秋寓言〉见示兼呈梦得》："七月中气后，金与火交争。"表正于中，即用圭表的日影和北斗星柄所指凭借一致来确定时间。

【原文】

帝曰：余已闻天度矣，愿闻气数何以合之？岐伯曰：天[①]以六六为节，地以九九制会，天有十日[②]，日六竟而周甲[③]，甲六复而终岁[④]，三百六十日法也。夫自古通天者，生之本，本于阴阳，其气九州九窍，皆通乎天气，故其生五，其气三[⑤]。三而成天，三而成地，三而成人，三而三之，合则为九，九分为九野⑥，九野为九脏，故形脏四，神脏五⑦，合为九脏⑧以应之。

【校注】

①天 古人指日月星辰运行、四时寒暑交替、万物受其覆育的自然之体。《庄子·大宗师》："知天之所为者，知人之所为者，至矣。"成玄英疏："天者，自然之谓……天之所为者，谓三景晦明，四时生杀，风云舒卷，雷雨寒温也。"清代戴震《原象》："日之发敛，以赤道为中。月之出入，以黄道为中。此天所以有寒暑进退，成生物之功也。"

②十日 古人以十天干计日，即甲、乙、丙、丁、戊、己、庚、辛、壬、癸，所以称为十日。

③日六竟而周甲 周甲，十天干经过六次完整的循环而成为甲子的一周，计六十天。古人在使用十天干计日时，天干下配以地支（子、丑、寅、卯、辰、巳、午、未、申、酉、戌、亥），因地支数为十二，循环相配，必至六十日始能全部无重复地相遇配完，称为一甲子，故六十日为甲子的一周。

④甲六复而终岁 六个甲子重复累积而为一年。

⑤气三 三，指天、地、人；哲学用语。我国古代思想家用以称天地气合而生万物的和气。《国语·周语下》："纪之以三，平之以六。"韦昭注："三，天、地、人也。"本书《三部九候论篇》有：一者天，二者地，三者人，三三者九，以应九野。"《老子》："道生一，一生二，二生三，三生万物。"气，朴素唯物主义者指形成宇宙万物的最根本的物质实体。《易·系辞上》："精气为物，游魂为变。"孔颖达疏："'精气为物'者，谓阴阳精灵之气。"汉代王充《论衡·自然》："天地合气，万物自生。"汉代王符《潜夫论·本训》："麟龙、鸾凤、蝥蠈、蠓蝗，莫非气之所为也。"宋代张载《正蒙·乾称下》："凡象，皆气也。"王夫之注："使之各成其象者，皆气所聚也。"气三，即三阴三阳之气；很多物质所聚。此指前者。

⑥九分为九野 分，分星，与地上分野相对应的星次。《周礼·春官·保章氏》："以星土辨九州之地所封，封域皆有分星。"陆德明释文："分，扶问反。"九野，犹九天；九州的土地。此指九州的土地。《吕氏春秋·有始》："天有九野，地有九州。"《列子·汤问》："八纮九野之水，天汉之流，莫不注之。"张湛注："九野，天之八方、中央也。"三国时魏国曹植《七启》："挥袂则九野生风，慷慨则气成虹霓。"清代顾炎武《咏史》诗："中夜视百辰，九

野何茫茫?”《后汉书·冯衍传下》:“疆理九野,经营五山。”李贤注:“九野,谓九州之野。”九分为九野,即九个分星封域(八方加上中央)应和九州的土地。其《灵枢经》之九宫当为此之九分。

⑦形脏四,神脏五　王冰:“形脏四者,一头角,二耳目,三口齿,四胸中也……所谓神藏者,肝藏魂,心藏神,脾藏意,肺藏魄,肾藏志也。”形脏四,神脏五,即形体的外表和脏有四个部位相应和,神在五脏相应和。参阅本书《三部九候论篇》之“神脏五,形脏四”之注。

⑧九脏　《周礼·天官·疾医》:“参之以九藏之动。”郑玄注:“正藏五,又有胃、膀胱、大肠、小肠。”贾公彦疏:“正藏五者,谓五藏:肺、心、肝、脾、肾,并气之所藏。”

【按语】

关于“其气三,三而成天,三而成地,三而成人”的讨论。三,指的是什么?《说文》:“三,天地人之道也。”

此之“气”指的是什么?宋代张载《正蒙·乾称下》:“凡象皆气也。”据此形成宇宙万物的物质实体就是气,物之所聚皆有象,其象就是气。据此“三而成天,三而成地,三而成人”,是有很多物质成就天,很多物质成就地,很多物质成就人,但其物质不同而各有特征和规律,故《列子·天瑞》:“一者,变形之始也。轻清者上为天,浊重者下为地,冲和气者为人。”《易·说卦》:“是以立天之道曰阴与阳,立地之道曰柔与刚,立人之道曰仁与义。兼三才而两之,故《易》六画而成卦。”汉代王符《潜夫论·本训》:“是故天本诸阳,地本诸阴,人本中和。三才异务,相待而成。”

此“其气三”和《生气通天论篇》之“其气三”,王冰解释为天气、地气、运气。显然王冰注释错矣。

除了解“周天”外,还要了解与闰内在的联系,1回归年与12个朔望月时值不同,古人发现经过19次冬至,日月才相会于原点,即太阳周天19次,而月球周天235次。《周髀算经》卷下:“十九岁为一章。”甄鸾述:更以一千九百四十八除朔,积分得二百三十五，即章月也。章月与章中差七，即一章之闰。更置二百二十八岁中十二除之，得十九，为章岁也。”宋周密《齐东野语·历差失闰》：“蓋历数起于冬至，卦气起于中孚。而十九年为之一章，一章必置七闰，必第七闰在冬至之前，必章岁至朔同日，此其纲领也。”

【原文】

帝曰：余已闻六六、九九之会也，夫子言积气盈闰，愿闻何谓气？请夫子发蒙解惑①焉。岐伯曰：此上帝②所秘，先师③传之也。帝曰：请遂④闻之。岐伯曰：五日谓之候⑤，三候谓之气，六气谓之时，四时谓之岁，而各从气主治⑥焉。五运相袭⑦，而皆治之，终期⑧之日，周而复始，时立气布⑨，如环无端，候亦同法，故曰不知年之所加⑩，气之盛衰，虚实之所起，不可以为工矣。

【校注】

①发蒙解惑　发蒙，启发蒙昧。《易·蒙》：“初六，发蒙，利用刑人。”孔颖达疏：“以能发去其蒙也。”汉代枚乘《七发》：“发蒙解惑，不足以言也。”发蒙解惑，即启发蒙昧，解释疑惑。

②上帝　远古的帝王。王冰：“上帝，谓上古帝君也。”

③先师　前辈老师。《礼记·文王世子》：“凡学，春官释奠于其先师，秋冬亦如之。”郑玄注：“《周礼》曰：‘凡有道者、有德者使教焉，死则以为乐祖，祭于瞽宗。’此之谓先师之类也。”孙希旦集解：“承先圣之所作以教于大学者，先师也，若伯夷、后夔是也。”王冰：“岐伯祖之师僦贷季，上古之理色脉者也。”

④遂　全部；完全；尽。《诗·商颂·长发》：“率履不越，遂视既发。”郑玄笺：“遂，犹徧也。”《礼记·曲礼上》：“有后入者，阖而勿遂。”陈浩集说：“遂，阖之尽也。嫌于拒后来者，故勿遂。”

⑤候　古代计时的单位。五天为一候。清代阮葵生《茶余客话·卷十三》：“五日一候，积六候而成月，岁则有七十二候。”

⑥主治　主，主宰；主持；掌管。《墨子·尚贤中》："今王公大人之君人民，主社稷，治国家，欲修保而勿失。"北齐颜之推《颜氏家训·治家》："妇主中馈，惟事酒食衣服之礼耳。"治，通"司"。主管；旺盛。《书·高宗肜日》："呜呼！王司敬民，罔非天胤，典祀无丰于昵。"孔传："王者主民。"《书·胤征》："俶扰天纪，遐弃厥司。"孔传："司，所主也。"《墨子·经说上》："治，吾事治矣。"本书《逆调论》："两阳相得，而阴气虚少，少水不能灭盛火，而阳独治。"主治，同义词连用。由主宰，主管。

⑦五运相袭　五运，古代据五行生克说推算出的王朝兴替的气运；金、木、水、火、土五星的运行；在中医学方面，将五行的运行生克学说来推算出五脏的兴衰，但是五行学说源于五星正常运行与异常变化。它是依据五星的运转与时间的配合来说明某年或某一季节的气候特征的，正常的推移变化是自然界的固有规律，本书《五运行大论》等篇有运气的详论。《东观汉记·光武纪》："自帝即位，按图谶，推五运，汉为火德，周苍汉赤，木生火，赤代苍。"《旧五代史·梁书·太祖纪》："是以三正互用，五运相生，前朝道消，中原政散，瞻乌莫定，失鹿难追。"本书《天元纪大论》："五运相袭而皆治之，终期之日，周而复始。"张隐庵集注："言五运之气，递相沿袭，而一岁皆为之主治。"相袭，因循；先后沿袭。汉代刘歆《移书让太常博士》："圣帝明王，累起相袭。"五运相袭，指木、火、土、金、水五星之气顺着时间的推移而循序相承，周而复始。

⑧期（ji）　周年。时间周而复始。此指一周年。《说文·禾部》引《虞书》："稘，三百有六旬。"今本《书·尧典》作"期，三百有六旬有六日"。孔传："帀四时曰期。"孔颖达疏："期，即帀也。"

⑨时立气布　立，确定。《后汉书·郎顗传》："恭陵火灾，主名未立。"李贤注："立犹定也。时考问延火者姓名未定也。"布，布施。《庄子·列御寇》："施于人而不忘，非天布也。"王先谦集解："施于人则欲勿忘，有心见德，非上天布施之大道。"时立气布，指确定一年之中的四时，以布施精气。

⑩年之所加　加，指一年中客气加临；"积气盈闰"的闰月。客气，它是在代表每年不同时序气候特征的主气之外，是另一种不固定的气候因素，客气的出现，也与时间有着固定的关系，因而可以依据一定时序的纪年干支加以推算。每年当中，各有风、寒、暑、湿、燥、火六气加临之期，以此来构成当年气候变化的重要因素，这就是五运六气学说中的客气加临。因此，

客气，是指外界非按时令而至，且侵袭人体之风、寒、暑、湿、燥、火，此六气加临对人体危害较重。本书《天元纪大论》等篇有详论。六气加临，在《灵枢经》称之为“邪气”，或“邪风”。

【原文】

帝曰：五运之始[①]，如环无端，其太过、不及[①]何如？岐伯曰：五气更立[②]，各有所胜，盛虚之变，此其常也。帝曰：平气[③]何如？岐伯曰：无过[④]者也。帝曰：太过、不及奈何？岐伯曰：在经有也[⑤]。

帝曰：何谓所胜？岐伯曰：春胜长夏，长夏胜冬，冬胜夏，夏胜秋，秋胜春。所谓得五行时之胜，各以气命其脏。

帝曰：何以知其胜？岐伯曰：求其至[⑥]也，皆归始春[⑦]，未至而至，此谓太过，则薄所不胜[⑧]，而乘所胜[⑨]也，命曰气淫[⑩]。不分邪僻内生，工不能禁[⑪]。至而不至，此谓不及，则所胜妄行，而所生受病，所不胜薄之也，命曰气迫[⑫]。所谓求其至者，气至之时也。谨候其时，气可与期[⑬]，失时反候，五治不分[⑭]，邪僻内生，工不能禁也。

帝曰：有不袭乎？岐伯曰：苍天之气，不得无常也。气之不袭，是谓非常，非常则变矣。帝曰：非常而变奈何？岐伯曰：变至则病，所胜则微，所不胜则甚[⑮]，因而重感于邪，则死矣。故非其时则微，当其时则甚[⑯]也。

帝曰：善。余闻气合而有形[⑰]，因变以正名[⑱]。天地之运，阴阳之化，其于万物，孰少孰多？可得闻乎？岐伯曰：悉哉问也，天至广不可度[⑲]，地至大不可量[⑲]，大神灵问[⑲]，请陈其方[⑳]。草生五色，五色之变，不可胜视，草生五味，五味之美，不可胜极，嗜欲不同，各有所通。天食人以五气[㉑]，地食人以五味。五气入鼻，藏[㉑]于心肺，上使五色修[㉑]明，音声能彰。五味入口，藏于肠胃，味有所藏，以养五气[22]，气合而生，津液相成，神乃自生。

【校注】

①始……太过、不及　始，滋生。《礼记·檀弓下》："君子念始之者也。"郑玄注："始，犹生也。"太过、不及，即五运值年时，其气过盛者为太过；其气不足者为不及。详见本书《五常政大论篇》。

②五气更立　指木、火、土、金、水五星运行之气兴盛更迭。

③平气　其气无太过、无不及者为平气。详见本书《五常政大论篇》。

④无过　过，过失。《类经·二十三卷·第二》注："过，过失之谓，凡太过不及皆为过也。"无过，没有过失。

⑤在经有也　经，对典范著作及宗教典籍的尊称如《十三经》、佛经等；指记述某一事物、技艺的权威性专书。如《山海经》、《本草经》、《茶经》等。南朝梁国刘勰《文心雕龙·论说》："圣哲彝训曰经，述经叙理曰论。"新校正云："详王注言《玉机真脏论》已具，按本篇言脉之太过不及，即不论运气之太过不及与平气，当云《气交变大论》、《五常政大论》篇已具言也。"在经有也，即在经典的著作中有论述。

⑥至　《类经·二十三卷·第二》："至，气至也，如春则暖气至，夏则热气至者是也。"

⑦始春　王冰："始春，谓立春之日也。"《类经·二十三卷·第二》："始春者，谓立春之日。……一曰：在春前十五日，当大寒节，为初气之始，亦是。"

⑧薄所不胜　薄：侵犯。《诗·小雅·出车》："赫赫南仲，薄伐西戎。"《晋书·孙楚传》："宣王薄伐，猛锐长驱，师次辽阳，而城池不守。"不胜，制伏不住；敌不住；无法承担；承受不了。《管子·正世》："暴人不胜，邪乱不止，则君人者势伤而威日衰。"《史记·高祖本纪》："九江王布与龙且战，不胜，与随何闲行归汉。"《管子·入国》："子有幼弱不胜养为累者。"尹知章注："胜，堪也。谓不堪自养，故为累。"所不胜，克我者为所不胜，我克者为所胜。以木为例，金克木，故金是木所不胜者，木克土，故土为木的所胜者。

⑨乘所胜　乘，欺凌；侵犯；欺侮。《汉书·礼乐志》："世衰民散，小人乘君子。"颜师古注："乘，陵也。"乘所胜，即欺凌所克的行。

⑩气淫　淫，过度，无节制。《书·大禹谟》："罔游于逸，罔淫于乐。"孔传："淫，过也。"《左传·襄公二十八年》："岁在星纪，而淫于玄枵。"杜预注："明年，乃当在玄枵。今已在玄枵，淫行失次。"本书《四时逆从论》："凡此四时刺者，大逆之病，不可不从也。反之，则生乱气，相淫病焉。"王冰："淫，不次也。不次而行，如浸淫相染而生病也。"气淫，指气运（节候，时令气候）征象过度，以"未至而至"为标志。

⑪不分邪僻内生，工不能禁　王冰："此上十字，文义不伦，应古人错简，次后'五治'下，乃其义也。今朱书之。"当据删。

⑫气迫　指气运（节候，时令气候）受压制而窘迫。

⑬气可与期　气候的特征可以随着五星运行来预期。

⑭不分　不料。唐代陈陶《水调词·之二》："容华不分随年去，独有妆楼明镜知。"

⑮变至则病，所胜则微，所不胜则甚　张志聪："变常之气至（变，指不循常道而引起的灾害），则为民病矣。如春木主时，其变为骤注，是主气为风木，变气为湿土，变气为主气之所胜，而民病则微，如变为肃杀，是主气为风本，变气为燥金，变气为主气之所不胜，而民病则甚。"

⑯非其时则微，当其时则甚　张志聪："变易之气至，非其克我之时，为病则微，当其克我之时，为病则甚。"

⑰形　形征，征象。

⑱正名　辨正名称、名分，使名实相符。《管子·正第》："守慎正名，伪诈自止。"《国语·晋语四》："举善援能，官方定物，正名育类。"韦昭注："正上下服位之名。"《旧唐书·韦凑传》："师古之道，必也正名，名之与实，故当相副。"

⑲度、量、大神灵问　度，计量长短的标准；丈量；计算。《书·舜典》："同律、度、量、衡。"《汉书·律历志上》："度者，分、寸、尺、丈、引也。"《孟子·梁惠王上》："度，然后知长短。"《新唐书·辛替否传》："今计仓廪，度府库，百僚共给，万事用度，臣恐不能卒岁。"量，计量物体多少的容器。《书·舜典》："协时月正日，同律度量衡。"陆德明释文："量，力尚反，斗、斛也。"神灵，圣明。南朝梁国刘勰《文心雕龙·封禅》："昔黄帝神灵，克膺鸿瑞，勒功乔岳，铸鼎荆山。"王冰："大神灵问，赞圣深明。"

⑳请陈其方　方，道理。《易·恒》："君子以立不易方。"孔颖达疏：

“方，犹道也。”请陈其方，王冰：“举大说凡，粗言纲纪，故曰请陈其方。”

㉑天食（si）人以五气、藏、修 食，《集韵》祥吏切，去志，邪。拿东西给人吃；供养。《诗·小雅·绵蛮》：“饮之食之，教之诲之。”《墨子·非攻中》：“故孝子不以食其亲，忠臣不以食其君。”《诗·豳风·七月》：“九月叔苴，采荼薪樗，食我农夫。”五气，五脏之气，气，指脏腑的功能活动；五之气，此指五星之气。《周礼·天官·疾医》：“以五气、五声、五色视其死生。”郑玄注：“五气，五脏所出气也。肺气热，心气次之，肝气凉，脾气温，肾气寒。”《鹖冠子·度万》：“五气失端，四时不成。”《史记·五帝本纪》：“轩辕乃修德振兵，治五气，蓺五种，抚万民，度四方。”裴骃集解引王肃曰：“五行之气。”详此段讲五运，故天食人以五气，即天供养人五星之精气。藏，深入。参见《五脏别论篇》中之注。修，善；美好。汉代张衡《思玄赋》：“伊中情之信修兮，慕古人之贞节。”《楚辞·招魂》：“姱容修态，絚洞房些。”，

㉒以养五气 来畜养五星所到五脏之气。

【按语】

关于“变至则病”之“变”，表面是变化的意思，是正常变化？还是异常变化？此实质指的是灾异，是异常的自然现象。《礼记·曾子问》：“及堩，日有食之，老聃曰：‘丘，止柩。’就道右，止哭以听变。”陈浩集说：“听变，听日食之变动也。”《汉书·五行志中之下》：“灾异俞甚，天变成形。”本书运气七篇很多处有类似表述。

五脏用五行而代称，不是凭空产生的，是因：“得五行时之胜，各以气命其脏。”如木星旺则肝气旺，金星旺则肺气旺，因其得时之胜，故用其而命名之代称，即木，肝也，金，肺也。余类推。

关于“草生五色”，“草生五味”的讨论。《金匮真言论篇》云：“东方，青色……其味酸，其类草木。”《玉机真藏论篇》：“东方，木也。”实事上方位之东方非上仅有青色，也不仅东方之木有酸味，因此“东方，木”皆代指木星，余类推，故“草生五色，草生五味”，皆得五星之气而成，那么天食植物以五气，而使之有

五色、五味，因而“天食人以五气，地食人以五味”。

如果将“东方，木”理为方位之东方，五材之草木，必失《内经》原义，导致矛盾百出。

重感，王冰在《气交变大论篇》注：“谓年气已不及，天气现克杀之气。”根据上下文义，当为使所胜之脏病轻，使所不胜之脏病重，以“当其时重，非其时轻。”与两感异，两感，指表里两经同时受邪。

【原文】

帝曰：脏象[①]何如？岐伯曰：心者，生之本[②]，神之处[③]也，其华在面，其充在[④]血脉，为阳中之太阳，通于夏气。肺者，气之本，魄之处也，其华在毛，其充在皮，为阳中之太阴，通于秋气。肾者，主蛰，封藏[⑤]之本，精之处也，其华[⑥]在发，其充在骨，为阴中之少阴，通于冬气。肝者，罢极之本[⑦]，魂之居也，其华在爪，其充在筋，以生血气，其味酸，其色苍，此为阳中之少阳，通于春气。脾、胃、大肠、小肠、三焦、膀胱者，仓廪之本，营之居[⑧]也，名曰器[⑨]，能化糟粕，转味而入出者也。其华在唇四白[⑩]，其充在肌，其味甘，其色黄，此至阴之类，通于土气[⑪]。凡十一脏，取决于胆[⑫]也。故人迎一盛[⑬]，病在少阳，二盛病在太阳，三盛病在阳明，四盛已[⑭]上为格阳[⑭]。寸口[⑮]一盛，病在厥阴，二盛病在少阴，三盛病在太阴，四盛已上为关阴[⑯]。人迎与寸口俱盛四倍以上为关格[⑰]，关格之脉羸[⑱]，不能极于天地之精气，则死矣。

【校注】

①脏象　象，象征；故《易·系辞下》：“是故易者，象也。象也者，像也。”张载《正蒙·乾称下》：“凡象皆气也”。故王冰：“象，谓所见于外，可阅者也。”脏象，即脏气。此指内脏生理功能表现于外的征象之精气。当有病时，则人体脏腑发生病态变化时反映于外的征象。据此作为判断与否。

②生之本　生命之根本。高士宗："心为身之主，故为生之本。"

③神之处　处，原作"变"。新校正云："详，'神之变'，全元起本并《太素》作'神之处'。"《五行大义·卷三·第四》引《素问》文，作"神之所处"。依文例，今据改。处：所居的处所；藏。《世说新语》："出则为小草，处则为远志。"

④充在　充，扩大。《孟子·公孙丑上》："苟能充之，足以保四海。"在，介词。表示动作、行为进行的处所、时间、范围或事物存在的位置，有时表示与事物的性质、状态有关的方面。《书·洛诰》："在十有二月，惟周公诞保文武受命。"《史记·十二诸侯年表》："齐、晋、秦、楚其在成周微甚，封或百里或五十里。晋代陶潜《饮酒》诗之一："衰荣无定在，彼此更共之。"

⑤蛰（zhe）封藏之本　蛰，虫类潜藏；藏伏于土中。《易·系辞下》："龙蛇之蛰，以存身也。"虞翻注："蛰，潜藏也。"晋代干宝《搜神记·卷十二》："虫土闭而蛰，鱼渊潜而处。"封藏，封闭收藏。《史记·封禅书》："其礼颇采太祝之祀雍上帝所用，而封藏皆秘之，世不得而记也。"蛰封藏之本，即肾气是藏伏封闭收藏之本。

⑥华　光采（光亮而华丽）。引申为"光泽。"《礼记·乐记》："乐者，德之华也。"孔颖达疏："乐者，德之华也者，德在于内，乐在于外，乐所以发扬其德，故乐为德之光华也。"

⑦罢（pi）极之本　罢极，历代注释不一。每个词的正确解释，都不能离开声音这个线索来推源，但是声同或韵同，不一定是真确的解释，"罢"确实有"疲"、"罴"的书证，而此段说的是四脏的生理功能，唯肝说的是病理，因此不符合文例，不符合文例的解释，必然是错误的推源，其结果必然是错误的，那么"罢极"是什么呢？罢，繁体作"罷。"读作 pi，通"副（pi）"、"伏（pi）"。副的繁体作"疈"。《诗·大雅·生民》："不拆不副，无灾无害。"陆德明释文："副，孚逼反，《说文》云：分也。《字林》云：判也。"《礼记·曲礼上》：，副之，巾以绨。"郑玄注："副，析也。"《周礼·春官·大宗伯》"以副辜祭四方百物"。汉代郑玄注："故书疈为罢，疈，疈牲胸也。郑司农云：'罢辜，披磔牲以祭。'"《山海经·中山经》："其祠泰逢、薰池、武罗，皆一牡羊，副。"汪绂释："疈同。音劈。"郭璞注"副，破羊骨磔之以祭也。"唐代王维《酬诸公见过》诗："箪食伊何？疈瓜抓枣。"伏，是伏祠，即《周礼》的副辜祀。伏祠，即伏日祭祀名。《汉书·郊祀志上》："秦德公立，卜居

雍……用三百牢于鄜畤，作伏祠。”周用羊祭祀，秦汉用狗祭祀。今湖北蕲春方言谓宰杀牲畜叫伏，如“伏猪”，“伏鸡。”《汉书·息夫躬传上》疏：“其有犬马之决者，仰药而伏刃，虽加夷灭亡诛，何益祸败之至哉!”、“手无伏鸡之力、”“虫得酸则伏。”据此，伏，即副的借字。极，本义是屋脊的栋梁。《庄子·则阳》：“孔子之楚，舍于蚁丘之浆。其邻有夫妻臣妾登极者。”陆德明释文：“司马云：极，屋栋也。”引申为“中，中正的准则。”《诗·商颂·殷武》：“翼，四方之极。”郑玄笺：“极，中也。商邑之礼俗翼然可则效，乃四方之中正也。”既然罢通“副、伏，”而《说文》：“副，判也。从刀，畐声。”那么“罢极”即“副极”，副，由“剖分”引申为“分析”，极，引申为“中正”，因此“罢极”，即正确分析。恰恰与《灵兰秘典论篇》的“将军之官，谋虑出焉”的功能而合。罢极之本，即正确分析判断的根本。

⑧营之居也　营，环绕而居；四围垒土而居；围绕。《说文·宫部》：“营，帀居也。”段玉裁注：“帀居，谓围绕而居。如帀营曰闤，军垒曰营，皆是也。”桂馥义证：“营谓周垣。”《孟子·滕文公下》：“当尧之时，水逆行，氾滥于中国，蛇龙居之。民无所定，下者为巢，上者为营窟。”焦循正义：“按《说文·宫部》云：营，匝居也。凡市闤、军垒，周帀相连皆曰营。此‘营窟’当是相连为窟穴。”居，住所，住宅。《书·盘庚上》：“各长于厥居，勉出乃力。”孔颖达疏：“各思长久于其居处。”《后汉书·逸民传·台佟》：“（台佟）隐于武安山，凿穴为居，采药自业。”营之居也，即像营一样的处所。

⑨器　器具；器皿。脾、胃、大肠、小肠、三焦、膀胱诸脏器，盛贮食物、水液及待排泄的食物糟粕、尿液等，故把它们比喻为盛固体、液体的器皿。

⑩唇四白　正常的口唇是红色的，其四周相对为白色，故唇四白，即口唇四旁的白肉。

⑪通于土气　（土气）金、木、水、火、土五星之气之一。即太阴湿土生化之气。汉代董仲舒《春秋繁露·五行五事》：“雷者，土气也，其音宫也，故应之以雷。”《汉书·五行志下之上》：“凡思心伤者病土气，土气病则金木水火沴之。”通于土气，即脾连通到土星之气。

⑫凡十一脏，取决于胆　取决，由某人、某方面或某种情况决定；求得判断。《梁书·陶弘景传》：“虽在朱门，闭影不交外物，唯以披阅为务，朝仪

故事，多取决焉。”宋代王安石《谢手诏索文字表》：“然后上尘于聪览，且复取决于圣裁。”取，求。汉代张衡《西京赋》：“列爵十四，竞媚取荣。盛衰无常，唯爱所丁。”决，分辨；判断。《礼记·曲礼上》：“失礼者，所以定亲疏，决嫌疑，别同异，明是非也。”《类经·三卷·第二》：“五脏者，藏精气而不泻，故五脏皆内实；六腑者，主化物而不藏，故六腑皆中虚。惟胆以中虚，故属于腑，然藏而不泻，又类乎脏。故居少阳为半表半里之经，亦曰中正之官，又曰奇恒之腑，所以能通达阴阳，而十一脏皆取乎此也。然东垣曰：胆者少阳春升之气，春气升则万化安，故胆气春升，则余脏从之，所以十一脏皆取决于胆。”张说也难以说服人，因胆不是十二脏腑的主宰者，故其难以“取决”。凡十一脏，取决于胆，即总的来讲，十一脏腑的职能正常与否由胆来判断。

⑬一盛　盛，通“成。”《易·说卦》：“终万物，始万物者，莫盛乎艮。”王引之《经义述闻·周易下》：“盛当读成就之‘成’。‘莫盛乎艮’，言无如艮之成就者。”《荀子·王霸》：“君者，论一相，陈一法，明一指以兼覆之，兼照之，以观其盛者也。”杨倞注：“盛读为成，观其成功也。”王冰解释为“一盛者，谓人迎之脉大于寸口一倍也，余盛同法。”考虑王说不符合临床，脉搏大一二倍可以理解，但是要是大四倍的话，脉搏跳得高到了什么程度呀？据此就不符合临床，笔者考虑到是否为次数的倍数，其也不符合临床，要是按一分钟最低跳动 60 次来计算，四倍就是 240 次，恐怕也不符合临床事实，故笔者认为一盛就是大一成，但是目前尚无佐证，不敢妄定。

⑭已、格阳　已：同“以”。《孙子·作战》：“故车战，得车十乘已上，赏其先得者。”格阳：《类经·六卷·第二十二》“四盛已上者，以阳脉盛极而阴无以通，故曰格阳。”根据阴盛则阳病，阳盛则阴病，格阳，使阳气受到阻隔。

⑮人迎、寸口　人迎，颈部结喉两侧足阳明经所过脉动之处。寸口，腕部手太阴经所过脉动处。二者俱为古代切脉的部位。今只保留在寸口切脉。

⑯关阴　关，闭。关阴，即《类经·六卷·第二十二》“四盛已上者，以阴脉盛极而阳无以交，故曰关阴。”

⑰关格　《诸病源候论》：“关格则阴阳气否结，腹内胀满，气不行于大小肠，故关格而大小便不通也”。《医醇賸义》：“症见喉下作梗，继而食入呕吐，渐显溲溺难，粪如羊矢。”《寿世保元·卷五》：“溺溲不通，非细故也，

期朝不通，便令人呕，名曰关格。”“丹溪曰：此症多死……格则吐逆，关则小便不通。”《伤寒论》：“大为实，在尺为关，在寸为格，关则不得小便，格则吐逆。”

⑱羸 新校正云：“详‘羸’当作‘赢’，脉盛四倍以上，非羸也，乃盛极也。古文，‘赢’与‘盈’通用。”“赢”通“羸。”《战国策·秦策一》：“（苏秦）羸縢履蹻，负书担橐。”羸，一本作“赢”。羸：通“儡”。丧败；损毁。《易·井》：“羸其瓶，凶。”高亨注：“此羸字疑借为儡……《说文》：‘儡，相败也。’败、毁，义相近，则儡可训毁，儡其瓶谓毁其瓮也。”《淮南子·修务训》：“今剑或绝侧羸文、啮缺卷铤，而称以顷襄之剑，则贵人争带之。”高诱注：“绝无侧，羸无文。”此指脉已成坏脉，

五脏生成[①]篇第十

新校正云：详按全元起本在第九卷。按此篇云《五脏生成篇》而不云论者，盖此篇直记五脏生成之事。而无问答论议之辞，故不云论，后不言论者，义皆仿此。

【校注】

①生成 养育。《晋书·应詹传》：“既受詹生成之惠。”此指面之五色受五脏之气所养育，五味又养育五脏之气。

【原文】

心之合[①]脉也，其荣色[②]也，其主[③]肾也。肺之合皮也，其荣毛也，其主心也。肝之合筋也，其荣爪也，其主肺也。脾之合肉也，其荣唇也，其主肝也。肾之合骨也，其荣发也，其主脾也。是故多食咸，则脉凝泣[④]而变色；多食苦，则皮槁而毛拔[⑤]；多食辛，则筋而急爪枯；多食酸，则肉胝䐢[⑥]而唇揭[⑦]；多食甘，则骨痛而发落，此五味之所伤也。故心欲[⑧]苦，肺欲辛，肝欲酸，脾欲甘，肾欲咸，此五味之所合也。五脏之气，

故色见青如草兹[⑨]者死，黄如枳实[⑩]者死，黑如炲[⑪]者死，赤如衃血[⑫]者死，白如枯骨者死，此五色之见死也。青如翠[⑬]羽者生，赤如鸡冠者生，黄如蟹腹[⑭]者生，白如豕膏[⑮]者生，黑如乌[⑯]羽者生，此五色之见生也。生于心，如以缟[⑰]裹朱[⑱]；生于肺，如以缟裹红[⑲]；生于肝，如以缟裹绀[⑳]；生于脾，如以缟裹栝楼实[㉑]；生于肾，如以缟裹紫[㉒]，此五脏所生之外荣也。色味当[㉓]五脏：白当肺、辛；赤当心、苦；青当肝、酸；黄当脾、甘；黑当肾、咸。故白当皮，赤当脉，青当筋，黄当肉，黑当骨。

【校注】

①合　联合；对应互协。此指后者。《战国策·秦策二》："楚王不听，遂举兵伐秦。秦与齐合，韩氏从之。"《汉书·晁错传》："夫卑身以事强，小国之形也；合小以攻大，敌国之形也。"颜师古注："彼我力均，不能相胜，则须连结外援共制之也。"汉代董仲舒《春秋繁露·基义》："凡物必有合。合，必有上，必有下，必有左，必有右……此皆其合也。"《淮南子·时则训》："六合：孟春与孟秋为合；仲春与仲秋为合；季春与季秋为合……"

②荣色　美好的气色。俗称"气色好"。本篇其下："此五藏所生之外荣也。"王冰注："荣，美色也。"

③主　主宰；掌管。此引申为"制约。"《墨子·尚贤中》："今王公大人之君人民，主社稷，治国家，欲修保而勿失。"

④凝泣（sè）　泣，《字汇补》色入切。马莳："泣，涩同。"明代焦竑《焦氏笔乘·古字有通用假借用》："《素问》'脉泣而血虚'，又云'寒气入经而稽迟，泣而不行'，又云'多食咸则脉凝泣而变色'。泣读为'涩'，泣、涩古通用。"凝泣，即凝涩。

⑤拔　脱离。此引申为"掉；脱落。"《梁书·王亮传》："义师至新林，内外百僚皆道迎，其不能拔者，亦间路送诚款。"

⑥肉胝䐢（zhi zhou）　肉，皮肉（肉之外皮）。《史记·廉颇蔺相如传》："廉颇闻之，肉袒负荆。"胝，本义是手脚掌上的厚皮，俗称茧子。茧子之处皮肤粗糙。故此指肉皮粗厚。䐢，皱纹。《集韵·遇韵》："䐢，皱也。"肉胝

腘，即肉皮像茧子粗厚而起纹路。

⑦唇揭　唇向上翻。《战国策·韩策二》："唇揭者其齿寒。"

⑧欲　爱好；喜爱。《左传·成公二年》："余虽欲于巩伯，其敢废旧典以忝叔父？"王引之《经义述闻·左传中》："欲，犹好也。言余虽爱好巩伯，不敢废旧典而以献捷之礼相待也。古者'欲'与'好'同义。"

⑨草兹　兹，蓐。《尔雅·释器》："蓐谓之兹。"蓐，草席。草兹，即色青而暗的草席。

⑩枳实　常绿灌木枳的果实，可入药，其色黑黄无光泽。

⑪炲（tai）　火烟凝积成的黑灰。《吕氏春秋·任数》："向者煤炱入甑中，弃食不祥，回（颜回）攫而饮之。"高诱注："煤炱，烟尘也。"本书《风论篇》："肾风之状……其色炲。"王冰："炲，黑色也。"

⑫衃（pei）血　凝血；此指瘀血。《说文》："衃，凝血也。"《灵枢经·水胀第五十七》："恶血当泻不泻，衃以留止。"王冰："败恶凝聚之血色赤黑也。"

⑬翠　鸟名，翠鸟，即翡翠鸟；翠鸟的羽毛。翡翠鸟，其头大，体小，嘴强而直。羽毛以翠绿色为主。生活在水边，吃鱼虾等。《文选·宋玉〈高唐赋〉》："霓为旌，翠为盖。"吕延济注："翠羽为盖。"《异物志》云：翠鸟形如燕，赤而雄曰翡，青而雌曰翠。"

⑭蟹腹　腹，比喻物体内部或表面的中心部位。《楚辞·天问》："夜光何德，死则又育？厥利维何，而顾菟在腹？"南朝梁吴均《登二妃庙》诗："折菌巫山下，采荇洞庭腹。"蟹腹，指蟹黄，即雌蟹腹内的卵块，其色鲜黄嫩泽。

⑮豕膏　豕，猪。豕膏，即猪的脂肪俗称板油，或称厢板子油，其色白而明润。

⑯乌羽　乌鸦的羽毛，其色黑而光润。

⑰缟（gao）　细白的生绢；此指白色。王冰："缟，白色。"《礼记·王制》："殷人哻而祭，缟衣而养老。"孔颖达疏："缟，白色生绢。亦名为素。"

⑱朱　像朱砂的颜色。即朱红。比较鲜艳的红色。宋代苏轼《与滕达道书·之八》："许为置朱红累子，不知曾令作否？"

⑲红　古代指浅红色，今指粉红颜色、桃红色。《说文》："红，帛赤白色。"《论语·乡党》："君子不以绀、緅饰，红、紫不以为亵服。"《楚辞·招

魂》："红壁沙版，玄玉梁些。"王逸注："红，赤白也。"

⑳绀　微呈红色的深青色（深青透红之色）。《说文》："绀，帛深青扬赤色。"段玉裁："祠今之天青，亦谓之红青。"

㉑栝楼实　即栝蒌实。为多年生葫芦科植物栝蒌的果实，色正黄，可入药。

㉒紫　蓝和红合成的颜色。其较绀为深，黑红色。《说文》："紫，帛青赤色。"段玉裁："青，当作黑。"《论语·阳货》："恶紫之夺朱也。"何晏集解："朱，正色；紫，间色之好者。"

㉓当　相应；一致。《吕氏春秋》贵信："寒暑四时当矣。"高诱注："当，犹应也。"

【原文】

诸脉者，皆属于目[①]，诸髓者，皆属于脑，诸筋者，皆属于节，诸血[②]者，皆属于心，诸气者，皆属于肺，此四支八溪之朝夕也[③]。故人卧，血归于肝，肝受[④]血而能视，足受血而能步，掌受血而能握，指受血而能摄。卧出而风吹之，血凝于肤者为痹[⑤]，凝于脉者为泣[⑥]，凝于足者为厥[⑦]，此三者，血行而不得反其空[⑧]，故为痹厥也。人有大谷十二分[⑨]，小溪[⑩]三百五十四名，少十二俞[⑪]。此皆卫气之所留止，邪气之所客也，针石缘[⑫]而去之。诊病之始，五决为纪[⑬]，欲知其始，先建其母[⑭]。所谓五决者，五脉[⑮]也。是以头痛巅[⑯]疾，下虚上实，过[⑰]在足少阴、巨阳，甚则入肾，徇蒙招尤，目冥[⑱]耳聋；下实上虚，过在足少阳、厥阴，甚则入肝，腹满䐜胀，支鬲胠胁[⑲]；下厥上冒，过在足太阴、阳明；咳嗽上气，厥[⑳]在胸中；过在手阳明、太阴；心烦头痛，病在鬲中，过在手巨阳、少阴。

夫脉之小、大、滑、涩、浮沉，可以指别；五脏之象，可以类推；五脏相音[㉑]可以意识[㉒]；五色微诊[㉓]，可以目察。能合脉色，可以万全[24]。赤，脉之至[25]也，喘[26]而坚，诊曰有积气在中[27]，时害于食，名曰心痹，得之外疾[28]，思虑而心虚，故邪从之。白，脉之至也，喘而浮，上虚下实，惊，有积气在胸中，喘而虚，名曰肺痹，寒热。得之醉而使内[29]也。青，脉之至也，长而左右弹[30]，有积气在心下支胠，名曰肝痹，得之寒湿，与疝同法，腰痛，足清，头痛。黄，脉之至也，大而虚，有积气在腹中，有厥气，名曰厥疝，女子同法，得之疾，使四支汗出当风。黑，脉之至也，上坚而大[31]，有积气在小腹与阴[32]，名曰肾痹，得之沐浴清[33]水而卧。凡相五色之奇脉[34]，面黄目青，面黄目赤，面黄目白，面黄目黑者，皆不死也。面青目赤，面赤目白，面青目黑，面黑目白，面赤目青，皆死也。

【校注】

①诸脉者。皆属于目　属，聚集；会合；或为“牵连”。《周礼·秋官·大行人》：“属象胥，谕言语，协辞命。”郑玄注：“属犹聚也。”《孟子·梁惠王下》：“乃属其耆老而告之。”赵岐注：“属，会也。”《灵枢·口问》：“目者宗脉之所聚也。”据此，目为宗脉聚会之处。诸脉者，皆属于目，即众多的经脉牵连到眼睛。

②诸髓者，皆属于脑……血　属，联接；或为“牵连”。汉代王充《论衡·说日》：“临大泽之滨，望四边之地与天属，其实不属，远若属矣。”诸髓者，皆属于脑，《类经·八卷·第二十一》：“脑为髓海，故诸髓皆属之。”血，血液；血脉。

③四支八溪之朝夕也　支，通“肢。”八溪：本指苑囿中的大小池沼。此借喻人体大关节的肘、腋、胯、腘关节弯曲凹陷的地方。《文选·张衡〈东京赋〉》：“濯龙芳林，九谷八溪。”薛综注：“九谷、八溪，养鱼池。”南朝梁国萧统《讲解将毕赋三十韵诗依次用》：“珠华荫八溪，玉流通九谷。”《类经·八卷·第二十一》：“八溪者，手有肘与腋，足有胯与腘也，此四肢之关节，故称为溪。”朝夕，即潮汐。朝，通“潮”；夕，通“汐”。潮，早上的潮水。汐，晚上的潮水。汉代袁康《越绝书·外传记吴地传》：“吴古故祠江汉于棠浦东，江南为方墙，以利朝夕水。”《类经·八卷·第二十一》：“朝夕者，

言人之诸脉、髓、筋、血、气无不由此出入，而朝夕运行不离也。邪客篇曰：‘人有八虚，皆机关之室，真气之所过，血络之所游’，即此之谓。一曰：朝夕，即潮汐之义，言人身气血往来，如海潮之消长。”外海潮波沿江河上溯，使江河下游发生潮汐。早曰潮，晚曰汐。四支八溪之朝夕也，即在四肢有八个像水池样的溪，他们在早晨血盛，傍晚血少。

④受　得到；得。南朝梁国沈约《难范缜神灭论》：“刀则唯刃独利，非刃则不受利名。”北魏郦道元《水经注·淄水》：“（淄水）东迳巨淀县故城南……县东南则巨淀湖，盖以水受名也。”

⑤痹　通“闭”。张志聪：“痹，闭也”。《释名·释疾病》：“疼，痹也，气疼疼然也。”此指痹证。本书《痹论》：“黄帝问曰：‘痹之安生？’岐伯对曰：‘风、寒、湿三气杂至，合而为痹也。’”本书《痹论》：“痹或痛，或不痛，或不仁……有寒，故痛也，其不痛不仁者，病久入深，荣卫之行涩，经络时疏，故不痛，皮肤不营，故为不仁也”。《灵枢·寿夭刚柔》：“寒痹之为病也，留而不去，时痛而皮不仁”。本书《长刺节论》：“病在筋，筋挛节痛，不可以行，名曰筋痹。”本书《痹论》：“痹……在于筋则屈不伸”。

⑥泣（sè）　《字汇补》色入切。明代焦竑《焦氏笔乘·古字有通用假借用》：“《素问》‘脉泣而血虚’，又云‘寒气入经而稽迟，泣而不行’，又云‘多食咸则脉凝泣而变色’。泣读为‘涩’，泣、涩古通用。”

⑦厥　瘸。《正字通》：“瘚，通作厥。”厥，即瘸。《说文·足部》：“蹶，僵也，从足厥声。一曰跳也。亦读曰橛。蹶、蹶或从阙”。孙诒让闲诂：“阙，即厥字。”据此，阙，即厥，蹶的通假字。《灵枢·本输》：“痿厥者，张而刺之，可令立快也。”

⑧反其空　反，还，回归。通“返”。汉代贾谊《过秦论中》：“虚囹圄而免刑戮，去收孥污秽之罪，使各反其乡里。”空，同“孔”，洞。此指血气循行之脉的空间。《周礼·考工记·函人》：“凡察革之道，视其钻空，欲其惌也。”陆德明释文：“空，音孔，又如字。”《史记·五帝本纪》：“舜穿井为匿空旁出。”司马贞索隐：“空，音孔。”

⑨大谷十二分　《类经·八卷·第二十一》：“大谷者，言关节之最大者也。节之大者无如四肢，在手者，肩、肘、腕；在足者，髁、膝、腕各有三节，是为十二分。分，处也。《素问·气穴论》云：‘肉之大会为谷，肉之小会为溪，肉分之间，溪谷之会，以行荣卫，以会大气。’是溪谷虽以小大言，

而为气血之会则一，故可以互言也，上文单言之，故止云八溪；此节与下文小溪三百五十四名相对为言，故云大谷也。”大谷，泛指山谷之大者。此指“大经脉”。《诗·大雅·桑柔》：“大风有隧，有空大谷。”分，地分；地域；分野。唐代贾岛《晚晴见终南诸峰》诗：“秦分积多峰，连巴势不穷。”《汉书·地理志下》：“自柳三度至张十二度，谓之鹑火之次，周之分也。”清代周树槐《宋景公论》：“宋景公之时，荧惑守心。心，宋分也。公忧之。”大谷十二分，大经脉有十二个地域。

⑩溪 山间小河沟。此借喻谓小络脉。汉代司马相如《上林赋》：“振溪通谷，蹇产沟渎。”

⑪十二俞 指十二脏腑在背部的俞穴，即心俞、肝俞等十二穴。

⑫缘 循；顺。《管子·侈靡》：“故缘地之利，承从天之指。”尹知章注：“缘，顺也。”

⑬始，五决为纪 始，根本；生。《国语·晋语二》：“坚树在始。”韦昭注：“始，根本也。”决，冲破堤岸；堤岸溃破；堤岸溃破之处，决口。引申为破败。《汉书·沟洫志》：“孝武元光中，河决于瓠子。”《史记·河渠书》：“天子乃使汲仁、郭昌发卒数万人塞瓠子决。”北魏郦道元《水经注·沔水二》：“襄阳太守胡烈有惠化，补塞堤决，民赖其利。”纪，灾祸；纲纪。《谷梁传·庄公二十二年》：“灾，纪也；失，故也。”五决为纪，五条河流溃破，就成为灾害。此借喻五脏之脉如河流有溃破之象。

⑭母 模仿；标准。类似参照物。西医叫做模型。《礼记·内则》：“煎醢加于黍食上，沃之以膏，曰淳母。”郑玄注：“母，读曰模，模，象也，作此象淳熬。”

⑮五脉 脉，作动词。病脉。五脉，即五脏生病之经脉。

⑯巅 本义指山顶。借喻谓人的头顶。

⑰过 通“祸”。灾祸。借喻谓“灾病；疾病；病变。”《周礼·天官·太宰》：“八曰诛，以驭其过。”俞樾《群经平议·周官一》：“此‘过’字当读为‘祸’，古祸、过通用。《汉书·公孙宏传》：‘诸常与宏有隙，虽阳与善，后竟报其过。’《史记》作‘祸’是其证也。”

⑱徇蒙招尤，目冥 旬（xuan），《说文》：“旬，目摇也。从目，匀省声，眴、旬或从旬。”据此，旬，通眴。而旬，通“徇”。汉代扬雄《太玄·昆》：“谷失疏数，奚足旬也。”范望注：“旬，犹徇也。”可见“徇”即“眴”

的通假字。眴，目摇；目晕眩。汉代刘向《说苑·善说》："夫登高临危而目不眴而足不陵者，此工匠之勇悍也。"《广韵》："瞚、眴，并同瞬。"《楚辞·九章·怀沙》："眴兮杳杳，孔静幽默。"王逸注："眴，视貌也。"洪兴祖补注："眴，与'瞬'同。蒙，糊涂。《大戴礼记·少闲》："我闻子之言，始蒙矣。"卢辩注："自言蒙乱。"尤，同"犹"，犹，摇。唐代韩愈《祭十二郎文》："汝时尤小，当不复记忆。"《礼记·檀弓下》："咏斯犹，犹斯舞。"郑玄注："犹当为摇，声之误也。摇为身动摇也。秦人'犹''摇'声相近。"据此招尤，即招摇，摇动貌。《汉书·礼乐志》："饰玉梢以舞歌，体招摇若永望。"颜师古注："招摇，申动之貌……招，音韶。"冥，通"瞑"。闭上眼睛。《韩非子·外储说左上》："夫新砥砺杀矢，彀弩而射，虽冥而妄发，其端未尝不中秋毫也。"徇蒙招尤，目冥，即感到眩晕糊涂，物体摇动，使眼睛闭上。

⑲支鬲胠胁　支，阻塞。《庄子·天地》："且夫趣舍声色以柴其内，皮弁鹬冠搢笏绅修以约其外，内支盈于柴栅，外重纆缴，睆睆然在纆缴之中而自以为得。"成玄英疏："支，塞也。"鬲，通"膈。"横膈膜，在胸腔、腹腔之间。亦借指胸腹。《洪武正韵·陌韵》："膈，胸膈，心脾之间通作鬲。"胠，腋下；胁。本书《欬论》："肝欬之状，欬则两胁下痛，甚则不可以转，转则两胠下满。"王冰："胠，亦胁也"本书《玉机真脏论》王冰注："胠，谓腋下胁也。"《医宗金鉴·正骨心法要旨·胁肋》："其两侧自腋而下，至肋骨之尽处，统名曰胁。胁下小肋骨名曰季胁，俗名软肋。肋者，单条骨之谓也。统胁肋之总，又名曰胠。"支鬲胠胁，即阻塞膈肌、胁。

⑳厥　逆。此指逆气。《灵枢经·厥病》："厥心痛。"杨玄操注："诸经络皆属于心，若一经有病，其脉逆行，逆则乘心，乘心则心痛，故曰厥心痛。"

㉑五脏相音　相，古代劝勉劳动的歌曲；或劳动的号子；古代的一种乐器。此指乐器。《荀子·成相》："请成相，世之殃，愚闇愚闇堕贤良。"俞樾评议："盖古人于劳役之事，必为歌讴以相劝勉，亦举大木者呼邪许之比，其乐曲即谓之相。"《礼记·曲礼》："邻有丧，舂不相。"郑玄注"相，谓送杵声。"《正字通》："相，乐器。"音，指音乐的五音；音律。《礼记·乐记》："凡音之起，由人心生也。"郑玄注："宫、商、角、徵、羽杂比曰音。"《吕氏春秋·孟春纪》："其音角，律中太蔟。"《史记·律书》："武王伐纣，吹律听声，推孟春以至于季冬，杀气相并，而音尚宫。"五脏相音，即五脏就像乐器

能发音律。

㉒意识 意，内心。《玉台新咏·古诗〈为焦仲卿妻作〉》："吾意久怀忿，汝岂得自由。"识，认识；识别。《史记·刺客列传》："（豫让）行乞于市，其妻不识也。"

㉓微诊 微，细小。诊，症状；征象。同"证"，证，通"征。"本书《风论篇》："帝曰：五脏风之形状不同者何？愿闻其诊及其病能。"王冰注："诊，谓可言之证。"《大戴礼记·文王官人》："平心去私，慎用六证。"卢辩注："六证，六徵也。"《金匮要略·痰饮咳嗽》："肺饮不弦，但苦喘短气。"清代吴谦注："弦为诸饮之诊，然专主者肝也。"微诊，细微的征象。

㉔万全 万无一失；绝对安全。此指前者。《韩非子·饰邪》："悬衡而知平，设规而知圆，万全之道也。"《史记·黥布列传》："夫大王发兵而倍楚，项王必留；留数月，汉之取天下可以万全。"

㉕赤脉之至 赤，指面见红色。至，得当；恰当。《荀子·正论》："不知逆顺之理、小大至不至之变者也，未可与及天下之大理者也。"杨倞注："至不至，犹言当不当也。"脉之至，指面色红色和相得当的脉。

㉖喘 疑于义者，以声求之。《说文》："喘，疾息也。从口，耑声"。《广韵》在元部。《说文》："湍，疾濑也。从水，耑声。"《广韵》在元部。喘、湍叠韵，喘，当读为湍，喘，急促也。王冰："喘，谓脉至如卒喘状也"。

㉗中 指脏腑；心也指腹中。五中，即五内。

㉘疾 病害；害；伤害；疫疠。古人称为"贼"。《诗·大雅·瞻卬》："邦靡有定，士民其瘵。蟊贼蟊疾，靡有夷届。"孔颖达疏："其残酷于民，如蟊贼之虫病害于禾稼。"俞樾《群经平议·毛诗四》："贼也疾也，并犹害也。"《国语·鲁语上》："夫苦成叔（郤犨）家欲任两国（晋鲁），而无大德，其不存也，亡无日矣。譬之如疾，余恐易焉。"韦昭注："疾，疫疠也。"《史记·乐书》："天地之道，寒暑不时则疾，风雨不节则饥。"张守节正义："若寒暑不时，则民多疾疫也。"

㉙内 女色；性生活。《南史·曹景宗传》："景宗好内，妓妾至数百，穷极锦绣。"

㉚长而左右弹 弹，摇动；转动。《周礼·考工记·庐人》："凡兵，句兵欲无弹，刺兵欲无蜎。"林尹注："弹，先郑云：'弹谓掉也。'《说文》：'掉，摇也。'按弹，转动之意，若其刃偏转，则不能中矣。"长而左右弹，指

脉象长向两侧转动。《类经·六卷·第三十四》："言两手俱长而弦强也。弹，搏击之义。"

㉛上坚而大　上，王冰："谓寸口也。"《类经·六卷·第三十四》注："上，言尺之上，即尺外以候肾也。"从张说。上坚而大，即肾脉实而大。

㉜阴　男女生殖器。《史记·吕不韦列传》："（吕不韦）私求大阴人嫪毐以为舍人。"《汉书·广川王刘越传》："望卿走，自投井死。昭信出之，椓杙其阴中。"

㉝清　冷；凉。王冰："清，亦冷也。"

㉞相五色之奇脉　相，看，观察。《书·无逸》："相小人。"孔传："视小人不孝者。"奇脉，指稀有见到的脉。

五脏别论篇第十一

新校正云：按全元起本在第五卷。

【原文】

黄帝问曰：余闻方士[①]，或以脑髓为脏，或以肠胃为脏，或以为府，敢问更相反，皆自谓是，不知其道，愿闻其说。岐伯对曰：脑、髓、骨、脉、胆、女子胞[②]，此六者，地气之所生也，皆藏于阴而象[③]于地，故藏而不泻，名曰奇恒之府[④]。夫胃、大肠、小肠、三焦、膀胱，此五者，天气之所生也，其气象天，故泻而不藏，此受五藏浊气[⑤]，名曰传化之府，此不能久留，输泻者也。魄门亦为五藏使[⑥]，水谷不得久藏。所谓五藏者，藏精气而不泻也，故满而不能实[⑦]。六府者，传化物而不藏，故实而不能满也。所以然者，水谷入口，则胃实而肠虚，食下，则肠实而胃虚。故曰实而不满，满而不实也。

【校注】

①方士　方术之士，泛指从事医、卜、星、相类职业的人；古代自称能访

仙炼丹以求长生不老的人。《史记·封禅书》："驺衍以阴阳主运显于诸侯，而燕齐海上之方士传其术不能通。"《宣和遗事》前集："温州有方士林灵素……学道于赵升道，数载，善能妖术。"

②女子胞 今俗称子宫，又称胞宫。

③象 征象；气。

④奇恒之府 奇恒，高士宗："奇，异也；恒，常也。言异于常腑也。"本书《玉版论要篇》：黄帝问曰："余闻揆度奇恒所指不同，用之奈何？"岐伯对曰："揆度者，度病之深浅也。奇恒者，言奇病也……奇恒，事也，揆度，事也……孤为逆，虚为从，行奇恒之法，以太阴始。行所不胜曰逆，逆则死；行所胜曰从，从则活。"奇恒之府，即是异于一般的腑。

⑤受……浊气 受，既指接受，又指五脏的废物从六腑传导而排出体外；受，通授，指谷食之气由六腑上奉给五脏。浊气，本书《经脉别论》："食气入胃，浊气归心。"王冰注："浊气，谷气也。"张志聪注："受谷者浊，胃之食气，故曰浊气。"《医宗金鉴·张仲景〈伤寒论·太阴病〉》"发汗后，腹胀满者"集注引张锡驹注："浊气不降，清气不升，而胀满作矣。"

⑥魄门亦为五藏使 魄，通"粕"。《庄子·天道》："然则君之所读者，古人之糟魄已夫。"陆德明释文："一云糟烂为魄，本又作粕云。"《庄子·让王》："道之真以治身，其绪余以为国家，其土苴以治天下。"陆德明释文："司马云：土苴，如粪草也。李云：土苴，糟魄也，皆不真物也。"魄门，糟粕之门，俗称肛门。使，仆役。《广雅·释诂》："厮、徒、牧、圉、侍、御、仆、从、扈、养……使也。"魄门亦为五藏使，即肛门也是五脏的仆役，肛门受五脏的控制。

⑦满而不能实 满，饱满。实，填塞；滋补。此指填塞。《史记·五帝本纪》："瞽叟与象共下土实井。"司马贞索隐："亦作'填井'。"《金匮要略·脏腑经络》："夫治未病者，见肝之病，知肝传脾，当先实脾。"

【原文】

帝曰：气口[①]何以独为五脏主？岐伯曰：胃者，水谷之海，六府之大源[②]也。五味入口，藏于胃以养五藏气，气口，亦太阴也，是以五藏六府之气味，皆出[③]于胃，变见于气口，故五气入鼻，藏[④]于心肺，心肺有病，而鼻为之不利也。凡治病必察其下，适[⑤]其脉，观其志意[⑥]与其病也。拘于神鬼者，不可与言至德[⑦]，恶于针石者，不可与言至巧[⑧]。病不许治者，病必不治，治之无功矣。

【校注】

①气口　又称寸口、脉口太阴。王冰："气口，则寸口也，亦谓脉口。以寸口可候气之盛衰，故云气口，可以切脉之，故云脉口，皆同取于手鱼际之后，同身寸之一寸，是则寸口也。"

②大源　大，指排行第一。引申为总。北齐颜之推《颜氏家训·风操》："明公定是陶朱公大儿耳！"源，来源；根源。《荀子·富国》："百姓时和、事业得叙者货之源也，等赋府库者货之流也。"

③出　经过；穿过；产生。《公羊传·桓公十一年》："祭仲将往省于留，涂出于宋，宋人执之。"

④五气入鼻，藏　五气，五脏之气，气，指脏腑的功能活动；五行（星）之精气，谓寒、暑、燥、湿、风五气。此指后者《周礼·天官·疾医》："以五气、五声、五色视其死生。"郑玄注："五气，五藏所出气也。肺气热，心气次之，肝气凉，脾气温，肾气寒。"《鹖冠子·度万》："五气失端，四时不成。"本书《六节藏象论篇》："天食人以五气，地食人以五味。五气入鼻，藏于心肺。"《医宗金鉴·四诊心法要诀上》："天有五气，食人入鼻，藏于五藏。"注："天以风、暑、湿、燥、寒之五气食人，从鼻而入。"藏，深，从上到下或从外到里的距离大。《长刺节论》："刺家不诊，听病者言在头，头疾痛，为藏针之。"王冰："藏，犹深也，言深刺之。"

⑤下，适　下，表示一定的处所、范围、时间等。《史记·乐毅列传》："齐田单后与骑劫战，果设诈诳燕军，遂破骑劫于即墨下。"适，得当；所。《后汉书·匈奴传》："报答之辞，令必有适。"李贤注："适犹所也，言报答之辞必令得所也。"

⑥志意　意愿。《北齐书·平秦王归彦传》："归彦既地居将相，志意盈满，发言陵侮，旁若无人。"

⑦至德　犹至道。道家多以指最玄妙精深的道理。此指至深的理论。《文子·自然》："故见不远者，不可与言大；知不博者，不可与言至。"《淮南

子·本经训》："今背其本而求其末，释其要而索之于详，未可与言至也。"高诱注："至，至德之道也。"。

⑧至巧 此指至精妙的医术技巧。

【音释】

《灵兰秘典论》：膻徒早切 廪力稔切 瘠音籍 瞿音劬

《六节藏象论》：僦即就切 溲所鸠切，小便也

《五藏生成论》：胝胎上丁尼切，下侧救切 炲音苔 衃芳杯切 痛音顽，又音君 隧音遂 颃胡浪切 颡苏朗切 系奚帝切 颧音权 胠去鱼切 髃音虞

《五藏别论》：楯音巡 恶音污

【按语】

由于王冰整理《内经》时，将原文有所变动，其音释中有些词未在其所标之篇中，如"僦"字在《移精变气论篇》中，而音释中则标之在《六节脏象论》中，故当详之。

卷第四

异法方宜论篇第十二

新校正云：按全元起本在第九卷。

【原文】

黄帝问曰：医之治病也，一病而治各不同，皆愈何也？岐伯对曰：地势[①]使然也。故东方之域[②]，天地之所始生也[③]，鱼盐之地，海滨傍水，其民食鱼而嗜咸，皆安其处[④]，美其食，鱼者使人热中[⑤]，盐者胜血[⑥]，故其民皆黑色疎理[⑦]，其病皆为痈疡，其治宜砭石[⑧]，故砭石者，亦从东方来。

西方者，金玉之域，沙石之处，天地之所收引也[⑨]，其民陵居[⑩]而多风，水土刚强，其民不衣[⑪]而褐荐[⑫]，其民华食[⑬]而脂肥，故邪不能伤其形体，其病生于内[⑭]，其治宜毒药[⑮]，故毒药者，亦从西方来。

北方者，天地所闭藏之域也，其地高、陵居，风寒冰冽，其民乐野处而乳食[⑯]，藏寒生满病，其治宜灸焫[⑰]。故灸焫者，亦从北方来。

南方者，天地所长养[⑱]，阳之所盛处也，其地下[⑲]，水土[⑳]弱，雾露之所聚也，其民嗜酸而食胕[㉑]。故其民皆致[㉒]理而赤色，其病挛痹，其治宜微针[㉓]。故九针者[㉔]，亦从南方来。

中央者，其地平以湿，天地所以生万物也众，其民食杂而不劳，故其病多痿厥、寒热[㉕]，其治宜导引按跻[㉖]，故导引按跻者，亦从中央出[27]也。故圣人杂和[28]以治，各得其所宜，故治所以异而病皆愈者，得病之情[29]，知治之大体[30]也。

【校注】

①地势　土地山川的形势。《周礼·考工记·匠人》："凡天下之地势，两山之间，必有川焉。"

②域　地区，区域。《汉书·陈汤传》："出百死，入绝域。"

③天地之所始生也　《类经·十二卷·第九》："天地之气，自东而升，为阳生之始，故发生之气，始于东方，而在时则为春。"

④处　居住；居于，处在。《易·系辞下》："上古穴居而野处，后世圣人易之以宫室。"《庄子·至乐》："鱼处水而生，人处水而死。"

⑤中　中，内脏；心。此指心。本书《阴阳类论》："五中所主，何藏最贵。"王冰："五中，谓五脏"。《汉书·乐书》："四畅交于中而发作于外"。张守节正义："中，心也"。欧阳修《秋声赋》："百忧感其心，万事劳其形，有动于中"。

⑥盐者胜血　胜，克制；制服。"通"乘"。《国语·晋语四》："尊明胜患，智也。"韦昭注："胜，犹遏也。于省吾《双剑诊诸子新证·淮南子三》："胜应读作乘。胜、乘古互为音训，故得相借。"盐者胜血，即盐的作用是能遏制血流通。

⑦踈理　使皮肤纹理疏松。

⑧砭石　《说文》："砭，以石，刺病也。"据此砭是古代的医疗工具，以石制成的尖石或刀状石片，可用其刺治痈疽，以除脓血。

⑨天地之所收引也　收，收敛。引，本书《五常政大论篇》王冰注："引，敛也。天地之气亦自西而降，故天地之所收引也。"即西方地域之自然界犹如在秋天所出现的收敛之象。

⑩陵居　陵，大土山。《诗·小雅·天保》："如山如阜，如冈如陵。"毛传："大阜曰陵。"林亿等新校正："大抵西方地高，民居高陵，故多风也，不必室如陵矣。"陵居，即在丘陵（大土山）而居。

⑪不衣　王冰："不衣（穿）丝棉，故曰不衣。"

⑫褐荐（he jian）　指粗布或粗布衣，古时贫贱者所服，最早用葛、兽毛，后通常指大麻、兽毛的粗加工品。《诗·豳风·七月》："无衣无褐，何以卒岁？"郑玄笺："褐，毛布也。"《孟子·滕文公上》："许子衣褐。"赵岐注：

“以毳织之，若今马衣也。或曰：褐，枲衣也；一曰粗布衣也。”荐，草。《左传·襄公四年》：“戎狄荐居，贵货易土，土可贾焉。”孔颖达疏引服虔曰：“荐，草也。言狄人逐水草而居，徙无常处。”

⑬华食　华，鲜，新，新鲜。《汉书·广川惠王刘越传》：“昭信复谮望卿曰：‘与我无礼，衣服常鲜于我，尽取善缯丐诸宫人。’”颜师古注：“鲜谓新华也。”华食，王冰：“华，谓鲜美，酥酪骨肉之类也。以食鲜美，故人体脂肥。”

⑭内　脏腑。此指肺。

⑮毒药　总括能除病之药物而言。王冰：“能攻其病，则谓之毒药。……药，谓草木虫鱼乌兽之类，皆能除病者也。”

⑯其民乐野处而乳食　那里的老百姓乐于野外住宿而吃牛羊乳。

⑰灸焫（ruo）　灸，烧热。《说文》：“灸，灼也。”焫，烧。灸焫，即今之灸法。王冰：“火艾烧灼谓之灸焫。”

⑱长养　长大；生成。此指前者。晋代常璩《华阳国志·南中志》：“破之，得一男儿，长养有才武。”《敦煌曲子词·叹五更》：“一更初，自恨长养枉生躯，耶娘小来不教授，如今争识文与书。”

⑲地下　《太素·卷十九·知方地》作“地污下”。肖延平：“《甲乙》同《医心方》作‘地注下’。”

⑳水土　指某一地域的自然条件、生活环境。《晏子春秋·杂下十》：“橘生淮南则为橘，生于淮北则为枳。叶徒相似，其实味不同，所以然者何？水土异也。”《三国志·吴志·周瑜传》：“不习水土，必生疾病。”

㉑胕　同腐。在此指酵化食物。如豉、鲊、曲等之类。张隐庵集注：“胕，腐也。如豉鲊醯醢之类，物之腐者也。”

㉒致　“缀”的古字。此指细密。《礼记·月令》：“（孟冬之月）命功师效功，陈祭器，案度程，毋或作为淫巧以荡上心，必功致为上。”陈浩集说：“致，读为缀，谓功力密缀也。”按，《淮南子·时则训》作“坚致为上”。庄逵吉校刊：“致，即密缀之缀，古无缀字。”

㉓微针　微，细也。微针，细小的针。《灵枢经·九针十二原》：“黄帝问欲以微针通其经脉。”

㉔九针　《灵枢经·九针十二原》：“九针之名，各不同形：一曰镵针，长一寸六分；二曰员针，长一寸六分；三曰鍉针，长三寸半；四曰锋针，长

一寸六分；五曰铍针，长四寸，广二分半；六曰员利针，长一寸六分；七曰毫针，长三寸六分；八曰长针，长七寸；九曰大针，长四寸。”。

㉕痿厥、寒热 痿，身体某一部分萎缩或失去机能不能行动。颜师古注：《正字通》：“瘚，通作厥。”厥，即瘸。痿厥，既痿证而瘸。参见《生气通天论篇》中之注。寒热，高士宗：“食杂则阴阳乖错，故其病多寒热。寒热，阴阳偏胜也。”可参《诸病源候论·冷热病诸候·寒热候》中机理与表现。

㉖导引按跻 王冰：“导引，谓摇筋骨，动支节。按，谓抑按皮肉。跻，谓捷举手足。”

㉗出 产生；自中而外为出。此指前者。《集韵》：“自内而外也。”高士宗注：“四方会聚，故曰来。中央四布，故曰出。”

㉘杂和 搀杂在一起。唐代寒山《诗·之二五一》：“清沼濯瓢钵，杂和煮稠稀。”

㉙得病之情 指了解生病情况，如地区环境、生活习惯及体质等。

㉚大体 重要的义理，有关大局的道理。《史记·平原君虞卿列传论》：“（平原君）未睹大体。”。

移精变气论篇第十三

新校正云：按全元起本在第二卷。

【原文】

黄帝问曰：余闻古之治病，惟其移精变气①，可祝由②而已。今世治病，毒药治其内，针石治其外，或愈或不愈，何也？岐伯对曰：往古人居禽兽之间③，动作④以避寒，阴居以避暑，内无眷慕之累⑤，外无伸宦之形⑥，此恬憺⑦之世，邪不能深入也。故毒药不能治其内，针石不能治其外，故可移精祝由而已。当今之世不然，忧患缘⑧其内，苦形伤其外，又失四时之从，逆寒暑之宜，贼风[⑨]数至，虚邪朝夕内至五脏骨髓，外伤空窍[⑩]肌肤，所以小病必甚，大病必死，故祝由不能已也。

【校注】

①移精变气　移，调动；施予；给予。《史记·仲尼弟子列传》："故移其兵欲以伐鲁。"《汉书·扬雄传上》："是以旃裘之王，胡貉之长，移珍来享，抗手称臣。"颜师古注引如淳曰："移，以物与人曰移。"精，精气，阴阳（日月）精灵之气，古谓天地间万物皆秉之以生；人的精神元气。《管子·内业》："精也者，气之精者也，气道乃生。"《淮南子·天文训》："天先成而地后定，天地之袭精为阴阳。"高诱注："袭，合也；精，气也。"《易·系辞上》："精气为物，游魂为变。"孔颖达疏："云精气为物者，谓阴阳精灵之气，氤氲积聚而为万物也。"汉代王充《论衡·订鬼》："人之生也，阴阳气具，故骨肉坚，精气盛。"汉代刘向《说苑·辨物》："至于大水及日蚀者，皆阴气太盛而上减阳精。"变，改变；转变。事物在形态上或本质上产生新的状况；《易·乾》："乾道变化，各正性命。"孔颖达疏："变，谓后来改前；以渐移改，谓之变也。化，谓一有一无；忽然而改，谓之为化。"《晏子春秋·问下二六》："在上治民，足以尊君；在下莅修，足以变人。"移精变气，即使阴阳精灵之气失衡状态变为正常。

②祝由　祝，祷告；祈祷；做思想工作。祝由，即用符咒禳病的的方术。是古代所用的暗示性疗法，类似西医的诱导疗法。《说文》："祝，祭主赞词者。"郭沫若认为"祝"象跪而有所祷告之形。《礼记·曾子问》："祝迎四庙之主。"《史记·滑稽列传》："见道傍有禳田者，操一豚蹄，酒一盂，而祝曰：'瓯窭满篝，污邪满车，五谷蕃熟，穰穰满家。'"王冰："祝说病出，不劳针石而已。"吴鞠通："按祝由二字，出自《素问》，祝，告也。由，病之所从出也。近时以巫家为祝由科，并列于十三科之中，《内经》谓信巫不信医不治，巫岂可列之医科中哉？吾谓凡治内伤者，必先祝由，详告以病之所由来，使病人知之。而不敢再犯，又必细体变风变雅，曲察劳人思妇之隐情，婉言以开导之，庄言以振惊之，危言以悚惧之，必使之心悦诚服，而后可以奏效如神。"

③往古人居禽兽之间　王冰："古者巢居穴处，夕隐朝游，禽兽之间，

断可知矣。”《韩非子·五蠹》:“上古之世，人民少而禽兽众，人民不胜禽兽虫蛇，有圣人作，构木为巢以避群害。

④动作 劳作，劳动；活动。《韩非子·五蠹》:“是境内之民，其言谈者必轨于法，动作者归之于功。”晋代干宝《搜神记·卷十六》:“伯乃急持，鬼动作不得。”宋代张世南《游宦纪闻·卷八》:“近缘久病，艰于动作，诎身俯仰，皆不自由。”

⑤内无眷慕之累 内，心。眷慕：依恋。晋代陆云《九愍》:“祇中怀以眷慕，岂鉴寐而忘归。”唐代柳宗元《愚溪诗序》:“能使愚者喜笑眷慕，乐而不能去也。”累，牵连。《战国策·东周策》:“且臣为齐奴也，如累王之交于天下，不可。”鲍彪注：“累者，事相连及，犹误也。”内无眷慕之累，即心中没有依恋的事情让他牵连。

⑥外无伸宦之形 宦，作官。伸，陈述；表白。《淮南子·氾论训》:“而风气者，阴阳相捔者也，离者必病，故托鬼神以伸诫之也。”唐代杜甫《兵车行》:“长者虽有问，役夫敢伸恨?”宦，做官。《韩非子·诡使》:“今士大夫不羞污泥丑辱而宦，女妹私义之门不待次而宦。”形，显示。《公羊传·桓公二年》:“孔父可谓义形于色矣。”《汉书·韦玄成传》:“茅土之继，在我俊兄，惟我俊兄，是让是形。”颜师古注：“形，见也。言其谦让志节显见也。”外无伸宦之形，即对外没有表白有做官的征象。

⑦恬憺 清静淡泊。汉代王符《潜夫论·劝将》:“太古之民，淳厚敦朴，上圣抚之，恬澹无为。”

⑧缘 牵连。《新唐书·韦思谦传》:“小则身诛，大则族夷，相缘共坐者庸可胜道?”

⑨贼风 又叫虚风；又叫邪气，或曰客气。和节气方位相一致的风叫实风，又叫正风。和节气不相一致方位相反的风称谓虚风。其对人的危害很大。《灵枢经·刺节真邪》:“邪气者，虚风之贼伤人也，其中人也深，不能自去。正风者，其中人也浅，合而自去，其气来柔弱，不能胜真气，故自去。虚邪之中人也，洒淅动形，起毫毛而发腠理。其入深”。《诸病源候论·贼风候》:“贼风者……此风能伤害于人，故言贼风也。其伤人也，但痛不可得按抑，不可得转动，痛处体卒无热。伤风冷则骨解深痛，按之乃应骨痛也，但觉身内索索冷，欲得热物熨痛处，即小宽，时有汗。久不去，重遇冷气相搏，乃结成瘰疬及偏枯；遇风热气相搏，乃变附骨疽也。”

⑩空窍　即孔窍。此指毛窍，俗称汗毛眼。

【按语】

古代祝由的应用，是以情志引起而正气虚弱，且病轻为前提。

【原文】

帝曰：善。余欲临病人，观死生，决嫌疑①，欲知其要，如日月光，可得闻乎？岐伯曰：色脉者，上帝之所贵也，先师之所传也。上古使僦贷季②，理③色脉而通神明③，合之金木水火土、四时、八风④、六合⑤，不离其常⑥，变化相移，以观其妙，以知其要，欲知其要，则色脉是矣。色以应日，脉以应月⑦，常求其要，则其要也。夫色之变化，以应四时之脉，此上帝之所贵，以合于神明也。所以远死而近生，生道⑦以长，命曰圣王。

【校注】

①决嫌疑　决，分析；判断。嫌疑，疑惑难辨的事理。《墨子·小取》："处利害，决嫌疑。"《楚辞·九章·惜往日》："奉先功以照下兮，明法度之嫌疑。"朱熹集注："嫌疑，谓事有同异而可疑者也。"决嫌疑，分析疑惑难辨的色脉。

②僦（jiu）贷季　王冰："先师谓岐伯祖世之师僦贷季也。"明代沉德符《野获编补遗·兵部·武庙》："至诏修太医院、三皇庙，仍厘正祀典，正位以伏羲、神农、黄帝，配位以勾芒、祝融、风后、力牧四人，其从祀，僦贷季……十人。"

③理……神明　理，辨别。晋代葛洪《抱朴子·博喻》："壶耳不能理音，㞞鼻不能识气。"南朝梁元帝《金楼子·立言下》："锯齿不能咀嚼，箕口不能别味，榼耳不能理音乐。"神明，此指日月之精气。详见《生气通天论篇》中之注。

④八风　即八种季候风。参见《金匮真言论篇》中之注。

⑤六合　东、西、南、北、上、下；谓一年十二月中，各有两月在季节变化上有相对应的特点，名曰合，共六合。此指后者《淮南子·时则训》：

"六合：孟春与孟秋为合，仲春与仲秋为合，季春与季秋为合，孟夏与孟冬为合，仲夏与仲冬为合，季夏与季冬为合。孟春始赢，孟秋始缩；仲春始出，仲秋始内；季春大出，季秋大内；孟夏始缓，孟冬始急；仲夏至修，仲冬至短；季夏德毕，季冬刑毕。"

⑥常　固定不变的规律。《左传·昭公元年》："疆埸之邑，一彼一此，何常之有?"《庄子·齐物论》："言未始有常。"郭象注："彼此言之，故是非无定。"

⑦色以应日，脉以应月　《类经·十二卷·第十七》："色分五行，而明晦是其变，日有十干，而阴暗是其变，故色以应日，脉有十二经，而虚实是其变，月有十二建，而盈缩是其变，故脉以应月。"

⑧生道　使民生存之道。《孟子·尽心上》："以生道杀民，虽死不怨杀者。"晋代郤诜《贤良策对》："以生道杀之者，虽死不贰；以逸道劳之者，虽勤不怨。"

【原文】

中古之治病，至[①]而治之，汤液[②]十日，以去八风五痹[③]之病，十日不已，治以草苏草荄[④]之枝，本末为助，标本已得，邪气乃服[⑤]。暮世[⑥]之治病也，则不然，治不本四时，不知日月[⑦]，不审逆从[⑧]，病形已成，乃欲微针治其外，汤液治其内，粗工凶凶[⑨]，以为可攻，故病未已，新病复起。帝曰：愿闻要道。岐伯曰：治之要极[⑩]，无失色脉，用之不惑，治之大则[⑪]。逆从倒行[⑫]，标本不得，亡神失国[⑬]，去故就新[⑭]，乃得真人。

帝曰：余闻其要于夫子矣，夫子言不离色脉，此余之所知也。岐伯曰：治之极于一[⑮]。帝曰：何谓一？岐伯曰：一者因得之。帝曰：奈何？岐伯曰：闭户塞牖[⑯]，系[⑰]之病者，数问其情，以从其意，得神[⑱]者昌，失神者亡。帝曰：善。

【校注】

①至　严重。

②汤液　汤，本义是开水；汤液，中药汤剂；谷物加水煮出的汁液。此指后者《史记·扁鹊仓公列传》："臣意即为柔汤使服之，十八日所而病愈。"

南朝梁国陶弘景《冥通记·卷一》："姨娘气发，唤兄还，合药煮汤。"《新唐书·刘澭传》："及怦得幽州，不三月病且死，澭侍汤液未尝离。

③八风五痹　八风，指八方的风邪。五痹：本书《痹论》指以冬遇、春遇、夏遇、至阴遇、秋遇则为骨痹、筋痹、脉痹、肌痹、皮痹，病久而不去者，痹之客五藏者，则为肺痹、心痹、肝痹、肾痹、脾痹。《五脏生成论篇》也有五脏痹之论，但二者表现异。八风五痹，即八个季候风使人成五痹。

④草苏草荄之枝　草，草本植物的总称；古时亦用以称木。《书·禹贡》："厥草惟繇，厥木惟条。"汉代王充《论衡·量知》："地性生草，山性生木。"明代冯梦龙《古今谭概·塞语·牝牡雄雌》："《洪范》言'庶草蕃芜'而不及木，则木亦可谓之草。"苏，紫苏及紫苏类。汉代张衡《南都赋》："苏、蔱、紫姜，拂彻膻腥。《尔雅·释草》："苏，桂荏。"邢昺疏："苏，荏类之草也。以其味辛似荏，故一名桂荏。陶注《本草》云：叶下紫色而气甚香，其无紫色不香似荏者，名野苏，生池泽中者名水苏，皆荏类也。"苏，通"疏"。宋代米芾《画史》："岁久，卷自两头苏开，断不相合，不作毛掏则苏也。"疏，又通"蔬"。泛指蔬菜。即苏通"蔬"。《荀子·富国》："今是土之生五谷也，人善治之……然后荤菜百疏以泽量。"《通典·职官八》："（上林苑令丞）掌诸苑囿池沼种植疏果藏冰之事。"枝，歧，旁出。《说文·木部》："枝，木别生条也。"段玉裁注："枝必歧出也，故古枝、歧通用。"草苏草荄之枝，即用草本苏类的枝杈，草木根类的杈。

⑤标本已得，邪气乃服　服，平息。通"伏"。宋代洪迈《容斋随笔·裴潜陆俟》："曹操以裴潜为代郡太守，服乌桓三单于之乱。"《庄子·说剑》："于是文王不出宫三月，剑士皆服毙其处也。"陆德明释文引司马彪曰："忿不见礼，皆自杀也。"此指医生的诊断、治疗与病情相一致，则邪气就被杀死而病愈。王冰注："标本已得．邪气乃服者，言工人与病主疗相应，则邪气率服而随时顺也，《汤液醪醴论》曰：病为本，工为标，标本不得，邪气不服。此之谓主疗不相应也。"

⑥暮世　谓晚近之世。

⑦不知日月　日月，太阳和月亮；时令；时光；天地。此指前二者。《易·离》："日月丽乎天，百谷草木丽乎土。"《诗·小雅·小明》："昔我往矣，日月方奥。"不知日月，此指太阳和月亮在时令方面的变化和脉色有对应

变化的关系。

⑧逆从 在此指气色有逆从，四时之脉象有逆从，脉与证有逆与顺而言。脉与季节变化相一致的为顺，反之为逆。不审逆从，即不审察色脉变化的逆和顺。

⑨兇兇 粗率。王冰：“凶凶，谓不料事宜之可否也。”

⑩要极 重要之极。宋代曾巩《节相制》：“践扬要极之司，更阅岁时之久。”

⑪大则 则，规律；法则。《诗·大雅·烝民》：“天生烝民，有物有则。”《管子·形势》：“天不变其常，地不易其则。”吴昆：“大则，大法也。”

⑫逆从倒行 《类经·十二卷·第十七》：“反顺为逆也。”即指误将色脉之逆作顺，顺作逆。

⑬亡神失国 失国，丧失国家的统治权；亡国。《国语·晋语二》：“得国常于丧，失国常于丧。”唐代韩愈《顺宗实录四》：“楚王失国亡走，一言善而复其国。”亡神失国，即正气损伤就像丧失国家的统治权。

⑭去故就新 就新，犹迎新。《楚辞·九辩》：“怆怳懭悢兮，去故而就新。”去故就新，去掉旧病的邪气却招致新病。

⑮极于一 极，顶点；最高。《易·系辞上》：“六爻之动，三极之道也。”高亨注：“屋上最高之梁称极，引申为至高之义……天地人乃宇宙万类之至高者。”《史记·礼书》：“天者，高之极也；地者，下之极也；日月者，明之极也。”，一、联合而成的整体；统一；全。《战国策·秦策五》：“四国为一，将以攻秦。”《孟子·梁惠王上》：“天下恶乎定？吾对曰：定于一。孰能一之？对曰：不嗜杀人者能一之。”朱熹集注：“王问列国分争，天下当何所定，孟子对以必合于一，然后定也。”《史记·秦始皇本纪》：“一法度、衡石、丈尺；车同轨；书同文字。”《礼记·杂记下》：“一国之人皆若狂，赐（子贡）未知其乐也。”极于一，即最高明的在于将脉、色、症状等联合来而形成为一个整体概念。

⑯闭户塞牖 关闭门窗。

⑰系 涉及；关系；连缀。此指后者。

⑱神 日、月星辰之精气，水谷之精气，气血。《灵枢经·史崧叙》：“神气者，正气也。”正气者，八方之正风也。《说文》：“神，天神也，引出万物者也。”《周礼·春官·大司乐》：“舞《云门》以祀天神。”郑玄注：“天神，

谓五帝日、月、星辰也。"《淮南子·天文训》："天神之贵者，莫贵于青龙。"并参见《汤液醪醴论篇》中"神不使"注。

汤液醪醴论篇第十四

新校正云：按全元起本在第五卷

【原文】

黄帝问曰：为五谷①汤液及醪醴②奈何？岐伯对曰：必以稻米，炊之稻薪，稻米者完③，稻薪者坚。帝曰：何以然？岐伯曰：此得天地之和，高下之宜，故能至完，伐取得时，故能之坚也④。帝曰：上古圣人作汤液醪醴，为而不用，何也？岐伯曰：自古圣人之作汤液醪醴者，以为备⑤耳。夫上古作汤液，故为而弗服也。中古之世，道德稍衰，邪气时至，服之万全。帝曰：今之世不必已，何也？岐伯曰：当今之世，必齐⑥毒药攻其中，镵石⑦针艾⑧治其外也。

【校注】

①五谷　五种谷物。所指不一。《周礼·天官·疾医》："以五味、五谷、五药养其病。"郑玄注："五谷，麻、黍、稷、麦、豆也。"《孟子·滕文公上》："树艺五谷，五谷熟而民人育。"赵岐注："五谷谓稻、黍、稷、麦、菽也。"《楚辞·大招》："五谷六仞。"王逸注："五谷，稻、稷、麦、豆、麻也。"本书《藏气法时论》："五谷为养。"王冰："谓粳米、小豆、麦、大豆、黄黍也。"

②汤液醪醴（lao li）　汤液，一指中药加水煎煮后所取的汁液；一指食物加水煮出的汁液。此指后者而发酵者，因《玉版论要篇》有"其色见浅者，汤液主之。"宋代无名氏《南窗纪谈》："客至则设茶，欲去则设汤，不知起于何时；然上自官府，下至闾里，莫之或废。"醪，汁渣混合的酒，又称浊酒，也称醪糟；甜酒。南朝梁国江淹《恨赋》："浊醪夕引，素琴晨张。"。《诗·周颂·丰年》："为酒为醴，烝畀祖妣。"高亨注："醴，甜酒。"《庄子·盗跖》：

“今富人耳营钟鼓管籥之声，口嗛于刍豢醪醴之味。”张介宾：“汤液醪醴，皆酒之属。”

③完 满。犹饱满。

④此得天地之和……故能至坚也 张志聪：“夫天地有四时之阴阳，五方之异域，稻得春生、夏长、秋收、冬藏之气，具天地阴阳之和者也，为中央之土谷，得五方高下之宜，故能至完，以养五脏。天地之政令，春生秋杀，稻薪至秋而刈，故伐取得时，金即曰坚成，故能至坚也。”

⑤备 防备；戒备。此引申为“预防。”《孙子·计篇》：“攻其无备，出其不意。”有备无患。

⑥齐（ji） 齐，“剂”的古字。调制，将多种药料按一定比例配制而成的药物；带糟的浊酒。据上下文意，此指浊酒。《周礼·天官·疡医》：“掌肿疡、溃疡、金疡、折疡之祝药劀杀之齐。”《史记·扁鹊仓公列传》：“乃使子豹为五分之熨，以八减之齐和煮之。”司马贞索隐：“八减之齐者，谓药之齐和所减有八。”《商君书·战法》：“故将使民者，乘良马者不可不齐也。”高亨注：“齐当读为调剂之剂。良马力尽，就要倒地；士兵力尽，就要战败，不可不加以调剂。”《周礼·天官·酒正》：“辨五味之名：一曰泛齐，二曰醴齐，三曰盎齐（一种白色的酒。郑玄注：“盎，犹翁也，成而翁翁然，葱白色，如今酇白矣。”陆德明释文：“酇白，即今之白醝酒也”），四曰缇齐，五曰沈齐（指糟滓下沉的清酒。郑玄注：“沈者，成而滓沈，如今造清矣。”《释名·释饮食》：“沈齐，浊滓沉下，汁清在上也”）。”孙诒让正义：“五齐，有滓未泲之酒也……吕飞鹏云：‘五齐指酒之浊者。’”

⑦镵（chan）石 镵，《说文·金部》：“镵，锐。”镵石，即古时治病用的锐石针。《史记·扁鹊仓公列传》：“镵石挢引，案杌毒熨，一拨见病之应。”司马贞索隐：“镵，谓石针也。”

⑧艾 点燃用艾叶所制的艾柱或艾条来灼热腧穴。

【按语】

帝曰：“上古圣人作汤液醪醴，为而不用何也?”岐伯曰：“……以为备耳，”其中“备”，不是备而不用。而是时时在用醪醴之气味来熏邪气，以预防染病，后世发展到用药酒，如用屠苏酒来祛除邪气。今之用醋熏蒸房间也是由此而来，“故为而弗服也。”

【原文】

帝曰：形弊血尽，而功不立[①]者，何？岐伯曰：神不使[②]也。帝曰：何谓神不使？岐伯曰：针石，道[③]也。精神不进，志意不治[④]，故病不可愈。今精坏神去，荣卫不可复收，何者？嗜欲[⑤]无穷，而忧患不止，精气弛坏[⑥]，荣泣卫除[⑦]，故神去之而病不愈也。

【校注】

①形弊血尽而功不立　弊，竭尽；疲困。此处引申为“衰弱。”《管子·侈靡》：“泽不弊而养足。”尹知章注：“弊，竭也。”《文选·枚乘〈上书谏吴王〉》：“今欲极天命之上寿，弊无穷之极乐。”李善注：“弊犹尽也。”《国语·郑语》：“公曰：‘周其弊乎？’对曰：‘殆于必弊者。’”韦昭注：“弊，败也。”诸葛亮《出师表》：“今天下三分，益州罢弊，此诚危急存亡之秋也。”形弊血尽而功不立，此承接上文而言，指生病是由于形体衰败，血气竭尽，虽然汤液醪醴及毒药针灸等法治疗，可是不起功效。

②神不使　神；正气，即日月五星之精气、气血、水谷之精气；神气；道家所谓存养于人体内的精纯元气。《灵枢经·小针解》：“神者，正气也。客者，邪气也。”《灵枢经·本神》：“营卫者，精气也；血者，神气也。故血之与气，异名同类焉。”《灵枢经·平人绝谷》：“故神者，水谷之精气也。”《灵枢经·本神》：“两精相搏谓之神。”《庄子·田子方》：“夫至人者，上窥青天，下潜黄泉，挥斥八极，神气不变。”郭象注：“夫德充于内则神满于外。”《淮南子·要略》：“言至精而不原人之神气，则不知养生之机。”《云笈七签·卷十三》：“致令六腑神气衰，百骸九窍不灵圣。”原注：“神气不凝于丹田之中，灵光不照于藏府之内。”使，命令；驱使、支配。《管子·中匡》：“桓公自莒反于齐，使鲍叔牙为宰。”《史记·项羽本纪》：“怀王因使项羽为上将军，当阳君、蒲将军皆属项羽。”《韩非子·扬权》：“使鸡司夜，令狸执鼠，皆其用能。”《类经·十二卷·第十五》：“凡治病之道，攻邪在乎针药，行药在乎神气，故治施于外，则神应于中，使之升则升，使之降则降，是其神之可使也。若以药剂治其内，而脏气不应，针艾治其外，而经气不应，此其神气已去，而无可使矣，虽竭力治之，终成虚废巳尔，是即所谓不使也。”神不使，即使精纯元气不能发挥支配作用。

③道　技艺；技术；方术。《周礼·春官·大司乐》："凡有道者，有德者，使教焉。"郑玄注："道，多才艺。"《南史·齐江夏王锋传》："江夏王有才行，亦善能匿迹，以琴道授羊景之，景之著名。"唐代谷神子《博异志·许建宗》："还古意建宗得道者，遂求之。"

④精神不进，志意不治　进，通"峻"。高耸。《荀子·非十二子》："士君子之容，其冠进，其衣逢，其容良。"王先谦集解引俞樾曰："进读为峻。峻，高也，言其冠高也。……'其衣逢'，注曰：'逢，大也。'于冠言高，于衣言大，义正相类。进峻音近，故得通用。"不治，不能治理。治，此引申为"安定。"《史记·樊郦滕灌商列传》："商事孝惠、高后时，商病，不治。"裴骃集解引文颖曰："不能治官事。"大乱大治。精神不进，志意不治，即精神不旺盛，志意散乱不安定。

⑤嗜欲　嗜好与欲望，多指贪图身体感官方面享受的欲望；特指情欲。《荀子·性恶》："妻子具而孝衰于亲，嗜欲得而信衰于友，爵禄盈而忠衰于君。"清代吴下阿蒙《断袖篇·法外纵淫》："吾血气尚盛，不能绝嗜欲，御女犹可以生子，实惧为身后累。"

⑥弛坏　弛，同"弛"《集韵·纸韵》："弛，或作'弛'"。弛，减弱；败坏；通"施"。下段之"形施"之"施"，即弛。《史记·吕不韦列传》："吾闻之，以色事人者，色衰而爱弛。"晋代干宝《晋纪总论》："故观阮籍之行，而觉礼教崩弛之所由。"《孙子·地形》"卒强吏弱曰弛"施：《楚辞·天问》："永遏在羽山，夫何三年不施？"王夫之通释："施，与'弛'同释也。"《汉书·五行志上》："《春秋·成公十六年》：'正月，雨，木冰。'刘歆以为上阳施不下通，下阴施不上达，故雨，而木为之冰，氛气寒，木不曲直也。"王先谦补注引王念孙曰："施，皆读为'弛'。弛，解也。言阴阳俱解，故上下不交也。《开元占经·冰占篇》引此正作'弛'。"坏，衰亡；崩溃。通"瘣"。《左传·襄公十四年》："王室之不坏，繄伯舅是赖。"《书·大禹谟》："戒之用休，董之用威，劝之以九歌，俾勿坏。"孔颖达疏："用此事使此善政勿有败坏之时。"汉代贾谊《过秦论》："秦乃延入战而为之开关，百万之徒逃北而遂坏。岂勇力智慧不足哉？形不利，势不便也。"《诗·小雅·小弁》："譬彼坏木，疾用无枝。"毛传："坏，瘣也，谓伤病也。"马瑞辰通释："《毛诗》则以坏为瘣字之假借，坏瘣双声，故通用。"弛坏，即败坏崩溃。

⑦荣泣卫除　泣，通"涩"。涩滞不畅。本书《五藏生成篇》："卧出而风

吹之，血凝于肤者为痹，凝于脉者为泣。”明代焦竑《焦氏笔乘·古字有通用假借用》：“《素问》‘脉泣而血虚’，又云‘寒气入经而稽迟，泣而不行’，又云‘多食咸则脉凝泣而变色’。泣读为‘涩’，泣、涩古通用。除，通“涂”。引申为堵塞。《荀子·礼论》：“卜筮视日，斋戒修涂。”梁启雄注引王念孙曰：“涂，读为‘除’。《周官·典祀》：‘若以时祭祀，则帅其属而修除。’注：‘修除，芟埽之。’……作涂者，借字耳。”《尔雅·释天》：“十二月为涂。”《荀子·正论》：“譬之是犹以砖涂塞江海也。”马王堆汉墓帛书《经法·称》：“若未可涂其门，毋见其端。”荣泣卫除，即营血涩滞不畅，卫气受到堵塞。

【原文】

帝曰：夫病之始生，极微极精①，必先入结于皮肤。今良工皆称曰病成，名曰逆，则针石不能治，良药不能及也。今良工皆得其法，守其数②，亲戚兄弟远近，音声日闻于耳，五色日见于目，而病不愈者，亦何暇③不早乎？岐伯曰：病为本，工为标，标本不得④，邪气不服⑤此之谓也。帝曰：其有不从毫毛而生，五脏阳以竭也，津液充郭⑥，其魄独居⑦，精孤于内，气耗于外，形不可与衣相保⑧，此四极急而动中⑨，是气拒于内，而形施于外，治之奈何？岐伯曰：平治于权衡⑩，去宛陈莝⑪，微动四极，温衣，缪刺⑫其处，以复其形。开鬼门，洁净府⑬，精以时服⑭，五阳已布，疎涤⑮五脏，故精自生，形自盛，骨肉相保，巨气⑯乃平。帝曰：善。

【校注】

①极微极精　精，隐微奥妙。《吕氏春秋·大乐》：“道也者，至精也，不可为形，不可为名，强为之，谓之太一。”极微极精，即非常隐微奥妙。

②守其数　数，技艺；技巧。《孟子·告子上》：“今夫弈之为数，小数也。”赵岐注：“数，技也。”《淮南子·原道训》：“夫临江而钓，旷日而不能盈罗，虽有钩箴芒距，微纶芳饵，加之以詹何、娟嬛之数，犹不能与网罟争得也。”高诱注：“数，术也。”守其数，即医生操守治病的技术及阴阳、四时变化的规律。

③何暇　哪里谈得上。三国时魏国曹冏《六代论》："譬之种树，久则深固其根本，茂盛其枝叶，若造次徙于山林之中，植于宫阙之下，虽壅之以黑坟，暖之于春日，犹不救于枯槁，何暇繁育哉?"

④标本不得　此指医生的诊断、治疗与病情不相符合。

⑤服　通"伏"。《庄子·说剑》："于是文王不出宫三月，剑士皆服毙其处也。"陆德明释文引司马彪曰："忿不见礼，皆自杀也。

⑥津液充郭　郭，通"廓"。外城。此引申为"肌肤。"《晏子春秋·外篇下十一》："婢妾，东廓之野人也。"津液充郭，王冰注：'津液者，水也。充，满也。郭，皮也。"津液充郭，即水气充满于肌肤。

⑦魄独居　魄，间隙；根上下文义，当指魄门（汗毛孔），因汗毛孔亦为间隙。《尔雅·释诂下》："魄，间。"郭璞注："魄，间隙。"魄独居，魄门却被占据。

⑧形不可与衣相保　衣，穿衣。形不可与衣相保，高士宗注"形体浮肿，不可与衣相为保合。"

⑨四极急而动中　四极，四肢。王冰："四极，言四末，则四肢也。"中，内脏。此指肺。动中，触动到肺。四极急而动中，即四肢感到拘紧而触动到肺。

⑩平治于权衡　平治，谓合法度；治理；整治。此引申为医治。《荀子·性恶》："凡古今天下之所谓善者，正理平治也。"《孟子·公孙丑下》："如欲平治天下，当今之世，舍我其谁也?"权，秤锤（秤砣）。《礼记·月令》："（仲春之月）正权概。"郑玄注："称锤曰权。"衡，秤杆。《国语·周语下》："先王之制钟也，大不出钧，重不过石，律度量衡于是乎生。"韦昭注："衡，称上衡。衡有斤两之数。"。权衡，法度；标准。《韩非子·守道》："明于尊位必赏，故能使人尽力于权衡，死节于官职。"平治于权衡，即治疗水肿，在于有标准。

⑪去宛陈莝（cuo）　宛，蕴；通"郁"。积聚，郁滞，郁结。陈，陈旧。《史记·扁鹊仓公列传》："寒湿气郁笃不发。"裴骃集解："宛，音郁"。《太素卷十九·知针石》："宛陈，恶血。"恶血，即瘀血。莝，铡草。《汉书·尹翁归传》："豪强有论罪，输掌畜官，使斫莝，责以员程，不得取代。"去宛陈莝，去掉水肿病的瘀血，就像把草铡碎一样。此提示治疗水肿时，宜加用活血药。

⑫缪刺　病在络脉之病者，左病刺右，右病刺左，称谓缪刺

⑬开鬼门，洁净府　指发汗与利小便两个治法。鬼门，即汗毛孔。西医叫汗腺。净府，即膀胱。王冰注："开鬼门，是启玄府遣气也。……洁净府，谓泻膀胱水去也。"

⑭时服　时，通"伺"。侍候；服侍；侍奉；等候。此引申为奉养。宋代陈亮《何少嘉墓志铭》："仲兄大雅以疾不涉事，少嘉时其起居，使得徜徉以自养疾。"《论语·阳货》："孔子时其亡也，而往拜之。"邢昺疏："谓伺虎不在家时而往谢之也。"服，事。侍奉；供奉。引申为供养。《礼记·学记》："不学杂服，不能安礼。"俞樾《群经平议·礼记三》："此'服'字当从《尔雅·释诂》'服，事也'之训。'杂服'者，杂事也。"《易·蛊》："不事王侯，志可则也。"《孟子·梁惠王上》："是故明君制民之产，必使仰足以事父母，俯足以畜妻子。"

⑮疎涤　同义词连用，疎，洗涤，清除。《国语·楚语上》："教之乐，以疏其秽而镇其浮。"韦昭注："疏，涤也。"《文选·孙绰〈游天台山赋〉》："过灵溪而一濯，疏烦想于心胸。"李善注引贾逵《国语》注："疏，除也。"《韩非子·说林下》："宫有垩器，有涤，则洁矣。"

⑯相保，巨气　相保，互相救助。《周礼·地官·族师》："八闾为联，使之相保相受。"巨气，马莳："巨气，大气也，即正气也。"

玉版论要篇第十五

新校正云：按全元起本在第二卷

【原文】

黄帝问曰：余闻揆度①奇恒②，所指不同，用之奈何？岐伯对曰：揆度者，度病之浅深也。奇恒者，言奇病也。请言道之至数③，五色、脉变④，揆度，奇恒，道在于一⑤。神转不回，回则不转⑥，乃失其机至数之要，迫近以微⑦，著之玉版，

命曰合[⑧]玉机[⑨]。

【校注】

①揆度　古书名。应为测度病之深浅之书。本书《踈五过论篇》云："谨守此治，与经相明，上经、下经，《揆度》、《阴阳》，《奇恒》，五中决以明堂，审于终始，可以横行。"

②奇恒　古书名。应为论奇病之书。本书《病能论篇》云："论在《奇恒》、《阴阳》中。"

③至数　极其精深微妙的道理或事理；指事物发展的必然结果。本书《三部九候论》："此天地之至数。"晋代陆机《辨亡论》："是故先王达经国之长规，审存亡之至数。谦己以安百姓，敦惠以致人和，宽冲以诱俊乂之谋，慈和以结士民之爱。"《后汉书·赵咨传》："夫含气之伦，有生必终，盖天地之常期，自然之至数。"至数，在此当指色脉的事理。至，极、最。数，理也。

④五色、脉变　马莳"《五色》、《脉变》、《揆度》、《奇恒》，俱古经篇名。"根据上下文意，马说差矣。五色脉变，是指《灵枢经·五色》之五脏面色、脉异常变化。

⑤道在于一　道，宇宙万物的本原、本体；事理；规律；德。《易·系辞上》："一阴一阳之谓道。"韩康伯注："道者，何无之称也，无不通也，无不由也，况之曰道。"《老子》："有物混成，先天地生……吾不知其名，字之曰道，强为之名曰大。"《韩非子·解老》："道者，万物之所然者，万理之所稽也。"《易·说卦》："是以立天之道曰阴与阳，立地之道曰柔与刚，立人之道曰仁与义。"德，古代指幽隐无形的"道"显现于万物，万物因"道"所得的特殊规律或特殊性质；古代特指天地化育万物的功能。《管子·心术上》："德者道之舍，物得以生。"尹知章注："谓道因德以生物，故德为道舍。"《庄子·天地》："故通于天者，道也；顺于地者，德也。"《韩非子·解老》："德者，道之功。"《易·乾》："夫大人者，与天地合其德，与日月合其明。"姚配中注："化育万物谓之德，照临四方谓之明。"一，我国古代思想家用以称宇宙万物的原始状态；统一。此指统一。《老子》："道生一，一生二，二生三，三生万物。"《庄子·天地》："泰初有无，无有无名，一之所起，有一而未形，物得以生，谓之德。"成玄英疏："一，应道也。"《淮南子·原道训》："道者，一立而万物生矣，是故一之理，施四海；一之解，际天地。"《史记·秦始皇本纪》："一法度、衡石、丈尺；车同轨；书同文字。"唐代杜牧《阿房宫赋》：

“六王毕，四海一。”道在于一，即事物（脉色）的规律在于统一。

⑥神转不回，回则不转　神，《灵枢经·史崧叙》：“神气者，正气也。”神转不回，回则不转，王冰：“血气者，神气也。《八正神明论》曰：血气者，人之神，不可不谨养也。夫血气应顺四时，递迁囚王，循环五气，无相夺伦，是则神转不回也。回，谓却行也。然血气随王，不合却行，却行则反常，反常则回而不转也。回而不转，乃失生气之机矣。何以明之？夫木衰则火王，火衰则土王，土衰则金王，金衰则水王，水衰则木王，终而复始循环，此之谓神转不回也。若木衰水王，水衰金王，金衰土王，土衰火王，火衰木王，此之谓回而不转也。然反天常轨，生之何有耶!”

⑦至数之要，迫近以微　迫近，接近。北魏郦道元《水经注·汾水》：“盘庚以耿在河北，迫近山川，乃自耿迁亳。”微，微妙；精深；奥妙。《荀子·解蔽》：“处一之危，其荣满侧；养一之微，荣矣而未知。”杨倞注：“微，精妙也。”指色脉极其精深微妙的道理的要领是色脉，接近它的本质靠微妙。

⑧合　本段文从“道之至数”起，至“命曰合玉机”终，本书《玉机真脏论篇》无此“合”字，余同。疑衍。

⑨玉机　王冰：“玉机，篇名也。”按王说当指本书之《玉机真脏论篇》。笔者认为，玉机，指的是北斗星，意思是说命名要以北斗星作为标准。晋代夏侯湛《秋夕赋》：“玉机兮环转，四运兮骤迁。”南朝梁何逊《七召》：“于是三雅陈席，百味开印。玉机星稀，兰英缥润。”

【原文】

容色见，上下左右，各在其要①，其色见浅者，汤液主治，十日已。其见深者，必齐②主治③，二十一日已。其见大深者，醪酒主治，百日已。色夭面脱④，不治，百日尽已，脉短气绝⑤，死；病温虚甚，死。色见上下左右，各在其要，上为逆，下为从⑥；女子右为逆，左为从；男子左为逆，右为从⑦。易，重阳死，重阴死⑧。阴阳反他⑨，治在权衡相夺⑩，奇恒，事也，揆度，事也。搏脉痹躄，寒热之交⑪。脉孤为消气⑫，虚泄为夺血⑬，孤为逆，虚为从，行奇恒之法，以太阴始⑭，行所不胜曰逆，逆则死；行所胜曰从，从则活⑮。八风、四时之胜[16]，终而复始，逆行一过，不复可数[17]，论要毕矣。

【校注】

①容色见上下左右，各在其要　王冰："容色者，他气也。如肝木部内，见赤黄白黑色，皆谓他气也。余脏率如此例。"在，察知；审察。《书·舜典》："在璇玑玉衡，以齐七政。"孔传："在，察也。此指面色的变化出现于鼻子、面、额上下左右（指某脏所主部位，出现异常的颜色），要分别诊察其主疾病的浅深顺逆的要点。参见《灵枢经·五色》。

②必齐　齐，孙诒让正义："五齐，有滓未沛之酒也……吕飞鹏云：'五齐指酒之浊者。'"必齐，即酒浊者。

③必齐主治　《札迻·卷十一》云："必齐主治，于文为不顺矣。窃谓此篇"必齐'对'汤液'、'醪醴'为文。《汤液醪醴论》'必齐毒药'对'镵石针艾'为文，汤液醪醴论'必齐毒药'，……此云汤液主治者，治以五谷之汤液；火齐主治者，治以和煮之毒药也。"其说不足为据。因本段文字之"必齐"后，"主治"前无"毒药"二字。

④色夭面脱　脱，北方全身极度消瘦称谓脱形。色夭面脱，即面色枯槁灰暗，面部肌肉消瘦。《类经·十二卷·第十四》："色夭面脱者，神气已去，故不可治，百日尽则时更气易，至数尽而已。"

⑤脉短气绝死　《类经·十二卷·第十四》："脉短气绝者，中虚阳脱也，故死。"

⑥上为逆，下为从　五脏之五色显现于面部，其以鼻子、面、额所主脏腑为中心，显现于显现于所主脏腑之中心处而向上下左右。从，顺从；顺遂；吉，象征向愈，易治。《易·坤》："或从王事，无成有终。"孔颖达疏："或顺从于王事。"《仪礼·少牢馈食礼》："吉，则史韇筮，史兼执筮与卦以告于主人，占曰从。"郑玄注："从者，求吉得吉之言。"宋代沈括《梦溪笔谈·象数一》："故其候有从、逆……之变，其法皆不同。若厥阴用事，多风，而草木荣茂，是之谓从；天气明洁，燥而无风，此之谓逆。"上为逆，下为从，此指其色向上移行的，为病势方盛，为凶险，所以为逆；其色向下移行的，为病势已衰，为吉。所以为顺。如《灵枢经·五色》："雷公问于黄帝曰：五色独决于明堂乎？小子未知其所谓也。黄帝曰：明堂者，鼻也……其色上行者病益甚，其色下行如云彻散者病方已。"

⑦女子右为逆……右为从　女子色见于向右侧为逆，见于向左则为顺；

男子色见于向左侧为逆，见于向右侧为顺。右为上，左为下，男为阳，阳向上，故色向右为顺，向左为逆；女为阴，下为阴，故色向左为顺，向右为逆。

⑧易，重阳死，重阴死　易，交换。指男女面色的正常位置出现交换的异常现象。《易・系辞下》："日中为市，致天下之民，聚天下之货，交易而退，各得其所。"《史记・廉颇蔺相如列传》："赵惠文王时，得楚和氏璧。秦昭王闻之，使人遗赵王书，愿以十五城请易璧。"重阳死，重阴死，即男子色见于右侧为从，如色见于左侧，是阳人（男为阳）色见于阳位，故为重阳；女子色见于左侧为从，如色见于右侧，是阴人（女为阴）色见阴位，故为重阴。重阴、重阳皆属危证。

⑨阴阳反他　吴昆："反他，谓不由常道，反而从逆也。"《类经・十二卷・第十四》："反作，如四气调神论所谓反顺为逆也，逆则病生矣。"

⑩治在权衡相夺　夺，削除。宋代欧阳修《文正范公神道碑铭》："坐擅复书，夺一官，知耀州。"治在权衡相夺，治疗这阴阳反他之病的标准，是要消除逆的征象。

⑪搏脉痹躄（bi），寒热之交　《类经・十二卷・第十四》："搏脉者，搏击于手也，为邪盛正衰，阴阳乖乱之脉。故为痹为躄，为或寒或热之变也。痹，顽痹也。躄，足不能行也。"

⑫脉孤为消气　孤，凶。《左传・庄公十一年》："秋，宋大水，公使吊焉，曰：'天作淫雨，害于粢盛，若之何不吊？'对曰：'孤实不敬，天降之灾，又以为君忧拜命之辱。'臧文仲曰：'……列国有凶称孤，礼也。'"孔颖达疏："无凶则常称寡人，有凶则称孤也。"脉孤，即凶险之脉，也称谓逆脉。此指毫无冲和胃气之真脏脉。消气，指阳气耗损。高士宗"脉者……脉孤则阳气足损，故为消气。孤，谓弦钩毛石，少胃气也。"脉孤为消气，即脉有凶象为消气。

⑬虚泄为夺血　虚泄，指脉虚而搏动无力。夺血，阴血受到损伤。

⑭以太阴始　太阴：北极；指北方之神；岁星，即木星。又有太岁，岁阴或太阴之称。《汉书・司马相如传下》："邪绝少阳而登太阴兮，与真人乎相求。"颜师古注引张揖云："太阴，北极。"宋代沈括《梦溪笔谈・象数一》："六壬有十二神将……其后有五将：谓天后、太阴、真武、大常、白虎也，此金水之神在方右者。"《淮南子・天文训》："太阴在寅，岁名摄提格，其雄为岁星。"《淮南子・天文训》："天神之贵者，莫贵于青龙，或曰天一，或曰太

阴。太阴所居，不可背而可乡。”由于古人认识到木星（岁星）约十二年运行一周天，其轨道与黄道相近，因将周天分为十二分，称十二次。木星每年行经一次，但岁星运行方向自西向东，即以太岁所在星次来纪年，故称岁星。如太岁在寅叫摄提格，在卯叫单阏等。又配以十岁阳，组成六十干支，用以纪年。《韩非子·饰邪》：“此非丰隆、五行、太一、王相、摄提、六神、五括、天河、殷抢、岁星数年在西也。”《史记·天官书》：“察日月之行，以揆岁星顺逆。”《旧唐书·宪宗纪上》：“壬申夜，月掩岁星。”以太阴始，马莳注：“自太阴始。盖气口成寸，以决死生，故当于此部而取之。”以下文“八风、四时”，当为木星运行于星次出现作为开头。

⑮行所不胜曰逆，逆则死；行所胜曰从，从则活。行，走，此指传。行所不胜，即克我者，如肝病见肺脉、证，依此类推，见此者，其病为逆，故死；行所胜，即我克者，如肝病见脾脉、证，依此类推，见此者，其病为顺，故生。

⑯八风四时之胜，终而复始　八风，八方之季候风。吴昆：“八风，八方之风。四时，春夏秋冬也。胜，各以所王之时而胜也。终而复始，主气不变也。言天之常候如此。”

⑰逆行一过，不可复数　逆行，倒行；不按正常方向行进。《孟子·滕文公下》：“当尧之时，水逆行，氾滥于中国。”《史记·孝景本纪》：“彗星出东北。秋，衡山雨雹，大者五寸，深者二尺。荧惑逆行，守北辰。”《后汉书·杨震传》：“丰等闻，惶怖，会太史言星变逆行，遂共谮震。”王冰：“过，谓遍也。”一过，指一圈。逆行一过，不可复数，即逆传于所不胜之脏一遍就会死，不能有二次逆传之数了。

诊要经终论篇第十六

新校正云：按全元起本在第二卷

【原文】

黄帝问曰：诊要[①]何如？岐伯对曰：正月、二月，天气始方，地气始发，人气在肝[②]。三月、四月，天气正方，地气定发，人气在脾[3]。五月、六月，天气盛，地气高，人气在头。七月、八月，阴气始杀，人气在肺[4]。九月、十月，阴气始冰，地气始闭，人气在心[5]。十一月、十二月，冰复，地气合，人气在肾[6]。故春刺散俞，及与分理[7]，血出而止，甚者传气，间者环也[8]。夏刺络俞，见血而止，尽气闭环，痛病必下[9]。秋刺皮肤，循理[10]，上下同法[11]，神变而止[12]。冬刺俞窍于分理，甚者直下，间者散下[13]。

春夏秋冬，各有所刺[14]，法其所在[15]。春刺夏分，脉乱气微，入淫骨髓，病不能愈，令人不嗜食，又且少气[16]。春刺秋分，筋挛，逆气，环[25]为咳嗽，病不愈，令人时惊，又且哭[17]。春刺冬分，邪气著藏，令人胀，病不愈，又且欲言语[18]。

夏刺春分，病不愈，令人解墯[19]。夏刺秋分，病不愈，令人心中欲无言，惕惕如人将捕之[20]。夏刺冬分，病不愈，令人少气，时欲怒。

秋刺春分，病不已，令人惕然欲有所为，起而忘之[21]。秋刺夏分，病不已，令人益嗜卧，又且善梦。秋刺冬分，病不已，令人洒洒时寒[22]。

冬刺春分，病不已，令人欲卧不能眠，眠而有见[23]。冬刺夏分，病不愈，气上，发为诸痹。冬刺秋分，病不已，令人善渴。

凡刺胸腹者，必避五脏，中[24]心者，环死[25]；中肝，五日死[26]；中脾者，五日死；中肾者，七日死；中肺者，五日死；中鬲[27]者，皆为伤中，其病虽愈，不过一岁必死。刺避五脏者，知逆从[28]也，所谓从者，鬲与脾肾之处，不知者反之。刺胸腹者，必以布憿著之，乃从单布上刺[29]，刺之不愈复刺，刺针必肃[30]，刺肿[31]摇针，经刺勿摇，此刺之道也。

【校注】

①诊要　诊，同“证”，证，通“徵。”诊，征象。本书《风论》：“帝曰：五藏风之形状不同者何？愿闻其诊及其病能。”王冰：“诊，谓可言之证。”《大戴礼记·文王官人》：“平心去私，慎用六证。”卢辩注：“六证，六徵也。”《金匮要略·痰饮咳嗽》：“肺饮不弦，但苦喘短气。”清代吴谦注：“弦为诸饮之诊，然专主者肝也。”要，和；核实。此指和，即应和。《诗·郑风·萚兮》：“叔兮伯兮，倡予要女！”余冠英注：“‘要’是会合。以歌声相会合就是和。”《荀子·乐论》：“行其缀兆，要其节奏，而行列得正焉，进退得齐焉。”诊要，此指气候的的征象与内脏相应和。

②正月、二月，天气始方，地气始发，人气在肝　放，通“方”《荀子·子道》：“及其至江之津也，不放舟，不避风，则不可涉也。”杨倞注：“放，读为方。”《素问经注节解》注：“方，犹言初动，天气初动于上，地气应之而发生也。盖春居四时之先，正月二月为一岁之首，天地之气，至此萌生发之机，而为化化生生之始也。”天气始方，即天阳之气正在释放出来。人气在肝，即在人体的天阳之气释放，使在地之发而生到肝。

③三月、四月，天气正方，地气定发，人气在脾　定：正；壮。《字汇·宀部》：“定，正也。”人定胜天。此指后者。王冰“天气正方，以阳气明盛，地气定发，为万物华而欲实也。然季终土寄而王，土又生于丙，故人气在脾。”

④七月、八月，阴气始杀，人气在肺　阴气，凉气，指秋气。《管子·形势解》：“秋者阴气治下，故万物收。”杀，肃杀，以形容深秋的天气和景色；衰微。此指肃杀。《左传·桓公五年》：“始杀而尝，闭蛰而烝。”唐代杜甫《北征》诗：“昊天积霜露，正气有肃杀。”《吕氏春秋·长利》：“是故地日削，子孙弥杀。”高诱注：“杀，衰也。”七月，八月，由夏转秋，天地之气，由阳而转阴，秋气肃杀，故阴气始杀，肺主秋金，故人体的天之金气收敛于肺。

⑤九月、十月，阴气始冰，地气始闭，人气在心　吴昆：“去秋入冬，阴气姑凝，地气始闭，阳气在中，人以心为中，故人气在心。”《素问经注节解》：‘秋尽冬初，收敛归藏，天地之气，由阳返阴，人心之火，尽摄合而还于心，故云人气在心也。”

⑥十一月、十二月，冰复，地气合，人气在肾　复，通“腹”。厚。《吕

氏春秋·上农》："民农则其产复，其产复则重徙。"许维遹集释："《月令》'复'作'腹'。郑注：'腹，厚也。'"《说文·肉部》："腹，厚也。"《礼记·月令》："（季冬之月）冰方盛，水泽腹坚，命取冰。"郑玄注："腹，厚也。"十一月、十二月……人气在肾，十一月、十二月，为严冬季节，冰凝则阳气伏，地气密闭，肾主冬，故人气在肾。

⑦春刺散俞，及与分理　张志聪："盖春气生升于外，故当于散俞溪谷之间而浅刺之，血出则脉气通而病止矣。"散，抒发；排遣；杀，衰减。此指前者。《三国志·魏志·陈思王植传》："使臣得一散所怀，摅舒蕴积，死不恨矣。"《墨子·非儒下》："奉其先之祭祀，弗散。"于省吾新证："散、杀一声之转。"《方言·第三》："散，杀也。东齐曰散。"散俞，有疏泄功用的俞穴。

⑧甚者传气，间者环也　《类经·二十卷·第十九》："传，布散也。环，周也。病甚者，针宜久留，故必待其传气。病稍间者，但候其气行一周于身，约二刻许、可止针也。"环：比喻漩涡；围绕；旋转。《管子·度地》："水之性……倚则环，环则中。"尹知章注："倚，排也。前后相排，则圆流生，空若环之中，所谓齐。"《国语·越语上》："三江环之，民无所移。"《史记·孟子荀卿列传》："于是有裨海环之，人民禽兽莫能相通者，如一区中者，乃为一州。"《韩非子·外储说右下》："赵王游于圃中，左右以菟与虎而辍之，虎盻然环其眼。王曰：'可恶哉，虎目也。'"王先慎集解："环转其眼，以作怒也。"《大戴礼记·保傅》："亟顾环面。"卢辩注："环，旋也。"甚者传气，间者，环也，即针感明显的有传导感。轻度的针感就在腧穴周围旋转。

⑨夏刺络俞……痛病必下　环，本义是圆圈形的璧玉器；泛指圆圈形的物品。引申为"腧穴；圈；周"。王国维《观堂集林·说环玦》："余读《春秋左氏传》'宣子有环，其一在郑商'，知环非一玉所成。岁在已未，见上虞罗氏所藏古玉一，共三片，每片上侈下敛，合三而成规。片之两边各有一孔，古盖以物系之。余谓此即古之环也……后世日趋简易，环与玦皆以一玉为之，遂失其制。"《诗·秦风·小戎》："游环胁驱，阴靷鋈续。"郑玄笺："游环，靷环也。"吴昆："络俞，诸经络脉之俞穴也。夏宜宣泄，故必见血而止。尽气，尽其邪气也。闭环，扪闭其穴，伺其经气循环一周于身，约二刻许，则痛病必下，盖夏气在头，刺之而下移也。"

⑩循理　指顺着肌肉的纹理。

⑪上下同法　上，指手经经脉，下，指足经经脉；同法，手经与足经的

刺法相同，

⑫神变而止　指刺时视病人神色较未刺前有所改变就止针。

⑬冬刺俞窍于分理，甚者直下，间者散下　《类经·二十卷·第十九》："孔穴之深者曰窍。冬气在髓中，故当深取俞窍于分理间也。"张志聪："分理者，分肉之腠理，乃溪谷之会。溪谷属骨，而外连于皮肤，是以春刺分理者，外连皮肤之腠理也。冬刺俞窍于分理者，近筋骨之腠理也。盖冬气闭藏，而宜于深刺也。"甚者直下，指病重者应诊察出其病邪所在，直刺深入；间者散下，指病轻者应于其病邪所在，或左或右或上或下，以消除邪气。

⑭春夏秋冬，各有所刺　在一年四季中，对同一种病，分别有所刺相应的不同经脉和腧穴。

⑮法其所在　此言春夏秋冬四时中，人气所在部位不同，刺法也有深浅不同，或在皮、肉、筋、骨，故刺时应根据人气所在，采取相应的刺法。

⑯春刺夏分……又且少气　王冰："心主脉，故脉乱气微，水受气于夏，肾主骨，故入淫于骨髓也。心火微则胃土不足，故不嗜食而少气也。"

⑰春刺秋分……又且哭　《类经·二十卷·第十九》："春刺皮肤是刺秋分也，肝本受气于秋，肝主筋，故筋挛也。逆气者，肝气上逆也。环，周也。秋应肺，故气周及肺，为咳嗽也。肝主惊，故时惊。肺主悲忧，故又且哭。

⑱春刺冬分……又且欲言语　王冰："冬主阳气伏藏，故邪气著藏。肾实则胀，故刺冬分，则令人胀也。火受气于冬，心主言，故欲言语也。"著，《集韵》："积也，或作贮。"邪气著藏，为邪气深入而贮藏于内。且欲言语，即想说话的意思。

⑲夏刺春分，病不愈，令人解（xie）㑿　解，同懈。㑿，同堕、惰。夏刺春天的部位，将伤其肝气，肝主筋，肝气不足，故全身懈堕无力。

⑳夏刺秋分……惕惕如人将捕之　惕惕，恐惧貌。《类经·二十卷·第十九》："夏刺秋分，伤其肺也，肺气不足，故令人欲无言。惕惕如人将捕之者，恐也。恐为肾之志；肺金受伤，病及其子，故亦虚而恐也。"

㉑夏刺冬分……时欲怒　夏刺冬天的部位，则将伤其肾气，肾气伤则精虚不能化气，故令人少气。水亏不能涵木，故肝气急而时怒。

㉒秋刺春分……起而忘之　《类经·卷二十·第十九》："秋刺春分，伤肝气也，心失其母则神有不足，故令人惕然，且善忘也。"

㉓秋刺夏分……又且善梦　王冰："心气少则脾气孤，故令嗜卧。心主

梦，神为之，故令善梦。”此言误刺而伤心气，心气伤则火不生土，脾虚故嗜卧。心虚则心神不安而多梦。

㉔中　伤害。此引申为“刺伤”。晋代葛洪《抱朴子·对俗》：“鬼神众精不能犯，五兵百毒不能中。”

㉕环死　环，通“还”。后退。《周礼·夏官·序官》：“环人，下士六人。”郑玄注：“环犹却也，以勇力却敌。”孙诒让正义：“此借为还字。”《仪礼·乡饮酒礼》：“主人速宾，宾拜辱；主人答拜，还宾拜辱。”郑玄注：“还犹退。”环死，即退出针来就死了。

㉖中肝，五日死　张介宾：“此节止言四脏，独不及肝，必脱简耳。”本书《刺禁论》在“刺中心”句下、《甲乙·卷五·第一上》在“刺中肺”句下有“刺中肝，五日死”六字。《四时刺逆从论篇》“中心”句下有“中肝，五日死”五字。而新校正云：“此经阙刺中肝死日，《刺禁论云》：中肝，五日死，其动为语。《四时刺逆从论》同也。”依文例，今据《四时刺逆从论篇》补。

㉗鬲　通“膈”。膈膜，也称横膈膜，在胸腔、腹腔之间膜状肌肉；亦借指胸腹。此指胸腹。《灵枢经·经脉》：“其支者复从肝，别贯膈，上注肺。”本书《五脏生成论》：“心烦头痛，病在鬲中。”汉代王充《论衡·效力》：“勉自什伯，鬲中呕血。”

㉘逆从　本书《腹中论篇》：“居齐上为逆，居齐下为从。”《玉版论要篇》：“行所不胜曰逆，行所胜曰从。”

㉙必以布憿（ji）著之，乃从单布上刺　憿，疾速貌。《文选·潘岳〈笙赋〉》：“劀憿籴以奔邀，似将放而中匮。”张铣注：“憿籴、奔邀，言疾也。”撽，击也。幭，裹腿布。《玉篇》：“幭，幭胫，行縢也。”憿、撽、幭。三者双声叠韵，别本虽有通假书证，但根据上下文义，憿用的是本字。布，伸开手指；展开；伸开。《大戴礼记·王言》：“布指知寸，布手知尺，舒肘知寻。”《左传·定公四年》：“句卑布裳，刭而裹之，藏其身，而以其首免。”汉代张衡《南都赋》：“布绿叶之萋萋，敷华蕊之蓑蓑。”著，放置；安放。汉代刘向《说苑·正谏》：“必树吾墓上以梓，令可以为器；而抉吾眼著之吴东门，以观越寇灭吴也。”《后汉书·西域传·于寘》：“于寘王令胡医持毒药著创中，故致死耳。”单，相袭，继承。《书·洛诰》：“考朕昭子刑，乃单文祖德。”曾运干正读：“单，袭也。言父死子继，周家传国常典。”必以布憿著之，乃从单

布上刺，即一定凭借手指展开的腧穴处快速把针放置在腧穴上，于是就顺着次序，相继在展开的腧穴上刺。另，考虑到“以布”或认为“以布匹之布，”但是不足为据，因为针刺时没有必要掩盖，因此怀疑是以“布钱”起固定作用。因为布钱上有孔，但无其他佐证，尚不敢妄定，姑且存疑。

㉚肃　肃静；幽静。张隐庵集注：“肃，静也。言气之难得，宜肃静其针以候焉。”

㉛肿　胀痛。此指病人有针感胀痛。《吕氏春秋·尽数》：“形不动则精不流，精不流则气郁，郁处头则为肿为风。”高诱注：“肿与风，皆首疾。”

【原文】

帝曰：愿闻十二经脉之终[①]，奈何？岐伯曰：太阳之脉，其终也，戴眼[②]反折瘈疭[③]，其色白，绝汗[④]乃出，出则死矣；少阳终者，耳聋，百节皆纵[⑤]，目瞏绝系[⑥]，绝系一日半死。其死也色先青白，乃死矣。阳明终者，口目动作[⑦]，善惊妄言，色黄，其上下经盛[⑧]，不仁，则终矣。少阴终者，面黑，齿长而垢[⑨]，腹胀闭，上下不通而终矣。太阴终者，腹胀闭，不得息，善噫善呕，呕则逆，逆则面赤，不逆则上下不通，不通则面黑皮毛焦而终矣[⑩]。厥阴终者，中热嗌[⑪]干，善溺心烦，甚则舌卷，卵[⑫]上缩而终矣。此十二经之所败[⑬]也。

【校注】

①终　人死；尽。此指为“某经气竭尽。”《礼记·文王世子》：“文王九十七乃终。”《文选·杨恽〈报孙会宗书〉》：“送其终也。”李善注：“终谓终没也。”唐代韩愈《祭十二郎文》：“呜呼！言有穷而情不可终。”

②戴眼　瞪眼仰视而不转。王冰：“戴眼，谓睛不转而仰视也。”《医宗金鉴·四诊心法要诀上》：“闭目阴病，开目病阳，朦胧热盛，时瞑衄常，阳绝戴眼，阴脱目盲，气脱眶陷，睛定神亡。”注：“目上直视，谓之戴眼，则为阳绝之候也。”

③反折瘈疭（qi zong）　即角弓反张，四肢抽搐。反折，身背向后反张。疭，筋脉弛缓。手足时缩时伸。瘈疭，筋脉抽动不止。宋代叶梦得《避暑录

话·卷二》："杜壬作《医准》一卷，记平生治人用药之验。其一记郝质子妇产四日瘈疭，戴眼、弓背、反张。壬以为痉病，与大豆紫汤、独活汤而愈。"

④绝汗　王冰："绝汗，谓汗暴出如珠而不流，旋复干也。"

⑤百节皆纵　"從"，为"纵"的古字。松，通"从"。《礼记·曲礼上》："敖不长，欲不可从，志不可满，乐不可极。"陆德明释文："從，放纵也。"《墨子·号令》："为人下者、常司上之。随而行，松上不随下。"王念孙《读书杂志·墨子六》引王引之曰："松，读为从，言从上不随下也。百节皆纵，即众多关节松弛。《类经·十八卷·第九十七》："胆者，筋其应，少阳气绝，故百节皆纵也。"

⑥目睘（qióng）绝系　两目直视如惊而目系绝。睘，亦作"瞏"。《集韵·平清》引《诗》："独行瞏瞏。"按，今本《诗·唐风·杕杜》作"睘睘"。而郭沫若《金文从考·释共》："余谓睘即玉环之初，象衣之当胸处有环也，从目，示人首所在之处"。睘，王冰："谓直视如惊貌。"系，通"繫。"《太平寰宇记》引齐太公《金匮》："武王伐纣，至凤凰陂，袜系解。"《韩非子·外储说左下》："袜系解，因自结。"系，本义为连属；连接。《说文》："系，繫也。"引申为"繫东西的带子；系结；连缀。"《乐府诗集·横吹曲辞五·捉搦歌》："中央有系两头繫。"繫，《广韵·霁韵》："繫，缚繫。"《类篇·纟部》："繫联也。"《逸周书·作雒》："南繫于洛水。"孔晁注："繫，因接连结也。"绝系。指联接目部的象带状样的组织衰竭，其表现当为眼圈周围松驰，眼直视而不能转动。俗称"放展了"。

⑦口目动作　《类经·十八卷·第九十七》："手足阳明之脉，皆挟口入目，故为口目动作，而牵引歪斜也。"

⑧其上下经盛　即阳明经脉所循行的上至面目颈项，下至足跗部位的经脉，皆出现脉躁盛，此为胃气已败之征。

⑨齿长而垢　即因齿龈萎缩则显的齿长而有污秽。《甲乙·卷二·第一上》："肉濡而却，故齿长而垢"。

⑩太阴终者……不通则面黑，皮毛焦而终矣　吴昆："脾主行气于三阴，肺主治节而降下，脾肺病则升降之气皆不行，故今腹胀而闭塞。凡升降之气一吸一呼谓之一息，腹胀闭则升降难，故不得息。既不得息，则惟噫呕可以通之，故善噫呕，又逆而面赤也。若不逆则否塞于中，肺气在上而不降，脾气在下而不升，上下不相交通，不通则土气实，肾水受邪，故面黑，手太阴

为肺主皮毛，故令皮毛焦”。

⑪嗌 通“咽”。

⑫卵 睾丸。俗称“蛋，蛋子。”

⑬败 衰败。王冰：“谓气终尽而败坏也。”

【按语】

本节的十二经脉之气绝的文字所述之表现，也见于《灵枢·终始》，另，《灵枢·经脉》有五阴气绝的内容，与本节之三阴经气绝之大意略同，可互参。

【音释】

《异法方宜沦》：跻巨娇切 砭普廉切 致直利切

《移精变气论》：荄古哀切，斩也 标必尧切

《汤液醪醴论》：音①劳 莝音剉，斩也 涤音迪 秽音畏

《玉版论》：度徒各切 躄必益切

《诊要经终论》：慠吉尧切 瘲音纵 瞏音琼 睒音闪 跗音夫

【校注】

①音 据“劳”，其“音”上当脱“醪”字。当据补。

卷第五

脉要精微论篇第十七

新校正云：按全元起本在第六卷

【原文】

黄帝问曰：诊法何如？岐伯对曰：诊法常以平旦[①]，阴气未动[②]，阳气未散，饮食未进，经脉未盛，络脉调匀，气血未乱，故乃可诊有过[③]之脉。切脉[④]动静而视精明[⑤]、察五色，观五脏有余、不足，六府[⑥]强弱，形之盛衰，以此参伍[⑦]，决[⑧]死生之分。

夫脉者，血之府[⑨]也，长则气治[⑩]，短则气病[⑪]，数则烦心，大则病进，上盛则气高，下盛则气胀[⑫]，代则气衰[⑬]，细则气少，涩则心痛[⑭]，浑浑革[⑮]至如涌泉，病进而色弊，绵绵[⑯]其去如弦绝[⑰]，死。

【校注】

①平旦　天黎明之寅时，3～5点。汉代刘向《新序·杂事四》："君昧爽而栉冠，平旦而听朝。"南朝宋国鲍照《代放歌行》："鸡鸣洛城里，禁门平旦开。"《类经·五卷·第一》："平旦者，阴阳之交也。阳主昼，阴主夜，阳主表，阴主里。凡人身营卫之气，一昼一夜五十周于身。昼则行于阳分，夜则行于阴分，迨至平旦，复皆会于寸口，……故诊法当于平旦初寤之时。"

②动　变化。《易·系辞上》："六爻之动，三极之道也。"北魏贾思勰《齐民要术·造神曲并酒等》："其春酒及余月，皆须煮水为五沸汤，待冷浸曲，不然则动。"缪启愉校释："动，酸败变质。"

③过　过失；错误。通“祸”。灾祸；灾殃。此引申为“毛病；疾病。”《周礼·天官·太宰》：“八曰诛，以驭其过。”俞樾《群经平议·周官一》：“此过字当读为祸，古祸、过通用。《汉书·公孙宏传》：‘诸常与宏有隙，虽阳与善，后竟报其过。’《史记》作‘祸’是其证也。”马王堆汉墓帛书《战国纵横家书·谓燕王章》：“夫一齐之强，燕犹弗能支，今以三齐临燕，其过必大。”《书·大禹谟》：“宥过无大，刑故无小。”三国时魏国曹植《与杨德祖书》：“世人之著述，不能无病”。据此“病”，即“过”。

④切脉　切，断也。判断；决断；决定。《易·系辞上》：“系辞焉以断其吉凶，是故谓之爻。”南朝梁国刘勰《文心雕龙·指瑕》：“若夫注解为书，所以明正事理，然谬于研求，或率意而断。”切脉，通过摸脉判断脉象。

⑤精明　目之精光。本篇下文：“精明者，所以视万物，别白黑，审短长。”《素问经注节解》注：“盖人一身之精神，皆上注于目，视精明者，谓视目精之明暗，而知人之精气也。”

⑥六府　王冰、张介宾、张志聪等，皆认为所指为脏腑之腑。《太素》作“五府”，杨上善注：“五府谓头、背、腰、膝、髓五府者也。”刘衡如：“六府为下文所举：脉者血之府；头者精明之府；背者胸中之府；腰者肾之府；膝者筋之府；骨者髓之府。吴本云：‘此五府而前文云六，误也。’皆忘尚有‘脉者血之府’一段。”依上下文意，今从刘吴、说。

⑦参伍　《易·系辞上》：“参伍以变。”孔颖达疏：“参，三也；伍，五也。”孙诒让正义：“午五二字古本通用，《左传·成公十七年传》‘夷羊五’，《国语·晋语》作‘夷羊午’是其证。”宋代孙奕《履斋示儿编·字说·集字三》：“《学林》云：古篆五字为×，象阴阳交×之义，午字亦取此义。”参伍，指变化不定的数；相互交错；错综比较，加以验证；分划。此指错综比较。《易·系辞上》：“参伍以变，错综其数，通其变，遂成天下之文，极其数，遂定天下之象。”《韩非子·八经》：“参伍之道，行参以谋多，揆伍以责失。”《史记·太史公自序》：“若夫控名责实，参伍不失，此不可不察也。”

⑧决　分辨；判断。《礼记·曲礼上》：“失礼者，所以定亲疏，决嫌疑，别同异，明是非也。”

⑨府　处所。王冰：“府，聚也。言血之多少，皆聚见于经脉之中也。”

⑩长则气治　长，指长脉，长脉如循长竿，首尾端直，超过本位。治，安定，引申为“正常”。

⑪短则气病　短，指短脉。短脉首尾俱短，不及本位。短则不及，故为气病。

⑫上盛则气高，下盛则气胀　本文所谓上下，诸家说法不一，王冰、张介宾、张志聪认为上为寸，下为尺；吴昆以为“脉之升者为上”，“脉之降者为下”；马莳以为寸为上，关为下。《素问识》云：“诸家以上下为寸尺之义，而《内经》有寸口之称，无分三部而为寸关尺之说，乃以《难经》以降之见读斯经，并不可从。此言上下者，指上部下部之诸脉。详见三部九候论。”今从《素问识》说。上部脉盛，乃气壅于上，故气上逆而喘呼；下部脉盛，乃气壅于下，故气滞而胀满。高，气上逆而喘。《类经·六卷·第二十一》：“气高者，喘满之谓。”

⑬代则气衰　《太素·卷十六·杂诊》：“久而一至为代。”王冰：“代脉者，动而中止，不能自还。”

⑭涩则心痛　涩脉艰涩而不滑利，多为气滞血瘀，不能养心，故心痛。

⑮浑浑（gun gun）革　浑浑：滚滚。大水流貌。《管子·富国》：“若是则万物得宜，事变得应，上得天时，下得地利，中得人和，则财货浑浑如泉源，汸汸如河海，暴暴如山丘。”晋代陶潜《命子》诗：“浑浑长源，蔚蔚洪柯。”革，急。《礼记·檀弓上》：“夫子之病革矣，不可以变。”郑玄注：“革，急也。”明代李贽《阿寄传》：“顷之，阿寄病且革。谓寡妇曰：‘老奴马牛之报尽矣。’”章炳麟《四惑论》：“人之有死，亦自然规则也。病革而求医药者，将以遮防其死。”

⑯弊，绵绵　弊，破损；败坏。此指气色败坏。《国语·晋语六》：“今吾司寇之刀锯日弊，而斧钺不行。”《战国策·秦策一》：“黑貂之裘弊，黄金百斤尽。”绵绵，微细；微弱。《淮南子·缪称训》：“福之萌也绵绵，祸之生也分分，福祸之始萌微，故民嫚之。”王念孙《读书杂志·淮南子》：“分分当为介介，字之误也。介介，微也；绵绵介介，皆微也，故曰福祸之始萌微。”王冰：“绵绵，言微微，似有而不甚应手也。”

⑯去如弦绝，死　王冰：“如弦绝者，言脉卒断如弦之绝去也。”去如弦绝，死。即感觉脉落之时有间歇如弓弦断了一样，是死证。

【按语】

关于“死生”含义：死亡和生存；犹言月亮之盈亏、消长。此指前者。《易·系辞上》：“原始反终，故知死生之说。”《孙子·

虚实》:“故五行无常胜,四时无常位,日有长短,月有死生(月亮前半月为生,后半月为死)”。本篇有的内容谈的是死亡和生存,有的内容则谈的是某脏疾病的进退趋向,所以二者并存。

【原文】

夫精明、五色者,气之华也,赤欲如白裹朱①,不欲①如赭;白欲如鹅羽,不欲如盐;青欲如苍璧②之泽,不欲如蓝;黄欲如罗裹雄黄③,不欲如黄土;黑欲如重漆④色,不欲如地苍⑤,五色精微象见矣⑥,其寿不久也。夫精明者,所以视万物,别白黑,审短长,以长为短,以白为黑,如是则精衰矣。

【校注】

①白裹朱,不欲 白,通“帛”。丝织品的总称。《诗·小雅·六月》:“织文鸟章,白旆央央。”孔颖达疏:“言白旆者,谓绛帛。”陈奂传疏:“白旆,《正义》本作‘帛茷’。”《礼记·玉藻》:“大帛不緌。”郑玄注:“帛,当为白,声之误也。大帛谓白布冠也。”朱,朱砂。白裹朱,形容白中透红,如白帛包着朱砂一样。欲,顺。《礼记·祭义》:“敬以欲。”郑玄注:“欲,宛顺貌。”欲,美好。不好,即不欲,犹言即逆证的颜色。

②苍璧 青色玉璧。

③罗裹雄黄 罗,稀疏而轻软的丝织品。《楚辞·招魂》:“蒻阿拂壁,罗帱张些。”王逸注:“罗,绮属也。”罗裹雄黄,即用丝织品包裹着雄黄。

④重漆 重,表示程度深,相当于“极”、“甚”。《吕氏春秋·悔过》:“今行数千里,又绝诸侯之地以袭国,臣不知其可也,君其重图之。”高诱注:“重,深。”重漆,即深黑色之漆。

⑤地苍 地之青黑色。《类经·六卷·第三十》:“地之苍黑,枯暗如尘。”

⑥五色精微象见矣 吴昆:“精微象见,言真元精微之气,化作色相,毕现于外更藏蓄,是真气脱也,故寿不久。”王玉川:“于鬯《香草窗续校书》云:‘此精微二字侧而不平,与他文言精微者独异微,盖衰微之义。精

微者，精衰也。下文云：以长为短，以白为黑，如是则精衰矣。彼明出精衰二字，精衰与精微正相照应，亦上下异文同义之例也。篇名题脉要精微，义本于此。脉要精微者，犹诊要经终也。经终者，谓十二经脉之终。精微二字义侧，犹经终二字义侧矣。’按下云‘言而微’，微亦衰也。于鬯此说，颇有见地。”

【原文】

五脏者，中之守也①，中盛脏满②，气胜伤恐③者，声如从室中言，是中气之湿也。言而微，终日乃复言者，此夺气④也。衣被不敛，言语善恶，不避亲疎者，此神明之乱也。仓廪不藏者，是门户不要也⑤。水泉⑥不止者，是膀胱不藏也。得守者，生，失守者，死。夫五脏者，身之强也⑦，头者，精明之府⑧，头倾视深，精神将夺矣。背者，胸中之府⑨，背曲肩随⑩，府将坏矣。腰者，肾之府，转摇不能，肾将惫⑪矣。膝者，筋之府⑫，屈伸不能，行则偻附⑬，筋将惫矣。骨者，髓之府，不能久立，行则振掉⑭，骨将惫矣。得强⑮则生，失强则死。

岐伯曰：反四时者，有余为精，不足为消⑯。应太过，不足为精；应不足，有余为消⑰，阴阳不相应，病曰关格⑱。

【校注】

①五脏者，中之守也　守，抵御。《左传·襄公二十七年》：“且吾因宋以守病，则夫能致死。”杜预注：“为楚所病，则欲入宋城。”杨伯峻注：“守病，守御楚之病我。”五脏者，中之守也，即五脏，在内抵御邪气。

②中盛脏满　盛，实。满，通“懑”。胀满；壅滞。《汉书·佞幸传·石显》：“显与妻子徙归故郡，忧满不食，道病死。”颜师古注：“满，读曰懑。”《史记·扁鹊仓公列传》：“故济北王阿母自言足热而懑，臣意告曰：‘热蹶也。’”本书《大奇论》：“肝满，肾满，肺满，皆实，即为肿。”王冰：“满，谓脉气满实也。”中盛脏满，指胸腹内壅实，使内脏壅滞。

③气胜伤恐　气，呼吸，气息；邪气。此指邪气。胜，通“升”。《商君

书·赏刑》："赞茅、岐周之粟，以赏天下之人，不人得一胜。"一本作"升"。俞樾《诸子平议·商子》："胜，读为升，古字通用。《三辅黄图》曰：'御宿园出栗，十五枚一胜，大梨如五胜。'胜，皆升之假字。"气胜伤恐，即邪气盛犹如被恐吓伤的表现。

④夺气　夺，脱。本书《通评虚实论》："邪气盛则实，精气夺则虚。"王冰："夺，谓精气减少如夺去也。"《灵枢经·五禁》："淫而夺形，身热，色夭然白，……寒热夺形，脉坚搏，是谓五逆也。"俞樾《古书疑义举例·因误夺而误补例》："凡有夺字则当校补。"宋代洪迈《容斋续笔·书易脱误》："今世所存者，独孔氏古文，故不见二篇脱处。"本书《四时刺逆从论》："冬刺经脉，血气皆脱，令人目不明。"《灵枢经·玉版》："咳且溲血脱形……咳溲血，形肉脱，脉搏，是三逆也。"夺气，即气脱。

⑤仓廪不藏者，是门户不要也　门户，借喻为肛门。要，通"约"。此引申为约束，控制。《汉书·礼乐志二》："雷震震，电耀耀。明德乡，治本约。"颜师古注："约读曰要。"《史记·项羽本纪》："张良出，要项伯，项伯即入见沛公。"晋代陶潜《桃花源记》："便要还家，设酒杀鸡作食。"脾胃为仓廪之官，故仓廪实指脾胃。仓廪不藏者，是门户不要也，即仓廪（脾胃）不能储藏的原因，这是肛门不能控制了。

⑥水泉　《太素·卷十六·杂诊》："水泉，小便也。"

⑦五脏者，身之强也　强，通"襁"。襁，背负婴儿用的宽带；穿钱用的绳索，借指钱贯。此借喻为联结全身的纽带。《说文·衣部》："襁，负儿衣。"《大戴礼记·保傅》"昔者周成王幼，在襁褓之中"王聘珍解诂引唐代张守节《史记正义》："襁，约小儿于背而负行。"按今本《史记·鲁周公世家》作"强"。以带系财货负之于背。汉代荀悦《汉纪·武帝纪五》："吏民闻之，输租襁负不绝，课更以最。"五脏者，身之强也，即五脏好比是联结全身的纽带。

⑧头者，精明之府　精，精气；精神；精力。府，物所聚集的处所。《周礼·春官·序官》："天府：上士一人，中士二人。"贾公彦疏："凡物所聚皆曰府，官人所聚曰官府，在人身中饮食所聚谓之六府"。精明，精力旺盛而智慧，耳目聪明；眼睛明亮。此指前者。汉代董仲舒《春秋繁露·循天之道》："是故身精明，难衰而坚固，寿考无忒，此天地之道也。"宋代范仲淹《乞召杜衍等备明堂老更表》："［工部侍郎致仕郎简］今八十三岁，精明不

衰。”《北史·儒林传下·刘炫》：“炫眸子精明，视日不眩，强记默识，莫与为俦。”头者，精明之府，即大脑精力旺盛而智慧，耳目聪明。

⑨背者，胸中之府 胸，心。晋代陆机《赴洛·诗之二》：“忧苦欲何为，缠绵胸与臆。”唐代韩愈《送文畅师北游》诗：“下开迷惑胸，𥫩豁斸株橛。”宋代曾巩《王君俞哀辞》：“沕穆无端兮，莫敢责辞；维旧及知兮，哀搅余胸。”中，心。《史记·乐书》：“情动于中，故形于声。”张守节正义：“中犹心也。”胸中，同义词连用。背者，胸中之府，即背是心的处所。

⑩随 通“堕”。落；落下；脱落。引申为“下垂；耷拉。”《管子·形势解》：“臣下随而不忠，则卑辱困穷。”戴望校正：“洪云：随读为怠惰之惰。下文云：‘解惰怠慢，以之事主则不忠。’宋本随作堕，古字多通用。”《后汉书·董卓传》：“卓朝服升车，既而马惊墯泥，还入更衣。”

⑪惫 乏竭，此引申为“衰竭”。《汉书·樊哙传》：“始陛下与臣等起丰沛，定天下，何其壮也！今天下已定，又何惫也!”颜师古注：“惫，力极也。”

⑫膝者，筋之府 膝为筋会聚之处。《太素·卷十六·杂诊》：“身之大筋聚结于膝。”

⑬行则偻附 附，扶；握持。通“拊”、“抚”。《汉书·天文志》：“晷长为潦，短为旱，奢为扶。扶者，邪臣进而正臣疏，君子不足，奸人有余。”颜师古注引晋灼曰：“扶，附也。”《史记·扁鹊仓公列传》：“臣意即以寒水拊其头，刺足阳明脉左右各三所，病旋已。”司马贞索隐：“拊，音附。又音抚。”《楚辞·九歌·东皇太一》：“抚长剑兮玉珥，璆锵鸣兮琳琅。”王逸注：“抚，持也。”偻，佝偻（弯曲）。吴昆：“偻，曲其身也；附，不能自步，附物而行也。”行则偻附，即走路则弯曲而扶着其他物体。

⑭振掉 振，抖动；摇动。通“震”。《礼记·曲礼下》：“振书端书于君前，有诛。”郑玄注：“振，去尘也。”《荀子·不苟》：“新浴者振其衣，新沐者弹其冠，人之情也。”《战国策·燕策三》：“燕王诚振畏，慕大王之威，不敢兴兵以拒大王。”《史记·魏公子列传》：“当是时，公子威振天下。”掉，摆动；摇晃。《文选·扬雄〈长杨赋〉》：“拮隔鸣球，掉八列之舞。”李善注引贾逵曰：“掉，摇也。”振掉，摇动；震动。晋代潘尼《鳖赋》：“翩衔钓以振掉，吁骇人而可恶。”宋代苏辙《舟中听琴》诗：“海水振掉鱼龙惊。”

⑮精 强。引申为旺盛。《广韵·劲韵》：“精，强也。”

⑯反四时者，有余为精，不足为消 《类经·六卷·第二十二》："此言四时阴阳脉之相反者，亦为关格也。禁服篇曰：春夏人迎微大，秋冬寸口微大，如是者，命曰平人。'以人迎为阳脉而主春夏，寸口为阴脉而主秋冬也。若其反者，春夏气口当不足而反有余，秋冬人迎当不足而反有余，此邪气之有余，有余者反为精也。春夏人迎当有余而反不足，秋冬寸口当有余而反不足，此血气之不足，不足者日为消也。"反四时者，有余为精，不足为消，即违反四季规律的现象，秋冬人迎脉邪气旺盛，是病重，春夏人迎脉不足，叫做消。

⑰应太过……有余为消 《类经·六卷·第二十二》："如春夏人迎应太过，而寸口之应不足者，反有余而为精；秋冬寸口应太过，而人迎之应不足者，反有余而为精，是不足者为精也。春夏寸口应不足，而人迎应有余者，反不足而为消；秋冬人迎应不足，而寸口应有余者，反不足而为消，是有余者为消也。应不足而有余者，邪之日胜；应有余而不足者，正必日消。"

⑱关格 王冰注："阴阳之气不相应合，不得相营，故曰关格也。"参见《灵枢经·终始》篇及本书《六节藏象论篇》中注。

【原文】

帝曰：脉其四时动[①]，奈何？知病之所在奈何？知病之所变奈何？知病乍[①]在内，奈何？知病乍在外，奈何？请问此五者，可得闻乎？岐伯曰：请言其与天运转大[②]也。万物之外，六合[③]之内，天地之变，阴阳之应，彼春之暖，为夏之暑，彼秋之忿，为冬之怒，四变之动，脉与之上下[④]。以春应中规，夏应中矩，秋应中衡，冬应中权[⑤]。是故冬至四十五日，阳气微上，阴气微下；夏至四十五日，阴气微上，阳气微下，阴阳有时，与脉为期，期而相失，知脉所分，分之有期[⑥]，故知死时。微妙在脉，不可不察，察之有纪，从阴阳始[⑦]，始之有经，从五行生[⑧]，生之有度[⑨]，四时为宜，补泻勿失，与天地如一[⑩]，得一之情，以知死生。是故声合五音[⑪]，色合五行，脉合阴阳。是知阴盛则梦涉大水恐惧，阳盛则梦大火燔灼，阴阳俱盛则梦相杀毁伤。上盛则梦飞，下盛则梦堕。甚饱则梦予，甚饥则梦取。肝气盛，则梦怒。肺气盛，则梦哭[12]。短虫[13]多则梦聚众，长虫[14]多则梦相击毁伤。是故持脉有道[15]，虚静为保[16]。春日浮，如鱼之游在波，夏日在肤，泛泛乎[17]万物有余。秋日下肤，蛰[18]虫将去。冬日在骨，蛰虫周密，君子居室。故曰知内者按而纪之，知外者终而始之[19]。此六者，持脉之大法。心脉搏坚而长，当病舌卷不能言，其耎[20]而散者，当消环[21]自已。肺脉搏坚而长，当病唾血。其耎而散者，当病灌汗[22]，至令不复，散发也[23]。肝脉搏坚而长，色不青，当病坠若搏，因血在胁下，令人喘逆；其耎而散皮色泽者，当病溢饮，溢饮者，渴暴多饮，而易入肌皮肠胃之外也。胃脉搏坚而长，其色赤，当病折髀[24]，其耎而散者，当病食痹[25]。脾脉搏坚而长，其色黄，当病少气。其耎而散，色，不泽者，当病足骱[26]肿若水状也。肾脉搏坚而长，其色黄而赤者，当病折腰，其耎而散者，当病少血，至令不复也。

【校注】

①动……乍　动，活动；变化。《诗·豳风·七月》：“五月斯螽动股，六月莎鸡振羽。”《易·系辞上》：“六爻之动，三极之道也。”乍，恰好；正好。《北史·魏澹传》：“事既无奇，不足惩劝，再述乍同铭颂，重叙唯觉繁文。”

②其与天运转大　大，“太”的古字。顺利，安宁。《老子》：“往而不害，安平太。”《诗·鄘风·蝃蝀》：“乃如之人也，怀昏姻也，大无信也，不知命也。”陆德明释文：“大音泰。”清代江沅《说文释例》：“古只作‘大’，不作‘太’，亦不作‘泰’。《易》之‘大极’，《春秋》之‘大子’、‘大上’，《尚书》之‘大誓’、‘大王王季’，《史》《汉》之‘大上皇’、‘大后’，后人皆读为‘太’，或径改本书，作‘太’及‘泰’。”其与天运转大，指人体气机的运动变化，随着自然界的变化运转顺利。

③六合　王冰：“谓四方上下也。”

④脉与之上下　马莳：“盖四时有变，而吾人之脉将随之而上下耳。上

下者，浮沉也。”脉与之上下，即脉随着四时阴阳的变化而有浮沉。

⑤春应中规，夏应中矩，秋应中衡，冬应中权　中，合乎准则、合乎要求。规，为圆之器。矩，为方之器；衡，秤杆。权，秤锤。《荀子·劝学》：“輮以为轮，其曲中规。”《礼记·玉藻》：“古之君子必佩玉……行以肆夏，周还中规，折还中矩，进则揖之，退则扬之，然后玉锵鸣也。”春应中规，夏应中矩，秋应中衡，冬应中权，王冰：“春脉较弱，轻虚而滑，如规之象，中外皆然，故以春应中规；夏脉洪大，兼之滑数，如矩之象，可正平之，故以夏应中矩；秋脉浮毛，轻涩而散，如称衡之象，高下必平，故以秋应中衡；冬脉如石，兼沉而滑，如称权之象，下远于衡，故以冬应中权也。”

⑥阴阳有时，与脉为期，期而相失，知脉所分，分之有期　期，预知；料想；预定的时间；选定的日子；限度。《荀子·不苟》：“天不言而人推高焉，地不言而人推厚焉，四时不言而百姓期焉。”杨倞注：“期，谓知其时候。”《易·系辞下》：“既辱且危，死期将至。”《庄子·则阳》：“今计物之数，不止于万，而期曰万物者，以数之多者号而读之也。”成玄英疏：“期，限也。”分，分裂；离开；部属。此指后者。《汉书·地理志上》：“陵夷至于战国，天下分而为七。”《庄子·渔父》：“仁则仁矣，恐不免其身；苦心劳形以危其真。呜呼，远哉其分于道也！”《类经·五卷·第九》注：“期而相失者，谓春规、夏矩、秋衡、冬权不于度也。如脉所分者，谓五脏之脉，各有所属也。分之有期者，谓衰王各有其时也，知此者则知死生之时也。”阴阳有时，与脉为期，期而相失，知脉所分，分之有期，即阴阳存在一定的季节，它们和脉相合有一定的时间，当在一定的时间有部属，就能知道脉和阴阳所部属的季节，对它们部属时间要有预知。

⑦察之有纪，从阴阳始　有，存在；呈现、产生或发生某种情状。《诗·小雅·大东》：“东有启明，西有长庚。”《荀子·宥坐》：“孔子南适楚，厄于陈蔡之间，七日不火食，藜羹不糁，弟子皆有饥色。”察之有纪，从阴阳始，诊察脉象呈现季节之纲领．从辨别阴阳开始。

⑧始之有经，从五行生　诊脉之阴阳本始，有十二经脉，顺着五星的出现而出现。《太素·卷十四·四时脉诊》：“阴阳本始，有十二经脉也，十二月经脉，从五行生也……脉从五行生，木生二经，足厥阴、足少阳也。火生四经手少阴、手太阳、手厥阴、手少阳也。土生二经，足太阴、足阳明也。金生二经，手太阴、手阳明也。水生二经，足少阴、足大阳也。此为五行生十

二经脉。”

⑨度　法度；限度。

⑩宜，补泻勿失，与天地如一　宜，适宜。引申为标准。《敦煌变文集·太子成道经变文》：“鱼透碧波堪上岸，无忧花树最宜观。”补泻勿失，与天地如一，即运用补泻不要失去时节，随自然界犹如一个整体。

⑪声合五音　指五声和五音可互相应合，如哭泣的声音，犹如商音，又如凄凉之秋天的西风。五声，即呼、笑、歌、哭、呻；五音，即角、徵、宫、商、羽。

⑫肝气盛则梦怒，肺气盛则梦哭　肝在志为怒，故肝气盛则梦怒。肺在志为悲，故肺气盛则梦悲哀

⑬短虫　即蛲虫。短，少。少，通“小”。《吕氏春秋·观世》：“此治世（有道之士）之所以短，而乱世之所以长也。”高诱注：“短，少；长，多也。”《韩非子·饬令》：“朝廷之事，小者不毁。”王先慎集解：“《商子》‘小’作‘少’。”《诸病源候论·九虫病·三虫候》：“蛲虫至细微，形如菜虫也，居胴肠间，多则为痔，极则为癞，因人疮处，以生诸痈、痈、癣、疽、瘘、病、疥、龋虫，无所不为。”

⑭长虫　《诸病源候论·九虫病·三虫候》：“长虫，蚘虫也，长一尺，动则吐清水，出则心痛，贯心则痛。”

⑮道　学问；门道。

⑯虚静为保　虚静，清虚恬静；宁静。《文子·自然》：“静则同，虚则通，至德无为，万物皆容。虚静之道，天长地久，神微周盈，于物无宰。”北魏贾思勰《齐民要术·脯腊》：“脯成，置虚静库中，纸袋笼而悬之。”保，保证。《周礼·地官·大司徒》：“令五家为比，使之相保。”虚静为保，即诊脉时清虚怡静，心无杂念，聚精会神，是正确诊察的保证。

⑰泛泛乎　泛泛，亦作“汎汎”、“氾氾”。漂浮貌；浮行貌；水流貌；广大无边际貌。《诗·小雅·采菽》：“泛泛杨舟，绋缅维之。”汉代刘桢《赠从弟·诗之一》：“泛泛东流水，磷磷水中石。”《庄子·秋水》：“泛泛乎其若四方之无穷，其无所畛域。”泛泛乎，形容脉浮盛而满溢广大无边际貌。吴昆：“泛泛然充满于指。”

⑱蛰　动物冬眠，潜伏起来不食不动。《易·系辞下》：“龙蛇之蛰，以存身也。”虞翻注：“蛰，潜藏也。”晋代干宝《搜神记·卷十二》：“虫土闭而

蛰，鱼渊潜而处。”

⑲知内者，按而纪之，知外者，终而始之　纪，终极。《国语·周语上》：“若国亡不过十年，数之纪也。夫天之所弃，不过其纪。”韦昭注：“数起于一，终于十，十则更，故曰纪也。”知内者按而纪之，知外者终而始之，即摸脉了解内脏的时候，按下后要等卫气循环一个周期，了解体表的时候，等上一个卫气循环周期结束后，就从头开始。

⑳耎　同软。

㉑消环　取《太素》为“消渴”。

㉒灌汗　灌，盥洗。王冰：“灌，谓灌洗。”形容汗出如水浇灌。《素问经注节解》注：“灌汗者，汗出浸淫，有如浇灌。”

㉓不复散发也　吴昆：“不能更任发散也。”

㉔髀　大腿。

㉕食痹　病名。王冰：“故食则痛闷而气不散也。”《太素·卷十五·五脏脉诊》：“胃虚不消水谷，故食积胃中，为痹而痛。”

㉖骱（heng）　同胻。胫骨。清代沈彤《释骨》：“在膝以下者曰骱骨。骱亦作胻。”据此，骱骨，其包括胫骨和腓骨。

【按语】

人之有忿、怒则往往对对方不满而报复对方，已达到克制对方之目的，使之不嚣张，从而保持平衡，亢乃制，此段之“忿、怒”，以拟人的手法，是针对前之“暖，暑”而言，忿则怨恨而有哀怨之声，则犹如秋之凉气也，以报复春之暖，其进一步就能发展“为冬之怒号”之声寒气，以报复夏天之暑气，四时之气，胜复往来。

【原文】

帝曰：诊得心脉而急，此为何病？病形[①]何如？岐伯曰：病名心疝[②]，少腹当有形也。帝曰：何以言之？岐伯曰：心为牡藏，小肠为之使[③]，故曰少腹当有形也。帝曰：诊得胃脉，病形何如？岐伯曰：胃脉实则胀，虚则泻。帝曰：病成而变何谓？岐伯曰：风成为寒热[④]，瘅成为消中[⑤]，厥成为巅疾[⑥]，久风为飧泄，脉风成为疠[⑦]，病之变化，不可胜数。帝曰：诸痈肿筋挛骨痛，此皆安生？岐伯曰：此寒气之肿[⑧]，八风之变[⑨]也。帝曰：治之奈何？岐伯曰：此四时之病，以其胜治之愈也[⑩]。

【校注】

①形　形征；情形。

②心疝　病名。《诸病源候论·疝病诸候·心疝候》："疝者，痛也。由阴气积于内，寒气不散，上冲于心，故使心痛，谓之心疝也。其痛也，或如锥刀所刺，或阴阴而疼，或四支逆冷，或唇口变青，皆其候也。"

③心为牡脏，小肠为之使　牡，阳，阳性。心属火，火属阳。故本书《金匮真言论篇》"阳中之阳，心也"王冰："《灵枢经》曰：'心为牡藏。'牡，阳也。"使，仆役。心为牡脏，小肠为之使，即心属于阳脏，小肠是被它使役的对象。

④风成为寒热　成，茂。通"盛"。《吕氏春秋·先己》："松柏成，而涂之人已荫矣。"高诱注："成，茂。"南朝梁国刘勰《文心雕龙·养气》："怛惕之盛疾，亦可推矣。"一本作"成"。寒热。病名。《诸病源候论·冷热病诸候·寒热候》："夫阳虚则外寒，阴虚则内热；阳盛则外热，阴盛则内寒。阳者受气于上焦，以温皮肤分肉之间。今寒气在外，则上焦不通，不通则寒独留于外，故寒慄也。阴虚内生热者，有所劳倦，形气衰少，谷气不盛，上焦不行，下脘不通，胃气热．熏胸中．故内热也。阳盛而外热者，上焦不通利，皮肤缴密，腠理闭塞不通，卫气不得泄越，故外热也。阴盛而内寒者，厥气上逆。寒气积于胸中而不写，不写则温气去，寒独留，则血凝泣。血凝泣则脉不通，其不通，脉则盛大以涩．故中寒。阴阳之要，阴密阳固。若两者不和，若春无秋，若冬无夏，因而和之，是谓圣度。故阳强不能密，阴气乃绝。因于露风，乃生寒热，凡小骨弱肉者，善病寒热；骨寒热，病无所安，汗注下休。齿本槁，取其少阴于阴股之络；齿爪槁，死不治。诊其脉，沉细数散也。"风成为寒热，即风邪盛就会变成寒热病。

⑤瘅成为消中　瘅，热气；湿热。此指热邪。《隶释·汉西岳华山亭碑》："畏天之威，逢斯瘅怒，时雨不兴，甘澍弗降。"本书《奇病论》："此五

气之溢也，名曰脾瘅。”王冰注：“瘅，谓热也。”王冰注：“瘅，谓湿热也。”《诸病源候论·疟病诸候·瘅疟候》：“夫瘅疟者，肺素有热，气盛于身……发则阳气盛，阳气盛而不衰则病矣。其气不及之阴，故但热而不寒。热气内藏于心，而外舍分肉之间，令人消铄脱肉，故命曰瘅疟。其状但热不寒，阴气先绝，阳气独发，则少气烦惋，手足热面呕也。”消中，王冰：“热积于内，故变为消中也。消中之证，善食而瘦。”新校正：“按本经多食数溲，为之消中。”瘅成为消中，热邪盛就会变成消中。

⑥厥成为巅疾　巅，头部疾患；癫痫。此指头部疾患。巅，通“癫”。《太素》作“癫”。吴昆：“巅，癫同，古通用。气逆上而不已，则上实而下虚，故令忽然癫仆，今世所谓五痫是也。”本书《宣明五气篇》：“邪入于阳则狂，邪入于阴则痹。搏阳则为巅疾，搏阴则为喑。”本书《奇病论》：“帝曰：‘人生而有病巅疾者，病名曰何？安所得之？’岐伯曰：‘病名为胎病，此得之在母腹中时，其母有所大惊，气上而不下，精气并居，故令子发为巅疾也。’”张介宾：“巅疾者，癫痫也。”

⑦脉风成为疠　疠，疠风病。风毒伤人血脉后而成疠风病。本书《风论》：“风寒客于脉而不去，名曰疠风。”《太素·卷十六·杂诊》：“贼风入腠不泄成极变为疠，亦之谓大疾，眉落鼻柱等坏之也。”脉风成为疠，即血脉风盛就会变成疠风病。

⑧肿　聚结。《释名·释疾病》：“肿，钟也，寒热气所钟聚也。”

⑨变　事变，有重大影响的突发事件；灾异，异常的自然现象。此指灾异。《汉书·高后纪》：“婴至荥阳，使人谕齐王与连和，待吕氏变而共诛之。”颜师古注：“变谓发动也。”清代俞樾《茶香室丛钞·五奴》：“马嵬变后，明皇朝夕思维。”《礼记·曾子问》：“及堩，日有食之，老聃曰：‘丘，止柩。’就道右，止哭以听变。”陈浩集说：“听变，听日食之变动也。”《汉书·五行志中之下》：“灾异俞甚，天变成形。”

⑩以其胜治之愈也　即根据五行生克的规律，以其制之胜气味治之就会痊愈。张志聪：“以胜治之者，以五行气味之胜治之而愈也。如寒淫于内，治以甘热。如东方生风，风生木，木生酸，辛胜酸之类。”

【原文】

帝曰：有故病[①]五脏发动[②]，因伤脉色，各何以知其久暴至之病乎？岐伯曰：悉乎哉问也！徵[③]其脉小，色不夺[③]者，新病也；徵其脉不夺，其色夺者，此久病[①]也；徵其脉与五色俱夺者，此久病也；徵其脉与五色俱不夺者，新病也。肝与肾脉并至[④]，其色苍赤，当病毁伤不见血，已见血，湿若中水也。

尺内[⑤]两傍，则季胁[⑤]也，尺外[⑥]以候肾，尺里[⑦]以候腹。中附[⑧]上[⑨]，左[⑩]外以候肝，内以候鬲；右[⑪]外以候胃，内以候脾。上附上[⑫]，右[⑪]外以候肺，内以候胸中；左[⑩]外以候心，内以候膻中。前以候前，后以候后[⑬]。上竟上者[⑭]，胸喉中事也；下竟下者[⑮]，少腹腰股膝胫足中事也。粗大[⑯]者，阴不足阳有余，为热中也。来疾去徐[⑰]，上实下虚，为厥巅疾；来徐去疾，上虚下实，为恶风[⑱]也。故中恶风者，阳气受也。有脉俱沉细数者，少阴厥也[⑲]；沉细数散者，寒热也；浮而散者为眴仆[⑳]。诸浮不躁[㉑]者，皆在阳，则为热；其有躁者在手。诸细而沉者，皆在阴，则为骨痛；其有静者，在足。数动一代[㉒]者，病在阳之脉也，泄及便脓血。诸过者，切[㉓]之涩者，阳气有余也，滑者，阴气有余也。阳气有余为身热无汗，阴气有余为多汗身寒，阴阳有余则无汗而寒。推而外之，内而不外[㉔]，有心腹积也。推而内之，外而不内[㉕]，身有热也。推而上之，上而不下[㉖]，腰足清也；推而下之，下而不上[㉗]，头项痛也。按之至骨，脉气少者，腰脊痛而身有痹也。

【校注】

①故病、久病　故病，旧病。《类经·六卷·第三十六》："有故病，旧有宿病也。"久，旧。《孔子家语·颜回》："不忘久德，不思久怨，仁矣夫？"久病，即旧病。

②发动　感受新邪而使旧病发作。《北齐书·恩幸传·和士开》："帝先患气疾，因饮酒辄大发动，士开每谏不从。"唐代张九龄《敕北庭都护盖嘉运书》："近得卿表，知旧疾发动，请入都就医。"宋代范仲淹《陈乞邓州状》：

“臣则宿患肺疾，每至秋冬发动。”

③徵……夺 徵，征象。夺：用强力使之动摇、改变。亦谓由于强力而动摇、改变。《论语·泰伯》：“临大节而不可夺也。”晋代李密《陈情事表》：“行年四岁，舅夺母志。”。

④至 次数多。

⑤尺内、季胁 尺，《太素·卷十五·五脏脉诊》：“从关至尺泽为尺也。”尺内，指尺泽部的内侧。王冰：“尺内，谓尺泽之内也。两傍，各谓尺之外侧也，季肋近肾，尺主之，故尺内两傍则季肋也。”季胁，季，末，指一个时期的末了；泛指排行较小的，不限最小。《左传·隐公元年》：“惠公之季年，败宋师于黄。”《国语·晋语一》：“今晋寡德而安俘女，又增其宠，虽当三季之王，不亦可乎?”韦昭注：“季，末也。唐代韩愈《荥阳郑公神道碑文》：“始娶范阳卢氏女，生仁本、仁约、仁载，皆有文行。二季举进士，皆早死。”季胁，即指肋骨两侧下部。

⑥尺外 王冰：“谓尺之外侧也。”

⑦尺里 其说有二：王冰：“尺里，谓尺之内侧也。次尺外下两傍则季肋之分，季肋之上肾之分，季肋之内则腹之分也。”《太素·卷十五·五脏脉诊》注：“自尺内两中间。”《素问识》云：“王注：尺内，谓尺泽之内也。此即诊尺肤之部位。《平人气象论》云：尺涩脉滑，尺寒脉细。王注亦云：谓尺肤也。《邪气脏腑病形》篇云：善调尺者，不待于寸。又云：夫色脉与尺之相应，如桴鼓影响之相应也。论疾诊尺篇云：尺肤泽。又云：尺肉弱。十三难云；脉数尺之皮肤亦数，脉急尺之皮肤亦急。《史记·仓公传》亦云：切其脉，循其尺。仲景曰：按寸不及尺。皆其义也。……明是尺即谓臂内一尺之部分，而决非寸、关、尺之尺也。寸口分寸、关、尺三部，仿于《难经》，马、张诸家，以寸、关、尺之尺释之，与经旨差矣。”尺里，当为尺泽部的中间处。

⑧附 《太素·卷十五·五脏脉诊》仁和寺本作“跗”。

⑨中附（bu）上 附，《说文》：“附，附娄，小土山也。”此引申为掌端挠骨高起处，其犹如引满弓即关脉位置，关，读 wān，通 “弯”。引满弓。《左传·昭公二十一年》：“将注，豹则关矣。”杜预注：“关，引弓。”故中附上，即在中间高起骨处关脉这个位置上。

⑩左 指左手。

⑪右　指右手。

⑫上附上　前上，时间或次序在前；始初。此借喻为寸脉。《书·微子》："我祖底遂陈于上。"孔传："言汤致遂其功，陈列于上世。"《吕氏春秋·安死》："自此以上者，亡国不可胜数。"高诱注："上，犹前也。"后上，物体的上部。《明史·礼志一》："社稷，社主用石，高五尺，广五尺，上微锐。"。上附上，即寸脉在挠骨高起处的前边的上部的位置上；或为在上肤这个位置上。

⑬前以候前，后以候后　指尺肤部的前面，即臂内阴经之部位，以候胸腹部的病；尺肤部的后面，即臂后阳经之部位，以候背部的病。《太素·卷十五·五脏脉诊》注："当此尺里跗前以候胸腹之前，跗后以候背后。"

⑭上竟上者　竟，通"境"。边境；疆界。《礼记·曲礼上》："入竟而问禁。"《左传·隐公十一年》："郑伯与战于竟。"陆德明释文："竟，音境。"《荀子·富国》："其竟关之政尽察。"杨倞注："竟，与境同。"王冰注："上竟上，至鱼际也。"上竟上者，即上扶边界向上的位置。

⑮下竟下者　王冰："下竟下，谓尽尺之动脉处也。"下竟下者，即下扶边界向下的位置。

⑯粗大　王冰："粗大，谓脉洪大也。脉洪为热，故曰热中。"

⑰来疾去徐　脉出现来得快，消退慢。

⑱恶风　即疠风病。高士宗："恶风，疠风也。"

⑲少阴厥　指少阴之气逆病。

⑳眴仆　头眩而仆倒一类的疾病。王冰："头弦而仆倒也。"

㉑躁　急；疾；快。

㉒数动一代　数脉而短且有间歇（停跳）现象。即今称呼为促脉。

㉓切　接触。引申为"摸"。《史记·扁鹊仓公列传》："意治病人，必先切其脉，乃治之。"本篇上文："切脉动静而视精明。"《史记·扁鹊仓公列传》："越人之为方也，不待切脉、望色、听声、写形，言病之所在。"

㉔推而外之，内而不外　推，通"摧"。此指指腹落下摸脉。外、内，指脉之浮沉言。《汉书·南粤传》："楼船将军以推锋陷坚为将梁侯。"杨树达管窥："推，当读为'摧'，即上文之'挫粤锋'也。"推而外之，内而不外，指腹端落下后抬起后轻轻按之（轻取），不见而沉取脉，则沉而不浮。马莳："此言脉之偏于内外者，其证异也，按指于皮肤之间，宜乎脉之浮也，但沉而

不浮，则内而不外。”

㉕推而内之，外而不内 即指腹端落下后沉取脉不显，浮取则有，是病在外而不在内。马莳“按指于筋骨之间，宜乎脉之沉也，但浮而不沉，则外而不内。”

㉖推而上之，上而不下 《类经·六卷·第二十一》：“凡推求于上部，然脉止见于上，而下部则弱，此以有升无降，上实下虚。”

㉗推而下之，下而不上 《类经·六卷·第二十一》：“凡推求于下部，然脉止见于下，而上部则亏，此以有降无升，清阳不能上达。”

平人气象论篇第十八

新校正云：按全元起本在第一卷

【原文】

黄帝问曰：平人[①]何如？岐伯对曰：人一呼脉再动，一吸脉亦再动，呼吸定[②]息，脉五动，闰以太息，命曰平人。平人者，不病也。常以不病调[③]病人，医不病，故为病人平[④]息以调之为法。人一呼脉一动，一吸脉一动，曰[④]少气。人一呼脉三动，一吸脉三动而躁，尺热曰病温，尺不热脉滑曰病风，脉涩曰痹。人一呼脉四动[⑤]以上曰死，脉绝不至[⑥]曰死，乍疏[⑦]乍数曰死，

平人之常[⑧]气禀于胃，胃者，平人之常气也，人无胃气[⑧]曰逆，逆者死。春胃微弦曰平，弦多胃少曰肝病，但弦无胃曰死，胃而有毛[⑧]曰秋病，毛甚曰今病。藏真散于肝，肝藏筋膜之气也[⑨]。夏胃微钩[⑩]曰平，钩多胃少曰心病，但钩无胃曰死，胃而有石[⑪]曰冬病，石甚曰今病。藏真通于心，心藏血脉之气也[⑫]。长夏胃微耎弱曰平，弱多胃少曰脾病，但代无胃曰死，

耎弱有石曰冬病，弱甚曰今病。藏真濡于脾，脾藏肌肉之气也[13]。秋胃微毛曰平，毛多胃少曰肺病，但毛无胃曰死，毛而有弦曰春病，弦甚曰今病，藏真高于肺，以行荣卫阴阳也[14]。冬胃微石曰平，石多胃少曰肾病，但石无胃曰死，石而有钩曰夏病，钩甚曰今病。藏真下于肾，肾藏骨髓之气也[15]。

胃之大络，名曰虚里，贯鬲络肺，出于左乳下，其动应衣[16]，脉，宗气[17]也。盛喘数绝[18]者，则病在中；结而横[19]，有积矣；绝不至曰死。乳之下其动应衣，宗气泄[20]也。

【校注】

①平人　指无病之人。或为《调经论篇》："阴阳匀平，以充其形，九候若一，命曰平人。"

②呼吸定息　息，《增韵·职韵》："息，一呼一吸为一息。"呼吸定息，指一吸一呼确定为一息。吴昆："呼出气也，吸入气也，定息，定气而息，将复呼吸也。"

③调　计算。《资治通鉴·齐和帝中兴元年》："敕太官办樵、米为百日调而已。"胡三省注："调，徒钧翻，算度也。"

④平、曰　平，辨；考核。此指考核。《荀子·富国》："为之出死断亡而愉者，无它故焉，忠信调和均辨之至也。"王念孙《读书杂志·荀子三》："辨读为平，平、辨古字通。"古代官员考核政绩，任内连续丰收，余六年食，谓之"平"。《汉书·食货志上》："三考黜涉，余三年食，进业曰登；再登曰平，余六年食；三登曰泰平，二十九岁，遗九年食。"曰，为；是。《书·洪范》："一曰水，二曰火，三曰木，四曰金，五曰土。"唐代元稹《唐故越州刺史薛公神道碑文铭》："公讳戎，字元夫。父曰湖州长史，赠刑部尚书同。

⑤人一呼脉四动　《难经·第十四难》："四至曰夺精"。一息则八至，八故四动者则夺精，夺精者多死。

⑥至　得到；求得。《吕氏春秋·当染》："不知要故，则所染不当；所染不当，理奚由至?"高诱注："至，犹得也。"

⑦疏　稀疏；稀少；离间，使疏远。此引申为间歇。《老子》："天网恢恢，疏而不失。"高亨注："疏，稀疏，不密。"《史记·齐悼惠王世家》："深耕概种，立苗欲疏。"南朝梁国刘勰《文心雕龙·书记》："三代政暇，文翰颇

疏。”唐代刘肃《大唐新语·极谏》：“臣闻陈平事汉祖，谋疏楚之君臣，乃用黄金七十斤，行反间之术。”

⑧常、胃气、胃而有毛　常，方言。正，真。元代无名氏《抱妆盒·第三折》：“你常好有上稍无下稍，也不索多议论少成事。”其常气，即精气，又曰真气，胃气，本书《玉机真藏论篇》：“脉弱以滑，是有胃气。”胃，指胃气，即胃内的水谷之精气，输布到五脏，而五脏有相应的脉象，谓之得胃气。反之，称作“不得胃气”，“所谓脉不得胃气者，肝不弦，肾不石也”。《灵枢经·五味》：“黄帝曰：颠闻谷气有五味，其入五藏，分别奈何？伯高曰：胃者，五藏六府之海也，水谷皆入于胃，五藏六府皆禀气于胃。五味各走其所喜。”本书《五脏别论篇》：“帝曰：气口何以独为五藏主？”岐伯曰：“胃者，水谷之海，六府之大源也。五味入口，藏于胃以养五藏气，气口，亦太阴也。是以五藏六府之气味，皆出于胃，变见于气口。”毛，指较浮的脉象。王冰：“毛，秋脉，金气也。木受金邪故今病。”

⑨藏真散于肝，肝藏筋膜之气也　《素问经注节解》：“夫五脏既以胃气为本，是胃者五脏之真气也，故曰脏真无病之人，胃本和平，其气随五脏而转。是故入于肝，则遂其散发之机，于是肝得和平之气以养其筋膜而无劲急之患。”

⑩钩　通“拘”。弯曲。此指脉象緛短。《荀子·宥坐》：“其流也埤下，裾拘必循其理，似义。”杨倞注：“拘，读为钩，曲也。”本书《生气通天论》：‘緛短为拘。”。《荀子·宥坐》：“其流也埤下，裾拘必循其理，似义。”杨倞注：“拘，读为钩，曲也。”清代俞正燮《癸巳类稿·持素持》：“夏脉如钩。夏脉者，心也，南方火也，万物之所以盛长也。故其气来盛去衰，故曰钩。”

⑪石　坚固；坚硬。本书《示从容论》：“沉而石者，是肾气内著也。”林亿注：“石之言坚也。”

⑫藏真通于心，心藏血脉之气也　真，精；淳。《篇海类编·身体类·目部》：“真，精也。”《字汇·目部》：“真，淳也。”其“藏真”是针对“平人之常气禀于胃”而言，即正常人的精气禀受于胃的原因，在于胃纳五谷之精气——“藏真”，将胃内储藏五谷之精气散于各脏腑。藏真通于心，心藏血脉之气也，即胃内储藏精气流通到心，使心储藏血脉之精气。

⑬藏真濡于脾，脾藏肌肉之气也　即胃内储藏精气滋润恩惠到脾，使脾储藏肌肉之精气。

⑭藏真高于肺，以行荣卫阴阳也　高，通“膏”润泽，滋润；灌注涂抹使之美润或滑润。此指后者。本书《生气通天论》：“高梁之变，足生大丁。”王冰：“高，膏也；梁，粱也。”《诗·小雅·黍苗》：“芃芃黍麦，阴雨膏之。”郑玄笺：“喻天下之民，如黍苗然，宣王能以恩泽育养之，亦如天之有阴雨之润。”《礼记·内则》：“脂膏以膏之。”孔颖达疏：“凝者为脂，释者为膏。以膏沃之，使之香美。”藏真高于肺，以行荣卫阴阳也，即胃内储藏精气灌注到肺，而使营卫阴阳流通。

⑮藏真下于肾，肾藏骨髓之气也　胃内储藏的正气向下到肾，肾能储藏骨髓之精气。

⑯其动应衣　应，小鼓。《诗·周颂·有瞽》：“应田县鼓，鞉磬柷圉。”毛传：“应，小鞞也；田，大鼓也。”衣，指体表。陆宗达《说文解字通论·第三章一》：“‘解衣耕’是一种耕种的方法，‘衣’指地的表皮，不是衣裳之衣。”《说文》：“帙，书衣也。”如墙衣，即墙皮。书衣，即书皮。其动应衣，即胃之大络搏动像小鼓样撞击皮肤。

⑰宗气　经脉众多之气，既有营气，又有卫气，还有吸入天地精华之气。故后人称谓“大气”。《灵枢经·邪气藏府病形》：“其宗气上出于鼻而为臭，其浊气出于胃，走唇舌而为味。其气之津液皆上熏于面，而皮又厚，其肉坚，故天气甚寒不能胜之也。”《灵枢经·邪客》：“其糟粕、津液、宗气分为三隧。故宗气积于胸中，出于喉咙，以贯心脉，而行呼吸焉。”

⑱盛喘数绝　喘，急促。指脉象急促。疑于义者，以声求之。《说文》喘，从口，耑声。《广韵·元部》湍，《说文》从水，耑声。《广韵·元部》喘，湍叠韵，下文“寸口脉沉而喘……平肾脉来，喘喘累累如钩”为之佐证。喘，当读为湍，喘，急也。故段玉裁注：“人之气急曰喘。”盛喘数绝，指呼吸气促，虚里脉处博动大而多次出现间歇。

⑲结而横　结，是脉来往缓慢，时一止，横，交错。《楚辞·九辩》：“叶菸邑而无色兮，枝烦拿而交横。”王逸注：“柯条纠错。”结而横，即脉来往缓慢，时一止，而且有规律的交错出现。

⑳泄　显露。

【按语】

人的生存既要靠日月五星之精气，又要靠五谷之精气，缺一不可，因为“草生五味，五味之美……各有所通。天食人以五气，地食人以五味。五气入鼻，藏于心肺……五味入口，藏于肠胃，味有所藏，以养五气”（《六节脏象论篇》）。由于味能养气，才能使人正常，若胃气已败，单纯靠天之五气则不能病愈，《伤寒论》六经致病在某时愈，是借助天之精气，同时必须是胃气未败，才能在某时愈，若胃气已败，即使得天之精气也不能愈，因“胃者，人之根本”，故“人无胃气为逆（凶证），逆者死”。只要在胃之精气旺盛，才能滋养五气，从而抵御邪气使之痊愈。有无胃气，主要反应于脉和面色。从而判断吉凶（逆顺）。不同的脏之脉象应时变化而柔和，为有神，为有胃气；为顺；不同的脏腑之精气上注于面的相应部位，有光泽者，为有神，为顺。

【原文】

欲知寸口[①]太过[②]与不及，寸口之脉中手[③]短者，曰头痛。寸口脉中手长者，曰足胫痛。寸口脉中手促上击[④]者，曰肩背痛。寸口脉沉而坚者，曰病在中[⑤]。寸口脉浮而盛者，曰病在外。寸口脉沉而弱，曰寒热及疝瘕少腹痛。寸口脉沉而横[⑥]，曰胁下有积，腹中有横[⑥]积痛。寸口脉沉而喘[⑦]，曰寒热。脉盛滑坚者，曰病在外。脉小实而坚者，病在内。脉小弱以涩，谓之久病。脉滑浮而疾者，谓之新病。脉急者，曰疝瘕[⑧]少腹痛。脉滑，曰风。脉涩，曰痹。缓而滑，曰热中。盛而紧，曰胀。脉从阴阳，病易已；脉逆阴阳，病难已[⑨]。脉得四时之顺，曰病无他[⑩]；脉反四时及不间藏[⑩]，曰难已。臂多青脉，曰脱血。尺脉缓涩，谓之解㑊[⑪]。安卧[⑫]脉盛，谓之脱血。尺涩脉滑，谓之多汗。尺寒脉细，谓之后泄。脉尺粗常热者，谓之热中。肝见庚辛死[⑬]，心见壬癸死[⑭]，脾见甲乙死[⑮]，肺见丙丁死[⑯]，肾见戊己死[⑰]，是谓真藏见皆死。颈脉动喘疾，咳，曰水。目裹[⑱]微肿如卧蚕起之状，曰水。溺黄赤安卧者，黄疸。已食如饥者，胃疸[19]。面肿曰风。足胫肿曰水。目黄者，曰黄疸。妇人手少阴脉动甚者，妊子也。脉有逆从，四时未有藏形[20]，春夏而脉瘦[21]，秋冬而脉浮大，命曰逆四时也。风热而脉静；泄而脱血，脉实；病在中，脉虚；病在外，脉涩坚者，皆难治，命曰反四时也。人以水谷为本，故人绝水谷则死，脉无胃气亦死。所谓无胃气者，但得真藏脉不得胃气也。所谓脉不得胃气者，肝不弦，肾不石也。

太阳脉至，洪大以长[22]；少阳脉至，乍数乍疏，乍短乍长[23]；阳明脉至，浮大而短[24]。夫平心脉来，累累[25]如连珠，如循琅玕[26]，曰心平，夏以胃气为本。病心脉来，喘喘连属[27]，其中微曲，曰心病。死心病来，前曲后居[28]，如操带钩，曰心死。平肺脉来，厌厌聂聂[29]，如落榆荚，曰肺平。秋胃气为本。病肺脉来，不上不下，如循鸡羽[30]，曰肺病。死肺脉来，如物之浮，如风吹毛[31]，曰肺死。平肝脉来，耎弱招招，如揭长竿末梢[32]，曰肝平。春以胃气为本。病肝脉来，盈实而滑[33]，如循长竿，曰肝病。死肝脉来，急益劲[34]，如新张弓弦，曰肝死。平脾脉来，和柔相离[35]，如鸡践地，曰脾平。长夏以胃气为本。病脾脉来，实而盈数[36]，如鸡举足，曰脾病。死脾脉来，锐坚如乌之喙，如鸟之距，如屋之漏，如水之流，曰脾死。平肾脉来，喘喘累累如钩[37]，按之而坚，曰肾平。冬以胃气为本，病肾脉来，如引葛[38]，按之益坚，曰肾病。死肾脉来，发如夺索[39]，辟辟如弹石[40]，曰肾死。

【校注】

①寸口　诊脉的部位。属手太阴肺经。又称脉口、气口，位于两手桡骨头内侧的桡动脉处，因该处太渊穴（脉会太渊）距鱼际仅一寸，故名。《灵枢·经脉》：“肺手太阴之脉……入寸口，上鱼。”《难经·一难》：“寸口者，脉之大会，手太阴之脉动也。……五脏六腑之所络始，故法取于寸口也。”寸

口脉象变化，既可了解机体正气盛衰和营卫气血运行情况，又可判断病邪对脏腑的影响。寸口分寸、关、尺三部，两手各有寸关尺三部，共六部。其相配脏腑为左寸候心；左关候肝、胆；左尺候肾（小腹）；右寸候肺（胸）；右关候脾胃；右尺候肾（小腹）。脉诊的时间以清晨，且未吃饭为最佳，参见《脉要精微论篇》，病人正卧，手臂与心脏保持同一水平，直腕，手心向上，并在腕关节背垫上脉枕。切脉时用中指按在关脉部位，食指按寸脉部位，无名指按尺脉部位。医生常用指力的轻重体察脉象的变化。诊脉时，医生的呼吸要自然均匀，便于确定病人脉的至数，从而判断病否，或病形轻重等。

②太过　太盛。

③中手　中，应。《礼记·月令》："（孟春之月）律中太簇。"郑玄注："中犹应也。"手，寸口；此指医生的手指腹端。王冰："手，谓气口……气口在手鱼际之后，人迎在结喉两傍一寸五分，皆可以候脏腑之气。"中手，此指搏击医生之手。

④击　碰撞。《史记·苏秦列传》："临灾之涂，车毂击，人肩摩，连衽成帷，举袂成幕。"

⑤中　内脏。

⑥横　《太素·卷十五·尺寸诊》："横，指下脉横也。"笔者认为作"硬"。《百喻经·月蚀打狗喻》："凡夫亦尔，贪嗔愚痴，横苦其身，卧棘刺上，五热炙身。"

⑦喘　读作湍。急促。见《五脏生成篇》中注，及本篇上段中注。

⑧疝瘕　《诸病源候论·疝病诸候·疝瘕候》："疝者，痛也，瘕者，假也。其病虽有结瘕，而虚假可推移，故谓之疝瘕也。由寒邪与脏腑相搏所成。其病，腹内急痛，腰背相引痛．亦引小腹痛。脉沉细而滑者，曰疝瘕；紧急而滑者，疝瘕。方云：于脯曝之不燥者，食之成疝瘕。"

⑨脉从阴阳、脉逆阴阳　脉象之阴阳属性与病之阴阳属性一致者，为"脉从阴阳"，脉象之阴阳属性与病之阴阳属性相反者，为"脉逆阴阳"。王冰："脉病相应谓之从。脉病相反谓之逆。"

⑩无他、不间脏　无他，亦作"无它"。亦作"无佗"。犹无恙；无害。《后汉书·隗嚣传》："若束手自诣，父子相见，保无佗也。"《后汉书·马援传》："欲问伯春无它否，竟不能言，晓夕号泣，婉转尘中。"不间脏：间，乘。南朝齐国王中《头陀寺碑文》："因百姓之有余，闲天下之无事，庀徒揆

日，各有司存。”间脏，是指传其所生之脏，如肝传心，肝属木，心属火，这是木生火，其气相生，虽病亦微。不间脏，是指相克而传，如心病传肺，是火克金，肝病传脾，是木克土，余类推。张志聪：“间脏者，相生而传也；不间脏者，相克而传也。如外淫之邪，始伤皮毛，则内合于肺，肺欲传肝而肾间之，肾欲传心而肝间之，肝欲传脾而心间之，心欲传肺而脾间之，脾欲传肾而肺间之。”

⑪解㑊　张隐庵集注：“解㑊，懈惰也，此脾之为病也。”

⑫安卧　安稳卧息。此指“安于躺卧，不愿意活动”。《史记·扁鹊仓公列传》：“年三十当疾步，年四十当安坐，年五十当安卧。”

⑬肝见庚辛死　庚辛为金，金乘木，故预示着死。

⑭心见壬癸死　壬癸为水，水乘火，故预示着死。

⑮脾见甲乙死　甲乙为木，木乘土，故预示着死。

⑯肺见丙丁死　丙丁为火，火乘金，故预示着死。

⑰肾见戊已死　戊已为土，土乘水，故预示着死。

⑱目裹　也作“目窠、目果”。《灵枢经·水胀》：“水始起也，目窠上微肿，如新卧起之状，其颈脉动，时咳。”目裹，即上下眼睑。《太素·卷十五·尺诊》杨注“目果，眼睑也。”

⑲胃疸　病名。即中消病。《素问识》云：“按疸、瘅同，即前篇所谓消中，后世所称中消渴也。”

⑳未有脏形　指未有本脏脉所应出现的正常脉形。马莳：“未有正脏之脉相形，而他脏之脉反见。”

㉑瘦　细小。北魏贾思勰《齐民要术·种麻》：“截雨脚即种者地湿，麻生瘦；待白背者，麻生肥。”

㉒太阳脉至，洪大以长　太阳主五月、六月，此时阳气大盛，故脉搏应之而洪大。《类经·五卷·第十四》：“此言人之脉气，必随天地阴阳之化，而为之卷舒也。太阳之气王于谷雨后六十日，是时阳气大盛，故其脉洪大而长也。”

㉓少阳脉至，乍数乍疏，乍短乍长　少阳主正月、二月，此时阳气尚微。阴气未退，故其脉来，进退未定，出现乍数、乍疏、乍短、乍长，阴阳互见的脉象。长数脉为阳，疏短脉为阴。

㉔阳明脉至，浮大而短　阳明主三月、四月，此时其气未盛，阴气尚

存，故脉虽浮大而仍兼短象。浮大脉为阳，短脉则为阴。

㉕累累　连续不断貌；连接成串。《汉书·五行志下之下》："明年，中国诸侯果累累从楚而围蔡。"颜师古注："累读曰累。累，不绝之貌。"

㉖如循琅玕　循，抚摩。《礼记·内则》："适子、庶子，已食而见，必循其首。"孙希旦集解："循，犹抚也。"琅玕，似珠玉圆滑玉石。《书·禹贡》："厥贡惟球、琳、琅玕。"孔传："琅玕，石而似玉。"孔颖达疏："琅玕，石而似珠者。"

㉗喘喘连属，其中微曲　喘喘，当读作"湍湍"，参见本篇上段"盛喘数绝"之"喘"注。或读作"揣揣"。湍湍，揣揣、喘喘同义，都是急促的意思。喘喘，急促。《庄子·大宗师》："俄而子来有病，喘喘然将死。"《太素·卷十五·五脏脉诊》肾脏脉条："喘喘"，杨注云："有本为揣揣。"急速貌。元代无名氏《醉写赤壁赋·第一折》："揣揣写就了也。"喘喘连属，其中微曲，即脉来急促连续，数至之中有一至似低陷而不应指。

㉘前曲后居，如操带钩　居，通"举"。王念孙《读书杂志·汉书十》："居读为举。族举者，具举也……《史记》正作'族举递奏'。"前曲后居，如操带钩，即脉初来时有弯曲之象，后则高起，如操持衣带之钩。

㉙厌厌聂聂　形容脉来轻虚而浮。张隐庵集注："厌厌，安静貌。聂聂，轻小也。"吴昆："翩翩之状，浮薄而流利也。"

㉚不上不下，如循鸡羽　王冰："谓中央坚而两旁虚。"马莳："盖鸡羽者，轻虚之物也。不上不下，如循鸡羽，则鸡羽两旁虽虚，而中央颇有坚意。"

㉛如物之浮，如风吹毛　形容脉来轻浮而无根，如风吹毛之象。

㉜耎弱招招，如揭长竿末梢　揭，拿，向上提起。耎弱招招：形容脉来如举长杆末梢，柔软而长。王冰："如竿末梢，言长耎也。"《类经·五卷·第十三》："招招，犹迢迢也。揭，高举也。高揭长竿，梢必柔耎，即和缓弦长之义。"

㉝盈实而滑　形容脉来满实而滑利。

㉞急益劲　脉来急数而强劲有力。

㉟和柔相离，如鸡践地　形容脉和缓而至数分明，如鸡足践地，从容轻缓。《类经·五卷·第十三》："和柔，雍容不迫也。相离，匀净分明也。如鸡践地，从容和缓也。此即充和之气，亦微耎弱之义，是为脾之平脉。"

㊱实而盈数　形容脉来实满而急数。

㊲喘喘累累如钩　犹脉来沉如玉滑利而连续不断而又有如钩的样子。

㊳引葛　形容脉象如牵引葛藤一样。

㊴发如夺索　夺，失去，此引申为“分裂，断裂”。夺索，解索。王冰：“发如夺索，犹蛇之走。”《太素·卷十五·五脏脉诊》注：“指下如索一头系之，彼头控之，索夺而去。”发如夺索，当指脉来时，如绳索之脱然而失。

㊵辟辟如弹石　辟辟，象声词。如手指弹石之声。本书《玉机真藏论》：“真肾脉至，搏而绝，如指弹石，辟辟然，色黑黄不泽，毛析，乃死。”辟辟如弹石，形容脉来急促而又坚硬，如以指弹石。王冰“辟辟如弹硬石，言促又坚也。”

【按语】

关于“真藏脉”的讨论，《说文》：“葬，藏也。”《礼记·檀弓篇》：“葬也者，藏也。欲人之弗得见也。”人死则葬，而人无胃之精气的导致脏气竭，脏气竭则令人死矣。真藏脉出现的原因是胃内无精气灌注于五脏，即“藏（储藏 cang）真（精气）”无以于五脏，故使五脏出现“真藏（zang）脉”——无胃之精气而仅有神脏之死脉，即某一脏之气绝，有胃气之脉象以柔和为标志，无胃气之脉象以坚硬为标志。

“脉从阴阳（秋冬——阴，春夏——阳）”，而且“脉得四时之顺”——顺从四季之脉象，且为顺证者，容易痊愈，“脉反四时及不间藏”往往难治，尤其是有反四时之脉，且为逆传者，又已无胃气（反得五星之精气，谓神藏，其脉为真藏脉），为死证。

关于脉象问题，后世及今人将有的病脉当做正常脉，如本篇“平肝脉来，耎弱招招，如揭长竿末梢，曰肝平。”而“肝病脉来，盈实而滑，如循长芊，曰肝病。”对“死肝脉来急益劲，如新张弓弦。”再看《玉机真藏论篇》：“春脉如弦……耎弱轻虚而滑，端直以长，故曰弦。”后世皆忽略了“耎弱”有胃气之象，故将病脉当常脉。

【音释】

《脉要精微论》：莠音诱 汨古没切 瘅都赧切 眴音荀，又音舜

《平人气象论》：疝音山 瘕音贾 㑊音亦 佇女耕切 喙虚畏切

卷第六

玉机真藏论篇第十九

新校正云：按全元起本在第六卷

【原文】

黄帝问曰：春脉如弦，何如而弦？岐伯对曰：春脉者，肝也，东方木也，万物之所以始生也，故其气来，耎弱轻虚而滑，端直以长，故曰弦，反此者病。帝曰：何如而反？岐伯曰：其气来实而强[①]，此谓太过。病在外，其气来不实而微。此谓不及，病在中。帝曰：春脉太过与不及，其病皆何如？岐伯曰：太过则令人善忘[②]，忽忽[③]眩冒而巅疾[④]。其不及则令人胸痛引背，下则两胁胠[⑤]满。

帝曰：善。夏脉如钩，何如而钩？岐伯曰：夏脉者心也，南方火也，万物之所以盛长也，故其气来盛去衰，故曰钩。反此者病。帝曰：何如而反？岐伯曰：其气来盛去亦盛，此谓太过，病在外；其气来不盛去反盛，此谓不及，病在中。帝曰：夏脉太过与不及，其病皆何如？岐伯曰：太过则令人身热而肤痛，为浸淫[⑥]；其不及则令人烦心，上见咳唾，下为气泄[⑦]。

帝曰：善。秋脉如浮，何如而浮？岐伯曰：秋脉者肺也，西方金也，万物之所以收成也，故其气来，轻虚以浮来急去散，故曰浮。反此者病。帝曰：何如而反？岐伯曰：其气来，毛[⑧]而中央坚，两傍虚，此谓太过，病在外；其气来，毛而微，此谓不及，病在中。帝曰：秋脉太过与不及，其病皆何如？岐伯曰：太过则令人逆气而背痛，愠愠[9]然[10]；其不及则令人喘，呼吸少气而咳，上气见血，下闻病音[11]。

帝曰：善。冬脉如营[12]，何如而营？岐伯曰：冬脉者肾也，北方水也，万物之所以合藏也，故其气来沉以搏[12]，故曰营，反此者病。帝曰：何如而反？岐伯曰：其气来如弹石者，此谓太过，病在外；其去如数[13]者，此谓不及，病在中。帝曰：冬脉太过与不及，其病皆何如？岐伯曰：太过则令人解㑊，脊脉痛而少气不欲言；其不及则令人心悬如病饥[14]，䏚中清[15]，脊中痛，少腹满，小便变。帝曰：善。

【校注】

①强　硬弓；须用强力拉开的弓；壮盛。此指前者。《尹文子·大道上》："宣王好射，说人之谓己能用强也，其实所用不过三石。"《史记·绛侯周勃世家》："常为人吹箫给丧事，材官引强。"裴骃集解引《汉书音义》："能引强弓官，如今挽强司马也。"

②忘　王冰："'忘'当为'怒'字之误也。"新校正云："按《气交变大论》云：木太过，其则忽忽善怒，眩冒巅疾，则'忘'当作'怒'。"

③忽忽　迷糊；恍惚。《子虚赋》："眇眇忽忽，若神仙之仿佛"。《汉书·苏武传》："陵始降时，忽忽如狂，自痛负汉。

④巅疾　因木星之气主春，其太旺则太过，故引起在头之病。

⑤胠（qū）　指胁之腋下的部位。本书《欬论》："肝欬之状，欬则两胁下痛，甚则不可以转，转则两胠下满。"王冰："胠，亦胁也。"《医宗金鉴·正骨心法要旨·胁肋》："其两侧自腋而下，至肋骨之尽处，统名曰胁。胁下小肋骨名曰季胁，俗名软肋。肋者，单条骨之谓也。统胁肋之总，又名曰胠。"

⑥浸淫　《诸病源候论·浸淫疮候》："浸淫疮……发于肌肤，初生甚小，先痒后痛而成疮，汁出，侵溃肌肉，浸淫渐阔，乃偏体……以其渐渐增长，因名浸淫也。"

⑦气泄　即矢气。吴昆："后阴气失也。"

⑧毛　轻浮，轻飘。轻如鸿毛，此指《平人气象论篇》中之“鸡羽”。此指较浮的脉象。

⑨愠愠　《太素·卷十四·四时脉形》、《脉经·卷三·第四》并作“温温”。温（yùn），《集韵》纡问切，去问，影。愠（yùn），《广韵》于问切，去问，影。温，愠二字，双声叠韵，可通。温，通“愠”。银雀山汉墓竹简《孙子兵法·火攻》：“主不可以怒兴军，将不可以温战。”

⑩愠愠然　愠，郁结《孔子家语·辩乐》：“南风之薰兮，可以解吾民之愠兮。”马莳：“不舒畅也。”愠愠然，即憋闷的样子。

⑪下闻病音　谓喘息喉间有声音。《太素·卷十四·四时脉形》注：“下闻胸中喘呼气声也。’

⑫冬脉如营、搏营，通“莹”。《说郛·卷六二》引宋代桑世昌《兰亭博议》：“孙绰《后序》云：……近咏台阁，顾深增怀，聊于暧昧之中，期乎营拂之道。”莹，光洁似玉的美石。《诗·卫风·淇奥》：“有匪君子，充耳琇莹。”毛传：“琇、莹，美石也。”《文选·宋玉〈神女赋〉》：“烨乎如花，温乎如莹。”刘良注：“言神女之貌光色如花，温润如玉。”搏，拍；击。《孟子·告子上》：“今夫水，搏而跃之，可使过颡。”脉如营，指冬天出现的脉沉如温柔美玉搏击之感。

⑬其去如数　即其脉去快速，好似数脉。《类经·五卷·第十》：“其去如数者，动止疾促，营之不及也，盖数本属热，而此真阴亏损之脉，亦必紧数，然愈虚则愈数，原非阳强实热之数，故云如数，则辨析之意深矣”。

⑭心悬如病饥　指心空虚如悬挂，如饥饿之病。

⑮眇（miao）　即季胁下空软之处。王冰：“眇者，季胁之下，夹脊两旁空软处也，肾外当眇。”本书《骨空论篇》：“眇络季胁，引少腹而痛。”

【原文】

帝曰：四时之序，逆从之变异也，然脾脉独何主？岐伯曰：脾脉者土也，孤藏以灌四傍者也[①]。帝曰：然则脾善恶，可得见之乎？岐伯曰：善者不可得见，恶者可见[②]。帝曰：恶者何如可见？岐伯曰：其来如水之流者，此谓太过，病在外；如鸟之喙者，此谓不及，病在中。帝曰：夫子言脾为孤藏，中央土以灌四傍，其太过与不及，其病皆何如？岐伯曰：太过则令人四支不举；其不及，则令人九窍不通，名曰重强③。帝瞿然④而起，再拜而稽首⑤曰：善。吾得脉之大要，天下至数⑥，五色、脉变⑦，揆度、奇恒⑧，道在于一⑨，神转不回，回则不转⑩，乃失其机，至数之要，迫近以微⑪，著之玉版，藏之藏府⑫，每旦读之，名曰玉机⑬。

【校注】

①孤脏以灌四傍者也　孤藏（1）、此指脾脏。肝和春相应和，心和夏相应和，肺和秋相应和，肾和冬相应和，独脾无所配，故称“孤脏”。王冰：“纳水谷，化津液，溉灌于肝心肺肾也。以不正主四时，故谓之孤藏。”（2）、孤，特别；特殊。《玉篇·子部》：“孤，特也。”唐代张读《宣室志》：“俄有白衣丈夫，戴纱巾，貌孤俊。”更因土位于中央，犹君，《春秋繁露·五行相生》：“中央者土，君官也。”取王冰说。（3）、指肾脏。本书《逆调论》：“肾孤藏也，一水不能胜二火，故不能冻栗，病名曰骨痹，是人当挛节也。”傍，通“方”。《淮南子·泰族》：“傍戟而战。”于省吾：“傍应读方。”四傍，即四方，即指东西南北，实指肝肺心肾。

②善者不可得见，恶者可见　《太素·卷十四·四时脉形》注：“善，谓平和不病之脉也。弦、钩、浮、营四脉见时，皆为脾胃之气滋灌俱见，故四脏脉常得和平。然则脾脉以他为善，自更无善也，故曰：善者不可见也。恶者，病脉也，脾受邪气脉见关中，诊之得知，故曰：可见也。”

③重强　《太素·卷十四·四时脉形》注：“不行气于身，故身重而强也。”王冰：“重，谓脏气重迭。强，谓气不和顺。”吴昆：“言邪胜也。”《类经·五卷·第十》：“不柔和貌，沉重则强也。”诸说不一，且难以令人信服，笔者认为重强，重，连累；牵连。《老子》：“是以圣人处上而人不重，处前而人不害，是以天下乐推而不厌。”《汉书·荆燕吴传赞》：“刘泽发于田生，权激吕氏，然卒南面称孤者三世。事发相重，岂不危哉！”颜师古注：“重犹累也。”强，多。唐代杜甫《春水生·诗之二》：“一夜水高二尺强，数日不可更禁当。”仇兆鳌注：“强，多也。”重强，牵连多脏。因为九窍和多脏腑有关，现九窍不通，故脾脏之气不及而牵连多脏。

④瞿然　惊悟貌。《礼记·擅弓》云：“曾子闻之瞿然。”郑注：“惊

变也。”

⑤稽首　古时一种跪拜礼，叩头至地。《书·舜典》：“禹拜稽首。”孔传：“稽首，首至地。”孔颖达疏：“稽首，为敬之极，故为首至地。”《周礼·春官·大祝》：“辨九𢷎，一曰稽首，二曰顿首，三曰空首，四曰振动，五曰……九曰肃肶，”郑玄注：“稽首，拜头至地也。”贾公彦疏：“其稽，稽留之字，头至地多时，则为稽首也，此三者（稽首，顿首，空首），正拜也。稽首，拜中最重，臣拜君之拜。”一说两手拱至地，头至手，不触及地。《荀子·大略》：“平衡曰拜，下衡曰稽首。至地曰稽颡。”王先谦集解引郝懿行曰：“稽首亦头至手而手至地，故曰下衡，稽颡则头触地。”

⑥至数　参见《玉版论要篇》中之注。

⑦五色、脉变　参见《玉版论要篇》中之注。

⑧揆度、奇恒　参见《玉版论要篇》中之注。

⑨道在于一　参见《玉版论要篇》中之注。

⑩神转不回，回则不转　参见《玉版论要篇》中之注。

⑪迫近以微　参见《玉版论要篇》中之注。

⑫藏府　府库。《汉书·梁孝王刘武传》：“（孝王）及死，藏府余黄金尚四十万余斤。”《太素》作“藏之于府”可证。

⑬玉机　《类经·五卷·第十》注：“以璇玑玉衡，可窥天道，而此篇神理，可窥人道。故以并言，而实则珍重之辞也。”笔者认为其是北斗星，和景岳的“璇玑玉衡”义同。借喻为“标准”的意思，参见《玉版论要篇》中之注。

【原文】

五藏受气于其所生①，传之于其所胜②，气舍于其所生③，死于其所不胜④。病之且死，必先传行，至其所不胜，病乃死，此言气之逆行也，故死。肝受气于心，传之于脾，气舍于肾，至肺而死。心受气于脾，传之于肺，气舍于肝，至肾而死。脾受气于肺，传之于肾，气舍于心，至肝而死。肺受气于肾，传之于肝，气舍于脾，至心而死。肾受气于肝，传之于心，气舍于肺，至脾而死。此皆逆死也。一日一夜五分之⑤，此所以占死生之早暮也。

黄帝曰：五藏相通，移皆有次。五藏有病，则各传其所胜。不治，法三月若六月，若三日若六日⑥，传五藏而当死，是顺传所胜之次。故曰别于阳者，知病从来；别于阴者⑦，知死生之期。言知至其所困而死。是故风者百病之长也⑧。今风寒客于人，使人毫毛毕直，皮肤闭而为热，当是之时，可汗而发也；或痹不仁肿痛，当是之时，可汤熨及火灸刺而去之。弗治，病入舍于肺，名曰肺痹⑨，发咳上气。弗治，肺即传而行之肝，病名曰肝痹⑩，一名曰厥，胁痛，出食，当是之时，可按若刺耳。弗治，肝传之脾，病名曰脾风⑪，发瘅，腹中热，烦心，出黄⑫，当此之时，可按可药可浴。弗治，脾传至肾，病名曰疝瘕，少腹冤⑬热而痛，出白⑭。一名曰蛊⑮。当此之时，可按可药。弗治，肾传之心，病筋脉相引而急，病名曰瘛⑯，当此之时，可灸可药。弗治，满十日，法当死。肾因传之心，心即复反传而行之肺，发寒热，法当三岁死，此病之次⑰也。然其卒发者，不必治⑱于传，或其传化有不以次。不以次入者，忧恐悲喜怒，令不得以其次，故令人有大病矣。因而喜大虚，则肾气乘矣。怒则肝气乘矣，悲则肺气乘矣，恐则脾气乘矣，忧则心气乘矣，此其道也。故病有五，五五二十五变⑲，及其传化，传乘之名也。

【校注】

①受气于其所生　气，即病气。指受病邪之气来源于自己所生之脏。如肺受气于肾（金生水，则肾病传到肺，即相生关系而逆传）。

②传之于其所胜　指传给自己所克之脏。如肺病传之于肝（金克木，则肺病传到肝）。

③气舍于其所生　舍，放。此引申为“影响；侵犯。”《文选·张衡〈西京赋〉》：“矢不虚舍，鋋不苟跃。”薛综注：“舍，放也。指病气侵犯于生我之脏。今已传至于肝木，由肝木传至于心火，即“为气舍于其所生”。

④死于其所不胜　指病气最后传到克我之脏而死。如（金克木）肝病传至肺而死。举例：肺金始“受气于其所生”之肾水（子传母之逆传），由金肺“传之于其所胜”之肝木（所克而顺传），继而由在肝木之“气舍于其所生”之（脾土），若脾土传之于心火，为死证，即肺金“死于其所不胜”之心火，即死时为相克关系而逆传。

⑤一日一夜五分之　就是将一日一夜的时间划分为五个阶段，其依据《灵枢·营卫生会篇》。不同阶段的气盛分别和各脏具有一致性，如平旦应和肝，日中应和心，午后应和脾，薄暮应和肺，夜半应和肾。张志聪：“昧旦主甲乙，昼主丙丁，日昃主戊己，暮主庚辛，夜主壬癸。”

⑥法三月若六月，若三日若六日　指病后传变的过程，有快慢的不同。慢者有的三个月就传遍五脏，有的六个月传遍五脏；快者有的三天，有的六天就传遍五脏。

⑦别于阳者，……知死生之期　《类经·四卷·第二十四》注：“阳者言表，谓外候也。阴者言里，谓胜气也。凡邪中于身，必证形于外，察其外证，即可知病在何经。故别于阳者，知病从来。病伤脏气，必败真阴，察其根本，即可知危在何日，故别于阴者，知死生之期。此以表里言阴阳也。”

⑧风者百病之长也　风，气也。长，居先，居首位。引申为开始；开端。生育；滋长。此指后者。《诗·小雅·巧言》：“君子屡盟，乱是用长。”孔颖达疏：“言在位之君子，数数相与要盟，其乱是用之，故而滋长也。”《易·乾》：“元者，善之长也。”《易·乾》：“大哉乾元，万物资始。”本书《生气通天论篇》“百病之始”为之佐证。风之所以为长，一年四季有八方之虚风，风者，百病之长也，即邪气而滋生多种病。

⑨肺痹　痹，蔽，阻塞。由邪气导致经络、筋、脉、脏腑阻塞而成痹证；病。此指病。本书《痹论篇》：“黄帝问曰：‘痹之安生?’岐伯对曰：‘风、寒、湿三气杂至，合而为痹也。’……‘肺痹者。凡满喘而呕。’”本书《脉要精微论篇》：“胃脉……其耎而散者，当病食痹。”本书《四时刺逆从论篇》：“不足病肺痹。”《集韵·至韵》：“痹，病也。”肺痹，即肺病。

⑩肝痹　本书《痹论篇》：“肝痹者，夜卧则惊，多饮，数小便，上为引如怀。”

⑪脾风　王冰：“肝气应风，木胜乘土，土受风气故曰脾风，盖为风气通肝而为名也。”此处表现和本书《风论》：“以夏季戊己伤于邪者为脾风……

脾风之状，多汗恶风，身体怠堕，四肢不欲动，色薄微黄，不嗜食，诊在鼻上，其色黄。”类似西医的肝炎。

⑫出黄　王冰：“出黄色于便泻之所也”。吴昆、张介宾皆指为黄瘅身黄。张志聪指为小便黄。《素问识》：“下文有‘出白’之语，志注似是。”依张志聪说。

⑬冤　闷，憋闷。参见本书《阴阳应象大论篇》之”烦冤“注。

⑭出白　王冰：“溲出白液也。”吴昆：“淫浊也。”

⑮蛊　音读有二。蛊（yě）者，则惑。诱惑；迷恋异性。《左传·庄公二十八年》：“楚令尹子元欲蛊文夫人，为馆于其宫侧而振万焉。”杜预注：“蛊，惑以淫事。”《文选·张衡〈西京赋〉》：“妖蛊艳夫夏姬，美声畅于虞氏。”薛综注：“蛊，音也，媚也。”《素问识》：“《左传》昭元年，医和曰：疾不可为也，是谓近女室，疾如蛊，非鬼非食，惑以丧志。……赵孟曰：何为蛊？对曰：淫溺惑乱之所生也。”蛊（gǔ）者，是热毒恶气而成的一种腹部臌胀的疾病。《周礼·秋官·庶氏》：“庶氏掌除毒蛊。”郑玄注：“毒蛊，虫物而病害人者。”唐代刘恂《岭表录异·卷上》：“岭表山川，盘郁结聚，不易疏泄，故多岚雾作瘴，人感之多病，腹胪胀成蛊。”吴昆注：“虫蚀阴血之名，虫蚀阴血，令人多惑，而志不定。名曰蛊惑。故女惑男，亦谓之蛊，言其害深入于阴也。此名曰蛊，其亦病邪深入，令人丧志之称乎。”根据经文“少腹冤热而痛，出白”，此是淫溺所致的蛊（yě）病，而不是蛊（gǔ）病。

⑯瘛　指筋脉拘急。吴昆“心主血脉，心病则血燥，血燥则筋脉招引而急，手足拘挛，病名曰瘛。”

⑰次　降一等。《论语·季氏》：“生而知之者上也，学而知之者次也，困而学之，又其次也。”

⑱故病有五，五五二十五变　五脏皆有自病，故曰“五病”，每脏之病，若未能及时治愈又可传变于其他四脏，所以每脏之病，都有五变，合为二十五灾祸。

【按语】

本篇论述五脏之传变所病，可同时参考本书《标本病传论篇》之“病传者”之表现，又要先知“病之所起”（《刺热篇》）。五行传变是依据五星生克乘侮而来，这是一般规律，但若为暴发的病或因情志因素而变化，其传变规律则发生变化，不可拘泥。

关于五行（脏）死证的理论的运用，根据症状先后的出现，进行推理，从而判断吉凶，顺传未到之所胜（之所克）时，则易治，只要逆传到其所胜（之所克）则难治，只要逆传到所不胜（被之克），则是死证；或由所生之子逆传于母，也多为死证。作为一个医者，一定要注意症状先后的出现，并结合脉象等，这是运用五行理论的前提。

【原文】

大骨枯槁，大肉陷下[①]，胸中气满，喘息不便，其气动形，期[②]六月死，真藏脉见，乃予之期日。大骨枯槁，大肉陷下，胸中气满，喘息不便，内痛引肩项[③]，期一月死，真藏见，乃予之期日。大骨枯槁，大肉陷下，胸中气满，喘息不便，内痛引肩项，身热，脱肉破䐃[④]，真藏见，十月之内死。大骨枯槁，大肉陷下，肩髓内消[⑤]，动作益衰，真藏来见，期一岁死。见其真藏，乃予之期日。大骨枯槁，大肉陷下，胸中气满，腹内痛，心中不便，肩项身热，破䐃脱肉，目匡陷，真藏见，目不见人，立死。其见人者，至其所不胜之时则死。

急虚身中卒至[⑥]，五藏绝闭，脉道不通，气不往来，譬于堕溺，不可为期。其脉绝不来，若人一息五六至，其形肉不脱，真藏虽不见，犹死也。

真肝脉至，中外急，如循刀刃责责然[⑦]，如按琴瑟弦，色青白不泽，毛折乃死[⑧]。真心脉至，坚而搏，如循薏苡子累累然[⑨]，色赤黑不泽，毛折乃死。真肺脉至，大而虚，如以毛羽中人肤，色白赤不泽，毛折乃死。真肾脉至，搏而绝，如指弹石辟辟然，色黑黄不泽，毛折乃死。真脾脉至，弱而乍数乍疎，色黄青不泽，毛折乃死。诸真藏脉见者，皆死不治也。黄帝曰：见真藏曰死，何也？岐伯曰：五藏者，皆禀气于胃，胃者，五藏之本也。藏气者，不能自致于手太阴，必因于胃气，乃至于手太阴也[⑩]。故五藏各以其时，自为而至于手太阴也[⑪]。故邪气胜者，精气衰也。故病甚者，胃气不能与之俱至于手太阴，故真藏之气独见。独见者，病胜藏也，故曰死。帝曰：善。

黄帝曰：凡治病，察其形气色泽，脉之盛衰，病之新故，乃治之，无后其时。形气相得[⑫]，谓之可治；色泽以浮[⑬]，谓之易已；脉从四时，谓之可治；脉弱以滑，是有胃气，命曰易治，取之以时。形气相失，谓之难治；色夭不泽，谓之难已；脉实以坚，谓之益甚；脉逆四时，为不可治。必察四难，而明告之。所谓逆四时者，春得肺脉，夏得肾脉，秋得心脉，冬得脾脉，其至皆悬绝[⑭]沉涩者，命曰逆四时。未有藏形[⑮]，于春夏而脉沉涩，秋冬而脉浮大，名曰逆四时也。病热脉静，泄而洪大，脱血而脉实，病在中，脉实坚，病在外，脉不实坚者，皆难治。

【校注】

①大骨枯槁，大肉陷下　枯槁，消瘦，憔悴。《战国策·秦策一》："（苏秦）形容枯槁，面目犁黑。"汉代司马相如《长门赋》："夫何一佳人兮，步逍遥以自虞。魂逾佚而不反兮，形枯槁而独居。"大骨枯槁，大肉陷下，《类经·六卷·第二十七》："大骨、大肉，皆以通身而言，如肩脊腰膝，皆大骨也；尺肤臀肉，皆大肉也。肩垂项倾，腰重膝败者，大骨之枯槁也，尺肤既削，臀部必枯，大肉之陷下也。肾主骨，骨枯则肾败矣。脾主肉，肉陷则脾败矣。"

②不便，其气动形，期（qī）　不便，不利。《谷梁传·僖公二年》："宫之奇谏曰：'晋国之使者，其辞卑而币重，必不便于虞。'"气，气息，即呼吸。其气动形，《太素·卷十四·真脏脉形》："喘息气急，肩膺皆动，故曰动形也。"期，预知；料想；预定的时间。此指预知时间《荀子·不苟》："天不言而人推高焉，地不言而人推厚焉，四时不言而百姓期焉。"杨倞注："期，

谓知其时候。”《易·系辞下》：“既辱且危，死期将至。”

③内痛引肩项　内痛，即心内疼痛。《太素·卷十四·真脏脉形》：“内痛，谓是心内痛也。心府手太阳脉从肩络心，故内痛引肩项也。”

④脱肉破䐃（jun）　脱肉，即夺肉，肌肉消瘦，俗称“脱形”。䐃，肌肉突起部分。王冰：“䐃，谓肘膝后肉如块者。”脱肉破䐃，肘、膝、胯等处高起之肌肉已脱，并因卧床日久而溃破。

⑤肩髓内消　髓，《广韵》息委切，上纸，心。随，《广韵》旬为切，平支，邪。髓、随双声叠韵。可通假。随（duò），《管子·形势解》：“臣下随而不忠，则卑辱困穷。”戴望校正：“洪云：随读为怠惰之惰。下文云：‘解惰怠慢，以之事主则不忠。’宋本随作堕，古字多通用。”消，《释名·释言语》：“消，削也，减削也。”《字汇·水部》：“消，衰也，退也。”肩髓内消，即肩垂落（搭拉）是内脏萎缩。

⑥急虚身，中卒至　急，通“极，亟”。《说文假借义证》：“极，为亟之假借”。《荀子·赋》“出入甚极，莫知其门。”杨倞注：“读为亟，急也”。《淮南子·精神》：随其天资而安之不极”。高诱注：“极，急也”。吴昆：“急虚，暴绝也；中，邪气深入之名，卒至，卒然而至，不得预知之也。”急虚身，中卒至，身体极度虚弱，而被突然来的邪气伤了。

⑦责责然　犹如细而硬的样子。

⑧毛折，乃死　折，曲折；弯。毛折，即毛发打卷。《淮南子·览冥训》：“河九折注于海，而流不绝者，昆仑之输也。”《类经·六卷·第二十七》：“五脏率以毛折死者，皮毛得血气而充，毛折则精气败矣，故皆死。”

⑨如循薏苡子　薏苡子，未脱皮的中药。俗呼为薏苡珠子。如循薏苡子，犹如以手摸薏苡珠子一样。

⑩脏气者，……乃至于手太阴也　自致，自至其处。汉代司马相如《喻巴蜀檄》：“道里辽远，山川阻深，不能自致。”《类经·六卷·第二十七》：“谷气入于胃以传于肺，五脏六腑皆以受气，故脏气必因于胃气，乃得至于手太阴，而脉则见于气口。此所以五脏之脉，必赖胃气以为之主也。”

⑪五脏各以其时，自为而至于手太阴也　自为，自然而成。《庄子·天地》：“大圣之治天下也，摇荡民心，使之成教易俗，举灭其贼心，而皆进其独志，若性之自为，而民不知其所由然。”五脏之脉气（弦钩毛莹），各自在它们相应的季节，自然而成的到达手太阴经脉。

⑫形气相得　指人之形体和正气相一致：如气盛形盛，气虚形虚，谓形气相称。

⑬色泽以浮　浮，鲜明。《类经·五卷·第十二》："泽，润也。浮，明也。"色泽以浮，即颜色润泽而鲜明，是疾病向好的方面转化的征象。

⑭悬绝　王冰："悬绝，谓如悬物之绝去也、"《太素·卷十四首篇》注："来如绳断，故曰悬绝。"

⑮未有脏形　没有出现本脏之病的征象。

【按语】

当"真藏脉见"，提示本脏已无胃气，无胃气则死，故"乃予之期日"，当在其所不胜之日、时死。

关于此段中"取"义，当为用针刺而泻。宋代刘温舒《素问运气论奥》："十二月先取其化源也，此谓迎而取之也。迎者于未来而先取之也，故取者，泻也，用针泻其源也，即木气将欲胜者，泻肝之源。"总之，针刺也遵循虚补实泻的原则。

【原文】

黄帝曰：余闻虚实以决死生，愿闻其情。岐伯曰：五实死，五虚死。帝曰：愿闻五实、五虚。岐伯曰：脉盛[1]，皮热，腹胀，前后[2]不通，闷瞀[3]，此谓五实。脉细，皮寒，气少，泄利前后，饮食不入，此谓五虚。帝曰：其时有生者何也？岐伯曰：浆粥入胃，泄注止，则虚者活。身汗得后利，则实者活。此其候也。

【校注】

①盛　大；实。

②前后　本指前后二阴，喻前，小便。后，大便。

③闷瞀　闷，愚昧、浑噩貌。《老子》："俗人察察，我独闷闷。"瞀，错乱而愚昧；眼不识人。《字汇·目部》："瞀，思念乱也。"《洪武正韵·暮韵》："瞀，无识也"《字汇·目部》："目不明儿。"闷瞀，即神志昏晕，目不识人。

三部九候论篇第二十

新校正云：按全元起本在第一卷，篇名《决生死》。鹏举按："吴昆：'王太仆改为《三部九候论》，兹复古焉。'故吴本名曰《决死生论篇》。

【原文】

黄帝问曰：余闻九针于夫子，众多博大，不可胜数，余愿闻要道，以属[①]子孙，传之后世，著[②]之骨髓，藏之肝肺，歃血[③]而受，不敢妄泄。令合天道，必有终始，上应天光星辰历纪[④]，下副[⑤]四时五行。贵贱更立，冬阴夏阳，以人应之奈何？愿闻其方。岐伯对曰：妙乎哉问也！此天地之至数。帝曰：愿闻天地之至数，合[⑥]于人形血气，通决死生，为之奈何？岐伯曰：天地之至数，始于一，终于九焉。一者天，二者地，三者人[⑦]，因而三之，三三者九，以应九野[⑧]。故人有三部，部有三候[⑨]，以决死生，以处[⑩]百病，以调[⑪]虚实，而除邪疾。

帝曰：何谓三部？岐伯曰：有下部，有中部，有上部，部各有三候，三候者，有天、有地、有人也，必指而导之，乃以为真[⑫]。上部天，两额之动脉[⑬]；上部地，两颊之动脉[⑭]；上部人，耳前之动脉[⑮]。中部天，手太阴也[⑯]；中部地，手阳明也[⑰]；中部人，手少阴也[⑱]。下部天，足厥阴也[⑲]；下部地，足少阴也[⑳]；下部人，足太阴也[㉑]。故下部之天以候肝，地以候肾，人以候脾胃之气。帝曰：中部之候奈何？岐伯曰：亦有天，亦有地，亦有人。天以候肺，地以候胸中之气，人以候心。帝曰：上部以何候之？岐伯曰："亦有天，亦有地，亦有人。天以候头角之气，地以候口齿之气，人以候耳目之气。三部者，各有天，各有地，各有人。三而成天，三而成地，三而成人，三而三之，合则为九，九分为九野，九野为九藏。故神藏五[22]，形藏四，合为九藏。五藏已败，其色必夭，夭必死矣。

【校注】

①属　寄托。《楚辞・天问》："日月安属？列星安陈?"

②著　通"贮"。储存；放置；安放。《史记・货殖列传》："子赣既学于仲尼，退而仕于卫，废著鬻财于曹鲁之间。"司马贞索隐："著音贮。《汉书》亦作'贮'，贮犹居也。《后汉书・西域传・于寘》："于寘王令胡医持毒药著创中，故致死耳。"

③歃（sha）血　在古代，古人盟誓时举行一种极其郑重的的仪式，初用盝盛动物的血，仪式进行中．盟誓者在嘴唇上涂抹牲畜的血，以此表示决不背信弃义。《类经・五卷・第五》："饮血而誓也。"并可参拙校注《灵枢经・禁服》中之注。

④天光星辰历纪　天光，即日月星在天空的光辉。王冰："谓日月星也。"星辰历纪，历，推算日月星辰之运行以定岁时节气的方法。《淮南子・本经训》："星月之行，可以历推得也。"高诱注："历，术也。"纪，年《后汉书・郅恽传》："显表纪世，图录豫设。"李贤注："纪，年也。言天豫设图录之书，显明帝王之年代也。"星辰历纪，星辰，星宿。王冰"历纪，谓日月行历于天二十八宿三百六十五度之分纪也。"天光星辰历纪，即用日月运行于二十八宿星辰以推算年、月。

⑤副　相称；符合。《汉书・礼乐志》："哀有哭踊之节，乐有歌舞之容，正人足以副其诚，邪人足以防其失。"

⑥至数，合　至数，极其精深微妙的道理或事理。参见《玉版论要篇》中注。合，匹配；统一；一致；全部；整个。此指全部的最深奥的事理。于人体具有一致性。《诗・大雅・大明》："文王初载，天作之合。"郑玄笺："合，配也。"《荀子・儒效》："合天下，立声乐，于是《武》《象》起，而《韶》《护》废矣。"杨倞注："合天下，谓合会天下诸侯，归一统也。"《易・乾》："夫大人者，与天地合其德，与日月合其明，与四时合其序，与鬼神合其吉凶。"北魏贾思勰《齐民要术・果蓏》："裴渊《广州记》曰：'罗浮山有橘，夏熟，实大如李；剥皮啖则酢，合食极甘。'"

⑦一者天，二者地，三者人　吴昆："一奇也，阳也，故应天；二者偶也，阴也，故应地；三，参也，和也，故应人。"

⑧九野　参见《六节脏象论篇》中"九天为九野"注。

⑨候　诊视，诊断；诊脉。此指诊脉。《周书·姚僧垣传》："以此候疾，何疾可逃。"《北齐书·方伎传·马嗣明》："邢邵子大宝患伤寒，嗣明为之诊，候脉。"宋代周密《齐东野语·针砭》作"诏医博士李洞玄候脉。"

⑩处　决断；定夺。《国语·晋语一》："骊姬问焉，曰：'吾欲作大事，而难三公子之徒如何？'对曰：'早处之，使知其极。'"韦昭注："处，定也。"《汉书·谷永传》："将动心冀为后者，残贼不仁，若广陵、昌邑之类？臣愚不能处也。"颜师古注："处，断决也。"

⑪调　计算。引申为"核实、核查"。《资治通鉴·齐和帝中兴元年》："敕太官办樵、米为百日调而已。"胡三省注："调。徒钓翻，算度也。"

⑫必指而导之，乃以为质　导，传达，质，对；验证，此指验证。形体；外貌。《礼记·曲礼上》："虽质君之前。"郑玄注："质，犹对也。"《资治通鉴·魏明帝太和元年》："晔可召质也。"胡三省注："质，证也，验也。"。必指而导之，乃以为质，即一定通过手指传达出脉象，才有三部九候脉的形体外貌。

⑬两额之动脉　杨上善以为足少阳，阳明二脉之气相当于颔厌、头维二穴处，张介宾指为足少阳脉气所发之颔厌穴之分，依张注。

⑭两颊之动脉　《太素·卷十四首篇》："两颊足阳明，在大迎中动。"王冰指"近于巨髎之分"，《类经·五卷·第五》注指"地仓、大迎之分"。依《太素》注。

⑮耳前之动脉　杨上善、张介宾均指为和髎穴分。吴昆指为耳门穴分。按二穴俱为手少阳脉气所过之处，俱在耳前，依吴昆说，因耳门穴部位脉搏明显。

⑯手太阴也　即掌后寸口动脉，经渠穴之分，为肺经脉气所过之处。

⑰手阳明也　指手大指次指歧骨间动脉，合谷穴之分，为大肠经脉气所过之处。

⑱手少阴也　指掌后锐骨下动脉，神门穴之分，为心经脉气所过之处。

⑲足厥阴也　指大腿内侧上端五里穴之分，为肝经脉气所行之处。在女子亦可取太冲穴之部位，在足大指本节后二寸陷中。王冰："谓肝脉也。在毛

际外，羊矢下一寸半陷中，五里之分，卧而取之，动应于手也。女子取太冲，在足大指本节后二寸陷中是。”

⑳足少阴也　指足内踝后踝骨旁动脉，太溪穴之分，为肾经脉气所过之处。

㉑足太阴也　指大腿内侧前上方箕门穴处，为脾经脉气所过之处。

㉒神脏五，形脏四　王冰：“所谓神脏者，肝藏魂，心藏神，脾藏意，肺藏魄，肾藏志也。以其皆神气居之，故云神脏五也。”形脏四，王冰：“所谓形脏四者，一头角，二耳目，三口齿，四胸中也。”张志聪：“胃主化水谷之律液，大肠主津，小肠主液，膀胱者津液之所藏，故以四脏为形脏。”《周礼·天官·疾医》：“参之以九脏之动。”郑注：“正脏五，又有胃、膀胱、大肠、小肠。”依张志聪说。

【原文】

帝曰：以候奈何？岐伯曰：必先度其形之肥瘦，以调其气之虚实，实则泻之，虚则补之。必先去其血脉①而后调之，无问②其病，以平为期③。

帝曰：决死生奈何？岐伯曰：形盛脉细④，少气不足以息者危。形瘦脉大⑤，胸中多气者死。形气相得者生。参伍不调⑥者病。三部九候皆相失者死。上下左右之脉相应如参舂⑦者病甚。上下左右相失不可数者死。中部之候虽独调，与众藏相失者死。中部之候相减者死⑧。目内陷者死⑨。

【校注】

①去其血脉　即祛除脉中瘀血。吴昆：“谓去其瘀血在脉者，盖瘀血壅塞脉道，必先去之，而后能调其气之虚实也。”

②无问　不论。北魏贾思勰《齐民要术·煮胶》：“但是生皮，无问年岁久远，不腐烂者，悉皆中煮。”

③期　通“旗”。标志。《礼记·射义》：“旄期称道不乱。”陆德明释文：“期，本又作旗。”《战国策·秦策四》：“中期推琴。”黄丕烈札记：“期、旗，同字。”《左传·闵公二年》：“佩，衷之旗也。”杜预注：“旗，表也，所以表

明其中心。”

④形盛脉细　形，形体；身体。《易·系辞上》：“在天成象，在地成形，变化见矣。”《韩非子·杨权》：“夫香美脆味，厚酒肥肉，甘口而病形。”形盛脉细，即形体肥胖，脉反细弱，为阴有余阳不足之证。

⑤形瘦脉大　即形体消瘦，脉反盛大，为阳有余阴不足之证。

⑥参伍不调　参伍，即三五。指变化不定的数；相互交错。参见本书《脉要精微论篇》中“参伍”注。此指脉搏相互交错不整齐的意思。《类经·六卷·第二十五》：“凡或大或小，或迟或疾，往来出入无常度者，皆病脉也。”

⑦如参舂　脉象数大鼓指，犹如多个舂杵捣稻谷上下不齐的样子。王冰：“如参舂者，谓大数而鼓，如参舂杵之上下也。”

⑧中部之候虽独调，……中部之候相减者死　《类经·六卷·第二十五》：“三部之脉，上部在头，中部在手，下部在足，此言中部之脉虽独调，而头足众脏之脉已失其常者，当死；若中部之脉减于上下二部者，中气大衰也，亦死。”

⑨目内陷者死　目内陷，说明精气已绝，故主死。《类经·六卷·第二十五》：“五脏六腑之精气，皆上注于目而为之精，目内陷者，阳精脱矣，故必死。”

【原文】

帝曰：何以知病之所在？岐伯曰：察九候，独小者病；独大者病；独疾者病；独迟者病；独热者病；独寒者病[①]；独陷下者病。以左手足上，去踝五寸[②]，按之，庶右手足当踝而弹之，其应过五寸以上，蠕蠕然[③]者不病；其应疾，中手浑浑然[④]者病；中手徐徐然[⑤]者病；其应上不能至五寸，弹之不应者死。是以脱肉身不去[⑥]者死。中部乍疎乍数者死。其脉代而钩者，病在络脉。九候之相应也，上下若一，不得相失。一[⑦]候后则病，二[⑦]候后则病甚，三[⑦]候后则病危。所谓后者，应不俱也[⑧]。察其府藏，以知死生之期，必先知经脉，然后知病脉，真藏脉见者胜，死。足太阳气绝者，其足不可屈伸，死必戴眼[9]。

帝曰：冬阴夏阳奈何？岐伯曰：九候之脉，皆沉细悬绝者为阴，主冬，故以夜半死[10]。盛躁喘数者为阳，主夏，故以日中死[11]。是故寒热病者，以平旦死[12]。热中及热病者，以日中死。病风者，以日夕死[13]。病水者，以夜半死。其脉乍踈乍数，乍迟乍疾者，日乘四季死[14]。形肉已脱，九候虽调，犹死。七诊[15]虽见，九候皆从[15]者不死。所言不死者，风气之病及经月之病[16]，似七诊之病而非也，故言不死。若有七诊之病，其脉候亦败者死矣，必发哕噫。必审问其所始病，与今之所方病，而后各切循其脉，视其经络浮沉，以上下逆从循之。其脉疾者不病；其脉迟者病；脉不往来者死；皮肤著[17]者死。帝曰：其可治者奈何？岐伯曰：经病者，治其经；孙络病者，治其孙络血；血病身有痛者，治其经络。其病者在奇邪[18]，奇邪之脉则缪刺[19]之。留瘦不移，节而刺之[20]。上实下虚，切[21]而从之，索其结络脉，刺出其血，以见通之。瞳子高者，太阳不足。戴眼者，太阳已绝。此决死生之要，不可不察也。手指及手外踝上五指留针。

【校注】

①独热者病，独寒者病，独陷下者病 《类经·五卷·第六》注：“独寒独热，调其或在上或在下，或在表或在里也，陷下，沉伏不起也。”张志聪：“寒热者，三部皮肤之寒热也。陷下者，沉陷而不起也。《针经》曰：上下左右，知其寒温，何经所在，审皮肤之寒温滑涩，知其所苦”。其实都没有铁证，因为前提是“察九候”，故暂从张志聪注。

②上去踝五寸 林亿等按引全元起注：“内踝之上，阴交之出，通于膀胱，系于肾，肾为命门，是以取之，以明吉凶。”

③蠕蠕然 蠕，亦作“蝡”。《龙龛手鉴》：“‘蠕’，同‘蝡’。”微动貌。《荀子·劝学》：“端而言，蝡而动，一可以为法则。”王先谦集解：“蠕，微动

也。”唐代李贺《感讽·诗之一》：“越妇未织作，吴蚕始蠕蠕。”蠕蠕然，指感应象虫子爬行的样子。

④浑浑（gun gun）然　滚滚；大水流貌。《管子·富国》：“若是则万物得宜，事变得应，上得天时，下得地利，中得人和，则财货浑浑如泉源，汸汸如河海，暴暴如山丘。”浑浑然，即感应象大水一样滚滚而来。

⑤徐徐然　形容脉象缓慢的样子。《易·困》：“来徐徐，困于金车。”高亨注：“徐徐，迟缓也。”

⑥脱肉身不去者　去，行，往。《广雅·释诂一》：“去，行也。”脱肉身不去者，王冰：“谷气外衰，则肉如脱尽。天真内竭，故身不能行。真谷并衰，故死之至也。去，犹行，去也。”脱肉身不去者，即身体极度消瘦而身体不能行动的人。

⑦一、二、三　指上部、中部、下部之候。

⑧所谓后者，应不俱也　应，鼓。参见本书《平人气象论》中之注。后，通“姤”。《后汉书·鲁恭传》“案《易》五月《姤》用事”唐代李贤注：“本多作‘后’，古字通。”姤，恶。凶险。《文选·张衡〈思玄赋〉》：“咨姤嫮之难并兮，想依韩以流亡。”李善注：“姤，恶也。”《史记·扁鹊仓公列传》：“君之病恶，不可言也。”俱，一样；等同。王冰：“俱，犹同也，一也。”所谓后者，应不俱也，即所谓凶险的脉象，各个部位应指不一样的到来。

⑨戴眼　两目仰视而不转动。参见《诊要经终论篇》中注。

⑩夜半死　一日一夜的时间分成若干阶段，其和四时、阴阳、五行相应和，因而它们具有一致性。如脉沉细悬绝，主阴，主冬，夜半为冬（《灵枢经·顺气一日分为四时》），主阴，这是阴极无阳，阴阳离绝之象，故夜半死。同样，病水也是这个道理，水为阴邪，主冬，夜半主阴，主冬，阴极无阳，故死。

⑪日中死　盛躁喘数为阳，主夏，日中主阳气隆，这是阳极无阴，故主死；同样，热中和热病死于日中，也是阳极无阴，故死。

⑫平旦死　吴昆：“盖平旦之际，昏明始判之时，阴阳交会之期也。故寒热交作之病以斯时死。”

⑬病风者，日夕死　风病，是肝经病，日夕，方位为西，西和秋时相应和，五行属金，金克木，故病风者，日夕死。《类经·六卷·第二十五》：“日夕者，一日之秋也，风木同气，遇金而死。”

⑭日乘四季死 乘：登；升。《易·同人》："乘其墉，弗克攻，吉。"《释名·释容姿》："乘，升也。"日乘，即日出。《脏象法时论篇》："病在脾……日出甚"为之佐证。四季，指四季的辰、戌、丑、未之月，即辰，地支的第五位。用以纪月，代指农历三月；用以纪日；用以纪时，为十二时辰之一。指午前七时至九时。《晋书·乐志上》："三月之辰名为辰。"宋代黄庭坚《和师厚栽竹》："根须辰日斸，笋要上番成。"戌，用以纪月，代指农历九月；十二时辰之一。即晚上七时至九时。夏正建寅，九月为戌。《史记·律书》："九月也，律中无射……其于十二子为戌。"《晋书·乐志上》："九月之辰谓为戌，戌者灭也，谓时物皆衰灭也。"汉代王充《论衡·说日》："五月之时，日出于寅，入于戌。"丑，用以纪月，代指农历十二月；十二时辰之一，指凌晨一时至三时。《晋书·乐志上》："十二月之辰谓为丑。"又与天干相配用以纪日。《书·伊训》："惟元祀，十有二月，乙丑，伊尹祠于先王。"晋代刘琨《劝进表》："建兴五年，三月癸未朔，十八日辛丑。"未，古代用以纪月，代指农历六月。农历通常以冬至所在的十一月配子，称为建子之月，十二月为建丑之月，正月为建寅之月，由此顺推，六月为建未之月。《汉书·律历志上》："林钟……位于未，在六月。"《晋书·乐志上》："六月之辰谓之未。"地支的第八位。古代与天干相配以纪日。《春秋·文公十六年》："秋八月辛未，夫人姜氏薨。"杨伯峻注："辛未，八日。"古代十二时辰以十二支为纪，未时相当于午后十三时至十五时。《淮南子·天文训》："牵牛出以辰、戌，入以丑、未。"由于"脉乍数、乍疏、乍疾、乍迟"是土气衰败，故在四季其月死。日乘四季死，即在太阳升起，四季春的第三月、夏的第六月、秋的第九月、冬的第十二月间的一日的辰、戌、丑、未日死亡。为什么日乘四季死？以春天为例，因为太阳升起之时，是东方木星之气使肝旺之时，肝乘脾土，虽脾土旺四季，但当病后其气衰败，肝木乘之而死。汉代蔡邕《月令问答》："春，木王。木胜土，土王四季。"本书《刺要论》："刺皮无伤肉，肉伤则内动脾，脾动则七十二日四季之月，病腹胀烦不嗜食。"王冰注："七十二日四季之月者，谓三月、六月、九月、十二月各十二日后，土寄王十八日也。"

⑮七诊、从 诊，当读作"证"。从，和顺；安顺。指各安其位、各守其职的局面或秩序。《左传·昭公五年》："昭子即位，朝其家众，曰：'竖牛祸叔孙氏，使乱大从。'"陆德明释文引服虔曰："使乱大和顺之道也。"杨伯峻注："从，顺也。谓其乱重要之顺道也。"，七诊，有二说：王冰认为独小、

独大、独疾、独迟、独热、独寒、独陷下为七诊。《太素》杨氏认为沉细悬绝、盛躁喘数、寒热病、热中及热病、风病、病水、形肉已脱是七诊。据沉细悬绝、盛躁喘数都是脉象，和“若有七诊之病，其脉候亦败者死矣。”之“脉候亦败者”相矛盾，故杨说不足为据。则从王说。

⑯经月之病　经月，指月经病；常期。王冰：“月经之病，脉小以微。”《类经·六卷·第二十五》注：“经月者，常期也，故适值去血，则阴分之脉或小或迟或为陷下。”

⑰皮肤著　著，附着。吴昆：“著着同。干槁而皮肤着于骨也。是血液尽亡，营卫不充，故死。”

⑱奇邪　奇，希罕；特殊；变幻莫测；诡异不正。通“羁，寄。”《说文》：“奇，异也。”《周礼·天官·阍人》：“奇服怪人不入官。”郑玄注：“奇服，衣非常。”《篇海类编》：“奇，诡也。”《睡虎地秦墓竹简·法律答问》：“擅兴奇祠，赀二甲，可（何）如为奇？王室所当祠固有矣，擅有鬼立殴为奇，它不为。”《周礼·地官·委人》：“以甸聚待羁旅。”郑玄注：“故书羁作奇。”杜子春云：当为羁。”《文选·马融〈长笛赋〉》：“惟镎笼之奇生兮。”王念孙杂志：“奇读为寄。”奇邪，即寄留于它处的邪气。

⑲缪刺　本书《缪刺论篇》：“今邪客于皮毛，入舍于孙脉，留而不去，闭塞不通，不得入于经，流溢于大络，而生奇病也。夫邪客大络者，左注右，右注左，上下左右与经相干，而布于四末，其气无常处，不入于经俞，命曰缪刺。”帝曰：“顾闻缪刺，以左取右、以右取左”。

⑳留瘦不移，节而刺之　节，适，适度；法度；法则。《礼记·文王世子》：“其有不安节，则内竖以告世子。”俞樾《群经平议·礼记·二》：“节之言适也。”《礼记·乐记》：“好恶无节于内，知诱于外，不能反躬，天理灭矣。”郑玄注：“节，法度也。”留瘦不移，节而刺之，《太素·卷十四·首篇》：“留，久也。久瘦有病之人，不可顿刺，可节量刺之。”

㉑瞳子高者　高，上。瞳子高者，即两瞳孔向上视，而不象戴眼那样睛直不动。

【按语】

关于“以上下逆从循之，”这里指的是对三部九候诊脉的步骤，因为上文是“视其经络浮沉”，下文是“其脉疾者不病，其脉迟者病”，所以足证是诊脉的步骤，而“逆从”说的是“右”和

“左”，因为《周礼·天官·宰夫》：“宰夫之职……诸臣之复，万民之逆。”郑玄注：“自下而上曰逆，逆谓上书。”《腹中论篇》：“居齐上为逆，居齐下为从。”《玉版论要篇》：“上为逆，下为从。”古人还认为右为逆，左为顺。西为逆，东为顺。《汉书·天文志》：“天文以东行为顺，西行为逆”为佐证。

对“手指及手外踝上五指留针”的认识，多数注家认为是“古文之脱简”，但有注家认为这是针对“瞳子高者，太阳不足”而提出的针刺治疗方法。如《太素》杨注云：“前太阳不足及足太阳绝者，足太阳脉也。此疗乃是手太阳脉者，以手之太阳上下接于目之内眦，故取手之太阳，疗目高戴也。取手小指端及手外踝上五寸小指之间也。”张志聪：“此复申明瞳子高者，太阳不足于上也。手太阳之脉，起于小指之端循手外侧上腕，出踝中外踝上者，在于外侧踝上也。五指者，第五之小指也。言太阳不足，当于手指及外踝上之后溪，五指之少泽上，留针以补之。盖侯足太阳之气者，于足上去踝五寸而弹之，补手太阳者，当于手外踝上五指而取之，此手足之经气交相贯通，先不足于上而后绝于下也。”

对于缪刺的原则，一定是皮之孙络有病，而又有寄留于大络的现象，才能左病刺右，右病刺左等，因此选择的穴位则是二经之合穴、络穴。参见《缪刺论》中之注。

【音释】

《五机真藏论》：溉古代切　窳音愈　䐃渠殒切　瞀莫候切

《三部九候论》：歃所甲切，饮血也　坰古营切　蠕而匀切

卷第七

经脉别论篇第二十一

新校正云：按全元起本在第四卷中。

【原文】

黄帝问曰：人之居处、动静[①]、勇怯，脉亦为之变乎？岐伯对曰：凡人之惊恐恚劳[②]动静，皆为变也。是以夜行则喘，出[③]于肾，淫气[④]病肺。有所堕恐，喘出于肝，淫气害脾。有所惊恐，喘出于肺，淫气伤心。度[⑤]水跌仆，喘出于肾与骨。当是之时，勇者气行则已，怯者则着而为病也。故曰诊病之道，观人勇怯、骨肉、皮肤，能知其情，以为诊法也。故饮食饱甚，汗出于胃；惊而夺精，汗出于心[⑥]；持[⑦]重远行，汗出于肾；疾走恐惧，汗出于肝；摇[⑧]体劳苦，汗出于脾。故春秋冬夏，四时阴阳，生病起于过用，此为常也。

【校注】

①居处动静　居处，指日常生活；住所，住处。此指日常生活。《论语·阳货》："夫君子之居丧，食旨不甘，闻乐不乐，居处不安。"《汉书·刑法志》："居处同乐，死生同忧，祸福共之。"《后汉书·袁安传》："居处仄陋，以耕学为业。"《太平广记·卷一六五》引宋代庞元英《谈薮》："（长孙道生）虽为三公，而居处卑陋，出镇之后，子颇加修葺。"动静，偏指行动；动作；举止；情况；消息；特指起居作息。此指行动。唐代苏鹗《杜阳杂编·卷中》："（韩志和）善雕木，作鸾鹤鸦鹊之状，饮啄动静，与真无累。"《六韬·动静》："先战五日，发我远候往视其动静，审候其来，设伏而待之。"《隋

书·元亨传》："亨以笃疾，重请还京，上令使者致医药，问动静，相望于道。"

②恚劳 即忿怒和劳累。

③喘，出 喘，此指呼吸急促，俗称气喘；据上文之"脉亦为之变乎?"之问，喘，当读作"湍"。参见《平人气象论篇》、《五脏生成篇》、《生气通天论篇》中注。出，脱离；释放；开脱。此引申为"影响或侵袭"。《韩非子·初见秦》："出其父母怀衽之中，生未尝见寇耳。"唐代刘肃《大唐新语·容恕》："皇甫文备与徐有功同案制狱，诬有功党逆人，奏成其罪。后文备为人所告，有功讯之在宽。或谓有功曰：'彼曩将陷公于死，今公反欲出之，何也?'

④淫气 淫，运行失其常度。《左传·襄公二十八年》："岁在星纪，而淫于玄枵。"杜预注："明年，乃当在玄枵。今已在玄枵，淫行失次。"淫气，妄行之邪气。即五星之某星运行失其常度之气。本书《痹论》："淫气喘息，痹聚在肺；淫气忧思，痹聚在心。"王冰："淫气谓气之妄行者。"

⑤度 通"渡"。《汉书·贾谊传》："若夫经制不定，是犹度江河亡维楫。"

⑥惊而夺精，汗出于心 张志聪："血乃心之精，汗乃血之液，惊伤心气，汗出于心，故曰夺精"

⑦持 携带。《史记·滑稽列传》："其人家有好女者，恐大巫祝为河伯娶之，以故多持女远逃亡。"

⑧摇 通"遥"。时间长。《史记·司马相如列传》："舒阆风而摇集兮，亢乌腾而一止。"《汉书·司马相如传下》作"遥"。晋代挚虞《思游赋》："匪时运其焉行兮，垂太虚而遥曳。"按，《晋书·挚虞传》引此文作"摇曳"。《庄子·秋水》："故遥而不闷，掇而不跂，知时无止。"郭象注："遥，长也。"

【原文】

食气入胃，散精于肝，淫[①]气于筋。食气入胃，浊气归[②]心，淫精于脉；脉气流经，经气归于肺；肺朝[③]百脉，输精于皮毛；毛脉合精，行气于府[④]；府精神明[⑤]，留于四藏，气归于权衡[⑥]；权衡以平[⑦]，气口成寸[⑧]，以决死生。饮入于胃，游溢精气[⑨]，上输于脾；脾气散精，上归于肺；通调水道，下输膀胱；水精四布，五经并行，合[⑩]于四时，五藏阴阳，揆度[⑪]以为常[⑫]也。

【校注】

①淫　滋润；润泽。《楚辞·东方朔〈七谏·自悲〉》："邪气入而感内兮，施玉色而外淫。"王逸注："淫，润也。"

②浊气归　浊气，即谷物精微之气。此是与由肺所吸收的天之清阳之气相比较而言。张志聪："受谷者浊，胃之食气，故曰浊气。"《灵枢·阴阳清浊》："受谷者浊，受气者清。"归，通"馈"。输送；藏。此指输送。汉代贾谊《论积贮疏》："卒然边境有急，数十百万之众，国胡以馈之?"《孙子·作战》："带甲十万，千里馈粮。"《易·说卦》："坎者，水也……万物之所归也。"孔颖达疏："万物闭藏。"

③朝　小水流注大水。《文选·徐悱〈古意酬到长史溉登琅邪城诗〉》："金沟朝灞浐，甬道入鸳鸾。"李善注："小水入大水曰朝。《尚书》曰：'江汉朝宗于海。'"孔颖达疏："朝宗是人事之名，水无性识，非有此义。以海水大而江汉小，以小就大，似诸侯归于天子，假人事而言之也。"

④毛脉合精，行气于府　府，一是指气海而言，王冰："府，谓气之所聚处也，是谓气海，在两乳间，名曰膻中也"一是指脉而言，本书《脉要精微论篇》王冰注："府，聚也，言血之多少皆聚见于经脉之中也。"但根据下文"留于四藏"，此指心之血府，因为心主血脉，为最大血聚之处。毛脉合精，行气于府，即在皮毛的血脉会合后的精气，使精气流到心之血府。

⑤府精神明，留于四脏　神明，天地间一切神灵的总称，能使万物变化，但变化莫测，不可测度；星辰《易·系辞下》："阴阳合德，而刚柔有体，以体天地之变，以通神明之德。"孔颖达疏："万物变化，或生或成，是神明之德。"参见《阴阳应象大论篇》中注。留，通"流"。府精神明，留于四脏，即血府中的精微之气、阴阳星辰之精气，流于肺脾肝肾四脏。

⑥归于权衡　权，秤锤；衡，秤杆。称量物体轻重的器具；法度；标准；评量；比较。此借喻为寸口（气口）。因为寸口是衡量脏腑正常与否的标准。《礼记·深衣》："规矩取其无私，绳取其直，权衡取其平。"《史记·范雎蔡泽列传》："平权衡，正度量，调轻重。"归于权衡，即气血流到寸口。

⑦平　辩；辨别。《汉书·叙传下》："敞亦平平，文雅自赞。"颜师古注："平读曰便。便，辩也。"《书·尧典》："九族既睦，平章百姓。"今北方还保留其方言，"你给我'品品脉'，即平平脉。"

⑧成寸　成，完成；实现。《诗·大雅·灵台》："庶民攻之，不日成之。"北齐颜之推《颜氏家训·教子》："帝每面称之曰：'此黠儿也，当有所成。'"唐代韩愈《送许郢州序》："凡天下事，成于自同，而败于自异。"寸，忖。揣度；思量。《汉书·律历志上》："分者，自三微而成著，可分别也。寸者，忖也。"《诗·小雅·巧言》"他人有心，予忖度之"唐代陆德明释文："忖，本又作寸，同。"成寸，完成揣度。

⑨游溢精气　游，浮，漂浮；浮游。晋代左思《魏都赋》："或明发而嬥歌，或浮泳而卒岁。"元代无名氏《博望烧屯·第三折》："水渰下来也，三军跟着我摔手浮，摔手浮，狗跑儿浮，狗跑儿浮。"溢，流布。《孟子·离娄上》："为政不难，不得罪于巨室。巨室之所慕，一国慕之；一国之所慕，天下慕之。故沛然德教溢乎四海。"游溢精气，指浮游着流动布散的精气。

⑩合　和谐；相同；一致；统一；合并；结合；会合；对应互协。此指一致。《吕氏春秋·古乐》："其雄鸣为六，雌鸣亦六，以比黄钟之宫，适合。"高诱注："合，和谐。"《易·乾》："夫大人者，与天地合其德，与日月合其明，与四时合其序，与鬼神合其吉凶。"《史记·张仪列传》："且夫秦之所以不出兵函谷十五年以攻齐赵者，阴谋有合天下之心。"《庄子·达生》："天地者，万物之父母也，合则成体，散则成始。"汉代董仲舒《春秋繁露·基义》："凡物必有合。合，必有上，必有下，必有左，必有右……此皆其合也。"《淮南子·时则训》："六合：孟春与孟秋为合；仲春与仲秋为合；季春与季秋为合……"《宋史·乐志三》："阳律必奏，阴吕必歌，阴阳之合也。顺阴阳之合，所以交神明、致精意。"

⑪揆度　揣度，估量；推测。汉代东方朔《非有先生论》："图画安危，揆度得失。"《晋书·外戚传·羊琇》："又观察文帝为政损益，揆度应所顾问之事，皆令武帝默而识之。"

⑫常　固定不变；规律。《庄子·齐物论》："言未始有常。"郭象注："彼此言之，故是非无定。"《荀子·天论》："天行有常，不为尧存，不为桀亡，应之以治则吉，应之以乱则凶。"

【原文】

太阳藏独至[①]，厥喘虚气逆，是阴不足，阳有余也，表里[②]当俱泻，取之下俞[③]。阳明藏独至，是阳气重并[④]也，当泻阳补阴，取之下俞。少阳藏独至，是厥气也，跻前卒大[⑤]，取之下俞。少阳独至者，一阳之过也。太阴藏搏者，用心省真[⑥]，五脉气少，胃气不平，三阴也，宜治其下俞，补阳泻阴。一阳独啸[⑦]，少阳厥也，阳并于上，四脉争张[⑧]，气归于肾，宜治其经络，泻阳补阴。一阴至，厥阴之治[⑨]也，真虚痟心，厥气留薄[⑩]，发为白汗[⑪]，调食和药，治在下俞。帝曰：太阳藏何象？岐伯曰：象三阳而浮也[⑫]。帝曰：少阳藏何象？岐伯曰：象一阳也，一阳藏者，滑而不实也。帝曰：阳明藏何象？岐伯曰：象大浮也。太阴藏搏，言伏鼓[⑬]也。二阴搏至，肾沉不浮也。

【校注】

①太阳脏独至　脏，泛指脏腑。《周礼·天官·疾医》："参之以九藏之动。"郑玄注："正藏五，又有胃、旁胱、大肠、小肠。"贾公彦疏："正藏五者，谓五藏：肺、心、肝、脾、肾，并气之所藏。"高士宗："三阳主六腑，腑能藏物，亦谓之脏。"王玉川："从脏象学说的观点来看，不但五脏六腑属于'脏'的范畴，而且所有经脉、精气血液，无不藏于内，皆可称之为脏，脏腑经脉、精气血液等生理活动在体表（包括色脉）的反映则称为象，观下文，太阳脏何象'云云，可知矣。"至，极。是太阳膀胱脏偏盛，导致此经脉气偏盛。

②表里　表，指在手足指（趾）外侧的阳经。里，指在手足指（趾）内侧的阴经。所谓表里，即一在外侧，背侧，一在内侧，腹侧，但二者相连接，形成表里关系。此处指的是太阳与少阴为表里。

③下俞　此指足经之俞穴。余同。

④阳气重并　张志聪："两阳合于前，故曰阳明。阳明之独至，是太少重并于阳明，阳盛故阴虚矣。"

⑤跻前卒大　跻，阳跻脉。卒，通"崒"。高峻。《诗·小雅·渐渐之

石》："渐渐之石，维其卒矣；山川悠远，曷其没矣。"郑玄笺："卒者崔嵬也，谓山巅之末也。"高亨注："卒，借为崒，危而高也。"跻前卒大，阳跻脉之前足少阳脉高大（是少阳气盛的表现）。

⑥用心省真　用心，专心。《论语·阳货》："饱食终日，无所用心，难矣哉。"省，察验。真，真气，即正气。

⑦独啸　有两说，如王冰："啸谓耳中鸣，如啸声也。"又如《类经·卷五·第十五》注："独啸，独炽之谓。"暂从《类经》注。

⑧四脉争张　争，争竞，争斗；对抗；较量。《诗·大雅·江汉》："时靡有争，王心载宁。"陆德明释文："争，争斗之争。"张，扩大；张扬。《左传·桓公六年》："随张，必弃小国。"四脉争张，即心肝脾肺四脏之脉竞争张扬。

⑨治　旺盛；主宰；惩处。此指前者。本书《逆调论》："两阳相得，而阴气虚少，少水不能灭盛火，而阳独治。"《书·胤征》："歼厥渠魁，胁从罔治。"

⑩真虚痟心，厥气留薄　真，正。痟，痠疼。本书《阴阳别论篇》："痿厥腨痟。"王冰："痟，痠疼也。"薄，搏击。《易·说卦》："天地定位，山泽通气，雷风相薄，水火不相射。"真虚痟心，厥气留薄：正气虚，心中痛，这是邪气滞留和正气相搏击。

⑪白汗　马莳、吴昆、张志聪注皆没有根据而望文生训。白，方言。暴。《战国策·楚四·汗明见春申君》："夫骥齿至也，服盐车而上大行，蹄申膝折，尾湛胕溃，漉汁洒地，白汗交流"、《淮南子·修务篇》"奉一爵酒不加于色，挈一石之尊则白汗交流。"《中国谚语资料·农谚》："下白雨，娶龙女。"原注："凡大晴天忽下暴雨称白雨，也叫白撞雨。"白汗，暴汗也。即突然出现大汗淋漓。

⑫象三阳而浮也　即形容太阳之脉象，浮盛于外。张志聪："象者，像也。三阳，阳盛之气也，言太阳脏脉，象阳盛之气而浮也。"

⑬伏鼓　形容脉象沉伏如鼓击于指下。马莳："太阴则入于阴分，脉虽始伏，而实鼓击于手，未全沉也。"

藏气法时论篇第二十二

新校正云：按全元起本在第一卷，又于第六卷《脉要篇》末重出。

【原文】

黄帝问曰：合人形以法四时、五行而治[①]，何如而从？何如而逆？得失之意，愿闻其事。岐伯对曰：五行者，金、木、水、火、土也。更贵更贱[②]，以知死生，以决成败[③]，而定五藏之气，间甚[④]之时，死生之期也。帝曰：愿卒闻之。岐伯曰：肝主春，足厥阴、少阳主治，其日甲乙[⑤]，肝苦[⑥]急，急食甘以缓之。

心主夏，手少阴、太阳主治[⑦]，其日丙丁，心苦缓，急食酸以收之[⑧]。

脾主长夏[⑨]，足太阴、阳明主治，其日戊己，脾苦湿，急食苦以燥之。

肺主秋，手太阴、阳明主治，其日庚辛，肺苦气上逆，急食苦以泄之。

肾主冬，足少阴、太阳主治，其日壬癸，肾苦燥，急食辛以润之，开腠理，致津液，通气也。

病在肝，愈于夏，夏不愈，甚于秋，秋不死，持[⑩]于冬，起[⑪]于春，禁当风。肝病者，愈在丙丁，丙丁不愈，加于庚辛，庚辛不死，持于壬癸，起于甲乙。肝病者，平旦慧，下晡甚[⑫]，夜半静。肝欲散，急食辛以散之，用辛补之，酸泻之[⑬]。

病在心，愈在长夏，长夏不愈，甚于冬，冬不死，持于春，起于夏，禁温食、热衣。心病者，愈在戊己，戊己不愈，加于壬癸，壬癸不死，持于甲乙，起于丙丁。心病者，日中慧，夜半甚，平旦静⑭。心欲耎，急食咸以耎之，用咸补之，甘泻之⑮。

病在脾，愈在秋，秋不愈，甚于春，春不死，持于夏，起于长夏，禁温食、饱食、湿地、濡衣。脾病者，愈在庚辛，庚辛不愈，加于甲乙，甲乙不死，持于丙丁，起于戊己。脾病者，日昳⑯慧，日出甚，下晡静，脾欲缓，急食甘以缓之，用苦泻之，甘补之⑰。

病在肺，愈在冬，冬不愈，甚于夏，夏不死，持于长夏，起于秋，禁寒饮食、寒衣。肺病者，愈在壬癸，壬癸不愈，加于丙丁，丙丁不死，持于戊己，起于庚辛。肺病者，下晡慧，日中甚，夜半静。肺欲收，急食酸以收之，用酸补之，辛泻之⑱。

病在肾，愈在春，春不愈，甚于长夏，长夏不死，持于秋，起于冬，禁犯焠烪热食⑲温炙衣⑳。肾病者，愈在甲乙，甲乙不愈，甚于戊己，戊己不死，持于庚辛，起于壬癸。肾病者，夜半慧，四季甚㉑，下晡静。肾欲坚，急食苦以坚之，用苦补之，咸泻之㉒。

夫邪气之客于身也，以胜相加㉓，至其所生而愈㉔，至其所不胜而甚，至于所生而持㉕，自得其位而起㉖。必先定五藏之脉，乃可言间甚之时，死生之期也㉗。”

【校注】

①合人形以法四时、五行而治　即结合人体五脏之气而按四时五星生克制化的规律来推理治疗。如春得木星之气则肝旺，故《六节脏象论》：“所谓得五行时之胜”为之佐证。

②更贵更贱　即五星更迭出现的衰旺变化。旺时为贵，衰时为贱。高士宗：“贵者，木王于春，火王于夏；贱者，木败于秋，火灭于冬。更贵更贱者，生化迭乘，寒暑往来也。以更贵更贱之理，以知病之死生，以决治之成

败，而五脏之王气可定。”

③成败　成功与失败。《战国策·秦策三》：“良医知病人之死生，圣主明于成败之事。”

④间甚　间，閒也。间甚，即闲甚。即疾病减轻或痊愈者为间，病加重者为甚。

⑤其日甲乙　甲、乙、丙、丁、戊、己、庚、辛、壬、癸为十天干，古人用来纪日、纪月、纪年。其中甲、丙、戊、庚、壬之奇数为阳，乙、丁、己、辛、癸之偶数为阳，按五行分，甲乙为木，丙丁为火，戊己为土，庚辛为金，壬癸为水。故甲乙皆同木，甲为阳木，乙为阴木，内应和肝胆。脏为阴则肝应和乙木，腑为阳则胆应和甲木，故肝旺于乙日，胆旺于甲日。余脏腑类推。

⑥苦　病痛；指患病。《庄子·达生》：“（孔子）见一丈夫游之，以为有苦而欲死也。”陆德明释文引司马彪曰：“苦，病也。”《资治通鉴·晋惠帝元康九年》：“虽有微苦，宜力疾朝侍。”胡三省注：“苦亦疾也。”

⑦主治　主，预示，预兆。宋代范仲淹《奏乞宣谕大臣定河东捍御》：“河东地震数年，占书亦主城陷。”《三国志平话·卷上》：“齐王问大臣：‘铜铁鸣，主何吉凶？’”治，旺盛。《逆调论》：“两阳相得，而阴气虚少，少水不能灭盛火，而阳独治。”

⑧心苦缓，急食酸以收之　缓，柔弱；散。三国时魏国嵇康《与山巨源绝交书》：“性复疏懒，筋驽肉缓。”心苦缓，急食酸以收之，即心病虚弱，重要是吃酸味食物和药物来收敛心气。

⑨长（zhang）夏　阴历六月。本书《六节藏象论篇》：“春胜长夏。”王冰：“所谓长夏者，六月也。”

⑩持　守持，维系。此指病情稳定，维持不变。

⑪起　发动；使死者复活，复苏，或使疾病痊愈。此指疾病好转或痊愈。《左传·文公七年》：“训卒利兵，秣马蓐食，潜师夜起。”《吕氏春秋·别类》：“鲁人有公孙绰者，告人曰：‘我能起死人。’人问其故。对曰：‘我固能治偏枯，今吾倍所以为偏枯之药，则可以起死人矣。’”

⑫平旦慧，下晡甚　平旦，天东方发亮的时候。慧，清爽。本书《八正神明论篇》：“目明心开，而志先慧然独悟。”王冰：“慧然，谓清爽也。”平旦慧，指早晨的时间精神清爽。晡，申时，即十五时至十七时；傍晚。《广韵·

模韵》："晡，申时。"《汉书·昌邑哀王刘髆传》："其日中，贺发，晡时至定陶。"下晡甚，指进入申时以后病情严重。

⑬肝欲散，……酸泻之　欲，爱好；喜爱。《左传·成公二年》："余虽欲于巩伯，其敢废旧典以忝叔父？"王引之《经义述闻·左传中》："欲，犹好也。言余虽爱好巩伯，不敢废旧典而以献捷之礼相待也。古者'欲'与'好'同义。"散，排遣。引申为疏泄。南朝宋国鲍照《蜀四贤咏》："玄经不期赏，虫篆散忧乐。"《类经·十四卷·第二十四》注："木不宜郁，故欲以辛散之，顺其性者为补，逆其性者为泻。肝喜散而恶收，故辛为补酸为泻。"《素问识》："辛，金味也，金克木，乃辛在肝为泻，而云用辛补之何。盖此节，专就五脏之本性而言补泻，不拘五行相克之常理也。下文心之咸亦同。"

⑭静　此指病情稳定。

⑮心欲耎，……甘泻之　耎，同儒。本书《皮部论篇》："少阴之阴，名曰枢檽。"王冰："儒，柔也。"即柔顺。吴昆："万物之生心皆柔耎，故心欲耎。心病则刚燥矣，宜食咸以耎之。盖咸从水化，故能济其刚燥使耎也。心火喜耎而恶缓，故咸为补，甘为泻也。"

⑯日昳（die）　昳，太阳偏西；日落。此指未时（13～15时），脾旺之时。昳，《说文》："昃也。"《说文》："昃。日在西方时侧也。"《史记·天官书》："昳至铺，为黍；铺至下铺，为菽。"

⑰脾欲缓，……甘补之　缓，和也。《类经·十四卷·第二十四》："脾贵充和温厚，其性欲缓，故宜食甘以缓之，脾喜甘而恶苦，故苦为泻。甘为补也。"

⑱肺欲收，……辛泻之　《类经·十四卷·第二十四》："肺应秋，气主收敛，故宜食酸以收之，肺气宜聚不宜散，故酸收为补，辛散为泻。"

⑲焠 埃（cui ai）热食　焠，烧也。埃，热甚也。焠埃热食，指烧炙过热的食物。《类经·十四卷·第二十四》："焠埃，烧爆之物也，肾恶燥烈，故当禁此。"

⑳温炙衣　指经火烘烤过的衣服。高士宗："温炙衣，火焙之衣也。"

㉑四季甚　四季的辰、戌、丑、未月即四季的三月、六月、九月、十二月。但辰、戌、丑、未四个时辰，是一日中的四季，为土旺的时间，土能克水，故在此月、时病甚。

㉒肾欲坚……咸泻之　《类经·十四卷·第二十四》："肾主闭藏，气贵

周密，故肾欲坚。宜食苦以坚之也。苦能收，故为补。咸能耎坚。故为泻。”

㉓以胜相加　加，侵凌；凌辱。以胜相加，即邪气侵犯人体，是在其旺期侮不胜者。《类经·十四卷·第二十四》：“凡内伤外感之加于人者，皆曰邪气。外感六气，盛衰有持，内伤五情，间甚随脏，必因胜以侮不胜，故曰以胜相加也。”

㉔至其所生而愈　即至我之所生之时而愈。如肝属木，木能生火，肝病至属火之月、时而愈。

㉕至于所生而持　即至生我之月、时病情可维持稳定不变。如水生木，肝病至属水之月、时而持。

㉖自得其位而起　即至自旺之时病情好转。如肝病至属木之月、时而病情好转。

㉗必先定五脏之脉……死生之期也　《类经·十四卷·第二十四》：“欲知时气逆顺，必须先察脏气，欲察脏气，必须先定五脏所病之脉，如肝主弦，心主钩，肺主毛，肾主石，脾主代。脉来独至，全无胃气，则其间甚死生之期，皆可得而知之。”

【按语】

关于篇名中“法时”的讨论。法，规律，常理；中国古代墨家关于推理法则的基本概念。其涵义是：对于一类事物的法则，可适用于此一类之任何个体。此指后者。《尔雅·释诂》：“法，常也。”《孙子兵法·军争》：“倍道兼行，百里而争利，则擒三将军。劲者先，罢者后，其法十一而至。五十里而争利，则蹷上将军，其法半至。”《墨子·经上》：“法，所若而然也。”又《经下》：“一法者之相与也尽。”时，季节。《书·尧典》：“乃命羲和，钦若昊天，历象日月星辰，敬授民时”。由于篇名为《脏气法时论篇》，所以本篇论述的是五脏受五星，四季的影响，不论无病（生理）、有病，其都随之变化而变化，以此推理出各脏在不同季节饮食五味的适宜、治疗选择五味的原理、疾病的轻重、痊愈、死亡的时间规律。故曰“法时”。

自然界有阴阳，春夏秋冬四季的变化，这是自然规律，人生活在自然界中，时时受自然界的影响，故天人合一，由于四季寒热的盛衰，五星生克的变化，以及阴阳在每一天的变化（参见《灵枢经·顺气一日分为四时》），导致五脏疾病随之出现愈、起、死、持、加、甚变化，按季节和每一天的时间来观察疾病变化，通过问诊获何时、月加重，可知某脏气盛而使某脏病，具有一定指导意义，这是一般规律，个别疾病有其特殊规律。

对五脏的补泻，都是根据脏气的性能特点而决定的，顺其性者为补，逆其性者为泻。可参考《汤液本草》、《医宗必读》，其有补泻药味之论，这里所用之味，总体是虚则补其母，实则泻其子之味。

本处中及本书《金匮真言论篇》、《标本病传论篇》、《灵枢·病传》中所谓平旦、日出，早食、晏食、日中、日昳、日晡、晏晡、日入、合夜、人定、夜半、鸡鸣等，是我国古代的一种记时名称。因此古今时间要换算：夜半，子时、二十三点至一点。鸡鸣，丑时，一点至三点。平旦，寅时，三点至五点。日出，卯时，五点至七点。早食时或蚤（通早）食，辰时，七点至九点。隅中、巳时、九点至十一点；日中，午时、十一点至十三点；日昳，未时、十三点至十五点；晏食，谓晚饭时，约当酉时之初。《淮南子·天文训》：“（日）至于曾泉，是谓蚤食，至于桑野，是谓晏食。”日晡，申时，十五点至十七点。晏晡，本书《标本病传论》中王冰注：“晏晡，谓申后九刻，向昏之日地。”日入，酉时，十七点至十九点。黄昏，又叫合夜，戌时，十九点至二十一点。人定，亥时，二十一点至二十三点。春秋二季，大致如此，冬夏二季，日出日入等时间，有提前或迟后之差，所以互有出入。

【原文】

肝病者，两胁下痛引少腹，令人善怒；虚则目𥆧𥆧[①]无所见，耳无所闻，善恐如人将捕之。取其经，厥阴与少阳气逆则头痛，耳聋不聪，颊肿，取血者。

心病者，胸中痛，胁支满，胁下痛，膺背肩甲间痛，两臂内痛；虚则胸腹大，胁下与腰相引而痛。取其经，少阴，太阳，舌下血者。其变病[②]，刺郄中[③]血者。

脾病者，身重，善肌肉痿，足不收，行善瘈，脚下痛。虚则腹满肠鸣，飧泄食不化。取其经，太阴、阳明、少阴血者。

肺病者，喘咳逆气，肩背痛，汗出，尻[④]、阴股、膝、髀、腨、胻[⑤]、足皆痛；虚则少气不能报息[⑥]，耳聋嗌干。取其经，太阴、足太阳之外，厥阴内血者[⑦]。

肾病者，腹大胫肿，喘咳，身重，寝汗出[⑧]，憎风[⑨]。虚则胸中痛，大腹、小腹痛，清厥[⑩]意不乐。取其经，少阴、太阳血者。

【校注】

①目𥆧𥆧（huang huang）无所见　𥆧，目不明。《玉篇》："𥆧，目不明也。"目𥆧𥆧，指眼睛昏花而视物不明。

②其变病　谓与初起之病不同。《类经·十四卷·第十七》："变病，谓病属少阴而证有异于前说者。"《素问经注节解》注："变病，谓与初起之病不同也。"

③郄中　存两种解释：一指阴郄穴，王冰："手少阴之郄，在掌后脉中去腕半寸。"一指足太阳委中穴而言。高士宗："郄中，足太阳之委中。"王说为是。因本篇明言"心病"。

④尻　骶尾骨部的通称；臀部。此指骶尾骨部。《说文》："尻，脾也。"段玉裁注："尻，今俗云沟子是也，脾，今俗云屁股是也，析言是二，统言是一。"沈涛古本考："《一切经音义·卷十四》引作'脽也'，盖古本如是。"《广雅·释亲》："尻，臀也"。

⑤髀、腨、胻　髀，即大腿前边部。腨，即腓肠肌，俗称"腿肚子"。胻，即胫部。

⑥不能报息　呼吸气短，不能向里吸气而难于接续。《类经·十四卷·第十七》："报，复也。不能报息，谓呼吸气短，难于接续也。"

⑦太阴，足太阳之外，厥阴内血者 《类经·十四卷·第十七》："取足太阳之外，外言前也，足厥阴之内，内言后也。正谓内踝后直上腨之内侧者，乃足少阴脉次也，视左右足脉，凡少阴部分，有血满异于常处者，取而去之。以泻其实。"

⑧寝汗出 即入睡后出汗。王冰："肾邪攻肺，心气内微，心液为汗，故寝汗出也。"

⑨憎风 即恶风。憎，恶也。《类经·十四卷·第十七》注："凡汗多者表必虚，表虚者，阳必衰，故恶风也。"

⑩清厥 清冷而气逆。王冰："清，谓气清冷。厥，谓气逆也。"

【按语】

关于此段中"取"义，当为用针刺而泻。宋代刘温舒《素问运气论奥》："十二月先取其化源也，此谓迎而取之也。迎者于未来而先取之也，故取者，泻也，用针泻其源也，即木气将欲胜者，即先泻肝之源。"总之，针刺也遵循虚补实泻的原则。取，又是"刺"，《灵枢经·五邪》："取血脉以散恶血。"

【原文】

肝色青，宜食甘，粳米、牛肉、枣、葵皆甘。心色赤，宜食酸，小豆、犬肉、李、韭皆酸。肺色白，宜食苦，麦、羊肉、杏、薤皆苦。脾色黄，宜食咸，大豆、豕肉、栗、藿皆咸。肾色黑，宜食辛，黄黍、鸡肉、桃、葱皆辛。辛散，酸收，甘缓，苦坚，咸耎。毒药[①]攻邪，五谷[②]为养，五果[③]为助，五畜[④]为益，五菜为充[⑤]，气味合而服之，以补精益气。此五者，有辛酸甘苦咸，各有所利，或散或收，或缓或急，或坚[⑥]或耎，四时五藏病，随五味所宜也。

【校注】

①毒药 泛指药物。其气味偏盛，作用峻猛，可以逐邪攻病的药物亦称毒药。《神农本草经》："毒药治病"与本处"攻邪"相一致。

②五谷 王冰："谓粳米、小豆、麦、大豆、黄黍也。与《灵枢·五味》

同。“粳米”为“秔米”，同物异名，为不粘的稻米。

③五果　王冰：“谓桃、李、杏、栗、枣也。”与《灵枢·五味》同。

④五畜　王冰：谓牛，羊、豕、犬、鸡也“与《灵枢·五味》同。

⑤五菜为充　五菜，王冰注：“谓葵、藿、薤、葱、韭也。”与《灵枢·五味篇》同。充，充实；补充。五菜为充，用五菜来补充。

⑥坚　充实饱满；坚实，《诗·大雅·生民》：“实发实秀，实坚实好。”孔颖达疏：“其粒实皆坚成，实又齐好。”《吕氏春秋·任地》：“子能使穗大而坚均乎？”

宣明五气篇第二十三

新校正云：按全元起本在第一卷。

【原文】

五味所入[①]：酸入肝，辛入肺，苦入心，咸入肾，甘入脾，是谓五入。

五气所病：心为噫[②]，肺为咳，肝为语[③]，脾为吞[④]，肾为欠、为嚏[⑤]，胃为气逆、为哕、为恐，大肠小肠为泄，下焦溢为水，膀胱不利为癃，不约[⑥]为遗溺[⑦]，胆为怒，是谓五病。

五精所并[⑧]：精气并于心则喜，并于肺则悲，并于肝则忧[⑨]，并于脾则畏[⑩]，并于肾则恐，是谓五并，虚而相并者也。

五藏所恶：心恶热，肺恶寒，肝恶风，脾恶湿，肾恶燥，是谓五恶。

五藏化液[⑪]：心为汗[⑫]，肺为涕，肝为泪，脾为涎，肾为唾[⑬]，是谓五液。

五味所禁：辛走气，气病无多食辛[⑭]；咸走血，血病无多食咸[⑮]；苦走骨，骨病无多食苦[⑯]；甘走肉，肉病无多食甘[⑰]；

酸走筋，筋病无多食酸[18]。是谓五禁，无令多食。

五病所发：阴病发于骨[19]，阳病发于血[20]，阴病发于肉[21]，阳病发于冬[22]，阴病发于夏[23]，是谓五发。

五邪所乱：邪入于阳则狂[24]，邪入于阴则痹[25]，搏阳则为巅疾[26]，搏阴则为喑[27]，阳入之阴则静，阴出之阳则怒[28]，是谓五乱。

五邪所见：春得秋脉，夏得冬脉，长夏得春脉，秋得夏脉，冬得长夏脉，名曰阴出之阳，病善怒不治[29]，是谓五邪，皆同命，死不治。

五藏所藏：心藏神，肺藏魄，肝藏魂，脾藏意，肾藏志，是谓五藏所藏。

五藏所主：心主脉，肺主皮，肝主筋，脾主肉，肾主骨，是谓五主。

五劳所伤：久视伤血，久卧伤气，久坐伤肉，久立伤骨，久行伤筋，是谓五劳所伤。

五脉应象：肝脉弦，心脉钩，脾脉代[30]，肺脉毛，肾脉石，是谓五藏之脉。

【校注】

①入　进入，由外至内；趋于；引申为“归”。千条江河归大海。即，目前的归经。

②心为噫　噫，饱食或积食后，胃里的气体从嘴里出来并发出声音；叹词。通“意”。譩。《集韵·止韵》：“噫，叹声。”《集韵·之韵》：“噫，恨声。或作意。”《玉篇言部》：“譩，不平之声也；恨辞也。作噫同。”《广韵·之韵》：“譩，忿也。”又《微韵》：“譩，痛声。”《礼记·内则》：“在父母舅姑之所……升降出入揖游，不敢哕噫、嚏咳、欠伸、跛倚、睇视，不敢唾洟。”孙希旦集解：“噫，饱食气。”《论语·先进》：“颜渊死。子曰：‘噫！天丧予！天丧予！’”何晏集解引包咸曰：“噫，痛伤之声。”心为噫，即心有痛伤之病。之所以这样推理，是后文胃有哕。哕和噫都是气体从嘴里出来并发出声音，

但心情不好可引起痛恨，或唠。

③语　在此指多言。高士宗："病气在肝则为语。语，多言也。"

④脾为吞　王冰："象土包容，物归于内，翕如皆受，故为吞也。""吞"为"隐忍"。当为"二阳之病发心脾，有不得隐曲。"之类，即默而不语，或如呆痴、癫证。唐代韩愈《祭河南张员外文》："君出我入，如相避然。生阔死休，吞不复宣。"元代王实甫《西厢记》篇三本篇四折："休妆吞"。一本作口吞。《篇海类编·身体类·口部》："唔。《篇海类编·身体类·口部》："唔，痴儿。"《正字通》："痴，《方言》借称颠狂病。"

⑤肾为欠为嚏　《类经·十五卷·第二十五》："阳未静而阴引之，故为欠。阳欲达而阴发之，故为嚏。阴盛于下，气化为水，所以皆属乎肾，故凡阳盛者无欠，下虚者无嚏，其由于肾也可知。"

⑥约　阻止；拦阻。此引申为控制。《战国策·燕策二》："秦召燕王，燕王欲往。苏代约燕王……燕昭王不行。"《史记·苏秦列传》："母不能制，舅不能约"。

⑦溺（niào）　同"尿"。《庄子·人间世》："夫爱马者，以筐盛矢，以蜄盛溺"。《经典释文》："溺，奴吊反。"

⑧五精所并　五精，指心、肺、肝、脾、肾五脏的精气；五方之星。此指前者。《文选·张衡〈东京赋〉》："辨方位而正则，五精帅而来摧。"薛综注："五精，五方星也。"并，聚。通"屏"。阻止；抑制。此引申为"阻遏"。《后汉书·张衡传》："鱼矜鳞而并凌兮。"李贤注："并，犹聚也。"《逸周书?祭公》："维我后嗣，旁建宗子，丕维周之始并。"朱右曾校释："并、屏古字通。"《汉书·樊哙传》："亚父谋欲杀沛公，令项庄拔剑舞坐中，欲击沛公，项伯常屏蔽之。"五精所并，即五脏神所阻遏的现象。

⑨并于肝则忧　马莳："《阴阳应象大论》曰：怒，而兹曰忧者，以肺气得以乘之也。"

⑩并于脾则畏　马莳："《阴阳应象大论》曰：思，而兹曰畏者，盖思过则反畏也。

⑪五脏化液　高士宗："化液者，水谷入口，津液各走其道，五脏受水谷之精，淖注于窍，化而为液也。"

⑫心为汗　吴昆："心主血，汗者，血之余。"

⑬肾为唾　吴昆："唾出于廉泉二窍，二窍挟舌本。少阴肾脉循喉咙，

挟舌本，故唾为肾液。”

⑭五味所禁：辛走气，气病无多食辛　禁，限制。《荀子·君道》：“取人之道参之以礼，用人之法禁之以等。”王先谦集解：“《强国篇》云：‘夫义者，所以限禁人之为恶与奸者也。’限禁连文，是禁与限同义。禁之以等，犹言限之以阶级。”辛走气，气病无多食辛，吴昆注：“辛阳也，气亦阳也，同气相求，故辛走气，辛主发散，气弱者食之，则气益虚耗矣，故在所禁。

⑮咸走血，血病无多食咸　《灵枢·五味论》：“血与咸相得则凝。”当咸入血分，更使血滞之病加重凝涩。

⑯苦走骨，骨病无多食苦　吴昆“苦，阴也；骨，亦阴也，气同则入，故苦走骨。骨得苦则阴益甚，骨重而难举矣。”

⑰甘走肉，肉病无多食甘　甘入脾而走肉，甘能壅气，气壅则精气不能布散到肉。

⑱酸走筋，筋病无多食酸　酸入肝而走筋，酸主收缩，故筋病不宜多食酸。

⑲阴病发于骨　骨属肾，肾为阴脏，故阴病发于骨。

⑳阳病发于血　血属心，心为阳中之阳，故阳病发于血。

㉑阴病发于肉　肉属脾，脾为阴中之至阴，故阴病发于肉。

㉒阳病发于冬　冬属阴，冬日阴气盛，阴盛则阳病，故阳病发于冬。

㉓阴病发于夏　夏属阳，夏日阳气盛，阳盛则阴病，故阴病发于夏。

㉔乱，邪入于阳则狂　乱，危害；祸害。《汉书·霍光传》：“当断不断，反受其乱。”南朝梁刘勰《文心雕龙·史传》：“宣后乱秦，吕氏危汉。”吴昆注：“邪，阳邪也。阳邪入于阳，是重阳也，故令狂。”本书《病能论篇》帝曰：“有病怒狂者，此病安生?”岐伯曰：“生于阳也，”帝曰：“阳何以使人狂?”岐伯曰：“阳气者，因暴折而难决，故善怒也，病名曰阳厥。”

㉕邪入于阴则痹　《类经·十五卷·第二十五》：“邪入阴分，则为阴邪，阴盛则血脉凝涩不通，故病为痹。”

㉖搏阳则为巅疾　王冰：“邪内搏于阳，则脉流薄疾，故为上巅之疾，”《太素·卷二十七·邪传》：“阳邪入于阳脉，聚为癫疾。”新校正云：“按，《脉经》云：重阳者狂；重阴者癫。巢元方云：邪入于阴则为癫。《脉经》云：阴附阳则狂，阳附阴则癫。孙思邈云：邪入于阳则为狂，……邪入于阴，传则为癫痉。……全元起云：邪已入阴，复传于阳，邪气盛，腑脏受邪，使其

气不朝，荣气不复周身，邪与正气相击，发动为癫疾。……诸家之论不同，今具载之”。

㉗搏阴则为喑　喑，通“瘖”。哑；缄默不语。《墨子·亲士》：“近臣则喑，远臣则唫”。《太素·卷二十七·邪传》：“阳邪入于阴脉，聚为瘖不能言。”《类经·十五卷·第二十五》：“邪搏于阴，则阴气受伤，故声为瘖哑。阴者，五脏之阴也，盖心主舌，而手少阴心脉，上走喉咙系舌本，手太阴肺脉循喉咙，足太阴脾脉上行结于咽，连舌本，散舌下，足厥阴肝脉，循喉咙之后，上入颃颡、而筋脉络于舌本，足少阴肾脉循喉咙，系舌本，故皆主病阴也。”

㉘阳入之阴则静，阴出之阳则怒　静，默。通“争”。马王堆汉墓帛书《战国纵横家书·苏秦谓齐王章（四）》：“功（攻）秦之事败，三晋之约散，而静秦，事印曲尽害。”阳入之阴则静，阴出之阳则怒，即在阳的邪气进入到阴分则相抗争而表现为沉默不语，肝经病表现在外表则为怒。

㉙名曰阴出之阳，病善怒不治　《类经·十五卷·第二十五》：“《阴阳别论》曰：所谓阴者，真脏也，所谓阳者，胃脘之阳也。凡此五邪，皆以真脏脉见而胃气绝，故曰阴出之阳，阴盛阳衰，土败木贼，故病当善怒，不可治也。”

㉚弦、钩脾脉代　弦，王冰：“软虚而滑，端直以长也。”王冰：“如钩之偃，来盛去衰也。”代，更代，随四季变化而脉象更代为主时之脉而柔和。不是“动而中止，不能自还”之代脉。王冰：“软而弱也。”《类经·十五卷·第二十五》注：“代，更代也。脾脉和耎，分王四季，如春当和耎而兼弦，夏当和耎而兼钩，秋当和耎而兼毛，冬当和耎而兼石，随时相代，故曰代，此非中止之谓。”

【按语】

本节所说五味所禁内容，禁，是限制用量，多食反而导致他病，或使病情加重。多食有哪些表现，没有提及，这里用《灵枢·五味》“酸走筋，多食之令人癃；咸走血，多食之令人渴；辛走气，多食之令人洞心；苦走骨，多食之令人变呕；甘走肉，多食之令人悗心”以补之。

其“胃气为……恐”，其《灵枢经·经脉》：“闻木声则惕然而惊”为之注。肝属木，胃属土，胃土本虚，木乘土，故“闻木声则恐。”正常“五脏应象”之脉，必皆柔和，反之则为病脉。参见《玉机真脏论篇》。

血气形志篇第二十四

新校正云：按全元起本，此篇并在前篇，王氏分出为别篇。

【原文】

夫人之常数①，太阳常多血少气，少阳常少血多气，阳明常多气多血，少阴常少血多气，厥阴常多血少气，太阴常多气少血，此天之常数。

【校注】

①常数 一定的规律；一定之数或通常之数。此指后者。《战国策·秦策三》：“日中则移，月满则亏。’物盛则衰，天之常数也。”《三国志·魏志·管辂传》：“天有常数，不可得讳，但人不知耳。”

【按语】

本节所述之六经的气血多少，与《灵枢·五音五味》、《甲乙》所述者有很多不同，其《灵枢》与之不同的原因，疑其测量方法不同，因此数据则异，或为传抄之误，至于何者为是，尚难定论，有待于进一步考证。

【原文】

足太阳与少阴为表里①，少阳与厥阴为表里，阳明与太阴为表里，是为足阴阳也。手太阳与少阴为表里，少阳与心主②为表里，阳明与太阴为表里，是为手之阴阳也。今知手足阴阳所苦③，凡治病必先去其血，乃去其所苦④，伺之所欲⑤，然后泻有余，补不足，欲知背俞[⑥]，先度[⑦]其两乳间，中折之，更以他草[⑧]度去半已，即以两隅相拄[⑨]也，乃举以度其背，令其一隅居上，齐[⑩]脊大椎，两隅在下，当其下隅者，肺之俞也。复下一度，心之俞也[⑪]。复下一度，左角肝之俞也，右角脾之俞也，复下一度，肾之俞也。是谓五藏之俞，灸刺之度也。形乐志苦，病生于脉[⑫]，治之以灸刺。形乐志乐，病生于肉[⑬]，治之以针石。形苦志乐，病生于筋，治之以熨引[⑭]。形苦志苦，病生于咽嗌，治之以百药[⑮]。形数[⑯]惊恐，经络不通，病生于不仁，治之以按摩醪药[⑰]，是谓五形志也。刺阳明出血气，刺太阳出血恶气，刺少阳出气恶血[⑱]，刺太阴出气恶血，刺少阴出气恶血，刺厥阴出血恶气也。

【校注】

①表里　表，指在手足外侧为表，外者，阳也，表也。故在手足外侧的皆为阳经。里，指在手足指内侧的阴经。参见《经脉别论篇》中之注。

②心主　指手厥阴心包经。《灵枢·经脉》："心主手厥阴心包络之脉，起于胸中，出属心包络"。

③苦　疾病，病痛。《庄子·达生》："（孔子）见一丈夫游之，以为有苦而欲死也。"陆德明释文引司马彪曰："苦，病也。"《资治通鉴·晋惠帝元康九年》："虽有微苦，宜力疾朝侍。"胡三省注："苦亦疾也。"

④凡治病必先去其血，乃去其所苦　《素问经注节解》："恶血留于经络，病为所苦，故欲去所苦，必先刺去其血也。"

⑤伺之所欲　伺，观察。欲，邪恶。此指瘀血。《玉篇》："欲，邪媱也。"伺之所欲，即观察病人所瘀血的部位。

⑥背俞　五脏特定的俞穴，因为均在背部的足太阳经，所以称为背俞。

⑦度　测量。

⑧草　指草之茎枝

⑨两隅相拄　隅，角；角落边。此指两边角。《诗·邶风·静女》："静女其姝，俟我于城隅。"《诗·大雅·抑》："抑抑威仪，维德之隅。"毛传："隅，廉也。"拄，顶着；支撑。两隅相拄，即在两个边角处相互支撑成一个

三角形。拄，《音释》作“柱”。

⑩齐　当中；中央。《列子·周穆王》：“四海之齐，谓中央之国。”《列子·黄帝》：“不知斯齐国几千万里。”张湛注：“齐，中也。”

⑪复下一度，心之俞也　度，计量长短的标准。此特指按着做的这个三角的标准作为一度。《书·舜典》：“同律、度、量、衡。”《汉书·律历志上》：“度者，分、寸、尺、丈、引也。”《类经·七卷·第十一》：“复下一度，谓以上隅齐三椎，即肺俞之中央，其下两隅，即五椎之间，心之俞也。”

⑫形乐志苦，病生于脉，治之以灸刺　王冰：“形，谓身形。志，谓心志。”《类经·十二卷·第十》：“形乐者，身无劳也，志苦者，心多虑也。心主脉，深思过虑则脉病矣。脉病者。当治经络，故当随其宜而灸刺之。”

⑬形乐志乐，病生于肉，治之以针石　《类经·十二卷·第十》：“形乐者逸，志乐者闲，饱食终日，无所运用，多伤于脾，脾主肌肉，故病生焉。肉病者，或为卫气留，或为脓血聚，故当用针石以取之。石，砭石也。”

⑭熨引　熨，指用药物的热敷疗法。引，即导引法。王冰：“熨，谓药烫。引，谓导引。”

⑮形苦志苦，病生于咽嗌，治之以百药　百药，指众多药物。《类经·十二卷·第十》：“形苦志苦，必多忧思，忧则伤肺，思则伤脾，脾肺气伤，则虚而不行，气必滞矣。脾肺之脉，上循咽隘，故病生于咽嗌，如人之悲忧过度则喉咙哽咽、食饮难进，思虑过度则上焦否隔，咽中核塞，即其征也。”

⑯形数　形，流露；显示。《公羊传·桓公二年》：“孔父可谓义形于色矣。”数，连续；多次；频频。

⑰形数惊恐……治之以按摩醪药　频受惊恐，则必神志失守，气血紊乱，致经络不通，而生麻木。治以按摩开通闭塞，导气行血，配药以养正祛邪，调中理气。不仁，肌肤麻木，不能遂意运动；不遂。《素问·痹论》：“其不痛不仁者，病久入深，荣卫之行涩，经络时疏，故不通，皮肤不营，故为不仁。”王冰：“不仁者，皮顽不知有无也。”《后汉书·班超传》：“衰老被病，头发无黑，两手不仁。”李贤注：“不仁犹不遂也。”醪药，指药酒而言。

⑱恶血　恶，腐烂，忌，引申为死。裴松之注引《佗别传》：“破腹就视，脾果半腐坏，以刀断之，刮去恶肉。”《礼记·王制》：“大史典礼，执简记奉讳恶”。郑玄注：“恶，忌日，若子卯”。北周宋懔《荆楚岁时记》：“五月，俗称恶月，多禁。”旧俗以父母或祖先死亡之早为忌日。《周礼·春官·

小史》："若有事，则昭王之忌讳。"郑玄注："先王死日为忌"恶血，即死血，人死则不动，血死则不流，引申为瘀滞之血。

【按语】

本节所述取背部五脏俞穴的部位与《灵枢经》差异很大，《灵枢经·背腧》肺俞在三椎之间，心俞在五椎之间，肝俞在九椎之间，脾俞在十一椎之间，肾俞在十四椎之间，两说不同。有待于在实践验证何为正确者。

【音释】

《经脉别论》：跌仆音赴　罢极上音疲　如沤下音瓯

《藏气法时论》：慧音惠　焠七内切　焕乌开切　䀮䀮音荒　臑内人朱切

《宣明五气篇》：翕音吸　嚏音帝　窒陟栗切　凝泣涩　瘖读作音

《血气形志篇》：相柱知更切　铍音铍

卷第八

宝命全形论篇第二十五

新校正云：按全元起本在第六卷，名《刺禁》。

【原文】

黄帝问曰：天覆地载，万物悉备[①]，莫贵于人，人以天地之气[②]生，四时之法成[③]，君王众庶，尽欲全形[④]，形[⑤]之疾病，莫之其情，留淫日深，著于骨髓，心私虑[⑥]之，余欲针除其疾病，为之奈何？岐伯对曰：夫盐之味咸者，其气令器津[⑦]泄；弦绝者，其音嘶败；木敷[⑧]者，其叶发[⑨]；病深者，其声哕。人有此三者，是谓坏府，毒药无治，短针无取，此皆绝皮伤肉，血气争黑。

【校注】

①悉备　齐备。晋代张华《博物志·卷一》："余视《山海经》及《禹贡》、《尔雅》、《说文》、《地志》，虽曰悉备，各有所不载者，作略说。"

②气　此指自然界之精气。

③成　通"盛"。《易·说卦》："终万物，始万物者，莫盛乎艮。"王引之《经义述闻·周易下》："盛当读成就之'成'。'莫盛乎艮'，言无如艮之成就者。"南朝梁刘勰《文心雕龙·养气》："怛惕之盛疾，亦可推矣。"一本作"成"。

④形　形体，即身体。

⑤形　显露。参见《血气形志篇》中注。

⑥虑　忧虑，担忧。

⑦津　渗出；溢。本书《生气通天论篇》："肝气以津，脾气乃绝。"北魏贾思勰《齐民要术·养羊》："若旧瓶已曾卧酪者，每卧酪时，辄须灰火中烧瓶，令津出。"缪启愉校释："'令津出'，使瓦瓶中所含水气渗出。"

⑧敷　《香草续校书》云："木陈，谓木久旧也。《汉书·文帝纪》颜注云：陈，久旧也，是也。则木敷者，亦若是义矣。"《书·舜典》："敷奏以言。"孔传："敷，陈。"笔者也认为，敷，当读作"腐"。即腐烂的树木或木材。《汉书·刘辅传》："里语曰：腐木不可以为柱，卑人不可以为主。"因为陈旧之树木不一定叶蔫，而腐烂树木之叶多蔫，但无佐证，不敢妄定。

⑨发　弯曲。引申为"蔫"。通"废"。毁坏。《庄子·大宗师》："曲偻发背，上有五管，颐隐于齐。"闻一多解诂："发读为拨，拨剌枉曲之貌也。"《左传·襄公二十八年》："陈无宇济水而戕舟发梁。"《墨子·号令》："去郭百步，墙垣、树木，小大尽伐除之……外空室尽发之，木尽伐之。"岑仲勉注："发，坏也。"

【按语】

此处用器津和盐，弦和音嘶，木敷与叶发的比喻，来说明肾、肺、肝的病态甚时而出现哕，三脏之经脉循行于咽，而胃气衰败时则哕，说明三脏皆无胃气了。

【原文】

帝曰：余念其痛，心为之乱惑反甚，其病不可更代，百姓闻之，以为残贼[①]，为之奈何？岐伯曰：夫人生于地，悬命[②]于天，天地合气，命之曰人。人能应四时者，天地为之父母[③]；知万物者，谓之天子[④]。天有阴阳，人有十二节；天有寒暑，人有虚实。能经天地阴阳之化者[⑤]，不失四时；知十二节之理者，圣智不能欺也；能存八动之变[⑥]，五胜更立[⑦]；能达虚实之数者[⑧]，独出独入，呿吟至微[⑨]，秋毫[⑩]在目。

帝曰：人生有形，不离阴阳，天地合气，别为九野，分为四时，月有小大，日有短长，万物并至，不可胜量[⑪]，虚实呿吟，敢问其方？岐伯曰：木得金而伐，火得水而灭，土得木而达[12]，金得火而缺，水得土而绝，万物尽然，不可胜竭。故针有悬布天下者五，黔首共余食[13]，莫知之也。一曰治神，二曰知养身，三曰知毒药为真，四曰制砭石小大，五曰知府藏血气之诊。五法俱立，各有所先。今末世之刺也，虚者实之，满者泄之，此皆众工所共知也。若夫法天则地，随应而动，和之者若响，随之者若影，道无鬼神[14]，独来独往。

帝曰：愿闻其道。岐伯曰：凡刺之真，必先治神，五藏已定，九候已备，后乃存针，众脉不见，众凶弗闻[15]，外内相得，无以形先，可玩[16]往来，乃施于人。人有虚实，五虚勿近[17]，五实勿远，至其当发，间不容瞚[18]，手动若务，针耀而匀[19]，静意视义，观适之变[20]，是谓冥冥[21]，莫知其形，见其乌乌[22]，见其稷稷[22]，从见其飞，不知其谁，伏如横弩[23]，起如发机[24]。

帝曰：何如而虚？何如而实？岐伯曰：刺实者，须其虚，刺虚者，须其实，经气已至，慎守勿失，深浅在志[25]，远近若一[26]，如临深渊，手如握虎，神无营[27]于众物。

【校注】

①残贼　残忍暴虐。汉代袁康《越绝书·吴人内传》："纣为天下，残贼奢侈，不顾邦政。"《资治通鉴·汉高帝九年》："建信侯谓冒顿残贼，不可以仁义说。"

②悬命　寄托命运。《战国策·楚策一》："齐魏必伐韩。韩氏急，必悬命于楚。"《后汉书·陈龟传》："今西州边鄙……守塞候望，悬命锋镝，闻急长驱，去不图反。"

③人能应四时者，天地为之父母　《类经·十九卷·第九》："人能合于阴阳，调于四时，处天地之和以养生者，天必育之寿之，故为父母。"

④知万物者，谓之天子　天子，古以君权为神所授，故称帝王为天子。而天子也为神圣之人，故后世臣称颂皇上为"圣明"之词，喻英明圣哲，无所不知。知万物者，谓之天子，王冰："知万物之根本者，天地常育养之，故

谓曰天之子。”

⑤能经天地阴阳之化者，不失四时　经，量度。王冰“言能常应顺天地阴阳之道而修养者，则合四时生长之宜。”

⑥能存八动之变　存，留意；关注；省视。《后汉书·桓帝纪》：“其舆服制度有逾侈长饰者，皆宜损省。郡县务存俭约，申明旧令，如永平故事。”八动之变，即八风感应的变动。

⑦五胜更立　立，通“莅”，到；临。《老子》：“以道立天下，其鬼不神。《史记·范雎蔡泽列传》：“臣闻明主立政，有功者不得不赏。”司马贞索隐：“《战国策》‘立’作‘莅’。”五胜更立，即五星相胜，各有到旺盛的时间。五胜更立，王冰：“五胜，谓五行之气相胜；立，谓当其王时。”

⑧能达虚实之数者　虚实，虚或实；虚和实。数，技艺；技巧；道数，方法。此指道数（道之精理）。《鬼谷子·内揵》：“欲合者用内，欲去者用外，外内者必明道数，揣策来事，见疑决之。”《荀子·正论》：“（桀纣）身死国亡……是不容妻子之数也。”王先谦集解引王念孙曰：“数犹道也。”

⑨独出独入，呿（qu）吟至微　独，通“孰”。犹何，哪。《吕氏春秋·必己》：“其野人大说，相谓曰：‘说亦皆如此其辩也，独如向之人？’”高诱注：“独犹孰也。”呿，通“唫、噤”，《墨子·亲士》：“臣下重其爵位而不言，近臣则喑，远臣则唫。”毕沅校注：“与‘噤’音义同。”《吕氏春秋·重言》：“君呿而不唫，所言者莒也。”高诱注：“唫，闭。”呿吟，与呿唫同，呼吸。《淮南子·泰族训》：“高宗谅闇，三年不言，四海之内，寂然无声，一言声然，大动天下，是以天心呿唫者也。”此言犹天心如呼吸之微动而天下响应。独出独入，呿吟至微，即什么情况下出针，什么情况下进针，用最细微的呼吸来处理。

⑩秋毫　鸟兽在秋天新长出来的细毛。喻细微之物。《孙子·形》：“举秋毫不为多力，见日月不为明目，闻雷霆不为聪耳。”

⑪胜量　通“升”。容量单位。《商君书·赏刑》：“赞茅、岐周之粟，以赏天下之人，不人得一胜。”一本作“升”。俞樾《诸子平议·商子》：“胜，读为升，古字通用。《三辅黄图》曰：‘御宿园出栗，十五枚一胜，大梨如五胜。’胜，皆升之假字。”胜量，用升来容量。

⑫达　通“挞”。《书·顾命》：“则肆肆不违，用克达殷集大命。”曾运乾正读：“达，即古挞字。犹云挞伐也。”挞者伐也。伐者，败也。

⑬黔（qian）首共余食　黔首：古代称平民；老百姓。《礼记·祭义》："明命鬼神，以为黔首则。"郑玄注："黔首，谓民也。"孔颖达疏："黔首，谓万民也。黔，谓黑也。凡人以黑巾覆头，故谓之黔首。"《史记·秦始皇本纪》："二十六年……更民名曰黔首。共，通"供"。供给；供应；供奉。《周礼·夏官·羊人》："共其羊牲。"郑玄注："共，犹给也。"《左传·僖公四年》："王祭不共，无以缩酒。"《汉书·王莽传下》："共酒食，具资用。"余，通"馀"。《周礼·地官·委人》："凡其余聚以待颁赐。"余，丰足。《淮南子·精神训》："食足以接气，衣足以盖形，适情不求余。"高诱注："余，饶也。"食，食其赋税物产。《墨子·天志下》："何以知兼爱天下之人也？以兼而食之也。"孙诒让间诂："食，谓享食其赋税物产。"黔首共余食，即老百姓供给足够赋税物产。

⑭道无鬼神　道，一阴一阳谓之道；德。鬼神，鬼；阴阳之气。此指后者。《论衡·论死》："鬼神，阴阳之名也。阴气逆物而归，故谓之鬼，阳气导物而生，故谓之神。"《朱子类语》："鬼神只是气，屈伸往来者，气也。"

⑮众脉不见，众凶弗闻　众，通"终"。此指死。汉代王充《论衡·答佞》："举世为佞者，皆以祸众。"黄晖校释："众、终古通。"《礼记·文王世子》："文王九十七乃终。"凶，祸殃；不吉利。与"吉"相对。《左传·昭公三十二年》："越得岁，而吴伐之，必受其凶。"《楚辞·卜居》："此孰吉孰凶？何去何从？"闻，模样，形状。《敦煌变文集·无常经讲经文》："或经营、或工巧，闻样尖新呈妙好。"蒋礼鸿通释："中古音微纽明纽不分，现代浙江方音嗅气的'闻'仍读明纽，'闻样'也是模样。"众脉不见，指真脏脉（死脉）出现。吴昆："众脉不见，见真脏死脉也。"众凶弗闻，死亡的灾祸没有显露模样（征象）。

⑯玩　研讨；反复体会。《易·系辞上》："是故君子居则观其象而玩其辞，动则观其变而玩其占。"

⑰近　历时短；距今不远；浅近，浅显。此指不要扎的浅。《国语·楚语下》："远不过三月，近不过浃日。"《孟子·尽心下》："言近而指远者，善言也。"

⑱发，间不容瞚（shun）　发，发射。此借喻扎针。《诗·小雅·吉日》："既张我弓，既挟我矢。发彼小豝，殪此大兕。"《汉书·匈奴传下》："赐以冠带衣裳……弓一张，矢四发。"发犹今言箭一放两放也。今则以一矢为一放也。"，瞚，同瞬，一眨眼的功夫。

⑲手动若务，针耀而匀　若，选择；等同；一致。此指后者。《国语·

晋语二》："夫晋国之乱，吾谁使先若二公子而立之，以为朝夕之急。"俞樾《群经平议·国语二》："若者，择也。"《孟子·滕文公上》："布帛长短同，则贾相若；麻缕丝絮轻重同，则贾相若。"务，通"冒"。《荀子·哀公》："古之王者有务而拘领者矣，其政好生而恶杀焉。"杨倞注："《尚书大传》曰：'古之人衣上有冒而句领者。'郑康成注云：'……冒，覆项也。'"针耀而匀，黄元御："耀与躍同。"此说是，耀为躍之假借字。躍，迅疾貌；动。《说文·足部》："跃，迅也。"，指针刺时，手的活动要一致覆盖住针体使之不倾斜，针刺要迅速而速度要均匀。

⑳静意视义，观适之变　静意，安定心意。《后汉书·梁节王畅传》："王其安心静意，茂率休德。"义，仪的古字。仪容；状貌。《逸周书·籴匡》："服美义淫。"俞樾《群经平议·周书》："义，当读为仪。《周官·肆师》注曰：'古书仪但为义。'是其证也。仪淫者，威仪盛也，故与服美并举。"观，鉴戒；借鉴。《左传·庄公二十三年》："君举必书。书而不法，后嗣何观。"《逸周书·大聚》："维武王胜殷，抚国绥民，乃观于殷政。"《汉书·蒯通传》："故以交友言之，则不过张王与成安君；以忠臣言之，则不过大夫种。此二者，宜足以观矣。"适，齐等；调节；毛病；过失。此指调节。《吕氏春秋·处方》："韩昭厘侯出弋，靷偏缓……至舍，昭厘侯射鸟，其右摄其一靷适之。"高诱注："适，犹等也。"《史记·日者列传》："四时不和不能调，岁谷不孰不能适。"司马贞索隐："适，犹调也。"《管子·水地》："瑕适皆见，精也。"尹知章注："瑕适，玉病也。"马王堆汉墓帛书乙本《老子·道经》："善行者无达迹，善言者无瑕适。"清代王引之《经义述闻·春秋名字解诂上》"卫公子瑕字子适"："玉有疵谓之瑕适，犹言有疵谓之瑕谪也。"静意视义，即安定心意地观察病人的表情。观适之变，即借鉴针气所调节出现的变化。

㉑冥冥　专心致志貌；渺茫貌；幽深貌。此指幽深的原理。《荀子·劝学》："是故无冥冥之志者，无昭昭之明；无惛惛之事者，无赫赫之功。"杨倞注："冥冥、惛惛，皆专默精诚之谓也。"汉代刘向《九叹·远逝》："水波远以冥冥兮，眇不睹其东西。"《楚辞·九章·涉江》："深林杳以冥冥兮，乃狖狖之所居。"

㉒乌乌、稷稷　乌乌，歌呼声。此指鸟鸣之声。《汉书·杨恽传》："酒后耳热，仰天拊缶，而呼乌乌。"《文选·杨恽〈报孙会宗书〉》作"呜呜"。稷，形容身体敏捷；急速。《诗·小雅·楚茨》："既齐既稷，既匡既来。"毛传：

“稷，疾。”一说，通“亟”。马瑞辰《毛诗传笺通释》：“《传》盖以稷为亟之假借，故训为疾。古者以疾为敬，故亟又训敬。”此比喻穴位受针后气至之象。王冰：“乌乌，叹其气至；稷稷，叹其已应。”黄元御：“喻针之妙捷，若飞鸟也。”

㉓弩（nu） 用机械力发箭的弓。《周礼·夏官·司弓矢》：“司弓矢掌六弓四弩八矢之法，辨其名物，而掌其守藏，与其出入。”

㉔机 发箭的发动机关。

㉕志 准的；目标。《书·盘庚上》：“予告汝于难，若射之有志。”孔传：“当如射之有所准志，必中，所志乃善。”

㉖远近若一 刺穴无论远近，针刺得气的道理是一样的。吴昆：“穴在四肢者为远，穴在腹背者为近，取气一也。”

㉗营 谋虑；思虑。《列子·周穆王》：“尹氏心营世事，虑钟家业，心形俱疲。”

【按语】

在本书《针解篇》为本篇的最后一段作了注释。可互参，有助于正确理解经义。

关于“木得金而伐，火得水而灭，土得木而达，金得火而缺，水得土而绝，万物尽然，不可胜竭”，一般理解为大地五行的理论，其实不然，必须有“气有余则制己所胜”，而杯水车薪则不能灭火，“金得火而缺”，金属遇到火后，融化一部分则有缺失，则不符合冶炼的规定与规律，所以不能没有前提。那么“伐、灭、达、缺、绝”说的是什么呢？说的是五星在某一旺盛时期，则某一星处于弱势状态。由于这几个词是近义词，我们分别来说明之。伐：杀；星名，属参宿；败坏。此引申为衰败。《说文》：“伐，击也……一曰败也。”《逸周书·世俘》：“伐右厥甲小子鼎大师。”朱右曾校释：“伐，杀也。”汉代董仲舒《春秋繁露·奉本》：“大火二十六星，伐十三星，北斗七星。”《晋书·天文志》：“故黄帝占参应七将，中央三小星曰伐。”《逸周书·武称》：“饵敌以分而照其储，以伐辅德追时之权，武之尚也。”朱右曾校释：“伐，败也。谓出其不意以败其臣佐之谋。”灭：衰。《淮南子·原道训》：“好憎成形而知诱于外，不能反已，而天理灭矣。”高诱注：“灭犹衰也。达，通挞。挞者，伐也。伐者，败也。缺：衰微。《史记·汉兴以来诸侯王年表》：“厉幽之后，王室缺，侯伯强国兴焉。”绝，竭。《吴子·治兵》：“凡行军之道……无绝人马之力。”《淮南子·本经训》：“是以松柏箘露夏槁，江河三川绝而不流。”高诱注：“绝，竭也。”不难看出，“木得金而伐，火得水而灭，土得木而达，金得火而缺，水得土而绝”，说的是“木星遇到金星旺盛时则衰败，火星遇到水星旺盛时则衰微，金星遇到火星旺盛时则衰微，水星遇到土星旺盛时则衰弱。”

八正神明论篇第二十六

新校正云：按全元起本在第二卷。又与《太素·知官能篇》大意同，文势小异。

【原文】

黄帝问曰：用针之服[①]，必有法则焉，今何法何则？岐伯对曰：法天则地，合以天光[②]。帝曰：愿卒闻之。岐伯曰：凡刺之法，必候日月星辰，四时八正之气[③]，气定乃刺之。是故天温日明[④]，则人血淖液[⑤]而卫气浮，故血易泻[⑥]，气易行；天寒日阴，则人血凝泣而卫气沉。月始生[⑦]，则血气始精[⑧]，卫气始行；月郭满[⑨]，则血气实，肌肉坚；月郭空，则肌肉减，经络虚，卫气去。形独居[⑩]，是以因天时而调血气也。是以天寒无刺，天温无疑[⑪]。月生无泻，月满无补，月郭空无治，是谓得时而调之。因天之序，盛虚之时，移光定位，正立而待之[⑫]。故曰月生而泻，是谓藏虚；月满而补，血气扬溢[⑬]，络有留血，命曰重实⑭；月郭空而治，是谓乱经。阴阳相错，真邪不别，沉以留止，外虚内乱⑮，淫邪乃起。

【校注】

①服 王冰注："服，事也。"

②合以天光 天光，自然的智慧之光；日光；天空的光辉，犹天色。此指日月之光。《左传·庄公二十二年》："有山之材，而照之以天光，于是乎居土上，故曰'观国之光，利用宾于王'。"南朝梁国江淹《诣建平王上书》："天光沉阴，左右无色。"《类经·十九卷·第十三》："天之明在日月，是谓天光。"合以天光，王冰："调合日月星辰之行度。"

③八正之气 吴昆："八正者，八节之正气也，四立、二分、二至曰八正。"八正之气，即和八个节气相一致的和风，《淮南子·地形训》："凡八纮之气，是出寒暑，是合八正，必以风雨。"高诱注："八正，八风之正也。"《史记·律书》："律历，天所以通五行八正之气，天所以成孰万物也。"司马贞索隐："八谓八节之气，以应八方之风。"

④日明 白天光明。此"明"与下文之"阴"相对而言。其"天寒日阴"，指相对于温暖之"日明"，因此寒冬之白天为"日阴"。古人将夏之日光强与冬之日光弱的区别为"日明"与"日阴"。

⑤淖液 淖，稠汁的液体。此引申为有营养的液体。《广雅·释言》："溽，淖也。"《说文》："溽，多汁也。"段玉裁注："溽，今江苏俗语谓之稠也。"《淮南子·原道》："横四维而含阴阳……甚淖而溽。"高诱注："溽亦淖也。夫饘粥多沈者为溽。"液，冰冻融解；溶化；润，此引申为"滑润"。《文子·上仁》："渔兮其若冰之液者，不敢积藏。"北魏贾思勰《齐民要术·种苜蓿》："每至正月，烧去枯叶。地液辄耕垄。"汉代司马相如《封禅文》："滋液渗漉，何生不育?"淖液，稠厚的营养液体润滑。

⑥泻 急速地流。《古诗为焦仲卿妻作》："手巾掩口啼，泪落便如泻。"南朝宋国谢灵运《入华子冈是麻源第三谷》诗："铜陵映碧涧，石磴泻红泉。"

⑦始生 始，滋生；根本，本源。此指滋生。《礼记·檀弓下》："君子念始之者也。"郑玄注："始，犹生也。"《国语·晋语二》："坚树在始。"韦昭注："始，根本也。"《荀子·王制》："天地者，生之始也；礼义者，治之始也；君子者，礼义之始也。"杨倞注："始，犹本也。言礼义本于君子也。"始生，此指滋生精气。

⑧血气始精　精，张景岳解释血和月之间的关系，尚可附会，但是前提还有“气”，张回避“气”，故张是穿凿附会，望文生训。此精，是指自然界日月的精华之气。《易·乾》：“大哉干乎！刚健中正，纯粹精也。”孔颖达疏：“六爻俱阳，是纯粹也，纯粹不杂是精灵，故云纯粹精也。”高亨注：“色不杂曰纯，米不杂曰粹，米至细曰精。”此用以形容天德，是其引申义。血气始精，使血气生成是有日月之精气。

⑨月郭满　郭，通廓《诗·大雅·皇矣》“上帝耆之，憎其式廓”唐代陆德明释文：“郭，苦霍反，又如字，本又作廓。”《晏子春秋·外篇下十一》：“婢妾，东廓之野人也。”《医宗金鉴·正骨心法要旨·耳》：“耳门之名曰蔽，耳轮之名曰郭。”月郭满，即月亮的轮廓圆满。

⑩形独居　居，积储；部署；安排。此指积储。《书·益稷》：“懋迁有无化居。”孔传：“居，谓所宜居积者。”《韩诗外传·卷三》：“仁人之兵，聚则成卒，散则成列。延居则若莫邪之长刃，婴之者断；锐居则若莫邪之利锋，当之者溃。”形独居，身体只能储存气血。

⑪天温无疑　天，《甲乙·卷五·第一上》作“大”。疑，《甲乙·卷五·第一上》、本书《移精变气论》王注引本文并作“凝”。疑，通“凝”，凝聚；集结；停滞；停止。此指前者。银雀山汉墓竹简《孙膑兵法·威王问》：“然而不离，按而止。毋击疑。”。《楚辞·九章·涉江》：“船容与而不进兮，淹回水而疑滞。”洪兴祖补注：“江淹赋云：‘舟凝滞于水滨。”

⑫移光定位，正立而待之　移光定位观察日光之迁移和月之盈亏，以测定岁时，则面南而观察之。王冰“候日迁移，定气所在，南面正立，待气至而调之也。”《类经·十九卷·第十三》注：“日月之光移，则岁时之位定，南面正立，待而察之，则气候可得也。”

⑬扬溢　犹洋溢。引申为充满。

⑭重实　重，倍；两个；相当于“再”、“又”。《诗·鲁颂·閟宫》：“朱英绿縢，二矛重弓。”郑玄笺：“二矛重弓，备折坏也。”“重弓，每个战士带两张弓。”《墨子·节用中》：“黍稷不二，羹胾不重。”重实，两次使人实。“月满而补，血气扬溢”为一实，加上“络有留血”之第二实。

⑮外虚内乱　《太素·卷二十四·天忌》：“络脉外虚，经脉内乱，于是淫邪得起也。”

【按语】

针刺依日之阴晴，月之盈亏而行补泻，月初勿用泻法，月圆之时勿用补法的基本原则。

【原文】

帝曰：星辰八正[①]何候？岐伯曰：星辰者，所以制日月之行也[②]。八正者，所以候八风之虚邪[③]以时至者也。四时者，所以分春秋冬夏之气所在[④]，以时调之也，八正之虚邪，而避之勿犯也。以身之虚，而逢天之虚，两虚相感，其气至骨，入则伤五藏。工候救之，弗能伤也，故曰天忌[⑤]不可不知也。

帝曰：善。其法星辰者，余闻之矣，愿闻法往古者。岐伯曰：法往古者，先知《针经》[⑥]也，验于来今者，先知日之寒温，月之虚盛，以候气之浮沉，而调之于身，观其立有验也，观其冥冥[⑦]者，言形气荣卫之不形于外，而工独知之，以日之寒温，月之虚盛，四时气之浮沉，参伍[⑧]相合而调之，工常先见之，然而不形于外，故曰观于冥冥焉。通于无穷者，可以传于后世也，是故工之所以异也，然而不形见于外，故俱不能见也。视之无形，尝之无味，故谓冥冥，若神髣髴[⑨]。

虚邪者，八正之虚邪也。正邪[⑩]者，身形若用力，汗出腠理开，逢虚风。其中人也微，故莫知其情，莫见其形。上工救其萌牙[⑪]，必先见三部九候之气，尽调不败而救之，故曰上工。下工救其已成，救其已败。救其已成者，言[⑫]不知三部九候之相失，因病而败之也。知其所在者，知诊三部九候之病脉处而治之，故曰守其门户[⑫]焉，莫知其情而见邪形也。

【校注】

①八正　方，犹正。八正，八方；八方的和风。《淮南子·地形训》："凡八纮之气，是出寒暑，是合八正，必以风雨。"高诱注："八正，八风之正

也。”《史记·律书》：“律历，天所以通五行八正之气，天所以成孰万物也。”司马贞索隐：“八谓八节之气，以应八方之风。”

②星辰者，所以制日月之行也　星辰，星的通称。泛称二十八宿。《列子·天瑞》：“天果积气，日月星宿，不当坠邪？”北齐颜之推《颜氏家训·归心》：“天地初开，便有星宿。”制，制定，计算；决断。《玉篇》：“制，断也。”《广雅·释诂一》：“制，折也。”星辰者，所以制日月之行也，即二十八宿星辰是所用来测量日月之行度的依据。

③八风之虚邪　虚风：就是邪气，也叫虚邪。是不合于季节之风。对人的危害很大。故《灵枢·刺节真邪》：“邪气者，虚风之贼伤人也，其中人也深，不能自去。”虚邪和正邪相对而言，正邪，是在用力汗出后，其正风伤人，其病轻，多不治而愈。

④四时者，所以分春秋冬夏之气所在　四时，四季。四时者，所以分春秋冬夏之气所在，王冰：“四时之气所在者，谓春气在经脉，夏气在孙络，秋气在皮肤，冬气在骨髓也。”

⑤天忌　上天所禁忌之事。此指对天时的禁忌。《左传·成公十六年》：“旧不必良，以犯天忌，我必克之。”杨伯峻注：“犯天忌者，指晦日用兵。”王冰注“人忌于天，故云天忌，犯之则病，故不可不知也。”

⑥《针经》　《太素·卷二十四·本神论》：“往古，伏羲氏始画八卦，造书契，即可制《针经》摄生救病之道。”马莳：“《针经》者，《灵枢》也。”

⑦冥冥　渺茫貌。参见本书《宝命全形论篇》中注。

⑧参伍相合　参伍，错综比较，加以验证。参见本书《脉要精微论》中注。相合，彼此一致；相符。《后汉书·文苑传下·张升》：“升少好学，多关览，而任情不羁。其意相合者，则倾身结交，不问穷贱。”

⑨髣髴亦作“彷佛”。　隐约。《楚辞·远游》：“时髣髴以遥见兮，精皎皎以往来。”洪兴祖补注：“《说文》云：髣髴，见不諟也。”晋代陶潜《桃花源记》：“山有小口，髣髴若有光。”

⑩正邪　正邪相对虚邪而言，正邪，也叫“正气、正风”。是合于季节之八方之正风。此风对人没有什么大的危害，真气就能抵御住正风的侵袭，不治自愈。

⑪救其萌牙　牙，通芽。《新唐书·长孙无忌传》：“祸隙已牙，败不旋踵矣。”北魏贾思勰《齐民要术·种韭》：“以铜铛盛水，于火上微煮韭子，须

臾牙生者好。”救其萌牙，治疗在萌芽阶段。

⑫言 过失。《左传·昭公二十二年》：“樊顷子曰：‘非言也。必不克。’”杨伯峻注：“《诗·小雅·宾之初筵》‘匪言勿言’郑笺以‘非所当说’解‘匪劗言’，则言谓善言，犹人谓善人。”

⑬门户 此指三部九候。王冰：“三部九候为候邪之门户，守门户，故见邪形。”《类经·十九卷·第十三》注：“三部九候，即病脉由行出入之所，故曰门户。”

【原文】

帝曰：余闻补泻，未得其意。岐伯曰：泻必用方。方①者，以气方盛也，以月方满也，以日方温也，以身方定②也，以息方吸而内针，乃复候其方吸而转针，乃复候其方呼而徐引针，故曰泻必用方，其气乃行焉。补必用员③。员者，行也，行者，移也。刺必中其荣，复以吸排针④也。故员与方，非针也。故养神者，必知形之肥瘦，荣卫血气之盛衰。血气者，人之神，不可不谨养⑤。

帝曰：妙乎哉论也！合人形于阴阳四时，虚实之应，冥冥之期，其非夫子，孰能通之。然夫子数言形与神，何谓形？何谓神？颁卒闻之岐伯曰：请言形。形乎形，目冥冥，问其所病，索之于经，慧然⑥在前，按之不得，不知其情，故曰形。

帝曰：何谓神？岐伯曰：请言神，神乎神。耳不闻，目明心开而志先⑦，慧然独悟，口弗能言，俱视独见，适若昏，昭然独明，若风吹云，故曰神。三部九候为之原，九针之论，不必存⑧也。

【校注】

①方 《太素·卷二十四·本神论》：“方，正也。气正盛时，月正满时，日正温时，身正安时，息正吸时，此五正，是内针时也。”

②定 犹“强”。《史记·伍子胥列传》：“人众者胜天，天定亦能破人”。

宋代刘过《襄阳歌》："人定兮胜天"。前之"气定"，即使人正气旺盛之时，才能刺之，亦是指此。

③员　通"运"。旋转；运转；转动。此指使气流动运转。《墨子·非命中》："若言而无义，譬犹立朝夕于员钧之上也。"孙诒让间诂："员，上篇作'运'，声义相近。"《庄子·天道》："天道运而无所积，故万物成。"成玄英疏："运，动也，转也。"

④排针　出针。《类经·十九卷·第十三》："排，除去也。即候吸引针之谓。"

⑤谨养　精心奉养。《吕氏春秋·尊师》："生则谨养，谨养之道，养心为贵。"

⑥慧然　清醒貌。王冰："慧然，谓清爽也。"汉代徐干《中论·考伪》："情志慧然，不觉疾之已深也。"清代俞正燮《癸巳类稿·持素证篇》："四支不用，心慧然若无病。"

⑦目明心开而志先　志，道。王冰："目明心开而志先者，言心之通如昏昧开卷，目之见如氛翳辟明，神虽内融，志已先往矣。"

⑧存　鉴察；省察。《礼记·礼运》："故圣人参于天地，并于鬼神，以治政也，处其所存，礼之序也。"郑玄注："存，察也。"

【按语】

本篇的"泻必用方，补必用员"与《灵枢·官能篇》"泻必用员……补必用方"，从表面看完意义相反，后者指实证有月圆及后半月月缺之时用泻法。虚证在月初，正向月圆之时用补法。

离合真邪论篇第二十七

新校正云：按全元起本在第一卷，名《经合》，第二卷重出，名《真邪论》

【原文】

黄帝问曰：余闻九针九篇①，夫子乃因而九之，九九八十一篇，余尽通其意矣。经言气之盛衰，左右倾移②，以上调下，以左调右，有余不足，补泻于荥输，余知之矣。此皆荣卫之倾移，虚实之所生，非邪气从外入于经也。余願闻邪气之在经也，其病人何如？取之奈何？岐伯对曰：夫圣人之起③度数，必应于天地，故天有宿度④，地有经水⑤，人有经脉。天地温和，则经水安静；天寒地冻，则经水凝泣；天暑地热，则经水沸溢；卒风暴起，则经水波涌而陇起⑥。夫邪之入于脉也，寒则血凝泣⑦，暑则气淖泽，虚邪因而入客，亦如经水之得风也，经之动脉，其至也亦时陇起，其行于脉中循循然⑧，其至寸口中手⑨也，时大时小，大则邪至，小则平，其行无常处，在阴与阳，不可为度，从而察之，三部九候，卒然逢之，早遏其路。吸则内针，勿令气忤⑩，静以久留，无令邪布；吸则转针，以得气为故⑪，候呼引针，呼尽乃去，大气⑫皆出，故命曰泻。帝曰：不足者补之，奈何？岐伯曰：必先扪而循之⑬，切而散⑭之，推而按之⑮，弹而怒之⑯，抓而下之⑰，通而取之⑱，外引其门⑲，以闭其神。呼尽内针，静以久留，以气至为故。如待所贵，不知日暮，其气以至，适而自护，候吸引针，气不得出，各在其处，推阖其门，令神气存⑳，大气㉑留止，故命曰补。

【校注】

①篇　整部著作中的一个组成部分；文章有首有尾的就称为“篇”。《史记·孟子荀卿列传》：“作《孟子》七篇。”唐代刘知几《史通·叙事》：“夫饰言者为文，编文者为句，句积而章立，章积而篇成，篇目既分，而一家之言备矣。”

②倾移　颠覆转移。《南史·齐纪下》：“武帝晏驾而鼎业倾移也。”

③起　通“启，”启，视。后做（瞀）此指视。《左传·僖公二十五年》：“晋于是始起南阳。”一本作“瞀”。《宋书·文帝纪》：“冬十月，起湖熟废田千顷。”《广雅·释诂一》：“（瞀），视也。”王念孙疏证：“《释言篇》云：‘（瞀），窥也。’古通作啓……啓者，视也。”《论语·泰伯》：“曾子有疾，召

门弟子曰：启予足，启予手。”

④宿度 天空中标志星宿位置的度数。周天共三百六十五度又四分之一。二十八宿各占若干度。《宋书·律历志中》：“至元和二年，《太初》失天益远，宿度相觉浸多，候者皆知日宿差五度，冬至之日在斗二十一度，晦朔弦望，先天一日。”宋代高承《事物纪原·天地生植·宿度》：“壬子年《拾遗记》：‘庖牺视五星之文，分野之度。’《史记·历书》曰：‘黄帝名察度验。’臣瓒谓：题名宿度，候察进退三辰之度、吉凶之验也。”

⑤经水 《水经注·河水一》：“水有大小，有远近，水出山而流入海者命曰经水；引佗水入于大水及海者，命曰枝水。”《灵枢经·经水》指为：海水、清水、渭水、湖水、污水、汝水、江水、淮水，漯水、河水、漳水、济水。具体所指，参见拙作《灵枢经·经水》中注。

⑥陇起 象山丘一样高起。此指涌起。

⑦泣 读作“涩”。

⑧循循然 有顺序貌。宋代张世南《游宦纪闻·卷八》：“洒扫应对至于穷理尽性，循循有序。”

⑨中手 此指内侧的手，即拇指。

⑩气忤（wu） 忤，逆。《庄子·刻意》：“无所于忤，虚之至也。”成玄英疏：“忤，逆也。”气忤，呼气。

⑪故 杀，引申为消灭。《谷梁传·桓公十年》：“继故不言即位，正也。”范宁注：“故，谓弑也。”又，《文公十八年》：“冬，十月，子卒，子卒不日，故也。”范宁注：“故，杀也，不称杀，讳也。”

⑫大气 王冰：“谓大邪之气，错乱阴阳者也。”

⑬扪而循之 扪，按住。唐代韩愈《陆浑山火和皇甫湜用其韵》：“要余和增怪又烦，虽欲悔舌不可扪。”循，抚摩。《礼记·内则》：“适子、庶子，已食而见，必循其首。”孙希旦集解：“循，犹抚也。”扪而循之，按住腧穴来抚摩。

⑭切而散之 即用手指甲按压腧穴，使激发经气宣散。

⑮推而按之 推，揉。推而按之，即用手指揉按腧穴周围的肌肤，使针道流利。

⑯弹而怒之 即用手指弹击其腧穴，使脉络盛满而怒张，以激发正气。

⑰抓而下之 马莳：“谓以左手爪甲掐其正穴，而右手方下针也。”

⑱通而取之　针刺腧穴使经脉气通后，就把针拔出来。

⑲外引其门，以闭其神　引，收纳，《晋书·庾冰传》："广引时彦，询于政道。"神，正气。外引其门，以闭其神，即在外收纳针眼，来闭藏正气。"与推阖其门，令神气存"句义同。《太素·卷二十四·真邪补泻》："疾出针已。引皮闭门，使神气不出。神气，正气。"

⑳推阖其门，令神气存　推，用手或用工具，使物体向对立面，或向外移动。推阖其门，令神气存，义同"外引其门，以闭其神"。《太素·卷二十四·真邪补泻》："疾出针已。引皮闭门，使神气不出。神气，正气。"推阖其门，令神气存，即拔出针后，闭合针孔，让正气存留，

㉑大气　王冰："然此大气，谓大经之气流行荣卫者。"

【原文】

帝曰：候气[①]奈何？岐伯曰：夫邪去络入于经也，舍[②]于血脉之中，其寒温未相得[③]，如涌波之起也，时来时去，故不常在，故曰方其来也，必按而止之，止而取之，无逢其冲[④]而泻之。真气者，经气也，经气太虚，故曰其来不可逢[⑤]，此之谓也。故曰候邪不审，大气已过[⑥]，泻之则真气脱，脱则不复，邪气复至，而病益蓄，故曰其往不可追，此之谓也。不可挂以发者，待邪之至时，而发针泻矣，若先若后者[⑦]，血气已尽，其病不可下，故曰知其可取如发机，不知其取如扣椎[⑧]，故曰知机道者，不可挂以发，不知机者，扣之不发，此之谓也。

帝曰：补泻奈何？岐伯曰：此攻邪也。疾出以去盛血，而复其真气，此邪新客，溶溶[⑨]未有定处也，推之则前，引之则止[⑩]，逆而刺之，温血[⑪]也。刺出其血，其病立已。帝曰：善。然真邪以合，波陇不起，候之奈何？岐伯曰：审扪循三部九候之盛虚而调之。察其左右上下相失及相减者，审其病藏以期之。不知三部者，阴阳不别，天地不分。地以候地，天以候

天，人以候人，调之中府[12]，以定三部。故曰刺不知三部九候病脉之处，虽有大过且至[13]，工不能禁也。诛罚无过[14]，命曰大惑[15]，反乱大经[16]，真不可复，用实为虚，以邪为真，用针无义，反为气贼，夺人正气，以从为逆[17]，荣卫散乱，真气已失，邪独内著[18]，绝人长命，予人夭殃[19]。不知三部九候，故不能久长。因不知合之四时五行，因加相胜[20]，释邪攻正，绝人长命。邪之新客来也，未有定处，推之则前，引之则止，逢而泻之，其病立已。

【校注】

①候气　候，诊视，诊断。《周书·姚僧垣传》："以此候疾，何疾可逃。"《北齐书·方伎传·马嗣明》："邢邵子大宝患伤寒，嗣明为之诊，候脉。"候气，诊视邪气。

②舍　释放；停留。《诗·小雅·车攻》："舍矢如破。"

③寒温未相得　寒，邪气，温，阳气。相得，彼此投合。《史记·魏其武安侯列传》："相得欢甚，无厌，恨相知晚也。"寒温未相得，正邪未彼此投合，犹如水火不相容。《类经·十九卷·第十五》注："邪气寒，正气温，故不相得。"

④无逢其冲　逢，遇到；迎。冲，向着，对着。通"盅"。虚。此指虚。《淮南子·原道》："原流泉浡，冲而徐盈。"高诱注："冲，虚也。"即不要遇到真气虚时。

⑤其来不可逢　指卫气经过本经之时，则真气方盛时，不可用泻法。吴昆："其邪之来，不可遭其虚而取之，盖恐更伤其经气也。"又，《灵枢·小针解篇》："其来不可逢者，气盛不可补也。"即邪方盛时不可用补法，恐闭邪不出。二者所指不同，并不矛盾。故丹波元简云："文若相反，各有深义，当两察之。"

⑥大气已过　大气，大经之气。过，灾祸。此指灾殃；损害。俞樾《群经平议·周官一》："此过字当读为祸，古祸、过通用。《汉书·公孙宏传》：'诸常与宏有隙，虽阳与善，后竟报其过。'《史记》作'祸'是其证也。"

⑦若先若后者　吴昆："若先之则邪未至，'后之则虚其真。"

⑧取如发机，不知其取如扣椎　机，发动弩箭之机。取如发机，刺针之速，犹如发动弓弩之机。扣，同"叩"。敲击。《墨子·公孟》："譬若钟然，

扣则鸣，不扣则不鸣。”不知其取如扣椎，《类经·十九卷·第十五》注：“椎，木椎也。……不知而攻之则顽钝莫入，如扣椎之难也。”

⑨溶溶 水流盛大貌。《楚辞·刘向〈九叹·逢纷〉》：“扬流波之潢潢兮，体溶溶而东回。”王逸注：“溶溶，波貌也。”

⑩推之则前，引之则止 推，排除；除。《诗·大雅·云汉》：“旱既太甚，则不可推。”郑玄注：“推，去也。”孔颖达疏：“推是远离之辞，故为去也。”前，向前行进。引，疏导。此引申为“疏泻”。汉代刘向《列女传·代赵夫人》：“袭灭代王，迎取其姊，姊引义理，称说节礼。”止，停止；终止。《易·蒙》：“山下有险，险而止。”《国语·吴语》：“吾见子，于此止矣!”晋代羊祜《让开府表》：“大臣之节，不可则止。”推之则前，引之则止，去掉邪气向前行进之路，疏泻邪气就会使病终止。

⑪温血 《太素·卷二十四·真邪补泻》：“有热血，刺去痛愈。”吴昆：“温血，毒血也。”二者皆望文生训。温，通“蕴”。宋代王观国《学林·蕴》：“《广韵》曰：‘薀，藏也，俗作蕴。’……凡此或用蕴字，或用温字。”薀，通“蕴”。积聚；含藏。《左传·昭公二十五年》：“众怒不可蓄也，蓄而弗治，将薀。”杜预注：“薀，积也。”陆德明释文：“薀，本亦作‘蕴’。温血，即蕴血，即积血（瘀血）。

⑫中府 五脏；胃府。《大素·卷二十四·真邪补泻》：“中府，五脏也。”吴昆：“中府，胃也，土主中宫，故曰中府。调之中府者，言三部九候，皆以冲和胃气调息之。”吴注为是。

⑬大过且至 指严重的损害将出现。

⑭诛罚无过 诛罚，意动用法。责罚；惩治。《周礼·地官·川衡》：“川衡掌巡川泽之禁令，而平其守，以时舍其守，犯禁者执而诛罚之。”《后汉书·王符传》：“以罪犯人，必加诛罚，况乃犯天，得无咎乎?”无过，没有过失。《左传·宣公二年》：“人谁无过，过而能改，善莫大焉。”《史记·蒙恬列传》：“我何罪于天，无过而死乎?”诛罚无过，惩治邪气没有过失。

⑮大惑 十分迷惑；极糊涂。

⑯大经 即十二经脉为大经。

⑰逆 不正常。此指邪气。汉代王充《论衡·奇怪》：“逆生者子孙逆死，顺生者子孙顺亡。”

⑱著 着。附着。

⑲夭殃　犹夭殁；短命，早死。三国时魏国曹植《仲雍哀辞》："卒不能延期于期载，离六旬而夭殃。"《后汉书·列女传·刘长卿妻》："儿年十五，晚又夭殁。"

⑳因加相胜　相胜，相克。《太素·卷二十四·真邪补泻》："愚医不知年加之禁。"张志聪："六气之加临，五运之相胜。"《素问识》云："盖谓不知五胜之理反补之，此则加相胜者，乃释邪攻正也，与运气之义迥别。"

【按语】

本篇之"故曰其来不可逢"，是指当卫气经过此经时不能应用泻法而言，而《灵枢·小针解》所说的"其来不可逢者，气盛不可补也"，是指实证误用补法而言。一言泻，一言补，条件不同用补泻之法当异。

本篇的"无逢其冲而泻之"是指当真气虚时不要用泻法，这个前提很重要，因此要学好子午流注，测算卫气经过每一经的时间，精确经过某腧穴的时间最好。要掌握卫气行走于所经过每条经脉的具体的时间，因此要掌握"一日一夜五十周于身"和从"平旦阴尽，阳气出于目，目张则气上行于头，循项下足太阳"，是白昼开始在足太阳经的时间，以及用"日行一舍，人气行一周与十分身之八"来计算某时则行于某经或某脏的时间。经过推测后，无逢其冲，即不要在真气虚时，又不要迎着卫气经过本经最盛的时候用泻法，因为此时用泻法，既泻邪气，更导致泻真气，等卫气流过本经后，再用泻法，只泻邪气，不泻卫气。

通评虚实论篇第二十八

新校正云：按全元起本在第四卷。

【原文】

黄帝问曰：何谓虚实？岐伯对曰：邪气盛则实，精气夺则虚[①]。帝曰：虚实何如？岐伯曰：气虚者，肺虚也。气逆[②]者，足寒也。非其时则生，当其时则死[③]。余藏皆如此。帝曰：何谓重实？岐伯曰：所谓重实者，言大热病，气热，脉满，是谓重实[④]。帝曰：经络俱实何如？何以治之？岐伯曰：经络皆实，是寸脉急而尺缓也[⑤]，皆当治之。故曰滑则从，涩则逆也。夫虚实者，皆从其物类[⑥]始，故五藏骨肉滑利[⑦]，可以长久[⑧]也。帝曰：络气不足，经气有余何如？岐伯曰：络气不足，经气有余者，脉口热[⑨]而尺寒也，秋冬为逆，春夏为从[⑩]，治主病者。帝曰：经虚络满何如？岐伯曰：经虚络满者，尺热满，脉口寒涩也，此春夏死，秋冬生也。帝曰：治此者奈何？岐伯曰：络满经虚，灸阴刺阳；经满络虚，刺阴灸阳[⑪]。帝曰：何谓重虚？岐伯曰：脉气上虚尺虚，是谓重虚。帝曰：何以治[⑫]之？岐伯曰：所谓气虚者，言无常[⑬]也。尺虚者，行步恇然[⑭]。脉虚者，不象阴[⑮]也。如此者，滑则生，涩则死也。

帝曰：寒气暴上，脉满而实何如？岐伯曰：实而滑则生，实而逆[⑯]则死。帝曰：脉实满，手足寒，头热，何如？岐伯曰：春秋则生，冬夏则死[⑰]。脉浮而涩，涩而身有热者死[⑱]。帝曰：其形尽满何如？岐伯曰：其形尽满者，脉急大坚，尺涩而不应也，如是者，故从则生，逆则死。帝曰：何谓从则生，逆则死？岐伯曰：所谓从者，手足温也。所谓逆者，手足寒也。

【校注】

①邪气盛则实，精气夺则虚　邪气，指风寒暑湿之邪，邪气盛于人身则为实。精气，指人体之正气。夺，脱；引申为损失。邪气盛则实，精气不足则为虚，即《太素·卷十六·虚实脉诊》注“风寒暑湿客身盛满为实；五脏精气夺失为虚也。”

②气逆　邪气使阳气向于上，故使下无阳，故下文“足寒也”。

③非其时则生，当其时则死　即不是相克之年、时令则生。当其时则

死，即正当相克之时令则死。马莳："此肺虚而非相克之时则生，如春秋冬是也，如遇相克之时则死，如夏时之火是也。"

④言大热病，气热，脉满，是谓重实 《素问经注节解》注："大热病者，伤寒之三阳实热，杂病之痰火食积是也。内有实邪真火，故热气见于外而脉来盛满，是内外俱实，故曰重实也。"

⑤经络皆实，是寸脉急而尺缓也 寸，即寸口，急，猛烈；剧烈；先；紧。此指后者。《吕氏春秋·情欲》："德义之缓，邪利之急。"高诱注："缓，犹后；急，犹先。"《三国志·魏志·吕布传》："遂生缚布。布曰：'缚太急，小缓之。'太祖曰：'缚虎不得不急也。'"北魏贾思勰《齐民要术·脯腊》："白汤熟煮，掠去浮沫。欲去釜时，尤须急火，急则易燥。"缓，宽舒。指尺肤络脉宽舒。尺，即尺肤。经络皆实，是寸脉急而尺缓也，指经和络都充实，这样寸口显示在紧，尺肤显示和缓。

⑥物类 万物，各类的物；物的同类，同类。《荀子·劝学》："物类之起，必有所始。"《列子·周穆王》："一体之盈虚消息，皆通于天地，应于物类。"汉代东方朔《七谏·谬谏》："音声之相和兮，物类之相感也。"王逸注："言鸟兽相呼，云龙相感，无不应其类而从其耦也。"

⑦滑利 顺畅，无滞碍。《群书治要》引汉代仲长统《昌言·卷下》："彼图家画舍转局指天者，不能自使室家滑利。《灵枢经·邪客》："伏行两骨之间，外屈，出两筋之间，骨肉之际，其气滑利。"

⑧长久 长寿。《庄子·在宥》："敢问治身，奈何而可以长久？"

⑨脉口热 寸口脉滑。《素问识》："脉口热，依下文寒涩而推之，谓脉滑也。"

⑩秋冬为逆，春夏为从 逆，不正常；凶。汉代王充《论衡·奇怪》："逆生者子孙逆死，顺生者子孙顺亡。"指前脉象为阴盛阳虚在不同的季节有不同的结局。在秋冬则阳虚，阳虚则阴盛，故为难治凶证，是逆证，在春夏则阳气盛，故为易治的顺证。

⑪络满经虚……刺阴灸阳 络在外表，故为阳，经在内里，故为阴，灸为补，刺为泻，所以络满宜用针刺以泻，经虚宜用灸法以补；经满宜用刺法以泻，络虚宜用灸法以补。

⑫治 通"司"。司，通"伺"。侦察；探察。《管子·君臣下》："治斧钺者，不敢让刑；治轩冕者，不敢让赏。"《墨子·经说上》："治，吾事治

矣。”《周礼·地官·媒氏》：“司男女之无夫家者而会之。”郑玄注：“司，猶察也。”

⑬言无常 常，规律。《荀子·天论》：“天行有常，不为尧存，不为桀亡，应之以治则吉，应之以乱则凶。”此指说话没有规律。

⑭行步恇（kuang）然 恇，摇晃。《灵枢经·寒热病》：“精泄则病甚而恇。”行步恇然，走路摇晃的样子。

⑮脉虚者，不象阴也 脉虚者，即指前“脉、气上虚”而言。象，征兆，迹象；表现。《易·系辞上》：“一阖一辟谓之变，往来不穷谓之通，见乃谓之象。”韩康伯注：“兆见曰象。”《太素·卷十六·虚实脉诊》：“寸口之脉虚则手太阴肺虚。”脉虚者，不象阴也，即寸口脉虚，不是阴虚的表现，即气虚。

⑯逆 相反。此相对于前边之“滑”而言，即指“涩”。

⑰脉实满，……冬夏则死 《太素·卷十六·虚实脉诊》：“下则阳虚阴盛，故手足冷也。上则阴虚阳盛，故头热也。春之时，阳气未大，秋时阴气未盛，各处其知，故病者遇之得生。夏日阳盛阴格，则头热加病也。冬时阴盛阳闭，手足冷者益甚也，故病遇此时即死也”。

⑱脉浮而涩，涩而身有热者死 《类经·十四卷·第十六》：“浮而身热，阳邪盛也，涩为气血虚，阴不足也，外实内虚则孤阳不守，故死。”

【原文】

帝曰：乳子[①]而病热，脉悬[②]小者何如？岐伯曰：手足温则生，寒则死。帝曰：乳子中风热，喘鸣肩息者，脉何如？岐伯曰：喘鸣肩息者，脉实大也。缓则生，急则死。

帝曰：肠澼便血[③]何如？岐伯曰：身热则死，寒则生。帝曰：肠澼下白沫[④]何如？岐伯曰：脉沉则生，脉浮则死。

帝曰：肠澼下脓血[⑤]何如？岐伯曰：脉悬绝则死，滑大则生。帝曰：肠澼之属，身不热，脉不悬绝何如？岐伯曰：滑大者曰生，悬涩者曰死，以藏期之[⑥]。

帝曰：癫疾何如？岐伯曰：脉搏大滑，久自已，脉小坚急，死不治。帝曰：癫疾之脉，虚实何如？岐伯曰：虚则可治，实则死。

帝曰：消瘅[7]虚实何如？岐伯曰：脉实大，病久可治；脉悬小坚，病久不可治。

帝曰：形度[8]、骨度、脉度、筋度，何以知其度[8]也？

帝曰：春亟[9]治经络，夏亟治经俞，秋亟治六府，冬则闭塞，闭塞者，用药而少针石也。所谓少针石者，非痈疽之谓也；痈疽不得顷时回[10]，痈不知所，按之不应手，乍来乍已，刺手太阴傍三痏[11]与缨脉[12]各二；掖[13]痈大热，刺足少阳五[14]，刺而热不止，刺手心主三[15]，刺手太阴经络者大骨之会各三[16]；暴痈筋緛[17]，随分而痛，魄汗[18]不尽，胞气不足[19]，治在经俞；腹暴满，按之不下，取手太阳经络者[20]，胃之募也，少阴俞去脊椎三寸傍五，用员利针；霍乱，刺俞傍五，足阳明及上傍三[21]。刺痫惊脉五[22]，针手太阴各五[23]，刺经太阳五[24]，刺手少阴经络傍者一[25]，足阳明一[26]，上踝五寸[27]，刺三针。

凡治消瘅、仆击偏枯痿厥[28]、气满发逆、甘肥贵人，则高粱[29]之疾也；隔塞[30]闭绝，上下不通，则暴忧[31]之病也；暴厥[32]而聋，偏塞闭不通，内气暴薄[33]也，不从内外，中风之病，故瘦留著[34]也；蹠跛[35]，寒风湿之病也。

黄帝曰：黄疸暴痛[36]，癫疾、厥[37]狂，久逆之所生也。五藏不平[38]，六府闭塞之所生也；头痛耳鸣，九窍不利，肠胃之所生也。

【校注】

①乳子　乳，《说文》："人及鸟生子曰乳，兽曰产。"乳子，即生孩子。此指产后。

②悬　空虚。此当为"玄"。《三国志·魏志·王肃传》："粮悬而难继，实行军之大忌也。"《晋书·张轨传》："吾粮廪将悬，难以持久。"

③肠澼便血 肠澼，痢疾。肠澼便血，即痢疾大便带血，俗称赤痢。

④肠澼下白沫 即痢疾大便带白色脓，俗称白痢。

⑤肠澼下脓血 即痢疾大便脓血夹杂，俗称赤白痢。

⑥以藏期之 有二说。一、根据五行克胜来判断其脏的死期。《太素·卷十六·虚实脉诊》："以其脏之病次传为死期也。"王冰："肝见庚辛死，心见壬癸死，肺见丙丁死，肾见戊己死，脾见甲乙死，是谓以藏期之。"二、根据真脏脉出现的时间来判断其脏的死期。张志聪："胃气已绝，则真脏之脉见矣，故当以藏期之。肝至悬绝，十八日死；心至悬绝，九日死；肺至悬绝，十二日死；肾至悬绝，七日死；脾至悬绝，四日死。悬绝者，绝无阳明之胃气而真脏孤悬也。"今依王说。

⑦消瘅 消渴。《类经·十六卷·第六十》："消瘅者，三消之总称，谓内热消中而肌肤消瘦也。"

⑧度 泛指过。用于空间或时间；丈量；计算。此指后者。《史记·田儋列传》："汉将韩信已平赵燕，用蒯通计，度平原，袭破齐历下军，因入临淄。"《孟子·梁惠王上》："度，然后知长短。"

⑨帝曰春亟 帝，高本作"岐伯"。亟，紧要；关键重要。汉代司马相如《难蜀父老》："夫拯民于沉溺，奉至尊之休德……天子之亟务也。"

⑩不得顷时回 顷时，一会儿。《艺文类聚·卷七一》引晋代曹毗《杜兰香别传》："（张硕）遥往造香（杜兰香），见香悲喜，香亦有悦色，言语顷时。"回，转到相反的方向；改变事物的发展方向。此指消散；消退。今方言还保留其含义："经过治疗，疮回去了。"《楚辞·离骚》："回朕车以复路兮，及行迷之未远。"不得顷时回，即不能在短时间内消退。

⑪手太阴傍三痏（wei） 痏，疮；腧穴。此指腧穴。《吕氏春秋·至忠》："齐王疾痏，使人之宋迎文挚。"本书《缪刺论》："刺手中指次指爪甲上，去端如韭叶，各一痏。"手太阴傍三痏，王冰："手太阴傍，足阳明脉，谓胃部气户等六穴之分也。"

⑫缨脉 缨，系在颔下的帽带。缨脉，指颈部胃经象带子样的经脉。王冰："缨脉，亦足阳明脉也，近缨之脉，故曰缨脉，缨谓冠带也。"

⑬掖 胳肢窝。后作"腋"。《史记·商君列传》："千羊之皮，不如一狐之掖。"汉代王褒《四子讲德论》："婆娑呕吟，鼓掖而笑。"

⑭足少阳五 马莳："当刺足少阳胆经之穴五痏，宜是胆经之渊液穴。"

笔者认为应该是有五个腧穴。

⑮三　推测是手厥阴心包经三个腧穴。

⑯刺手太阴经络者大骨之会各三　大骨之会，王冰："大骨会，肩也，谓肩贞穴。"刺手太阴经络者大骨之会各三，即针刺手太阴经脉相联络的分别有三个腧穴。

⑰緛　缩短。本书《五常政大论》："其动緛戾拘缓，其发惊骇。"王冰："緛，缩短也；戾，了戾也。"本书《生气通天论》："大筋緛短，小筋弛长。緛短为拘，弛长为痿。"王冰："緛，缩也。"

⑱魄汗　魄，身。通"白"。魄汗，又叫白汗。即暴汗。参见《至真要大论》中注、《经脉别论篇》中注。

⑲胞气不足　胞，同"脬"。膀胱。北方人至今仍保留其方言，俗称水脬。汉代张仲景《金匮要略·妇人杂病》："此名转胞不得溺也。"此指膀胱之气化不足。《太素·卷三十·经输所存》："胞气不足者，谓膀胱之胞气不足也。"

⑳取手太阳经络者　马莳："凡腹中暴满，按之不下，取手太阳经之络穴支正，手腕后五寸，针三分，灸三壮。"

㉑刺俞傍五，足阳明及上傍三　刺俞傍五，王冰："谓取足少阴俞，外去脊椎三寸，两傍穴各五痏也。"足阳明及上傍三，即刺足阳明胃经到（脐）上部旁边的三个的腧穴。

㉒刺痫惊脉五　王冰："谓阳陵泉。"《太素·卷三十·刺痫惊数》注指下文之五条经脉刺。后者为是。

㉓手太阴各五　王冰认为为鱼际穴，马莳认为为经渠穴。

㉔经太阳五　诸说不一。王冰："经太阳，谓足太阳也。……经太阳五，谓承山穴。"《太素·卷三十·刺痫惊数》："足太阳输穴五取之。"马莳："刺手太阳小肠经穴各五，痏当是经穴阳谷也。"

㉕手少阴经络傍者一　王冰："手少阴经络傍者：谓支正穴。"

㉖足阳明一　王冰："谓解溪穴。"

㉗上踝五寸　王冰："谓足少阳络光明穴。"马莳"即足少阴肾经之筑宾穴也。"

㉘仆击偏枯痿厥　击，同"激"。唐代杜甫《白水崔少府十九翁高斋三十韵》："泉声闻复息，动静随所击。"蒋礼鸿释："激正字，击通借字，唐人

写本率如此。”五代齐己《尝茶》诗：“味击诗魔乱，香搜睡思轻。”仆击，又称“击仆”，即骤然摔倒。偏枯，即半身不遂。痿厥，肢体不能用而走路瘸。

㉙甘肥贵人，则高粱　甘肥，美味；肥腴。此指后者。《韩非子·外储说右上》：“寡人甘肥周于堂，卮酒豆肉集于宫。”晋代陶潜《有会而作》诗：“菽麦实所羡，孰敢慕甘肥。”贵人，显贵的人。《谷梁传·襄公二十九年》：“贱人，非所贵也；贵人，非所刑也；刑人，非所近也。”高，通“膏”；粱，通“粱”。王冰：“高，膏也；粱，粱也。”膏粱，肥美的食物。参见本书《生气通天论篇》中注。

㉚隔塞　塞，噎。《诗·王风·黍离》：“行迈靡靡，中心如噎。”孔颖达疏：“噎者，咽喉蔽塞之名。”《三国志·吴志·陆逊传》：“城门噎不得关，敌乃自斫杀己民，然后得阖。”隔塞，即胸膈感到阻塞。

㉛暴忧　忧，忧郁；忧愁。《楚辞·刘向〈九叹·忧苦〉》：“愿假簧以舒忧兮，志纡郁其难释。”王逸注：“郁，愁也。”暴忧，突然有忧郁。

㉜暴厥　厥，此指气逆上。暴厥，突然气逆上。

㉝暴薄　薄，衰微。《汉书·刑法志》：“禹承尧舜之后，自以德衰而制肉刑，汤武顺而行之者，以俗薄于唐虞故也。”暴薄，突然衰弱。

㉞瘦留著　即消瘦，邪气附着不去。

㉟蹠跛　跖，足。《淮南子·氾论训》：“体大者节疏，跖距者举远。”高诱注：“跖，足。”跛，足瘸，跛脚的人，瘸子。《易·履》：“跛能履，不足以与行也。”蹠跛，王冰：“湿胜于足则筋不利，寒胜于足则挛急……故足跛而不可履也。”

㊱痛　病。

㊲厥　发。《说文》：“厥，发石也。”

㊳平　正常。

【按语】

原文中诸病刺法，其只言其经或部位，而未及其穴，后世注家所指穴名不一，故难以定论。王冰所指，刺霍乱诸穴云：“按《内经明堂》、《中诰图经》悉主霍乱，各具明文。”其所言诸书，惜已不存，无从考证。对经文中不言穴者，后世处理原则是“宁失其穴，不失其经”。吴昆：“凡言其经而不及其穴者，本经皆可取，不必拘其穴也。著某经傍者，非经非穴，取其孙络也。著其所在相去分寸，而不及经穴者，略其穴名也。”吴昆之语，确有道理。

太阴阳明论篇第二十九

新校正云：按全元起本在第四卷。

【原文】

黄帝问曰：太阴、阳明为表里①，脾胃脉也，生病而异者，何也？岐伯对曰：阴阳异位②，更虚更实③，更逆更从④，或从内，或从外⑤，所从不同，故病异名也⑥。帝曰：愿闻其异状也。岐伯曰：阳者，天气也，主外；阴者，地气也，主内，故阳道实，阴道虚⑦，故犯贼风虚邪者，阳受之；食饮不节，起居不时者，阴受之。阳受之则入六腑，阴受之则入五藏。入六府则身热不时卧⑧，上为喘呼⑨；入五藏则䐜满闭塞，下为飧泄，久为肠澼，故喉主天气，咽主地气⑩，故阳受风气，阴受湿气。故阴气从足上行至头，而下行循臂至指端；阳气从手上行至头，而下行至足。故曰阳病者上行极而下，阴病者下行极而上。故伤于风者，上先受之，伤于湿者，下先受之。

【校注】

①表里　比喻地理上的邻接；内外。《宋书·自序》：“且表里强蛮，盘带疆埸。”《管子·心术下》：“表里遂通，泉之不涸，四支坚固。”《淮南子·缪称训》：“（道）包裹宇宙而无表里。”表里，此含义有二：一、从经络角度来看，内为阴，足太阴在内侧，外表属阳，足阳明在外侧，而且相连，故为表里关系；二、从属性来看，表为阳，足阳明属阳，内为阴，足太阴属阴，二者又形成表里关系。手阳明、手太阴之关系与之同理。

②阴阳异位　异位，位置不同；位置分开。《易·系辞下》：“二与四，

同功而异位。”《艺文类聚·卷一》引汉代张衡《灵宪》：“刚柔始分，清浊异位。”《类经·十四卷·第十三》：“脾为脏，阴也。胃为腑，阳也。阳主外，阴主内，阳主上，阴主下，是阴阳异位也。”即阴阳经脉位置不同。

③更虚更实　更，轮流；更替。《史记·李斯列传》：“周德未衰，故五伯迭兴，更尊周室。”《汉书·段会宗传》：“三岁，更尽还，拜为沛郡太守。”颜师古注引如淳曰：“边吏三岁一更，下言终更皆是也。”更虚更实，《太素·卷六·脏腑气液》：“春夏阳明为实，太阴为虚；秋冬太阴为实，阳明为虚。即更虚实也。即太阴、阳明经脉轮流有虚实。

④更逆更从　逆，失常；向上。《荀子·非十二子》：“行辟而坚，饰非而好，玩奸而泽，言辩而逆，古之大禁也。”杨倞注：“逆者，乖于常理。”更逆更从，《太素·卷六·脏腑气液》：“春夏太阴为逆，阳明为顺。秋冬阳明为逆。太阴为顺也。”

⑤或从内，或从外　或，有的。内、外，即下文“阳者，天气也，主外。阴者，地气也，主内”之义。从内者，指伤于饮食不节，起居不时；从外者，指伤于贼风虚邪。

⑥异名　名称不同。《老子》：“此两者同出而异名。”犹如阴阳同出于道而名异。

⑦阳道实，阴道虚　阳道，天；房宿南二星中间的运行路线。《汉书·天文志》：“青赤出阳道，白黑出阴道。若月失节度而妄行，出阳道则旱风，出阴道则阴雨。”阴道，地。《易·坤》“坤，元亨，利牝马之贞”唐代孔颖达疏：“坤是阴道，当以柔顺为贞正。”《易·说卦》：“坤为地。”阳道实，阴道虚：《太素·卷六·脏腑气液》：“阳为天气，主外，故阳道实也。阴为地气，主内，故阴道虚也。”即显示征兆司天之气旺盛，在大地（在泉）之气征兆不足，而使阳明经脉实，太阴经脉虚。

⑧不时卧　不能按时睡眠。

⑨呼　通“吁。喘气声。王引之《经义述闻·春秋左传上》：“《檀弓》：‘曾子闻之，瞿然曰：呼！’《释文》‘呼’作‘吁’。是吁、呼古字通也。”。《红楼梦·第三三回》：“贾政喘吁吁直挺挺的坐在椅子上。”

⑩喉主天气，咽主地气　喉，呼吸天阳之气，故曰主天气；咽，主受纳水谷之气，故曰咽主地气。《类经·十四卷·第十三》：“喉为肺系，所以受气，故上通于天；咽为胃系，所以受水谷，故下通于地。”

【原文】

帝曰：脾病而四支不用何也？岐伯曰：四支皆禀气于胃，而不得至经，必因于脾，乃得禀也①。今脾病不能为胃行其津液，四支不得禀水谷气，气日以衰，脉道不利，筋、骨、肌肉皆无气以生，故不用焉。帝曰：脾不主时，何也？岐伯曰：脾者，土也，治中央，常以四时长四藏，各十八日寄治，不得独主于时也②。脾藏者常著③胃土之精也，土者，生万物而法天地④，故上下至头足，不得主时也。帝曰：脾与胃以膜相连耳，而能为之行其津液何也？岐伯曰：足太阴者，三阴也⑤，其脉贯胃属脾络嗌，故太阴为之行气于三阴⑥。阳明者，表也，五藏六府之海也。亦为之行气于三阳⑦。藏府各因其经而受气于阳明⑧，故为胃行其津液。四支不得禀水谷气，日以益衰，阴道不利⑨，筋、骨、肌、肉无气以生，故不用焉。

【校注】

①四支皆禀气于胃，……乃得禀也　禀，禀受。马莳："盖四肢之各经，必因于脾气之所运，则胃中水谷之气，化为精微之气者，乃得至于四肢也。"

②脾者，土也，……各十八日寄治，不得独主于时也　长，滋长；助长。《诗·小雅·巧言》："君子屡盟，乱是用长。"孔颖达疏："言在位之君子，数数相与要盟，其乱是用之，故而滋长也。"寄，客居。《一切经音义·卷十六》引《广雅》："寄，客也。"《类经·三卷·第七》注："五脏所主，如肝木主春而王于东；心火主夏而王于南；肺金主秋而王于西；肾水主冬而王于北。惟脾属土而蓄养万物，故位居中央，寄王四时各一十八日，为四脏之长，而不得独主于时也。考之历法，凡于辰、戌、丑、未四季月当立春、立夏、立秋、立冬之前，各土王用事十八日，一岁共计七十二日。"脾者土也，……各十八日寄治，不得独主于时也，脾，是属土，统治着中央，时常凭借四季滋长心肝脾肺，各季节的立春、立夏、立秋、立冬之前客居来统治，对于季节是不单独主宰。

③著　通"贮"。储存。《史记·货殖列传》："子赣既学于仲尼，退而仕于卫，废著鬻财于曹鲁之间。"司马贞索隐："著音贮。《汉书》亦作'贮'，贮犹

居也。《说文》云：‘贮，积也。’”脾为仓廪之官，故可贮存胃内的精华之气。

④土者生万物而法天地，……不得主时也 法，模式。《易·系辞上》：“制而用之谓之法。”孔颖达疏：“言圣人裁制其物而施用之，垂为模范，故云‘谓之法’。”上下，从高处到低处。《类经·卷第七》：“脾胃皆属乎土，所以生成万物，故曰法天地。土为万物之本，脾胃为脏腑之本，故上至头，下至足，无所不及，又岂得独主一时而已哉。《平人气象论》曰：人无胃气曰逆，逆者死，脉无胃气亦死。此所以四时五脏，皆不可一日无土气也。”

⑤足太阴者，三阴也 三阴，此指太阴而言。一阴为厥阴，二阴为少阴，三阴为太阴。

⑥太阴为之行气于三阴 脾把胃内的精华之气运输于太阴，少阴、厥阴三阴。

⑦亦为之行气于三阳 《类经·十四卷·第十三》注：“阳明者，太阴之表也。主受水谷以溉脏腑，故为五脏六腑之海。虽阳明行气于三阳，然亦赖脾气而后行，故曰亦也。”亦为之行气于三阳，即脾也能把胃内的精华之气运输到三阳经。

⑧藏腑各因其经而受气于阳明 因，依据。脏腑各因其经而受气于阳明，张志聪：“三阴三阳所以受气于太阴阳明者，气也，如脏腑四肢受水谷之津液者，各因其经脉而通于太阴阳明也。”

⑨阴道不利 高士宗：“即脉道不利也。”实指脏腑之在里大隧道不通。

阳明脉解篇第三十

新校正云：按全元起本在第三卷。

【原文】

黄帝问曰：足阳明之脉病，恶[①]人与火，闻木音则惕然而惊，钟鼓不为动，闻木音而惊何也？愿闻其故。岐伯对曰：阳明者，胃脉也。胃者，土也。故闻木音而惊者，土恶木也。帝曰：善。其恶火何也？岐伯曰：阳明主肉，其脉血气盛，邪客之则热，热甚则恶火。帝曰：其恶人何也？岐伯曰：阳明厥则喘而惋[②]，惋则恶人。帝曰：或喘而死者，或喘而生者，何也？岐伯曰：厥逆连藏则死[③]，连经则生。帝曰：善。病甚则弃衣而走，登高而歌，或至不食数日，踰垣[④]上屋，所上之处，皆非其素所能也，病反能者何也？岐伯曰：四支者，诸阳之本[⑤]也，阳盛则四支实，实则能登高也。帝曰：其弃衣而走者何也？岐伯曰：热盛于身，故其弃衣欲走也。帝曰：其妄言骂詈[⑥]不避亲疎而[⑦]歌者何也？岐伯曰：阳盛则使人妄言骂詈不避亲疎。而不欲食，不欲食故妄走也。

【校注】

①恶 厌恶。

②惋 怅恨；烦闷；郁结烦闷。此指烦闷。本书《解精微论》："夫志悲者惋，惋则冲阴。"本书《调经论》："血并于上，气并于下，心烦惋善怒。"《玉篇·心部》："惋，惊欺也。"

③厥逆连藏则死，连经则生 厥，发。逆，多喻凶灾、祸乱。此引申为"病祸。"《明史·惠帝纪》："扫兹逆氛，永安至治。"今有些地方方言还保留此意义，如"我看着风不顺，就跑了。"不顺，就是逆。王冰注："经，谓经脉。脏，谓五神脏。所以连脏则死者，神去故也。"厥逆连脏则死，连经则生，即生病牵连神脏，神伤而去则死；只牵连经脉的人，就能生存。

④踰垣 踰，同逾，越过。垣，墙；墙头。踰垣，越过墙头。

⑤本 事物的根基或主体。《汉书·叔孙通传》："太子天下本，本壹摇天下震动，奈何以天下戏！"

⑥骂詈 詈，骂。《书·无逸》："小人怨汝詈汝。"骂詈，同义词连用。骂人。

⑦而 连词。表转折。犹然而，却。《史记·廉颇蔺相如列传》："秦以城求璧而赵不许，曲在赵；赵予璧而秦不予赵城，曲在秦。

【按语】

本篇是对《灵枢·经脉篇》"恶人与火，闻木音则惕然而惊、上高而歌，弃衣而走"的解释，《通评虚实论》有"癫疾"、"厥狂"、"痫惊"之论。三者可互相参阅。

本书体例，有君臣问答者，是为论难形式，则称“论”，而本篇题名无“论”字。是有脱文？还是特殊情况？有待考证。

【音释】

《宝命全形论》：嗄所嫁切　呿吟上丘伽切　黔音钳　弃蔑音灭　容瞚音舜

《八正神明论》：髣髴上音仿，下音弗

《离合真邪论》：輴徐伦切　蚊虻武庚切　扪音门　抓侧交切　溶音容

《通评虚实论》：恇去王切　痏荣美切　蹠之石切

《太阴阳明论》：闭塞苏则切

《阳明脉解篇》：惋乌贯切　踰音于

卷第九

热论篇第三十一

新校正云：按全元起本在第五卷。

【原文】

黄帝问曰：今夫[①]热病者，皆伤寒之类也，或愈或死，其死皆以六七日之间，其愈皆以十日以上者何也？不知其解，愿闻其故。岐伯对曰：巨阳者，诸阳之属也[②]，其脉连于风府[③]，故为诸阳主气也[④]。人之伤于寒也，则为病热，热虽甚不死；其两感[⑤]于寒而病者，必不免于死。帝曰：愿闻其状。岐伯曰：伤寒一日，巨阳受之，故头项痛、腰脊强。二日阳明受之，阳明主肉，其脉侠鼻络于目，故身热目疼而鼻干，不得卧也。三日少阳受之，少阳主胆，其脉循胁络于耳，故胸胁痛而耳聋。三阳经络皆受其病，而未入于藏者，故可汗而已。四日太阴受之，太阴脉布胃中络于嗌，故腹满而嗌干。五日少阴受之，少阴脉贯肾络于肺，系舌本，故口燥舌干而渴。六日厥阴受之，厥阴脉循阴器而络于肝，故烦满而囊缩[⑥]。三阴三阳，五藏六府皆受病，荣卫不行，五藏不通，则死矣。其不两感于寒者，七日巨阳病衰[⑦]，头痛少愈；八日阳明病衰，身热少愈；九日少阳病衰，耳聋微闻；十日太阴病衰，腹减如故，则思饮食；十一日少阴病衰，渴止不满[⑧]，舌干已而嚏；十二日厥阴病衰，囊纵，少腹微下[⑨]，大气[⑩]皆去，病日已矣。

帝曰：治之奈何？岐伯曰：治之各通其藏脉[⑪]，病日衰已矣。其未满三日者，可汗而已；其满三日者。可泄而已[⑫]。

帝曰：热病已愈，时有所遗[⑬]者何也？岐伯曰：诸遗者，热甚而强食之，故有所遗也。若此者，皆病已衰而热有所藏，因其谷气相薄，两热相合[⑭]，故有所遗也。帝曰：善。治遗奈何？岐伯曰：视其虚实，调其逆从[⑮]，可使必已矣。

帝曰：病热当何禁之？岐伯曰：病热少愈，食肉则复[⑯]，多食则遗，此其禁也。

【校注】

①今夫　发语词。俞樾《古书疑义举例·古书发端之词例》："《礼记·中庸篇》'今夫天'一节，四用'今夫'为发端，此近人所习用者；乃或变其文为'今是'。"

②巨阳者，诸阳之属也　巨，大。大，是"太"的古字。《诗·鄘风·蝃蝀》："乃如之人也，怀昏姻也，大无信也，不知命也。"陆德明释文："大音泰。"《论语·雍也》："居简而行简，无乃大简乎？"清代江沅《说文释例》："古只作'大'，不作'太'，亦不作'泰'。《易》之'大极'，《春秋》之'大子'、'大上'，《尚书》之'大誓'、'大王王季'，《史》《汉》之'大上皇'、'大后'，后人皆读为'太'，或径改本书，作'太'及'泰'。"据此，巨阳，即太阳。属，聚集；会合；种类。此指种类。《周礼·秋官·大行人》："属象胥，谕言语，协辞命。"郑玄注："属犹聚也。"《易·说卦》："艮为山……为黔喙之属。"唐代韩愈《孔公墓志铭》："明州岁贡海虫、淡菜、蛤蚶可食之属。"巨阳者，诸阳之属也，太阳经是众多阳经的一个种类、

③风府　为督脉之穴名，在项上入发际一寸，并为足太阳、督脉、阳维之会。

④故为诸阳主气也　《太素·卷二十五·热病决》"诸阳者，督脉、阳维脉也。督脉，阳脉之海，阳维维诸阳脉，总会风府，属于太阳，故足太阳脉为诸阳主气。"即所以是众多阳经主宰着阳气。根据下文"人之伤于寒"，笔者认为"主"是"注"的通假字，当作读作"注"。《诗·小雅·大田》："雨

我公田。”汉代郑玄笺：“令天主雨于公田。”陆德明释文：“一本‘主’作‘注’。”《荀子·宥坐》：“主量必平，似法。”杨倞注：“主，读为注；量，谓坑受水之处也。言所经坑坎，注必平之然后过。”阴阳之气不能分离，阳经不仅仅主宰阳气，也主宰阴气，所以阴经和阳经是表示部位属性的依据。所以“故为诸阳主气也”，当为“所以这里众有多阳经灌注阳气。”

⑤两感　即相为表里的阴阳两经同时受病，如太阳、少阴同病，阳明、太阴同病，少阳、厥阴同病。下段“两感于寒者，病一日，则巨阳与少阴俱病”为之注。

⑥烦满而囊缩　满，通“懑”。烦闷。《汉书·佞幸传·石显》：“显与妻子徙归故郡，忧满不食，道病死。”颜师古注：“满，读曰懑。”烦满而囊缩，心中烦闷而阴囊缩小。

⑦七日巨阳病衰，头痛少愈　少，略；稍微。《庄子·徐无鬼》：“今予病少痊，予又且复游于六合之外。”七日巨阳病衰，头痛少愈，王冰：“邪气渐退，经气渐和，故少愈。”

⑧渴止不满　止，减省；去。《淮南子·说山》：“止念虑，则有为其所止矣。”高诱注：“止，犹去也。”此引申为“减轻，减少。”孙诒让正义：“注云‘止，犹杀也’者，犹《廪人》‘杀邦用’之杀，谓减省之也。”满，当为下文的“烦满”。渴止不满，口渴减轻，使烦闷消失。

⑨下　除去。《周礼·秋官·司民》：“司民掌登万民之数，自生齿以上，皆书于版……岁登下其死生。”郑玄注：“下犹去也，每岁更著生去死。”

⑩大气　王冰：“大气，谓大邪之气也。”

⑪治之各通其藏脉　《太素·卷二十五·热病决》：“量其热病在何脏之脉，知其所在，即于脉以行补泻之法。”

⑫其未满三日者，可汗而已，其满三日者，可泄而已　发热不够三天的，可用针刺来发汗就罢了，发热已经够三天的，可针刺泄下就罢了。

⑬遗　遗漏；剩余，未尽。《荀子·王制》：“上收而养之，材而事之，官施而衣食之，兼覆无遗。”《诗·大雅·云汉》：“周余黎民，靡有孑遗。”孔颖达疏：“无有孑遗，乃是悉尽之言。”《太素·卷二十五·热病决》：“遗，余也。大气虽去犹有残热在脏腑之内外，因多食，以谷气热与故热相薄，重发热病，名曰余热病也。”

⑭两热相合　即病之余热与新食谷气之热相会合。

⑮视其虚实，调其逆从 逆从，本书《至真要大论》：“何谓逆从?”岐伯曰：“逆者正治，从者反治。”视其虚实，调其逆从，即诊察病人经脉的虚实，调治虚实而进行补泻。

⑯食肉则复 王冰：“是所谓戒食劳也。热虽少愈，犹未尽除，脾胃气虚，故未能消化，肉坚食驻，故热复生。复，谓复旧病也。”

【按语】

此伤寒而发热，是广义的伤寒。同时由于太阳为“诸阳主气”，太阳为开，主一身之表，但这里为什么把风府提出来，在这里“诸阳主气”显然不是其为诸阳之长，而是各阳经都在风府穴这里相连，外来邪气都从风府进入。当“邪气客于风府……卫气一日一夜大会于风府”（本书《疟论篇》）时，则“卫气每至于风府，则腠理开，开则邪入。”（本书《金匮真言论篇》、《风论篇》、《灵枢经·岁露论》）皆有其类似论述。

这里所论述的六经热病，都属热证、实证，与《伤寒论》之三阳属热、三阴属虚寒的三阳三阴病不尽同。这里六经热病类似后世所说的温病表现。伤于阴邪为伤寒病，伤于阳邪为今之温病，不论伤寒与温病，只要在三阳经，皆用汗法。伤寒病在三阴无化热者，皆温阳散寒，化热（伤寒而成温者）则泄下；而温病在三阴，用泄法。

未满三日可汗，已满三日可泄，虽原意是指用针刺而言。《灵枢·热病》：“热病三日，而气口静，人迎燥盛者，取之诸阳，五十九刺，以泻其热，而出其汗，实其阴以补其不足，……其可刺者，急取之，不汗出则泄。”程郊倩云：“汗、泄二字，俱是刺法，刺法有浅深，故云可汗、可泄”，但只要在利于病人的情况下，只要符合原文治疗原则，不必拘泥于或针或药。

未满三日之所以汗，是在经未入里，故用汗法，已满三日则已入里，故用下法。

【原文】

帝曰：其病两感于寒者，其脉应与其病形何如？岐伯曰：两感于寒者，病一日则巨阳与少阴俱病，则头痛口干而烦满；二日则阳明与太阴俱病，则腹满、身热、不欲食，谵言[①]；三日则少阳与厥阴俱病，则耳聋、囊缩而厥，水浆不入、不知人，六日死。帝曰：五藏已伤，六府不通，荣卫不行，如是之后，三日乃死何也？岐伯曰：阳明者，十二经脉之长[②]也，其血气盛，故不知人，三日其气乃尽，故死矣。凡病伤寒而成温[③]者，先夏至日者为病温，后夏至日者为病暑，暑当与汗皆出，勿止。

【校注】

①谵言　即谵语。王冰："谵言，谓妄谬而不次也。"

②长　居首位。《易·乾》："元者，善之长也。"

③温　《医宗金鉴·幼科杂病心法要诀·瘟疫门》："冬受寒邪不即病，复感春寒发名温。"

刺热篇第三十二

新校正云：按全元起本在第五卷。

【原文】

肝热病者，小便先黄，腹痛多卧[①]身热，热争则狂言及惊，胁满痛，手足躁，不得安卧[②]，庚辛甚，甲乙大汗[③]，气逆则庚辛死[④]，刺足厥阴、少阳。其逆则头痛员员[⑤]，脉引冲头也。

心热病者，先不乐，数日乃热，热争则卒心痛，烦闷善呕，头痛、面赤、无汗[⑥]，壬癸甚，丙丁大汗，气逆则壬癸死。刺手少阴、太阳。

脾热病者，先头重，颊痛烦心，颜青，欲呕身热⑦。热争则腰痛，不可用俯仰，腹满泄，两颔痛⑧。甲乙甚，戊己大汗，气逆则甲乙死。刺足太阴、阳明。

肺热病者，先淅然，厥起毫毛，恶风寒，舌上黄，身热。热争则喘咳，痛走胸膺背，不得大息，头痛不堪，汗出而寒⑨，丙丁甚，庚辛大汗，气逆则丙丁死。刺太阴、阳明，出血如大豆，立已。

肾热病者，先腰痛骱酸，苦渴数饮，身热⑩。热争则项痛而强，骱寒且酸，足下热，不欲言⑪，其逆则项痛、员员淡淡然⑫。戊己甚，壬癸大汗，气逆则戊己死。刺足少阴、太阳，诸汗者，至其所胜日，汗出也。

肝热病者左颊先赤。心热病者颜先赤。脾热病者鼻先赤。肺热病者右颊先赤。肾热病者颐先赤。病虽未发，见赤色者刺之，名曰治未病。热病从部所⑬起者，至期而已⑭。其刺之反者⑮，三周⑯而已，重逆⑰则死。诸当汗者，至其所胜日，汗大出也。

【校注】

①腹痛多卧　吴昆："肝脉抵少腹，故腹痛，肝主筋，筋痿故多卧。"

②热争则狂言及惊，……不得安卧　争，争斗；对抗。《诗·大雅·江汉》："时靡有争，王心载宁。"陆德明释文："争，争斗之争"。热争，《类经·十五卷·第四十四》："热入于脏，则邪正相胜，故曰争。"狂，狂言，妄诞之语，放肆之言；病人的谵语。晋代干宝《搜神记·卷十二》："有佣客，得疾下血。医以中蛊，乃密以囊荷根布席下，不使知。乃狂言曰：'食我蛊者，乃张小小也。'"《太素·卷二十五·五脏热病》："肝动语言也，故热争狂言及惊也。其脉属肝络胆，故胁痛也。肝脉出足上连手厥阴，今热故手足躁也。"，

③庚辛甚，甲乙大汗　庚辛为金，甲乙为木，庚辛则金气旺，则金克木，故肝病逢庚辛日则病重。肝病逢甲乙日则肝气旺，正气胜邪，大汗出而

热退。此据五行生克以推测疾病的转化。以下四脏类推。

④气逆则庚辛死　逆，反行。倒向，反向。《西京杂记·卷二》："瓠子河决，有蛟龙从九子自决中逆上入河，喷沫流波数十里。"《北史·厍狄干传》："干不知书，署名为'干'字，逆上画之。"本书《玉机真脏论篇》："五藏受气于其所生，传之于其所胜，气舍于其所生，死于其所不胜。病之且死，必先传行至其所不胜，病乃死，此言气之逆行也，故死。肝受气于心，传之于脾，气舍于肾，至肺而死。心受气于脾，传之于肺，气舍于肝，至肾而死……此皆逆死也。"气逆则庚辛死，邪气逆反传于肺，在庚辛日金气旺而克木为常态，今肝气反传于金，由正常所胜变为异常之所不胜，虽为庚辛日，但金气衰，故气逆传，使之死。也可参本书《脏气发时论篇》相关论述。

⑤头痛员员　员，通"运"。"运"，通"晕"。眩晕。孙诒让闲诂：员，《非命·上篇》作"运，声义相近。"《灵枢经·经脉》："五阴气俱绝，则目系转，转则目运。"宋代范仲淹《乞小郡表》："自后久坐则头运，多务则心烦。"头痛员员，即头痛而晕乎乎。

⑥心热病者……头痛面赤无汗　《类经·十五卷·第四十四》："心者神明之所出，邪不易犯，犯必先觉之，故热邪将入于脏，则先有不乐之兆。热与心气分争，故卒然心痛而烦闷，心火上炎，故善呕。头者精明之府，手少阴之脉上出于面，故头痛面赤。汗为心之液，心热则液亡，故无汗。

⑦脾热病者……欲呕身热　颜，额头。即眉上发下、两额角间部分。《左传·僖公九年》："天威不违颜咫尺。"孔颖达疏："颜，谓额也。"《史记·高祖本纪》："高祖为人，隆准而龙颜，美须髯，左股有七十二黑子。"裴骃集解引应劭曰："颜，额颡也，齐人谓之颡，汝南、淮、泗之间曰颜。"脾热病者，……欲呕身热，《太素·卷二十五·五脏热病》："脾腑之阳明脉，循发际至额颅，故头重颜痛。……足太阴注心中，故心烦也。足阳明下循喉咙，下膈属目络脾，主肌，故欲呕，身热腹满泄也。"

⑧热争则腰痛不可用俯仰，腹满泄，两颔痛　用，行事；行动。《诗·邶风·雄雉》："不忮不求，何用不臧。"高亨注："用，犹行也。"热争则腰痛不可用，俯仰，腹满泄，两颔痛，《类经·十五卷·第四十四》："腰者肾之府，热争于脾，则土邪乘肾，必注于腰，故为腰痛不可俯仰，太阴之脉，入腹属脾络胃，故腹满而泄。阳明脉循颐后下廉出大迎，故两颔痛。"

⑨热争则喘咳……汗出而寒　胸膺，胸之两傍高起处为膺，两膺之间为

胸。热争则喘咳……汗出而寒，即《类经·十五卷·第四十四》："热争于肺，其变动则为喘为咳。肺者，胸中之脏，背者，胸中之府，故痛走胸膺及背，且不得太息也。喘逆在肺，气不下行，则三阳俱壅于上，故头痛不堪。热邪在肺，则皮毛不敛，故汗出而寒。"

⑩肾热病者……苦渴数饮身热　王冰"膀胱之脉，从肩髆内侠脊抵腰中，又腰为肾之府，故先腰痛也。又肾之脉，自循内踝之后上腨内，出腘内廉；又直行者，从肾上贯肝鬲入肺中，循喉咙侠舌本，故胻痠苦渴数饮身热。"

⑪热争则项病而强……不欲言　高士宗："邪正相持而热争，争于上，则项病而强，争于下，则胻寒且痠，争于中，则不欲言。"

⑫其逆则项痛，员员淡淡然　王冰："肾之筋，循脊内侠膂上至项，结于枕骨，与膀胱之筋合。膀胱之脉，又并下于项，故项痛员员然也。淡淡，为似欲不定也。"淡，通"澹、憺、痰"。《集韵·谈韵》："淡，水儿，或作澹。"《说文通训定声》："……'淡，胸中液也……'《方言》骞师注'淡字又作痰也。'"《灵枢·经脉第十》："心中憺憺大动"。澹，水波起伏之貌。《说文》："澹，水摇也。"《玉篇》："澹，水动也。"其逆则项痛、员员淡谈然，即肾的经脉失常，就有项痛、头晕晕乎乎、晃荡的样子。

⑬部所　部，管辖。唐代柳宗元《岭南节度飨军堂记》："唐制：岭南为五府，府部州以十数。"部所，即面部的不同部位反映五脏的病色，某部位属某脏腑所管辖，如本节文中之心颜、脾鼻、肾颐等。也可参见《灵枢·五色篇》。

⑭至期而已　指至其当旺之日汗出而病愈，如肝病至甲乙日，心病至丙丁日等。期，在此指当旺之日。

⑮刺之反者　指某脏有病，由其所生逆传而来，就刺反侮逆传之子之脏的经脉。如"子病及母"则刺子之经。

⑯三周　三度环绕。《左传·成公二年》："齐师败绩，逐之，三周华不注。"《类经·十五卷·第四十四》："三周者，谓三遇所胜之日而后已。"

⑰重逆　两次反侮。即一次子病母，及由母反侮之母。

【按语】

"气逆"在临床上既有诊断意义，也有治疗意义。"重逆"是"子病及母"为一逆如火传木，当子依次逆传之母，传之于其第二个时，恰是子所不胜之脏，如木侮金为一逆，合之为二逆，即“重逆”，当“重逆”出现时，则“死于所不胜”（《玉机真脏论篇》），若理解成气机逆乱就意义不大了，因为生病本身就存在气机逆乱，绝对不是死的时候才气机逆乱。

关于“治未病”的应用，此指病人脸部有征象，但未感到生病的症状，把疾病消灭于萌芽之时；而《金匮要略》的“不治已病治未病，知肝传脾，当先实脾”，是肝已病，而脾未病的治法，截断病邪，阻止病势发展；以饮食来调养，是据五行与四季的关系来饮食调养，五谷为养，五蔬为助之扶助正气，不等于治未病。

【原文】

诸治热病，以饮之寒水乃刺之，必寒衣之，居止寒处，身寒而止也[1]。热病先胸胁痛，手足躁，刺足少阳，补足太阴[2]，病甚者为五十九刺。热病始手臂痛者，刺手阳明、太阴而汗出止。热病始于头首者，刺项太阳而汗出止。热病始于足胫者，刺足阳明而汗出止。热病先身重骨痛，耳聋好瞑，刺足少阴，病甚为五十九刺[3]。热病先眩冒而热，胸胁满，刺足少阴、少阳。太阳之脉，色荣颧骨[4]，热病也，荣未交[5]，曰今且得汗，待时[6]而已。与厥阴脉争见者，死期不过三日[7]。其热病内连肾，少阳之脉色也。少阳之脉，色荣颊前，热病也，荣未交，曰今且得汗，待时而已，与少阴脉争见者，死期不过三日。

热病气[9]穴：三椎下间主[10]胸中热，四椎下间主鬲中热，五椎下间主肝热，六椎下间主脾热，七椎下间主肾热，荣在骶也。项上三椎陷者中也[12]，颊下逆颧[13]为大瘕[14]，下牙车[15]为腹满，颧后为胁痛，颊上者鬲上也。

【校注】

①诸治热病……身寒而止也　寒衣，御寒的衣服；衣服单薄。此指后

者。唐代梁洽《金剪刀赋》："及其春服既成，寒衣欲替。"本书《藏气法时论》："病在肺，愈在冬；冬不愈，甚于夏；夏不死，持于长夏，起于秋，禁寒饮食寒衣。"居止，住所，居住。诸治热病，……身寒而止也，《类经·十五卷·第四十四》："先饮寒水而后刺，欲其阴气自内达表，而热泄于外也，故必寒衣寒处，皆欲其避温就凉耳。"

②刺足少阳，补足太阴　王冰："此则举正取之例。然足少阳木病，而泻足少阳之木气，补足太阴之土气者，恐木传于土也。胸胁痛，丘虚主之，……然补足大阴之脉，当于井荥取之也。"

③五十九刺　治热病的五十九个穴位。详见本书《水热穴论篇》中注。

热病先身重骨痛，耳聋好瞑：《类经·十五卷·第四十四》："肾主骨，在窍为耳，热邪居之，故为身重骨痛耳聋，热伤真阴，则志气昏倦，故好瞑。"

④色荣颧骨　荣，美好的气色；光润。本书《五藏生成论》："此五藏所生之外荣也。"王冰注："荣，美色也。"《释名·释言语》："荣，犹荧也。"《一切经音义》："引作'荣，犹荧荧然，照明之儿，言其光润者也。'"颧骨，王冰："颧骨，谓目下当外眦也。"色荣颧骨，即光润于颧骨部。

⑤荣未交　交，贯通；定（旺盛）。通"皎"。光亮《易·泰》："天地交而万物通也"。《广雅·释诂四》："交，定也"。《庄子·渔父》："有渔父者，下船而来，须眉交白。"陆德明释文："一本作皎。"荣未交，指上文颧部不光润。

⑥待时　等到当旺之时，即上文所云之"所胜日"，如肝病待甲乙日，心病待丙丁日等。

⑦与厥阴脉争见者，死期不过三日　《太素·卷二十五·五脏热病》："足太阳水也，足厥阴木也，水以生木，木盛水衰，故太阳水色见时，有木争见者，水死，以其热病内连于肾，肾为热伤，其数至三日，故死也。"。

⑧与少阴脉争见者，死期不过三日　《太素·卷二十五·五脏热病》："少阳为木，少阴为水，少阳脉见之时，少阴争见者，是母胜子，故肝木死。"王冰："少阳受病，当传入于太阴，今反少阴脉来见，亦土败而木贼之也，故死不过三日，亦木之数然。"

⑨气　景象；征象。宋代张载《正蒙·乾称下》："凡象，皆气也。"王夫之注："使之各成其象者，皆气所聚也。"《楚辞·九辩》："悲哉秋之为气

也，萧瑟兮草木摇落而变衰。”

⑩主　预示，预兆。宋代范仲淹《奏乞宣谕大臣定河东捍御》：“河东地震数年，占书亦主城陷。”

⑪荣在骶也　王冰：“脊节之谓椎，脊穷之谓骶。言肾热之气，外通尾骶也。”荣在骶也，即有光润之色在骶部。

⑫项上三椎，陷者中也　王冰：“此举数脊椎大法也。言三椎下间主胸中热者，何以数之？言皆当以陷者中为气发之所。”《类经·十五卷·第四十四》：“此取脊椎之大法也。项上三椎者，乃项骨三节，非脊椎也。三椎之下陷者中，方是第一节，穴名大椎，由此而下数之，则诸椎循次可得矣。”项上三椎，陷者中也，即从项向上的第三椎有凹陷的位置中间

⑬颊下逆颧　《素问经注节解》：“逆，自下而上也。颊在颧下，逆颧，谓由颊上至于颧。”颊下逆颧，即赤色自颊下向上至颧部。

⑭大瘕　腹中结块的病；寄生虫引起的腹中结块的病。本书《大奇论》：“肾脉小急，肝脉小急，心脉小急，不鼓皆为瘕。”马莳：“瘕者，假也。块似有形，而隐见不常，故曰瘕。”《灵枢经·厥病》：“肠中有虫瘕及蛟蛔，皆不可取以小针。”《史记·扁鹊仓公列传》：“临灾氾里女子薄吾病甚……臣意诊其脉，曰：‘蛲瘕。’”张守节正义：“人腹中短虫。”《难经·五十七难》：“大瘕泄者，里急后重，数至圊不能便，茎中痛”。

⑮牙车　今谓下颌骨。《释名》：“颐，或曰辅车，其骨强可以辅持其口，或谓牙车，牙所载也，或谓颔车也。”

【按语】

本篇之“先胸胁痛”，“先身重”“始手臂痛者”之“先”、始是治本的依据，也为传之于“后”症的出现判断吉凶提供依据。若不分“先”，也就无后，因此无法辨识是顺传还是逆传，其传于所生、所胜，是顺证，为易治；若“受气其所生”、“所不胜”，是逆证，为难治。而教材之“肝脾不和”证中之肝木克脾土与脾土侮肝木两个证型，仅存前者，据此，脏腑辨证已经脱离五行之轨。由于前者是顺传，其治则为疏肝健脾（知肝传脾，当先实脾）；后者是逆传，其治则为泻脾补肝。

评热病论篇第三十三

新校正云：按全元起本在第五卷。

【原文】

黄帝问曰：有病温者，汗出辄[①]复热而脉躁疾[②]，不为汗衰，狂言不能食，病名为何？岐伯对曰：病名阴阳交[③]，交者，死也。帝曰：愿闻其说。岐伯曰：人所以汗出者，皆生于谷，谷生于精[④]，今邪、气交争于骨肉而得汗者，是邪却而精胜也，精胜则当能食而不复热。复热者，邪气也，汗者，精气也。今汗出而辄复热者，是邪胜也。不能食者，精无俾[⑤]也。病而留者，其寿可立而倾[⑥]也。且夫《热论》[⑦]曰：汗出而脉尚躁盛者死。今脉不与汗相应，此不胜其病也，其死明矣。狂言者，是失志，失志者死。今见三死[⑧]，不见一生，虽愈必死也。

【校注】

①辄（zhe） 立即，就。《史记·季布栾布列传》："有敢收视者，辄捕之。"

②脉躁疾 躁，急疾；迅速；急躁。此指急疾。《易·说》："为决躁。"王引之《经义述闻·周易下》："决、躁皆疾也。象雷之迅，故为决躁。《说文》：'躁，疾也。'躁与趮同。"汉代陆贾《新语·辅政》："躁疾者为厥速，迟重者为常存。"脉躁疾，犹今脉数。

③阴阳交 交，通"校"。俞樾《诸子平议·管子一》：交读为校"《说文》：校，木囚也。"《易·噬嗑》："屦核灭趾，无咎。"五弼注："校者，以木绞校也，即械也"。为古代刑具，此指受刑。指阴阳受到惩罚的如在木囚，是死证。

④人之所以汗出者，皆生于谷，谷生于精 王冰注："言谷气化为精，

精气胜乃为汗。”人之所以汗出者，皆生于谷，谷生于精，此言人之出汗，是来自水谷所化的精气。即使人所以能够出汗的物质，都是把五谷化生成精气。

⑤精无俾　俾，后作“裨”。增加；增补；补益；弥补。《国语·郑语》：“若以同裨同，尽乃弃矣。”韦昭注：“裨，益也。《说文》：“俾，益也。”精无俾，今精气不能补充。

⑥立而倾　立，立刻。《史记·留侯世家》：“于是吕泽立夜见吕后，吕后承间为上泣涕而言，如四人意。”倾，危险。引申为险情。《玉篇》：“倾，危也，亦作倾”立而倾，立刻就有危象。

⑦《热论》　王冰：“谓上古《热论》也。”

⑧三死　三，虚数，表示多。三死，指“汗出辄复热而脉躁疾，不为汗衰，狂言不能食”，这三种死征。

【原文】

帝曰：有病身热汗出烦满，烦满不为汗解，此为何病？岐伯曰：汗出而身热者，风也，汗出而烦满不解者，厥[①]也，病名曰风厥。帝曰：愿卒闻之。岐伯曰：巨阳主气，故先受邪，少阴与其为表里也，得热则上从之[②]，从之则厥也。帝曰：治之奈何？岐伯曰：表里刺之[③]，饮之服汤。

【校注】

①厥　在此指气向上逆。

②得热则上从之　上，向上为逆。厥者，逆也。《类经·十五卷·第三十》：“巨阳主气，气言表也。表病则里应，故少阴得热，则阴分之气，亦从阳而上逆，逆则服矣。”得热则上从之，少阴遇到热邪就向上顺着经脉走。

③表里刺之　《类经·十五卷·第三十》：“阳邪盛者阴必虚，故当泻太阳之热，补少阴之气，合表里而刺之也”。表里刺之，即刺太阳、少阴相邻的两经。

【原文】

帝曰：劳风[①]为病何如？岐伯曰：劳风法在肺下[②]，其为病也，使人强上冥视[③]，唾出若涕，恶风而振寒[④]，此为劳风之病。帝曰：治之奈何？岐伯曰：以救[⑤]俯仰，巨阳引精者三日，中年者五日，不精者七日[⑥]咳出青[⑦]黄涕，其状如脓，大如弹丸，从口中若鼻中出，不出则伤肺，伤肺则死也。

【校注】

①劳风 《太素·卷二十五·热病说》："劳中得风为病，名曰劳中，亦曰劳风。"即劳伤而遇风邪。

②法在肺下 法，常规，常理。《孙子·军争》："倍道兼行，百里而争利，则擒三将军。劲者先，罢者后，其法十一而至。"法在肺下，即劳风的受邪部位常规在肺下。

③强上冥视 冥，通"瞑"。《韩非子·外储说左上》："夫新砥砺杀矢，彀弩而射，虽冥而妄发，其端未尝不中秋毫也。"强上，本书《脉解篇》："所谓强上引背者，阳气大上而争，故强上也。王冰，"强上，谓颈项噤强也。"冥视，《素问识》："盖冥视，即目眩之谓。"强上冥视，项背僵硬，头视物头晕目眩。

④振寒 振，战栗；抖动；摇动。此指汉代张仲景《伤寒论·太阳病中》："身为振振摇者。"《意林》引《太公金匮》："尧居民上，振振如临深渊；舜居民上，兢兢如履薄冰。"《礼记·曲礼下》："振书端书于君前，有诛。"郑玄注："振，去尘也。"《荀子·不苟》："新浴者振其衣，新沐者弹其冠，人之情也。"振寒，寒冷得打哆嗦。

⑤救 医治。《吕氏春秋·劝学》："夫弗能兑而反说，是拯溺而硾之以石也，是救病而饮之以堇也。"高诱注："救，治也。"

⑥巨阳引精者三日……不精者七日 引，招致。南朝宋国刘义庆《世说新语·方正》："友人惭，下车引之，元方入门不顾。"《太素·卷二十五·热病说》："以针引巨阳者"，精，真气。古人认为宇宙间的一种灵气。《古今韵会举要》："精，《增韵》：真气也。《庄子·在宥》："吾欲取天地之精，以佐五谷，子在有力，以养民人。"成玄英疏："欲取窈冥之理，天地阴阳精气，助成五谷，以养苍生也。"《正字通》："精，精气。《灵枢》曰：生之来谓之精，此先天元生之精也：食气入胃，散精于五脏，此水谷日生之精也。"引精，指用针刺招致正气。巨阳引精者三日，……不精者七日，即《类经·十五卷·第三十》："风邪之病肺者，必由足太阳膀胱经，风门肺俞等穴，内入于脏。

太阳者水之府，三阳之表也，故当引精上行，则风从咳散。若巨阳气盛，引精速者，应在三日，中年精衰者，应在五日，衰年不精者，应在七日，当咳出青黄痰涕而愈。”

⑦青　通“清”。《释名・释言语》：“清，青也，去浊远秽色如青也。”王先谦疏证补：“叶德炯曰：‘清、青古通。’《白虎通・八风》：‘清白者，青芒也。’”

【原文】

帝曰：有病肾风者，面胕痝然，壅害于言①，可刺不②？岐伯曰：虚不当刺，不当刺而刺③，后五日其气必至③。帝曰：其至何如？岐伯曰：至必少气时热，时热从胸背上至头，汗出手热，口干苦渴，小便黄，目下肿，腹中鸣，身重难以行，月事不来，烦而不能食，不能正偃④，正偃则咳甚，病名曰风水，论在《刺法⑤》中。帝曰：愿闻其说。岐伯曰：邪之所凑⑥，其气必虚，阴虚者阳必凑之，故少气时热而汗出也⑦。小便黄者，少腹中有热也。不能正偃者，胃中不和也。正偃则咳甚，上迫⑧肺也。诸有水气者，微肿先见于目下也。帝曰：何以言？岐伯曰：水者，阴也，目下，亦阴也⑨。腹者，至阴⑩之所居，故水在腹者，必使目下肿也。真气上逆，故口苦舌干⑪，卧不得正偃，正偃则咳出清水也。诸水病者，故不得卧，卧则惊⑫，惊则咳甚也。腹中鸣者，病本于胃也。薄⑬脾则烦，不能食，食不下者，胃脘隔也。身重难以行者，胃脉在足也。月事不来者，胞脉闭也，胞脉者属心而络于胞中，今气上迫肺，心气不得下通，故月事不来也⑭。帝曰：善。

【校注】

①面胕痝（mang）然，壅害于言　胕，浮肿。本书《水热穴论》：“上下溢于皮肤，故为胕肿。胕肿者，聚水而生病也。”本书《六元正纪大论》：“湿胜则濡泄，甚则水闭胕肿。”王冰：“胕肿，肉泥按之陷而不起也。”痝，大。

《国语·周语上》："夫民之大事在农……敦庬纯固于是乎成，是故稷为大官。"韦昭注："庬，大也。"王冰："庬然，肿起貌。𤸃，谓目下𤸃，如卧蚕形也。肾之脉，从肾上贯肝鬲，入肺中，循喉咙侠舌本，故妨害于言语。"面胕庬然，𤸃害于言，面目浮肿很严重的样子，𤸃滞妨害言语。

②不　同否。《说文·不部》："否，不也"。北方方言至今还保留。"你去不?"

③虚不当刺，不当刺而刺，后五日其气必至　气，在此指病气。至，即病气来到。《类经·十五卷·第三十一》注："虚者本不当刺，若谓肿为实，以针泻之，则真气愈虚，邪必乘虚而至，后五日者，脏气一周而复至其所伤之脏，病气因而甚矣。"

④正偃（yan）　偃，仰卧。《诗·小雅·北山》："或息偃在床，或不已于行。"正偃，规范地仰卧。

⑤刺法　王冰："篇名，今经亡。"

⑥凑（cou）　趋；奔赴。《汉书·扬雄传上》："上乃帅群臣横大河，凑汾阴。"颜师古注："凑，趣也。"

⑦阴虚者阳必凑之，故少气时热而汗出也　张志聪："风邪伤肾，精气必虚，阴虚则阳往乘之，故时时发热。肾为生气之原，故少气也。阳加于阴则汗出。"

⑧迫　困厄；窘迫。《韩非子·存韩》："夫韩尝一背秦而国迫地侵，兵弱至今。"《文选·谢灵运〈南楼中望所迟客〉诗》："杳杳日西颓，漫漫长路迫。"李善注："《楚辞》云：'日杳杳以西颓，路长远而窘迫。'王逸注曰：'言道路长远，不得复还，忧心迫窘，无所舒志也。'"

⑨目下，亦阴也　目下，即下眼胞。张志聪："太阴者至阴也，水邪上乘于腹，始伤胃而渐及于脾，故微肿先见于目下，脾主约束（眼胞）也。

⑩至阴　本书《水热穴论篇》"肾者，至阴也。至阴者，盛水也。肺者，太阴也。少阴者，冬脉也。故其本在肾，其末在肺，皆积水也。"

⑪真气上逆，故口苦舌干　肾水及之子肺胆，则逼胆之精气上溢，故有口苦舌干。

⑫惊　迅猛涌出。《宋书·朱修之传》："忽一旦乳汁惊出。"《南史·后妃传上·齐宣孝陈皇后》："后梦人以两瓯麻粥与之，觉而乳惊。"

⑬薄　征伐。申为"惩罚。"《诗·小雅·出车》："赫赫南仲，薄伐

西戎。”

⑭月事不来者……故月事不来也 《类经·十五卷·第三十一》：“胞，即子宫，相火之所在也，心主血脉，君火之所居也。阳气上下交通，故胞脉属心，而终于胞中以通月事。今气上迫肺，则阴邪遏绝阳道，心气不得下行，故胞脉闭而月事断矣。”

【按语】

风水证候，此处认为，其根在肾，病及心、肺、肝、胆、脾、胃。在本书《大奇论篇》、《水热穴论篇》均有论述，此处和《水热穴论篇》认为并和肺肾、风热有关，但《大奇论篇》平脉象“肾肝并沉为石水，并浮为风水，并虚为死，”来判断。除此外，要结合《金匮要略》之风水候，以此来提高诊断和治疗水平。

逆调论篇第三十四

新校正云：按全元起本在第四卷。

【原文】

黄帝问曰：人身非常温也，非常热也①。为之热而烦满者何也？岐伯对曰：阴气少而阳气胜②，故热而烦满也。帝曰：人身非衣寒③也，中非有寒气也，寒从中生④者何？岐伯曰：是人多痹气⑤也，阳气少，阴气多，故身寒如从水中出。

帝曰：人有四支热，逢风寒如炙如火⑥者何也？岐伯曰：是人者阴气虚，阳气盛，四支者，阳也，两阳相得⑦而阴气虚少，少水不能灭盛火，而阳独治。独治者不能生长也⑧，独胜而止耳，逢风而如炙如火者，是人当肉烁⑨也。

帝曰：人有身寒，汤火不能热，厚衣不能温，然不冻栗，是为何病？岐伯曰：是人者，素肾气胜，以水为事⑩，太阳气衰，肾脂⑪枯不长，一水不能胜两火，肾者，水也，而生于骨，肾不生则髓不能满，故寒甚至骨也。所以不能冻栗者，肝，一阳也，心，二阳也，肾，孤藏也。一水不能胜二火，故不能冻栗⑫，病名曰骨痹，是人当挛节也。

【校注】

①非常温也，非常热也　有两种解释，王冰："异于常侯，故曰非常。"王玉川："《香草续校书》云：'常本裳字。《说文·巾部》云：常，下属也，或体作裳。是常裳二字，书传多以常为恒常义，而下属之义乃习用裳，鲜用常，故王注于此误谓异于常候，故曰非常，而不知下云人身非衣寒也，以彼衣寒例此常温常热，则其即裳温裳热明矣。……裳衣本可通称，裳温、裳热，犹衣温、衣热也。"遵王冰说。

②阴气少而阳气胜　马莳："阴气者，诸阴经之气及营气也，阳气者，诸阳经之气及卫气也。"

③衣寒　又称寒衣。衣服单薄。本书《藏气法时论》："病在肺，愈在冬；冬不愈，甚于夏；夏不死，持于长夏，起于秋，禁寒饮食寒衣。"

④寒从中生　寒邪从脏腑产生。

⑤痹气　使气闭阻。吴昆："痹气者，气不流畅，而痹著也。"

⑥如炙如火　吴昆："如炙，自苦其热如熏炙也；如火，人探其热如探火也。"

⑦两阳相得　相得，彼此投合。《史记·魏其武安侯列传》："相得欢甚，无厌，恨相知晚也。"风在外属阳，四肢亦属阳，四肢逢风邪气，故云两阳相得。

⑧独治者不能生长也　治，统治；主宰。此引申为"旺盛"。独治，指阳气独旺。独阴不生，独阳不长。今阳独旺盛，故不能生长。

⑨肉烁（shuo）　烁，通"铄"。消损；损伤。销铄。《庄子·胠箧》："彼人含其明，则天下不铄矣。"陆德明释文："不铄，朱灼反。崔云：不消坏也。"王冰："烁，言消也，言久久此人当肉消削也。"肉烁：肌肉消瘦。

⑩以水为事　根据下文"肾脂枯不长，"此指房事过度。王冰："以水为事，言盛欲也。"

⑪脂　精髓；象油脂样的渗出物；排泄物。此指精。唐代杜甫《寄高使

君岑长史》诗："隔日搜脂髓，增寒抱雪霜。"《尔雅》："枫欇欇。"郭璞注："（枫树）有脂而香。"

⑫肝一阳也……故不能冻栗　《类经·十五卷·第四十五》："肝有少阳之相火，心为少阴之君火，肾一水也，一水已竭，二火犹存，是阴气已虚于中，而浮阳独胜外，故身骨虽寒而不至冻栗。"

【原文】

帝曰：人之肉苛[①]者，虽近衣絮，犹尚苛也，是谓何疾？岐伯曰：荣气虚，卫气实也，荣气虚则不仁，卫气虚则不用，荣卫俱虚，则不仁且不用[②]，肉如故也，人身与志不相有[③]，曰死。帝曰：人有逆气不得卧而息有音者，有不得卧而息无音者，有起居如故而息有音者，有得卧行而喘者，有不得卧不能行而喘者，有不得卧，卧而喘者，皆何藏使然？愿闻其故。岐伯曰：不得卧而息有音者，是阳明之逆也。足三阳者下行，今逆而上行，故息有音也[④]。阳明者，胃脉也，胃者，六府之海，其气亦下行，阳明逆，不得从其道，故不得卧也。《下经》[⑤]曰：胃不和则卧不安，此之谓也。夫起居如故而息有音者，此肺之络脉逆也，络脉不得随经上下，故留经而不行，络脉之病人也微，故起居如故而息有音也[⑥]。夫不得卧，卧则喘者[⑦]，是水气之客也，夫水者，循津液而流也，肾者，水藏，主津液，主卧与喘也。帝曰：善。

【校注】

①苛　王冰：苛，谓痛重。本书《五常政大论》："皮痛肉苛，筋脉不利。"本书《至真要大论》："筋肉拘苛，血脉凝泣。"王冰："苛，重也。"痛，《玉篇》："痛，痹也。"《字汇》："痛，手足麻痹也。"

②不仁且不用　《类经·十五卷·第四十五》："不仁，不知痛痒寒热也。不用，不能举动也。"

③人身与志不相有　即外在的形体和神志活动已不相协调。《类经·十五卷·第四十五》："人之身体在外，五志在内，虽肌肉如故，而神气失守，

则外虽有形，而中已无主，若彼此不相有也，故当死。”

④不得卧而息有音者，……故息有音也 《太素·卷三十·卧息喘逆》：“阳明为三阳之长，故气下行顺而息调，失和上行逆而有音。”

⑤《下经》 王冰：“上古经也”。

⑥夫起居如故，而息有音者，……故起居如故而息有音也 《太素·卷三十·卧息喘逆》：“夫络脉循经脉上下而行，络脉受邪，注留于经，病人也甚，故起居不安息亦有声。今络脉气逆，不循于经，其病也微，所以起居如故息有音之也。”

⑦夫不得卧，卧则喘者，……主卧与喘也 《类经·十八卷·第八十二》：“水病者，其本在肾，其末在肺，故为不得卧，卧则喘者，标本俱病也。”

【按语】

此“足三阳者下行，今逆而上行，故息有音也。阳明者胃脉也，胃者，六腑之海，其气亦下行，阳明逆，不得从其道，故不得卧也。”虽然说的是逆之病机，但是对我们用针灸治疗其他疾病也有启示意义，比如邪气在一定的时间逆经而行，我们就可以顺经而刺，若邪气在一定的时间顺经而行，我们则逆经而刺。以截断邪气以提高疗效。

【音释】

《热论》：怫音弗 谵之阎切，多言也

《刺热论》：颔胡感切 洒淅上先礼切，下先历切 痠音酸 跟音根 骶音氐

《评热病论》：胕庞下莫江切 髆音博

《逆调论》：苛胡歌切

卷第十

疟论篇第三十五

新校正云：按全元起本在第五卷。

【原文】

黄帝问曰：夫痎疟[①]皆生于风，其蓄[②]作有时者何也？岐伯对曰：疟之始发也，先起于毫毛，伸欠[③]乃作，寒栗鼓颔[④]，腰脊俱痛；寒去则内外皆热，头痛如破[⑤]，渴欲冷饮。帝曰：何气使然？愿闻其道。岐伯曰：阴阳上下交争[⑥]，虚实更作[⑦]，阴阳相移也。阳并于阴，则阴实而阳虚，阳明虚则寒栗鼓颔[⑧]也；巨阳虚则腰背头项痛[⑨]；三阳俱虚则阴气胜。阴气胜则骨寒而痛，寒生于内，故中外皆寒，阳盛则外热，阴虚则内热，外内皆热则喘而渴，故欲冷饮也。此皆得之夏，伤于暑，热气盛，藏于皮肤之内、肠胃之外，此荣气之所舍也。此令人汗空[⑩]疎，腠理开，因得秋气，汗出遇风，及得之以浴，水气舍于皮肤之内，与卫气并居。卫气者，昼日行于阳，夜行于阴，此气得阳而外出，得阴而内薄，内外相薄，是以日作[⑪]。

【校注】

①痎（jie）疟　疟疾通称。但命名依据各异：一、按病因和临床表现命名。《病源·卷十一·痎疟候》："夫痎疟者，夏伤于暑也，其病秋则寒甚，冬则寒轻，春则恶风，夏则多汗。"二、按病程而命名。王冰："痎，犹老也，亦瘦也。"《医学纲目·卷六·疟寒热》："痎疟者，久疟也。"三、发作时间不

同而命名。吴昆："夜病者为痎，昼病者为疟。"高士宗："痎，阴疟也，疟，阳疟也。"《说文》："痎，二日一发疟。"四、疟疾的通称。马莳："痎疟者，疟之总称也。"《类经·十六卷·第四十八》："痎，皆也；疟，残疟之谓。疟症虽多，皆谓之疟，故曰痎疟。"

②蓄 积聚；储藏。《礼记·王制》："国无九年之蓄曰不足，无六年之蓄曰急，无三年之蓄曰国非其国也。"《文选·张衡〈东京赋〉》："洪恩素蓄，民心固结。"薛综注："蓄，积。"

③伸欠 《类经·十六卷·第四十八》："伸者，伸其四体，邪动于经也；欠，呵欠也，阴阳争引而然。"

④寒栗鼓颔 栗，战栗。鼓，名做动词。《文选·枚乘〈上书谏吴王〉》："马方骇，鼓而惊之。"李周翰注："鼓，击鼓也。"颔，下颌骨。寒栗鼓颔，感觉寒冷而全身打寒战，使上下颌象击鼓一样。

⑤破 劈；裂。

⑥阴阳上下交争 上下，增减。《周礼·秋官·司仪》："凡四方之宾客，礼仪辞命饩牢赐献，以二等从其爵而上下之。"贾公彦疏："爵尊者礼丰，爵卑者礼杀。"阴阳上下交争，阴阳有增减就出现交搏抗争。

⑦虚实更作 疟疾发作时，阴阳交争，则阴阳更替相胜，故虚实更作。

⑧阳明虚则寒栗鼓颔也 阳明多气多血，阳明脉自交承浆，分行循颐后下廉出大迎，其支别者，从大迎前下人迎。当阳明气不足则阴气胜而生寒，故有寒栗鼓颔。

⑨巨阳虚则腰背头项痛 巨阳，太阳。足太阳脉从头别下项，循肩内挟脊抵腰中。故太阳经气不足，则腰背头项痛。

⑩空（kǒng） 孔。《说文·穴部》："空，窍也。"《汉书·鲍宣传》："今贫民菜食不厌，衣又穿空。"颜师古注："空，孔也。"

⑪是以日作 《类经·十六卷·第四十八》："风寒自表而入，则与卫气并居，故必随卫气以为出入，卫气一日一周，是以新感之疟，亦一日一作。"

【原文】

帝曰：其间日而作者何也？岐伯曰：其气之舍深，内薄于阴，阳气独发，阴邪内著，阴与阳争，不得出，是以间日而作也。

帝曰：善。其作日晏，与其日早者，何气使然？岐伯曰：邪气客于风府，循膂[①]而下，卫气一日一夜大会于风府，其明日日下一节，故其作也晏[②]，此先客于脊背也，每至于风府则腠理开，腠理开则邪气入，邪气入则病作，以此日作稍益晏也。其出于风府，日下一节，二十五日下至骶骨，二十六日入于脊内，注于伏膂之脉[③]，其气上行，九日出于缺盆之中[④]，其气日高，故作日益早也。其间日发者，由邪气内薄于五藏，横连募原[⑤]也，其道远，其气深，其行迟，不能与卫气俱行，不得皆[⑥]出，故间日乃作也。帝曰：夫子言卫气每至于风府，腠理乃发，发则邪气入，入则病作。今卫气日下一节，其气之发也，不当风府，其日作者奈何？岐伯曰：此邪气客于头项，循膂而下者也，故虚实不同，邪中异所，则不得当其风府也。故邪中于头项者，气至头项而病；中于背者，气至背而病；中于腰脊者，气至腰脊而病；中于手足者，气至手足而病。卫气之所在，与邪气相合[⑦]则病作，故风无常府。卫气之所发，必开其腠理，邪气之所合[⑦]，则其府也。帝曰：善。夫风之与疟也，相似同类[⑧]，而风独常在，疟得有时而休者何也？岐伯曰：风气留其处，故常在；疟气随经络沉[⑨]以内薄，故卫气应乃作。

【校注】

①膂（lu）　紧靠脊椎骨两侧的肌肉；此指下文“脊背”。

②故其作也晏　晏，晚迟。《类经·十六卷·第四十八》：“卫气每至明旦，则出于足太阳之睛明穴，而大会于风府，此一日一夜卫气周行之常度也。若邪气客于风府，必循膂而下，其气渐深，则日下一节，自阳就阴，其会渐迟、故其作渐晏也。

③伏膂之脉　王冰：“伏膂之脉者，谓筋膂之间，肾脉之伏行者也。肾之脉……以其贯脊，又不正应行穴，但循膂伏行，故谓之伏肾膂脉。”

④缺盆之中　缺盆有二：一为穴名，属足阳明胃经。一为任脉天突。《灵枢经·本输》：“缺盆之中，任脉也，名曰天突。”此指后者。

⑤横连募原　横，穿越。募，通“膜”。《说文通训定声》：“募，假借为膜。”膜，生物体内象薄皮的组织，又有保护作用。《说文》：“膜，肉间胲膜也。”本书《举痛论》：“寒气客于肠胃之间，膜原之下，血不得散。”王冰：“膜，谓鬲闲之膜。原，谓鬲肓之原。”原，根本；根源。此指根部。募原，王冰：“谓鬲募之原系。”此指薄膜的根部。

⑥皆　通“偕”。《墨子·明鬼》：“偕若信鬼神之能赏贤而罚暴也。”孙诒让间诂：“偕与皆通。”

⑦合　交锋；交战。《孙子·行军》：“兵怒而相迎，久而不合，又不相去，必谨察之。”

⑧夫风之与疟也，相似同类　风证与疟疾症状相似，同类病因。

⑨沉　隐伏；隐没。汉代扬雄《太玄·玄图》：“阴阳沈交，四时潜伏。”范望注：“沈，犹隐也。”

【按语】

本节指出风府有两个含义，一为项后风府穴处，一为风邪与卫气所交战之处，即“风无常府”。府者，处所也，风无常府，即风无定处。

【原文】

帝曰：疟先寒而后热者何也？岐伯曰：夏伤于大暑，其汗大出，腠理开发。因遇夏气凄沧[①]之水寒，藏于腠理皮肤之中，秋伤于风，则病成矣。夫寒者，阴气也，风者，阳气也。先伤于寒而后伤于风，故先寒而后热也。病以时作，名曰寒疟。

帝曰：先热而后寒者何也？岐伯曰：此先伤于风而后伤于寒，故先热而后寒也，亦以时作，名曰温疟。其但热而不寒者，阴气先绝[②]，阳气独发，则少气烦冤[③]，手足热而欲呕，名曰瘅[④]疟。

【校注】

①凄沧　凄，寒冷；冷清。《左传·昭公四年》：“则冬无愆阳，夏无伏

阴，春无凄风，秋无苦雨。”杜预注：“凄，寒也。”《说文·水部》：“沧，寒也。”凄沧，严寒貌。本书《五常政大论》：“凄沧数至，木伐草萎。”王冰：“凄沧，大凉也。”

②绝　竭；尽；极；灭亡；死亡；缺乏；贫困。此指衰竭。周武王《书井》：“源泉滑滑，连旱则绝”。《淮南子·本经》：“江河山川，绝而不流”。高诱注：绝，竭也。《后汉书·吴良传》：“臣苍荣宠绝矣，忧责深大”，李贤注：“绝，犹极也”。《书·甘誓》：“有扈氏威侮五行，怠弃三正，天用剿绝其命。”孔传：“剿，截也。截绝，谓灭之。”《礼记·月令》：“（季春之月）命有司，发仓廪，赐贫穷，振乏绝。”

③烦冤　冤，屈缩，不舒展。不舒展则郁。故此引申为“郁闷”。《汉书·息夫躬传》：“冤颈折翼，庸得往兮！”颜师古注：“冤，屈也。”唐代王建《寄崔列中丞》诗：“当时门前客，默默空冤烦。”烦冤，心烦郁闷。

④瘅　热；劳。王冰：“瘅，热也，极热为之也。《尔雅·释诂下》：“瘅，劳也。”

【原文】

帝曰：夫《经》言有余者泻之，不足者补之。今热为有余，寒为不足。夫疟者之寒，汤火不能温也，及其热，冰水不能寒也，此皆有余、不足之类。当此之时，良工不能止，必须[①]其自衰乃刺之，其故何也？愿闻其说。岐伯曰：《经》言：无刺熇熇之热[②]，无刺浑浑之脉[③]，无刺漉漉之汗[④]，故为其病逆，未可治也。夫疟之始发也，阳气并于阴，当是之时，阳虚而阴盛，外无气[⑤]，故先寒栗也。阴气逆极，则复出之阳，阳与阴复并于外，则阴虚而阳实，故先热而渴。夫疟气者，并于阳则阳胜，并于阴则阴胜，阴胜则寒，阳胜则热。疟者，风寒之气不常也。病极则复，至病之发也，如火之热，如风雨不可当也，故《经》言曰：方其盛时必毁[⑥]，因其衰也，事必大昌，此之谓也。夫疟之未发也，阴未并阳，阳未并阴，因而调之，真气得安，邪气乃亡，故工不能治其已发，为其气逆也。

帝曰：善。攻[7]之奈何？早晏何如？岐伯曰：疟之且发也[8]，阴阳之且移也，必从四末始也。阳已伤，阴从之，故先其时坚束其处[9]，令邪气不得入，阴气不得出，审候见之，在孙络盛坚而血者，皆取之，此真往[10]而未得并者也。

【校注】

①须　等待。《诗·邶风·匏有苦叶》："人涉卬否，卬须我友。"毛传："人皆涉，我反未至，我独待之而不涉。"

②熇熇（kǎo kǎo）之热　热势炽盛貌。熇熇，炽盛；炽热貌；炽烈貌。王冰："盛热也。"《诗·大雅·板》："多将熇熇，不可救药。"毛传："熇熇然，炽盛也。"本书《刺疟》："先寒后热，熇熇暍暍然。"王冰："熇熇，甚热状。"

③浑浑之脉　纷乱貌；滚滚；大水流貌。王冰："言无端绪也。"本书《脉要精微论》："浑浑革至如涌泉，病进而色弊。"王冰："浑浑，言脉气浊乱也。"《管子·富国》："若是则万物得宜，事变得应，上得天时，下得地利，中得人和，则财货浑浑如泉源。"浑浑之脉，即脉象很盛大。

④漉漉之汗　漉漉，湿貌；流貌。王冰："言汗大出也。"漉，液体往下渗流。《战国策·楚策四》："蹄申膝折，尾湛胕溃，漉汁洒地。"

⑤外无气　《素问经注节解》："人之无病也，阳卫外，阴守中。及邪中于身而为病也，阴阳之气，随之而乱矣。是故邪入于阴，则阳气亦随之而并于阴，唯并于阴，于是阳在内而不在外，故外无气。"

⑥方其盛时必毁，因其衰也，事必大昌　毁，破败；挫败。《战国策·秦策四》："王若负人徒之众，材兵甲之强，壹毁魏氏之威，而欲以力臣天下之主，臣恐有后患。"高诱注："毁，败也。"事，通"剚"。刺。《汉书·蒯通传》："慈父孝子，不敢事刃于公之腹者，畏秦法也。"颜师古注："李奇曰：'东方人以物臿地中为事。'字本作傳。"《史记·张耳陈余列传》作"傳刃"。《新唐书·忠义传上·安金藏》："引佩刀自剚腹中，肠出被地。"昌，显。《字汇·日部》："昌，显也。"大昌，很明显。《类经·十六卷·第四十八》："病邪方盛之时，真气正衰，辄加以刺，必致毁伤，故当因其衰止而后取之，则邪气去而事大昌矣。"

⑦攻　治疗。《周礼·天官·疡医》："凡疗疡，以五毒攻之。"郑玄注：

“攻，治也。”

⑧疟之且发也，……必从四末始也 《太素·卷二十五·三疟》：“夫疟之作也，必内阴外阳相入相并相移乃作，四肢为阳，脏腑为阴，疟之将作，阳从四肢而入，阴从脏腑而出，二气交争，阴胜为寒，阳胜为热。”马莳：“方疟之将发，阴阳将移，必从四末而移，四末者，手足之指也，四末为十二经井荥俞经合之所行，故阴阳相移，必从此始。”

⑨先其时坚束其处 《太素·卷二十五·三疟》：“疗之二气未并之前，以绳束四肢病所来处，使二气不得相通，必邪见孙络，皆刺去血。”《千金·卷十·第六》：“先其时一食顷。用细左索紧束其手足十指，令邪气不得入，阴气不得出，过时乃解。”

⑩真往 马莳：“真气自往。”

【原文】

帝曰：疟不发，其应何如？岐伯曰：疟气者，必更盛更虚，当气之所在也，病在阳，则热而脉躁；在阴，则寒而脉静；极则阴阳俱衰，卫气相离，故病得休；卫气集，则复病也。

帝曰：时有间二日，或至数日发，或渴，或不渴，其故何也？岐伯曰：其间日者，邪气与卫气客于六府，而有时相失，不能相得，故休数日乃作也①。疟者，阴阳更胜也，或甚，或不甚，故或渴，或不渴②。

帝曰：论言③夏伤于暑，秋必病疟。今疟不必应者何也？岐伯曰：此应四时者也，其病异形者，反四时也④。其以秋病者寒甚⑤，以冬病者寒不甚⑥，以春病者恶风⑦，以夏病者多汗⑧。

帝曰：夫病温疟与寒疟而皆安舍？舍于何藏？岐伯曰：温疟者，得之冬，中于风寒，气藏于骨髓之中，至春则阳气大发，邪气不能自出，因遇大暑，脑髓烁⑨，肌肉消，腠理发泄。或有所用力，邪气与汗皆出，此病藏于肾，其气先从内出之于外也。如是者，阴虚而阳盛，阳盛则热矣，衰则气复反入，入则阳虚，阳虚则寒矣，故先热而后寒，名曰温疟。

帝曰：瘅疟何如？岐伯曰：瘅疟者，肺素有热，气盛于身，厥逆上冲⑩，中气实而不外泄，因有所用力，腠理开，风寒舍于皮肤之内，分肉之间而发，发则阳气盛，阳气盛而不衰则病矣。其气不及于阴，故但热而不寒⑪，气内藏于心，而外舍于分肉之间，令人消烁脱肉，故命曰瘅疟⑫。帝曰：善。

【校注】

①邪气与卫气客于六府……故休数日乃作也 《类经·十六卷·第四十八》："客，犹言会也。"邪气与卫气客于六腑，……故休数日乃作也，张志聪："六腑者，谓六腑之募原也，六腑之募原者，连于肠胃之脂膜也。相失者，不与卫气相遇也。"高士宗："邪气与卫气并客于六腑，卫气入腑，周时不能外出，而有时相失矣。有时相失，不能与病气相得，故间二日、或休数日乃作也。"相得，会合。北魏郦道元《水经注·清漳水》："清漳又东南，与辚水相得。"

②疟者……故或渴，或不渴 王冰："胜，谓强盛于彼之气也。"疟者……故或渴或不渴，《太素·卷二十五·三疟》："阴胜寒甚不渴，阳胜热甚故渴也。"

③论言 论述，谈论。《史记·仲尼弟子列传论》："学者多称七十子之徒，誉者或过其实，毁者或损其真，钧之未睹厥容貌，则论言弟子籍，出孔氏古文近是。"

④其病异形者，反四时也 《类经·十六卷·第四十八》："夏伤于暑，秋必病疟，此应四时者也。其于春夏冬而病疟者，则病形多异，正以四时之气，寒热各有相反，皆能为疟也。"但在不同季节表现，各有特殊症状。

⑤以秋病者寒甚 王冰："秋气清凉，阳气下降，热藏肌肉，故寒甚也。"

⑥以冬病者寒不甚 王冰："冬气严冽，阳气伏藏，不与寒争，故寒不甚。"

⑦以春病者恶风 王冰："春气温和，阳气外泄，肉腠开发，故恶于风。"

⑧以夏病者多汗 王冰："夏气暑热，津液充盈，外泄皮肤，故多汗出。"

⑨烁 通"铄"。消损；损伤；消减；减损。指事物由多变少，由大变小，由盛而衰。本书《逆调论》："逢风而如炙如火者，是人当肉烁也。"王

冰："烁，言消也，言久久此人当肉消削也。"《京氏易传·否》："阴阳升降，阳道消铄，阴气凝结。"

⑩厥逆上冲　厥，发也。厥逆上冲，发病就使逆气向上冲。

⑪其气不及于阴，故但热而不寒　《类经·十六卷·第四十八》："肺素有热者，阳盛气实之人也，故邪中于外，亦但在阳分而不及于阴，则但热不寒也。

⑫命曰瘅疟　马莳："此热气者，内藏于心肺而外舍于分肉。令人消烁脱肉，病名曰瘅疟，由此观之，则瘅疟之所舍者，肺与心耳。"

刺疟篇第三十六

新校正云：按全元起本在第六卷。

【原文】

足太阳之疟，令人腰痛头重，寒从背起[①]，先寒后热，熇熇暍暍[②]然，热止汗出，难已，刺郄[③]中[④]出血。

足少阳之疟，令人身体解㑊[⑤]，寒不甚，热不甚，恶见人，见人心惕惕然[⑥]，热多汗出甚，刺足少阳[⑦]。

足阳明之疟，令人先寒，洒淅洒淅[⑧]，寒甚久乃热，热去汗出，喜见日月光火气，乃快然[⑨]，刺足阳明跗上[⑩]。

足太阴之疟，令人不乐，好太息，不嗜食，多寒热汗出。病至则善呕，呕已乃衰，即取之[⑪]。

足少阴之疟，令人呕吐甚，多寒热。热多寒少，欲闭户牖而处，其病难已[⑫]。

足厥阴之疟，令人腰痛，少腹满[⑬]，小便不利，如癃状[⑭]，非癃也。数便，意恐惧，气不足，腹中悒悒，刺足厥阴[⑮]。

肺疟者，令人心寒，寒甚热，热间善惊，如有所见者，刺手太阴、阳明[⑯]。

心疟者，令人烦心。甚欲得清水，反寒多，不甚热，刺手少阴[17]。

肝疟者，令人色苍苍然，太息，其状若死者，刺足厥阴见血[18]。

脾疟者，令人寒，腹中痛，热则肠中鸣，鸣已汗出，刺足太阴[19]。

肾疟者，令人洒洒然，腰脊痛宛转[20]，大便难，目眴眴然[21]，手足寒，刺足太阳、少阴[22]。

胃疟者，令人且[23]病也。善饥而不能食，食而支满腹大，刺足阳明、太阴横脉出血[24]。

疟发身方热，刺跗上动脉[25]，开其空，出其血，立寒。

疟方欲寒，刺手阳明、太阴，足阳明、太阴[26]。

疟脉满大急，刺背俞[27]，用中针，傍伍胠俞[27]各一，适肥瘦出其血也。

疟脉小实急，灸胫少阴[28]，刺指井。

疟脉满大急，刺背俞，用[29]五胠俞、背俞各一，适行至于血也[30]。

疟脉缓大虚，便宜用药，不宜用针[31]。

凡治疟先发如食顷，乃可以治，过之则失时也。

诸疟而脉不见，刺十指间出血[32]，血去必已，先视身之赤如小豆者，尽取之。十二疟[33]者，其发各不同时，察其病形，以知其何脉之病也。先其发时如食顷而刺之。一刺则衰，二刺则知[34]，三刺则已，不已，刺舌下两脉出血，不已，刺郄中盛经出血。又刺项已下侠脊者，[35]必已。舌下两脉者，廉泉也[36]。刺疟者，必先问其病之所先发者，先刺之。先头痛及重者，先刺头上及两额、两眉间出血。先项背痛者，先刺之。先腰脊痛者，先刺郄中出血。先手臂痛者，先刺手少阴、阳明、十指间[37]。先足胫痠痛者，先刺足阳明、十指间出血[38]。

风疟，疟发则汗出恶风，刺三阳经背俞之血者[39]。骱痠痛甚，按之不可，名曰胕髓病。以镵针[40]针绝骨，出血，立已。身体小痛，刺至阴，诸阴之井，无出血，间日一刺。

疟不渴，间日而作，刺足太阳。渴而间日作，刺足少阳。温疟，汗不出，为五十九刺[41]。

【校注】

①足太阳之疟，……寒从背起　王冰："足太阳之脉，从巅入络脑。还出别下项，循肩髆内挟脊抵腰中；其支别者，从内左右别下贯胂"，故足太阳之疟，"令腰痛头重，寒从背起"。

②熇熇暍暍　王冰："熇熇，甚热状。暍暍，亦热盛也。"

③郄　《甲乙·卷七·第五》作"腘"。

④郄中　即委中穴，在膝弯中央横纹处。

⑤解㑊（yi）　《太素·卷二十五·十二疟》："足少阳脉尽羁终身之肢节，故此脉病，身体解㑊。"张隐庵："解㑊，懈惰也，此脾之为病也。"本书《平人气象论篇》也有此描述。

⑥愓愓然　戒惧地样子。《国语·晋语四》："君若恣志以用重耳，四方诸侯其谁不愓愓以从命。"

⑦刺足少阳　王冰："侠溪主之。侠溪在足小指次指岐骨间本节前陷者中，少阳之荥。"

⑧洒淅（xi xi）　发冷打寒战的样子。

⑨喜见日月光火气乃快然　本书《阳明脉解篇》："足阳明之脉病，恶人与火。"阳明本多气多血，感受热邪，则恶见火热；寒在阳明而阳虚，则喜见日月光、火，则寒减，故见之则感到舒畅的样子。

⑩刺足阳明跗上　跗上，即足背。王冰："跗上，冲阳穴也。在足跗上同身寸之五寸骨间动脉上去陷谷同身寸之三寸，阳明之原。"

⑪足太阴之疟，……即取之　《太素·卷二十五·十二疟》："足太阴脉，从胃别上膈，注心中，故疟令人不乐，好太息也。脾胃主食，故脾脉病不嗜食，其脉入腹属脾络胃，上膈挟咽，故病将极喜呕，呕已乃衰，时即宜取之也。"大息：大，"太"的古字。《诗·鄘风·蝃蝀》："乃如之人也，怀昏姻

也，大无信也，不知命也。”陆德明释文：“大音泰。”《论语·雍也》：“居简而行简，无乃大简乎？”清代江沅《说文释例》：“古只作‘大’，不作‘太’，亦不作‘泰’。《易》之‘大极’，《春秋》之‘大子’、‘大上’，《尚书》之‘大誓’、‘大王王季’，《史》《汉》之‘大上皇’、‘大后’，后人皆读为‘太’，或径改本书，作‘太’及‘泰’。”大息，又称太息，即大声长叹，深深地叹息；长呼吸。此指前者。《史记·苏秦列传》：“于是韩王勃然作色，攘臂瞋目，按剑仰天太息曰：‘寡人虽不肖，必不能事秦。’”司马贞索隐：“太息，谓久蓄气而大吁也。”本书《平人气象论》：“呼吸定息，脉五动，闰以太息，命曰平人。”张介宾：“闰，余也，犹闰月之谓。言平人常息之外，间有一息甚长者，是为闰以太息。”。王冰：“即取之，井俞及公孙也。公孙在足大指本节后，同身寸之一寸，太阴络也。”

⑫足少阴之疟，……其病难已　《类经·十六卷·第五十》：“肾脉上贯肝膈，入肺中，循喉咙，阴邪上冲，故为呕吐甚；肾病则阴虚，阴虚故热多寒少；病在阴者喜静，故欲闭户牖而处；肾为至阴之脏而邪居之，故病深难已。”

⑬令人腰痛，少腹满　足厥阴脉，循股阴入毛中，绕阴器抵少腹，与督脉会于巅，本书《刺腰痛篇》“足厥阴之脉令人腰痛”王冰注其下有“其支者，从小腹与太阴、少阳结于腰髁下夹脊第三第四骨孔中”。所以足厥阴之疟，令人腰痛少腹满。

⑭小便不利，如癃状，……腹中悒悒（yi yi）　癃，小便不利。悒悒，王冰：“悒悒，不畅之貌。”张志聪：“水液如癃非癃，而小便频数不利者，厥阴之气不化。志意者，所以御精神，收魂魄，经云：肝气虚则恐，盖肝脏之神魂不足，故意恐惧也。木主春生之气，厥阴受邪，故生气不足。木郁不达，故腹中悒悒也。”

⑮刺足厥阴　王冰：“太冲主之。在足大指本节后同身寸之二寸陷者中，厥阴俞也。”

⑯肺疟者，令人心寒，……刺手太阴、阳明　《类经·十六卷·第五十》：“肺者心之盖也，以寒邪而乘所不胜，故肺疟者令人心寒。寒甚复热，而心气受伤，故善惊如有所见。当刺其表里二经。”刺手太阴、阳明，王冰：“列缺主之。列缺在手腕后同身寸之一寸半，手太阴络也。……阳明穴，合谷主之。合谷在手大指次指歧骨间，手阳明脉之所过也。”

⑰反寒多，不甚热，刺手少阴　反寒多，不甚热，心阳虚阴盛，故反寒

多，不甚热，刺手少阴：王冰："神门主之。神门在掌后锐骨之端陷者中，于少阴俞也。

⑱刺足厥阴见血　王冰："中封主之。中封在足内踝前同身寸之一寸半陷者中，仰足而取之，伸足乃得之，足厥阴经也，刺出血止。"

⑲刺足太阴　王冰："商丘主之。商丘在足内踝下微前陷者中，足太阴经也。"

⑳宛转　谓使身体或物翻来覆去，不断转动。北魏贾思勰《齐民要术·杂说》："融羊牛脂，灌于蒲台中，宛转于板上，梫令圆平。"

㉑目眴眴（xuan xuan）然　眴，《广韵》："瞚、眴，并同瞬。"目眴眴然《太素·卷二十五·十二疟》："又或为眩，肾腑膀胱足太阳脉起目内眦，故令目眩也。"

㉒刺足太阳、少阴　王冰："大钟主之。"大钟穴在足内踝后陷中，为少阴络穴。

㉓且　连词。与，及。表并列。马王堆汉墓帛书《十六经·前道》："知此道，地且天，鬼且人。"《汉书·郊祀志上》："汉之圣者，在高祖之孙且曾孙也。"

㉔刺足阳明，太阳横脉出血　王冰："厉兑、解溪、三里主之。厉兑在足大指次指之端，去爪甲如韭叶，阳明井也……解溪在冲阳后同身寸之三寸半腕上陷者中，阳明经也……三里在膝下同身寸之三寸，骱骨外廉两筋肉分间，阳明合也。……然足阳明取此三穴，足太阴刺其横脉出血也。横脉，谓足内踝前斜过大脉，则太阴之经脉也。"

㉕刺跗上动脉　即刺脚背上有跳动脉的地方。

㉖刺手阳明，太阴、足阳明，太阴　王冰："当随四经之井俞而刺之。"即刺手阳明经井穴商阳、俞穴三间；手太阴经井穴少商、俞穴太渊；足阳明经井穴厉兑、俞穴陷谷；足太阴经井穴隐白、俞穴太白。

㉗背俞、伍胠（qu）俞　背俞，即脊椎两旁各一寸五分之五脏俞，即肺俞、肝俞、心俞、脾俞、肾俞。胠，腋下肋骨处。本书《欬论》："肝欬之状，欬则两胁下痛，甚则不可以转，转则两胠下满。"王冰："胠，亦胁也。"《医宗金鉴·正骨心法要旨·胁肋》："其两侧自腋而下，至肋骨之尽处，统名曰胁。胁下小肋骨名曰季胁，俗名软肋。肋者，单条骨之谓也。统胁肋之总，又名曰胠。"胠俞，诸说不一。杨上善指为"两胁下胠中之输有疗疟者"。王冰、马莳并认为是譩譆。吴昆认为是魄户、神堂、譩譆、鬲关、魂门五穴。

张介宾，张志聪并认为是魄户、神堂、魂门、意舍、志室五穴。根据胠义，笔者认为是“由背中而针刺两边的五俞穴外”，“胠俞”，为腋之腧穴。

㉘灸胫少阴，刺指井　王冰：“灸胫少阴，是谓复溜。复溜在内踝上同身寸之二寸陷者中，足少阴经也。……刺指井，谓刺至阴。至阴在足小指外侧去爪甲如韭叶，足太阳井也。”

㉙用　介词。犹由。表示处所。《公羊传·桓公八年》：“使我为媒，可，则因用是往逆矣。”何休注：“可，则因用鲁往迎之。”孔广森通义：“用，由也。使鲁为媒，可，则由鲁往逆，不必返报。

㉚适行至于血也　张志聪：“适其肥瘦以行其针，而至于出血也。”

㉛疟脉缓大虚，便宜用药，不宜用针　便宜，谓斟酌事宜，不拘陈规，自行决断处理。《史记·廉颇蔺相如列传》：“以便宜置吏，市租皆输入莫府，为士卒费。”疟脉缓大虚，便宜用药，不宜用针，即疟脉缓大虚，为气血两虚，斟酌用药物调理，不适合针刺。《灵枢·脉度篇》：“盛者泻之，虚者饮药以补之。”

㉜诸疟而脉不见，刺十指间出血　间，空隙；缝隙；中间。此指后者。《墨子·经上》：“有闲，中也。”毕沅校注：“闲隙，是二者之中。”一本作“间”。《史记·管晏列传》：“晏子为齐相，出，其御之妻从门闲而窥其夫。”《易·序卦》：“盈天地之间者唯万物。”诸疟而脉不见，刺十指间出血，吴昆注：“脉不见者，阳亢而脉反伏也，故刺十指间以泻阳。”诸多经疟疾可是脉象不显示，针刺十指尖，以通阳泻热。

㉝十二疟　指上文足六经疟、五脏疟、胃疟。

㉞知　效验。汉代张仲景《金匮要略·消渴小便利淋病脉症·栝蒌瞿麦丸方》：“饮服三丸，日三服。不知，增至七八丸，以小便利，腹中温为知。”

㉟项已下侠脊者　王冰等认为足太阳之大杼、风门；杨上善以为大杼、譩譆。不知孰是。

㊱舌下两脉者，廉泉也　王冰等均以为任脉之廉泉穴。《素问识》：“诸家为任脉之廉泉非也。任脉廉泉只一穴，不宜言两脉，此言足少阴廉泉也。气府论云：足少阴舌下各一。王注：足少阴舌下二穴，在人迎前陷中动脉前，是曰舌本，左右二也。《根结篇》云：少阴根于涌泉，结于廉泉。可以互证。”从后说。

㊲先刺手少阴、阳明、十指间　《类经·十六卷·第五十》：“手少阴阳

明，皆以井穴为言，又刺十指间者，各随其所病之经也，亦取井穴。”不足为据，笔者认为当为“先刺破手少阴、手阳明经腧穴、十指（中间）尖。”

㊳先刺足阳明、十指间出血　马莳：“先足胫痠痛者，先刺足阳明胃经、及足十指间之井穴以出其血。”张志聪：“足阳明十指间者，足十指间之厉兑也。”笔者认为当为“先刺破足阳明经腧穴、十指（中间）尖出血。”

㊴刺三阳经背俞之血者　王冰：“三阳，太阳也。”张志聪：“背俞，太阳之经俞也。盖太阳之气主表，邪伤太阳，则表气虚而恶风，故宜泻太阳之邪。”刺三阳经背俞之血者，即刺太阳之经背部腧穴有瘀血点的地方

㊵镵（chan）针　古时九针之一，长一寸六分，头部膨大而锐、形如箭头，用于浅刺。

㊶五十九刺　为治热病的五十九个俞穴。参见本书《刺热篇》、《水热穴论篇》。

气厥论篇第三十七

新校正云：按全元起本在第九卷，与《厥论》相并。

【原文】

黄帝问曰：五藏六府寒热相移①者何？岐伯曰：肾移寒于脾②，痈肿，少气③。脾移寒于肝，痈肿，筋挛。肝移寒于心，狂④、隔中⑤。心移寒于肺，肺消⑥，肺消者，饮一溲二，死不治。肺移寒于肾，为涌水⑦，涌水者，按腹不坚，水气客于大肠，疾行则鸣濯濯⑧如囊裹浆，水之病也。脾移热于肝，则为惊、衄。肝移热于心，则死。心移热于肺，传为鬲消⑨。肺移热于肾，传为柔痓⑩。肾移热于脾，传为虚⑪，肠澼，死不可治。胞移热于膀胱⑫，则癃溺血。膀胱移热于小肠，鬲⑬肠不便，上为口麋。小肠移热于大肠，为虙瘕，为沉痔⑭。大肠移热于胃，善食而瘦入⑮，谓之食亦。胃移热于胆，亦曰食亦⑯。

胆移热于脑，则辛頞[17]鼻渊，鼻渊者，浊涕下不止也，传为衄蔑[18]瞑目，故得之气厥[19]也。

【校注】

①相移 相，递相。移，迁徙；转移。《国语·齐语》："相地而衰征，则民不移。"韦昭注："视土地之美恶及所生出，以差征赋之轻重也。移，徙也。"《战国策·赵策一》："秦与韩为上交，秦祸安移于梁矣。"

②脾 原作"肝"，新校正："按全元起本云：肾移寒于脾。"《甲乙·卷六·第十》、《太素·卷二十六·寒热相移》并作"脾"，根据下文"肾移热于脾"推理，符合"气逆"的原则，今据改。

③痈肿少气 痈，通"雍"、"壅"。本书《大奇论》："肺之雍，喘……"林亿等新校正："详肺雍、肝雍、肾雍。《甲乙经》俱作痈。"《汉书·沟志》："有决河深川，而无堤防雍塞之文。"颜师古注："雍，读曰壅。"《汉书·五行志下之上》："犍为柏江山崩，捐江山崩，皆廱江水。"颜师古注："廱读曰'壅'."痈肿，即壅肿。汉代董仲舒《春秋繁露·五行顺逆》："则民病血壅肿，目不明。"《类经·十五卷·第四十六》："痈者，壅也。肾以寒水之气反传所胜，侵侮脾土，故壅为浮肿。……少气者，寒盛则阳虚于下，阳虚则无以化气也。"

④狂 精神失常；失却常态，狂乱。《史记·扁鹊仓公列传》："后三日而当狂，妄起行，欲走"。唐代韩愈《试大理评事王君墓志铭》："（侯高）再试吏，再怒去，发狂，投江水。"《老子》："驰骋田猎，令人心发狂。"王冰："心为阳脏，神处其中，寒薄之则神乱离，故狂也。"

⑤隔中 隔，通膈。此用的是本字。王冰："阳气与寒相迫，故隔塞而不通也。"《灵枢·邪气脏腑病形》："脾脉……微急为膈中，食饮入而还出，后沃沫。"

⑥肺消 病名。《太素·卷二十六·寒热相移》："心将寒气与肺，肺得寒发热，肺焦为渴，名曰肺消。"

⑦涌水 病名。《类经·十五卷·第四十六》："涌水者，水自下而上，如泉之涌也。水者阴气也，其本在肾，其末在肺，肺移寒于肾，则阳气不化于下，阳气不化，则水泛为邪，而客于大肠，以大肠为肺之合也。"

⑧濯濯（zhuo zhuo） 濯，通"棹"，《说文通训定声》："濯，假借为棹。"棹，船的桨，濯濯，象声词，即用船桨击水所出现的"哗啦哗啦"的声

音。此指肠内有流水哗啦哗啦声音。王冰："肠鸣则濯濯有声，"清代俞正燮《癸巳类稿·持素证篇》："大肠病，肠中切痛，而鸣濯濯。"

⑨鬲消　鬲，通"膈"。晋代陆云《与陆典书书》之五："绍季札之遐踪，结鬲肝于中夏。"鬲消，病名。《类经·十五卷·第四十六》："肺属金，其化本燥，心复以热移之，则燥愈甚而传为鬲消。鬲消者，鬲上焦烦，饮水多而善消也。"

⑩柔痓（chi）　痓，抽掣。明代李时珍《本草纲目·百病主治药上·当归》："客血内塞，中风痓，汗不出。"柔痓，为抽病的一种。《素问经注节解》："痓者，筋脉抽掣，木之病也，木养于水，今肾受肺热，水枯不能养筋，故令抽搦不已，但比刚痓稍缓，故曰柔也。王冰："柔，谓筋柔而无力。痓，谓骨痓而不随。气骨皆热，髓不内充，故骨痓强而不举，筋柔缓而无力也。"姚止庵注："痓者，筋脉抽掣，木之病也。"

⑪虚　洞孔；空隙。引申指薄弱环节；虚弱。水反侮土，其脾必虚则不能运化，则泄。《孙子·虚实》："进而不可御者，冲其虚也；退而不可追者，速而不可及也。"曹操注："卒往进攻其虚懈，退又疾也。"高诱注："虚，孔窍也。"晋代孙绰《游天台山赋》："投刃皆虚，目牛无全。"本书《调经论》："寒湿之中人也……荣血泣，卫气去，故曰虚，虚者聂辟气不足。"

⑫胞移热于膀胱　《太素·卷二十六·寒热相移》："胞，女子胞也。女子胞中有热，传于膀胱尿胞。"王冰："膀胱为津液之府，胞为受纳之司，故热入膀胱，胞中外热，阴络内溢，故不得小便而溺血也。"从杨说。

⑬鬲　通"隔"。阻隔。《管子·明法解》："人臣之力，能鬲君臣之闲而使美恶之情不扬。"

⑭为虙（fu）瘕（jia），为沉痔　痔，据高士宗本补。虙，王冰："虙与伏同。"北齐颜之推《颜氏家训·书证》："张揖云：'虙，今伏羲氏也。'孟康《汉书》古文注亦云：'虙，今伏。'……孔子弟子虙子贱为单父宰，即虙羲之后，俗字亦为'宓'，或复加'山'。今兖州永昌郡城，旧单父地也，东门有《子贱碑》，汉世所立，乃曰：'济南伏生，即子贱之后。'是知虙之与伏，古来通字。"《诗·陈风序》"陈谱"毛传："陈者，太皞虙戏氏之墟。"孔颖达疏："虙戏即伏牺，字异音义同也。"瘕，为腹内积块。积块沉伏在内，故称虙瘕。马莳："瘕者，假也。块似有形，而隐见不常，故曰瘕。"《史记·扁鹊仓公列传》："齐中尉潘满如病少腹痛，臣意诊其脉，曰：'遗积瘕也。'"《类

经·十五卷·第四十六》："小肠之热下行，则移于大肠，热结不散，则或气或血，留聚于曲折之处，是为虙瘕。"沉，指痔而言。张志聪："沉，痔也。小肠主火，大肠主金。火热淫金，则为肠痔。"。

⑮入 孙作"人"字。达到（某种境界）；趋于（某种状况）。南朝梁国刘勰《文心雕龙·诔碑》："潘岳构意，专师孝山，巧于序悲，易入新切。"唐代韩愈《答吕医山人书》："故天下靡靡，日入于衰坏，恐不复振起。"

⑯食亦 病名。张志聪："胃主受纳水谷，大肠为传导之官，大肠热邪反逆乘于胃，是以胃热则消谷善食，阳明燥热，则荣卫津液不生，故虽能食而瘦，亦懈㑊也。"

⑰頞（e） 頞，额头；鼻梁。此指前者。《孟子·梁惠王下》："举疾首蹙頞而相告。"《灵枢经·经脉》："胃足阳明之脉，起于鼻之交頞中。"吴昆"脑通于頞，頞通于鼻，惟脑受其热，故令頞中辛辣。"

⑱衄衊（mie） 皆指鼻中出血。衊，王冰："衊，谓污血也。"衄衊，即鼻流瘀血。

⑲气厥 气上逆反。

【按语】

本篇正确理解关键在于最后的"厥"字，和开头的"相移"的"相"的正确理解，如果把"相"理解成"互相"的关系，那就是对核心内容的曲解，因此，这是影响全文的关键，由于厥，逆也。气逆，指在五脏之病气逆传，导致五脏六腑之邪气递相传输，逆传者，难以治疗，或者死亡。顺传者，容易治疗。请结合《玉机真藏论篇》中之按语，有利于正确理解本文之精神。

咳论篇第三十八

新校正云：按全元起本在第九卷。

【原文】

黄帝问曰：肺之令人咳何也？岐伯对曰：五藏六府皆令人

咳，非独肺也。帝曰：愿闻其状。岐伯曰：皮毛者，肺之合[①]也。皮毛先受邪气，邪气以从其合也；其寒饮食入胃，从肺脉上至于肺则肺寒。肺寒则外内合邪，因而客之，则为肺咳。五藏各以其时受病，非其时，各传以与之[②]。人与天地相参[③]，故五藏各以治时[④]，感于寒则受病，微则为咳，甚者为泄为痛。乘秋则肺先受邪，乘春则肝先受之[⑤]，乘夏则心先受之，乘至阴[⑥]则脾先受之，乘冬则肾先受之。

【校注】

①合　统一；匹配；结合；联合；对应互协。此指对应互协。《荀子·儒效》："合天下，立声乐，于是《武》《象》起，而《韶》《护》废矣。"杨倞注："合天下，谓合会天下诸侯，归一统也。"《诗·大雅·大明》："文王初载，天作之合。"郑玄笺："合，配也。"《庄子·达生》："天地者，万物之父母也，合则成体，散则成始。"《战国策·秦策二》："楚王不听，遂举兵伐秦。秦与齐合，韩氏从之。"汉代董仲舒《春秋繁露·基义》："凡物必有合。合，必有上，必有下，必有左，必有右……此皆其合也。"《淮南子·时则训》："六合：孟春与孟秋为合；仲春与仲秋为合；季春与季秋为合……"《宋史·乐志三》："阳律必奏，阴吕必歌，阴阳之合也。顺阴阳之合，所以交神明、致精意。"

②五脏各以其时受病，非其时，各传以与之　张志聪："乘春则肝先受邪。乘夏则心先受邪，乘秋则肺先受邪，是五脏各以所主之时而受病，如非其秋时，则五脏之邪，各传于肺而为之咳也。"如春季肝先受邪，然后传于肺脏而发生咳嗽等。

③相参　相应合。

④治时　治，统治；管理。通"司"。主管；通"殆"。危及；旺盛。此指旺盛。《管子·君臣下》："治斧钺者，不敢让刑；治轩冕者，不敢让赏。"《荀子·议兵》："故兵大齐则制天下，小齐则治邻敌。"王念孙《读书杂志·荀子五》："案治读为'殆'。殆，危也。谓危邻敌也……殆、治，古字通。"本书《逆调论》："两阳相得，而阴气虚少，少水不能灭盛火，而阳独治。"治时，正常五脏在一年中分别旺盛在不同的季节。如肝主春，心主夏，脾主长夏，肺主秋，肾主冬等。但某季节之气太过或不及都可使相应的脏腑生病。

⑤乘春则肝先受之　乘，覆；反；战胜；胜过。《说文》："乘，覆也。"段玉裁注："《又部》'反'下曰：'覆也'。反覆者，倒易其上下。"《广韵·蒸韵》："乘，胜也。"《本草纲目·百病主治药上》："有阳乘阴者，血热妄行。"乘春，即他气胜过春气，或为反春之气。先受之，即首先使肝蒙受邪气。吴昆："先受之，则次传及乎肺，而为咳矣。"

⑥至阴　脾属土，长夏主土，指阴历六月。亦称长夏或季夏。六月之"六"，为阴数。《易》邽之阴爻称六。《易·坤》："初六，履霜坚冰至。"孔颖达疏："六，阴爻之名。阴数六老而八少，故谓阴爻为六也。"至阴，指脾，因脾属太阴，为三阴之最，故称；指肾。此指脾主之长夏。本书《藏气法时论篇》："脾主长夏。"本书《金匮真言论》："腹为阴，阴中之至阴，脾也。"本书《水热穴论》："肾者，至阴也；至阴者，盛水也……地气上者属于肾，而生水液也，故曰至阴。"

【按语】

其"微则为咳，甚者为泄为痛，"其临床腹泻型流感与之颇为近似。

【原文】

帝曰：何以异[①]之？岐伯曰：肺咳之状，咳而喘息有音，甚则唾血[②]。心咳之状，咳则心痛，喉中介介[③]如梗状，甚则咽肿喉痹[④]。肝咳之状，咳则两胁下痛，甚则不可以转，转则两胠下满，脾咳之状，咳则右胁下痛阴阴[⑤]引肩背，甚则不可以动，动则咳剧。肾咳之状，咳则腰背相引而痛，甚则咳涎。

帝曰：六府之咳奈何？安所受病？岐伯曰：五藏之久咳，乃移于六府。脾咳不已，则胃受之，胃咳之状，咳而呕，呕甚则长虫出[⑥]。肝咳不已，则胆受之，胆咳之状，咳呕胆汁。肺咳不已，则大肠受之，大肠咳状，咳而遗失[⑦]。心咳不已，则小肠受之，小肠咳状，咳而失气，气与咳俱失。肾咳不已，则膀胱受之，膀胱咳状，咳而遗溺。久咳不已，则三焦受之，三焦咳状，咳而腹满，不欲食饮[⑧]，此皆聚于胃，关于肺[⑨]，使人多涕唾而面浮肿气逆也。

帝曰：治之奈何？岐伯曰：治藏者，治其俞，治府者，治其合。浮肿者，治其经。帝曰：善。

【校注】

①异　区别；分开。《礼记·乐记》："乐者为同，礼者为异。"郑玄注："异谓别贵贱。"

②唾血　随咳唾而带血。

③介介　固守不变，坚定不移；分隔。此指后者。《荀子·儒效》："介介兮其有终始也。"梁启雄简释引王念孙曰："介介，坚固貌。固守不变，终始如一。"刘向《九叹·惜贤》："进雄鸠之耿耿兮，谗介介而蔽之。"王逸注："谗人尚复介隔蔽而障之。"吴昆："坚梗而有妨碍之意。"

④喉痹　病名。吴昆："喉痹，喉肿而痛也。"

⑤阴阴　犹隐隐。微痛貌。王冰："脾气主右，故右胠下阴阴然，深慢痛也。"

⑥呕甚则长虫出　《类经·十六卷·第五十二》："脾与胃合，故脾咳不已，胃必受之，胃不能容，则气逆为呕。长虫，蛔虫也，居肠胃之中，呕甚则随气而上出。"

⑦遗失　矢，通"屎"，即大便。《左传·文公十八年》："弗听，乃入，杀而埋之马矢之中。"《史记·廉颇蔺相如列传》："廉将军虽老，尚善饭，然与臣坐，顷之，三遗矢矣。"司马贞索隐："矢，一作屎。"遗失，大便失禁。

⑧三焦咳状，咳而腹满，不欲食饮　《类经·十六卷·第五十二》："久咳不已，则上中下三焦俱病，出纳升降皆失其和，故腹满不能食饮。"

⑨此皆聚于胃，关于肺　关，犹纳入。《尚书大传·卷一下》："虽禽兽之声，犹悉关于律。"郑玄注："关，犹入也。"这些咳嗽，都是寒之邪气聚居在胃，进入到肺。

⑩治脏者治其俞……浮肿者治其经　《灵枢·九针十二原》："所出为井，所溜为荥，所注为俞，所行为经，所入为合。"马莳："五脏必治其俞穴，六腑必治其合穴，浮肿必治其脏腑之经穴也。五脏俞穴者，肺俞太渊，脾俞太白，心俞神门，肾俞太溪，肝俞太冲是也。六腑合者，大肠合曲池，胃合三里。小肠合小海，膀胱合委中，三焦合天井，胆合阳陵泉是也。若脏腑之咳，

而面皆浮肿，则随脏腑之经穴，而各分治之。肺之经穴经渠，大肠之经穴阳溪，胃之经八解溪，脾之经穴商丘，心之经穴灵道，小肠之经穴阳谷，膀胱之经穴昆仑，肾之经穴复溜，心包络之经穴间使，三焦之经穴支沟，胆之经穴阳辅，肝之经穴中封是也。”

【音释】

《疟论》：熇女沃切　漉音鹿　弭绵婢切

《刺疟论》：暍音谒　悒于急切　眴音舜

《气厥论》：痓音炽　麋武悲切　虙音复　蠛莫结切

《咳论》：蚘音回

卷第十一

举[①]痛论篇第三十九

新校正云：按全元起本在第三卷，名《五脏举痛》，所以名举痛之义未详，按本篇乃黄帝问五脏卒痛之疾，疑“举”乃“卒”字之误也。

【原文】

黄帝问曰：余闻善言天者，必有验于人；善言古者，必有合于今；善言人者，必有厌于己[②]。如此，则道不惑而要数极，所谓明也[③]。今余问于夫子，令言而可知，视而可见[④]，扪而可得，令验于己而发蒙解惑[⑤]，可得而闻乎？岐伯再拜稽首对曰：何道之问也？帝曰：愿闻人之五藏卒痛，何气使然？岐伯对曰：经脉流行不止，环周不休，寒气入经而稽迟[⑥]，泣而不行，客于脉外则血少，客于脉中则气不通，故卒然而痛。帝曰：其痛或卒然而止者，或痛甚不休者，或痛甚不可按者，或按之而痛止者，或按之无益者，或喘动应手[⑦]者，或心与背相引而痛者，或胁肋与少腹相引而痛者，或腹痛引阴股[⑧]者，或痛宿昔[⑨]而成积者，或卒然痛死不知人，有少间复生者，或痛而呕者，或腹痛而后泄者，或痛而闭不通者。凡此诸痛，各不同形，别之奈何？岐伯曰：寒气客于脉外则脉寒，脉寒则缩踡[⑩]，缩踡则脉绌急[⑪]，绌急则外引小络，故卒然而痛，得炅[⑫]则痛立止，因重中于寒，则痛久矣。寒气客于经脉之中，与炅气相薄则脉满[13]，满则痛而不可按也，寒气稽留，炅气从上[14]，则脉充大而血气乱，故痛甚不可按也。寒气客于肠胃之间，膜原之下，血不得散[15]，小络急引故痛，按之则血气散，故按之痛止；寒气客于侠脊之脉，则深按之不能及，故按之无益也[16]；寒气客于冲脉，冲脉起于关元，随腹直上，寒气客则脉不通，脉不通则气因之，故喘动应手矣；寒气客于背俞之脉[17]则脉泣，脉泣则血虚，血虚则痛，其俞注于心，故相引而痛。按之则热气至，热气至则痛止矣；寒气客于厥阴之脉，厥阴之脉者，络阴器系于肝。寒气客于脉中，则血泣脉急，故胁肋与少腹相引痛矣；厥气客于阴股，寒气上及少腹，血泣在下相引，故腹痛引阴股；寒气客于小肠膜原之间，络血之中，血泣不得注于大经，血气稽留不得行，故宿昔而成积矣；寒气客于五藏，厥逆上泄，阴气竭，阳气未入，故卒然痛死不知人，气复反则生矣[18]；寒气客于肠胃，厥逆上出，故痛而呕也；寒气客于小肠，小肠不得成聚[19]，故后泄腹痛矣；热气留于小肠，肠中痛，瘅热[20]焦渴则坚干不得出，故痛而闭不通矣。

【校注】

①举　与“卒”同义。皆，都。举国上下；举座。此指突然。《庄子·逍遥游》：“举世誉之而不加劝，举世非之而不加沮。”《诗·大雅·桑柔》：“稼穑卒痒。”郑玄笺：“卒，尽。”

②善言天者……必有厌（yàn）于己　厌，合，《国语·周语下》：“帅象禹之功，度之于轨仪，莫非嘉绩，克厌帝心。”韦昭注：“厌，合也。”《后汉书·侯霸传》：“歆（韩歆）素有重名，死非其罪，众多不厌。”善言天者，……必有厌于己，《类经·十七卷·第六十六》：“天与人一理，其阴阳气数，无不相合，故善言天者必有验于人。古者今之鉴，欲察将来，须观既往，故善言古者，必有合于今。彼之有善，可以为法，彼之有不善，可以为戒，故善言人者，必有厌于己。”

③道不惑而要数极，所谓明也　道，事物运动变化的规律。要，将要，

表示事物发展演变的趋势。《后汉书·广陵厉王胥传》：“人生要死，何为苦心?”数，道数，道之精理。《荀子·正论》：“（桀纣）身死国亡……是不容妻子之数也。”王先谦集解引王念孙曰：“数犹道也。”《鬼谷子·内揵》：“欲合者用内，欲去者用外，外内者必明道数，揣策来事，见疑决之。”《后汉书·朱晖传》：“人不敦庬则道数不远。”李贤注：“数犹理也。言人不敦厚不能入道之精理也。”极，顶点，穷尽。道不惑而要数极，所谓明也，《太素·卷二十七·邪客》：“如此，人有三善之行，于道不惑。所以然者，得其要理之极，明达故也。”

④令言而可知，视而可见，扪而可得　令，假如，如果。《晏子春秋·谏上四》：“晏子曰：‘幸矣章遇君也！令章遇桀、纣者，章死久矣。’于是公遂废酒。”言，问。此即问诊。《仪礼·聘礼》：“若有言，则以束帛，如享礼。”郑玄注：“有言，有所告请，若有所问也。”视，即望诊。扪，即切诊。

⑤发蒙解惑　发蒙，启发蒙昧。《易·蒙》：“初六，发蒙，利用刑人。”孔颖达疏：“以能发去其蒙也。”解惑，解除疑惑。唐代韩愈《师说》：“师者，所以传道、受业、解惑也。”

⑥稽迟　稽，留止。《管子·君臣上》：“是以令出而不稽。”尹知章注：“稽，留也。”迟，迟留；逗留。引申为“停滞；不通畅。”南朝宋国鲍照《登翻车岘》诗：“游子思故居，离客迟新乡。”稽迟，即停滞。

⑦喘动应手　喘，当读作“揣、湍”。喘，《说文》：“从口，耑声。《广韵·元部》。”揣，《说文》：“揣，……从手，耑声。”湍，《说文》从水，耑声。《广韵·元部》。揣、喘、湍三字叠韵，可通。本书《平人气象论篇》：“喘喘连属，”之“喘喘”，《太素·卷十五·五脏脉诊》：“喘喘”，杨注：“有本为揣揣。”揣，动摇。《广雅·释诂一》：“揣，动也。”《集韵》：“揣，摇也。”喘，应读为湍，湍，急也。喘动应手，即痛处有紧张感改变，而如鼓击手。

⑧阴股　大腿内侧近前阴处。《太素·卷二十七·邪客》：“髀内为股，阴下之股为阴股也。”

⑨宿昔　经久；经常。汉代王充《论衡·感虚》：“师旷能鼓《清角》，必有所受，非能质性生出之也。其初受学之时，宿昔习弄，非直一再奏也。”

⑩缩踡（quan）　收缩而蜷曲。

⑪绌（chù）急　绌，通“诎”。屈缩；卷曲；弯曲。《说文解字通训定声》：“绌，假借为诎，实为曲。”《正字通·糸部》：“绌与诎、屈通。”《礼

记·丧大记》："凡陈衣不诎，非列采不入，绨绤纻不入。"郑玄注："不屈，谓舒而不卷也。"急，拘急。绌急，即诎急，谓屈缩拘急。

⑫炅（jiǒng） 王冰："炅，热也。"马王堆汉墓帛书甲本《老子·德经》："躁胜寒，靓胜炅。"今本《老子》作"躁胜寒，静胜热"。

⑬满 胀满；壅滞。此指后者。本书《大奇论》："肝满，肾满，肺满，皆实，即为肿。"王冰："满，谓脉气满实也。"

⑭上 去；到。此指到。北齐颜之推《颜氏家训·勉学》："江南闾里闲，士大夫或不学问，羞为鄙朴，道听涂说，强事饰辞……上荆州必称陕西，下扬都言去海郡。"

⑮散 放，释放；排遣。引申为"流动"。《公羊传·庄公十二年》："万尝与庄公战，获乎庄公，庄公归，散舍诸宫中。"何休注："散，放也。"《三国志·魏志·陈思王植传》："使臣得一散所怀，摅舒蕴积，死不恨矣。"

⑯侠脊之脉……按之无益也 王冰："侠脊之脉者，当中督脉也，次两旁足太阳脉也。督脉者，循脊里，太阳者，贯膂筋，故深按之不能及也。若按当中则膂节曲，按两傍则膂筋蹙合，曲与蹙合，皆卫气不得行过，寒气益聚而内畜，故按之无益。"

⑰背俞之脉 指在背部足太阳经五脏的俞穴。

⑱厥逆上泄……气复反则生矣 上泄，向上泄出。反，还归，回。后多作"返"。《书·五子之歌》："畋于有洛之表，十旬弗反。"汉代贾谊《过秦论》："虚囹圄而免刑戮，去收孥污秽之罪，使各反其乡里。"厥逆上泄，……气复反则生矣，《太素·卷二十七·邪客》："寒气入五脏中，厥逆上吐遂令阴气竭绝，阳气未入之间，卒痛不知人，阳气入脏还生也。"

⑲小肠不得成聚 成，盛也。聚，会合；聚集。引申为"容纳、受盛"。《易·系辞上》："方以类聚，物以群分。"《庄子·知北游》："人之生，气之聚也，聚则为生，散则为死。"《类经·十七卷·第六十六》："小肠为丙火之府，而寒邪胜之，则阳气不化，水谷不得停留，故为后泄腹痛。"

⑳瘅热 盛热。《汉书·严助传》："南方暑湿，近夏瘅热。"

【原文】

帝曰：所谓言而可知者也，视而可见奈何？岐伯曰：五藏六府固尽有部，视其五色，黄赤为热，白为寒，青黑为痛，此所谓视而可见者也。帝曰：扪而可得奈何？岐伯曰：视其主病之脉，坚而血及陷下者，皆可扪而得也。

帝曰：善。余知百病生于气[①]也，怒则气上，喜则气缓，悲则气消，恐则气下，寒则气收，炅则气泄，惊则气乱，劳则气耗，思则气结，九气不同，何病之生？岐伯曰：怒则气逆，甚则呕血及飧泄，故气上矣[②]。喜则气和志达，荣卫通利，故气缓矣[③]。悲则心系急，肺布叶举[④]，而上焦不通，荣卫不散，热气在中，故气消矣。恐则精却[⑤]，却则上焦闭，闭则气还，还则下焦胀，故气不行矣。寒则腠理闭，气不行，故气收矣[⑥]。炅则腠里开，荣卫通，汗大泄，故气泄。惊则心无所倚，神无所归，虑无所定，故气乱矣。劳则喘息汗出，外内皆越，故气耗矣[⑦]。思则心有所存，神有所归，正气留而不行，故气结矣。

【校注】

①百病生于气　气，中医指自然界的风、寒、暑、湿、燥、火；情志（忧思悲恐惊怒）。此皆为气的范畴。致病者为邪气。《类经·十五卷·第二十六》："气之在人，和则为正气，不和则为邪气，凡表里虚实，逆顺缓急，无不因气而至，故百病皆生于气"

②怒则气逆，甚则呕血及飧泄，故气上矣　逆，上也；不顺则为逆。怒则伤肝而肝气上逆，血随气上，故甚则呕血。怒伤肝则肝气横逆而乘脾土，使脾不运化而为完谷不化的泄泻证。

③喜则气和志达，荣卫通利，故气缓矣　《类经·十五卷·第二十六》："气脉和调，故志畅达，荣卫通利，故气徐缓，然喜甚则气过于缓，而渐至涣散，……《本神篇》曰：喜乐者，神惮散而不藏。义可知也。"

④肺布叶举　布，展开。《左传·定公四年》："句卑布裳，刭而裹之，藏其身，而以其首免。"举，起。肺布叶举，肺脏展开，使肺叶向上抬起。

⑤精却　精神退却。《类经·十五卷·第二十六》："恐惧伤肾则伤精，故致精却。却者，退也。"

⑥寒则腠理闭，气不行，故气收矣　王冰："腠，为津液渗泄之所；理，

谓文理逢会之中；闭，谓密闭；气，谓卫气；行，谓流行；收，谓收敛也。身寒则卫气沉，故皮肤文理及渗泄之处，皆闭密而气不流行，卫气收敛于中而不发散也。”

⑦劳则喘息汗出，外内皆越，故气耗矣　马莳：“人有劳役，则气动而喘息，其汗必出于外。夫喘则内气越，汗出则外气越，故气以之而耗散也。”

腹中论篇第四十

新校正云：按全元起本在第五卷。

【原文】

黄帝问曰：有病心腹满，旦食则不能暮食，此为何病？岐伯对曰：名为鼓胀①。帝曰：治之奈何？岐伯曰：治之以鸡矢醴②，一剂知，二剂已。帝曰：其时有复发者何也？岐伯曰：此饮食不节，故时有病也，虽然其病且已，时故当病气聚于腹也③。

【校注】

①鼓胀　鼓、臌为古今字。所以鼓胀，又作臌胀。王冰：“心腹胀满，不能再食，形如鼓胀，故名鼓胀也。”

②鸡矢醴　即鸡屎。《太素·卷二十九·胀论》：“可取鸡粪作丸，熬令烟，盛以清酒一斗半沃之，承取汁，名曰鸡醴，饮取汗。”《类经·十六卷·第五十五》：“鸡矢醴法，按《正传》云：用羯鸡矢一升，研细，炒焦色，地上出火毒，以百沸汤淋汁，每服一大盏，调木香、槟榔末各一钱，日三服，空腹服，以平为度。又按《医鉴》等书云：用干羯鸡矢八合，炒微焦，入无灰好酒三碗，共煎，乾至一半许，用布滤取汁，五更热饮，则腹鸣，辰巳时行二三次，皆黑水也，次日觉足面渐有皱纹，又饮一次，则渐皱至膝上而病愈矣。……鸡矢之性，能消积下气，通利大小二便，盖攻伐实邪之剂也。一剂可知其效，二剂可已其病。凡鼓胀由于停积及湿热有余者，皆亦用之。若

脾肾虚寒发胀，及气虚中满等症，最所忌也，误服则死。”

③虽然其病且已时，故当病气聚于腹也　当，值；遇到。《易·系辞下》：“《易》之兴也，其当殷之末世，周之盛德邪？当文王与纣之事邪？”《韩非子·说疑》：“若夫后稷、皋陶、伊尹、周公旦……如此臣者，虽当昏乱之主尚可致功，况于显明之主乎？”马莳：“其愈后有腹胀者，特以饮食不节故耳。正以病将愈时，而饮食复伤，则邪气复聚于腹，所以为之再胀也。”

【原文】

帝曰：有病胸胁支满者，妨于食，病至则先闻腥臊臭，出清液[①]，先唾血，四支清，目眩，时时前后血，病名为何？何以得之？岐伯曰：病名血枯[②]，此得之年少时，有所大脱血[③]，若醉入房，中气竭，肝伤[④]，故月事衰少[⑤]不来也。帝曰：治之奈何？复以何术？岐伯曰：以四乌鲗骨[⑥]，一藘茹[⑦]，二物并合之，丸以雀卵[⑧]，大如小豆，以五丸，为后饭[⑨]，饮以鲍鱼[⑩]汁，利[⑫]肠中[⑪]及伤肝也。

【校注】

①清液　王冰：“清液，清水也，亦谓之清涕。”

②血枯　病名。今谓闭经。《类经·十七卷·第六十三》：“血枯者，月水断绝也。”

③脱血　脱，夺也。脱血，又称夺血。今俗称“大失血，大出血”。王冰：“出血多者，谓之脱血。”

④若醉入房，中气竭，肝伤　《类经·十七卷·第六十三》：“醉后行房，血盛而热，因而纵肆，则阴精尽泄，精去则气去，故中气竭也。夫肾主闭藏，肝主疏泄，不惟伤肾，而且伤肝。”

⑤衰少　衰，减少。《战国策·赵策四》：“日食饮得无衰乎？”衰少。同义词连用。宋代苏辙《荐王巩札子》：“臣伏以方今人才衰少，求备实难，凡有所长，皆当不废。”

⑥乌鲗骨　即乌贼骨，一名海螵蛸。《神农本草经》：“味咸微温，主女子漏下赤白经汁，血闭。”

⑦藘茹　又称“茹藘”即茜草。其根又作绛红色染料。《诗·郑风·东

门之墠》："东门之墠，茹藘在阪。"毛传："茹藘，茅搜也。"孔颖达疏引李巡曰："茅搜，一名茜，可以染绛。"张介宾："藘茹亦名茹藘，即茜草也。"

⑧雀卵 雀，麻雀的别称。雀卵，即麻雀蛋。《诗·召南·行露》："谁谓雀无角，何以穿我屋。"王冰："味甘温平无毒，主治男子阴萎不起，强之令热，多精有子"。

⑨为后饭 即饭前吃药，然后吃饭。

⑩鲍鱼 王冰："味辛臭温平无毒，主治瘀血血痹在四肢不散者。"《本草纲目》曰："治女子血枯病伤肝，利肠。"

⑪利 犹养。此指调养。《仪礼·特牲馈食礼》："主人出立于户外西南，祝东面告利成。"郑玄注："利，犹养也。供养之礼成。"

⑫肠中 中，伤。肠中，即肠伤。肠伤则后血（便血）。

【原文】

帝曰：病有少腹盛，上下左右皆有根，此为何病？可治不？岐伯曰：病名曰伏梁[①]，帝曰：伏梁何因而得之？岐伯曰：裹大脓血，居肠胃之外，不可治，治之每切按之致死[②]。帝曰：何以然？岐伯曰：此下则因阴，必下脓血，上则迫胃脘，生隔，侠胃脘内痈[③]，此久病也，难治。居脐上为逆，居齐下为从[④]，勿动亟夺[⑤]，论[⑥]在《刺法》中。帝曰：人有身体髀股胻皆肿，环脐而痛，是为何病？岐伯曰：病名伏梁，此风根[⑦]也，其气溢于大肠而著于肓。肓之原，在脐下[⑧]，故环脐而痛也。不可动[⑨]之，动之为水溺[⑩]涩之病。

【校注】

①伏梁 《难经·五十二难》"心之积，名曰伏梁，起脐上，大如臂，上至心下"。《诸病源候论·伏梁候》："伏梁者，此由五脏之积一名也"。

②治之每切、按之致死 每，常常，屡次。《诗·小雅·皇皇者华》："駪駪征夫，每怀靡及。"朱熹集传："此駪駪然之征夫，则其所怀思，常若有所不及矣。"切，摸。本书《脉要精微论》："切脉动静而视精明。"《史记·扁鹊仓公列传》："越人之为方也，不待切脉、望色、听声、写形，言病之所

在。”王冰：“以裹大脓血，居肠胃之外，按之痛闷不堪，故每切按之致死也。”

③此下则因阴……生鬲侠胃脘内痈　生，滋生；产生。《老子》：“道生一，一生二，二生三，三生万物。”《庄子·盗跖》：“（尔）不耕而食，不织而衣，摇唇鼓舌，擅生是非。”王冰：“以冲脉下行者络阴，上行者循腹，故此上则迫近于胃脘，下则因薄于阴器也。若因薄于阴，则便下脓血。若迫近于胃，则病气上出于鬲，复侠胃脘内长其痈也。何以然哉？以本有大脓血在肠胃之外故也。”

④居脐上为逆，居齐下为从　脐，孙国中本脱，齐，高士宗、孙国中本作“脐”。逆，有危险性；难治。《医宗金鉴·外科新法要诀·疔疮》：“若身面漫肿，神昏闷乱，干呕心烦作渴，遍身起疱抽搐者，俱为逆证。”居脐上为逆，居脐下为从，王冰：“若裹大脓血居脐上，则渐伤心脏，故为逆。居脐下，则去心稍远，犹得渐攻，故为从。从，顺也。”

⑤勿动亟（qì）夺　亟，屡次。夺，攻伐；强取。《易·系辞上》：“小人而乘君子之器，盗思夺之矣。”《太素·卷三十·伏梁病》：“不可辄动数夺。夺之致死，”

⑥论　学说。

⑦风根　《太素·卷三十·伏梁病》：“此伏梁病，以风为本也。”

⑧肓之原在脐下　肓，古代医学以心尖脂肪为膏，心脏与膈膜之间为肓。《左传·成公十年》：“疾不可为也，在肓之上，膏之下，攻之不可，达之不及，药不至焉，不可为也。”杜预注：“肓，鬲也。心下为膏。”后遂用以称病之难治者。王冰：“脐下，谓脖胦，在脐下同身寸之二寸半。《灵枢经》：肓之原，名曰脖胦。”

⑨动　触动。《北齐书·郑述祖传》：“述祖对之呜咽，悲动群僚。”

⑩水溺　指小便而言。吴昆：”水溺，小便也。

【原文】

帝曰：夫子数言热中、消中①，不可服高梁、芳草、石药②，石药发瘨②，芳草发狂。夫热中、消中者，皆富贵人也，今禁高梁，是不合其心，禁芳草石药，是病不愈④，愿闻其说。岐伯曰：夫芳草之气美，石药之气悍。二者其气急疾坚劲，故非缓心和人，不可以服此二者[⑤]。帝曰：不可以服此二者，何以然？岐伯曰：夫热气慓悍[⑥]，药气亦然，二者相遇，恐内伤脾[⑦]，脾者，土也，而恶木，服此药者，至甲乙日更论[⑧]。

【校注】

①热中消中　热中，此指脾有热。消中，王冰："多饮数溲，谓之热中；多食数溲，谓之消中。"

②高梁芳草石药　王冰："高，膏，梁，粱。石药，英乳也，芳草，浓美也。"《类经·十六卷·第六十》："高粱，厚味也；芳草，辛香之品也；石药，煅炼金石之类也。三者皆能助热，亦能销阴，凡病热者，所当禁用。"

③石药发瘨（dian），芳草发狂　瘨，同"癫"。南唐徐锴系传："杨雄曰：臣有瘨眩病。瘨，倒也。"《神农本草经·卷一》："（蛇床子）除痹气，利关节、瘨痫、恶创。"王冰："多喜曰瘨，多怒曰狂。"石药发瘨，芳草发狂，张志聪："芳草之气，升散为阳，故令人发狂；金石之药，沉重为阴，故令人发癫也。"

④今禁高梁……是病不愈　张志聪："富贵之人，形乐而志苦，华食而纵淫，夫四体不劳则血气留滞，心志烦苦则中气内伤，膏粱华食则脾胃有亏，放纵淫欲则精血耗竭，是以热中消中，多生子富贵之人。如不丰美其食，足不合其心，留中之病，宜于上下分消，若禁芳草石药，故病不能愈。"

⑤故非缓心和人，不可以服此二者　王冰："脾气溢而生病，气美则重盛于脾，消热之气躁疾气悍，则又滋其热。若人性和心缓、气候舒匀，不与物争，释然宽泰，则神不躁迫，无惧内伤。故非缓心和人，不可以服此二者。"

⑥慓悍　轻捷勇猛。《汉书·高帝纪上》："项羽为人慓悍祸贼。"

⑦恐内伤脾　《类经·十六卷·第六十》："脾者，阴中之至阴也，阳盛则伤阴，故二热合气，必致伤脾。"

⑧至甲乙日更论　更，更加；愈加。《战国策·韩策一》："与之，即无地以给之；不与，则弃前功，而后更受其祸。"论，推知。《淮南子·说山训》："见一叶落，而知岁之将暮；睹瓶中之冰，而知天下之寒：以近论远。"

高诱注："论，知也。"更论，愈加能推知。即至甲日和乙日其病必甚。因脾伤者畏木，据干支纪日法，甲日和乙日均属木。

【原文】

帝曰：善。有病膺肿，颈痛，胸满腹胀，此为何病？何以得之？岐伯曰：名厥逆①。帝曰：治之奈何？岐伯曰：灸之则瘖②，石③之则狂，须其气并④，乃可治也。帝曰：何以然？岐伯曰：阳气重上，有余于上，灸之则阳气入阴，入则瘖⑤；石之则阳气虚，虚则狂⑥；须其气并而治之，可使全⑦也。

【校注】

①厥逆　此因阴阳逆乱曰厥逆。《类经・十五卷・第三十八》："膺肿颈痛，胸满腹胀、皆在上中二焦，此以阴并于阳，下逆于上，故病名厥逆。"

②瘖（yin）　嗓子哑，不能出声；失音。《墨子・尚贤下》："此譬犹瘖者而使为行人，聋者而使为乐师。"《史记・扁鹊仓公列传》："臣意谓之病苦沓风，三岁四支不能自用，使人瘖，瘖即死。"司马贞索隐："瘖者，失音也。"

④石　指砭石。

④气并　并，合并；聚合。《韩非子・初见秦》："军乃引而退，并于李下，大王又并军而至。"气并，即当阳气厥逆之后，要使阳降阴升，阴阳之气聚合。马莳："必须其阳气从上而降、阴气从下而升，阴阳相并，然后治之，或灸或针，可使全也。"

⑤阳气重上……入则瘖　《类经・十五卷・第三十八》："阳气有余于上，而复灸之，是以火济火也，阳极乘阴，则阴不能支，故失声为瘖。"

⑥石之则阳气虚，虚则狂　狂，迷惑。《诗・小雅・桑柔》："自有肺肠，俾民卒狂。"郑玄笺："自有肺肠行其心中之所欲，乃使民尽迷惑也。"石之则阳气虚，虚则狂，即《类经・十五卷・第三十八》："阳并于上，其下必虚，以石泄之，则阳气随刺而去，气去则上下俱虚，而神失其守，故为狂也。"

⑦全　通"痊"。病愈。《周礼・天官・医师》："岁终则稽其医事，以制其食，十全为上，十失一次之。"郑玄注："全，犹愈也。"

【原文】

帝曰：善。何以知怀子之且生[①]也？岐伯曰：身有病而无邪脉也[②]。

帝曰：病热而有所痛者何也？岐伯曰：病热者，阳脉也，以三阳之动也[③]，人迎一盛少阳，二盛太阳，三盛阳明，入阴也。夫阳入于阴，故病在头与腹，乃䐜胀而头痛也[④]。帝曰：善。

【校注】

①怀子之且生　怀孕至将要分娩。

②身有病而无邪脉也　《类经·十七卷·第六十二》："身有病，谓经断恶阻之类也。身病者脉亦当病，或断续不调，或弦涩细数，是皆邪脉，则真病也。若六脉和滑，而身有不安者，其为胎气无疑矣。"

③病热者，阳脉也，以三阳之动也　动，变化；改变。《易·系辞上》："六爻之动，三极之道也。"北魏贾思勰《齐民要术·造神曲并酒等》："其春酒及余月，皆须煮水为五沸汤，待冷浸曲，不然则动。"缪启愉校释："动，酸败变质。"病热者，阳脉也，以三阳之动也，即发热病的脉象，是阳性脉，是由于三阳经出现病脉的变化。

④夫阳入于阴……乃䐜胀而头痛也　马莳："三阳既毕，则入之三阴经分矣。阳入于阴，故头主阳，腹主阴，在阴当腹䐜胀，而在阳当头痛也，"

刺腰痛篇第四十一

新校正云：按全元起本在第六卷。

【原文】

足太阳脉令[①]人腰痛，引项脊，尻[②]背如重状，刺其郄中[③]。太阳正经[④]出血，春无见血[⑤]。

少阳令人腰痛，如以针刺其皮中，循循然，不可以俯仰，不可以顾，刺少阳成骨[7]之端出血，成骨在膝外廉之骨独起者，夏无见血[8]。

阳明令人腰痛，不可以顾，顾如有见者，善悲[9]。刺阳明于骺前三痏，上下和之出血[10]，秋无见血[11]。

足少阴令人腰痛，痛引脊内廉[12]，刺少阴于内踝上二痏[13]，春无见血[14]，出血太多，不可复也[15]。

厥阴之脉令人腰痛，腰中如张弓弩弦[16]，刺厥阴之脉，在腨踵鱼腹之外，循之累累然[17]，乃刺之，其病令人善[18]言，默默然不慧[19]，刺之三痏。

解脉令人腰痛，痛引肩，目䀮䀮然，时遗溲[20]，刺解脉，在膝筋肉分间，郄外廉之横脉出血，血变而止[21]。解脉令人腰痛如引带，常如折腰状，善恐，刺解脉，在郄中，结络如黍米，刺之，血射以黑，见赤血而已。

同阴之脉[22]令人腰痛，痛如小锤居其中，怫然肿，刺同阴之脉，在外踝上绝骨之端，为三痏。

阳维之脉令人腰痛，痛上怫然肿[23]，刺阳维之脉，脉与太阳合，腨下间，去地一尺所[24]。

衡络之脉令人腰痛，不可以俯仰，仰则恐仆，得之举重伤腰。衡络绝，恶血归之[25]，刺之在郄阳、筋之间，上郄数寸衡居，为二痏，出血[26]。

会阴之脉令人腰痛，痛上漯漯然汗出，汗干，令人欲饮，饮已欲走。刺直阳之脉上三痏，在跷上郄下五寸横居[27]，视其盛者出血。

飞阳之脉令人腰痛，痛上拂拂然[28]，甚则悲以恐[29]，刺飞阳之脉，在内踝上五寸，少阴之前，与阴维之会[30]。

昌阳之脉令人腰痛，痛引膺，目䀮䀮然。甚则反折，舌卷不能言[31]，刺内筋为二痏。在内踝上大筋前太阴后，上踝二寸所。

散脉[32]令人腰痛而热，热甚生烦，腰下如有横木居其中，甚则遗溲[33]。刺散脉，在膝前骨肉分间，络外廉[34]，束脉，为三痏。

肉里之脉令人腰痛，不可以咳，咳则筋缩急[35]，刺肉里之脉为二痏，在太阳之外，少阳绝骨之后[36]。

腰痛侠脊而痛至头几几然[37]，目𥆨𥆨欲僵仆，刺足太阳郄中，出血。

腰痛上寒，刺足太阳、阳明；上热，刺足厥阴；不可以俯仰，刺足少阳；中热而喘，刺足少阴[38]，刺郄中出血。

腰痛上寒，不可以顾，刺足阳明；上热，刺足太阴[39]；中热而喘，刺足少阴；大便难，刺足少阴[40]；少腹满，刺足厥阴[41]；如折不可以俯仰，不可举，刺足太阳[42]；引脊内廉，刺足少阴[43]。腰痛引少腹控眇[44]，不可以仰，刺腰尻交者[45]，两髁胂上[46]，以月生死为痏数[47]，发针立已。左取右，右取左[48]。

【校注】

①令　使，让。《广雅·释诂一》："令，使也。"《战国策·赵策一》"故贵为列侯者，不令在相位。"

②尻　脊骨末端。《仪礼·少牢馈食礼》："腊两髀属于尻。"

③郄中　即委中穴。王冰："在膝后屈处腘中央约纹中动脉，足太阳脉之所入也。"

④太阳正经　正，直也。所谓正经，相对于络脉而言，其包括其"直者"和"经别"。太阳正经，此指太阳经未别直经，因"足太阳之正，别入腘中"。

⑤春无见血　王冰："太阳合肾，肾旺于冬，水衰于春，故春无见血也。"

⑥少阳令人腰痛……不可以顾　循循然，遵循规矩貌。此引申为呆板貌。唐代韩愈《通解》："自桀之前千万年，天下之人循循然，不知忠易其死也。"顾，回首；回视。《诗·桧风·匪风》："顾瞻周道，中心怛兮。"毛传：

“回首曰顾。”《论语·乡党》：“车中不内顾，不疾言，不亲指。”邢昺疏：“顾谓回视也。”足少阳之脉，循胁里，出气街，故可令人腰痛。少阳主半表半里，当邪气在少阳经脉，所以有“如以针刺其皮中循循然”，足少阳脉行之身之侧，所以不可以俯仰。其脉起于目锐眦，上抵头角，下耳后，循颈下胸中，所以不能回头。

⑦成骨　王冰：“成骨，谓膝外近下，骱骨上端，两起骨相并间，陷容指者也。骱骨所成柱膝髀骨，故谓之成骨也。”《医宗金鉴·正骨心法要旨·胻骨》：“胻骨，即膝下踝上之小腿骨，俗名臁胫骨者也。其骨二根，在前者名成骨，又名骭骨，其形粗；在后者名辅骨，其形细。”

⑧夏无见血　王冰“少阳合肝，肝旺于春，木衰于夏，故无见血。”

⑨阳明令人腰痛……善悲　王冰：“足阳明脉……从大迎前下人迎，循喉咙入缺盆……循腹里至气街而合，以下髀，故腰痛不可顾。顾如有见者，阳虚，故悲也。”

⑩刺阳明于骱前三痏，上下和之出血　《类经·二十二卷·第四十九》：“骱前三痏，即三里也。上下和之，兼上下巨虚而言也。”高士宗：“前三痏，三里、上廉、下廉也，故曰上下和之，乃三里合上廉、下廉以和之，而出其血也。”

⑪秋无见血　王冰：“阳明合脾，脾旺长夏，土衰于秋，故秋无见血。”

⑫足少阴令人腰痛，痛引脊内廉　足少阴脉贯脊属肾，腰为肾之府，故腰痛引脊廉。

⑬少阴于内踝上一痏　当为内踝向上同身寸二寸之复溜穴。

⑭春无见血　马莳：“春时木旺则水衰，故春无见血。”

⑮不可复也　马莳：“肾气不可复也。”

⑯厥阴之脉令人腰痛，腰中如张弓弩弦　“足厥阴之脉……复从肝别贯膈，”所以厥阴之脉病则令人腰痛，腰内如张弓弩弦。

⑰腨踵鱼腹之外，循之累累然　腨，腿肚子。踵，足跟。累累然，连续不断貌；连接成串。汉代焦赣《易林·泰之小过》：“桃李花实，累累日息，长大成熟，甘美可食。”《汉书·五行志下之下》：“明年，中国诸侯果累累从楚而围蔡。”颜师古注：“累读曰累。累，不绝之貌。”腨踵鱼腹之外，循之累累然，王冰：“腨踵者，言脉在腨外侧，下当足跟也。腨形势如卧鱼之腹，故曰鱼腹之外也。循其分肉，有血络累累然，乃刺出之。此正当蠡沟八分，足

厥阴之络，在内踝上五寸。”

⑱善 《太素·卷三十·腰痛》无。新校正云：“按经云‘善言默默然不慧’，详‘善言’与‘默默’二病难相兼，全元起本无‘善’字，于义为允。”当据删。

⑲默默然不慧 默默然，不得意的样子。《史记·魏其武安侯列传》：“故魏其日默默不得志。”《汉书·贾谊传》：“于嗟默默，生之亡故兮。”颜师古注引应劭曰：“默默，不得意也。”默默然不慧，即郁闷不得意而精神不爽。

⑳解脉令人腰痛……时遗溲 解，分；离散。《淮南子·精神训》：“天有四时、五行、九解、三百六十六日，人亦有四支、五藏、九窍、三百六十六节。”高诱注：“八方、中央，故曰九解。”刘文典集解引俞樾曰：“高注‘九解’有三说，当以‘八方、中央’之义为塙。《天文篇》：‘天有九野：中央曰钧天，东方曰苍天，东北方曰变天，北方曰玄天，西北方曰幽天，西方曰颢天，西南方曰朱天，南方曰炎天，东南方曰阳天。’即此九解矣。解者，分也，谓分周天三百六十五度四分度之一而为九也。”《汉书·张耳陈余传》：“今独王陈，恐天下解也。”颜师古注：“解，谓离散其心也。”解脉，据文意，此指足太阳之支脉。䀮䀮然，目不明貌。解脉令人腰痛，……时遗溲：王冰注：“解脉，散行脉也，言不合而别行也。此足太阳之经，起于目内眦，上额交巅上，循肩髆侠脊抵腰中，入循膂，络肾属膀胱，下入腘中，故病斯候也。又其支别者，从髆内别下贯胂，循髀外后廉而下合于腘中。两脉如绳之解股，故名解脉也。”

㉑膝筋肉分间，郄外廉之横脉，出血，血变而止 膝筋肉分间，即委中穴，又名郄中，中郄。外廉之横脉，即委阳穴。郄，通“隙”。孔隙，缝隙。《管子·度地》：“当冬三月，天地闭藏，暑雨止，大寒起，万物实熟，利以填塞空郄，缮边城，涂郭术。”横，充溢；充满。《汉书·礼乐志》：“扬金光，横泰河。”颜师古注. “横，充满也。”王冰：“膝后两旁，大筋上，股之后，两筋之间，……古《中诰》以腘中为太阳之郄，当取郄外廉有血络横见，迢然紫黑而盛满者，乃刺之，当见黑血，必候其血色变赤乃止。”

㉒同阴之脉 同，通。《山海经·海内经》：“伯陵同吴权之妻阿女缘妇。”郭璞注：“同，犹通。”同阴之脉，王冰：“足少阳之别络也，并少阳经上行，去足外踝上同身寸之五寸，乃别走厥阴，并经下络足跗，故曰同阴脉也。”

㉓怫然肿　怫，《说文·心部》："怫，郁也。"怫然肿，即有瘀滞的样子而肿胀。

㉔脉与太阳合腨下间，去地一尺所　指承山穴。《类经·二十二卷·第四十九》："阳维脉气所发，别于金门而上行，故与足太阳合于腨下间。去地一尺所，即承山穴也。"

㉕举重伤腰，衡络绝，恶血归之　衡络，王冰："衡，横也，谓太阳之外络，自腰中横入髀外后廉，而下与中经合于腘中者。"举重伤腰，衡络绝，恶血归之。《类经·二十二卷·第四十九》："若举重伤腰，则横络阻绝，而恶血归之，乃为腰痛。"

㉖郄阳筋之间，上郄数寸，衡居为二痏，出血　阳，此指外，郄阳，即郄中（委中穴）之外侧。指委阳穴。衡，横。居，举，起也。《汉书·司马相如传上》："巴俞宋蔡，淮南干遮，文成颠歌，族居递奏，金鼓迭起，铿铊鎗阘鞈，洞心骇耳。"王念孙《读书杂志·汉书十》："居读为举。族举者，具举也……《史记》正作'族举递奏'。"郄阳筋之间上行数寸，当为殷门穴。痏，腧穴；针眼。本书《缪刺论》："刺手中指次指爪甲上，去端如韭叶，各一痏。"《灵枢经·邪气藏府病形》："已发针，疾按其痏，无令其血出。"郄阳筋之间，上郄数寸，衡居为二痏，即在委中穴的外侧筋之间，向上之缝数寸，有充盈突起血脉，针刺两侧的殷门穴，使之出血。

㉗会阴之脉令人腰痛，痛上漯（ta）漯然汗出，……饮已欲走，刺直阳之脉上三痏，在跷上郄下五寸横居　会阴之脉：有二说。一为足太阳之中经。王冰："足太阳之中经也，其脉循腰下会于后阴，故曰会阴之脉。"二为督之脉，马莳："会阴者，本任脉经之穴名，督脉由会阴而行于背，则会阴之脉，自腰下会于后阴。"从王注。上，通"常"。《吕氏春秋·淫辞》："（荆柱国庄伯）令谒者驾。曰：'无马。'令涓人取冠。进上。"杨树达《积微居读书记·吕氏春秋·淫辞》："此'上'字当读为'常'，"漯漯然，漐漐汗出貌，或曰"腾腾地汗出"。走，跑；排泄。唐代韩愈《韦公墓志铭》："明年，筑堤捍江，长十二里，疏为斗门，以走潦水。"明代冯梦龙《笑府·医屁》："一人患病，医家看脉云：'吃了药腹中定响，当走大便，不然定撒些屁。'"直阳之脉，有三说。一为太阳之脉。王冰："直阳一脉则太阳之脉，侠脊下行贯臀，下至腘中，下循腨，过外踝之后，条直而行者，故曰直阳之脉也。"二为督脉。张志聪："直阳之脉，督脉也，督脉总督一身之阳，贯脊直上，故曰直阳。"三为

太阳与督脉相合之脉。高士宗："直阳，太阳与督相合之脉也。"。从王注。跻上至郄下五寸横居：其说有二。一，王冰："跻为阳跻所生申脉穴，在外踝下也。郄下，则腘下也。言此刺处在腘下同身寸之五寸，上承郄中之穴，下当申脉之位，是谓承筋穴，即腨中央如外陷者中也，太阳脉气所发，禁不可刺，可灸三壮。今云刺者，谓刺其血络之盛满者也。"二，高士宗："跻上郄下，各相去五寸之承山，皆有血络横居，视其盛者，刺出其血。…不必拘于穴也。"从王注。

㉘佛佛然　佛，隆起貌。本书《六元正纪大论篇》："聋瞑呕吐，上佛肿色变。"佛佛然，即痛的部位隆起貌。

㉙悲以恐　王冰："足少阴之脉从肾上贯肝鬲入肺中，循喉咙侠舌本；其支别者，从肺出络心，注胸中，故甚则悲以恐也。恐者生于肾，"悲者生于心肺。

㉚飞阳之脉，在内踝上五寸，少阴之前，与阴维之会　阳，通"扬"。《周礼·考工记·梓人》："其声清阳而远闻。"孙诒让正义："案阳与扬通。《释名·释天》云：阳，扬也。气在外发扬也。"飞阳，即飞扬。飞阳之脉，在内踝上五寸，《灵枢经·经脉》："足太阳别，名曰飞阳，去外踝七寸，别走少阴。"《太素·卷九·十五络脉》注"此太阳络，别走向少阴经，迅疾如飞，故名飞阳也。"王冰："是阴维之脉也，去内踝上同身寸之五寸腨分中，并少阴经而上也。"《类经·二十二卷·第四十九》："飞阳，足太阳之络穴，别走少阴者也。"张志聪："足太阳之别，名曰飞阳，去踝七寸，别走少阴。阴维之脉，起于足少阴筑宾穴，为阴维之郄。故名飞阳者，谓阴维之原，从太阳之脉，走少阴而起者也。"从杨、王、张注。在内踝上五寸，少阴之前，与阴维之会，王冰："去内踝上同身寸之五寸腨分中，并少阴脉而上也。少阴之脉前，则阴维脉所行也。"

㉛昌阳之脉令人腰痛……舌卷不能言　昌阳，马莳："昌阳，系足少阴肾经穴名，又名复溜。"《甲乙·卷三·第三十二》："复溜者，金也。一名伏白，一名昌阳。"内筋：其说有二。一，王冰："内筋，谓大筋之前分肉也。太阴后，大筋前，即阴跻之郄交信穴也，在内踝上同身寸之二寸，少阴前，太阴后，筋骨之间，陷者之中，刺可入同身寸之四分，留五呼，若灸者，可灸三壮。"《类经·二十二卷·第四十九》："内筋，筋之内也，即复溜穴，在足太阴经之后，内踝上二寸所。"从王说。昌阳之脉令人腰痛……舌卷不能

言，足少阴脉属肾，腰为肾之府，所以肾脉病则腰痛。肾脉注胸中，故痛引膺。肾之精为瞳子，所以出现目𥆨𥆨然。少阴经合于太阳，太阳脉行于脊背，故甚则反折。肾脉循喉咙，挟舌本，所以出现舌卷不能言。

㉜散脉　其说有四。一，足厥阴、足少阳脉，杨上善："散脉在膝前肉分间者，十二经脉中唯足厥阴、足少阳在膝前，主溲，故当是此二经之别名。"二，足太阴之别络，王冰："散脉，足太阴之别也，散行而上，故以名焉。"三，冲脉，张志聪："冲脉者，起于胞中，上循背里，为经络之海，其浮而外者，循腹右上行至胸中，而散灌于皮肤，渗于脉外，故名散脉也。"四，阳明别络，吴昆："散脉，阳明别络之散行者也。"从王冰说。

㉝令人腰痛而热……甚则遗溲　王冰："其脉循股内入腹中，与少阴少阳结于腰髁下骨空中。故病则腰下如有横木居其中，甚乃遗溲也。"

㉞刺散脉……络外廉　王冰："谓膝前内侧也。骨肉分，谓膝内辅骨之下，下廉腨肉之两间也，络外廉，则太阴之络，色青而见者也。辅骨之下，后有大筋，撷束膝胻之骨，令其连属，取此筋骨系束之处脉，以取其病，是曰地机，三刺而已，故曰束脉为之三痏。"

㉟不可以咳，咳则筋缩急　少阳脉循胸过季胁，其病咳则引筋，所以则不能咳，咳则筋脉拘急挛缩。

㊱刺肉里之脉为二痏，在太阳之外，少阳绝骨之后　王冰："肉里之脉，少阳所生，则阳维之脉气所发也。刺肉里之脉，在太阳之外，少阳绝骨之后，王冰："分肉主之……绝骨之后，阳维脉所过，故指曰在太阳之外，少阳绝骨之后也。分肉穴在足外踝直上绝骨之端如后，同身寸之二分筋肉分间，阳维脉气所发。"

㊲腰痛侠脊而痛至头几几（shu）然　马莳："此言腰痛之证，有关于足太阳者，当即其本经而刺之也。足太阳膀胱经之脉，起于目内眦，上额交巅，其直者从巅入络脑，还出别下项，循肩髆内，侠脊抵腰中，故腰病之疾，有侠脊而痛者至头。"几，通"殳"。《文选·张衡〈西京赋〉》："但观罝罗之所罥结，竿殳之所揘毕。"薛综注："殳，杖也。八棱，长丈二而无刃。或以木为之，或以竹为之。"几几然，即脖子象棍棒样硬直。

㊳腰痛上寒……刺足少阴　《类经·二十二卷·第四十九》："上寒、上热，皆以上体言也。寒刺阳经，去阳分之阴邪；热刺厥阴，去阴中之风热也。少阳脉行身之两侧，故俯仰不利者当刺之。少阴主水，水病无以制火，故中

热；少阴之脉贯肝膈入肺中，故喘，当刺足之少阴，涌泉、大钟悉主之。”

㊴腰痛……刺足太阴　足阳明脉从上头项而下，故病则不可以顾。腰痛上寒，为阳分有阴邪，所以刺足阳明以散其阴邪。上热，为阴分有阳热之邪，所以刺足太阴以泻其阳热。王冰：“上寒，阴市主之。”……不可以顾，三里主之。……上热，地机主之。”

㊵大便难，刺足少阴　肾司二便，肾病则关门不利，所以有大便难，而刺足少阴肾经。王冰：“涌泉主之。”

㊶少腹满，刺足厥阴　足厥阴脉绕阴器抵少腹，所以足厥阴脉病则少腹胀满，而刺足厥阴经。王冰：“涌泉主之。”

㊷如折不可以俯仰，不可举，刺足太阳　足太阳之脉循腰背，故足太阳脉病则如折不可以俯仰，不可举，所以要刺足太阳。王冰：“如折，束骨主之。不可以俯仰，京骨、昆仑悉主之。不可举，申脉、仆参悉主之。”

㊸引脊内廉，刺足少阴　足少阴之别……外贯腰脊，当足少阴脉病，腰痛引脊内廉，所以要刺足少阴经。王冰：“复溜主之。”

㊹控眇（miǎo）　控，引弓。此引申为牵扯，牵引。汉代班固《西都赋》：“弦不再控，矢不单杀。”眇，季胁之下方挟脊两旁空软部分。本书《玉机真藏论篇》：“其不及则令人心悬如病饥，眇中清。”王冰：“眇者，季胁之下，夹脊两旁空软处也，肾外当眇。”本书《骨空论篇》：“眇络季胁，引少腹而痛。”

㊺腰尻交者　指下髎穴。王冰：“谓髁下尻骨两旁四骨空，左右八穴，俗呼此骨为八髎骨也。此腰痛取腰髁下第四髎，即下髎穴也。足太阴、厥阴，少阳三脉，左右交结于中，故曰腰尻交者也。”笔者认为此指腰椎和骶椎交接处。

㊻两髁（kē）胂（shen）　髁，尾骨；髋骨。此指尾骨。玄应《一切经音义·卷十四》引《三苍篇》：“髁，尻骨。”《医宗金鉴·正骨心法要旨·四肢部》：“胯骨，即髋骨也。又名髁骨。”胂，夹脊肉。本书《缪刺论》：“刺腰尻之解，两胂之上，是腰俞。”《急就篇·卷三》：“胂腴胸胁喉咽髃。”颜师古注：“胂，夹脊肉也。”王冰：“两髁胂，谓两髁骨下竖起肉也。……髁骨，即腰脊两傍起骨也。夹脊两傍，腰髁之下，各有胂肉陇起，而斜趋于髁骨之后，内承其髁，故曰两髁胂。”

㊼以月生死为痏数　王冰：“月初月亮向圆为月生，月半向空为月死。

死月刺少,生月刺多。《缪刺论》曰：'月生一日一痏，二日二痏，渐多之，十五日十五痏，十六日十四痏，渐少之。'其痏数多少，如此即知也”。

㊽左取右，右取左　王冰：痛在左，针取右，痛在右，针取左。所以然者，以其脉左右交结于尻骨之中故也。

【音释】

《举痛论》：泣而音涩　绌急上丁骨切

《腹中论》：鲗昨则切　藘茹上力居切，下音如　脖胦上蒲没切，下鸟郎切　瘖音阴

《刺腰痛论》：厌于艳切　髁苦瓦切　髎音辽　腨踵丑用切　蠡沟上卢启切，又落戈切　嘿音黑　小锤直垂切　漯他合切　撷虎结切　眇亡表切

卷第十二

风论篇第四十二

新校正云：按全元起本在第九卷。

【原文】

黄帝问曰：风之伤人也，或为寒热[①]，或为热中，或为寒中，或为疠风，或为偏枯[②]，或为风也。其病各异，其名不同。或内至五藏六府，不知其解，愿闻其说。岐伯对曰：风[③]气藏于皮肤[④]之间，内不得通，外不得泄，风者，善行[⑤]而数变，腠理开则洒然寒，闭则热而闷[⑥]，其寒也则衰食饮，其热也则消肌肉，故使人怢栗[⑦]而不能食，名曰寒热。风气与阳明入胃，循脉而上至目内眦，其人肥则风气不得外泄，则为热中而目黄；人瘦则外泄而寒，则为寒中而泣出[⑧]。风气与太阳俱入，行诸脉俞，散于分肉之间，与卫气相干，其道不利，故使肌肉愤䐜而有疡，卫气有所凝而不行，故其肉有不仁也[⑨]。疠者，有荣气热胕，其气不清，故使其鼻柱坏而色败，皮肤疡溃。风寒客于脉而不去，名曰疠风[⑩]，或名曰寒热[⑪]。以春甲乙伤于风者为肝风[⑫]，以夏丙丁伤于风者为心风，以季夏[⑬]戊己伤于邪者为脾风，以秋庚辛中于邪者为肺风，以冬壬癸中于邪者为肾风。风中五藏六府之俞，亦为藏府之风，各入其门户所中，则为偏风[⑭]。风气循风府而上，则为脑风。风入系头，则为目风眼寒[⑮]。饮酒中风，则为漏风[⑯]。入房汗出中风，则为内风[17]。新沐[18]中风，则为首风。久风入中，则为肠风飧泄[19]。外在腠理，则为泄风。故风者，百病之长也，至其变化，乃为他病也，无常方，然致有风气也。

【校注】

①寒热 《诸病源候论·寒热候》："夫阳虚则外寒，阴虚则内热；阳盛则外热，阴盛则内寒。阳者受气于上焦，以温皮肤分肉之间。今寒气在外，则上焦不通，不通则寒独留于外，故寒傈也。阴虚内生热者．有所劳倦，形气衰少，谷气不盛，上焦不行，下脘不通，胃气热，熏胸中，故内热也。阴盛而外热者，上焦不通利，皮肤缀密，腠理闭塞不通，卫气不得泄越，故外热也。阴盛而内寒者，厥气上逆。寒气积于胸中而不写，不写则温气去．寒独留，则血凝泣，血凝泣则脉不通，其脉不通，脉则盛大以濇．故中寒。阴阳之要。阴密阳固。若两者不和，若春无秋，若冬无夏．因而和之，是谓圣度。故阳强不能密，阴气乃绝。因于露风，乃生寒热。凡小骨弱肉者，善病寒热。骨寒热，病无所安，汗注不休。齿本槁，取其少阴于阴股之络；齿爪槁，死不治。诊其脉，沉细数散也。"

②偏枯 《诸病源候论·风偏枯候》："风偏枯者，由血气偏虚，则腠理开，受于风湿，风湿客于半身，在分腠之间，使血气凝濇，不能润养。久不瘥，真气去，邪气独留，则成偏枯。其状半身不随，肌肉偏枯小而痛，言不变，智不乱是也。邪初在分腠之间，宜温卧取汗。益其不足，损其有余，乃可复也。诊其胃脉沉大，心脉小牢急，皆为偏枯。男子则发左，女子则发右。若不喑，舌转者可治，三十日起。其年未满二十者，三岁死。又左手尺中神门以后脉足太阳经虚者，则病恶风偏枯，此由愁思所致，忧虑所为。"

③风 根据下文"肝风、心风、脾风、肺风、肾风"之语，其下文和《诸病源候论》的表现有一定的出入，今将《诸病源候论·中风候》抄录于下，便于互补。《诸病源候论·中风候》："中风者，风气中于人也。风是四时之气，分布八方，主长养万物。从其乡来者，人中少死病；不从其乡来者，人中多死病。其为病者，藏于皮肤之间，内不得通，外不得泄。其入经脉，行于五脏者，各随脏腑而生病焉。"

心中风，但得偃卧，不得倾侧，汗出。若唇赤汗流者可治，急灸心俞百壮。若唇或青或黑，或白或黄，此是心坏为水。面目亭亭，时悚动者，皆不可复治，五六日而死。

肝中风，但踞坐，不得低头。若绕两目连额上，色微有青，唇青面黄者可治，急灸肝俞百壮。若大青黑，面一黄一白者，是肝已伤，不可复治，数日而死。

脾中风，踞而腹满，身通黄，吐咸汁出者可治，急灸脾俞百壮。若手足青者，不可复治。

肾中风，踞而腰痛，视胁左右，未有黄色如饼粢大者可治，急灸肾俞百壮。若齿黄赤，鬓发直，面土色者，不可复治。

肺中风，偃卧而胸满短气，冒闷汗出，视目下鼻上下两旁下行至口，色白者可治，急灸肺俞百壮。若色黄者，为肺已伤，化为血不可复治。其人当妄，掇空指地，或自拈衣寻缝，如此数日而死。

诊其脉，虚弱者，亦风也；缓大者，亦风也；浮虚者，亦风也；滑散者，亦风也。”

④肤　肌肉。《孟子·告子上》：“无尺寸之肤不爱焉，则无尺寸之肤不养也。”焦循正义：“肤，为肌肉。”

⑤行　水流动；流动；流行；运行；走。引申为“走窜”。《说文·水部》：“流，水行也。”王筠句读：“谓水之自行也”《广雅·释诂一》：“流，行也。”《易·乾》：“云行雨施。”孔颖达疏：云气流行，雨泽施布。”《论语·阳货》：“四时行焉，百物生焉。”刘宝楠正义：“行者，谓春夏秋冬四时相运行也。”《汉书·沟洫志》：禹之行河水，本随西山下东北去。”颜师古注：“行，谓通流也。”

⑥腠理开则洒然寒，闭则热而闷　《类经·十五卷·第二十八》：“风本阳邪，阳主疏泄，故令腠理开，开则卫气不固，故洒然而寒；若寒胜则腠理闭，闭则阳气内壅，故烦热而闷。”

⑦怢（dié）栗　怢，无拘束，此指不能控制。栗，通“慄”。哆嗦，发抖。《论语·八佾》：“夏后氏以松，殷人以柏，周人以栗，曰，使民战栗。”《汉书·杨恽传》：“下流之人，众毁所归，不寒而栗。”颜师古注：“栗，竦缩也。”。怢栗，王冰：“卒振寒貌。”

⑧风气与阳明入胃……则为寒中而泣出　与，随从；随着。《国语·齐语》：“桓公知天下诸侯多与己也，故又大施忠焉。”韦昭注：“与，从也。”《淮南子·坠形》：“蛤蟹珠龟，与月盛衰。”高诱注：“与，犹随也。”风气与

阳明入胃……则为寒中而泣出，《类经·十五卷·第二十八》："风气客于阳明，则入于胃，胃居中焦，其脉上行系于目系，人肥则腠理致密，邪不得泄，留为热中，故目黄；人瘦则肌肉疏浅，风寒犯之，阳气易泄，泄则寒中而泣出。"

⑨风气与太阳俱入……故其肉有不仁也 相干，干犯。愤，郁结；充盈。《论语·述而》："不愤不启，不悱不发。"《左传·僖公十五年》："乱气狡愤，阴血周作，张脉偾兴，外强中干。"孔颖达疏："言马之乱气狡戾而愤满。"䐜，胀起。《广韵·真韵》："䐜，肉胀起也。"分肉之间，指肌肉块与肌肉块之间。风气与太阳俱入……故其肉有不仁也，《类经·十五卷·第二十八》："风由太阳经入者，自背而下，凡五脏六腑之俞皆附焉，故邪必行诸脉俞，而散于分肉也，分肉者，卫气之所行也，卫气昼行于阳，自足太阳始，风与卫气相薄，俱行于分肉之间，故气道涩而不利，不利则风邪抟聚，故肌肉肿如愤䐜而为疮疡，或卫不行则体有不仁，故凡于痛痒寒热，皆有所弗知也。"

⑩疠者，有荣气热胕……名曰疠风 疠，又称疠风，大风。今称麻风。胕，同腐、腑、肤；足背；浮肿；加工成腐状的食物。此指腐败。《集韵·去遇》："胕，人之六腑也。或省。"本书《异法方宜论》："其民嗜酸而食胕，故其民皆致理而赤色。"张隐庵："胕，腐也。如豉鲊醯醢之类，物之腐者也。"《战国策·楚策四》："夫骥之齿至矣，服盐车而上太行，蹄申膝折，尾湛胕溃。"鲍彪注："胕，当作肤，与肤同。"本书《评热病论》："帝曰：有病肾风者，面胕痝然，壅害于言，可刺不?"张隐庵："胕，音附，足胕也。"本书《水热穴论》："上下溢于皮肤，故为胕肿。胕肿者，聚水而生病也。"本书《六元正纪大论》："湿胜则濡泄，甚则水闭胕肿。"王冰："胕肿，肉泥按之陷而不起也。"张隐庵："胕肿，胀也。"王冰："荣行脉中，故风入脉中，内攻于血，与荣气合，合热而血胕坏也，其气不清，言溃乱也：然血脉溃乱，荣复挟风，阳脉尽上于头，鼻为呼吸之所，故鼻柱坏而色恶，皮肤破而溃烂也。脉要精微论曰：脉风盛（今《脉要精微论》作"成"）为疠。"

⑪或名曰寒热 王冰："始为寒热，热成曰厉风。"

⑫以春甲乙伤于风者为肝风 春，指春季，甲乙，指甲日和乙日。春季属木，甲日和乙日亦属木，皆为木星应之时。肝属木，故此时伤于风者为肝风。其下心风、脾风、肺风、肾风以此推理。高士宗："五脏合四时，四时合

五行，春夏秋冬，四时之五行也。甲乙丙丁戊己庚辛壬癸，十日之五行也。肝心脾肺肾，五脏之五行也。各以五行之时日受邪，而五脏之气应之，则为五脏之风。”

⑬季夏　夏季的最后一个月，农历六月，亦即长夏。《礼记·月令》：“季夏之月，日在柳，昏火中，旦奎中。”本书《六节脏气论篇》王冰注：“所谓长夏者，六月也。”

⑭各入其门户所中，则为偏风　门，人身的孔窍。《管子·心术上》：“洁其宫，开其门。”尹知章注：“门谓口也，开口使顺理而言。”户，洞穴。《礼记·月令》：“（仲春之月）是月也，日夜分，雷乃发声，始电，蛰虫咸动，启户始出。”孔颖达疏：“户，谓穴也。”门户，此引申为腧穴，因俞穴为气血出入之门户，故名。偏，普遍；全面；专，侧重。此指侧重。《墨子·经说下》：“伛宇不可偏举。”孙诒让间诂：“伛，区；偏，徧，并声同字通。”北齐颜之推《颜氏家训·书证》：“沛国刘显博览经籍，偏精班《汉》。”各入其门户所中，则为偏风，马莳：“风中五脏六腑之俞穴，各入其门户，……偏于一所，是之谓偏风也。”

⑮风入系头，则为目风，眼寒　系，结。足太阳之脉起于目内眦，上额交巅入络脑。当风入结滞于头，累及于目，所以导致目风而眼部感觉寒凉。

⑯漏风　又称“酒风”，王冰：“热郁腠踈，汗出中风，多如液漏，故曰漏风。经具名曰酒风”。本书《病能论篇》“有病身热解堕，汗出如浴恶风，少气，此为何病?”岐伯曰：“病名曰酒风。”《备急千金要方·卷八》：“因醉取风为漏风，其状恶风多汗，少气，口干善渴，近衣则身如火烧，临食则汗流如雨，骨节懈惰……”

⑰入房汗出中风，则为内风　入房，指交媾。中，伤。内，女色。《南史·曹景宗传》：“景宗好内，妓妾至数百，穷极锦绣。”内风，即因色而受风。王冰：“内耗其精，外开腠理，因内风袭，故曰内风。”

⑱沐　洗头发。《说文》：“沐，濯发也。”《诗·小雅·采绿》：“予发曲局，薄言归沐。”

⑲久风入中，则为肠风飧泄　飧泄，王冰：“飧泄者，食不化而出也。”久风入中，则为肠风飧泄，《类经·十五卷·第二十八》：“久风不散，传变而入于肠胃之中，热则为肠风下血，寒则水谷不化，而为飧泄泻痢。”

【原文】

帝曰：五藏风之形状[①]不同者何？愿闻其诊[②]及其病能[③]。岐伯曰：肺风之状，多汗恶风，色皏[④]然白，时咳短气，昼日则差，暮则甚[⑤]，诊在眉上[⑥]，其色白。心风之状，多汗、恶风，焦绝，善怒嚇[⑦]，赤色，病甚则言不可快，诊在口，其色赤。肝风之状，多汗恶风，善悲[⑧]，色微苍，嗌干善怒，时憎女子[⑨]，诊在目下，其色青。脾风之状，多汗恶风，身体怠惰，四支不欲动，色薄微黄，不嗜食，诊在鼻上[⑩]，其色黄。肾风之状，多汗恶风，面痝然[⑪]浮肿，脊痛不能正立，其色炲[⑫]，隐曲不利[⑬]，诊在肌[⑭]上，其色黑。

【校注】

①形状　形相；外貌；情况；情形。此指情形。《荀子·非相》："梁有唐举，相人之形状颜色而知其吉凶妖祥。"《史记·刺客列传》："居顷之，豫让又漆身为厉，吞炭为哑，使形状不可知，行乞于市。"《东观汉记·马严传》："建初中病，遣功曹史李龚奉章诣阙，帝亲召见龚问疾病形状。"

②诊　症状；征象；征兆。此指征象。同"证"。证，通"征。"王冰注："诊谓可言之证。"本书《五脏生成篇》："五色微诊。"《金匮要略·痰饮咳嗽》："肺饮不弦，但苦喘短气。"清代吴谦注："弦为诸饮之诊，然专主者肝也。"诊，《玉篇·言部》："诊，验也。"《春秋·庄公七年》"星陨如雨"，唐代孔颖达疏："夜之早晚，以星为验。"据此'诊'当读作"征"。征，证验；效应；征兆；迹象。通"证"。《广韵·蒸韵》："征，证也。"《书·胤征》："圣有谟训，明征定保。"孔传："征，证。"《史记·周本纪》："伏国必依山川，山崩川竭，亡国之征也。"《淮南子·修务》："夫歌者，乐之征也。哭者，悲之效也。"高诱注："征，应也，效验也。"《左传·昭公十七年》："往年吾见之，是其征也。"杜预注："征，始有形象而微也。"《大戴礼记·文王官人》："平心去私，慎用六证。"卢辩注："六证，六徵也。"

③病能　能，通"态"。形态；状态；情状。《荀子·天论》："耳目鼻口形能，各有接而不相能也，夫是之谓天官。"王念孙《读书杂志·荀子五》："形能当连读，能读为态……言耳目鼻口形态，各与物接，而不能互相为用

也。古字能与耐通，故亦与态通。”《史记·司马相如列传》：“旼旼睦睦，君子之能。”裴骃集解引徐广曰：“能，一作态。”本书《阴阳应象大论》：“此阴阳更胜之变，病之形能也。”病能，即病的情状，犹病的表现。

④皏（ping） 淡白色。王冰：“皏，谓薄白色也。”

⑤昼日则差，暮则甚 差，为“瘥”的古字。病除，痊愈；使病愈。《方言·第三》：“差，愈也。南楚病愈者谓之差。”《百喻经·倒灌喻》：“医言当须倒灌乃可瘥耳。”北魏郦道元《水经注·沔水一》：“泉源沸涌，冬夏汤汤，望之则白气浩然，言能瘥百病。”昼日则差，暮则甚，王冰：“昼则阳气在表，故差。暮则阳气入里，风内应之，故甚也。”

⑥眉上 王冰：“谓两眉间之上，阙庭之部。”为肺所主。

⑦焦绝善怒嚇 焦，着急。三国时魏国阮籍《咏怀》之三三：“终身履薄冰，谁知我心焦?”绝，极，急。善怒嚇，指时常发怒而吓人。嚇，怒声。通“赫”。是“吓”的繁体字。《庄子·秋水》：“于是鸱得腐鼠，鹓鸰过之，仰而视之曰：‘吓’。”成玄英疏：“吓，怒而拒物声也。”《诗·大雅·皇矣》：“王赫斯怒，爰整其旅。”郑玄笺：“赫，怒意。”焦绝善怒嚇，内心着急，好大怒训斥人。

⑧善悲 王冰“肝病则心脏无养，心气虚，故善悲。”

⑨时憎女子 吴昆：“肝脉环阴器，肝气治则悦色而欲女子，肝气衰则恶色而憎女子。”

⑩诊在鼻上 王冰：“脾气合土，主中央，鼻于面部亦居中，故诊在焉。”

⑪痝（mang）然 臃肿貌，王冰：“言肿起也。”本书《奇病论》：“有病痝然如有水状。”王冰：“痝然，谓面目浮起而色杂也。”

⑫炲（tai） 火烟凝积成的黑灰。《吕氏春秋·任数》：“向者煤炱入甑中，弃食不祥，回（颜回）攫而饮之。”高诱注：“煤炱，烟尘也。”

⑬隐曲不利 隐曲，生殖器官。利，用；灵便；爽利。《荀子·王制》：“尚完利……工师之事也。”杨倞注：“利，谓便于用。”隐曲不利，即生殖机能衰退。王冰：“隐曲者，谓隐蔽委曲之处也。肾藏精，外应交接，今脏被风薄，精气内微，故隐蔽委曲之事，不通利所为也。”

⑭肌 皮肤。根据《玉篇》：“肌，肌肤也。”此指容色。战国时楚国宋玉《登徒子好色赋》：“眉如翠羽，肌如白雪。”

【原文】

胃风之状，颈多汗恶风，食饮不下，鬲塞不通，腹善满，失衣则䐜胀，食寒则泄，诊形瘦而腹大[①]。首风之状，头面多汗恶风，当先风一日则病甚，头痛不可以出内，至其风日则病少愈[②]。漏风之状，或多汗[③]，常不可单衣[⑤]，食则汗出，甚则身汗，喘息恶风，衣常濡，口干善渴，不能劳事[⑥]。泄风之状，多汗，汗出泄衣上，口中干，上渍其风[⑦]，不能劳事，身体尽痛则寒。帝曰：善。

【校注】

①胃风之状……诊形瘦而腹大　失，失掉；丢失。引申为脱去。失衣，脱衣。胃风之状……诊形瘦而腹大，《类经·十五卷·第二十八》："胃脉从大迎前下人迎，循喉咙入缺盆，故胃风之状，颈必多汗恶风。胃主受纳水谷，而风邪居之，故食饮不下，隔塞不通。胃脉循腹里，故善满，失衣则阳明受寒于外，故为䐜胀。食寒胃气受伤于内，故为泄泻。胃者肉其应，胃病故形瘦，腹者胃所居，邪实故腹大。"

②首风之状……至其风日则病少愈　先风一日，在刮风的前一天。《类经·十五卷·第二十八》："首为诸阳之会，因沐中风，则头面之皮腠疏，故多汗恶风。凡患首风者，止作无时，故凡于风气将发，必先风一日而病甚头痛，以阳邪居于阳分，阳性先而速也。先至必先衰，是以至其风日则病少愈。内，谓房室之内。不可出者，畏风寒也。"

③漏风之状，或多汗　漏风，饮酒而中风得之，风邪挟辛热之酒致阳气散越，故有的时候饮酒及吃饭时则多汗，甚则身汗。

⑤常不可单衣　《太素·卷二十八·诸风状论》："衣单则寒。"高士宗："多汗表虚，欲着复衣，故常不可单衣也。"

⑥劳事　劳动操作之事。《周礼·天官·宫人》："凡寝中之事：埽除，执烛，共炉炭，凡劳事。"郑玄注："劳事，劳亵之事。"

⑦上渍其风　上，腰以上，渍，《礼记·曲礼下》："羽鸟曰降，四足曰渍。"孔颖达疏："四足曰渍者，牛马之属也，若一个死，则余者更相染渍而死。"此指感染；侵犯。上渍，腰以上感染风邪。

痹论篇第四十三

新校正云：按全元起本在第八卷。

【原文】

黄帝问曰：痹之安生？岐伯对曰：风寒湿三气杂至①，合而为痹也。其风气胜者为行痹②，寒气胜者为痛痹③，湿气胜者为着痹④也。帝曰：其有⑤五者，何也？岐伯曰：以冬遇此者为骨痹，以春遇此者为筋痹，以夏遇此者为脉痹，以至阴⑥遇此者为肌痹，以秋遇此者为皮痹。

【校注】

①杂至　杂，混杂；共同，一起。通“集”。聚集。此指聚集。《逸周书·程典》：“士大夫不杂于工商。”《国语·越语下》：“逆节萌生，天地未形，而先为之征，其事是以不成，杂受其刑。”韦昭注：“杂，犹俱也。”《汉书·隽不疑传》：“公车以闻，诏使公卿将军中二千石杂识视。”颜师古注：“杂，共也。”《荀子·礼论》：“文理情用，相为内外表里，并行而杂，是礼之中流也。”王先谦集解引王念孙曰：“杂，读为集。《尔雅》：‘集，会也。’言文理情用，并行而相会也。集、杂古字通，《月令》‘四方来集’，《吕氏春秋·仲秋纪》集作杂，《论衡·别通篇》‘集糅非一’，即杂糅。”《汉书·谷永传》：“三难异科，杂焉同会。”颜师古注：“杂谓相参也……杂焉，总萃貌。”至，通“致”。致使；到引起。《公羊传·庄公十二年》：“闵公矜此妇人，妒其言，顾曰：‘此虏也。尔虏，焉故鲁侯之美恶乎！’至万怒，搏闵公，绝其脰。”汉代董仲舒《春秋繁露·王道》引此文，故作“知”，至作“致”。

②行痹　又称风痹。行，走。行痹，以四肢关节疼痛而游走不定为主要表现。《太素·卷二十八·痹论》：“三中风多，名为行痹，谓其痹病转移不住，故曰行痹。”《类经·十七卷·第六十七》：“风者善行数变，故为行痹，凡走注、历节疼痛之类，皆是也。”

③痛痹　又称寒痹。以四肢关节疼痛较重，得热则减，遇冷则重为主要

表现。《类经·十七卷·第六十七》："阴寒之气，客于肌肉筋骨之间，则凝结不散，阳气不行，痛不可当。"

④著（zhu）痹　著，通"着、伫"。《隋书·循吏传·辛公义》："死生由命，不关相着，前汝弃之，所以死耳。"《朱子语类·卷七四》："知识贵乎高明，践履贵乎著实。知既高明，须放低著实做去。"伫，滞留。《韩非子·十过》："兵之著于晋阳三年。"陈奇猷集释："著，即伫字，滞留也。"著痹，又称湿痹。或作"着痹"以肢体疼痛重着，固定不移，或肌肤麻木不仁为主要表现。《太素·卷二十八·痹论》："三中湿气多，住而不移转，故曰著痹。著，住也。"《类经·十七卷·第六十七》："着痹者，肢体重着不移，或为疼痛，成为顽木不仁，湿从土化，病多发于肌肉。"

⑤有　通"又"。《诗·邶风·终风》："终风且曀，不日有曀。"郑玄笺："有，又也。"

⑥至阴　代指长夏（季夏）。因脾为至阴而主长夏。本书《金匮真言论》："腹为阴，阴中之至阴，脾也。"本书《六节藏象论》："春胜长夏。"王冰："所谓长夏者，六月也。"参见本书《咳论篇》中注。

【原文】

帝曰：内舍[①]五藏六府，何气使然？岐伯曰：五藏皆有合[②]，病久而不去者，内舍于其合也。故骨痹不已，复感于邪，内舍于肾。筋痹不已，复感于邪，内舍于肝。脉痹不已，复感于邪，内舍于心。肌痹不已，复感于邪，内舍于脾。皮痹不已，复感于邪，内舍于肺。所谓痹者，各以其时[③]重感于风寒湿之气也。

凡痹之客五藏者，肺痹者，烦满喘而呕[④]。心痹者，脉不通，烦则心下鼓，暴上气而喘，嗌干善噫，厥气上则恐[⑤]。肝痹者，夜卧则惊，多饮，数小便，上为引如怀[⑥]。肾痹者，善胀，尻以代踵，脊以代头[⑦]。脾痹者，四支解堕，发咳呕汁，上为大塞[⑧]。肠痹者，数饮而出不得，中气喘争，时发飧泄[⑨]。胞痹者，少腹膀胱按之内痛，若沃以汤，涩于小便，上为清涕[⑩]。

阴气者，静则神藏，躁则消亡。饮食自倍，肠胃乃伤[11]。淫气喘息，痹聚在肺[12]；淫气忧思，痹聚在心；淫气遗溺，痹聚在肾；淫气乏竭，痹聚在肝；淫气肌绝，痹聚在脾。诸痹不已，亦益内也[13]。其风气胜者，其人易已也。

【校注】

①内舍　舍，中，正著目标；居止。此指后者。《礼记·射义》："射之为言者，绎也。或曰舍也。"孔颖达疏："舍. 中也，谓心平体正，持弓失审固则能中也。"《汉书·景武昭宣元成功臣表》："（征）和三年，坐舍卫太子所私幸女。"颜师古注："舍，训居止也。"《类经·十七卷·第六十七》："舍者，邪入而居之也。"内舍，向里居留于脏腑。

②五脏皆有合　合，应合；对应互协；统治。本书《五脏生成篇》："心之合脉也，肺之合皮也，肝之合筋也，脾之合肉也，肾之合骨也。"《灵枢经·九针论》："心主脉，肺主皮，肝主筋，脾主肌，肾主骨。"此句话针对上段的骨、筋、脉、肌、皮五痹而言，五脏在体皆有相对应互协的部位，因而当在体的骨、筋、脉、肌、皮痹不愈则会影响内脏。

③各以其时　即各脏有气旺之时。如肝旺于春，心旺于夏，脾旺于长夏（六月），肺旺于秋，肾旺于冬。

④肺痹者，烦满喘而呕　肺痹则肺气不降而气上逆，则烦闷喘息；肺痹则使肺不能通调水道，而使胃气不降，则呕吐。

⑤心痹者……厥气上则恐　鼓，振动。《易·系辞上》："鼓之以雷霆，润之以风雨。"心痹则使血脉不通；邪气扰心，则心烦；烦则心下如鼓动；心脉，"其支者，从心系上挟咽"，"其直者，复从心系却上肺"，心痹逆传于肺时，则突然上气而喘，咽干；噫，即嗳气。《灵枢经·九针论》："五藏气：心主噫，肺主咳，肝主语，脾主吞，肾主欠。六府气：胆为怒，胃为气逆哕，大肠小肠为泄，膀胱不约为遗溺，下焦溢为水。"善噫，心气上逆则嗳气；厥气上则恐，本当心火下温于肾水，肾水上济心火，当心痹则致肾气亦虚，则逆上而恐惧。

⑥肝痹者……上为引如怀　上，高。引，拉开的弓。《庄子·田子方》："列御寇为伯昏无人射，引之盈贯。"《医宗金鉴·幼科杂病心法要诀·惊风八候》："引状两手若开弓。"注："引者，手若开弓。"王玉川："'引'之本义为开弓，开弓使满曰'引如满月'，斟酒至满，亦称为'引'。盖'引'有盈满

之义焉。‘引如怀’，谓腹部膨大如引满之弓，而有似怀孕之状也。肝痹之状，下为数小便，上为腹满如怀孕。故曰：数小便，上为引如怀也。”肝痹，使肝不藏魂，夜卧则惊；肝脉入毛中，过阴器，抵小腹……循喉咙之后，上入颃颡，当肝痹则经脉不通利，使津液不能上乘，则多饮，饮多而不能约小便则次数多；肝痹则经脉不通，则小腹部胀满高起成为开弓状，犹如怀孕。

⑦肾痹者……脊以代头　肾脉“贯脊，属肾，络膀胱；其直者，从肾上贯肝膈”，肾痹则膈阻，故善腹胀；尻，脊骨末端，臀部。《仪礼·少牢馈食礼》：“腊两髀属于尻。”宋代洪迈《夷坚乙志·人化犬》：“（王氏）年四十岁时，赘生于尻，日以痛楚，用膏药傅之，愈益大。”踵，脚后跟。亦泛指脚。《荀子·荣辱》：“小人莫不延颈举踵而愿曰：‘知虑材性，固有以贤人矣！’”尻以代踵，王冰：“谓足挛急也。”脊以代头，王冰：“谓身踡屈也。”肾脉入跟中，贯脊属肾，肾痹则经脉闭阻，骨失其养，而寒主手引则下肢挛急不伸，故以尾骨代足而行，颈骨前曲，头项倾俯，脊骨高出而代头。

⑧脾痹者……上为大塞　解，通“懈”。《史记·留侯世家》：“不从必危，不如因其解击之。”司马贞索隐：“谓卒将离心而懈怠。”惰，通“惰”。懈怠；懒散。《荀子·宥坐》：“今之世则不然，乱其教，繁其刑，其民迷惑而堕焉。”《韩非子·显学》：“侈而惰者贫，而力而俭者富。”解堕，即懈惰。脾主四肢，脾痹经脉不利则不能荣于四肢，故四肢懈惰；脾脉络胃，上膈挟咽，当脾痹时则脾不能为胃行其津液，使胃气上逆则呕汁；上为大塞，脾痹则脉不能散精上输于肺，使肺又不能通调水道，气行不畅，故感觉胸中阻塞很严重。

⑨肠痹者……时发飧泄　张志聪：“肠痹者，兼大小肠而言，小肠为心之腑，而主小便，邪痹于小肠，则火热郁于上而为数饮，下为小便不得出也。大肠为肺之腑，而主大便，邪痹于大肠，故上则为中气喘争，而下为飧泄也。”喘，急。疑于义者，以声求之。《说文》：“喘，疾息也。从口，耑声”。《广韵》在元部。《说文》：“湍，疾濑也。从水，耑声。”《广韵》在元部。喘，湍叠韵，喘，当读为湍，喘，急促也。本书《五脏生成篇》王冰：“喘，谓脉至如卒喘状也”。中气喘争，即大肠之气急和邪气争斗。

⑩胞痹者……上为清涕　胞，同“脬”；膀胱。汉代张仲景《金匮要略·妇人杂病》：“此名转胞不得溺也。”三国时魏国嵇康《与山巨源绝交书》：“每常小便而忍不起，令胞中略转乃起耳。”胞痹者……上为清涕，张志聪：“胞者，膀胱之室，内居少腹，邪闭在胞，故少腹膀胱，按之内痛；水闭不

行，则蓄而为热，故若沃以汤，且涩于小便也？膀胱之脉，从巅入脑，脑渗则为涕。上为清涕者，太阳之气，痹闭于下，不能循经而上升也。”

⑪阴气者……肠胃乃伤 《类经·十七卷·第六十七》：“阴气者，脏气也。五脏者所以藏精神魂魄志意者也，人能安静，则邪不能干，故精神完固而内藏。若躁扰妄动，则精气耗散，神志消忘。故外邪得以乘之，五脏之痹，因而生矣。六腑者，所以受水谷而化物者也，若过用不节，致伤肠胃，则六腑之痹，因而生矣。”王冰：“脏以躁动致伤，腑以饮食见损，皆谓过用越性，则受其邪，六府受邪之为痹也。”

⑫淫气喘息，痹聚在肺 淫，谓运行失其常度；邪。《左传·襄公二十八年》：“岁在星纪，而淫于玄枵。”杜预注：“明年，乃当在玄枵。今已在玄枵，淫行失次。”本书《四时逆从论》：“凡此四时刺者，大逆之病，不可不从也。反之，则生乱气，相淫病焉。”王冰：“淫，不次也。不次而行，如浸淫相染而生病也。”《国语·晋语七》：“（悼公）知程郑端而不淫，且好谏而不隐也，使为赞仆。”韦昭注：“淫，邪也。”淫气，即运行失其常度的邪气。换句话说是不合于四时之邪气。王冰：“淫气谓气之妄行者。”凡皮肉筋骨脉之痹，日久不愈，邪气浸淫入里，则成五脏之痹，日久使肺气运行失常而有喘息，是邪气痹阻聚居在肺。

⑬诸痹不已，亦益内也 益，通“隘”；阻塞。《诗·大雅·板》：“携无曰益，牖民孔易。”俞樾《群经平议·毛诗四》：“《释名·释州国》曰：‘益，阸也。’《古微书》引《春秋元命苞》曰：‘益之言隘也。’隘与阸通……‘携无曰益’，言如取如携，无曰有所阻塞也。”内，脏腑。诸痹不已，亦益内也，指在这体表之皮痹、筋痹、脉痹等，其没有治愈，也就要闭阻脏腑了。

【原文】

帝曰：痹，其时有死者，或疼久者，或易已者，其故何也？岐伯曰：其入藏者死，其留连[①]筋骨间者疼久，其留皮肤间者易已。

帝曰：其客于六府者何也？岐伯曰：此亦其食饮居处，为其病本也。六府亦各有俞[②]，风寒湿气中其俞，而食饮应之，循俞而入，各舍其府也。帝曰：以针治之奈何？岐伯曰：五藏有俞，六府有合[③]，循脉之分，各有所发[④]，各随其过[⑤]，则病瘳[⑥]也。帝曰：荣卫之气亦令人痹乎？岐伯曰：荣者，水谷之精气也，合调于五藏，洒陈[⑦]于六府，乃能入于脉也。故循脉上下，贯五藏，络六府也。卫者，水谷之悍气[⑧]也，其气慓疾[⑨]滑利，不能入于脉也，故循皮肤之中，分肉之间，熏于肓膜[⑩]，散于胸府。逆其气则病，从气其则愈。不与风寒湿气合，故不为痹。帝曰：善。痹，或痛，或不痛，或不仁，或寒，或热，或燥，或湿，其故何也？岐伯曰：痛者，寒气多也，有寒，故痛也[⑪]。其不痛不仁者，病久入深，荣卫之行涩，经络时疎，故不通[⑫]，皮肤不营，故为不仁。其寒者，阳气少，阴气多，与病相益[⑬]，故寒也。其热者，阳气多，阴气少，病气胜，阳遭阴[⑭]，故为痹热。其多汗而濡者，此其逢湿甚也，阳气少，阴气盛，两气相感[⑮]，故汗出而濡也。帝曰：夫痹之为病，不痛何也？岐伯曰：痹在于骨则重，在于脉则血凝而不流，在于筋则屈不伸，在于肉则不仁，在于皮则寒，故具此五者，则不痛也。凡痹之类，逢寒则虫[⑯]，逢热则纵。帝曰：善。

【校注】

①留连　犹滞留，滞积。本书《生气通天论》："邪气留连，乃为洞泄。"本书《疏五过论》："尝富后贫，名曰失精。五气留连，病有所并。"

②俞　特指六腑在背之俞。

③五脏有俞，六腑有合　五脏有俞，谓五脏经脉在四肢的俞穴，即肝经之俞太冲，心经之俞大陵，脾经之俞太白，肺经之俞太渊，肾经之俞太溪。六腑有合，谓六腑在下肢的合穴，即胃的合穴是足三里，大肠的合穴是巨虚上廉，小肠的合穴是巨虚下廉，三焦的合穴是委阳，膀胱的合穴是委中央，胆的合穴是阳陵泉。因合穴连通脏腑，刺合而调理脏腑。

④循脉之分，各有所发　顺着脏腑之经脉所分布的部位，经脉上分别有所出现病态。如马莳："循脏腑经脉所行之分，各有所发病之经。"

⑤过　通"祸"灾祸；灾殃；指一切有害之事。此指病灾。《周礼·天

官·太宰》："八曰诛，以驭其过。"俞樾《群经平议·周官一》："此过字当读为祸，古祸、过通用。《汉书·公孙宏传》：'诸常与宏有隙，虽阳与善，后竟报其过。'《史记》作'祸'是其证也。"《礼记·表记》："君子慎以避祸。"

⑥瘳（chou）　病愈。《书·说命上》："若药弗瞑眩，厥疾弗瘳。"

⑦洒（sǎ）陈　洒，散发；分散。《逸周书·大匡》："赋洒其币，乡正保贷。"孔晁注："洒，散也。"陈，布施。《诗·大雅·大王》："亹亹文王，令闻不已，陈锡哉周，侯文王孙子。文王孙子，本支百世。"孔颖达疏："文王能布陈大利，以赐子孙。"洒陈，散发布施。

⑧悍气　《类经·十七卷·第六十七》："卫气者，阳气也，阳气之至，浮盛而疾，故曰悍气。"

⑨慓（piao）疾　急疾。汉代张仲景《伤寒论·太阳病中》："太阳统摄之荣卫，乃风寒始入之两途，风则伤卫，寒则伤荣。卫气慓疾。"

⑩肓膜　肓，空隙；肓膜。本书《腹中论篇》："其气溢于大肠而著于肓，肓之原在脐下，故环脐而痛也。"肓膜，《类经·十七卷·第六十七》："凡腔腹肉里之间，上下空隙之处，皆谓之肓。……膜，筋膜也。"

⑪有寒，故痛也　寒性收引凝敛，易使气血凝滞不通，故痛。上文云："寒气胜者为痛痹"，即是此意。

⑫其不痛不仁者……故不痛　踈，稀少。南朝梁国刘勰《文心雕龙·书记》："三代政暇，文翰颇疏。"其不痛不仁者，……故不痛，《素问经注节解》注："此不痛，是顽木不知痛痒，即是不仁，故不痛与不仁兼言也。病久之人，气血衰弱，运行滞涩，惟滞涩，故经络顽痹而不知痛也。"

⑬与病相益　益，增加。此指加重。《国语·周语下》："（郤氏）有是宠也，而益之以三怨，其谁能忍之！"韦昭注："益，犹加也。"随着生病递相加重。《素问集注》张兆璜注："与病相益者，言人之阴气多，而益其病气之阴寒也。"

⑭阳气多，阴气少，病气胜，阳遭阴　阳，指风邪。遭，逢；际遇。《后汉书·冯衍传下》："顾尝好俶傥之策，时莫能听用其谋，喟然长叹，自伤不遭。"李贤注："遭，遇也。"阴，指荣气。即风邪多，营气虚少，使疾病征象显得旺盛，是风邪际遇到虚少的营气。

⑮相感　相互感应（相互受影响而引起反应）。《说郛·卷十三》引宋代晁说之《晁氏客语》："人心动时，言语相感。"如卫气与风气相遇则发热；荣气遇寒则发冷；卫气与寒气相遇，卫气胜则热，寒气胜则寒，此彼此影响时

而出现反应。

⑯虫 即"痋（téng）"的古字，痋，同"疼"。《说文·疒部》"痋，动病。"段玉裁注："痋即疼字。"《神农本草经·中品》："白薇，味苦，平。主暴中风……寒热酸痋。"虫：《太素·卷二十八·痹论》、《甲乙·卷十·第一上》并作"急"，顾观光《素问校勘记》："急字是"。孙诒让："'虫'当为'痋'之借字，《说文·疒部》云：痋，动病也，从疒，虫省声，故古书痋或作虫，段玉裁《说文》注谓痋即疼字。……巢氏《诸病源候论》云：凡痹之类，逢热则痒，逢寒则痛。痛与疼义亦相近。王注训为虫行，皇甫谧作急，顾校从之，并非也。"笔者根据本篇"寒气胜者，为痛痹……痛者，寒气多也，有寒，故痛也。"的结论，故"虫"，即"痋"的古字，借而用之。

【按语】

与本篇相关的内容，在《灵枢经·周痹》中论述了周痹与众痹。《灵枢·经筋篇》介绍了仲春痹、孟春痹、季春痹等与四时有关的十二经筋痹病，可互相参考。

风寒湿三邪侵袭人体后，阻滞经脉，使气血循行不畅，不通则痛，所以痹病出现疼痛的症状，较为易治；在皮者易治。痹病而不痛者，多为气血虚衰少，不能荣养而麻木不仁，此痹病有痛者，首先根据痛的位置、病因酌情选择用药，同时加配活血药，因为二者病机相同者，是气血不周流，因此共同治法——和(huo）血，即治风先和血，血活风自灭，此之谓也。但营血虚者，同时加补血之品。

痿论篇第四十四

新校正云：按全元起本在第四卷。

【原文】

黄帝问曰：五藏使人痿[①]何也？岐伯对曰：肺主身之皮

毛，心主身之血脉，肝主身之筋膜[2]，脾主身之肌肉，肾主身之骨髓，故肺热叶焦，则皮毛虚弱急薄，著则生痿躄也[3]。心气热，则下脉厥而上，上则下脉虚，虚则生脉痿，枢折挈，胫纵而不任地也[4]。肝气热，则胆泄口苦筋膜干，筋膜干则筋急而挛，发为筋痿[5]。脾气热，则胃干而渴，肌肉不仁，发为肉痿[6]。肾气热，则腰脊不举，骨枯而髓减，发为骨痿[7]。

帝曰：何以得之？岐伯曰：肺者，藏之长[8]也，为心之盖[9]也，有所失亡[10]，所求不得，则发肺鸣[11]，鸣则肺热叶焦。故曰：五藏因肺热叶焦，发为痿躄，此之谓也。悲哀太甚，则胞[12]络绝，胞[12]络绝则阳气内动，发则心下崩，数溲血也[13]。故《本病[14]》曰大经空虚，发为肌痹，传为脉痿。思想无穷[15]，所愿不得，意淫[16]于外，入房太甚，宗筋[17]弛纵，发为筋痿，及为白淫[18]。故《下经[19]》曰：筋痿者，生于肝使内[20]也。有渐[21]于湿，以水为事，若有所留，居处相湿，肌肉濡渍[22]，痹而不仁，发为肉痿。故《下经[19]》曰：肉痿者，得之湿地也。有所远行劳倦，逢大热而渴，渴则阳气内伐[23]，内伐则热舍于肾。肾者，水藏也。今水不胜火，则骨枯而髓虚，故足不任身，发为骨痿。故《下经》曰：骨痿者，生于大热也。

帝曰：何以别之？岐伯曰：肺热者，色白而毛败。心热者，色赤而络脉溢。肝热者，色苍而爪枯。脾热者，色黄而肉蠕动[24]。肾热者，色黑而齿槁。

帝曰：如夫子言可矣，论言[25]治痿者，独[26]取阳明何也？岐伯曰：阳明者，五藏六府之海，主润宗筋，宗筋主束骨而利机关也[27]。冲脉者，经脉之海也，主渗灌溪谷[28]，与阳明合于宗筋[29]。阴阳揔宗筋之会，会于气街，而阳明为之长，皆属于带脉，而络于督脉[30]。故阳明虚则宗筋纵，带脉不引，故足痿不用也[31]。

帝曰：治之奈何？岐伯曰：各补其荥而通其俞[32]，调其虚实，和其逆顺，筋脉骨肉，各以其时受月[33]，则病已矣。帝曰：善。

【校注】

①痿　身体某部分萎缩或失去机能的病。王冰："痿谓痿弱无力以运动。"《史记·五宗世家》："端为人贼戾，又阴痿，一近妇人，病之数月。"张守节正义："不能御妇人。"《汉书·昌邑王刘贺传》："疾痿，行步不便。"颜师古注："痿，风痹疾也。"

②筋膜　《类经·十七卷·第七十一》："盖膜犹幕也，凡肉里、脏腑之间，其成片联络薄筋，皆谓之膜，所以屏障血气者也。凡筋膜所在之处，脉络必分，血气必聚。"

③故肺热叶焦……急薄著则生痿躄（bi）也　焦，干枯；干燥。《墨子·非攻下》："日月不时，寒暑杂至，五谷焦死。"汉代马弟伯《封禅仪记》："初止此道，行十余步一休，稍疲，咽唇焦。"。急，犹先，谓时间或次序在前；紧。此指先。《吕氏春秋·情欲》："矜势好智，胸中欺诈，德义之缓，邪利之急。"高诱注："缓，犹后；急，犹先。"《灵枢经·论勇》："黄帝问于少俞曰：……少俞曰：'帝问何急？'"薄，紧迫；束缚。此指束缚。《释名·释言语》："缚，薄也，使相薄著也。"《战国策·韩策二》："吾得为役之日浅，事今薄，奚敢有请？"鲍彪注："薄，犹迫。"著，依附；附着。《国语·晋语四》："今戾久矣，戾久将底。底著滞淫，谁能兴之？"韦昭注："著，附也。"躄，腿瘸。同"躃"《玉篇》："躄，跛甚者。"《一切经音义·卷二十四》："顾野王云：'躄，谓足偏枯不能行也。'《字汇·足部》："躃，躃者，两足俱废。"王冰："躄谓挛躄，足不得伸以行也。"痿躄，《吕氏春秋·重己》"多阳则痿"汉代高诱注："痿躄，不能行也。"故肺热叶焦……急薄著则生痿躄也，肺，不耐寒热，当肺中有热，既不利于朝百脉，又耗伤肺津，故肺叶焦槁。肺合皮毛，肺热津伤不能输精于皮毛，就使皮毛虚弱，有紧急束缚着的感觉时，就出现腿瘸不能行走的痿证了。

④心气热……挈胫纵而不任地也　《类经·十七卷·第七十一》："心气热则火独上炎，故三阴在下之脉，亦皆厥逆而上，上逆则下虚，乃生脉痿。脉痿者，凡四肢关节之处，如枢纽之折，而不能提挈，足胫纵缓，而不能任

地也。”下脉，向下走之手三阴之脉，足三阳之脉从头走足，即向下走为顺，向上走为逆。枢，此指四肢关节，犹如枢纽。挈，牵曳；牵引。《吕氏春秋·具备》：“吏方将书，宓子贱从旁时掣摇其肘。吏书之不善，则宓子贱为之怒。”任，犹倳；立；使建立。《周礼·天官·大宰》：“以九职任万民。”郑玄注：“任，犹倳也。”贾公彦疏：“倳，谓立也。使民之业得立。”《周礼·天官·大宰》：“六曰事典，以富邦国，以任百官，以生万民。”孙诒让正义：“东齐人，物立地中为倳。欲使百官皆立其功也。”心气热……挈胫纵而不任地也，心经有热邪，那么向下走足三阳经之脉逆反而向上，向上就会使下部的脉空虚，空虚就会产生脉痿，犹如枢折了，牵引小腿松弛没有张力，又不能立在地上。

⑤肝气热……发为筋痿　急，紧；缩紧。《三国志·魏志·吕布传》：“遂生缚布。布曰：‘缚太急，小缓之。’太祖曰：‘缚虎不得不急也。’”肝气热，……发为筋痿，经有热邪则迫胆而汁沸溢，故有口苦；肝主身之筋，肝有热耗伤津液阴血，则筋膜失养，故筋膜干燥，拘急挛缩，而出现筋痿证。

⑥脾气热……发为肉痿　脾合胃，开窍于口，脾经有热邪则胃液受灼，故胃中干燥。津液不足，故口渴。脾主肌肉，脾热津亏，肌肉失养，所以生病就是肌肉不仁而痿弱的肉痿证。

⑦肾气热……发为骨痿　举，举动。此指活动。《国语·鲁语上》：“君举必书，书而不法，后嗣何观?”韦昭注：“动则左史书之，言则右史书之。”《史记·项羽本纪》：“国家安危，在此一举。”肾气热……发为骨痿，肾藏精，主骨，生髓，腰为肾之府，其脉贯脊，肾经有热邪则耗伤精髓，精髓不足，则骨空虚，故有骨枯髓减而腰脊不能动的骨痿证。

⑧长　高。《旧唐香·高丽传》：“出必先布队仗，导者长呼以辟行人。”肺位最高，为心之华盖，故为脏腑之长。

⑨盖　遮阳障雨的用具；指车篷或伞盖。此借喻肺为“伞盖”。《周礼·考工记·轮人》：“轮人为盖。”郑玄注：“盖者主为雨设也。”

⑩有所失亡　失亡，即亡失；丧失。《汉书·赵充国传》：“至浩亹，为虏所击，失亡车重兵器甚众。”有所失亡，即有所丧失的东西。

⑪鸣　叫喊；哀鸣。此指哀鸣。《广雅·释诂二》：“噭、呼，鸣也。”《汉书·息夫躬传》：“痛入天兮鸣呼，冤际绝兮谁语”《公羊传·昭公二十五年》：“昭公于是噭然而哭。”何休注：“噭然，哭声貌。”此指由肺发出的哀鸣

的声音。

⑫胞 新校正云："按杨上善云：胞络者，心之胞络之脉也。详经注中'胞'字俱当作，'包'，全本'胞'又作'肌'也。"《素问直解》："包"，旧本讹'胞'，今改。"包，后作"胞"。《说文·勹部》"包，象人包妊。"段玉裁注："包，妊也。"《玉篇·包部》："包，今作胞。"林义光《文源》："包，当即胞之古文。"通"脬"。膀胱，《集韵·爻韵》："脬，《说文》：'膀光也。'通作胞。"《灵枢经·淫邪发梦》："客于胞脏，则梦溲便。"据下文之"心下崩"，此当为心包之义。

⑬悲哀太甚……数溲血也 崩：异体作崩。山陷塌，泥石流之类。《说文·山部》"崩，山坏也"。《左传·成公五年》："山直朽壤而崩"。引申为败坏；缺少；虚损。《诗·鲁颂·閟宫》："不亏不崩。"郑玄笺："亏，崩，皆谓毁坏也。"悲哀太甚……数溲血也，《太素·卷二十五·五脏痿》："心悲哀太甚，则令心上胞络脉绝，手少阴气内动有伤，心下崩损，血循手少阴脉下，尿血。"王冰："悲则心系急，肺布叶举，而上焦不通，荣卫不散，热气在中，故胞络绝而阳气内鼓动，发则心下崩数溲血也。心下崩，谓心包内崩而下血也。"高士宗："悲哀太甚，则心气内伤，故包络绝。包络，心包之络也。包络绝，则血外溢，而阳热之气内动，其发病也，则心气下崩。下崩则数溲血也。"高注为上。此病机为金病逆传于心。

⑭本病 王冰："古经论篇名也。"刘衡如："《本病论》乃本书卷二十一第七十三篇篇名，已亡佚。王注未能确指。"

⑮思想无穷 思想，思忖；考虑。本书《上古天真论》："外不劳形于事，内无思想之患。"无穷，无尽，无限。《礼记·中庸》："今夫天，斯昭昭之多，及其无穷也，日月星辰系焉，万物覆焉。"《荀子·礼论》："故天者，高之极也；地者，下之极也；无穷者，广之极也。"思想无穷，考虑问题无尽，

⑯意淫 意，内心。《玉台新咏·古诗〈为焦仲卿妻作〉》："吾意久怀忿，汝岂得自由。"淫，贪色；淫荡。汉代刘向《说苑·反质》："吾闻国之昏，不由声色，必由奸利，好乐声色者，淫也，贪奸者，惑也。"《晋书·刑法志》："今盗者窃人之财，淫者好人之色意淫，内心贪色。

⑰宗筋 宗，根本。通"众"，众多。此指在生殖器处之众筋。《国语·晋语四》："爱亲明贤，政之干也；礼宾矜穷，礼之宗也；礼以纪政，国之常也。"韦昭注："宗，本也。"《正字通·木部》："根，梵书：牝牡二体，曰男

根女根。”《广雅·释诂三》：“宗，众也。”《说文通训定声·丰部》：“宗，假借为众。”《楚辞·招瑰》，“室家遂宗，食多方些。”王逸往：“宗，众也。”宗筋，前阴之筋，谓之宗筋。《灵枢·五音五味》：“宦者去其宗筋，伤其冲脉，血泻不复，皮肤内结，唇口不荣，故须不生。”本书《厥论》：“前阴者，宗筋之所聚。”

⑱白淫　王冰：“白淫，谓白物淫衍，如精之状，男子因溲而下，女子阴器中绵绵而下也。”男子受外界色欲刺激而滑精。所以《证治要诀·遗精》：“甚者耳闻目见，其精即出，名曰白淫。”《理虚元鉴·白浊白淫论》：“初出茎中痛而浓浊如膏，谓之白浊. 久之不已，精微弱而薄，痛亦渐减，至后闻淫声，见女色而精下流，清稀而不痛，则谓之白淫也”

⑲《下经》　王冰：“上古之经名也。”已亡佚。

⑳使内　使，放纵。《南史·柳盼传》：“盼性愚戆，使酒，因醉乘马入殿门，为有司所劾。”内，妻妾。《左传·襄公二十八年》：“则以其内实迁于卢蒲嫳氏易内而饮酒。”杜预注：“内实。实物，妻妾也。”使内，即放纵房事。

㉑渐　淹没；浸泡。《楚辞·招魂》：“皋兰被径兮斯路渐。”王逸注：“渐，没也。言泽中香草茂盛，覆被径路……水卒增益，渐没其道，将至弃捐也。”《荀子·劝学》：“兰槐之根是为芷，其渐之滫，君子不近，庶人不服。”杨倞注：“渐，渍也。”《汉书·晁错传》：“丈五之沟，渐车之水，山林积石，经川丘阜，草木所在，此步兵之地也。”颜师古注：“渐读曰瀸，谓浸也，音子廉反。”

㉒濡渍　濡，浸渍；沾湿。《易·夬》：“独行，遇雨若濡，有愠，无咎。”《礼记·少仪》：“羞濡鱼者进尾；冬右腴，夏右鳍；祭膴。”陆德明释文：“濡，音儒。”孔颖达疏：“濡，湿也。”渍，浸泡，浸润；湿润。汉代王充《论衡·商虫》：“神农、后稷藏种之方，煮马屎以汁渍种者，令禾不虫。”北齐颜之推《颜氏家训·风操》：“灵床上屏风，平生旧物，屋漏沾湿，出曝晒之。女子一见伏床流涕，家人怪其不起，乃往抱持，荐席淹渍。”卢文弨补注：“渍，疾智切，浸润也。”濡渍，潮湿而浸润。

㉓伐　攻打。《孟子·梁惠王下》：“汤放桀，武王伐纣。”三国魏曹植《王仲宣诔》：“公高建业，佐武伐商。”

㉔肉蠕（ru）动　蠕动，爬行的昆虫。汉代陆贾《新语·道基》：“蚑行

喘息、蜎飞蠕动之类。”肉蠕动，感觉肉皮有爬行的昆虫一样的感觉。

㉕论言　论述，谈论。《史记·仲尼弟子列传论》：“学者多称七十子之徒，誉者或过其实，毁者或损其真，钧之未睹厥容貌，则论言弟子籍，出孔氏古文近是。”《类经·十七卷·第七十一》：“论言者，即根结篇曰：‘痿疾者取之阳明。’”

㉖独　独特；特别。《庄子·德充符》：“受命于地，唯松柏独也正，在冬夏青青。”

㉗阳明者……宗筋主束骨而利机关也　《类经·十七卷·第七十一》：“阳明，胃脉也，主纳水谷化气血，以滋养表里，故为五脏六腑之海，而下润宗筋。宗筋者，前阴所聚之筋也，为诸筋之会，凡腰脊溪谷之筋，皆属于此，故主束骨而利机关也。”王冰：“宗筋，谓阴毛中横骨上下之竖筋也，上络胸腹下贯髋尻，又经于背腹上头项，故云宗筋主束骨而利机关也。然腰者，身之大关节，所以司屈伸，故曰机关。”

㉘渗灌溪谷　渗灌，渗淋灌溉。溪谷，本书《气穴论》王冰：“肉之大会为谷，肉之小会为溪。”即指大肉块与大肉块之间大的经脉为谷，小肉块与小肉块之间小的络脉为溪。

㉙与阳明合于宗筋　《灵枢经·逆顺肥瘦》：“夫冲脉者，五藏六府之海也，五藏六府皆禀焉。其上者，出于颃颡，渗诸阳，灌诸精；其下者，注少阴之大络，出于气街……其下者，并于少阴之经，渗三阴。”《灵枢经·动输》：“冲脉者，十二经之海也，与少阴之大络，起于肾下，出于气街，循阴股内廉……并少阴之经。”《灵枢经·五音五味》：“冲脉、任脉，皆起于胞中，上循背里，为经络之海。”《灵枢经·经筋》：“足阳明之筋，起于中三指……其直者，上循伏兔，上结于髀，聚于阴器。”《灵枢经·经筋》：“足少阴之筋，起于小指之下，……并太阴之筋而上循阴股，结于阴器。”《灵枢经·经脉》：“胃足阳明之脉……；其直者，从缺盆下乳内廉，下挟脐，入气街中；其支者，起于胃口，下循腹里，下至气街（气冲穴）中而合，”与阳明合于宗筋，即冲脉和阳明经会合于宗筋处。

㉚阴阳揔宗筋之会……而络于督脉　阴阳，阴，指冲脉，阳，指足阳明脉。揔，统领。北魏杨炫之《洛阳伽蓝记·宝光寺》：“普泰末，雍西刺史陇西王尔朱天光揔士马于此寺。”长，统治；统率。《国语·周语下》：“晋闻古之长民者，不堕山，不崇薮，不防川，不窦泽。”阴阳揔宗筋之会……而络于

督脉，《类经·十七卷·第七十一》："宗筋聚于前阴，前阴者，足之三阴、阳明、少阳及冲、任，督、跻，九脉之所会也。九者之中，则阳明为五脏六腑之海，冲为经脉之海，此一阴一阳，总乎其间，故曰阴阳总宗筋之会也。会于气街者，气街为阳明之正脉，故阳明独为之长。带脉者，起于季胁，围身一周。督脉者，起于会阴，分三岐为任冲而上行腹背。故诸经者，皆连属于带脉，支络于督脉也。"

㉛故阳明虚则宗筋纵，带脉不引，故足痿不用也　纵，松缓，松弛。《说文·系部》："纵，缓也。"本书《生气通天论》："有伤于筋，纵，其若不容。"王冰注："机关纵缓。"张隐庵："伤筋而弛纵。"引。拉，牵挽；收敛，收缩。此指收缩。《韩非子·人主》："夫马之所以能仕重引军，致远道者，以筋力也。"本书《五常政大论》"大风迅至邪伤脾也。坚成之纪是谓收引"王冰："引，敛也。"故阳明虚则宗筋纵，带脉不引，故足痿不用也，阳明多气多血，为五脏六腑之海，阳明虚则气血少，既不能润养宗筋，又不能统率宗筋，导致宗筋纵缓，纵缓则使带脉不能收缩，所以出现足痿不用。所以治痿特别要针刺阳明经。

㉜各补其荥而通其俞　各，各自分别。荥、俞，十二经在四肢末端的荥穴、俞穴。《类经·十七卷·第七十一》："补者，所以致气；通者，所以行气。上文云独取阳明，此复云各补其荥而通其俞，盖治痿者，当取阳明，又必察其所受之经而兼治之也。如筋痿者，取阳明厥阴之荥俞；脉痿者，取阳明少阴之荥俞，肉痿、骨痿亦然。"

㉝筋脉骨肉，各以其时受月　王冰："时受月，谓受气之时月也。如肝旺甲乙，心旺丙丁，脾旺戊己，肺旺庚辛，肾旺壬癸，皆旺气法也。时受月，则正谓五常受气月也。"张志聪："按《诊要经终篇》曰：正月二月，人气在肝；三月四月，人气在脾；五月六月，人气在头；七月八月，人气在肺；九月十月，人气在心；十一月十二月，人气在肾。故春刺散俞，夏刺络俞，秋刺皮肤，冬刺俞窍，春夏秋冬，各有所刺。谓各随其五脏受气之时月，察其浅深而取之，如皮痿者治皮，而骨痿者刺骨也。"王冰说为是。

【按语】

痿证的形成，虽有种种原因，但正虚是其主要的原因。对"治痿独取阳明"的原则，首先要明白其原理，抓住只要矛盾——阳明经和冲脉，即以针刺阳明经和冲脉腧穴为主，次要矛盾就迎刃而解——辅以涉及有病之经腧穴，这对于提高疗效，加速病愈有着重要意义。

厥论篇第四十五

新校正云：按全元起本在第五卷。

【原文】

黄帝问曰：厥[①]之寒热者何也？岐伯对曰：阳气衰于下，则为寒厥，阴气衰于下，则为热厥[②]。

帝曰：热厥之为热也，必起于足下者何也？岐伯曰：阳气起于足五指之表，阴脉者，集于足下而聚于足心，故阳气胜则足下热也[③]。

帝曰：寒厥之为寒也，必从五指而上于膝者何也？岐伯曰：阴气起于五指之里，集于膝下而聚于膝上，故阴气胜则从五指至膝上寒[④]，其寒也，不从外，皆从内也。

帝曰：寒厥，何失而然也？岐伯曰：前阴者，宗筋之所聚，太阴阳明之所合也[⑤]。春夏则阳气多而阴气少，秋冬则阴气盛而阳气衰。此人者，质壮[⑥]，以秋冬夺于所用[⑦]，下气上争不能复[⑧]，精气溢下，邪气因从之而上也，气因于中，阳气衰[⑨]，不能渗营其经络[⑩]，阳气日损，阴气独在，故手足为之寒也。

帝曰：热厥何如而然也？岐伯曰：酒入于胃，则络脉满而经脉虚[⑪]，脾主为胃行其津液者也，阴气虚则阳气入，阳气入则胃不和，胃不和则精气竭，精气竭则不营其四支也。此人必数醉，若饱以入房，气聚脾中不得散，酒气与谷气相薄[⑫]，热胜于中[⑬]，故热遍于身，内热而溺赤也。夫酒气盛而慓悍，肾气有衰，阳气独胜，故手足为之热也。

【校注】

①厥　王冰："厥，谓气逆上也。"。本书《阴阳应象大论》："寒则厥，厥则腹满，死。"王冰注："厥，谓气逆。"但此指热厥、寒厥证。

②阳气衰于下……则为热厥　王冰："阳，谓足之三阳脉。阴，谓足之三阴脉。下，谓足也。"盖三阳脉气衰于下，则阳气少阴气盛，阴盛则寒，故发为寒厥。三阴脉气衰于下，则阴气少阳气盛，阳盛则热，故发为热厥。

③阳气起于足五指之表……故阳气胜则足下热也　指，脚趾。《左传·定公十四年》："灵姑浮以戈击阖庐，阖庐伤将指，取其一屦。"杜预注："其足大指见斩，遂失屦，姑浮取之。"《史记·高祖本纪》："项羽大怒，伏弩射中汉王。汉王伤胸，乃扪足曰：'虏中吾指。'"阳气起于足五指之表……故阳气胜则足下热也，王冰："大约而言之，足太阳脉出于足小指之端外侧，足少阳脉出于足小指次指之端，足阳明脉出于足中指及大指之端，并循足阳而上，肝脾肾脉集于足下，聚于足心，阴弱故足下热也。"阳气胜则足下热也，阴气弱，即三阴脉阴气虚，则阳气胜，阳胜则热而使足下热。

④阴气起于五指之里……故阴气胜则从五指至膝上寒　集，聚集。《文选·枚乘〈七发〉》："逐狡兽，集轻禽。"李善注："言射而矢集于轻禽也。《左氏传》曰：楚君亲集矢于其目。《阙子》曰：矢集于彭城之东，并以所止为集也。"下，以下。上，以上。阴气起于五指之里，……故阴气胜则从五指至膝上寒，王冰："亦大约而言之也，足太阴脉起于足大指之端内侧，足厥阴脉起于足大指之端三毛中，足少阴脉起于足小指之下斜趣足心，并循足阴而上循股阴入腹，故云集于膝下而聚于膝之上也。"阴气胜则从五指至膝上寒，阳气虚则阴气胜，阴胜则寒，所以寒冷从五趾开始至于膝上。

⑤前阴者，宗筋之所聚，太阴阳明之所合也　宗筋，详见《痿论》中注。前阴者，宗筋之所聚，太阴阳明之所合也，王冰："宗筋侠脐，下合于阴器，故云前阴者宗筋之所聚也。太阴者，脾脉。阳明者，胃脉。脾胃之脉，皆辅近宗筋，故云太阴阳明之所合。"

⑥壮　伤。《汉书·叙传下》："安国壮趾，王恢兵首，彼若天命，此近人咎。"颜师古注："壮，伤也。"黄侃《论学杂著·蕲春语》："《方言·三》：'凡草木刺人，北燕、朝鲜之间谓之茦，或谓之壮。'注：'今淮南人亦呼壮；壮，伤也。'案吾乡谓刀刃微伤，如剃发见血之类，曰打壮子；音初两切，或

诸两切。”

⑦以秋冬夺于所用　夺于所用，王冰：“谓多欲而夺其精气也。”以秋冬夺于所用，《类经·十五卷·第三十四》：“壮者有所恃，当秋冬阴胜之时，必多情欲之用，以夺肾中之精气。”

⑧下气上争，不能复　争，争夺。引申为牵拉；收缩。《说文》：“争，引也。”段玉裁注：“凡言争者，皆谓引之使归于已。”《韩非子·人主》：“夫马之所以任重引车。”下气上争，不能复，即使在膝下的阳气向上牵拉，不能返回膝下。

⑨气因于中，阳气衰　即阴寒邪气顺势到中焦，使阳气虚衰。《太素·卷二十六·寒热厥》：“寒邪之气因虚上乘，以居其中，以寒居中，阳气衰虚。”《类经·十五卷·第三十四》：“阳气者，即阳明胃气也。”

⑩不能渗营其经络　营，此指循环；流通。不能渗营其经络，《类经·十五卷·第三十四》：“四脏皆禀气于胃，故阳虚于中，则不能渗营经络。”

⑪酒入于胃，则络脉满而经脉虚　酒其气慓悍而性热，其入于胃后，先随从卫气行皮肤而充满于络脉，由于阴气虚，所以经与络不能两满，当络脉充满则使经脉空虚。《灵枢经·经脉》：“饮酒者，卫气先行皮肤，先充络脉，络脉先盛，故卫气已平，营气乃满，而经脉大盛。”

⑫薄　通“搏。”搏击。此引申为“搏结。”《南史·臧质传》：“魏军乃肉薄登城。”《易·说卦》：“天地定位，山泽通气，雷风相薄，水火不相射。”

⑬中　身。《礼记·檀弓下》：“文子其中退然如不胜衣。”郑玄：“中，身也。”

【原文】

帝曰：厥，或令人腹满，或令人暴不知人[①]，或至半日，远至一日乃知人者何也？岐伯曰：阴气盛于上则下虚，下虚则腹胀满；阳气盛于上，则下气重上而邪气逆，逆则阳气乱，阳气乱则不知人也[②]。

帝曰：善。愿闻六经脉之厥状[③]病能[④]也。岐伯曰：巨[⑤]阳之厥，则肿首头重，足不能行，发为眴仆[⑥]；阳明之厥，则癫疾欲走呼，腹满不得卧，面赤而热，妄见而妄言；少阳之厥，则暴聋颊肿而热，胁痛，骱不可以运；太阴之厥，则腹满䐜胀，后不利，不欲食，食则呕，不得卧；少阴之厥，则口干溺赤，腹满，心痛；厥阴之厥，则少腹肿痛，腹胀，泾溲[7]不利，好卧屈膝，阴缩肿，骱内热。盛则泻之，虚则补之，不盛不虚，以经取之。

太阴厥逆，骱急挛，心痛引腹[8]，治主病者[9]；少阴厥逆，虚满，呕变，下泄清[10]，治主病者；厥阴厥逆，挛腰痛，虚满，前闭，谵言[11]，治主病者；三阴俱逆，不得前后，使人手足寒，三日死[12]；太阳厥逆，僵仆，呕血，善衄[13]，治主病者；少阳厥逆，机关不利，机关不利者，腰不可以行，项不可以顾，发肠痈，不可治，惊者死[14]。阳明厥逆，喘咳，身热，善惊，衄呕血[15]。手太阴厥逆，虚满而咳，善呕沫[16]，治主病者；手心主、少阴厥逆，心痛引喉，身热，死不可治[17]；手太阳厥逆，耳聋泣出，项不可以顾，腰不可以俯仰[18]，治主病者；手阳明、少阳厥逆，发喉痹，嗌肿，痓[19]，治主病者。

【校注】

①暴不知人　即突然不知人事。王冰："暴犹卒也，言卒然冒闷不醒觉也。不知人，谓闷甚不知识人也，或谓尸厥。"

②阳气盛于上……阳气乱则不知人也　重，通"动"。表示动作行为的重复，相当于"再"、"又"、"重新"；连累；牵连。此指牵连。《左传·僖公十五年》："且晋人戚忧以重我，天地以要我。"《汉书·荆燕吴传赞》："刘泽发于田生，权激吕氏，然卒南面称孤者三世。事发相重，岂不危哉!"颜师古注："重犹累也。"阳气盛于上，则牵连下部阳气向上行，就会使邪气逆反，邪气逆反于上，就使阳气乱，则使人不知人事了。

③状　情状；情由。此指前者。《史记·淮阴侯列传》："舍人弟上变，告信欲反状于吕后。"《北齐书·祖珽传》："（高元海）明旦面奏，具陈珽不合之状。"

④病能　病态。西医谓"临床表现。"本书《风论》："帝曰：'五藏风之形状不同者何？愿闻其诊及其病能。'岐伯曰：'肺风之状，多汗恶风，色皏

然白；时欬短气，昼日则差，暮则甚。诊在眉上，其色白。'”章炳麟《新方言·释词》：“《内经·风论》：‘愿闻其诊及其病能。’病能，即病态也。”

⑤巨 大。大，即太。《公羊传·哀公六年》：“于是使力士举巨囊，而至于中溜。”何休注：“巨囊，大囊。”大，“太”的古字。清代江沅《说文释例》：“古只作‘大’，不作‘太’，亦不作‘泰’。《易》之‘大极’，《春秋》之‘大子’、‘大上’，《尚书》之‘大誓’、‘大王王季’，《史》《汉》之‘大上皇’、‘大后’，后人皆读为‘太’，或径改本书，作‘太’及‘泰’。”

⑥眴（xuan）仆 眴，目眩。《集韵·谆韵》：“眴，目眩也。”宋代王安石《与沈道原书》之一：“每欲与七弟到长芦，相要会聚数日，然头眴多痰，动辄复剧，是以未果。”眴仆，即目眩仆倒。

⑦泾溲 大便，小便。本书《调经论》：“形有余则腹胀，泾溲不利，不足则四支不用。”王冰：“泾，大便；溲，小便也。”

⑧太阴厥逆，骱急挛，心痛引腹 “脾足太阴之脉，……循指内侧白肉际……循胫骨后，交出厥阴之前……入腹属脾络胃，上膈，挟咽，连舌本，……；其支者，复从胃别，上膈，注心中。”故太阴厥逆循经而病出现“骱急挛，心痛引腹”。

⑨治主病者 《类经·十五卷·第三十五》：“谓如本经之左右上下及原俞等穴，各有宜用，当审其所主而刺之也。”笔者认为，根据“阳胜则阴病，阴胜则阳病”及乘、侮规律，故“主病”，当为“主致病”。

⑩少阴厥逆，虚满呕变，下泄清 足少阴属肾，水侮脾土，则使胃气逆而呕吐，脾不运化则虚满，下泄清稀之便。

⑪厥阴厥逆，挛腰痛，虚满，前闭，谵言 “肝足厥阴之脉……上踝八寸，交出太阴之后……过阴器，抵小腹，挟胃属肝络胆，上贯膈，布胁肋。”“足厥阴之筋……结于阴器，络诸筋。”筋挛则挛腰痛，过阴器，故为小便不通；厥逆之气扰魂则谵语。

⑫三阴俱逆……三日死 三阴俱逆，则阳气衰微，肝脾肾绝则不得前（小便）后（大便）；脾肾阳气衰，不能渗营其经络，阳气日损，则手足寒；本书《阴阳别论篇》：“死阴之属，不过三日而死，生阳之属，不过四日而死，所谓生阳、死阴者，肝之心谓之生阳，心之肺为之死阴，肺之肾谓之重阴，肾之脾谓之辟阴，死，不治。”肝、脾、肾皆被所乘，故三日而死。

⑬太阳厥逆，僵仆呕血善衄 僵，倒下。《吕氏春秋·贵卒》：“管仲捍

弓射公子小白，中钩，鲍叔御公子小白僵。”高诱注：“僵，犹偃也。”“足太阳之筋……上挟脊，上项。膀胱。”足太阳之脉，……挟脊抵腰中，入循膂，络肾属膀胱；其支者，从腰中下挟脊贯臀……别下贯胛，挟脊内……。”故循筋、经至脊项而病出现摔倒。胃经之脉，旁纳足太阳之脉，水侮土，而血随气上逆，则呕血、善衄血。

⑭少阳厥逆……惊者死 《类经·十五卷·第三十五》：“足之少阳，胆经也。机关者，筋骨要会之所也。胆者，筋其应，少阳厥逆则筋不利，故为此机关腰项之病；肠痈发于少阳厥逆者，相火之结毒也，故不可治；若有惊者，其毒连脏，故当死。”

⑮阳明厥逆……善惊衄呕血 肺脉“还循胃口”，今足阳明有热，传入肺，则有咳喘：“胃足阳明之脉……下循鼻外，入上齿中，还出挟口环唇，……；其支者……循喉咙，入缺盆，下膈属胃络脾；……其支者，起于胃口，下循腹里……。”阳明主肌肉，胃为阳腑，热厥则全身发热；热甚则内扰神明，所以发惊骇；热厥上逆至胃、口鼻，迫血妄行则有鼻衄、呕血。

⑯手太阴厥逆，虚满而咳，善呕沫 虚，虚弱。本书《调经论》：“寒湿之中人也……荣血泣，卫气去，故曰虚，虚者聂辟气不足。”手太阴之脉，起于中焦，下络大肠，还循胃口，上膈属肺，其经脉厥逆，所以有气虚不足一息，而胸中闷而咳，好呕吐涎沫。

⑰手心主、少阴厥逆……死不可治 手心主，即手厥阴心包络之脉。“心主手厥阴心包络之脉，起于胸中，出属心包络。”“心手少阴之脉，起于心中，出属心系……从心系上挟咽。”心包络为心之宫城，包络病及心脉病，热厥则心痛牵连喉，全身发热。心包络、心并病，说明病已入膏肓，故死不能治疗了。

⑱手太阳厥逆……腰不可以俯仰 “小肠手太阳之脉……；其支者，从缺盆循颈上颊，至目锐眦，却入耳中。”故其厥逆则项不可以顾，耳聋泣出；《灵枢经·四时气》：“小腹控睾引腰脊，上冲心，邪在小肠者，连睾系，属于脊……气盛则厥逆。”所以小肠经厥逆可因牵连而使“腰不可以俯仰”。

⑲手阳明、少阳厥逆，发喉痹，嗌肿，痓（chi） “大肠手阳明之脉……下入缺盆络肺，下膈属大肠；其支者，从缺盆上颈贯颊。”《灵枢经·经别》：“手阳明之正……上循喉咙，出缺盆，合于阳明也。”“三焦手少阳之脉……从膻中上出缺盆，上项……。”二脉若循经而厥逆则有喉痹、咽肿、痓。痓，痉

也。《太素·卷二十六·经脉厥》："痓，身项强直也。"

【按语】

本段"帝曰：'厥'与'太阴厥逆'，前者讲的六经厥证不同表现，后者讲的厥证有'逆'，多凶险，难治。"

【音释】

《风论》：疠音利　溃胡对切　脑奴皓切

《痹论》：肓音荒

《痿论》：躄必亦切　髋音宽　尻枯熬切　揔音总

《厥论》：谵音詹　僵居良切　仆音赴　髦音毛

卷第十三

病能论篇第四十六

新校正云：按全元起本在第五卷。

【原文】

黄帝问曰：人病胃脘痈者，诊当何如？岐伯对曰：诊此者当候[①]胃脉，其脉当[②]沉细，沉细者气逆，逆者人迎甚盛，甚盛则热，人迎者胃脉也，逆而盛，则热聚于胃口而不行，故胃脘为痈也。

【校注】

①候　诊视，诊断；诊脉。《周书·姚僧垣传》："以此候疾，何疾可逃。"《北齐书·方伎传·马嗣明》："邢邵子大宝患伤寒，嗣明为之诊，候脉。"

②当　恰好合上；中的；应验；副词。相当于"必"、"必定"。此指应验。《吕氏春秋·知度》："非其人而欲有功，譬之若夏至之日，而欲夜之长也；射鱼指天，而欲发之当也。"高诱注："当，中。"《晏子春秋·外篇上二》："寡人闻之，彗星出，其所向之国君当之，今彗星出而向吾国，我是以悲也。"《史记·扁鹊仓公列传》："（臣）以为肥而蓄精，身体不得摇，骨肉不相任，故喘，不当医治。"

【原文】

帝曰：善。人有卧而有所不安者何也？岐伯曰：藏有所伤及，精有所之寄则安，故人不能[①]悬[②]其病也。帝曰：人之不得偃[3]卧者何也？岐伯曰：肺者，藏之盖也，肺气盛则脉大，脉大则不得偃卧[4]，论在《奇恒阴阳[5]》中。

【校注】

①能　通“耐”。受得住。《汉书·晁错传》：“夫胡貉之地，积阴之处也，木皮三寸，冰厚六尺，食肉而饮酪，其人密理，鸟兽毳毛，其性能寒；杨粤之地，少阴多阳，其人疏理，鸟兽希毛，其性能暑。”颜师古注：“能，读曰耐。此下能暑亦同。”南朝梁国宗懔《荆楚岁时记》：“椒是玉衡星精，服之令人身轻能老。”

②悬　悬空。

③偃　仰，仰卧。《说文》：“偃，僵也。”段注：“凡仰仆曰偃”。《集韵》：“偃，仰也。”

④肺气盛则脉大，脉大则不得偃卧　盛，实。本书《五常政大论》：“无盛盛，无虚虚。”肺气盛则脉大，脉大则不得偃卧，《类经·十八卷·第八十二》：“盛言邪气实也，故令脉大，邪盛于肺者，偃卧则气促而急，故不能也。”

⑤奇恒阴阳　王冰：“上古经篇名，世本厥。”

【原文】

帝曰：有病厥[1]者，诊右脉沉而紧，左脉浮而迟，不然，病主安在？岐伯曰：冬诊之，右脉固当沉紧，此应四时，左脉浮而迟，此逆四时，在左当主病在肾，颇关在肺，当腰痛也。帝曰：何以言之？岐伯曰：少阴脉贯肾络肺，今得肺脉，肾为之病，故肾为腰痛之病也。

【校注】

①厥　逆；发。《说文》：“厥，发石也”。引申为“出现；有”。此指“反常；违背。”下文“此逆四时。”

【原文】

帝曰：善。有病颈痈[1]者，或石治之，或针灸治之，而皆已，其真安在？岐伯曰：此同名异等[②]者也。夫痈气之息[③]者，宜以针开[④]除去之，夫气盛血聚者，宜石而泻之，此所谓同病异治也。

【校注】

①痈　此指肿。《释名·释疾病》："痈，壅也。气壅否结裹而溃也。"《说文·病部》"痈，肿也。"

②同名异等　等，类。《广韵·等韵》："等，类也。"同名异等，高士宗："颈痈之名虽同，而在气在血则异类也。"

③息　王冰："息，瘜也，死肉也。"

④开　销除；解除。晋代陆机《演连珠》之四四："臣闻理之所守，势所常夺；道之所闭，权所必开。"《北齐书·神武帝纪下》："（高欢）请开酒禁，并赈恤宿卫武官。"

【原文】

帝曰：有病怒狂[①]者，此病安生？岐伯曰：生于阳也。帝曰：阳何以使人狂？岐伯曰：阳气者，因暴折而难决，故善怒也，病名曰阳厥[②]。帝曰：何以知之？岐伯曰：阳明者常动，巨阳、少阳不动[③]，不动而动大疾，此其候也。帝曰：治之奈何？岐伯曰：夺其食即已，夫食入于阴，长气于阳[④]，故夺其食即已。使之服以生铁洛[⑤]为饮，夫生铁洛者，下[⑥]气疾也。

帝曰：善。有病身热解堕[⑦]，汗出如浴，恶风，少气，此为何病？岐伯曰：病名曰酒风[⑧]。帝曰：治之奈何？岐伯曰：以泽泻、术[⑨]各十分，麋衔[⑩]五分，合以三指撮[⑪]为后饭。

【校注】

①怒狂　《类经·十七卷·第六十四》："怒狂者，多怒而狂也，即骂詈不避亲疏之谓。"

②阳气者，因暴折而难决……病名曰阳厥　折，责难；指斥。《正字通·手部》："折，直指人过失曰折。"决，排除壅塞，疏通水道。此引申为"排解。"《书·益稷》："予决九川，距四海。"阳气者，因暴折而难决……病

名曰阳厥，即阳气有病的原因，是由于突然受到责难，可是难排解，（使阳气被郁）所以好发脾气，病名叫阳厥。

③阳明者常动，巨阳、少阳不动　马莳："足阳明经常动者，《灵枢·动输篇》言：足阳明独动不休。故凡冲阳、地仓、大迎、下关、人迎、气冲之类，皆有动脉不止，而冲阳为尤甚。彼足太阳膀胱经、足少阳胆经则不动者也。虽膀胱经有天窗、委中、昆仑，胆经有天容、悬钟、听会，而皆不及胃经之尤动也。"

④食入于阴，长气于阳　阴，指脾胃。长，滋长。气，指精气。阳，指在体表的阳络。饮食进入脾胃，把滋长精气输入到三阳经的络脉。

⑤生铁洛　洛，通"落"、"络"。《汉书·王莽传下》"新都哀侯小被病，功显君素耆酒，疑帝本非我家子也"颜师古注引三国时魏国如淳曰："言莽母洛薄（薄，通"魄"）嗜酒，淫逸得莽耳，非王氏子也。"《庄子·秋水》："落马首，穿牛鼻。"成玄英疏："牛鼻可穿，马首可络。"生铁洛，即生铁落，为煅铁时在砧上打落之铁屑。《类经·十七卷·第六十四》："生铁洛，即炉冶间锤落之铁屑。用水研浸，可以为饮。其属金，其气寒而重，最能坠热开结，平木火之邪，故可以下气疾，除狂怒也。"《本草纲目》："治善怒发狂。"

⑥下　消除；除去。《周礼·秋官·司民》："司民掌登万民之数，自生齿以上，皆书于版……岁登下其死生。"郑玄注："下犹去也，每岁更著生去死。"

⑦解堕　解，通"懈"。《史记·留侯世家》："不从必危，不如因其解击之。"司马贞索隐："谓卒将离心而懈怠。"解堕、"懈惰"。亦作"懈憧"。解堕，懈怠懒惰而疲困。本书《示从容论》："四支懈憧，此脾精之不行也。"《灵枢经·寒热病》："身有所伤，血出多，及中风寒，若有所堕坠，四支懈惰不收，名曰体隋。"

⑧酒风　因酒得风而病，故曰"酒风。"又称"漏风"。本书《风论篇》："饮酒中风，则为漏风。"《类经·十五卷·第三十二》："酒性本热，过饮而病，故令身热；湿热伤于筋，故解；湿热蒸于肤腠，故汗出如浴；汗多则卫虚，故恶风；卫虚则气泄，故少气。

⑨术　药名《神农本草经》："味苦，温，治风寒湿痹死肌，痉，疸，止汗除热，消食。"

⑩麋衔　药名。《神农本草经》："味苦，平，治风湿痹，历节痛，惊痫

吐舌，悸气贼风，鼠瘘痈肿。一名薇衔。”

⑪三指撮　撮，用三指取物；抓取。《庄子·秋水》：“鸱鸺夜撮蚤，察毫末。”三指撮，《类经·十五卷·第三十二》：“用三指撮合，以约其数。”

【原文】

所谓深之细者，其中手如针也[①]，摩之切[②]之，聚者，坚也，博者，大也。《上经》者，言气之通天也。《下经》者，言病之变化也。《金匮》者，决死生也。《揆度》者，切度之也。《奇恒》者，言奇病也。所谓奇者，使奇病不得以四时死也。恒者，得以四时死也。所谓揆者，方切求之也，言切求其脉理也。度者，得其病处，以四时度之也。

【校注】

①所谓深之细者，其中手如针也　深，深奥。细，细微。中，相当。所谓深之细深者，即所说深奥这细微的脉象，其相当于在手下如针样细微。

②切　《太素·卷三十·经解》“切，按也。”切，断也。北方方言“你给我断断脉，”即通过摸脉来研究疾病。

奇病论篇第四十七

新校正云：按全元起本在第五卷。

【原文】

黄帝问曰：人有重身[①]，九月而瘖[②]，此为何也？岐伯对曰：胞之络脉绝也[③]。帝曰：何以言之？岐伯曰：胞络者系于肾，少阴之脉，贯肾系舌本，故不能言。帝曰：治之奈何？岐伯曰：无治也，当十月复[④]。《刺法》曰：无损[⑤]不足、益[⑥]有余，以成其疹[⑦]，然后调之[⑧]。所谓无损不足者，身羸瘦，无用镵石[⑨]也。无益其有余者，腹中有形而泄之，泄之则精出而病独擅中，故曰疹成也[⑩]。

【校注】

①重（chong）身　妇女怀孕。清代顾张思《土风录·卷七》："妇人怀孕曰重身。"王冰注"重身，谓身中有身，则怀妊者也。"

②瘖（yin）　同"喑"。嗓子哑，不能出声；失音。《后汉书·袁闳传》："遂称风疾，喑不能言。"《墨子·尚贤下》："此譬犹瘖者而使为行人，聋者而使为乐师。"本书《腹中论篇》："灸之则瘖，石之则狂。"《史记·扁鹊仓公列传》："臣意谓之病苦沓风，三岁四支不能自用，使人瘖，瘖即死。"司马贞索隐："喑者，失音也。"王冰"瘖，谓不得言语也。妊娠九月，足少阴脉养胎，约气断则瘖不能言也。"

③胞之络脉绝也　胞，此指女子胞。绝，隔绝。《类经·十七卷·第六十二》："胎怀九月，儿体已长，故能阻绝胞中之络脉。"

④当十月复　王冰："十月胎去，胞络复通，肾脉上营，故复旧而言也。"

⑤损　减少。此引申为"泻。"《墨子·七患》："岁馑，则仕者大夫以下皆损禄五分之一。"

⑥益　溢的古字。溢，水或其他物体满而向外流出来，《说文·水部》："溢，器满也。"引申为"泄。"此指"增益"。

⑦疹　疾病。《文选·张衡〈思玄赋〉》："毋绵挛以幸己兮，思百忧以自疹。"李善注："疹，疾也。"

⑧然后调之　新校正云："按《甲乙经》及《太素》无此四字。按全元起注云：'所谓不治者，其身九月而喑……生后复如常也，然后调之。'则此四字本全元起注文，误书于此，当删去之。"当据删。

⑨镵石　古时治病用的石针。又称"箴石。"本书《汤液醪醴论》："当今之世，必齐毒药攻其中，镵石、针艾治其外也。"《史记·扁鹊仓公列传》："镵石挢引，案杌毒熨，一拨见病之应。"司马贞索隐："镵谓石针也。"《山海经·东山经》："高氏之山，其上多玉，其下多箴石。"郭璞注："可以为砭针治痈肿者。"

⑩无益其有余者……故曰疹成也　精，精气。《管子·内业》："精也者，气之精者也，气道乃生。"《淮南子·天文训》："天先成而地后定，天地之袭

精为阴阳。”高诱注：“袭，合也；精，气也。”擅，占有。《庄子·秋水》：“且夫擅一壑之水，而跨跱陷井之乐，此亦至矣。”高士宗：“益犹治也。……所谓无益其有余者，重身则腹中有形，如腹中有形而泄之，泄之则精出而病独擅中，精出正虚，擅中邪实，故曰疹成也。”

【原文】

帝曰：病胁下满气逆，二三岁不已，是为何病？岐伯曰：病名曰息积[①]，此不妨于食，不可灸刺[②]，积为导引、服药，药不能独治也[③]。

【校注】

①息积　众说不一。《太素·卷三十·息积病》：“胁下满，肝气聚也，因于喘息则气逆行，故气聚积经二三岁，名曰息积。”王冰：“腹中无形，胁下逆满，频岁不愈，息且形之，气逆息难，故名息积也。”张介宾以为其病根于脾胃，连及肺脏而为息积。吴昆、张志聪以为是肺积息贲。

②不可灸刺　王冰：“灸之则火热内烁，气化为风，刺之则必泻其经，转成虚败，故不可灸刺。”

③积为导引、服药，药不能独治也　积，多。导引，导气引体。古医家、道家的养生术。实为呼吸和躯体运动相结合的体育疗法。近年出土的西汉帛画有治疾的《导引图》为之佐证。本书《异法方宜论》：“其民食杂而不劳，故其病多痿厥寒热，其治宜导引按跷。”唐代慧琳《一切经音义·卷十八》：“凡人自摩自捏，申缩手足，除劳去烦，名为导引。若使别人握搦身体，或摩或捏，即名按摩也。”积为导引、服药，药不能独治也。

【原文】

帝曰：人有身体髀股䯏皆肿，环脐而痛，是为何病？岐伯曰：病名曰伏梁，此风根也。其气溢于大肠而著于肓，肓之原在脐下，故环脐而痛也。不可动之，动之为水溺涩之病也。

帝曰：人有尺脉数甚，筋急而见[①]，此为何病？岐伯曰：此所谓疹筋，是人腹必急[②]，白色黑色见，则病甚[③]。

【校注】

①尺脉数甚，筋急而见　王冰："筋急，谓掌后尺中两筋急也。《脉要精微论》曰'尺外以候肾，尺里以候腹中，'今尺脉数急，脉数为热，热当筋缓，反尺中筋急而见，腹中筋当急……《灵枢经》曰：'热即筋缓，寒则筋急'"。

②腹必急　"肝足厥阴之脉……过阴器，抵小腹，挟胃属肝络胆，上贯膈"。"足厥阴之筋……结于阴器，络诸筋"故筋挛则"腹必急"。

③白色黑色见，则病甚　王冰："色见，谓见于面部也。夫相五色者，白为寒，黑为寒，故二色见，病弥甚也。"

【按语】

数脉，并非必为热证。此筋病"脉数"，而面部"白色黑色见"，当舍脉从色从症。

【原文】

帝曰：人有病头痛以[①]数岁不已，此安得之？名为何病？岐伯曰：当有所犯大寒，内至骨髓，髓者以脑为主，脑逆故令头痛，齿亦痛[②]，病名曰厥逆[③]。帝曰：善。

【校注】

①以　通"已"。已经。《国语·晋语四》："其闻之者，吾以除之矣。"

②脑逆故令头痛，齿亦痛　脑逆，指寒邪上逆于脑。《太素·卷三十·头齿痛》："大寒入于骨髓，流入于脑中，以其脑有寒逆，故头痛数岁不已。齿为骨余，故亦齿痛。"

③厥逆　张志聪："此下受之寒，上逆于巅顶，故名曰厥逆。"

【原文】

帝曰：有病口甘者，病名为何？何以得之？岐伯曰：此五气[①]之溢也，名曰脾瘅[②]。夫五味入口，藏于胃，脾为之行其精气，津液在脾，故令人口甘也，此肥美之所发[③]也，此人必数食甘美而多肥也，肥者令人内热，甘者令人中满[④]，故其气上溢，转为消渴⑤，治之以兰，除陈气也⑥。

【校注】

①五气　诸说不一。王冰："脾热则四脏同禀，故五气上溢也。"张志聪、高士宗以为脾土之气。张志聪"五气者，土气也，土位中央，在数为五……在脏为脾……脾气溢而证见于外窍也。"杨上善、张介宾以为五味、五谷之气。张介宾："五气，五味之所化也。"遵杨、张说。

②脾瘅　瘅，热；湿热。王冰："瘅，谓热也。"本书《脉要精微论》："瘅成为消中。"王冰："瘅，谓湿热也。"脾瘅，王冰："生因脾热，故曰脾瘅"。

③发　出；生。《诗·大雅·生民》："实发实秀，实坚实好。"孔颖达疏："发者，穗生于苗。"《礼记·月令》："雷乃发声"郑玄注："发，犹出也。"

④肥者令人内热，甘者令人中满　肥，谓禽兽之肉含脂肪多。《礼记·曲礼下》："天子以牺牛，诸侯以肥牛。"《孟子·梁惠王上》："庖有肥肉，厩有肥马。"肥者令人内热. 甘者令人中满，即吃肥肉使人脏腑有热，吃甜味使人腹内憋闷。（本书《五运行大论篇》："甘生脾……甘伤脾。"犹如水能覆舟。）。

⑤转为消渴　《类经·十六卷·第六十一》："热留不去，久必伤阴，其气上溢，故转变为消渴之病。"消渴，病名，以多饮、多食、小便多为其特征。

⑥以兰，除陈气也　兰，兰草。《本草纲目》云："辛，平，无毒。……其气清香，生津止渴，润肌肉，治消渴胆瘅。"陈，显示；呈现。汉代王褒《四子讲德论》："文学曰：'陈恳诚于本朝之上，行话谈于公卿之门。'"以兰，除陈气也，用兰草消除显示在口中的甘甜气味。

【按语】

治疗消渴，饮食注意，不仅仅不要吃肉食，还要少吃甜的食物，注意到病机是脾有热邪，不仅要清热，而且要注意用活血行气药，活血行气有助于消除热邪，热除则又不伤津，以提高疗效，笔者已在《灵枢经·五变》有所论述，在此不多赘述。

【原文】

帝曰：有病口苦，取阳陵泉，口苦者病名为何？何以得之？岐伯曰：病名曰胆瘅。夫肝者，中之将也[①]，取决于胆，咽为之使，此人者，数谋虑不决，故胆虚气上溢而[⑫]口为之苦[②]，治之以胆募俞[③]，治在《阴阳十二官相使[④]》中。

【校注】

①肝者，中之将也，咽为之使　使，役使。中之将，犹如脏腑中的将军。肝者，中之将也，咽为之使，王冰“《灵兰秘典论》曰：肝者，将军之官，谋虑出焉。胆者，中正之官，决断出焉。肝与胆合，气性相通，故诸谋虑取决于胆。咽胆相应，故咽为之使。”

②数谋虑不决，故胆虚，气上溢而口为之苦　马莳：“数谋虑而不决断，故胆气以烦劳而致虚，胆气上溢，口为之苦。”

③胆募俞　募俞，泛指脏腑在胸部的募穴与在背部的俞穴。胆募为日月穴，在乳下三肋处；胆俞穴在背部第十椎旁一寸五分处。

④阴阳十二官相使　古医书名。王冰：“言治法俱于彼篇，今经已亡。”

【原文】

帝曰：有癃[①]者，一日数十溲，此不足[②]也[③]。身热如炭，颈膺如格[④]，人迎躁盛[⑤]，喘息，气逆，此有余也。太阴脉微细如发者，此不足也[⑥]。其病安在？名为何病？岐伯曰：病在太阴[⑦]，其盛在胃[⑧]，颇在肺[⑨]，病名曰厥[⑩]，死不治，此所谓得五有余二不足[⑪]也。帝曰：何谓五有余二不足？岐伯曰：所谓五有余者，五病之气[⑫]有余也，二不足者，亦病气之不足也。今外得五有余，内得二不足，此其身不表不里，亦正死明矣[⑬]。

【校注】

①癃　此特指小便淋漓不畅而量不多。

②不足　不足者，虚也，缺少也。缺少者，不足也。损者，减少也，减少者，不足也。

③一日数十溲，此不足也　此指为手太阴肺虚不能通调水道于膀胱，故“一日数十溲，此不足也”。

④颈膺如格　咽喉胸膺如有物阻隔。《类经·十五卷·第三十六》：“颈言咽喉，膺言胸臆，如格者，上下不通，若有所格也。”

⑤人迎躁盛　人迎，为足阳明胃脉所过，在喉两旁，人迎脉数大，主阳明热盛。

⑥太阴脉微细如发者，此不足也　太阴脉，指手太阴肺经脉，其在寸口，脉微细如发者，是正气不足。

⑦病在太阴　《类经·十五卷·第三十六》：“脾肺二脏，皆属太阴，观下文复云颇在肺，则此节专言脾阴可知，如上文云太阴之脉细微者，正以气口亦太阴也。脏气不足，则脉见于此。又《口问篇》曰：中气不足，溲便为之变。今其癃而数十溲者，亦由中气之不足耳，故病在脾阴。”但据“喘息气逆、颇肺”，当指肺脾二脏。

⑧其盛在胃　盛，实。其盛在胃，指上文“身热如炭，颈膺如格，人迎躁盛”之阳明实热证，故曰其盛在胃。

⑨颇在肺　颇，偏近；偏差，过失。此指后者。清代俞正燮《癸巳类稿·持素持篇》：“案古人止五脉，沈紧浮迟躁盛微细，乃评论之名，归之五脉，大数近于某，则曰颇于某。”唐代牛肃《纪闻·牛腾》：“口不妄谈，目不妄视，言无伪，行无颇。”颇在肺，指病主要过失在肺。

⑩病名曰厥　厥，逆也，反上为逆。肺金侮之母脾土则为逆。所以“病名曰厥”

⑪五有余二不足　五有余，即身热如炭，颈膺如格，人迎躁盛，喘息，气逆。二不足，指癃而一日数十溲，太阴脉微细如发者。

⑫病之气　指病的征象。

⑬此其身不表不里，亦正死明矣　正，确定；病况。通“证”。此指“病况”。《周礼·天官·宰夫》：“岁终，则令群吏正岁会；月终，则令正月要。”郑玄注：“正犹定也。”《列子·周穆王》：“其父之鲁，过陈，遇老聃，因告其子之证。”《仪礼·士昏礼》：“女出于母左，父西面戒之，必有正焉，若衣若笄。”胡培翚正义引盛世佐曰：“以物为凭曰正。”此其身不表不里，亦正死明矣，王冰：“谓其病在表，则内有二不足，谓其病在里，则外得五有余。表里既不可凭，补泻固难为法，故曰此其身不表不里，亦正死明矣。”即

这样的情况在病人身上不是表证，不是里证，其病况是死证明显了。

【原文】

帝曰：人生而有病颠疾[①]者，病名曰何？安所得之？岐伯曰：病名为胎病，此得之在母腹中时，其母有所大惊，气上而不下，精气并居，故令子发为颠疾也[②]。

【校注】

①颠疾　颠，通“瘨（癫）”。倒仆。《说文通训定声·坤部》：“颠，假借为瘨。”《论语·季氏》：“危而不持，颠而不扶。”刘宝楠正义：“颠者，失队也。”《吕氏春秋·不广》：“北方有兽，名曰蹶，鼠前而兔后，趋则跲，走则颠。”《后汉书·徐稚传》：“大树将颠，非一绳所维。”李贤注：“颠，仆也。”颠疾，即癫痫。《类经·十七卷·第六十五》：“儿之初生，即有病癫痫者，今人呼为胎里疾者即此。”

②气上而不下，精气并居，故令子发为颠疾也　精，神也。气，此“气”为受“大惊”之“气”。非指六淫。精气，阴阳精灵之气。古谓天地间万物皆秉之以生。《易·系辞上》：“精气为物，游魂为变。”孔颖达疏：“云精气为物者，谓阴阳精灵之气，氤氲积聚而为万物也。”居。指存。《论语·雍也》：“居敬而行简，以临其民，不亦可乎？”气上而不下，精气并居，故令子发为颠疾也，即受惊则气乱而逆上，故气上而不下，则使神志之气受惊之气并存，所以就使婴儿出现癫痫。

【原文】

帝曰：有病痝然[①]如有水状，切其脉大紧[②]，身无痛者，形不瘦，不能食，食少[③]，名为何病？岐伯曰：病生在肾，名为肾风。肾风而不能食，善惊，惊已心气痿者，死[④]。帝曰：善。

【校注】

①痝（mang）然　痝，浮肿貌；肿大貌。王冰：“痝然，谓面目浮起而色杂也。”本书《风论》：“肾风之状，多汗恶风，面痝然浮肿。”王冰：“痝

然，言肿起也。”本书《评热病论》：“有病肾风者，面胕痝然壅，害于言。”王冰：“痝然，肿起貌。”

②其脉大紧　张志聪：“大则为风，紧则为寒，故其脉大紧也。”

③身无痛者，形不瘦，不能食，食少　张志聪：“此病在肾，非外受之风邪，故身无痛也。水气上乘，故形不瘦。风木水邪，乘侮土气，故不能食，即食而亦不能多也。”

④肾风而不能食，善惊，惊已心气痿者，死　《类经·十五卷·第三十一》：“风生于肾，则反克脾土，故不能食。肾邪犯心，则神气失守，故善惊，惊后而心气痿弱不能复者，心肾俱败，水火俱困也，故死。”

大奇论篇第四十八

新校正云：按全元起本在第九卷。

【原文】

肝满、肾满、肺满皆实，即为肿[①]。肺之雍，喘而两胠满[②]。肝雍，两胠满，卧则惊，不得小便。肾雍，脚下至少腹满，胫有大小，髀骺大跛，易偏枯[③]。

【校注】

①肝满、肾满、肺满皆实，即为肿　满，盈实；通“懑。”烦闷；憋闷；胀闷。此指“盈实。”《书大·大禹》“克勤于邦，克俭于家，不自满假。”孔传：“满谓盈实。”《说文通训定声·干部》：“满，又假借为懑。”《汉书·佞幸传·石显》：“显与妻子徒归故郡，忧满不食，道病死。”颜师古注“满读曰闷．音闷，”实，充满；填塞。引申为壅滞。《小尔雅·广诂》：“实，满也。”《史记·五帝本纪》：“瞽叟与象共下土实井。”司马贞索隐：“亦作‘填井’。”马莳：“肿，浮肿也。”肝满肾满肺满皆实，即为肿，肝脉有盈实，肾脉有盈实，肺脉有盈实，都有壅滞，就是有肿胀。

②肺之雍，喘而两胠满　雍，通壅、痈。壅滞不畅。胠，胁。本书《欬

论》："肝欬之状，欬则两胁下痛，甚则不可以转，转则两胠下满。"王冰注："胠，亦胁也。"《医宗金鉴·正骨心法要旨·胁肋》："其两侧自腋而下，至肋骨之尽处，统名曰胁。胁下小肋骨名曰季胁，俗名软肋。肋者，单条骨之谓也。统胁肋之总，又名曰胠。"肺司呼吸，主肃降，其支者，从肺系，横出腋下，肺脉壅滞，则胁肋胀闷；肺气壅滞而上逆，则喘。

③肾雍……易偏枯 易，疾；速。《左传·昭公二十九年》：'中行寅为下卿，而干上令，擅作刑器，以为国法，是法奸也，又加范氏焉，易之亡也。"王引之述闻："家大人曰：'易者，疾也，速也。'"肾雍……易偏枯，"肾足少阴之脉，起于小指之下，邪走足心……上股内后廉，贯脊属肾络膀胱；其直者，从肾上贯肝膈"。故肾脉壅滞，则脚下至少腹满；肾脉壅滞，累其一肢，则致两小腿粗细不等，髀胫粗的下肢瘸，很快出现半身不遂的偏枯病。

【原文】

心脉满大，痫瘛筋挛[①]。肝脉小急，痫瘛筋挛[②]。肝脉骛暴，有所惊骇，脉不至若瘖，不治自已[③]。肾脉小急、肝脉小急、心脉小急，不鼓皆为瘕[④]。

肾肝并沉为石水，并浮为风水[⑤]，并虚为死，并小弦欲惊[⑥]。肾脉大急沉，肝脉大急沉，皆为疝[⑦]。心脉搏滑急为心疝[⑧]，肺脉沉搏为肺疝[⑨]，三阳急为瘕，三阴急为疝[⑩]，二阴急为痫厥，二阳急为惊[⑪]。

脾脉外鼓沉，为肠澼，久自已[⑫]。肝脉小缓为肠澼，易治[⑬]。肾脉小搏沉为肠澼下血，血温身热者死[⑭]。心肝澼亦下血，二藏同病者可治[⑮]，其脉小沉涩为肠澼，其身热者死。热见七日死[⑯]。胃脉沉鼓涩，胃外鼓大，心脉小坚急，皆鬲偏枯，男子发左，女子发右。不瘖舌转，可治，三十日起，其从者瘖，三岁起，年不满二十者，三岁死[⑰]。

脉至而搏，血衄身热者死，脉来悬钩浮为常脉[⑱]。脉至如喘[⑲]，名曰暴厥，暴厥者不知与人言。脉至如数，使人暴惊，三四日自已[20]。

脉至浮合，浮合如数，一息十至以上，是经气予不足也。微见九十日死[21]。脉至如火薪然，是心精之予夺也，草干而死[22]。脉至如散叶，是肝气予虚也，木叶落而死[23]。脉至如省客，省客者脉塞而鼓，是肾气予不足也，悬去枣华而死[24]。脉至如丸泥，是胃精予不足也，榆荚落而死[25]。脉至如横格，是胆气予不足也，禾熟而死[26]。脉至如弦缕，是胞精予不足也，病善言，下霜而死，不言，可治[27]。

脉至如交漆，交漆者左右傍至也，微见三十日死[28]。脉至如涌泉，浮鼓肌中，太阳气予不足也，少气味，韭英而死[29]。脉至如颓土之状，按之不得，是肌气予不足也，五色先见黑，白垒发死[30]。脉至如悬离[31]，悬离者，浮揣切之益大，是十二俞之予不足也，水凝而死[32]。

脉至如偃刀，偃刀者浮之小急，按之坚大急，五藏菀熟，寒热独并于肾也，如此其人不得坐，立春而死[33]。脉至如丸，滑不直手，不直手者，按之不可得也，是大肠气予不足也，枣叶生而死[34]。脉至如华者，令人善恐，不欲坐卧，行立常听，是小肠气予不足也，季秋而死[35]。

【校注】

①心脉满大，痫瘛筋挛　痫，癫痫。瘛，瘛疭，即抽搐。《类经·六卷·第二十四》："心脉满大，火有余也，心主血脉，火盛则血涸，故痫瘛而筋挛"

②肝脉小急，痫瘛筋挛　小，细也。急，紧也。为有寒。肝脉小急，痫瘛筋挛，肝藏血而主筋。寒滞肝脉，筋脉不利则筋挛。血不濡筋而筋缩则痫瘛。《类经·六卷·第二十四》："夫痫瘛筋挛病一也，而心肝二经皆有之，一以内热一以风寒，寒热不同，血衰一也，故同有是病。"

③肝脉骛（wu）暴……不治自已　骛，乱驰。《战国策·齐策五》："魏王身被甲底剑，挑赵索战。邯郸之中骛，河山之间乱。"鲍彪注："骛，乱驰

也。”肝脉骛暴，肝脉搏动急疾而散乱。《类经·六卷·第二十四》：“惊骇者，肝之病，故肝脉急乱者，因惊骇而然。甚有脉不至而声瘖者，以猝惊则气逆，逆则脉不通，而肝经之脉循喉咙，故声喑而不出也。然此特一时之气逆耳，气通则愈矣，故不治自已。”

④肾脉小急……不鼓皆为瘕　鼓，凸起；涨大。此引申为“鼓涨（鼓胀）”。北魏郦道元《水经注·河水四》：“其水尚崩浪万寻，县流千丈，浑洪赑怒，鼓若山腾。”本书《腹中论》：“黄帝问曰：‘有病心腹满，旦食则不能暮食，此为何病？’岐伯对曰：‘名为鼓胀。’”瘕，瘕者，假也。其病虽有结瘕，而虚假可推移。肾脉小急……不鼓皆为瘕，即肾脉小紧，肝脉小紧，心脉小紧，不是鼓胀的脉象，都是瘕病脉。

⑤肾肝并沉为石水，并浮为风水　《类经·六卷·第二十四》：“此言水病之有阴阳也。肾肝在下，肝主风，肾主水，肝肾俱沉者，阴中阴病也，当病石水。石水者，凝结少腹，沉坚在下也。肝肾俱浮者，阴中阳病也，当病风水。风水者，游行四体，浮泛于上也。”

⑥并虚为死，并小弦欲惊　并虚为死，王冰“肾为五脏之根，肝为发生之主，二者不足，是生主俱微，故死。”并小弦欲惊，《类经·六卷·第二十四》：“肝肾并小，真阴虚也，小而兼弦，木邪胜也，气虚胆怯，故为欲惊。”

⑦肾脉大急沉，肝脉大急沉，皆为疝　王冰：“疝者，寒气结聚之所为也。夫脉沉为实，脉急为痛，气实寒薄聚，故为绞痛为疝。”《类经·六卷·第二十四》：“疝病乃寒挟肝邪之证，或结于少腹，或结于睾丸，或结于睾丸之左右上下，而筋急绞痛，脉必急搏者，多以寒邪结聚阴分，而挟风木之气也。”

⑧心脉搏滑急为心疝　博，通“搏”。此指大。《关尹子·二柱》：“以我之精，合彼之精，两精相博而神应之。”心疝，《诸病源候论·疝病诸候·心疝候》：“疝者，痛也。由阴气积于内，寒气不散，上冲于心，故使心痛，谓之心疝也。其痛也，或如锥刀所刺，或阴阴而疼，或四支逆冷，或唇口变青，皆其候也。”心脉搏滑急为心疝，《类经·六卷·第二十四》：“病疝而心脉搏滑急者，寒挟肝邪乘心也。”

⑨肺疝　具体表现不详。

⑩三阳急为瘕，三阴急为疝　三阳，即太阳，三阴，即太阴。疝，《诸病源候论·疝病诸候·诸疝候》：“诸疝者，阴气积于内，复为寒气所加，使

荣卫不调，血气虚弱，故风冷入其腹内而成疝也。疝者，痛也。或少腹痛，不得大小便，或手足厥冷，绕脐痛，白汗出；或冷气逆上抢心腹，令心痛；或里急而腹痛。此诸候非一，故云诸疝也。脉弦紧者，疝也。”王冰“太阳受寒，血凝为瘕。太阴受寒，气聚为疝。”

⑪二阴急为痫厥，二阳急为惊　《类经·六卷·第二十四》：“二阴，少阴也。二阳，阳明也。脉急者，为风寒。邪乘心肾，故为痫为厥。木邪乘胃，故发为惊。《阳明脉解篇》曰：胃者土也，故闻木音而惊者，土恶木也。是亦此义。”

⑫脾脉外鼓沉，为肠澼（pi），久自已　外，表。此指浮取。鼓疑指革脉。外鼓，王冰：“谓鼓动于臂外也。”徐春甫：“革为皮革，浮弦大虚，如按鼓皮。”据此笔者认为，浮取革脉如鼓者。肠澼，泄泻；痢疾。此指泄泻。《集韵·昔韵》：“澼，肠间水。”本书《通评虚实论》：“帝曰：肠澼便血何如?”清代毕沅《孙霞岑先生传》：“闻先生患肠澼，急为诊视。”高士宗：“肠澼，泄泻也。”《类经·六卷·第二十四》：“沉为在里，而兼外鼓者，邪不甚深，虽为肠澼，久当自已。肠澼，下痢也。”

⑬肝脉小缓为肠澼，易治　《类经·六卷·第二十四》：“肝脉急大，则邪盛难愈，今脉小缓，为邪轻易治也。”

⑭肾脉小搏沉，为肠澼下血，血温身热者死　薄，通搏。急急忙忙。此借喻为数。《易·说卦》：“天地定位，山泽通气，雷风相薄，水火不相射。”《韩非子·解老》：“物有理，不可以相薄，故理之为物之制。”《诗·周南·芣苢》：“采采芣苢，薄言采之。”高亨注：“薄，急急忙忙。言，读为焉或然。”血温，阴血有热。肾脉小搏沉，为肠澼下血，血温身热者死，王冰：“小为阴气不足，搏为阳气乘之，热在下焦，故下血也。血温身热，是阴气丧败，故死。”即肾脉细小数而沉，是有痢疾便血，血分有热，使身体发热，是死证。

⑮心肝澼亦下血，二脏同病者可治　澼，此指脉漂浮。《庄子·逍遥游》：“宋人有善为不龟手之药者，世世以洴澼絖为事。”成玄英疏：“洴，浮；澼，漂；絖，絮也。”王冰：“肝藏血，心养血，故澼皆下血也。心火肝木，木火相生，故可治之。”

⑯其脉小沉涩为肠澼，其身热者死，热见七日死　《类经·六卷·第二十四》：“心肝之脉小沉而涩，以阴不足而血伤也，故为肠澼。然脉沉细者不当热，今脉小身热是为逆，故当死。而死于热见七日者，六阴败尽也。”王

冰："是火气内绝也……火成数七，故七日死。"

⑰胃脉沉鼓涩……年不满二十者，三岁死 鬲，通"隔"。阻隔。《管子·明法解》："人臣之力，能鬲君臣之闲而使美恶之情不扬。"胃脉沉鼓涩……年不满二十者，三岁死，吴昆："凡脉贵于中和，胃脉沉鼓涩，偏于阴也；外鼓大，偏于阳也。心脉小坚急，亦偏于阴也。隔，阴阳闭绝也。偏枯，半身不用也。以其阴阳偏盛，故为证亦偏绝也。"《类经·六卷·第二十四》："胃为水谷之海，心为血脉之主，胃气既伤，血脉又病，故致上下否隔，半身偏枯也。男子左为逆，右为从；女子右为逆，左为从。今以偏枯而男于发左，女子发右，是逆证也。若声不喑，舌可转，则虽逆于经，未甚于脏，乃为可治，而一月当起。若偏枯而喑者，肾气内竭而然，其病必甚，如《脉解篇》曰'内夺而厥，则为喑俳，此肾虚也。正以肾脉循喉咙，挟舌本故耳。若男发于右而不发于左，女发于左而不发于右，皆谓之从。从，顺也。然证虽从而声则喑，是外轻而内重也，故必三岁而后起。以气血方刚之年，辄见偏枯废疾，此禀赋不足，早凋之兆也，不出三年死矣。"

⑱脉至而搏……脉来悬钩浮为常脉 至，此指脉搏增多的现象。通"窒"。阻塞。《难经·第十四难》："脉有损至，何谓也?"徐灵胎经释："少曰损，多曰至。《韩非子·制分》："实故有所至，而理失其量。"于省吾《双剑誃诸子新证·韩非子四》："按：作'故实有所至'，与下句'而理失其量'相对。至，应读作窒……此言故实有所窒塞，而理亦失其程量也。"悬钩，如悬挂在钩之物。《类经·六卷·第二十四》："搏脉弦强，阴虚者最忌之。凡诸失血鼻衄之疾，其脉搏而身热，真阴脱败也，故当死。然失血之症多阴虚，阴虚之脉多浮大，故弦钩而浮，乃其常脉，无足虑也。悬者，不高不下，不浮不沉，如物悬空之义，谓脉虽浮钩，而未失中和之气也。"

⑲脉至如喘 至，脉搏跳动；增多。此指后者。本书《平人气象论》："人一呼脉四动以上曰死。脉绝不至曰死。"喘，急促。参见《五脏生成篇》中注。王冰："喘谓卒来盛急，去而便衰，如人之喘状也。"

⑳脉至如数，使人暴惊，三四日自已 《类经·六卷·第二十四》："数脉主热，而如数者实非真数之脉，盖以猝动肝心之火，故令人暴惊。然脉非真数，故俟三四日而气衰自愈矣。"

㉑脉至浮合……微见九十日死 浮，游水。《广雅·释言》："浮，游也"浮合，浮合。犹如其脉后边水波连接前边水波。合，坚密。此借喻为紧密。

《周礼·考工记·弓人》："秋合三材，则合。"郑玄注："合，坚密也。"孙诒让正义："注云'合，坚密也'者，谓三材相得，坚而不脱，密而无隙。"脉至浮合……微见九十日死，王冰："如浮波之合，后至者凌前，速疾而动，无常候也。"《类经·六卷·第二十四》："一息十至以上，其状如数，而实非数热之脉，是经气之衰极也。微见，始见也。言初见此脉，便可期九十日而死。若见之已久，则不必九十日矣。所以在九十日者，以时更季易，天道变而人气从之也。"

㉒脉至如火薪然……草干而死　薪，作燃料的木材。《说文·草部》"薪，荛也。"《玉篇·草部》："薪，柴也。"然，通燃。吴昆："夺，失也。草干，冬也。草干而死者，寒水之令行，火受其克也。"脉至如火薪然……草干而死，如火薪然，言脉来其形忽大忽小，为心脏精气有夺失之象。夏令火旺，尚可支持，待草干时则冬寒而阳衰，则火被寒水所乘，心气竭衰，则草干时而死。

㉓脉至如散叶，是肝气予虚也，木叶落而死　散叶，飘散之落叶，漂浮无定形。脉至如散叶，是肝气予虚也，木叶落而死，《类经·六卷·第二十四》："如散叶者，浮泛无根也。此以肝气大虚，全无收敛，木叶落者，金胜木败，肝死时也。"

㉔脉至如省客……悬去枣华而死　省客，探问之客，犹如脉来时间短暂而走走停停。塞，滞塞。《篇海类编·地理类·土部》："塞，壅也。"《吕氏春秋·权勋》："欲钟之心胜，则内繇之说塞矣。"高诱注："塞，不行也。"悬，揣测。《旧五代史·唐书·周德威传》："久在云中，谙熟边事，望烟尘之警，悬知兵势。"华，通花。《类经·六卷·第二十四》："省客，如省问之客，或去或来也。塞者或无而止，鼓者或有而搏，是肾原不固，而无所主持也。枣华之候，初夏时也，悬者华之开，去者华之落，言于枣华开落之时，火旺而水败，肾虚者死也。"

㉕脉至如丸泥，是胃精予不足也，榆荚落而死　《类经·六卷·第二十四》："丸泥者，泥弹之状，坚强短涩之谓，此胃精中气之不足也。榆荚，榆钱也。春深而落，木旺之时，土败者死。"

㉖脉至如横格，是胆气予不足也，禾熟而死　格，树木的长枝条。通"辂"车辕上用来挽车的横木。《说文·木部》："格，木长也。"徐锴系传："亦谓树高长枝为格。"《晏子春秋·内篇谏下》："吾将左手拥格，右手捆心，

立饿枯槁而死。”吴则虞集释引王念孙云“‘格’即‘辂’字，谓柩车辕上横木所以属引者也……作‘格’者借字耳。”禾，古代指粟，今者小米。《说文》：“禾，嘉穀也，二月始生，八月而孰，得时之中，故谓之禾。”禾，木也。木王而生，金王而死。脉至如横格，是胆气予不足也，禾熟而死，《类经·六卷·第二十四》：“横格，如横木之格于指下，长而且坚，是谓木之真脏，而胆气之不足也。禾熟于秋，金令旺也，故木败而死。”

㉗脉至如弦缕……不言，可治　胞，心胞；膀胱；精室；子户，子宫。心主神明，根据“善言，无言”，其当指心胞。《太素·卷十五·五脏脉诊》：“心胞脉至如钩，今如弦之缕线……是为心胞火府有损，故至霜雪水时，被克而死，不好言者，心气未尽，故可疗也。”

㉘脉至加交漆……微见三十日死　《类经·六卷·第二十四》：“交漆者，如泻漆之交，左右傍至，缠绵不清也。微见，初见也。三十日为月建之易，而阴阳偏败者，不过一月之期也。”

㉙脉至如涌泉……韭英而死　肌，皮肤。《玉篇·肉部》：“肌，肌肤也。”战国时楚国宋玉《登徒子好色赋》：“眉如翠羽，肌如白雪。”英，花。《诗·郑风·有女同车》：“有女同行，颜如舜英。”毛传：“舜，木槿也；英，犹华也。”脉来如泉水之上涌，感到浮鼓于皮肤之内，太阳膀胱之气不足，则表现小便清而少气味。韭花生于长夏（六月），长夏属土，则土克水，故死。

㉚脉至如颓土之状……白垒发死　颓，坠落。《楚辞·刘向〈九叹·逢纷〉》：“心怊怅以永思兮，意晻晻而日颓。”洪兴祖补注：“颓，下坠也，与隤同。”肌气，脾主肌肉，肌气，即脾气。脉至如颓土之状，《太素》杨注：“脾脉代，如鸡足践地，中间代绝。”脉至如颓土之状……白垒发死，《类经·六卷·第二十四》：“颓土之状，虚大无力，而按之即不可得。黑为水之色，土败极而水反乘之. 故当死。垒，藟同，即蓬藟之属。藟有五种，而白者发于春，木旺之时，土当败也。”

㉛悬离　离，原作“雍”。新校正云：“按全元起本‘悬雍’作‘悬离’。元起注云：悬离者，言脉与肉不相得也。”仁和寺本《太素·卷十五·五脏脉诊》作“悬离”。今据改。

㉜脉至如悬离……水凝而死　悬离，悬空分离。揣，《广雅·释诂》“揣，动也。”浮揣，即脉搏浮动有力。以其浮揣，犹如筋骨相离，故又称悬离。脉至如悬离……水凝而死，《太素·卷十五·五脏脉诊》：“浮实切之益

大，此是悬离之状。悬离脉见，即五脏六腑十二经俞气皆不足，十二经俞皆属太阳，故至水冻冬时而死。”当冬时阴气盛而阳气竭，故死。

㉝脉至如偃刀……立春而死 菀，通“蕴”。蕴积；郁结。本书《四气调神大论》：“恶气不发，风雨不节，白露不下，则菀槁不荣。”王冰注：“菀谓蕴积也。”《楚辞·刘向〈九叹·怨思〉》：“菀蘼芜与菌若兮，渐藁本于洿渎。”王逸注：“菀，积。”熟，热。本书《疏五过论》：“五藏菀熟，痈发六府。”王冰注：“菀，积也。熟，热也。五藏积热，六府受之，阳热相薄，热之所过，则为痈矣！”宋代苏轼《金山梦中作》诗：“夜半潮来风又熟，卧吹箫管到扬州。”脉至如偃刀……立春而死，《类经·六卷·第二十四》：“偃刀，卧刀也。浮之小急，如刀口也，按之坚大急，如刀背也。此以五脏菀热而发为寒热；阳旺则阴消，故独并于肾也。腰者肾之府，肾阴既亏，则不能起坐，立春阳盛，阴日以衰，所以当死。”

㉞脉至如丸，滑不直手……枣叶生而死 丸，泛称小圆球形的物体。《逸周书·器服》：“二丸弇。”朱右曾校释引丁嘉葆曰：“凡物圆转者皆曰丸。”脉至如丸，滑不直手……枣叶生而死，《类经·六卷·第二十四》：“如丸，短而小也。直，当也。言滑小无根而不胜按也。大肠应庚金，枣叶生初夏，火旺则金衰，故死。”

㉟脉至如华者……季秋而死 《类经·六卷·第二十四》：“如华，如草木之华，而轻浮柔弱也。小肠属丙火，与心为表里，小肠不足则气通于心善恐。不欲坐卧者，心气怯而不宁也。行立常听者，恐惧多而生疑也。”马莳：“小肠属火，火旺犹可生，至季秋则衰极而死矣。”

脉解篇第四十九

新校正云：按全元起本在第九卷。

【原文】

太阳所谓肿①腰脽痛者②，正月太阳寅，寅，太阳也③。正月阳气出在上而阴气盛，阳未得自次也④，故肿腰脽痛也。病偏虚为跛者，正月阳气冻解地气而出也，所谓偏虚者，冬寒颇有不足者，故偏虚为跛也⑤。所谓强上引背者，阳气大上而争，故强上也⑥。所谓耳鸣者，阳气万物盛上而跃，故耳鸣也⑦。所谓甚则狂颠疾者，阳尽在上而阴气从下，下虚上实，故狂颠疾也⑧。所谓浮为聋者，皆在气也⑨。所谓入中为瘖者，阳盛已衰，故为瘖也⑩。内夺而厥，则为瘖俳，此肾虚也，少阴不至者，厥也⑪。

【校注】

①肿　据上下文义，其当为“踵”之通假字。

②太阳所谓肿腰脽（shui）痛者　脽，臀。王冰：“脽，谓臀肉也。”《汉书·东方朔传》：“结股脚，连脽尻。”颜师古注：“脽，臀也。”“膀胱，足太阳之脉……挟脊抵腰中，入循膂，络肾属膀胱；其支者，从腰中下挟脊贯臀……出外踝之后”。当其经脉有病，则脚后跟，腰臀部疼痛。

③正月太阳寅，寅，太阳也　太阳，又称三阳。在时间指正月。古人称农历十一月冬至一阳生，十二月二阳生，正月三阳开泰。太阳，又称三阳，指春天；此指农历正月。《艺文类聚·卷八》引南朝宋国孔皋《会稽记》：“余姚县南百里，有太平山……三阳之辰，华卉代发。”宋代王安石《谢林肇长官启》：“三阳肇岁，万物同春。”寅，夏历正月为建寅之月。以纪日则甲寅为日干之始，正月阳气上升万物始苏而动之貌。寅时，为凌晨3～5点。《史记·律书》：“寅言万物始生螾然也。”《淮南子·天文训》：“指寅则万物螾螾也。”高诱注：“动生貌。”《说文·寅部》：“寅，髌也。”段玉裁注：“髌，字之误也。当作濥……以濥释寅者，正月阳气欲上出，如水泉欲上行也。螾之为物，诘诎于黄泉而能上出，故其字从寅。《律书》、《天文训》以螾释寅。”正月太阳寅，寅，太阳也，王冰：“正月三阳生，主建寅（建寅：古代以北斗星斗柄的运转计算月分，斗柄指向十二辰中的寅，即为夏历正月。《淮南子·天文训》：“天一元始，正月建寅。”）三阳谓之太阳，故曰寅太阳也。”古人以十二辰分配地之方位，斗建，即农历之月建。古时以北斗星的运转计算月令，斗柄所指之辰谓之斗建（即斗柄，亦作“斗刚”。宋代沈括《梦溪笔谈·象数一》：“天罡（北斗七星的柄）者，斗刚之所建也。”（原注：“斗杓谓之刚。”）。如正月斗纲指寅，为建寅之月，二月斗纲指卯，为建卯之月，三月斗纲指辰，

四月斗纲指巳，五月斗纲指午，六月斗纲指未，七月斗纲指申，八月斗纲指酉，九月斗纲指戌，十月斗纲指亥，十一月斗纲指子，十二月斗纲指丑。北斗星由七星组成，第一名魁，第五名衡，第七名杓，此三星组成斗纲。在正月里，黄昏杓星指寅位，夜半衡星指寅位，平旦魁星指寅位，故云正月月建在寅。余仿此。

④正月阳气出在上而阴气盛，阳未得自次也　自次，指自己应据的位次。正月属太阳主时，理当阳升，今未升，故言未得自次。正月阳气出在上而阴气盛，阳未得自次也，王冰："正月虽三阳生，而天气尚寒，以其尚寒，故曰阴气盛，阳未得自次。"

⑤病偏虚为跛者……故偏虚为跛也　偏，半；少。此指半。《左传・闵公二年》："衣身之偏。"杜预注："偏，半也。"《商君书・算地》："故圣人之为国也，民资藏于地，而偏托危于外。资藏于地则朴，托危于外则惑。"朱师辙解诂："偏，少也。"偏虚，指身半阳气虚少。颇，甚；很。《汉书・王商传》："商为外戚重臣辅政，推佑太子，颇有力焉。"病偏虚为跛者，……故偏虚为跛也，即身体半侧阳气虚弱导致腿瘸的现象，在正月（孟春）阳气使冰冻化解，但冬令寒气很重，使阳气不足的原因，所以就使身体半侧阳气虚弱导致腿瘸了。

⑥所谓强上引背者……故强上也　强，通"僵。"强上，即头之项部僵硬。争,引申为牵拽。《说文》："争，引也。""足太阳之脉……从巅入络脑，还出别下项，循肩髆内，挟脊抵腰中。从脑还出别下项，挟脊下行。"所谓强上引背者……故强上也，王冰："强上，谓颈项痉强也，甚则引背矣。所以尔者，以其脉从脑出，别下项背故也。"

⑦所谓耳鸣者……故耳鸣也　"足太阳之脉……其支者，从巅至耳上角"所说耳鸣的原因，是阳气使万物旺盛向上就会腾跃上窜，所以出现耳鸣。

⑧所谓甚则狂颠疾者……故狂颠疾也　颠，与癫通，指痫证。参加本书《奇病论篇》中注。《类经・十四卷・第十一》："所谓甚者，言阳邪盛也，阳邪实于阳经，则阳尽在上，阴气在下，上实下虚，故当为狂癫之病。"《太素・卷八・经脉病解》注："三阳俱胜，尽在于头为上实；三阴从下，即为下虚。于是发病脱衣登上，驰走妄言，即谓之狂；僵仆而倒，遂谓之颠也。"

⑨所谓浮为聋者，皆在气也　浮，指浮于上邪气。所谓浮为聋者，皆在气也，高士宗"《经脉论》云：手太阳之脉入耳中，所生病者耳聋，故申明所

谓浮为聋者，是逆气上浮而为聋，皆在气也。”《类经·十四卷·第十一》：“阳实于上，则气壅为聋。”

⑩所谓入中为瘖者，阳盛已衰，故为瘖也 《太素·卷八·经脉病解》：“太阳之气中伤人者，即阳大盛，盛已顿衰，故为瘖也。瘖，不能言也。”

⑪内夺而厥……少阴不至者，厥也 厥，逆；通“蹶”。此指后者。俳，通痱，王冰：“俳，废也。”《医学纲目》：“痱，废也。痱即偏枯之邪气深者，痱与偏枯是二疾，以其半身无气荣运，名曰偏枯；以其手足废而不收，故名痱。或偏废，或全废。皆曰痱也。”《灵枢经·热病》：“痱之为病也，身无痛者，四肢不收，智乱不甚，其言微知，可治，甚则不能言，不可治也。”瘖俳，病名，《奇效良方》云“瘖痱之状，舌瘖不能语，足废不为用。”内夺而厥……少阴不至者，厥也，《类经·十四卷·第十一》：“内夺者，夺其精也，精夺则气夺而厥，故声瘖于上，体废于下。元阳大亏，病本在肾，肾脉上挟舌本，下走足心，故为是病。”

【原文】

少阳所谓心胁痛者，言少阳戌也，戌者心之所表也①，九月阳气尽而阴气盛，故心胁痛也②。所谓不可反侧者，阴气藏物也，物藏而不动，故不可反侧也③。所谓甚则跃者，九月万物尽衰，草木毕落而堕，则气去阳而之阴，气盛而阳之下长，故谓跃④。

【校注】

①少阳所谓心胁痛者，言少阳戌也，戌者心之所表也 表：标记。《周礼·夏官·大司马》：“虞人莱所田之野为表，百步则一，为三表，又五十步为一表。”孙诒让正义：“树木为表，标识步数，以正进退之行列也。”《太素·卷八·经脉病解》：“手少阳脉络心包，足少阳脉循胁里，故少阳病心胁痛也。戌为九月，九月阳少，故曰少阳也。戌少阳脉散络心包，故为心之所表。”

②九月阳气尽而阴气盛，故心胁痛也 《说文·戌部》：“戌，灭也。九月阳气微，万物华成，阳入地下也。五行，土生于戊，盛于戌。”故九月，阳气将尽，阴气始盛，人而应之。“三焦手少阳之脉……布膻中，散落心包”，

“胆足少阳之脉……其支者……循胁里……其直者，从缺盆下腋，循胸过季胁”，少阳为金气阴邪所乘，循经而病，所以有心胁痛。

③所谓不可反侧者……故不可反侧（zhāi）也　反，通翻。《史记·平准书》：“杜周治之，狱少反者。”司马贞索隐：“反，谓反使从轻也。”《北史·齐本纪》：“高慎西叛，侯景南翻。”反侧，翻身、侧身。《灵枢经·经脉》：“足少阳之脉……是动则病心胁痛不能转侧”。九月阴气方盛，阴主静主藏，阴气盛则万物潜藏而不动，少阳经气被金气乘之，所以不能翻身、侧身。

④所谓甚则跃者……故谓跃　《类经·十四卷·第十一》：“九月万物尽衰，草木毕落，是天地之气，去阳而之阴也。人身之气亦然，故盛于阴分则所长在下，其有病为跳跃者，以足少阳脉下出足之外侧，阴复于上，阳鼓于下也，故应九月之气”

【原文】

阳明所谓洒洒振寒者，阳明者，午也，五月盛阳之阴也，阳盛而阴气加之，故洒洒振寒也①。所谓胫肿而股不收者，是五月盛阳之阴也，阳者衰于五月，而一阴气上，与阳始争，故胫肿而股不收也②。所谓上喘而为水者，阴气下而复上，上则邪客于藏府间，故为水也③。所谓胸痛少气者，水气在藏府也，水者，阴气也。阴气在中，故胸痛少气也。所谓甚则厥，恶④人与火，闻木音则惕然而惊者，阳气与阴气相薄，水火相恶⑤，故惕然而惊也。所谓欲独闭户牖而处⑥者，阴阳相薄也，阳尽而阴盛，故欲独闭户牖而居。所谓病至则欲乘⑦高而歌，弃衣而走者，阴阳复争而外并于阳，故使之弃衣而走也。所谓客孙脉则头痛鼻鼽⑧腹肿者，阴阳并⑨于上⑩，上者则其孙络太阴也，故头痛鼻鼽腹肿也。

【校注】

①阳明所谓洒洒振寒者……故洒洒振寒也　五月为阳五，明，指明亮。阳明，即五月之天明亮，故曰阳明。午，即农历五月。《说文·午部》：“午，五月阴气午逆阳，冒地而出。”：桂馥义证：“《汉书·律历志》：蕤实……位于

午，在五月。”五月月建在午辰，故曰阳明者午也。前“之”，到；生出，滋长。《说文·之部》：“之，出也。象草过中，枝茎益大，有所之。”徐灏注笺：“之之言滋也，草木滋长也。”加，侵凌；凌辱。《论语·公冶长》：“我不欲人加诸我也，吾亦欲无加诸人。”《史记·季布栾布列传论》：“虽往古烈士，何以加哉！”五月阳气盛而始滋生阴，人亦应之。阳明，是斗柄所指之辰在午为五月，五月盛阳始滋生阴，则阴气侵凌阳，所以有洒洒振寒。

②所谓胫肿而股不收者……故胫肿而股不收也　收，消散。唐代于鹄《途中寄杨涉》诗：“日色云收处，蛙声雨歇时。”一阴气，指三阴之少阴气。“胃足阳明之脉……下髀关，抵伏兔，下膝膑中，下循胫外廉，下足跗，”所谓胫肿而股不消散的原因，是阳气在五月衰败，而厥阴之气向上，和阳气开始争斗，所以就出现胫部浮肿而在大腿不能消散。

③所谓上喘而为水者……故为水也　上，即肺气逆上。上喘而为水，即肺气喘息就导致水肿的原因。形成水肿的机理诸说不一。王冰：“藏，脾也。府，胃也。足太阴脉从足走腹，足阳明脉从头走足，今阴气微下，而太阴上行，故云‘阴气下而复上’也，复上则所下之阴气不散，客于脾胃之间，化为水也。”《类经·十四卷·第十一》：“阳明土病，则能治水。故阴邪自下而上客于脏腑之间，乃化为水。水之本在肾，末在肺，标本俱病，故为上喘也。”

④恶（wu）　讨厌，憎恨。《易·谦》：“人道恶盈而好谦。”《史记·韩世家》：“公之所恶者张仪也。”

⑤恶　过；害。引申为“得病”。《淮南子·说林》：“病热而强之餐，救暍而饮之寒，救经而引其索．拯溺而授之石，欲救之，反为恶。”高诱：“恶，犹害也。”《说文·心部》“恶、过也。”过者，病也。本书《五藏生成论》：“咳欬嗽上气，厥在胸中，过在手肠明太阴。”马莳：“过者，病也。”《灵枢经·病传》：“今余已闻阴阳之要，虚实之理，倾移之过，可治之属。”《史记·扁鹊仓公列传》：“故烦懑食不下则络脉有过，络脉有过则血上出，血上出者死。”害，伤害；损害。《说文·宀部》：“害，伤也。”《山堂话本·合同文字记》：“害了六七日，一命呜呼，已归泉下。”

⑥处　隐藏。《世说新语》：“处则为远志，出者为小草。”

⑦乘　登，升。《释名·释姿容》：“乘，升也，登亦如之也。”《汉书·陈汤传》：“夜过半，木城穿，中人却入土城，登城呼。”颜师古注注：“乘，登也。”

⑧鼽　鼻塞。《释名·释疾病》："鼻塞曰鼽。鼽，久也。涕久不通遂至窒塞也。"

⑨并　聚合也。

⑩上　头。

【原文】

太阴所谓病胀者，太阴，子也，十一月万物气皆藏于中，故曰病胀①。所谓上走心为噫者，阴盛而上走于阳明，阳明络属心，故曰上走心为噫也②。所谓食则呕者，物盛满而上溢，故呕也③。所谓得后与气则快然如衰者，十二月阴气下衰，而阳气且出，故曰得后与气则快然如衰也④。

【校注】

①太阴，子也……故曰病胀　十一月斗柄在子辰，为阴气最盛的时期，太阴又是阴中之至阴，故云太阴，子也。十一月天寒地冻，万物皆藏于里，人亦应之。足太阴脾经入腹属脾络胃，当寒气循经入脾，则运化职能下降，而致腹胀。

②所谓上走心为噫者……故曰上走心为噫也　噫，嗳气。所谓上走心为噫者……故曰上走心为噫也，"寒气客于胃，厥逆从下上散，复出于胃，故善噫，补足太阴、阳明（《灵枢经·口问》）"。"脾足太阴之脉……其支者，复从胃别，上膈，注心中……是动则病……胃脘痛，腹胀善噫（《灵枢经·经脉》）"；"五气所病，心为噫（本书《宣明五气篇》）。"在脾经阴寒之邪上走于足阳明胃经，而"足阳明之正……上通于心（《灵枢经·经别》），"三经皆病，而出现噫。

③所谓食则呕者，物盛满而上溢，故呕也　《类经·十四卷·第十一》："脾胃相为表里，胃受水谷，脾不能运，则物盛满而溢，故为呕。"

④十二月阴气下衰，而阳气且出，故曰得后与气则快然如衰也　后，肛门；粪便。此指粪便。《战国策·韩策一》："宁为鸡口，无为牛后。"《新序·杂事四》："惠王之后蛭出，故其久病心腹之疾皆愈。"清代俞正燮《癸巳类稿·持素证篇三》："寒气客于小肠，小肠不得成聚，故后泄腹痛矣。"得后与气，即得大便随着矢气。《灵枢·经脉》："脾足太阴之脉……是动则病……腹胀善噫，得

后与气则快然如衰。”十二月阴气下衰，而阳气且出，故曰得后与气则快然如衰也，即到了十二月则阴气降落衰弱，而且阳气升起（使腹中阴浊邪气下行），所以得大便随着矢气后就觉得舒服好象病情（腹胀嗳气）减轻了。

【原文】

少阴所谓腰痛者，少阴者，申也。七月万物阳气皆伤，故腰痛也①。所谓呕咳上气喘者，阴气在下，阳气在上，诸阳气浮，无所依从，故呕咳上气喘也②。所谓色色③不能久立，久坐起则目𥆨𥆨无所见者，万物阴阳不定未有主也，秋气始至，微霜始下，而方杀万物，阴阳内夺，故目𥆨𥆨无所见也④。所谓少气善怒者，阳气不治，阳气不治则阳气不得出，肝气当治而未得，故善怒，善怒者名曰煎厥⑤。所谓恐如人将捕之者，秋气万物未有毕去，阴气少，阳气入，阴阳相薄，故恐也⑥。所谓恶闻食臭者，胃无气，故恶闻食臭也⑦。所谓面黑如地色者，秋气内夺，故变于色也⑧。所谓咳则有血者，阳脉伤也，阳气未盛于上而脉满，满则咳，故血见于鼻也⑨。

【校注】

①申也。七月万物阳气皆伤，故腰痛也　申，原作“肾”。依上“太阳寅”、“少阳戌也”、“阳明者午也”、“太阴子也”，下“厥阴者辰也”文例，则“肾”字则为“申”字误。另据《灵枢经·阴阳系日月篇》：“申者，七月之生阴也，主右足之少阴。”清代桂馥《说文解字义证·申部》：“《晋书·乐志》：‘七月申……七月之辰名申。’”《礼记·月令》：“孟秋之月。”汉代郑玄注：“孟秋者，日、月会于鹑尾，而斗建申之辰也。”今据改。七，原作“十”。《太素·卷八·经脉病解》作“七”另据《说文》：“申，神也，七月，阴气成，体自申束。”与下文义合。今据改。七月秋气始至，阴气始生，而应于少阴，少阴属肾，腰为肾之府，七月万物阳气衰，人体应之，则肾阳衰而有腰痛。

②所谓呕咳上气喘者……故呕咳上气喘也　《类经·十四卷·第十一》：“阳根于阴，阴根于阳，互相倚也。若阴中无阳，沉而不升，则孤阳在上，浮

而不降，无所依从，故为呕，咳，上气喘也。”

③色色 《太素·卷八·经脉病解》作“邑邑”，吴本、马本、《类经》并从改。色，通“邑”。《汉书·酷吏传赞》：“张汤以知阿邑人主，与俱上下，时辩当否，国家赖其便。”颜师古注：“苏林曰：‘邑音人相悒纳之悒。’如苏氏之说，邑字音乌合反。然今之书本或作色字，此言阿谀，观人主颜色而上下也。其义两通。”王念孙《读书杂志·汉书十四》：“案，邑当音乌合反。阿邑人主，谓曲从人主之意也。阿邑双声，字或作阿匽，《唐书·萧复传》云‘卢杞谄谀阿匽’是也。师古欲从俗本作色，‘以知阿色人主’，则大为不词，乃为之说曰：‘言阿谀，观人主颜色而上下。’其失也迂矣！”

④所谓色色（yi yi）不能久立……故目䀮䀮无所见也 色色，当读作邑邑。微弱貌。《楚辞·刘向〈九叹·远游〉》：“张绛帷以襜襜兮，风邑邑而蔽之。”王逸注：“邑邑，微弱貌也。”目䀮䀮，目视物不清貌。霜，露水。《诗·秦风·蒹葭》：“蒹葭苍苍，白露为霜。”，微霜，稍微有点露水。杀，衰微，凋零。《吕氏春秋·长利》：“是故地日削，子孙弥杀。”高诱注：“杀，衰也。”所谓色色不能久立……故目䀮䀮无所见也，即所谓虚弱，是不能长时间站立，长时间跪坐站起来的时候就有两目视物不清的症状，万物阴阳不稳定，没有主宰，是七月秋气始至，轻度露水开始降落，而使万物衰微，使阴阳之精气在内丢失，所以就出现两目视物不清没有什么物体能看清楚的症状（足少阴之脉·目䀮䀮如无所见。）。

⑤所谓少气善怒者……善怒者名曰煎厥 少气，《诸病源候论·少气候》：“此由脏器不足故也。肺主于气而通呼吸，脏气不足，则呼吸微弱而少气。”阳气，泛指温暖气，生长之气。《管子·形势解》：“春者，阳气始上，故万物生。”《淮南子·天文训》：“阳气胜则散而为雨露，阴气胜则凝而为霜雪。”治，平顺；和顺；正常；安定。本书《五常政大论》：“静顺之纪，藏而勿害，治而善下，五化咸整。”《韩非子·解老》：“圣人在上则民少欲，民少欲则血气治。”《史记·扁鹊仓公列传》：“血脉治也，而何怪？”《文子·下德》：“争怨不生，则心治而气顺。”煎，喻吵闹。元代汤式《湘妃引·有所赠》曲：“莺煎燕聒惹相思，雁去鱼来传恨词。”厥，逆上而不和顺；手足逆冷；磕碰。本书《厥论》：“厥之寒热者，何也？”王冰：“厥，谓气逆上也。”汉代张仲景《伤寒论·辨厥阴病脉证并治全篇》：“凡厥者，阴阳气不相顺接，便为厥。厥者，手足逆冷者是也。”《山海经·海外北经》：“共工之臣曰相柳

氏，九首，以食于九山。相柳之抵厥为泽溪。”王念孙注：“厥，亦触也。”煎厥，吵闹而气上。（煎厥，本书《生气通天论》：“阳气者，烦劳则张，精绝，辟积于夏，使人煎厥。”）所谓少气善怒者……善怒者名曰煎厥，七月入秋，则阴气初生，阳气始衰，阴阳相争，则使阴阳之气不和顺，阴阳之气不和顺使阳气不能出于外，而肝气应当是和顺，可是不和顺而使阳气郁滞于内，所以出现少气善怒。怒则气逆，所以名为煎厥。

⑥所谓恐如人将捕之者……阴阳相薄，故恐也　去，离开；撤除；收藏。此引申为收割；收敛。《说文》：“去，人相违也。”段玉裁注：“违，离也。”《集韵·语韵》：“去，徹也。”《汉书·苏建传附苏武》：“掘野鼠去中（草）实而食之。”颜师古注：“去，谓藏之也。”《三国志·魏志·华佗传》：“我欲死，何忍无急去药，以待不详。”裴松之注：“古语以藏为去。”《史记·太史公白序》：“夫春生夏长，秋收冬藏，此天道之大经也。”秋天阴气不能使万物都收割，或收缩，是阴气量小，使阳气入里，人亦应之，阴阳相争，肾志为恐，肾阳气衰者，则恐惧，犹如犯了罪害怕将要被捕一样（《灵枢经·经脉》：“肾足少阴之脉……气不足则善恐，心惕惕如人将捕之。”）。

⑦所谓恶闻食臭者，胃无气，故恶闻食臭也　臭，气味。汉代仲长统《昌言·论天道》：“性类纯美，臭味芬香。”所谓恶闻食臭者，胃无气，故恶闻食臭也，《类经·十四卷·第十一》：“胃无气，胃气败也。胃气所以败者，肾为胃关，肾中真火不足，不得温养化原，故胃气虚而恶闻食臭也。”。

⑧所谓面黑如地色者……故变于色也　地，《说文·土部》：“地，元气初分，轻清易为天，重浊阴为地，万物所陈列也。”地色，面色如昏暗之地色，不明亮。夺，丧失；失去；减少。本书《通评虚实论》：“邪气盛则实，精气夺则虚。”王冰：“夺，谓精气减少如夺去也。”所谓面黑如地色者，秋气内夺，故变于色也，所谓面色黑犹如昏暗之地色的原因，是秋天阳气在肾之气减少，所以变化出现在面色（《灵枢经·经脉》：“肾足少阴之脉……是动则病……面如漆柴。”）。

⑨所谓咳则有血者……故血见于鼻也　《类经·十四卷·第十一》：“阳脉伤者，上焦之脉伤也。阳气未盛于上而脉满，则所满者，皆寒邪也。盖肾脉上贯肝膈，入肺中，故咳则血见于口，衄则血见于鼻也。”

【原文】

厥阴所谓㿗疝[①]，妇人少腹肿者，厥阴者，辰也[②]。三月阳中之阴，邪在中，故曰㿗疝，少腹肿也[③]。所谓腰脊痛不可以俯仰者，三月一振荣华，万物一俯而不仰也[④]。所谓㿗癃疝肤胀者，曰阴亦盛而脉胀不通，故曰㿗癃疝也[⑤]。所谓甚则嗌干热中者，阴阳相薄而热，故嗌干也。

【校注】

①㿗疝　属于疝气的一种，主要症状是阴囊肿大，或有疼痛，或兼少腹痛。或为妇人的子宫脱垂。参见本书《阴阳别论篇》中注。

②厥阴者，辰也　辰，即斗柄指向十二辰中的辰星。辰星，指心宿。《楚辞·远游》："奇傅说之托辰星兮，羡韩众之得一，形穆穆以浸远兮，离人群而遁逸。"王逸注："辰星、房星，东方之宿，苍龙之体也。"心宿，二十八宿之一。苍龙七宿的第五宿，有星三颗。其主星亦称商星、鹑火、大火、大辰。《宋史·天文志三》："心宿三星，天之正位也。"苍龙，古代二十八宿中东方七宿的总称。《国语·周语中》"夫辰角见而雨毕，天根见而水涸。"三国时吴国韦昭注："辰角，大辰苍龙之角。角，星名也。"《史记·天官书》："东宫苍龙，房、心。"斗柄所指辰星时则在三月，即三月斗柄指向辰星。厥阴应于三月。故云厥阴者，辰也。

③邪在中，故曰㿗疝，少腹肿也　中，脏腑，特指肝。厥阴是辰星方位在东，又应三月，肝者，东方木也，厥阴在人体为肝，故曰厥阴，或曰足厥阴肝。足厥阴之脉……循股阴，入毛中，过阴器，抵小腹。三月阳中有阴寒，阴寒循肝经而病，所以出现男子㿗疝，妇人有少腹肿的症状。

④所谓腰脊痛不可以俯仰者……一俯而不仰也　一，少许；全；满。一旦，一经。此指一旦。《玉篇·一部》："一，少也。"清代俞樾《诸子平议·淮南内篇二》："古人之言，凡至少者以一言之。"《左传·宣公十四年》："一国谋之，何以不亡？"《左传·成公二年》："蔡、许之君，一失其位，不得列于诸侯，况其下乎？"振，挥动；摇动。汉代贾谊《过秦论上》："及至始皇，奋六世之余烈，振长策而御宇内，吞二周而亡诸侯。"《汉书·食货志上》："行人振木铎徇于路，以采诗。"荣华，同义词连用。指开着的花。所谓腰脊痛不可以俯仰者……一俯而不仰也，即所谓腰脊疼痛不能来向前俯，不能向

后仰的原因，是在三月，一旦有被摇动的开着的花，犹如万物一旦倒俯就不能仰起来了。

⑤所谓癞疝肤胀者，……故曰癞癃疝也　癞癃疝，阴囊肿大、小便不通的病。张志聪："阴器肿而不得小便也。"《医宗金鉴·杂病心法要诀·疝证同名异辨》："水疝胞痹皆癃疝。"注："水疝小便不通，胞痹即膀胱气，皆癃疝也。"肤，同"胪"。读若"腹。"肤胀，即腹胀。《琉璃王经》："各共饥渴，无所向仰，求乞无地，止于水傍人洗菜处，得迸萝卜食之，胪胀腹痛而薨。"唐代柳宗元《志从父弟宗直殡》："读书不废早夜，以专故，得上气病，胪胀奔逆，每作，害寝食，难俯仰。"后"胀"，泛指充塞。本书《平人气象论》："（脉）盛而紧曰胀。"王冰："寒气否满，故脉盛紧也。盛紧，盛满。"《灵枢经·胀论》："夫胀者皆在于藏府之外，排藏府而郭胸胁，胀皮肤，故命曰胀。"脉胀，即脉阻塞。三月阳气虽向旺，阴寒尚盛，厥阴之脉受之，则脉阻塞而不通，则有癞癃疝。

【音释】

《病能论》：解音介　憧徒卧切　撮子括切

《奇病论》：镵锄衔切　疹丑刃切　稸音畜

《大奇论》：焰弋念切　瞥蒲灭切　揣初委切

《脉解论》：脽音谁

卷第十四

刺要论篇第五十

新校正云：按全元起本在第六卷《刺齐篇》中。

【原文】

黄帝问曰：愿闻刺要。岐伯对曰：病有浮沉[①]，刺有浅深，各至其理，无过其道[②]。过之则内伤，不及则生外壅，壅则邪从之。浅深不得，反为大贼[③]，内动[④]五藏，后生大病。故曰病有在毫毛腠理者，有在皮肤者，有在肌肉者，有在脉者，有在筋者，有在骨者，有在髓者。是故刺毫毛腠理[⑤]无伤皮，皮伤则内动肺，肺动则秋病温疟，泝泝然[⑥]寒栗。刺皮无伤肉，肉伤则内动脾，脾动则七十二日四季之月[⑦]，病腹胀烦，不嗜食。刺肉无伤脉，脉伤则内动心，心动则夏病心痛[⑧]。刺脉无伤筋，筋伤则内动肝，肝动则春病热而筋弛[⑨]。刺筋无伤骨，骨伤则内动肾，肾动则冬病胀腰痛。刺骨无伤髓，髓伤则销铄[⑩]胻酸[⑪]，体解㑊[⑫]然不去[⑬]矣。

【校注】

①要……浮沉　要，得当。浮沉，指病位浅深。浮为在表其病浅，沉为在里其病深。

②各至其理，无过其道　至，深；界限；达到极点。此指界限。《国语·晋语一》："日，君以骊姬为夫人，民之疾心固皆至矣!"韦昭注："至，深也。"清《碑版文广例·书地界四至例》："书地界四至，虽自晋太康瓦莂有之，唐人则见于开元二十八年王守泰《记石浮屠》。后书东西南北四至之下，

又总之曰，四至分明。”《国语·越语下》：“阳至而阴，阴至而阳。”韦昭注：“至，谓极也。”无过，没有过失。《左传·宣公二年》：“人谁无过，过而能改，善莫大焉。”道，技艺；技术。《周礼·春官·大司乐》：“凡有道者，有德者，使教焉。”郑玄注：“道，多才艺。”各至其理，无过其道，即各个腧穴深度有界限，针刺方法都有一定道理，不能有过失，就要掌握针刺技艺。

③大贼　贼，伤害。《诗·大雅·抑》：“不僭不贼，鲜不为则。”《玉篇·戈部》：“贼，伤害人也。”大贼，严重的伤害。张志聪：“不得其浅深之法，反为大害矣。”

④内动　动，变化；改变；受到影响。内动，向内使……变化，或使……受到影响。

⑤毫毛腠理　王冰：“毛之长者曰毫，皮之文理曰腠理，然二者皆皮之可见者也。”

⑥泝泝（sù）然　形容很冷时口中发出泝泝样的声音。

⑦七十二日四季之月　指每季后十八天，共七十二天，为脾土寄王之日。王冰：“谓三月、六月、九月、十二月，各十二日后，土寄王十八日也。”

⑧心动则夏病心痛　王冰：“心之合脉，王于夏气，真心少阴之脉，起于心中，出属心系。心包心主之脉，起于胸中，出属心包。《平人气象论》曰：脏真通于心。故脉伤则动心，心动则夏病心痛。”

⑨肝动则春病热而筋驰　《类经·二十二卷·第六十三》：“筋合肝而王于春，筋伤则气动，故于春阳发生之时，当病热证。热则筋缓，故为弛纵。”

⑩销铄　《甲乙·卷五·第一下》作“消烁”。消，通“销”。熔化。《文子·上礼》：“老子曰：衰世之主，钻山石，挈金玉，擿砻蜃，消铜铁，而万物不滋。”烁，通“铄”。销毁；熔化。《庄子·胠箧》：“故上悖日月之明，下烁山川之精，中堕四时之施。”陆德明释文：“烁，失约反。崔云：消也。司马云：崩竭也。”汉代王充《论衡·物势》：“案陶冶者之用火烁铜燔器，故为之也。”

⑪髓伤则销铄胻酸　销铄，亏缺；消损。《楚辞·九辩》：“白日晼晚其将入兮，明月销铄而减毁。”本书《宝命全形论篇》：“金得火而缺”之“缺”，就是销铄的意思。吴昆：“销铄者，骨髓日减，如五金遇火而销铄也。”酸，通痠，人身肌肉过度疲劳或因病引起的酸而无力的感觉。《灵枢经·癫狂病》：“骨痠体重，懈惰不能动。”髓伤则销铄胻酸，《类经·二十二卷·第六十三》：“髓为骨之充，精之属，最深者也。精髓受伤，故为干枯销铄小腿发酸等病。”

⑫解㑊　指身体懈怠困倦。《类经·二十二卷·第六十三》："解㑊者，懈怠困弱之名，阴之虚也。"也可参见《平人气象论篇》中注。

⑬去　疾走。通"驱"。《集韵·鱼韵》："去，疾走也。"《说文通训定声·豫部》："去，假借为'驱'。"

刺齐[①]论篇第五十一

新校正云：按全元起本在第六卷。

【原文】

黄帝问曰：愿闻刺浅深之分。岐伯对曰：刺骨者无伤筋[②]，刺筋者无伤肉，刺肉者无伤脉，刺脉者无伤皮，刺皮者无伤肉，刺肉者无伤筋，刺筋者无伤骨[③]。帝曰：余未知其所谓，愿闻其解。岐伯曰：刺骨无伤筋者，针至筋而去，不及骨也[④]。刺筋无伤肉者，至肉而去，不及筋也。刺肉无伤脉者，至脉而去，不及肉也。刺脉无伤皮者，至皮而去，不及脉也。所谓刺皮无伤肉者，病在皮中，针入皮中，无伤肉也。刺肉无伤筋者，过肉中筋也。刺筋无伤骨者，过筋中骨也，此之谓反也[⑤]。

【校注】

①齐　界限。《列子·杨朱》："百年，寿之大齐。得百年者千无一焉。"杨伯峻集释引《释文》："齐，限也。"

②刺骨者无伤筋　伤，刺；针刺。《方言·卷三》："凡草木刺人，北燕朝鲜之间谓之茦，或谓之壮"。郭璞注："今淮南人亦呼壮，壮，伤也"。《广雅·释诂二》："伤，箴也。"王念孙疏证："《西山经》：'浮山，多盼木，枳叶而无伤。'注云：'枳，刺针也，能伤人，故名云。'是古谓箴为伤也。"

③刺皮者无伤肉……刺筋者无伤骨　张志聪："后三句言宜浅者勿深，所谓各至其理，无过其道。"

④刺骨无伤筋者……不及骨也　去：藏，深也；深度。《周礼·春官·大司乐》："凡日月食，四镇五岳崩、大傀异灾、诸侯薨，令去乐。"孙诒让正义："去、弆古今字。"《左传·昭公十九年》："纺焉以度而去之。"孔颖达疏："'去'即藏也。字书'去'作'弆'，羌莒反，谓掌物也。"本书《长刺节论》："刺家不诊，听病者言在头，头疾痛，为藏针之。"王冰："藏，犹深也，言深刺之。"《三国志·魏志·华佗传》："卿今强健，我欲死，何忍无急去药，以待不祥？"裴松之注："古语以藏为去。"新校正云："详此谓刺浅，不至所当刺之处也。"张志聪："此申明刺宜深者勿浅而去也，刺骨无伤筋者，言其病在骨，刺当及骨，若针至筋而去，不及于骨，则反伤筋之气，而骨病不除，是刺骨而反伤其筋矣。"

⑤过筋中骨也，此之谓反也　反，违反；违背。王冰："此则诫过分太深也。"《类经·二十二卷·第六十三》："刺筋过深而中骨者，伤其肾气。此上三节，言不当深而深者之害，是皆所谓反也。"

刺禁论篇第五十二

新校正云：按全元起本在第六卷。

【原文】

黄帝问曰：愿闻禁数[①]。岐伯对曰：藏有要害[②]，不可不察，肝生于左，肺藏于右[③]；心部于表，肾治于里[④]；脾为之使[⑤]，胃为之市[⑥]；鬲肓之上，中有父母[⑦]，七节之傍，中有小心[⑧]，从之有福[⑨]，逆之有咎[⑩]。

刺中[⑪]心，一日死，其动为噫。刺中肝，五日死，其动为语[⑫]。刺中肾，六日死，其动为嚏。刺中肺，三日死，其动为咳。刺中脾，十日死，其动为吞。刺中胆，一日半死，其动为呕。

刺跗上[⑬]中大脉，血出不止死。刺面中溜脉[⑭]，不幸为盲。

刺头中脑户[15]，入脑立死。刺舌下[16]中脉太过，血出不止为瘖。刺足下布络[17]中脉，血不出为肿。刺郄中[18]大脉，令人仆脱色[19]。刺气街[20]中脉，血不出，为肿鼠仆[21]。刺脊间中髓，为伛[22]。刺乳上，中乳房，为肿根蚀[23]。刺缺盆[24]中，内陷[25]气泄，令人喘咳逆。刺手鱼腹[26]，内陷为肿。

无刺大[27]醉，令人气乱。无刺大怒，令人气逆。无刺大劳人，无刺新饱人，无刺大饥人，无刺大渴人，无刺大惊人。

刺阴股中大脉，血出不止死。刺客主人[28]内陷中脉，为内漏[29]，为聋。刺膝髌出液，为跛[30]。刺臂太阴脉，出血多立死。刺足少阴脉，重虚[31]出血，为舌难以言。刺膺中陷中肺，为喘逆仰息。刺肘中[32]内陷，气归[33]之，为不屈伸。刺阴股下三寸[34]内陷，令人遗溺。刺掖[35]下胁间内陷，令人咳。刺少腹中膀胱溺出，令人少腹满。刺腨肠内陷，为肿。刺匡[36]上陷骨中脉，为漏，为盲[37]。刺关节中液出，不得屈伸。

【校注】

①禁数　数，犹几。表示不定的少数。《左传·僖公三十三年》："一日纵敌，数世之患也。"禁数，张志聪："数，几也，言所当禁刺之处有几也。"即禁忌部位有多少。

②脏有要害　有，占有；统治，存在；要害。特指身体上易于致命的部位；喻紧要的关键的部分，亦指军事上的要地。此指身体上易于致命的部位。《后汉书·来歙传》："臣夜人定后，为何人所贼伤，中臣要害。"汉代贾谊《过秦论上》："良将劲弩，守要害之处。"脏有要害，《太素·卷十九·知针石》："五脏之气所在，须知针之为害至要。"

③肝生于左，肺藏于右　左，右，人面南而立，来确立左东右西。肝生于左，肺藏于右，王冰："肝象木，王于春，春阳发生，故生于左也。肺象金，王于秋，秋阴收杀，故藏于右也。"《太素·卷十九·知针石》："肝者为木在春，故气生左。肺者为金在秋，故气藏右也。"其实这是望文生义，因本处讲针刺禁忌，而不是讲肝气的产生，也不是讲肺气在秋，以心为"表"以说明其位。此处"生"，指的是肝出现或生长的部位。生，生长；出现；显

现。《礼记·月令》："（孟夏之月）王瓜生，苦菜秀。"《荀子·劝学》："蓬生麻中，不扶而直。"唐代卢纶《腊月观咸宁王部曲娑勒擒豹歌》："始知缚虎如缚鼠，败虏降羌生眼前。"古人以左为下，右为上，如"左丞、右将军"。故左，指的下，右，指的上。藏，指的肺隐匿的位置。隐匿。《说文新附·艸部》："藏，匿也，"肝者，将军之官，其位在宰相之下，故肝生于左，肺藏于右，即肝出现于下，肺隐匿于上。

④心部于表，肾治于里　部，总领；统率；部属。《史记·项羽本纪》："春，汉王部五诸侯兵，凡五十六万人，东伐楚。"心部于表，肾治于里，杨上善："心者，为火在夏，居于太阳，最上，故为表。肾者，为水在冬，居于太阴，最下，故为里也。心为五脏部主，故得称部。肾间动气，内理五脏，故曰里也。"即心统领四脏在上，肾连四脏在下。

⑤脾为之使　《太素·卷十九·知针石》："脾者为土，王四季，脾行谷气，以资四脏，故为之使也。"

⑥胃为之市　市，集中进行交易的场所。《说文·口部》："市，买卖所之也。"《易·系辞下》："日中为市，致天下之民，聚天下之货，交易而退，各得其所。"王冰："水谷所归，五味皆入如市杂，故为市也。"胃为之市，胃犹如买进卖出五谷的场所。

⑦鬲肓之上，中有父母　鬲，古代炊具。有陶与金属制两种。圆口，三足，足中空而曲。《尔雅·释器》："（鼎）款足者谓之鬲。"郭璞注："鼎曲脚也。"郝懿行义疏："鼎款足，谓足中空也．足中实者必直，空者必曲，故郭云：'鼎曲脚也。'"《周礼·考工记·陶人》："鬲实五觳，厚半寸，唇寸。"孙诒让正义："《方言》云：'（鍑）吴杨之闲谓之鬲。'郭注云：'鍑，釜属也。'……鬲形制与鼎同，但以空足为异。"《汉书·郊祀志》："禹收九牧之金，铸九鼎，其空足曰鬲。"颜师古注引苏林曰："足中空不实者，名曰鬲也。"通"膈"。人和哺乳动物胸腔和腹腔之间的膜状肌肉。膈，即肓即膜，膜，即膈膜。膈膜，也称横膈膜。在不同语言环境所指不同，或为膈膜；或为肉间的薄膜；或为筋膜。《洪武正韵·陌韵》："膈，胸膈心脾之间。通作鬲。"本书《五藏生成论》："心烦头痛，病在鬲中，过在手巨阳、少阴。"《玉篇·肉部》："膈，胸膈。"《集韵·麦韵》："膈，肓也。"《灵枢经·经脉》："其支者复从肝，别贯膈，上注肺。"本书《痹论》："故循皮肤之中，分肉之间，熏于肓膜，散于胸腹。"肓，即鬲；又指心脏和膈膜之间的空隙。《左传·成公十

年》："疾不可为也，在肓之上，膏之下。"杜预注："肓，鬲也。"《说文·肉部》："肓，心上鬲下也。"王筠句读："李氏威曰：案《针灸图经》椎骨诸穴，心腧二穴，在第五椎下；鬲腧二穴，在第七椎下，是鬲下于心，闲一椎，又第四椎下，谓之膏亡腧，第七椎下，谓之鬲关，是肓在鬲上甚明。"鬲肓之上，中有父母，即《太素·卷十九·知针石》："心下膈上为肓，心为阳，父也，肺为阴，母也。肺主于气，心主于血，共营卫于身，故为父母也。"

⑧七节之傍，中有小心　傍，旁边；侧近。《史记·张丞相列传》："是时丞相入朝，而通居上傍，有怠慢之礼。"七节之傍，中有小心，诸说不一。王冰："小心为真心神灵之宫室。"马莳："心在五椎之下，故背之中行有神道，开一寸五分为心俞，又开一寸五分为神堂，皆主于心藏神之义。然心之下有心包络，其形有黄脂裹心者，属手厥阴经，自五椎之下而推之，则包络当垂至第七节而止，故曰七节之傍，中有小心。盖心为君主，为大心，而包络为臣，为小心也。"吴昆："此言七节，下部之第七节也，其旁乃两肾所系，左为肾，右为命门。命门者，相火也，相火代君行事，故曰小心。"《类经·二十二卷·第六十四》："人之脊骨共二十一节，自上而下当十四节之间，自下而上是为第七节。其两傍者乃肾俞穴，其中则命门外俞也。人生以阳气为本，阳在上者谓之君火，君火在心。阳在下者谓之相火，相火在命门，皆真阳之所在也，故曰七节之傍，中有小心。"王、马说为是。

⑨福　此指康宁。《书·洪范》："五福：一曰寿，二曰富，三曰康宁，四曰攸好德，五曰考终命。"

⑩咎（jiu）　灾祸。《书·大禹谟》："君子在野，小人在位，民弃不保，天降之咎。"孔颖达疏："天降之殃咎。"

⑪中　伤；伤害。

⑫语　新校正云："按全元起本并《甲乙经》'语'作'欠'，元起云：肾伤则欠，子母相感也。王氏改'欠'为'语。'"

⑬跗上　指足背部高处。

⑭溜脉　《类经·二十二卷·第六十四》："溜，流也，凡血脉之通于目者，皆为溜脉。"

⑮脑户　腧穴名；或为脑门（前额俗称脑门）。此指腧穴。为督脉与足太阳之会。

⑯舌下　《类经·二十二卷·第六十四》："舌下脉者，任脉之廉泉也，

足少阴之标也。中脉太过，血出不止则伤肾，肾虚则无气，故令人暗。”

⑰布络　王冰：“谓当内踝前足下空处布散之络，正当然谷穴分也。”

⑱郄中　足太阳之委中穴之别名。

⑲令人仆脱色　脱色，《医宗金鉴·张仲景〈伤寒论·平脉法〉》：“脉形如循丝累累然，其面白脱色也。”令人仆脱色，王冰：“刺之过禁，则令人仆倒而面色如脱去也。”

⑳气街　穴名，一名气冲，在归来穴下一寸。《气府论篇》：“足阳明脉气所发者六十八穴……气街动脉各一。”

㉑鼠仆　犹如趴着的老鼠。王冰：“今刺之而血不出，则血脉气并聚于中，故内结为肿，如伏鼠之形也。”

㉒伛（yu）　屈背。曲背；弯腰。《左传·昭公七年》：“一命而偻，再命而伛，三命而俯，循墙而走，亦莫余敢侮。”王冰：“谓伛偻身踡屈也。”

㉓为肿根蚀　王冰：“乳之上下，皆足阳明之脉也。乳液渗泄，胸中气血，皆外凑之。然刺中乳房，则气更交凑，故为大肿。中有脓根，内蚀肌肤，化为脓水而久不愈。”

㉔缺盆　天突穴；锁骨上窝；缺盆穴。此指后者。《灵枢经·本输》：“缺盆之中，任脉也，名曰天突。”张志聪：“缺盆在喉旁两横骨陷者中，若缺盆然，故以为名。”《甲乙·卷三·第十三》：“缺盆一名天盖，在肩上横骨陷者中，刺入三分，留七呼，灸三壮，刺太深令人逆息。”

㉕陷　刺入；破溃；坏。此指刺入。《韩非子·难一》：“吾楯之坚，物莫能陷也。”《汉书·贾谊传》：“适启其口，匕首已陷其匈矣。”《广雅·释言》：“陷，溃也”《吕氏春秋·论威》：“虽有大山之塞，则陷之。”高诱注：“陷，坏也。”

㉖手鱼腹　张志聪：“鱼腹在手大指下，如鱼腹之圆肚，手太阴之鱼际穴也”。

㉗大　极，很。《诗·鲁颂·閟宫》：“奄有龟蒙，遂荒大东。”郑玄笺：“大东，极东。”

㉘客主人　上关穴之别名。《甲乙·卷三·第十一》：“在耳前上廉起骨端，开口有孔，手、足少阳、足阳明三脉之会。刺入三分，留七呼，灸三壮，刺太深，令人耳无闻。”

㉙内漏　漏，通“瘘”。瘘，又作“瘺”。《篇海类编·人事类·疒部》：

"漏"，亦作"瘘。"《诸病源候论·瘘病诸候·内瘘候》："瘘，病之生……久则成脓而溃漏也。"明代楼英《医学纲目》："瘘，即漏也。经年成漏者，在颈则曰瘰瘘，在痔则曰痔瘘"。内漏，即内瘘。《诸病源候论·瘘病诸候·内瘘候》："人有发疮，色黑有结，内有脓，久乃积生，侵食筋骨，谓之内瘘。"《类经·二十二卷·第六十四》："脓生耳底，是为内漏。"

㉚刺膝髌出液，为跛　跛，俗称腿拐，瘸子，踮脚。《类经·二十二卷·第六十四》："髌，膝盖骨也。膝者筋之府，刺膝髌之下而出其液，则液泄筋枯，故令人跛。"

㉛重虚　《类经·二十二卷·第六十四》："足少阴，肾脉也，少阴之脉循喉咙系舌本，肾气虚而复刺出血，是重虚也，故令舌难以言。"《灵枢经·终始》："虚而泻之，是谓重虚，重虚病益甚。"据此，张解正确。

㉜肘中　《类经·二十二卷·第六十四》："手太阴之尺泽，厥阴之曲泽皆是也。"

㉝归　藏。《易·说卦》："坎者，水也，正北方之卦也，劳卦也，万物之所归也。"匹垄涂疏："万物闭藏，"

㉞阴股下三寸　《类经·二十二卷·第六十四》："阴股之脉，足三阴也，皆上聚于阴器，惟少阴之在股间者，有经无穴。其在气冲下三寸者，足厥阴之五里也，主治肠中热满不得溺，若刺深内陷，令人遗溺不禁，当是此穴。"

㉟掖　卫鲁本改作"腋"。掖，后作"腋"。《说文·手部》："掖，臂下也。"王筠句读："《左传正义》云：'掖本持臂之名，遂谓臂下胁上为掖，是因名转而相生也。'……俗作腋。"《新唐书·许孟容传》："好提腋士，天下清议上之。"

㊱匡　"眶"的古字。眼眶。《史记·淮南衡山列传》："于是王气怨结而不扬，涕满匡而横流，即起，历阶而去。"

㊲为漏为盲　导致流水或脓水，有的导致眼瞎。

【按语】

关于"肓"在本段的实质是什么？肓，其还有什么称谓？究竟相当于西医的什么解剖位置？它和膻中，上气海是什么关系？为了弄清其本质，则从"肓"的形义说起，根据肓之字形分析，亡，当为肓的古字，王筠句读引李士威曰："又第四椎下，谓之膏亡腧。"

为之佐证，当“亡”字加上月肉旁后，肓的词义成为人体的具体部位了。《说文》：“肓，心上鬲下也。从肉，亡声。《春秋传》曰：‘病在肓之下。’”“心上鬲下”指的是肓所在的部位，说明心上鬲下皆为肓处，《灵枢经·经脉》：“其支者复从肝，别贯膈，上注肺。”本书《腹中论》：“其气溢于大肠而著于肓，肓之原在脐下，故环脐而痛也。”本书《痹论》：“故循皮肤之中，分肉之间，熏于肓膜，散于胸腹。”王冰注：“肓膜，谓五藏之间鬲中膜也。以其浮盛，故能布散于胸腹之中，空虚之处，熏其肓膜，令气宣通也。”从《灵》、《素》及王冰注可以得到印证，说明肓在五脏六腑间都存在。而段玉裁本作“心下鬲上也”，并注：“‘下’‘上’各本互讹，《篇》、《韵》同。今依《左传音义》正……鬲上肓，肓上膏，膏上心。今本作‘心上鬲下’，则不可通矣。”看来许、段二君所根据资料来判断有一定的差异，那是不是段说错了呢，其实段也没有错，从《左传·成公十年》：其一曰：“居肓之上，膏之下，若我何?”医至，曰：“疾不可为也！在肓之上，膏之下。攻之不可，达之不及，药不至焉．不可为也。”可以看出，段所说的“肓”是指心脏与膈膜之间的空隙。据《灵》、《素》的资料和段所指究竟肓的含义，要看具体语言环境来判断。不能一概而论。

笔者之所以认为“亡”是“肓”的初字，是根据《说文》：“亡，逃也。从乚。”段玉裁注：“会意，谓入于迟曲隐蔽之处也。”《说文通训定声》：“会意。乚者，隐也。”《字汇·入部》：“亾，与无同。”亾，“亡”的古字。通“无”。《集韵·虞韵》：“无，或作亡。”段玉裁《说文解字注·亾部》：“亾，亦假借为有无之无。”既然亾假借为“无”，而《老子·第四十章》：“天下万物生于有，有生于无。”王弼注：“天下之物，皆以有为生，有之所始，以无为本。”清代王夫之《张子正蒙注·太和》：“凡虚空皆气也，聚则显，显则人谓之有；散则隐，隐则人谓之无。”无，即间隙。《尔雅·释诂下》：“无，闲也。”郭璞注：“虚、无，皆有闲隙。”郝懿行义疏："无者，有之闲也。"据此说明，具有闲隙之处是无形、空虚或物质的隐微状态。而人体的膈上到心为空隙，脏与脏之间有空隙，肉块之间有空隙，因此都是"肓。"但是，通常多指膈上的空隙。因此王冰说"鬲肓之上，气海居中。"而膻中穴，又称上气海，故"肓"为"上气海，膻中"之别名。《灵枢·胀论》："膻中者，心主之宫城也。"是证胸腔空处为"肓"。这里有隐微无形之气，为轻清之气，膈下则为浊气，犹如鬲上清，鬲下浊。

解决肓的意义不仅仅是对了解人体的具体部位有意义，更重要的是对卫气的输布于全身的原理得到了解决。这就为《痹论》"卫者，水谷之悍气也，其气慓疾滑利，不能入于脉也，故循皮肤之中，分肉之间，熏于肓膜，散于胸腹。"和对《灵枢·营卫生会》"卫在脉外"的什么位置？找到了答案，为"其不循卫气之道而出何也?"的"之道"找到了依据。由此推出，卫气是通过大小不同的洁净腔道而内走脏腑，外走肌肤的。

刺志[①]论篇第五十三

新校正云：按全元起本在第六卷。

【原文】

黄帝问曰：愿闻虚实之要[②]。岐伯对曰：气实形实，气虚形虚，此其常也，反此者病[③]。谷盛气盛，谷虚气虚，此其常也，反此者病[④]。脉实血实，脉虚血虚，此其常也，反此者病[⑤]。帝曰：如何而反？岐伯曰：气虚身热，此谓反也。谷入多而气少，此谓反也。谷不入而气多，此谓反也。脉盛血少，此谓反也。脉小血多，此谓反也。气盛身寒，得之伤寒。气虚身热，得之伤暑⑥。谷入多而气少者，得之有所脱血，湿居下也⑦。谷入少而气多者，邪在胃及与肺也⑧。脉小血多者，饮中热也⑨。脉大血少者，脉有风气，水浆不入⑩，此之谓也。夫实者，气入也⑪。虚者，气出也。气实者，热也。气虚者，寒也⑫。入实者，左手开针空也。入虚者，左手闭针空也⑬。

【校注】

①刺志　志，通“识（诘）”。标志。《广雅·释诂二》：“志，识也。”王念孙疏证：“郑注云：志，古文识。识，记也。”《集韵·志韵》：“识，记也。或作志。”《字汇·心部》：“志，记也，与诘同。”《礼记·擅弓上》：“孔子之丧，公西赤为志焉。”郑玄注：“志谓章识。”孙希旦集解：“葬之有饰，所以表识人之爵行，故谓之志。”刺志，谓病和不病的标志，对病针刺的标志和施用针刺时用什么手法的标志。

②要　纲要，关键。《商君书·农战》：“故圣人明君者，非能尽其万物也，知万物之要也”

③气实形实……反此者病　气，精气，即正气。形，形貌，即身体外形和容貌；指声音动静；此指人的面色，说话的声音、脉象等征象。《墨子·大取》：“诸以形貌命者，若山丘室庙者皆是也。”《广雅·释诂四》：形，容也。”王念孙疏证：‘形为容儿之容。”《谷梁传·桓公十四年》：“望远者，察其貌，而不察其形。”范宁注：“貌，姿体；形，容色也。”《礼记·乐记》：“故人不耐无乐，乐不耐无形。”郑玄注：“形，声音动静也；耐，古书能字也。”孔颖达疏：“乐不耐无形者，内既欢乐，不能无形见于外，谓声音动静而见于外也。”常，规律。《荀子·天论》：“天行有常，不为尧存，不为桀亡，应之以治则吉，应之以乱则凶。”气实形实……反此者病：脉象充实，面色，说话的声音等就充实，脉气虚则面色，说话的声音等就虚，这是普遍规律，当面色，说话的声音、脉象等之间有相反者，就是生大病了。

④谷盛气盛……反此者病　《类经·十四卷·第二十一》：“人受气于谷，谷入于胃，以传于肺，五脏六腑皆以受气，此气生于谷也，是谓谷气。故谷气盛衰，候当相应，不应则为病矣。”

⑤脉实血实……反此者病　《类经·十四卷·第二十一》：“脉之盛衰者，所以候血气之虚实也。故脉之与血，相应者为常，不相应者反而病也。”

⑥气盛身寒……得之伤暑　王冰："伤，谓触冒也。寒伤形（体），故气盛身寒。热伤气，故气虚身热。"

⑦谷入多而气少者……湿居下也　《类经·十四卷·第二十一》："谷入多者，胃热善于消谷也。脱血者，亡其阴也。湿居下者，脾肾之不足，亦阴虚也，阴虚则无气，故谷虽入多而气则少也。"

⑧谷入少而气多者，邪在胃及与肺也　胃主受纳，故《类经·十四卷·第二十一》："邪在胃则不能食，故谷入少。邪在肺则息喘满，故气多。"

⑨脉小血多者，饮中热也　高士宗："夫脉小血反多者，其内必饮酒中热之病，酒行络脉，故血多行于外，而虚于内，故脉小。"其"血多"表现于面色。

⑩脉大血少者……水浆不入　《类经·十四卷·第二十》："风为阳邪，居于脉中，故脉大；水浆不入，则中焦无以生化，故血少。"其"血少"也表现于面。

⑪实者……气出也　气，前气指邪气，后气指正气。实者，……气出也，吴昆："言实者，是邪气入而实，虚者是正气出而虚。"

⑫气实者……寒也　王冰："阳盛而阴内拒，故热；阴盛而阳外微，故寒。"

⑬入实者……左手闭针空也　入，因受力而陷进。《晋书·赫连勃勃载记》："射甲不入即斩弓人；如其入也，便斩铠匠。"空，通"孔。"即针孔。王冰："言用针之补泄也。右手持针，左手捻穴，故实者左手开针眼以泻之，虚者左手闭针眼以补之。"

针解篇第五十四

新校正云：按全元起本在第六卷。

【原文】

黄帝问曰：愿闻《九针[1]》之解，虚实之道。岐伯对曰：刺虚则实之者，针下热也，气实乃热也。满而泄之者，针下寒也，气虚乃寒也。菀陈[2]则除之者，出恶血也。邪胜则虚之者，出针勿按[③]。徐而疾则实者，徐出针而疾按之[④]。疾而徐则虚者，疾出针而徐按之[⑤]。言实与虚者，寒温气多少也[⑥]。若无若有者，疾不可知也[⑦]。察后与先者，知病先后也。为虚与实者，工勿失其法。若得若失者，离其法也。虚实之要，九针最妙者，为其各有所宜也。补泻之时者，与气开阖相合也[⑧]。九针之名，各不同形者，针穷[⑨]其所当补泻也。刺实须其虚者，留针阴气隆至，乃去针也[⑩]，刺虚须其实者，阴气隆至，针下热乃去针也[⑪]。经气已至，慎守勿失者，无变更也[⑫]。深浅在志者，知病之内外也[⑬]。近远如一者，深浅其候等也[⑭]。如临深渊者，不敢堕也[⑮]。手如握虎者，欲其壮也[⑯]。神无营于众物者，静志观病人，无左右视也[⑰]。义无邪下者，欲端以正也[⑱]。必正其神者，欲瞻病人目制其神，令气易行也[⑲]。

【校注】

①《九针》之解　有两种解释，杨上善认为是对“九针”之解，马莳等则认为是对《灵枢·九针十二原》之解。据《灵枢·禁服篇》：“通于《九针》六十篇”、本书《离合真邪论》：“余闻九针九篇，夫子乃因而九之，九九八十一篇，余尽通其意矣”的说法，其当为《灵枢经》全书部分的内容的解释。根据本篇所述内容分析，马莳说为是。

②菀陈　宛，蕴；通“郁”。积聚，郁滞，郁结。陈，陈旧。《史记·扁鹊仓公列传》：“寒湿气郁笃不发。”裴骃集解：“宛，音郁”。《方言·卷十三》：“宛，蓄也”。王冰：“菀，积也。陈，久也。”菀陈，即郁积陈腐。

③邪胜则虚之者，出针勿按　王冰：“邪者，不正之目，非本经气，是则谓邪，非言鬼毒精邪之所胜也。出针勿按，穴俞且开，故得经虚，邪气发泄也。”

④徐出针而疾按之　《灵枢经·小针解》：“徐而疾则实者，言徐内而疾出也”王冰：“徐出，谓得经气已久，乃出之。疾按，谓针出穴已，速疾按之，则真气不泄，经脉气全。故徐而疾乃实也。”

⑤疾出针而徐按之　此和《灵枢经·小针解》“疾而徐则虚者，言疾内而徐出也”不是一个概念，不可混淆，故王冰：“疾出针，谓针入穴已，至于

经脉，即疾出之。徐按，谓针出穴已，徐缓按之，则邪气得泄，精气复固。故疾而徐乃虚也。”

⑥言实与虚者，寒温气多少也　言，问。《广雅·释诂二》：“言，问也。”《礼记·曾子问》：“召公言于周公，周公曰：‘岂，不可。’”郑玄注：“为史佚问。”孔颖达疏：“言犹问也。”言实与虚者，寒温气多少也，即问到使正气实和使邪气虚的依据，就是针下感觉寒凉，就是邪气少了，针下有温热感，就是正气多了。张志聪：“言实与虚者，谓针下寒而少气者，为虚，邪气已去也。针下热而气多者，为实，正气已复也。”

⑦若无若有者，疾不可知也　若，表示不肯定。相当于“似乎”、“好象”。《左传·定公四年》：“若闻蔡将先卫，信乎？”疾，快速；急速。喻针感时间短暂。《庄子·天道》：“斫轮，徐则甘而不固，疾则苦而不入。”《汉书·冯奉世传》：“故少发师而旷日，与一举而疾决，利害相万也。”即针下之气至之似有似无，针感时间短暂的不能感知，故马莳：“其寒温多少，至疾而速，正恍惚于有无之间，真不易知也。”

⑧与气开阖相合也　马莳：“其针入之后，若针下气来，谓之开，可以迎而泻之。气过谓之阖，可以随而补之，针与气开阖相合也。”

⑨穷　通“躬”。身体。此指针体。《荀子·正名》：“说行则天下正，说不行则白道而冥穷。”王先谦集解引俞樾曰：“穷，当读为躬。白道而冥躬者，明白其道而幽隐其身也。古穷与躬通用。《论语·乡党篇》：‘鞠躬如也’，《仪礼·聘礼》郑注作‘鞠穷’。是其证矣。”

⑩刺实须其虚者……乃去针也　阴，冷，寒冷。《左传·襄公二十八年》：“阴不堪阳。”杨伯峻注：“古人谓寒冷为阴，温暖为阳。应有冰而无冰，即应寒而暖，故曰阴不胜阳。”本书《四时刺逆从论》：“厥阴有余病，阴痹。”王冰：“阴，谓寒也。”阴气，感觉有凉气。刺实须其虚者……乃去针也，此云针刺手法类似后世的“透天凉”。故《太素·卷十九·知针石》：“刺于热实，留针使针下寒，无热乃出针。”

⑪刺虚须其实者……针下热乃去针也　阳，温和；温暖。《诗·豳风·七月》：“春日载阳，有鸣仓庚。”毛传：“阳，温也。”《左传·昭公四年》：“其藏之也周，其用之也遍，则冬无愆阳，夏无伏阴。”杜预注：“愆，过也。谓冬温。”晋代陶潜《杂诗》之六：“御冬足大布，粗绨以应阳。”王瑶注：“阳，温暖。”阳气，温暖之气。刺虚须其实者……针下热乃去针也，此云针

刺手法类似后世的“烧山火”。故《太素·卷十九·知针石》：“刺于寒虚，留针使针下热，无寒乃出针也。”

⑫经气已至……勿变更也　守，保持；维持。唐代韩愈《与郑相公书》：“前后人所与及裴押衙所送钱物，并委樊舍人主之，营致生业，必能不失利宜。候孟氏兄弟到，分付成事，庶可静守，无大阙败。”失，遗失；通“佚”。放荡；放纵。此引申为放纵。银雀山汉墓竹简《孙子兵法·实虚》：“先处战地而侍（待）战者失，后处战地而趋战者劳。”今本《孙子·虚实》作“佚”。《书·盘庚中》：“盘庚乃登进厥民。曰：‘明听朕言，无荒失朕命。’”孙星衍疏：“失，江氏声读为‘佚’。”《孟子·公孙丑上》：“遗佚而不怨，阨穷而不悯。”朱熹注：“遗佚，放弃也。”后作“泆”。《管子·五辅》：“贫富无度则失。”尹知章注：“失其节制。”经气已至……勿变更也，即针下经气已出现，要保持这个手法，即不要改变手法。《类经·十九卷·第七》：“慎守勿失勿变更者，戒其主持不定，多生惑乱，不惟无益，反招损也。”

⑬深浅在志者，知病之内外也　志，准的（标准；准则）；目标。《书·盘庚上》：“予告汝于难，若射之有志。”孔传：“当如射之有所准志，必中，所志乃善。”此指针刺深浅有标准的依据，要了解疾病是在脏腑，还是在肌表，在脏腑则深刺，在肌表则浅刺。

⑭近远如一者，深浅其候等也　王冰：“言气虽远近不同，然其测候，皆以气至而有效也。”

⑮如临深渊者，不敢墯也　墯：通“惰”。懈怠；懒惰。此指懈怠。《韩非子·显学》：“与人相若也，无饥馑疾疚祸罪之殃独以贫穷者，非侈则墯也。”陈奇猷集释：“惰，墯同。”《灵枢经·寒热病》：“身有所伤，血出多，及中风寒，若有所堕坠，四支懈惰不收，名曰体惰。”如临深渊者，不敢墯也，即针刺时候气，犹如面临深渊的神情，不能有懈怠疏忽的行为。

⑯手如握虎者，欲其壮也　欲，须要。《史记·齐悼惠王世家》：“深耕穊种，立苗欲疏，非其种者，锄而去之。”北魏贾思勰《齐民要术·种谷》：“有闰之岁，节气近后，宜晚田；然大率欲早，早田倍多于晚。”壮，坚实；牢固。《礼记·月令》：“（仲冬之月）冰益壮……虎始交。”手如握虎者，欲其壮也，即持针应坚而有力，如握虎之势。《灵枢·九针十二原》云：“持针之道，坚者为宝。”即是此义。

⑰神无营于众物者……无视左右也　神，精神；心神。《墨子·所染》：

“不能为君者伤形费神，愁心劳意。”《史记·太史公自序》：“凡人所生者神也，所托者形也，神大用则竭，形大用则敝，形神离则死。”营，谋虑；思虑。《列子·周穆王》：“尹氏心营世事，虑钟家业，心形俱疲。”神无营于众物者……无视左右也，即心神不能谋虑到众多事情，使心志安静下来观察病人，不能东张西望。

⑱义无邪下者，欲端以正也　义，“仪”的古字。法度；准则；仪制。《说文·人部》：“仪，度也。”段玉裁注：‘度。法制也。”南唐徐锴系传：“度，法度也。”《左传·庄公二十三年》：“朝以正班爵之义，帅长幼之序。”孔颖达疏：“朝以正班爵之等义也。”王引之《经义述闻·春秋左传上》引王念孙曰：“义，读为仪。正义曰：‘朝以正班爵之等义。’等义，即等仪。孔读得之……旧本《北堂书钞·礼仪部二》引此正作仪。”邪，同斜。《礼记·乐记》：“中正无邪，礼之质也。”陆德明释文：“邪字又作斜。”《玉台新咏·古诗为焦仲卿妻作》：“女行无偏斜，何意致不厚?”义无邪下者，欲端以正也，即针刺的准则不要斜着向下的方法，须要端直针体，就能正直不歪了。

⑲必正其神者……令气易行也　正，庄重严肃；纯正不杂。此借喻思想专一。《礼记·曲礼上》：“正尔容，听必恭。”《韩非子·难四》：“屈到嗜芰，文王嗜菖蒲菹，非正味也，而二贤尚之，所味不必美。”制，控制。《晋书·贺循传》：“循辞以脚疾，手不制笔，又服寒食散，露发袒身，示不可用。”《类经·十九卷·第七》：“目者神之窍，欲正病者之神，心瞻其目，制彼精神，令无散越，则气为神使，脉道易行。

【原文】

所谓三里者，下膝三寸也。所谓跗之者，举膝分易见也①。巨虚者，跻足䯒独陷者②。下廉者，陷下者也③。

【校注】

①跗之者，举膝分易见也　《太素·卷十九·知针石》：“言三里付阳穴之所在也。付阳穴在外踝上三寸，举膝分之时，其穴易见也。又付三里所在者，举膝分其穴易见也。”王冰：“正在膝下三寸，䯒外廉筋肉分间。”暂取杨说。

②巨虚者，跻足䯒独陷者　跻同“跷”。把脚举高。《说文·足部》：“跻，举足行高也。”朱骏声《通训定声》：“跻，今多以翘为之。”《集韵·宵

韵》："跷，举趾谓之跷。或作跻。"巨虚者，跻足胻独陷者，王冰："巨虚，穴名也。跻，谓举也。取巨虚下廉，当举足取之，则胻外两筋之间陷下也。"

③下廉者，陷下者也　王冰："欲知下廉穴者，胻外两筋之间独下者，则其处也。"

【原文】

帝曰：余闻九针，上[①]应天地、四时、阴阳，愿闻其方[②]，令可传于后世以为常[③]也。岐伯曰：夫一天、二地、三人、四时、五音[④]、六律[⑤]、七星[⑥]、八风[⑦]、九野[⑧]，身形亦应之，针各有所宜，故曰九针。人皮应天[⑨]，人肉应地[⑩]，人脉应人[⑪]，人筋应时[⑫]，人声应音[⑬]，人阴阳合气应律[⑭]，人齿面目应星[⑮]，人出入气应风[⑯]，人九窍、三百六十五络应野[⑰]。故一针皮，二针肉，三针脉，四针筋，五针骨，六针调阴阳，七针益精，八针除风，九针通九窍，除三百六十五节气，此之谓各有所主也。人心意应八风[⑱]，人气应天[⑲]，人发齿、耳目、五声应五音六律[⑳]，人阴阳脉血气应地[㉑]，人肝目应之九[㉒]。

【校注】

①上　表示一定的范围或方面。《孟子·梁惠王上》："王坐于堂上，有牵牛而过堂下者，王见之曰：'牛何之?'"《战国策·秦策一》："人生世上，势位富贵，盖可忽乎哉!"

②方　广大；广博；等同；相当。此指相当。《国语·晋语一》："晋国之方，偏侯也。"韦昭注："方，大也。"《周礼·考工记·梓人》："梓人为侯，广与崇方。"郑玄注："崇，高也；方，犹等也。"

③常　典章法度。《易·系辞下》："初率其乱，而揆其方，既有典常。"《国语·越语下》："肆与大夫觞饮，无忘国常。"韦昭注："常，旧法。"《文选·张衡〈东京赋〉》："布教颁常。"李善注："常，旧典也。"

④五音　我国古代五声音阶中的五个音级，即宫、商、角、徵、羽。

⑤六律　古代乐音标准名。相传黄帝时伶伦截竹为管，以管之长短分别声音的高低清浊，乐器的音调皆以此为准。乐律有十二，阴阳各六，阳为律，

阴为吕。六律，即阳律六。十二律，即古乐的十二调。阳律六：黄钟、太簇、姑洗、蕤宾、夷则、亡射；阴律六：大吕、夹钟、中吕、林钟、南吕、应钟。共为十二律。《周礼·春官·典同》："凡为乐器，以十有二律为之数度。"《吕氏春秋·古乐》："次制十二筒，以之阮隃之下，听凤皇之鸣，以别十二律。其雄鸣为六，雌鸣亦六，以比黄钟之宫，适合。"

⑥七星　二十八宿之一。南方朱鸟七宿的第四宿，有星七颗；北斗星。此指北斗七星而言，《礼记·月令》："季春之月，月在胃，昏七星中。"孙希旦集解："七星，南方朱鸟之第四宿。"晋代常璩《华阳国志·蜀志》："长老传言，李冰造七桥，上应七星。"北斗星，在北天排列成斗形的七颗亮星，属大熊星座。其名称为：一天枢、二天璇、三天玑、四天权、五玉衡、六开阳、七摇光（或谓"瑶光"）。一至四为斗魁，又名"璇玑"；五至七为斗柄，又名"玉衡"。把天璇和天枢连接起来，延长约五倍距离，即可找到现在的北极星。参阅《星经·北斗》、《史记·天官书》、《晋书·天文志上》。《灵枢·九针论》："七星者也，星者，人之七窍。"天空的北斗七星和人在面部的耳、目、口、鼻七窍相应和。

⑦八风　八种季候风；八方之风。八种季候风，即八个节气不同之风气候的变化，其为立春、春分、立夏、夏至、立秋、秋分、立冬、冬至。八方之风，指东、西、南、北、东南、西南、东北、西北八方相对方向之风。参阅本书《金匮真言论篇》中注，或参阅拙作《灵枢经·九宫八风》中注。八方之风，八种季候风二者称谓不同，实际其具有一致性。八风分正风和虚风，和季节气候相一致的叫正风，多不伤人，即使伤人也轻微，多不治自愈，虚风和季节气候变化不一致，当热不热，当冷不冷，多伤人而重。

⑧九野　犹九天；九州的土地。实指九宫。《吕氏春秋·有始》："天有九野，地有九州。"《列子·汤问》："八纮九野之水，天汉之流，莫不注之。"张湛注："九野，天之八方、中央也。"三国时魏国曹植《七启》："挥袂则九野生风，慷慨则气成虹霓。"《后汉书·冯衍传下》："疆理九野，经营五山。"李贤注："九野，谓九州之野。"野：区域；范围，通墅。《淮南子·原道》："上游于霄雿之野"。《墨子·非乐上》："非以高台、厚榭、邃野之居"。王念孙杂志引王引之云："里，即宇字也，古读野如宇，故与宇通"。《说文解字句读补正》："毛晃……然则野者，墅之古字也；墅者，野之古音也"。

⑨人皮应天　张志聪："一者，天也。天者，阳也。五脏之应天者肺，

肺者五脏六腑之盖也，皮者肺之合也，人之阳也，故人皮以应天。”

⑩人肉应地　《灵枢经·九针论》：“二者地也，人之所以应土者，肉也。”

⑪人脉应人　《灵枢经·九针论》：“三者人也，人之所以生成者，血脉也。”即人之所以生成物质是血脉，所以是人脉以应人。

⑫人筋应时　经筋和季节相应和。

⑬人声应音　人之发五声语调和五音相一致。

⑭人阴阳合气应律　张志聪：“六脏六腑，阴阳相合而为六也，以六气之相合而应六律。

⑮人齿面目应星　王冰：“人面应七星者，斯谓面有七孔应之也。”

⑯人出入气应风　气，气体的通称。风、呼吸等。此指呼吸之气。实际有的气表现形式为风；有的气则以征象为标志。《庄子·齐物》：“夫大块噫气，其名为风。”宋代张载《正蒙·神化篇》：“所谓气也者，非待其郁蒸凝聚，接于目而后知之。”《礼记·祭义》：“气也者，神之盛也。”郑玄注：“气，谓嘘吸出入也者。”人出入气应风，即人的呼吸之气和风相一致。

⑰人九窍、三百六十五络应野　张志聪：“《阴阳应象大论》曰：地有九野，人有九窍。九野者，九州之分野也，人之三百六十五络，犹地之百川流注会通于九州之间。”

⑱人心意应八风　心意，意思；心情；思虑；想法；情绪。此指想法。《易·明夷》：“入于左腹，获心意也。”孔颖达疏：“心有所存，既不逆忤，能顺其上，故曰获心意也。”三国时魏国曹丕《芙蓉池作》诗：“遨游快心意，保己终百年。”《汉书·赵充国传》：“使虏闻东方北方兵并来，分散其心意。”人心意应八风，《类经·十九卷·第三》：“此下复明上文不尽之义也，人之心意多变，天之八风无常，故相应也。”

⑲人气应天　天之阴阳气与人之阴阳气皆运行不止，所以人之气和天之阴阳气相一致。

⑳人发齿、耳目、五声应五音六律　《类经·十九卷·第三》：“发之多，齿之列，耳之聪，目之明，五声之抑扬清浊，皆纷纭不乱，各有条理，故应五音六律。”

㉑人阴阳脉血气应地　吴昆：“人之十二脉，外合十二水，血以象阴，水之类也。气以呴之，血以濡之，脉行而不已，水流而不息，是其应地者也。”

㉒人肝目应之九　王冰：“肝气通目，木生数三，三而三之，则应之九也。”

【原文】

九窍，三百六十五，人，一以观动静天；二以候五色七星，应之以候，发毋泽；五音，一以候宫商角徵羽；六律，有余不足应之二地，一以候高下；有余九野，一节俞应之，以候闭节；三，人变一分，人候齿，泄多血少；十分角之变；五分以候缓急，六分不足，三分寒关节，第九分四时，人寒温燥湿四时一应之，以候相反一，四方各作解。

【按语】

此段文字，王冰："此一百二十四字，蠹简烂文，义理残缺，莫可寻究，而上古书，故且载之，以佇后之具本也。"新校正云："详王氏云一百二十四字，今有一百二十三字，又亡一字。"既然有缺文，注释则难以合本意，即使断句，也是揣测，故注释从略。

长刺节论篇第五十五

新校正云：按全元起本在第三卷。

【原文】

刺家不诊，听病者言[①]，在头头疾痛，为藏针之[②]，刺至骨病已，上[③]无伤骨肉及皮，皮者，道[④]也。阳刺[⑤]，入一傍四处[⑥]。治寒热深专[⑦]者，刺大藏[⑧]，迫藏刺背，背俞[⑨]也。刺之迫[⑩]藏，藏会[⑪]，腹中寒热去而止，与[⑫]刺之要，发针而浅出血。治腐肿者刺腐上，视痈大小深浅刺，刺大者多血，小者深之，必端内针为故止。病在少腹有积，刺皮䯏[⑬]以下，至少腹而止[⑭]，刺侠脊两傍四椎间[⑮]，刺两髂髎[⑯]、季胁肋间[⑰]，导腹中气热下已。病在少腹，腹痛，不得大小便，病名曰疝，得之寒，刺少腹两股间，刺腰髁骨间，刺而多之，尽炅病已。

病在筋，筋挛节痛，不可以行，名曰筋痹，刺筋上为故，刺分肉间，不可中骨也，病起[19]筋炅[18]病已止。病在肌肤，肌肤尽痛，名曰肌痹，伤于寒湿，刺大分小分[20]，多发针而深之，以热为故[21]，无伤筋骨，伤筋骨痈发若变[22]，诸分尽热病已止。病在骨，骨重不可举，骨髓酸痛，寒气至，名曰骨痹。深者刺无伤脉肉为故，其道大分小分，骨热病已止。

病在诸阳脉，且寒且热，诸分且寒且热，名曰狂，刺之虚脉，视分尽热病已止。病初发，岁一发，不治，月一发，不治，月四五发，名曰癫病，刺诸分诸脉，其无寒者，以针调之，病已止。病风且寒且热，炅汗出，一日数过，先刺诸分理络脉；汗出且寒且热，三日一刺，百日而已。病大风[23]，骨节重，须眉堕，名曰大风，刺肌肉为故，汗出百日，刺骨髓，汗出百日，凡二百日，须眉生而止针。

【校注】

①刺家不诊，听病者言　诊，候脉察病。《列子·力命》："一曰矫氏，二曰俞氏，三曰卢氏，诊其所疾。"殷敬顺释文："诊，之忍切，候脉也。"刺家不诊，听病者言，针刺的医生，不进行诊脉，只听病人的叙说。

②为藏针之　王冰："藏，犹深也，言深刺之。"为藏针之，《太素·卷二十三·杂刺》："藏针之法，刺至骨部，不得伤于骨肉皮部。"

③上　施加；施用；放到；放进。《礼记·曲礼上》："礼不下庶人，刑不上大夫。"《论语·颜渊》："草上之风，必偃。"何晏集解引孔安国曰："加草以风，无不仆者。"北魏贾思勰《齐民要术·养马》："治马被刺脚方：剪却毛，泔净洗，去痂，以禾茇汁热涂之，一上即愈。"

④道　古代棋局上的格道。此指刺时先在皮肤上形成格道，由"入一傍四处"形成格道。《楚辞·招魂》"菎蔽象棋，有六簙些"洪兴祖补注引《古博经》："博法，二人相对，坐向局，局分为十二道，两头当中名为水。"

⑤阳刺　原作"阴刺"，新校正云："按《甲乙经》'阳刺者，正内一，傍内四，阴刺者，左右皆卒刺之。此'阴刺'疑是'阳刺'也。"《太素·卷

二十三·杂刺》作“阳刺”。《灵枢·官针》、医统正脉本《甲乙·卷五·第二》、并有“扬刺者，正内一，傍内四”，和本处的“入一傍四处。”意同，更因“扬”，通“阳”。《礼记·玉藻》：“头颈必中，山立，时行，盛气颠实扬休，玉色。”郑玄注：“扬，读为阳……盛声中之气，使之阗满，其息若阳气之休物也。”孔颖达疏：“使气息出外，如盛阳之气生养万物也。”故“阴”当作“阳”。今据改。

⑥入一傍四处　即在病处中间刺一针，在其上、下、左、右四周各刺一针。

⑦专　集中。《孙子·虚实》：“故形人而我无形，则我专而敌分。我专为一，敌分为十，是以十共其一也，则我众而敌寡。”《淮南子·精神训》：“夫血气能专于五藏而不外越，则胸腹充而嗜欲省矣。”

⑧大脏　大，在程度、规模、声势、时间等方面超过一般或超过所比对象。《庄子·知北游》：“天地有大美而不言。”大脏，即有病严重的脏腑。

⑨背俞　即五脏出于背部肺俞、心俞、脾俞、肝俞、肾俞等穴。

⑩迫　王冰：“迫，近也。渐近于脏，则刺背五脏之俞也。”

⑪脏会　吴昆：“刺俞之迫脏者，以其为脏气之会集也。”

⑫与　用。《诗·唐风·采苓》：“人之为言，苟亦无与。”毛传：“无与，弗用也。”《管子·海王》：“我未与其本事也。”尹知章注：“与，用也。”

⑬皮髓　髓，方言。此指皮肉坚厚处。清代胡文英《吴下方言考·佳韵》：“髓，音腾。《素问》：‘刺皮髓以下，至少腹而止。’髓，皮肉坚厚处，谓脐下也。吴中谓皮厚曰厚髓髓，谶颜厚者曰髓皮。”林亿新等校正：“按释音‘皮髓’作‘皮骺，古末反。是骺误作髓也。及偏寻《篇韵》中无髓字，只有骺，骨端也。皮骺者，盖谓齐下横骨之端也。”皮髓，王冰：“皮髓，谓脐下同身寸之五寸横约文。”其音释则作“骺”，当据改。

⑭止　除灭；医治。此指为止。《广雅·释诂四》：“止，灭也。”《集韵·止韵》：“止，已也。”唐代段成式《酉阳杂俎·怪术》：“王潜在荆州，百姓张七政，善止伤折。”

⑮刺侠脊两傍四椎间　《类经·二十二卷·第四十七》：“此足太阳之厥阴俞，手心主脉气所及也。”

⑯两髂髎　王冰：“髎，谓居髎，腰侧穴也。”

⑰季胁肋间　王冰：“当是刺季胁之间京门穴也。”

⑱炅　热。本书《举痛论》："卒然而痛，得炅则痛立止。"王冰："炅，热也。"马王堆汉墓帛书甲本《老子·德经》："躁胜寒，靓胜炅。"按，今本《老子》作"躁胜寒，静胜热"。

⑲起　治愈；病愈。《吕氏春秋·察贤》："今有良医于此，治十人而起九人，所以求之万也。"唐代杜甫《大云寺赞公房·诗之一》："汤休起我病，微笑索题诗。"

⑳大分小分　大分，即大肌肉块与大肌肉块会合之处。小分，即小肌肉块与小肌肉块会合之处。王冰："大分，谓大肉之分。小分，谓小肉之分。"

㉑故　事理；法则（准则）。《易·系辞上》："仰以观于天文，俯以察于地理，是故知幽明之故。"孔颖达疏："故谓事也，故以用《易》道仰观俯察，知无形之幽，有形之明，义理事故也。"。"

㉒痈发若变　王冰："《针经》曰：'病浅针深，内伤良肉，皮肤为痈；'又曰：'针太深则邪气反沉，病益甚，伤筋骨则针太深，故痈发若变也。'"

㉓大风　今谓麻风病。

【音释】

《刺要论》：泝音素　弛施是切　铄诗若切　眩音县

《刺齐论》：解胡买切

《刺禁论》：髌音牝

《刺志论》：脱土活切　捻音涅

《针解篇》：锃音低

《长刺节论》：骺光抹切　篡初患切

卷第十五

皮部论篇第五十六

新校正云：按全元起本在第二卷。

【原文】

黄帝问曰：余闻皮有分部[①]，脉有经纪，筋有结络，骨有度量，其所生病各异，别其分部，左右上下，阴阳所在，病知始终，愿闻其道。岐伯对曰：欲知皮部以经脉为纪者[②]，诸经皆然。阳明之阳[③]，名曰害蜚[④]，上下同法[⑤]，视其部中有浮络者，皆阳明之络也，其色多青则痛，多黑则痹，黄[⑥]赤则热，多白则寒，五色皆见，则寒热也。络盛则入客于经，阳主外，阴主内[⑦]；少阳之阳，名曰枢持[⑧]，上下同法，视其部中有浮络者，皆少阳之络也，络盛则入客于经，故在阳者主内，在阴者主出，以渗于内[⑨]，诸经皆然；太阳之阳，名曰关枢[⑩]，上下同法，视其部中有浮络者，皆太阳之络也，络盛则入客于经。少阴之阴，名曰枢儒[⑪]，上下同法，视其部中有浮络者，皆少阴之络也，络盛则入客于经，其入经也，从阳部注于经[⑫]，其出者，从阴内注于骨[⑬]。心主之阴，名曰害肩[⑭]，上下同法，视其部中有浮络者，皆心主之络也，络盛则入客于经。太阴之阴，名曰关蛰[⑮]，上下同法，视其部中有浮络者，皆太阴之络也，络盛则入客于经。凡十二经络脉者，皮之部也。是故百病之始生也，必先于皮毛，邪中之则腠理开，开则入客于络脉，留而不去，传入于经，留而不去，传入于府，廪[16]于肠胃。邪之始入于皮也，泝[17]然起毫毛，开腠理，其入于络也，则络脉盛色变，其入客于经也，则感虚[18]乃陷下；其留于筋骨之间，寒多则筋挛骨痛，热多则筋弛[19]骨消，肉烁䐃破，毛直而败[20]。

帝曰：夫子言皮之十二部，其生病皆何如？岐伯曰：皮者，脉之部也[21]。邪客于皮，则腠理开，开则邪入客于络脉，络脉满则注于经脉，经脉满，则入舍于府藏也，故皮者有分部，不与[22]而生大病也[23]。帝曰：善。

【校注】

①皮有分部　存在。《诗·小雅·大东》："东有启明，西有长庚。"分部，划分区域。汉代王充《论衡·书虚》："尧传于舜，舜受为帝，与禹分部，行治鸿水。"皮有分部，即人体皮肤存在划分区域。马莳"人身之皮，分为各部，如背之中行为督脉，督脉两旁四行属足太阳经，胁后背旁属足少阳经，肋属足厥阴经是也"。

②以经脉为纪者　即凭借人体经脉作为划分区域的头绪的依据。

③阳　外面；外露；显露。此指在体表阳明经外侧之浮络。但"外为阳，内为阴。"本书《阴阳离合论》："外者为阳，内者为阴。"本书《经络论篇》："络之阴阳……阴络之色应其经，阳络之色变无常，随四时而行也。"为之佐证。

④害蜚　《类经·九卷·第三十一》注："蜚，古飞字。蜚者，飞扬也。言阳盛而浮也。凡盛极者必损，故阳之盛也，在阳明，阳之损也，亦在阳明。是以阳明之阳，名曰害蜚。"《素问识》："盖害、盍、阖，古通用。《尔雅·释宫》：阖，谓之扉。疏，阖，扇也。《说文》曰：阖，门扇也，一曰闭也，蜚音扉。害蜚，即是阖扉，门扇之谓。"即阳明经外侧称为害蜚。

⑤上下同法　王冰："上，谓手阳明，下，足阳明也。"同法，命名方法相同，又络脉之色主病有相同的规律。

⑥黄　《太素·卷九·经脉皮部》其上有"多"。依文例，当据补。

⑦阳主外，阴主内　王冰："阳，谓阳络，阴，谓阴络。"其实这里是个相对的概念，阳主外，阴主内，即经之浮络主脏腑之体表区域，在外侧的主病在体表肌肤，而经之浮络在内侧的主脏腑之体表区域，主病在里，或向里发展。

⑧枢持　枢，门户的转枢。持，扶持。《汉书·刘向传》："上数欲用向为九卿，辄不为王氏居位者及丞相御史所持，故终不迁。"颜师古注："持谓扶持佐助也。"枢持，喻少阳之浮络犹如手持门轴的外围组织。

⑨故在阳者主内，在阴者主出，以渗于内　即所以在阳侧的络脉的邪气预示着向内传入于经，在阴侧的邪气浮络预示着传出而灌渗到脏腑。《太素·卷九·经脉皮部》："少阳络盛则入于经，故主内也。经盛外溢故主出也，诸阴阳络主内出者，例以此知也。"

⑩关枢　关，使开着的物体合拢。《淮南子·览冥训》："城郭不关。"关枢，使枢向里关，犹如吴昆："关，固卫也。少阳为枢，转布阳气，太阳则约束而固卫其转布之阳，故曰关枢。"其指太阳经脉在皮部的外侧为关枢。

⑪枢儒　王冰："儒，顺也。"张志聪："少阴为三阴开阖之枢，而阴气柔顺，故名枢儒。"此指少阴经在皮部的内侧面为枢儒。

⑫从阳部注于经　体表为阳，浮络为阳，阳部，即体表浮络的区域。从阳部注于经，即邪气顺着体表在外侧的浮络区域流注到经脉。

⑬从阴内注于骨　即病邪顺着经的内侧面向里灌注到骨。《类经·九卷·第三十一》注："谓出于经而入于骨，即前少阴经云，在阴者主出以渗于内。"

⑭害肩　王冰："心主脉入腋下，气不和则妨害肩腋之运动。"吴昆："心主手厥阴也，其脉上抵腋下，故曰害肩。害，阖同。盖言阖聚阴气于肩腋之分，所谓厥阴为阖是也。"《类经·九卷·第三十一》："肩，任也，载也。阳主乎运，阴主乎载。阴盛之极，其气必伤。是阴之盛也。在厥阴，阴之伤也，亦在厥阴，故曰害肩。然则阳明曰害蜚，此曰害肩者，即阴极阳极之义。"诸说不一，吴说为是，因心主"下循臑内"，这样就符合其浮络部位命名的含义了。

⑮关蛰　蛰，潜藏。《易·系辞下》："龙蛇之蛰，以存身也。"虞翻注："蛰，潜藏也。"晋代干宝《搜神记·卷十二》："虫土闭而蛰，鱼渊潜而处。"关蛰，关闭使之潜藏。王冰："关闭蛰类，使顺行藏。"《类经·九卷·第三十一》："关者固于外，蛰者伏于中。阴主藏而太阴卫之，故曰关蛰。"

⑯廪　收藏；储积。王冰："廪，积也，聚也。"《管子·山国轨》："泰冬，民之且所用者，君已廪之矣。"尹知章注："廪，藏也。"

⑰泝（su）然　王冰："泝然，恶寒也。"

⑱感虚　感，感染；感受。多用于疾病。《南史·儒林传·皇侃》："平

西邵陵王钦其学，厚礼迎之。及至，因感心疾卒。”《医宗金鉴·幼科杂病心法要诀·感冒》：“肺主皮毛感邪风，发热憎寒头痛疼。”感虚，感受虚邪。

⑲弛 同“弛”。《集韵·纸韵》：“弛，或作弛”。

⑳毛直而败 直，纵；竖。与“横”相对。《山海经·大荒北经》：“（章尾山）有神，人面蛇身而赤，直目正乘……是谓烛龙。”郭璞注：“直目，目从也。”败，凋残；萎败。唐代许浑《秋晚云阳驿西亭莲池》诗：“心忆莲池秉烛游，叶残花败尚维舟。”毛直而败，即毛发竖起而凋残无光泽。《类经·八卷·第三十一》：“液不足而皮毛枯槁也。”

㉑皮者，脉之部也 皮肤是由经脉划分的区域。王冰：“脉气留行，各有阴阳，气随经所过部主之，故云脉之部。”

㉒与 《甲乙·卷二·第一下》作“愈”。与、愈双声叠韵，可通。

㉓不与而生大病也 新校正引全元起：“气不与经脉和调，则气伤于外，邪流入于内，必生大病也。”《太素·卷九·经脉皮部》：“在浅不疗，遂生大病也。与，疗也。”

【按语】

所谓“害蜚、枢持、关枢、枢儒、害肩、关蛰”等在皮部络脉的命名，不可将与“少阳为枢”等之类同日而语，即皮部浮络和经作用不同，命名也自然不一样。此是皮部区域命名。

经络论篇第五十七

新校正云：按全元起本在《皮部论》末，王氏分。

【原文】

黄帝问曰：夫络脉之见[①]也，其五色各异，青黄赤白黑不同，其故何也？岐伯对曰：经有常[②]色而络无常[③]变也。帝曰：经之常色何如？岐伯曰：心赤，肺白，肝青，脾黄，肾黑，皆亦应其经脉之色也。帝曰：络之阴阳[④]，亦应其经乎？岐伯曰：阴络之色应其经，阳络之色变无常[⑤]，随四时而行[⑥]也。寒多则凝泣，凝泣则青黑，热多则淖泽，淖泽[⑦]则黄赤，此皆常色，谓之无病。五色具见者，谓之寒热。帝曰：善。

【校注】

①见　现。

②常　固定不变。《庄子·齐物论》："言未始有常。"郭象注："彼此言之，故是非无定。"

③无常　变化不定。《后汉书·西羌传序》："（西羌）所居无常，依随水草。"

④络之阴阳　即络脉有阴阳。手足三阴经之络脉在经之内侧者，称为阴络，在经之外侧者之络脉，称为阳络。《皮部论篇》："阳明之阳……视其部中有浮络者，皆阳明之络也……少阴之阴……。"为之佐证。

⑤阴络之色应其经，阳络之色变无常　《类经·六卷·第三十五》："此言络有阴阳而色与经应亦有异同也。《脉度篇》曰：经脉为里，支而横者为络，络之别者为孙。故合经络而言，则经在里为阴，络在外为阳。若单以络脉为言，则又有大络、孙络，在内、在外之别。深而在内者是为阴络，阴络近经，色则应之，故分五行以配五脏而色有常也。浅而在外者是为阳络，阳络浮显，色不应经，故随四时之气以为进退，而变无常也。"

⑥行　事物的发展规律。《国语·晋语三》："庆郑曰：'下有直言，臣之行也；上有直刑，君之明也。'"韦昭注："行，道也。"《汉书·食货志上》："世之有饥穰，天之行也。"颜师古注引李奇曰："天之行气，不能常孰也。或曰，行，道也。"

⑦淖泽　湿润。王冰："淖，湿也；泽，润液也。谓微湿润也。"

气穴论篇第五十八

新校正云：按全元起本在第二卷。

【原文】

黄帝问曰：余闻气穴[①]三百六十五以应一岁，未知其所，颇卒闻之。岐伯稽首再拜对曰：窘乎哉问也！其非圣帝，孰能穷其道焉，因请溢意[2]尽言其处。帝捧手逡巡而却[3]曰：夫子之开余道[4]也，目未见其处，耳未闻其数，而目以明，耳以聪矣。岐伯曰：此所谓圣人易语，良马易御[5]也。帝曰：余非圣人之易语也，世言真数[6]开人意[7]，今余所访问[8]者真数，发蒙解惑，未足以论也。然余愿闻夫子溢志尽言其处，令解其意[7]，请藏之金匮，不敢复出。岐伯再拜而起曰：臣请言之，背与心相控而痛，所治天突与十椎[9]及上纪[10]，上纪者，胃脘[11]也。下纪者，关元也。背胸邪[12]系阴阳左右，如此其病前后痛涩，胸胁痛而不得息，不得卧上气，短气偏[13]痛，脉满起斜出尻脉，络胸胁支[14]心贯鬲，上肩加[15]天突，斜下肩交[16]十椎下。藏俞五十穴[17]；府俞七十二穴[18]；热俞五十九穴[19]；水俞五十七穴[20]；头上五行，行五[21]，五五二十五穴；中䐣两傍各五[22]，凡十穴；大椎上两傍各一[23]，凡二穴；目瞳子、浮白二穴[24]，两髀厌分中[25]二穴，犊鼻二穴，耳中多所闻[26]二穴，眉本[27]二穴，完骨[28]二穴，项中央[29]一穴，枕骨[30]二穴，上关二穴，大迎二穴，下关二穴，天柱二穴，巨虚上下廉四穴[31]，曲牙[32]二穴，天突一穴，天府二穴，天牖二穴，扶突二穴，天窗二穴，肩解二穴，关元一穴，委阳二穴，肩贞二穴，瘖门[33]一穴，脐一穴[34]，胸俞十二穴[35]，背俞[36]二穴，膺俞十二穴[37]，分肉[38]二穴，踝上横二穴[39]，阴阳跷四穴[40]，水俞在诸分，热俞在气穴，寒热俞在两骸厌中二穴[41]，大禁二十五[42]，在天府下五寸，凡三百六十五穴，针之所由行也。

【校注】

①气穴　气，经脉之内流动着富有营养的精微物质与阳气。《周礼·天官·兽医》："凡疗兽病，灌而行之，以节之，以动其气。"郑玄注："气，谓脉气。"本篇之"足太阳脉气所发者七十八穴。"本书《调经论》："气有余则

写其经隧。”王冰：“气，谓营卫也。”《灵枢经·决气》：“何谓气？岐伯曰：上焦开发，宣五谷味，熏肤，充身泽毛，若雾露之溉，是谓气。”气穴，即经脉之气输注之处的孔穴，针刺有感应，故称气穴。《灵枢经·九针十二原》：“刺之而气至”。吴昆：“人身孔穴，皆气所居，故曰气穴。”

②溢意　尽情地。《太素·卷十一·气穴法》：“溢意，纵志也。”

③捧手逡巡而却　捧手，拱手。两手相合以示敬意。《文选·班固〈东都赋〉》：“捧手欲辞。”李善注引《孔子三朝记》：“孔子受业而有疑，捧手问之，不当避席。”北齐颜之推《颜氏家训·风操》：“南人（丧家）宾至不迎，相见捧手而不揖。”逡巡，恭顺貌。《公羊传·宣公六年》：“赵盾逡巡北面再拜稽首，趋而出。”却，拒绝；推辞。《孟子·万章下》：“却之却之为不恭。”宋代王安石《答曾公立书》：“始以为不请，而请者不可遏；终以为不纳，而纳者不可却。”捧手逡巡而却，即两手相合而恭顺的样子而推辞。

④开余道　道，通“导”。《左传·隐公五年》：“送人取郑田，郑人告于郑曰：‘请君释憾于主，敝邑为道。’”陆德明释文：“道，本亦作导。”《楚辞·离骚》：“乘骐骥以驰骋兮，来吾道夫先路。”王夫之通释：“道，引导也。”开余道，即开导我。或使我得到开导。

⑤易语，良马易御　易，快，急速。《左传·昭公二十九年》：“又加范氏焉，易之亡也。”王引之《经义述闻·春秋左传下》：“家大人曰：杜、刘、孔三君皆未晓易字之义，而强为之词，非传意也。今案：‘易之亡也’，四字作一句读。易者，疾也，速也。”《史记·天官书》：“所居久，其乡利；易，其乡凶。”裴骃集解引苏林曰：“［易，］疾过也。”语，通“悟”。《说文通训定声·豫部》：“语，（假借）为悟。《庄子·渔父》：‘甚矣子之难语也！’”陆德明释文：“难语，鱼据反。下同。本或作悟。”今本《庄子》作“悟”。良马，骏马。御，使用。驾驭车马。《荀子·礼论》：“文饰粗恶，声乐哭泣，恬愉忧戚，是反也，然而礼兼而用之，时举而代御。”杨倞注：“御，进用也。”驾御车马。也作“驭”。《说文·彳部》：“御，使马也。”易语，良马易御，即很快就知晓，骏马很快就能驾驭车。

⑥真数　合乎实际的数据。宋代沈括《梦溪笔谈·象数一》：“予占天候景，以至验于仪象，考数下漏，凡十余年，方粗见真数。”

⑦意　怀疑。《汉书·梁孝王刘武传》：“于是天子意梁，逐贼，果梁使之。”颜师古注：“意，疑也。”

⑧访问　咨询；求教。《左传·昭公元年》：“侨闻之，君子有四时，朝以听政，昼以访问，夕以修令，夜以安身。”《梁书·文学传下·刘杳》：“杳少好学，博综群书，沈约、任昉以下，每有遗忘，皆访问焉。”

⑨十椎　王冰：“中枢在第十椎节下间，俯而取之。”

⑩纪　《太素·卷十一·气穴》其下有“下纪”二字，当据补。

⑪胃脘　即中脘穴，一名太仓，在上脘穴下一寸。王冰：“谓中脘也，中脘者，胃募也在上脘下同身寸之一寸，居心蔽骨与脐之中。”

⑫邪　同斜。侧斜或曲折地向前延伸。南朝梁简文帝《行雨山铭》：“玉岫开华，紫水回斜。”

⑬偏　半。通遍。全部。此指半，即胸背的一侧。《左传·闵公二年》：“衣身之偏。”杜预注：“偏，半也。”《墨子·经说下》：“伛宇不可偏举。”孙诒让间诂：“伛，区；偏，徧，并声同字通。”《诗·邶风·北门》：“我入自外，室人交遍谪我。”陆德明释文：“徧，古遍字。”《庄子·天下》：“选则不徧，教则不止。”成玄英疏：“若欲拣选，必不周遍。”

⑭支　分散；一本旁出或一源而分流；分支。《集韵·支韵》：“支，分也”《诗·大雅·文王》：“文王孙子，本支百世。”毛传：“本，本宗也；支，支子也。”

⑮加　施及；施加。《字汇·力部》：“加，施也。”

⑯交　贯通。《易·泰》：“天地交而万物通也。”

⑰脏俞五十穴　五脏各有井荥俞经合五俞，五五二十五，左右相加，共五十穴。

⑱腑俞七十二穴　腑，指胆、胃、大肠、小肠、膀胱、三焦，俞即并荥俞原经合六俞，每腑各有六俞，六六三十六，左右相加，共七十二穴。

⑲热俞五十九穴　指本书《水热穴论篇》中治热病的五十九个腧穴。

⑳水俞五十七穴　指本书《水热穴论篇》中治水病的五十七个腧穴。

㉑头上五行，行五　在本书《水热穴论篇》刺热病的五十九穴中，头上有五行，每行五穴，中行有上星、囟会、前顶、百会、后顶；次旁两行有五处，承光、通天、络却、玉枕；又次旁两行有临泣、目窗、正营、承灵、脑空。

㉒中胎两傍各五　胎，脊柱。《改并四声篇海·肉部》引《俗字背篇》：“胎，脊也。”本书《标本病传论》：“三日背胎筋痛，小便闭。”吕，“膂”的

古字。《急就篇·卷三》："尻髋脊膂腰背吕。"颜师古注："吕，脊骨也。"《国语·周语下》"氏曰有吕"三国时吴国韦昭注："吕之为言膂也。"胎"同膂。《说文·吕部》："吕，脊骨也。膂，篆文吕，从肉从旅。"中胎两傍各五，即在身体正中的脊椎两傍各五穴。"王冰："谓五脏之背俞也。肺俞在第三椎下两傍，心俞在第五椎下两傍，肝俞在第九椎下两傍，脾俞在第十一椎下两傍，肾俞在第十四椎下两傍，此五脏俞者，各侠脊相去同身寸之一寸半。"

㉓大椎上两傍各一　王冰："今《甲乙经》、《经脉流注孔穴图经》并不载，未详何俞也。"

㉔目瞳子、浮白二穴　指瞳子髎、浮白二穴。王冰："瞳子髎在目外去眦同身寸五分。……浮白在耳后入发际同身寸之一寸。"

㉕两髀厌分中　两，两个；等同；比并。《逸周书·小开》："贵而不傲，富而不骄，两而不争。"朱右曾校释："两，谓权相侔。"《史记·绛侯周勃世家》："君后三岁而侯。侯八岁为将相，持国秉，贵重矣，于人臣无两。"髀，清代沈彤《释骨》："关之旁曰髀枢，亦曰枢机者，髀骨之入枢者也。"《说文》："髀，股也。从骨，卑声。踔，古文髀。"段玉裁注："各本无'外'，今依《尔雅·音义》、《文选·七命》注、玄应书、《太平御览》补。股外曰髀，髀上曰髋。《肉部》曰：'股，髀也，'浑言之，此曰：'髀，股外也。'析言之，其义相足。"厌，合。即对应互协。汉代董仲舒《春秋繁露·基义》："凡物必有合。合，必有上，必有下，必有左，必有右……此皆其合也。"《淮南子·时则训》："六合：孟春与孟秋为合；仲春与仲秋为合；季春与季秋为合……"厌分，股骨大转子最高点与坐骨结节连线处。两髀厌分中，即等同股骨大转子最高点与坐骨结节连线处的中间环跳穴处。

㉖耳中多所闻　耳中，即在耳内侧中间，多所闻，又名听宫穴。

㉗眉本　王冰："攒竹穴也，在眉头陷者中。"

㉘完骨　在乳突后下方之凹陷中。

㉙项中央　王冰："谓风府穴也。"

㉚枕骨　王冰："窍阴穴也。"在浮白穴下一寸，乳突根部。

㉛巨虚上下廉四穴　即上巨虚、下巨虚，左右共四穴。

㉜曲牙　王冰："颊车穴也。"

㉝瘖门　即哑门穴。

㉞脐一穴　即神阙穴，又称"天枢"。只灸，不能针刺。

㉟胸俞十二穴　王冰："谓俞府、彧中、神藏、灵墟、神封、步廊，左右则十二穴也。"

㊱背俞　王冰："大杼穴也"。在第一胸椎棘突下旁开一寸五分。

㊲膺俞十二穴　王冰："谓云门、中府、周荣、胸乡、天溪、食窦，左右则十二穴。"

㊳分肉　王冰："在足外踝上绝骨之端，同身寸之三分筋肉分间。"分肉，又名阳辅，绝骨。新校正云："按《甲乙经》无分肉穴，详处所疑是阳辅，在足外踝上辅骨前绝骨端如前三分所。又按刺腰痛注作绝骨之端如后二分……与此注小异。"《针灸聚英》阳辅注："一名分肉。"

㊴踝上横二穴　横，横贯，横向；直线为纵，平线为横；交错。此指交错。唐代柳宗元《佩韦赋》："横万里而极海兮，颓风浩其四起。"《楚辞·九辩》："叶菸邑而无色兮，枝烦拿而交横。"王逸注："柯条纠错。"踝上横二穴，指交信、附阳二穴。王冰："内踝上者，交信穴也。交信去内踝上同身寸之二寸，少阴前太阴后筋骨间，足阴跻之郄。刺可入同身寸之四分，留五呼。若灸者可灸三壮。外踝上，附阳穴也。附阳去外踝上同身寸之三寸。"

㊵阴阳跻四穴　即照海、申脉，左右共四穴。照海在内踝下陷凹中，阴跻脉所生。申脉在外踝下陷凹中，阳跻脉所生。

㊶两骸（hai）厌中二穴　骸，胫骨。胫骨，又称辅骨，而辅骨包括胫骨。《医宗金鉴》："小腿骨……在后者名辅骨，其形细。"《说文·骨部》："骸，胫骨也。"段玉裁注："《骨空论》曰：'膝解为骸关，侠膝之骨为连骸。'然则正谓胫骨为骸矣。"本书《骨空论》："骸下为辅，辅上为腘。"《类经·七卷·第七》："两骸厌中，谓膝下外侧骨厌中，足少阳阳关穴也。"吴昆、张志聪以为"阳陵泉"。依景岳说。

㊷大禁二十五，在天府下五寸　在天府下五寸，即手阳明大肠经的五里穴。大禁二十五，在天府下五寸，即王冰："谓五里穴也。所以谓之大禁者，谓其禁不可刺也。《针经》曰：迎之五里，中道而止，五至而已，五注而脏之气尽矣，故五五二十五而竭其俞矣。盖谓此也。"

【原文】

帝曰：余已知气穴之处，游针之居[①]，愿闻孙络溪谷[②]，亦有所应乎？岐伯曰：孙络三百六十五穴会[③]，亦以应一岁，以溢奇邪[④]，以通荣[⑤]卫，荣卫稽留，卫散荣溢，气竭血著[⑤]，外为发热，内为少气，疾泻无怠，以通荣卫，见而泻之，无问所会。

帝曰：善。愿闻溪谷之会也。岐伯曰：肉之大会为谷，肉之小会为溪，肉分之间，溪谷之会，以行荣卫，以会大气[⑥]。邪溢气壅，脉热肉败，荣卫不行，必将为脓，内销骨髓，外破大䐃[⑦]，留于节凑[⑧]，必将为败。积寒留舍，荣卫不居，卷肉缩筋。肋肘不得伸，内为骨痹，外为不仁，命曰不足，大寒留于溪谷也。溪谷三百六十五穴会，亦应一岁。其小痹淫溢，循脉往来，微针所及，与法相同。帝乃辟[⑨]左右而起，再拜曰：今日发蒙解惑，藏之金匮，不敢复出。乃藏之金兰之室[⑩]，署曰气穴所在[⑪]。岐伯曰：孙络之脉别经者，其血盛而当泻者，亦三百六十五脉，并注于络，传注十二络脉[⑫]，非独十四络脉[⑬]也，内解泻于中者十脉[⑭]。

【校注】

①游针之居　游，流动，不固定；在水中浮行或潜泳。《诗·秦风·小戎》："游环胁驱。"孔颖达疏："刘熙《释名》云：'游环，在服马背上，骖马之外辔贯之，游移前却无定处也。'"唐代杨炯《浑天赋》："阳动而阴静．天回而底游。"《方言·卷十》"潜，游也"晋代郭璞注："潜行水中，亦为游也。"《玉篇·水部》："游，浮也。"《书·君奭》："若游大川。"孔颖达疏："《诗》云：'泳之游之。'《左传》称：'阎敖游涌而逸。'则游者，入水浮渡之名。"游针之居，即有针刺感应流动是潜藏气的地方。

②孙络溪谷　孙络，络脉分出的细小分支。《灵枢经·脉度》："经脉为里，支而横者为络，络之别者为孙。"溪谷，溪，本作"豀"。山间的小河沟；山有渎而无通流者名溪。此借喻谓小络脉。《玉篇·水部》："溪，溪涧。"山中不与外界相通的沟渠．《尔雅·释山》："山渎无所通，溪。"邢昺疏："渎即沟渎也，"清代孙诒让闲诂："《说文·谷部》云：'溪，山渎无所通者。'〈自部〉云：'陕，隘'。"《尔雅·释水》："水注川曰溪。"邢昺疏："是涧溪之水注入于川也。"谷，山间流水的通道；山间的流水。此借喻为较大的经脉或大

的经脉。北魏郦道元《水经注·漾水》："水出西北天水郡黄卢山腹，历谷南流。"《说文·谷部》："泉出通川为谷。"溪谷，溪，常与"谷"并称。谷亦称"大谷"，溪亦称"小溪"。皆指肢休肌肉之间相互接触的缝隙或凹陷部位，为经络气血输注出入的处所。本书《五脏生成论》："人有大谷十二分，小溪三百五十四名，此皆卫气之所留止，邪气之所客也，针石缘而去之。"王冰："大经所会，谓之大谷也……小络所会，谓之小溪也。"

③会　缝隙。《周礼·夏官·弁师》："王之皮弁，会五采玉璂。"郑玄注："会，缝中也。"

④以溢奇邪　来使特殊邪气流出。

⑤荣、著　荣，通"营"。《晏子春秋·向上十三》："不为行以扬声，不掩欲以荣君"。吴则虞集释引王引之："荣，读为营。"著，同着，附着，意为凝结而不流。

⑥大气　大，气，汉代王充《论衡·自然》："天地合气，万物自生。"笔者认为，大气，是吸入胸中之天地之阴阳之气。高士宗认为："宗气也，积于胸中，以司呼吸，而合于皮毛者也。"

⑦䐃　原作胭，《太素·卷十一·气穴》作"䐃"。今据改。䐃：肌肉的突起部分。本书《玉机真藏论》：身热脱肉而破䐃，真藏见，十月之内死。"䐃，王冰："身热脱肉谓肘膝后肉如块者。"《灵枢经·寿天刚柔》："形充而大肉䐃坚而有分者肉坚，肉坚则寿矣。"

⑧凑　通"腠"。皮下肌肉之间的空隙；皮肤上的纹理；皮肤。《灵枢经·本藏》："脾小则藏安难伤于邪也，脾大则苦凑眇而痛，不能疾行。"《文心雕龙·养气》："使刃发如新，凑理无滞。"凑理，即"腠理"。《玉篇·肉部》："腠，肤奏也.'《类篇·肉部》："腠，肤理也。"《史记·扁鹊仓公列传》："扁鹊过齐，齐桓侯客之。入朝见，曰：'君有疾在腠理，不治将深'"张守节正义："谓皮肤。"

⑨辟　古称官吏；通"避。"此指官吏。《文选·张衡〈西京赋〉》："用朝群辟。"李善注引李综曰："群辟，谓王侯、公卿、大夫、士也。"苏轼《赐新除中大夫守尚书右丞王存辞免恩命不允诏》："朕历选百辟。"《说文通训定声·解部》："辟，段假借为避"。《汉书·武五子传》："时上疾，辟暑甘泉宫"。

⑩金兰之室　《太素·卷十一·气穴》："金兰之室，藏书府也。"

⑪气穴所在　气穴所在的位置。

⑫十二络脉　十二，众多。十二络脉，十二正经之络脉；众多络脉。此指后者。

⑬十四络脉　即十二经之络脉加任、督二脉之络，共为十四络脉。络脉十五，而脾之大络亦寓于中。在此似应指十二络脉。

⑭内解泻于中者十脉　解，通。《淮南子·厚道》："是故一之理，施四海；一之解，际天地。"高诱注："解，达也。"内解泻于中者十脉，向内通泻到五脏之经脉，左右共十经脉。

气府论篇第五十九

新校正云：按全元起本在第二卷。

【原文】

足太阳脉气所发者七十八穴：两眉头①各一，入发至顶三寸半②，傍五，相去三寸，其浮气③在皮中者，凡五行，行五，五五二十五④，项中大筋两傍各一⑤，风府两傍各一⑥，侠脊以下至尻尾二十一节十五间各一⑦，五藏之俞各五⑧，六府之俞各六⑨，委中以下至足小指傍各六俞⑩。

足少阳脉气所发者六十二穴：两角上各二⑪，直目上发际内各五⑫，耳前角上各一⑬，耳前角下各一⑭，锐发下各一⑮，客主人⑯各一，耳后陷中各一⑰，下关各一，耳下牙车之后各一⑱，缺盆各一⑲，掖下三寸，胁下至胠八间各一⑳，髀枢中，傍各一㉑，膝以下至足小指次指各六俞㉒。

足阳明脉气所发者六十八穴：额颅发际傍各三㉓，面鼽骨空㉔各一，大迎之骨空㉕各一，人迎各一，缺盆外骨空各一㉖，膺中骨间各一㉗，侠鸠尾之外，当乳下三寸，侠胃脘各五㉘，侠脐广三寸各三㉙，下脐二寸侠之各三㉚，气街动脉㉛各一，伏菟上各一[32]，三里以下至足中指各八俞[33]，分之所在穴空[34]。

手太阳脉气所发者三十六穴：目内眦各一[35]，目外各一[36]，鼽骨下各一[37]，耳郭上各一[38]，耳中各一[39]，巨骨穴各一，曲掖上骨穴各一[40]，柱骨上陷者各一[41]，上天窗四寸各一[42]，肩解各一[43]，肩解下三寸各一[44]，肘以下至手小指本各六俞[45]。

手阳明脉气所发者二十二穴：鼻空外廉、项上各二[46]，大迎骨空各一，柱骨之会各一[47]，髃骨之会各一[48]，肘以下至手大指次指本各六俞[49]。

手少阳脉气所发者三十二穴：鼽骨下各一[50]，眉后各一[51]，角上各一[52]，下完骨后各一[53]，项中足太阳之前各一[54]，侠扶突各一[55]，肩贞各一，肩贞下三寸分间各一[56]，肘以下至手小指次指本各六俞[57]。

督脉气所发者二十八穴：项中央二[58]，发际后中八[59]，面中三[60]，大椎以下至尻尾及傍十五穴[61]，至骶下凡二十一节，脊椎法也。

任脉之气所发者二十八穴：喉中央二[62]，膺中骨陷中各一[63]，鸠尾下三寸，胃脘五寸，胃脘以下至横骨六寸半，一，腹脉法也[64]。下阴别一[65]，目下各一[66]，下唇一[67]，龂交一[68]。

冲脉气所发者二十二穴：侠鸠尾外各半寸至脐寸一[69]，侠脐下傍各五分至横骨寸一[70]，腹脉法也。

足少阴舌下[71]，厥阴毛中急脉各一[72]，手少阴各一[73]，阴阳跷各一[74]，手足诸鱼际[75]脉气所发者，凡三百六十五穴也。

【校注】

①两眉头　王冰：谓攒竹穴也。

②入发至顶三寸半，傍五，相去三寸　傍，贴近；靠近。晋代左思《蜀都赋》："尔乃邑居隐赈，夹江傍山。"《乐府诗集·横吹曲辞五·木兰诗》："双兔傍地走，安能辨我是雄雌？"高士宗：顶，前顶穴也。自攒竹入发际至

前顶，其中有神庭、上星、囟会，故上三寸半。前顶在中行，次两行，外两行，故旁五，言自中及旁有五行也。

③浮气　指经脉之气浮游在头皮。

④五行，行五，五五二十五　王冰："五行，谓头上自发际中，同身寸之二寸后至顶之后者也。二十五者，其中行，则囟会、前顶、百会、后顶、强间五，督脉也。次夹傍两行，则五处、承光、通天、络却、玉枕各五，本经气也。又次傍两行，则临泣、目窗、正营、承灵、脑空各五，足少阳气也。两傍四行各五，则二十穴，中行五，则二十五穴。"

⑤项中大筋两傍各一　王冰："谓天柱二穴也。"《甲乙·卷三·第六》："天柱在侠项后发际，大筋外廉陷者中，足太阳脉气所发。"

⑥风府两傍各一　王冰"谓风池二穴也。"新校正云："按《甲乙经》风池足少阳阳维之会，非太阳之所发也。"

⑦侠脊以下至尻尾二十一节十五间各一　王冰："十五间各一者，今《中诰孔穴图经》所存者十三穴，左右共二十六，谓附分、魄户、神堂、譩譆、鬲关、魂门、阳纲、意舍、胃仓、肓门、志室、胞肓、秩边十三也。"

⑧五脏之俞各五　指在背部的肺俞、心俞、肝俞、脾俞、肾俞五个穴，左右共十穴，为五脏之俞。

⑨六腑之俞各六　指在背部的胆俞、胃俞、三焦俞、大肠俞、小肠俞、膀胱俞六个穴，左右共十二穴，为六腑之俞。

⑩委中以下至足小指傍各六俞　指，脚趾。《左传·定公十四年》："灵姑浮以戈击阖庐，阖庐伤将指，取其一屦。"杜预注："其足大指见斩，遂失屦，姑浮取之。"委中以下至足小指傍各六俞，王冰："谓委中、昆仑、京骨、束骨、通谷，至阴六穴也。"左右共十二穴。

⑪两角上各二　角，俗称额角。《孟子·尽心下》："王曰：无畏宁尔也，非敌百姓也。若崩厥角稽首。"赵岐注："百姓归周若崩厥角，额角。犀厥地，稽首拜命亦以首至地也。"杨伯峻注："角，额角。"两角上各二，指在头之额两角之上各有天冲、曲鬓二穴。高士宗"角，头角也。从耳之曲鬓至天冲，两角上左右各二。"

⑫直目上发际内各五　指瞳孔直上之发际内有临泣、目窗、正营、承灵、脑空五穴，左右共十穴。

⑬耳前角上各一　王冰："谓颔厌二穴也。"《类经·七卷·第九》："耳

前角，曲角也。角上各一，颔厌二穴也。”依王说。

⑭耳前角下各一　王冰：“悬厘二穴也。”

⑮锐发下各一　锐，尖。锐发下，即发尖下边。或曰鬓角下端处。锐发下各一，王冰：“谓和髎二穴也。在耳前锐发下横动脉，手足少阳二脉之会。”

⑯客主人　王冰：“在耳前上廉起骨，开口有空。”即上关穴别名。

⑰耳后陷中各一　即翳风二穴。《类经·七卷·第九》：“手少阳翳风二穴也，手足少阳之会。”

⑱耳下牙车之后各一　牙车，即下颌骨，俗称下牙床。《左传·僖公五年》“辅车相依”晋代杜预注：“辅，颊辅；车，牙车。”孔颖达疏：“《释名》曰：‘颐或曰辅车，其骨强，可以辅持其口，或谓牙车，牙所载也，或谓颔车也’……牙车、颔车，牙下骨之名也。”耳下牙车之后各一，王冰：“谓颊车二穴也。”高士宗：“耳下颊车之后天容二穴。”从高说。

⑲缺盆各一　王冰：“缺盆，穴名也。在肩上横骨陷者中，足阳明脉气所发。”

⑳掖下三寸，胁下至胠，八间各一　掖，胳肢窝。后作“腋”。《史记·商君列传》：“千羊之皮，不如一狐之掖。”汉代王褒《四子讲德论》：“婆娑呕吟，鼓掖而笑。”《新唐书·许孟容传》：“好提腋士，天下清议上之。”掖下三寸，胁下至胠，八间各一，王冰：“掖下，谓渊腋、辄筋、天池。胁下至胠，则日月、章门、带脉、五枢、维道、居髎，九穴也，左右共十八穴也。……所以谓之八间者，自腋下三寸至季肋，凡八肋骨。”

㉑髀枢中，傍各一　《太素·卷十一·气府》：“环跳、居髎左右四穴”。王冰注：“谓环跳二穴也”。髀枢，即髀骨外侧的凹陷部分。也称髀臼。而环跳穴，又叫髀枢，枢中，故髀枢中，即环跳穴。新校正云：“王注为环跳穴。又《甲乙经》云：‘环跳在髀枢中。’今云‘髀枢中傍各一者’，盖谓此穴在髀枢中也。傍各一者，谓左右各一穴也，非谓环跳在髀枢中傍也。”从王说。

㉒膝以下至足小指次指各六俞　王冰：“谓阳陵泉、阳辅、丘墟、临泣、侠溪、窍阴六穴也。”左右共十二穴。

㉓额颅发际傍各三　《太素·卷十一·气府》：“头维、本神、曲差左右六穴也。”王冰注“谓悬颅、阳白、头维，左右共六穴也。”高士宗：“从额颅入发际有本神、头维、悬颅，两旁各三，凡六穴。”高注之符合“发际傍”的原则。

㉔面鼽（qiu）骨空　鼽，通“頄（qiu）”。面颧骨。《说文通训定声·孚

部》："頄，假借为颈（烦）。"《易·夬》："壮于烦，有凶。"王弼注："烦，面权也。"王冰注："頄，烦 kuí 也。烦，面颧也。"空，穴。也作"孔"。引申为缝隙；空隙。下文："分之所在穴空"。及本书篇名《骨空论篇》之"空"为佐证。《说文·穴部》："空，窍也。"段王裁注："今俗语所谓孔也。"《集韵·董韵》："空，窍也。通作孔。"面頄骨，即面颧骨。骨空，即骨与骨连接处的骨缝。面頄骨空，即面部颧骨缝隙处。王冰："谓四白穴也。"

㉕大迎之骨空　指大迎穴。高士宗："大迎在颊车下，承浆傍，穴在骨间，故曰大迎之骨空。"

㉖缺盆外骨空各一　王冰：谓天髎穴二穴也。

㉗膺中骨间各一　王冰："谓膺窗等六穴也。"即气户、库房、屋翳、膺窗、乳中、乳根六穴，左右共十二穴。

㉘侠胃脘各五　王冰："谓不容、承满、梁门、关门、太乙五穴也。"左右共十穴。

㉙侠脐广三寸各三　王冰："广，谓去脐横广也。……各三者，谓滑肉门、天枢、外陵也。"左右共六穴。

㉚下脐二寸侠之各三　王冰："下脐二寸，则外陵下同身寸之一寸，大巨穴也。各三者，谓大巨、水道、归来也。"

㉛气街动脉　街，即冲。通途，大路。交通要道；此指气冲穴有脉跳动处。《说文·行部》："街，四通道也。"《一切经音义·卷四》引《考声》云："街，都邑中之大道也。"《文选·张衡〈西京赋〉》："观其城郭之制，则旁开三门，参涂夷庭，方轨十二，街衢相经。"李善注引薛综曰："街，大道也。"《灵枢经·卫气篇》："请言气街。胸气有街，腹气有街，头气有街，胫气有街。"张志聪："气街者，气之径路。"本书《水热穴论》："伏菟上各二行行五者，此肾之街也。"王冰："街，谓道也。"《墨子·号令》："因城中里为八部，部一吏，吏各从四人以行冲术及里中。"《明史·河渠志一》："今秋，水洊至，横溢为灾。权宜之计，在弃故道而就新冲。"《左传·昭公元年》："（子晰）欲杀之而娶其妻。子南知之，执戈逐之。及冲，击之以戈。"杜预注："冲，交道。"故气街，又名气冲。王冰："气街，穴名也。在归来下，鼠鼷上，同身寸之一寸脉动应手，足阳明脉气所发。"

㉜伏菟上各一　王冰："谓髀关二穴也。"

㉝三里以下至足中指各八俞　王冰："谓三里、上廉、下廉、解溪、冲

阳、陷谷、内庭、厉兑八穴也，左右言之，则十六俞也。”

㉞分之所在穴空　吴昆：“分之所在穴空者，言上文六十八穴，皆阳明部分所在之穴孔也。”

㉟目内眦各一　王冰：“谓睛明二穴也，在目内眦，手足太阳、足阳明、阴跷、阳跷五脉之会。”

㊱目外各一　高士宗：“目外，谓目外眦，两瞳子髎穴。”

㊲鼽骨下各一　王冰：“谓颧髎二穴也。”

㊳耳郭上各一　廓，通“郭”。外城。此借指耳轮。《礼记·礼运》：“城郭沟池以为固。”《医宗金鉴·正骨心法要旨·耳》：“耳门之名曰蔽，耳轮之名曰郭。”耳郭上各一，王冰：“角孙穴二穴也。”

㊴耳中各一　王冰：“谓听宫二穴也。”

㊵曲掖上骨穴各一　王冰：“谓臑俞二穴也。”

㊶柱骨上陷者各一　王冰：“谓肩井二穴也。”

㊷上天窗四寸各一　王冰：“谓天窗、窍阴四穴也。”

㊸肩解各一　肩解，即肩胛骨与肱骨交会分解之处。肩解各一，王冰：“谓秉风二穴也。”

㊹肩解下三寸各一　王冰：“谓天宗二穴也。”

㊺肘以下至手小指本各六俞　本，事物的起始、根源；始端。《广雅·释诂一》：“有本，始也。”王冰：“以端为本。”小指本，指小指之端。六俞，王冰：“谓小海、阳谷、腕骨、后溪、前谷、少泽六穴也。”左右共十二穴。

㊻鼻空外廉，项上各二　高士宗：“鼻孔外廉，迎香穴也。项上，扶突穴也。左右各二，凡四穴。”

㊼柱骨之会各一　王冰：“谓天鼎二穴也。”高士宗：“柱骨，项骨也。柱骨之会，谓项肩相会之处，两天鼎穴。”

㊽髃骨之会各一　髃骨，肩前骨。段玉裁注：“《士丧礼记》：‘即床而奠，当腢。’注曰：‘腢，肩头也。’腢即髃字……髃本谓人，亦假为兽骨之偁。凡肩，后统于背，前为髃。”髃骨之会，谓肩前骨在肩臂相会处的骨罅中。髃骨之会各一，王冰：“谓肩髃二穴也。”

㊾肘以下至手大指次指本各六俞　王冰：“谓三里、阳溪、合谷、三间、二间、商阳六穴也，左右言之，则十二俞也。”

㊿鼽骨下各一　《类经·七卷·第九》：“手太阳颧髎二穴也，手少阳之

会，重出。”

⑤①眉后各一　王冰：“谓丝竹空穴，二穴也。”

⑤②角上各一　角，额骨。俗称额角。物体两个边沿相接的地方。此指后者。参见前“两角上各二”中之“角”注。王冰：“谓悬厘二穴也。”高士宗：“头角之上，两天冲穴也。”《太素·卷十一·气府》注：“颔厌左右二穴。”诸说不一，角上，根据《灵枢经·经脉》：“三焦手少阳之脉……系耳后直上，出耳上角。”因此其当指“角孙”二穴。

⑤③下完骨后各一　完，同“宽”。《说文·宀部》：“完，古文以为宽字。”段玉裁注：“此言古文假借字。《集韵·桓韵》。宽，《说文》：‘屋宽大也。’古作完。”完骨，指耳后宽缓的骨。西医称“乳突”。王冰：“谓天牖穴，二穴也。”高士宗：“下完骨后，谓完骨之下，完骨之后，两天牖穴。”

⑤④项中足太阳之前各一　王冰：“谓风池二穴也”。

⑤⑤侠扶突各一　王冰：“谓天窗二穴也”。

⑤⑥肩贞下三寸分间各一　王冰：“谓肩窌、臑会、消泺各二穴也。”

⑤⑦肘以下至手小指次指本各六俞　王冰：“谓天井、支沟、阳池、中渚、液门、关冲六穴也。左右言之，则十二俞也。”

⑤⑧项中央二　王冰：“谓风府、哑门二穴也”。

⑤⑨发际后中八　《类经·七卷·第九》：“前发际以至于后，中行凡八穴，谓神庭、上星、囟会、前顶、百会、后顶、强间、脑户也。”

⑥⓪面中三　《类经·七卷·第九》：“素髎、水沟、兑端三穴也。”王冰：“谓素髎、水沟、断交三穴也。”，当以王说为是。

⑥①大椎以下至尻尾及傍十五穴　王冰：“脊椎之间有大椎、陶道、身柱、神道、灵台、至阳、筋缩、中枢、脊中、悬枢、命门、阳关、腰俞、长强、会阳十五俞也。”会阳穴在阴尾尻骨两傍之二穴，凡加之则十六俞也，而吴昆注无中枢穴也，与“十五穴”之数则合。

⑥②喉中央二　王冰：“谓廉泉、天突二穴也”。

⑥③膺中骨陷中各一　即胸膺中行之骨陷中的璇玑、华盖、紫宫、玉堂、膻中、中庭六穴。

⑥④鸠尾下三寸……腹脉法也　《类经·七卷·第九》：“鸠尾，心前蔽骨也。胃脘，言上脘也。自蔽下至上脘三寸，故曰鸠尾下三寸胃脘。自脐上至上脘五寸，故又曰五寸胃院，此古经颠倒文法也。又自脐以下至横骨长六寸

半，《骨度篇》曰：髑骬以下至天枢长八寸，天枢以下至横骨长六寸半，正合此数。一，谓一寸当有一穴，此上下共十四寸半，故亦有十四穴。即鸠尾、巨阙、上脘、中脘、建里、下脘、水分、脐中、阴交、气海、丹田、关元、中极、曲骨是也。此为腹脉之法。”

⑥⑤下阴别一 《类经·七卷·第九》：“自曲骨之下，别络两阴之间，为冲、督之会，故曰阴别。一，谓会阴穴也。”

⑥⑥目下各一 王冰：“谓承泣二穴也”。

⑥⑦下唇一 王冰：“谓承浆穴也”。

⑥⑧龈交一 即督脉的龈交穴，为任脉之会。

⑥⑨侠鸠尾外各半寸至脐寸一 即鸠尾之傍各五分至脐每寸一穴。王冰：“谓幽门、通谷、阴都、石关、商曲、肓俞六穴，左右则十二穴也。幽门侠巨阙两傍相去各同身寸之半寸陷者中，下五穴各相去同身寸之一寸，并冲脉足少阴二经之会。”

⑦⓪侠脐下傍各五分至横骨寸一 即侠脐之两傍各五分至横骨一寸一穴，王冰：“谓中注、髓府（四满）、胞门（气穴，子户）、阴关（大赫）、下极（横骨）五穴，左右则十穴……并冲脉、足少阴之会穴。”

⑦①足少阴舌下 王冰：“足少阴舌下二穴，在人迎前陷中动脉前，是日月本，左右二也。足少阴脉气所发。”《素问识》：“《刺疟论》云：舌下两脉者，廉泉也。《根结篇》云：少阴根于涌泉、结于廉泉。知是任脉廉泉之外，有肾经廉泉。故王云：足少阴舌下二穴。”但廉泉王注有二处，并谓：“在颔下结喉上舌本下，阴维、任脉之会。”据此“日月本”不是廉泉穴。

⑦②厥阴毛中急脉各一 王冰“急脉在阴毛中，阴上两傍，相去同身寸之二寸半，按之隐指坚，然甚按则痛引上下也。其左者中寒，则上引少腹，下引阴丸，善为痛，为少腹急中寒。此两脉皆厥阴之大络通行其中，故曰厥阴急脉，即睾丸之系也。可灸不可刺。”

⑦③手少阴各一 王冰：“谓手少阴郄穴也。在腕后同身寸之半寸，手少阴郄也。”

⑦④阴阳跷各一 王冰：阴跻一，谓交信穴也……阴跻之郄。阳跻一，谓跗阳穴也……阳跻之郄……左右四也。”杨上善、马莳、高士宗并谓阴跻之照海，阳跻之申脉，左右四穴。从后说。

⑦⑤手足诸鱼际 即手足掌赤白肉分界处，形如鱼腹。

【音释】

《皮部论》：蜚扶沸切　䐃渠殒切

《气穴论》：蔽必寐切　擿音摘　臑奴到切

《气府论》：囟音信　譩譆上音衣，下音喜　颇颥上如辄切，下汝车切　毖音秘　烦音仇

【按语】

从“音释所引《气府论》之”囟、譩譆、颇颥、毖”，可以看出，王冰“迁移别目以冠篇首”相当严重。

卷第十六

骨空论篇第六十

新校正云：按全元起本在第二卷。自“灸寒热之法”已下，在第六卷《刺齐篇》末

【原文】

黄帝问曰：余闻风者，百病之始也，以针治之奈何？岐伯对曰：风从外入，令人振寒，汗出头痛，身重恶寒①，治在风府②，调其阴阳，不足则补，有余则泻。大风③颈项痛，刺风府，风府在上椎④。大风汗出，灸譩譆⑤，譩譆在背下侠脊傍三寸所，厌⑥之令病者呼譩譆，譩譆应⑦手。从风憎风，刺眉头⑧。失枕⑨在肩上横骨间⑩，折使揄臂齐肘正⑪，灸脊中。眇⑫络季胁引少腹而痛胀，刺譩譆。腰痛不可以转摇，急引阴卵，刺八髎⑬与痛上，八髎在腰尻分间。鼠瘘寒热⑭，还刺寒府，寒府在附膝外解营⑮。取膝上外者使之拜⑯，取足心者使之跪⑰。

【校注】

①风从外入……身重恶寒　振，抖动。《荀子·不苟》：“新浴者振其衣，新沐者弹其冠，人之情也。”唐代元稹《上门下裴相公书》：“阁下若能荡涤痕累，洞开嫌疑，弃仇如振尘，”振寒，冷的是身体抖动，犹如筛糠状。风从外入……身重恶寒，高士宗：“风从外入，伤太阳通体之皮肤，故令人振寒；从皮肤而入于肌腠，故汗出。随太阳经脉上行，故头痛。周身肌表不和，故身重。”

②治在风府　风府，为督脉之穴名，并为足太阳、督脉、阳维之会。本书《金匮真言论篇》："卫气每至于风府，则腠理开，开则邪入，邪入则病作.先伤于风。"由于督脉和太阳经脉相会，故有风邪而恶寒汗出头痛者，则治在风府。

③大风　严重的风邪，可导致多种疾病，如颈项痛、麻风、偏瘫等。

④上椎　谓大椎向上入发际同身寸之一寸，或者曰颈椎最高之上处。

⑤谚譆　谚。同"噫"。恨；痛声；应答。《玉篇·言部》："谚，不平之声也；恨辞也。作噫同。"《广韵之韵》："谚，忿也。'又《微韵》："谚，痛声。"《广韵·止韵》："谚，应也。"譆，也作"嘻"。痛声；惧声；悲恨之声。《说文·言部》："譆，痛也。"《玉篇·言部》："譆，惧声也，悲恨之声也。"《文选·曹植〈七启八首·序〉》："玄微子俯而应之曰，'譆，有是言乎?'"李善注："郑玄《礼记》注曰：'嘻，悲恨之声也。'譆与嘻古字通也。"谚譆，为足太阳经脉之腧穴名，在第六胸椎棘突下两傍各三寸；因压而有痛呼叫之声而得名。《太素·卷十一·骨空》注："病声也。"王冰："谚譆，穴也……以手厌之，令病人呼谚譆之声，则指下动矣……谚譆者，因取为名尔。"

⑥厌　压。《荀子·解蔽》："厌目而视者，视一以为两。"杨倞注："厌，指按也。"

⑦应　小鼓。引申为"鼓动；震颤；撞击。"参见本书《平人气象论篇》中注。

⑧从风憎风，刺眉头　从，表示原因、途径，相当于"因"、"由"。《韩非子·爱臣》："昔者纣之亡，周之卑，皆从诸侯之博大也。"《汉书·外戚传》："霍光夫人显钦贵其小女，道无从。"颜师古注："从，因也，由也。无由得内其女。"。吴昆："病由于风，则憎风"。眉头，指攒竹穴。从风憎风，刺眉头，即因为受风而怕风，就针刺攒竹穴

⑨失枕　失，落（lao）。失枕，落枕。《诸病源候论·失枕候》："失枕，头项有风，在于筋之间，因卧而气血虚者，值风发动，故失枕。"

⑩肩上横骨间　王冰："谓缺盆穴也。"吴昆、马莳并认为是"巨骨穴"。《类经·二十一卷·第四十四》："手太阳之肩外俞也。或谓足少阳之肩井穴，亦主颈项痛。"笔者认为当为肩井穴。

⑪折使揄臂齐肘正，灸脊中　折，弯曲。《广雅·释诂一》："折，曲也。"《礼记·玉藻》："折还中矩。"《晋书·陶潜传》："潜叹曰：'吾不能为五

斗米折腰。”使，举。《大戴礼记·卫将军文子》：“有众使也。”卢辩注：“使，举也。”揄，摇。《礼记·玉藻》：“王后袆衣，夫人揄狄。”郑玄注：“夫人，三夫人，亦侯伯之夫人也。”陆德明释文：“揄音摇，羊消反。”折使揄臂齐肘正，灸脊中，王冰：“揄，读为摇，摇谓摇动也。然失枕非独取肩上横骨间，乃当正形灸脊中也。欲而验之、则使摇动其臂，屈折其肘，自项之下，横齐肘端，当其中间，则其处也，是曰阳关，在第十六椎节下间，督脉气所发。”张景岳亦认为为阳关穴。马莳：“此言折臂者，当有灸之之法也，凡人折臂者，使人自摇其臂而曲之，上与肘齐，即臂脊之中而灸之，以疏通其肘臂之气，盖细详之，乃三阳络之所也。”《类经·二十一卷·第四十四》注：“谓使病者引臂，下齐肘端以度脊中，乃其当灸之处，盖即督脉之阳关穴。”张志聪注：“折者，谓脊背磬折，而不能伸舒也，揄读作摇，谓摇其手臂，下垂齐肘尖，而正对于背中，以灸脊中之节穴。”高士宗：“摇臂平肘，则脊中有窝，当正灸脊中。”折使诸说不一，但求脊中方法则意一。另，揄，根据“齐肘正”，当为《说文》：“揄，引也。从手，俞声。”所以其应该是“弯曲肘而抬起，向后牵引，两肘位置对齐，对着两肘中间的脊，灸那个脊中间。”

⑫眇（miao）　季肋下方挟脊两旁空软部分。本书《玉机真藏论》：“其不及，则令人心悬如病饥，眇中清。”王冰：“眇者，季肋之下，侠脊两傍空软处也，肾外当眇，故眇中清冷也。”《刺腰痛》：“腰痛引少腹控眇。”

⑬八髎　即上髎、次髎、中髎、下髎，左右共八穴的总称。

⑭鼠瘘寒热　《诸病源候论·瘘病诸候·鼠瘘候》：“鼠瘘者……使人寒热。其根在肺，出于颈掖之间。其浮于脉中，而未内著于肌肉，而外为脓血者，易去也……养生方云：……作鼠瘘，发于颈项；或毒入腹，下血不止，或口生疮，如有虫食”。《灵枢·寒热》：“寒热瘰疬在于颈腋者，此皆鼠瘘寒热之毒气也。留于脉而不去者也。”

⑮寒府在附膝外解营　意指寒府在膝关节外侧的骨缝中。府此指处所。本书《脉要精微论》：“膝者，筋之府，屈伸不能，行则偻附，筋将惫矣。”林亿等校正：“按别本‘附’一作‘俯’。”膝，指膝髌。北齐颜之推《颜氏家训·勉学》：“时又患疥，手不得拳，膝不得屈。”解，此指骨缝。营，区域。上古时掘地或累土而成的住所。此借喻为腧穴。《书·召诰》：“若翼日乙卯周公朝至于洛，则达观于新邑营。”孙星衍疏：“营，谓营域。”《礼记·礼运》：“昔者先王未有宫室，冬则居营窟，夏则居橧巢。”孔颖达疏：“冬则居营窟

者，营累其土而为窟，地高则穴于地，地下则窟于地上。谓于地上累土而为窟。”寒府在附膝外解营，《太素·卷十一》：“寒热府在膝外解之营穴也。名曰髋关也。”髋，膝髋。《篇海类编·身体类·骨部》“髋，膝髋。”

⑯取膝上外者使之拜　拜，古代一种礼。低头弯腰二者平犹如秤杆。《荀子·大略》：“平衡曰拜。”杨倞注：“平衡谓磬折，头与腰如衡之平。”磬，弯腰。表示谦恭。《礼记·曲礼上》“立如齐”汉代郑玄注：“磬且听也。”孔颖达疏：“磬者谓屈身如磬之折杀。”取膝上外者使之拜，即刺膝上外解骨缝之穴，使病人膝部屈犹如拜的平直姿势。王冰：“拜而取者，使膝穴空开也。”

⑰跪　屈膝，单膝或双膝着地，臀部抬起。清代赵翼《陔余丛考·古人跪坐相类》：“盖以膝隐地，伸腰及股，危而不安者，跪也；以尻着跖，而体便安者，坐也……据此则古人之坐与跪，皆是以膝着地，但分尻着跖与不着跖耳。”

【原文】

任脉者，起于中极[①]之下，以上毛际，循腹里上关元，至咽喉，上颐循面入目。

冲脉者，起于气街[②]，并少阴之经，侠脐上行，至胸中而散。

任脉为病，男子内结七疝[③]，女子带下瘕聚[④]。

冲脉为病，逆气里急。

督脉为病，脊强反折。督脉者，起于少腹以下骨中央[⑤]，女子入系廷孔[⑥]，其孔，溺孔之端也，其络循阴器[⑦]合篡[⑧]间，绕篡后，别绕臀至少阴，与巨阳中络者，合少阴上股内后廉，贯脊属肾，与太阳起于目内眦，上额交巅上，入络脑，还出别下项，循肩髆内，夹脊抵腰中，入循膂络肾；其男子循茎下至篡，与女子等；其少腹直上者，贯脐中央，上贯心入喉，上颐环唇，上系两目之下中央[⑨]。此生病，从少腹上冲心而痛，不得前后，为冲疝。其女子不孕、癃、痔、遗溺、嗌干。督脉生病治督脉，治在骨上，甚者在脐下营[⑩]。

【校注】

①中极　此不是指的中极穴，而是指的中线的任脉下端的顶点处，即会阴穴的位置。若作中极穴理解，其下句“以上毛际”就难以说通了，因中极穴在脐下四寸，只有在下的顶点才能“以上毛际”。

②起于气街　王冰：“气街者，穴名也，在毛际两傍鼠鼷上同身寸之一寸也。言冲脉起于气街者，亦从少腹之内，与任脉并行，而至于是乃循腹也。何以言之？《针经》曰：冲脉者，十二经之海，与少阴之络起于肾下，出于气街。”

③七疝　指七种不同类型的疝，疝者，痛也。参见《诸病源候论》中《疝病诸候·七疝候》。即厥疝、癥疝、寒疝、气疝、盘疝、胕疝、狼疝。

④带下瘕聚　带下，指赤、白带下。瘕，腹内聚散不定为瘕。聚，指积聚。

⑤起于少腹以下骨中央　王冰：“起，非初起，亦犹任脉、冲脉起于胞中也，其实乃起于肾下，至于少腹，则下行于腰横骨围之中央也。”

⑥系廷孔　王冰：“系廷孔者，谓窈漏，近所谓前阴穴也，以其阴廷系属于中，故名之。”（漏，孔穴；缝隙。此指阴道口。《淮南子·修务》：“禹耳参漏，是谓大通。”高诱注：“参，三也；漏，穴也。”）。张隐庵：“廷孔，阴户也。溺孔之端，阴内之产门也。”

⑦阴器　男女的外生殖器。本书《热论》：“阴脉循阴器而络于肝，故烦满而囊缩。”汉代张仲景《伤寒论·辨脉法》：“若少阴脉浮不出，则下焦阳虚，寒气聚于阴器，不得发泄，故病疝阴肿大而痛也。”

⑧篡　前阴后阴之间，相当于会阴穴的位置。《医宗金鉴·刺灸心法·周身名位骨度》“篡者，横骨之下，两股之前，相合共结之凹也。前后两阴之间，名下极穴，又名屏翳穴，会阴穴，即男女阴气之所也。”《素问识》云：“盖篡，当作纂，《甲乙》为是。《说文》：纂，‘似组（丝带）而赤’。盖两阴之间，有一道缝处，其状如纂组，故谓之纂。”根据《甲乙经》、《太素》作“纂”，其篡为“纂”的通假字。

⑨其少腹直上者……上系两目之下中央　王冰：“自其少腹直上，至两目之下中央，并任脉之行，而云是督脉所系。由此言之，则任脉、冲脉、督脉名异而同体也。”

⑩脐下营　即脐下之腧穴。《太素·卷十一·骨空》：“齐下营者，督脉

本也，营亦穴处也，”

【原文】

其上气有音者，治其喉中央，在缺盆中者①，其病上冲喉者，治其渐②，渐者，上侠颐也。蹇膝③伸不屈，治其楗④。坐而膝痛，治其机⑤。立而暑解，治其骸关⑥。膝痛，痛及拇指，治其腘⑦。坐而膝痛如物隐者，治其关⑧。膝痛不可屈伸，治其背内⑨。连胻⑩若折，治阳明中俞髎⑪。若别，治巨阳、少阴荥⑫。淫泺胫痠，不能久立，治少阳之维⑬，在外⑭上五寸。辅骨上横骨下为楗，侠髋为机，膝解为骸关，侠膝之骨为连骸，骸下为辅，辅上为腘，腘上为关，头横骨为枕。

【校注】

①治其喉中央，在缺盆中者　王冰："中，谓缺盆两间之中天突穴。"《太素·卷十一·骨空》："喉中央，廉泉也，缺盆中央，天突穴也。"

②渐　大迎之别名。王冰："阳明之脉渐上颐而环唇，故以侠颐名渐也，是谓大迎。"

③蹇（jiǎn）膝　蹇，跛脚；彊。此指僵硬。《吕氏春秋·别类》："漆淖水淖，合两淖则为蹇"高诱注："蹇，彊也。"蹇膝，膝僵硬艰难活动。

④楗　下文"辅骨上，横骨下为楗。"王冰：谓髀辅骨上，横骨下，股外之中，侧立摇动取之，筋动应手。"

⑤治其机　机，下文谓"侠髋为机"。《类经·二十二卷·第五十一》："侠臀两傍骨缝之动处曰机，即足少阳之环跳穴也。"《医宗金鉴·正骨心法要旨·环跳》："环跳者，髋骨外向之凹，其形似臼，以纳髀骨之上端如杵者也，名曰机，又名髀枢。"

⑥治其骸（xié）关　骸关，下文"膝解为骸关。"《类经·八卷·第十九》："骸，《说文》云：胫骨也。胫骨之上，膝之节解也，是为骸关。"治其骸关，《类经·二十二卷·第五十一》："当治其骸关，谓足少阳之阳关穴也。"

⑦腘　即腘窝处的委中穴。

⑧治其关　关，下文谓"腘上为关"。清代沈彤《释骨》："凡肘腋髀腘

两端相接骨，通曰机关，亦曰关。”据此推断是腘上已经在腘窝上部了，因此，其意为融合。汉代扬雄《法言·五百》：“关百圣而不惭，蔽天地而不耻，能言之类，莫能加也。”即腘上两筋融合处的承扶穴。

⑨治其背内　指治疗针刺在背部足太阳经之内侧的俞穴。

⑩骺　同胻。清代沈彤《释骨》：“在膝以下者曰骺骨。骺亦作胻。”据此，骺骨，其包括胫骨和腓骨，而腓骨，古称辅骨。胫骨上部；引申为脚胫。此指胫骨上部。《说文·肉部》：“胻，胫耑也。”段玉裁注：“耑，犹头也。胫近膝者胻。”桂馥义证：“谓股下胫上也。”《广雅·释亲》：“胻，胫也。”

⑪阳明中俞髎　髎，髋骨；髀上大骨；腰尻间的大骨；尻骨。也叫八髎，今称骶骨；骨节空隙处；髎穴。《玉篇·骨部》：“髎，髋也。”《广韵·萧韵》：“髎，髋骨名。”《一切经音义·卷七十二》：“髎，《字林》‘八髎也。’《通俗文》：‘尻骨谓之八髎。’”《集韵·宵韵》：“髎，尻骨谓之髎。”清代吴谦等《医宗金鉴·正骨心法要旨·胸背部》：“尾骶骨即尻骨也，其形上宽下窄，上承腰脊诸骨，两旁各有四孔，名曰八髎。”《正字通·骨部》：“髎，骨空处也。”《医宗金鉴·外科心法要诀·肩部》：“髎疽肩后腋外生。”原注，“髎疽，生于肩之后下，腋之后外微上，岐骨缝之间。”阳明中俞髎《太素·卷十一·骨空》：“是巨虚上廉也。”王冰：“正取三里穴也。”吴昆：“六俞之穴，井荥俞原经合，取其所宜也。”《类经·二十二卷·第五十一》、高士宗皆谓“陷谷穴”。诸说不一，待考。

⑫巨阳、少阴荥　即太阳经荥穴为通谷。少阴荥穴为然谷穴。

⑬少阳之维　维，系物的大绳，此引申为大的络脉。少阳之维，即《类经·二十二卷·第五十一》：“维，络也。足少阳之络穴光明，在外踝上五寸。”

⑭外　《太素·卷十一·骨空》其下有“踝”字，当据补。

【原文】

水俞五十七穴者，尻上五行，行五，伏菟上两行，行五①，左右各一行，行五②，踝上③各一行，行六穴。髓空在脑后三分，在颅际锐骨之下④，一在龂基下⑤，一在项后中复骨下⑥，一在脊骨上空，在风府上。脊骨下空，在尻骨下空⑦。数髓空在面侠鼻[⑧]，或骨空在口下当两肩[⑨]。两髆骨空，在髆中之阳。臂骨空在臂阳，去踝四寸两骨空之间[⑩]。股骨上空在股阳，出上膝四寸。箭骨空在辅骨之上端[⑪]，股际骨空在毛中动[⑫]下[⑬]。尻骨空在髀骨之后，相去四寸[⑭]。扁骨有渗理凑[⑮]，无髓孔，易髓无空[⑯]。

【校注】

①伏菟上两行，行五　即伏兔上腹部有二行，每行五穴。参见本书《水热穴论篇》中注。

②左右各一行，行五　即伏兔始向上腹部后，左右各有一行治水的腧穴，每行有五穴。

③踝上　指内踝向上。

④髓空……颁际锐骨之下　指的是髓的孔穴在颁际锐骨向下开始有风府穴。

⑤断（yín）基下　断，同龈。《急就篇·卷三》："鼻口唇舌断牙齿。"颜师古注："断，齿根肉也。"断基下，王冰："当颐下骨陷中有穴容豆，《中诰》名下颐。"《类经·八卷·第十九》："唇内上齿缝中曰断交，则下齿缝中当为'断基下'者，乃颐下正中骨罅也。"断基下，即承浆穴向上约一横指处。

⑥复骨下　指哑门穴。王冰："瘖门穴也。"《类经·八卷·第十九》："即大椎上骨节空也。复当作伏，盖项骨三节不甚显。"

⑦尻骨下空　长强穴。新校正："按《甲乙经》长强在脊骶端，正在尻骨下。"

⑧数髓空在面侠鼻　《类经·八卷·第十九》："数，数处也。在面者，如足阳明之承泣、巨髎，手太阳之颧髎，足太阳之的睛明，手少阳之丝竹空，足少阳之瞳子髎、听会。侠鼻者，如手阳明之迎香等处。皆在面之骨空也。"

⑨或骨空在口下当两肩　王冰："谓大迎穴也。"《甲乙·卷三·第十》："大迎，一名髓孔，在曲颌前一寸三分骨陷中"。

⑩臂骨空在臂阳，去踝四寸两骨空之间　指在前臂外侧，尺骨茎突之上四寸，尺骨与挠骨之间的三阳络。踝，也作"髁"。此指尺骨茎突。清代纪昀《阅微草堂笔记·姑妄听之四》："群儿坌涌，各持砖瓦击其髁……次日，家人觅之归，两足青紫。"

⑪在辅骨之上端　即足阳明之犊鼻穴。

⑫动　《太素·卷十一·骨空》其下有“脉”字，当据补。

⑬毛中动脉下　张志聪：“股际者，谓两大腿骨之上小腹下之横骨，在两股骨之间，毛中动脉之下。”

⑭髀骨之后，相去四寸　髀，股骨，大腿骨；也指某些长骨。《篇海类编·身体类·骨部》：“髀，股骨也。”本书《脉要精微论》：“当病折髀。”《汉书·贾谊传》：“至于髋髀之所，非斤则斧。”颜师古注：“髀，股骨也。”《医宗金鉴·正骨心法要旨·四肢部》：“大键骨，一名髀骨，上端如杵，入于髀枢之臼，下端如锤，接于骱骨，统名曰股，乃下身两大支之通称也，俗名大腿骨。”清代许梿《洗冤录详义·论沿身骨脉》：“辅臂骨者髀骨。”注：“本书称髀骨有三，一辅臂之髀骨，一横髃前之髀骨，一胫骨旁生之骱骨。”而髀骨则股骨，而股，胯也，两大腿之间。《说文·肉部》：“胯，股也。”段玉裁注：“合两股言曰胯。”《广韵·麻韵》：“胯，两股闲也。”《史记·淮阴侯列传》“众辱之曰：‘信能死，刺我；不能死，出我裤下’”南朝宋裴骃集解引徐广曰：“裤一作胯。”髀骨，即胯骨。髀骨之后，相去四寸，即王冰：“是谓尻骨八髎也。”

⑮扁骨有渗理凑　凑，通腠。皮下肌肉之间的空隙；亦谓牲体；条理或途径。此指扁骨的空隙。《仪礼·乡射礼》：“宾俎脊胁肩肺，主人俎脊胁臂肺。肺皆离，皆右体也，进腠。”本书《生气通天论》：“清静则肉腠闭拒，虽有大风苛毒，弗之能害。”汉代桓宽《盐铁论·轻重》：“夫拙医不知脉理之腠，血气之分，妄刺而无益于疾，伤肌肤而已矣。”扁骨有渗理凑，《类经·八卷·第十九》：“扁骨者，对圆骨而言，凡圆骨内皆有髓，有髓则有髓空，若扁骨则但有血脉渗灌之理而内无髓。”

⑯易髓无空　易，替代。《易·系辞下》：“上古穴居而野处，后世圣人易之以宫室。”《汉书·赵尧传》：“高祖持御史大夫印弄之……孰视尧曰：‘无以易尧。’遂拜尧为御史大夫。”颜师古注：“易，代也。”易髓无空，谓扁骨无髓空，以渗有纹理的空隙而代替髓，故无孔穴。

【原文】

灸寒热之法，先灸项大椎，以年为壮数①。次灸橛骨②，以年为壮数，视背俞陷者灸之③，举臂肩上陷者灸之④，两季胁之间[5]灸之，外踝上绝骨之端[6]灸之，足小指次指间[7]灸之，腨下陷脉[8]灸之，外踝后[9]灸之，缺盆骨上[10]切之坚痛如筋者灸之，膺中陷骨间[11]灸之，掌束骨下[12]灸之，脐下关元三寸灸之，毛际动脉[13]灸之，膝下三寸分间[14]灸之，足阳明跗上动脉[15]灸之，巅上[16]一灸之，犬所啮之处[17]灸之三壮，即以犬伤病法灸之，凡当灸二十九处。伤食灸之，不已者，必视其经之过于阳者[18]，数刺其俞而药之。

【校注】

①以年为壮数　年，岁月，泛指时间。《文选·曹植〈求自试表〉》："使名挂史笔，事列朝荣，虽身分蜀境，首悬吴阙，犹生之年也。"李善注："傅武仲《与荆文姜书》曰：'虽死之日，犹生之年。'"壮，量词。医用艾灸，一灼称一壮。《字汇补·士部》："壮，陆佃云'医用艾灸，一灼谓之一壮。'"灼，灸。《说文·火部》："灼，灸也。"《楚辞·七谏·怨世》："高阳无故而委尘兮，唐虞点灼而毁议。"王逸注："灼，灸也。"据此每熏热腧穴一次，就是一壮，因此其以艾炷为标准，至于艾炷的大小，没有确切的规定，根据腧穴位置，病情轻重，病程长短而定，《北史·酷吏传·李洪之》："疹病灸疗，艾炷围将二寸。"以年为壮数，王冰："如患人之年数。"

②橛骨　橛，同"厥。"《庄子·达生》："若厥株拘。"陆德明释文："厥，本或作橛。"尾骨之端，犹如木橛子，故橛骨，王冰："尾穷，谓之橛骨"即长强之别名。

③背俞陷者灸之　在背部膀胱经有的凹陷的俞穴，就灸有凹陷的俞穴。

④举臂肩上陷者　王冰："肩髃穴也"。

⑤两季胁之间　《太素·卷二十六·灸寒热法》："季胁本侠脊京门穴也。"

⑥绝骨之端　王冰："阳辅穴也"。

⑦足小指次指间　王冰："侠溪穴也"。

⑧腨下陷脉　王冰："承筋穴也"。

⑨外踝后　王冰："昆仑穴也"。

⑩缺盆骨上　王冰："天突穴也"。

⑪膺中陷骨间　膺，胸；胸旁。《国语·鲁语下》："请无瘠色，无洵涕，

无掐膺，无忧容。”韦昭注：“膺，胸也。”本书《腹中论》：“有病膺肿头痛胸满腹胀，此为何病?”王冰：“膺，胸傍也。颈，项前也。胸，膺间也。”膺中，即胸部外侧当中。膺中陷骨间，王冰：“经阙其名，当随起所有而灸之”。

⑫掌束骨下　王冰：手少阳经的“阳池穴也。”而束骨穴主疗寒热，据此，据此“掌束骨下”其当为“其凹陷的部位在脚掌的束骨穴下边”。

⑬毛际动脉　王冰：“以脉动应手为处，即气街穴也”。

⑭膝下三寸分间　王冰：足“三里穴也”。

⑮跗上动脉　王冰：“冲阳穴也”。

⑯巅上　王冰：“百会穴也”。

⑰犬所啮（niè）之处　啮，同齧，咬。犬所啮之处，《类经·二十一卷·第四十二》：“犬伤令人寒热者，古有灸法如此，故云然也。”《铜人·卷五》：“处丘……今附猘犬所伤，毒不出，发寒热，速以三壮，又可灸所齧之处，立愈。”

⑱必视其经之过于阳者　必视其有病的经脉在外侧的部位。

水热穴论篇第六十一

新校正云：按全元起本在第八卷。

【原文】

黄帝问曰：少阴何以主肾？肾何以主水？岐伯对曰：肾者，至阴也。至阴者，盛水也①。肺者，太阴也。少阴者，冬脉也。故其本在肾，其末在肺，皆积水也②。帝曰：肾何以能聚水而生病？岐伯曰：肾者，胃之关也③，关门不利，故聚水而从其类也。上下溢于皮肤，故为胕肿④。胕肿者，聚水而生病也。帝曰：诸水皆生于肾乎？岐伯曰：肾者，牝藏⑤也，地气上者属于肾，而生水液也，故曰至阴。勇而劳甚则肾汗出，肾汗出逢于风，内不得入于藏府，外不得越于皮肤，客于玄府[⑥]，行于皮里，传为胕肿，本之于肾，名曰风水。所谓玄府者，汗空也。

【校注】

①肾者，至阴也，至阴者，盛水也　至阴，极盛的阴气，此指水星旺于冬三月，其气最阴，故名。《后汉书·郎头传》："荧感者，至阳至精也。"李贤注："荧惑，南方火，盛阳至精也。"《庄子·田子方》："至阴肃肃，至阳赫赫"。既然至阳为荧惑，至阴则为水星，故王冰："阴者，谓寒也。冬月至寒，肾气合应，故云肾者，至阴也。水星王于冬，故云至阴者盛水也。"

②其本在肾，其末在肺……皆积水也　王冰："肾少阴脉，从肾上贯肝鬲，入肺中，故云其本在肾，其末在肺也。肾气上逆，则水气客于肺中，故云皆积水也。"

③肾者，胃之关也　关，门户、出入口；门闩；控制；机器或物体中起转动关联作用的部分，起正常运转有控制作用。此指问。《左传·襄公二十三年》："臧孙斩鹿门之关以出奔邾。"杨伯峻注："关为横木，故可枕，今谓之门栓。"《周礼·春官·巾车》："及墓，呼启关，陈车。"郑玄注："关，墓门也。"孙诒让正义："《说文·门部》云：'关，以木横持门户也。'引申之，凡门皆曰关，故墓门亦称关也。"《后汉书·张衡传》："（候风地动仪）中有都柱，傍行八道，施关发机。（机，古代弩上发箭的装置。《书·太甲上》："若虞机张，往省括于度则释。"孔传："机，弩牙也。"汉代班固《西都赋》："机不虚掎，弦不再控。"宋代司马光《机权论》："机者，弩之所以发矢者也。"括，箭的末端，与弓弦交会处。《书·太甲上》："若虞机张，往省括于度则释。"孔颖达疏："括，谓矢末。"汉代刘向《说苑·谈丛》："言犹射也，括既离弦，虽有所悔焉，不可从而追已。"）"肾者，胃之关也，《类经·二十一卷·第三十八》："关者，门户要会之处，所以司启闭出入也。肾主下焦，开窍于二阴，水谷入胃，清者由前阴而出，浊者由后阴而出，肾气化则二阴通，肾气不化则二阴闭，肾气壮则二阴调，肾气虚则二阴不禁，故曰肾者，胃之关也。"

④胕肿　胕，同"肤"。《战国策·楚策四》："夫骥之齿至矣，服盐车而上太行，蹄申膝折，尾湛胕溃。"鲍彪注："胕，当作肤，与肤同。"胕肿，即浮肿或肤肿。本书《六元正纪大论》："湿胜则濡泄，甚则水闭胕肿。"王冰："胕肿，肉泥按之陷而不起也。"张隐庵集注："胕肿，胀也。"。"本书《五常

政大论》："寒热胕肿。"王冰："胕肿，谓肿满，按之不起。"

⑤牝（pìn）脏　牝，阴，阴性。与"阳"相对。牝脏，即属阴性的脏器。王冰注："牝，阴也，亦主阴位，故云牝脏。"

⑥玄府　玄，水；幽远。《楚辞·刘向〈九叹·离世〉》："玄舆驰而并集兮，身容与而日远。"王逸注："玄者，水也。"《说文·玄部》："玄，幽远也。"府，聚集之处。《小尔雅·广诂》："府，丛也，"《玉篇·广部》："府，聚也。"玄府，盛水液的汗孔。其下文"所谓玄府者，汗空也。"马莳："汗空虽细微，最为玄远，故曰玄。"

【原文】

帝曰：水俞五十七处者，是何主也？岐伯曰：肾俞五十七穴，积阴之所聚也，水所从出入也。尻上五行，行五者[①]，此肾俞[②]。故水病下为胕肿大腹，上为喘呼[③]，不得卧者，标本俱病，故肺为喘呼，肾为水肿，肺为逆不得卧，分为相输[④]，俱受者，水气之所留也。伏菟上各二行，行五者[⑤]，此肾之街[⑥]也。三阴之所交结于脚也[⑦]。踝上各一行，行六者[⑧]，此肾脉之下行也，名曰太冲[⑨]。凡五十七穴者，皆脏之阴络，水之所客也[⑩]。

【校注】

①尻上五行，行五者　王冰："背脊当中行督脉气所发者，脊中、悬枢、命门、腰俞、长强当其处也。次侠督脉两傍足太阳脉气所发者，有大肠俞、小肠俞、膀胱俞、中膂内俞、白环俞当其处也，又次外侠两傍足太阳脉气所发者，有胃仓、肓门、志室、胞门、秩边当其处也"。

②此肾俞　《太素·卷十一·气穴》注："尻上五行，合二十五俞者．有非肾脉所发，皆言肾俞，以其近肾，并在肾部之，内肾气所及，故皆称肾俞也。"

③呼　通"吁"。因疲困而发出的嘘气声。《礼记·檀弓上》："曾子闻之，瞿然曰：呼!"郑玄注："呼，虚惫之声。"陆德明释文作"吁，："音虚，吹气声也。一音况于反。"

④分为相输　相，表示一方对另一方有所动作；选择。此指前者。《列子·汤问》："吾与汝毕力平险，指通豫南，达于汉阴可乎？杂然相许。"《周礼·考工记·矢人》："凡相笴"。郑玄注："相，犹择也"。输，倾泻；运送。《广雅·释言》："输，写也。"王念孙疏证："《小雅·蓼萧篇》：'我心写兮。'毛传云：'输写其心也。'"《玉篇·车部》："输，泻也。"《说文解字注·车部》"输，凡倾写皆曰输。"《说文·车部》："输，委输也。"段玉裁注："委者，委随也。委输者，委随输写也。以车迁贿日委输，亦单言曰输。"《六书故·工事三》："输，顷送所载也。"《类经·二十一卷·第三十八》注："言水能分行诸气．相为输应，而俱受病者，正以水气同类，水病则气应，气病则水应，留而不去即为病。"笔者认为，"分为相输"是把水气分别输送到相应的部位。

⑤伏菟上各二行，行五者　王冰："伏菟上各二行，行五者，腹部正俞侠中行任脉两傍冲泳足少阴之会者，有中注、四满、气穴、大赫、横骨当其处也。次侠冲脉、足少阴两傍足阳明脉气所发者，有外陵、大巨、水道、归来、气街当其处也。"

⑥街　道，也叫冲。参见本书《气府论篇》"气街动脉"中注。

⑦三阴之所交结于脚也　脚，小腿。《说文》："脚，胫也。"三阴之所交结于脚也，即肝、脾、肾足三阴之经相交叉而连结于胫内侧部位。《灵枢经·经脉》云："脾足太阴之脉……上内踝前廉……循胫骨后，交出厥阴之前……肾足少阴之脉……以上踹内，出腘内廉……肝足厥阴之脉……上踝八寸，交出太阴之后，上腘内廉。"

⑧踝上各一行，行六者　王冰："足少阴脉有太冲、复溜、阴谷三穴，阴跷脉有照海、交信、筑宾三穴。"张志聪认为是照海、水泉、大钟、太溪、然谷、涌泉六穴；高士宗认为是三阴交、漏谷、商丘、公孙、太白、大都六穴，诸说不一，从王注。

⑨名曰太冲　王冰：肾脉与冲脉并下行循足，合而盛大，下行，故曰太冲。"

⑩皆脏之阴络，水之所客也　指以上五十七穴皆是二阴脏（肾肺）的络穴，是水气所停留的地方。

【原文】

帝曰：春取[①]络脉分肉[②]何也？岐伯曰：春者，木始治[③]，肝气始生，肝气急，其风疾[④]，经脉常深，其气少，不能深入，故取络脉分肉间。

帝曰：夏取盛[⑤]经分腠何也？岐伯曰：夏者，火始治，心气始长，脉瘦气弱[⑥]，阳气留[⑦]溢，热熏分腠，内至于经，故取盛经分腠，绝肤[⑧]而病去者，邪居浅也。所谓盛经者，阳脉也。

帝曰：秋取经俞[⑨]何也？岐伯曰：秋者，金始治，肺将收杀，金将胜火[⑩]，阳气在合，阴气初胜，湿气及体，阴气未盛，未能深入，故取俞以泻阴邪[⑪]，取合以虚阳邪[⑫]，阳气始衰，故取于合。

帝曰：冬取井荥何也？岐伯曰：冬者，水始治，肾方闭，阳气衰少，阴气坚盛，巨阳伏沉[⑬]，阳脉乃去[⑭]，故取井以下阴逆，取荥以实阳气。故曰冬取井荥，春不鼽衄[⑮]。此之谓也。

【校注】

①取　刺。《灵枢经·本输》："春取络脉、诸荥，大经分肉之间，甚者深取之，间者浅取之。"《素问运气论奥》："故取者，泻也，用针泻其源也。即木气将欲胜者，即先居肝之源，出于太冲。"

②肉　皮肤。《史记·廉颇蔺相如列传》："廉颇闻之，肉袒负荆，因宾客至蔺相如门谢罪"

③治　统治；主宰；主管；平顺；和顺。此指统治。

④风疾　疾，病。《说文》："疾，病也。"风疾，即风病。

⑤盛　显赫；满，充盈。

⑥脉瘦气弱　夏季虽为火气当令，但火始和顺，则脉气始长，其气尚微，故出现脉气瘦弱。

⑦留　新校正云："按别本'留'一作'流'。"《甲乙·卷五·第一上》、《太素·卷十一·变输》并作"流"。留，通"溜、流。"《灵枢经·五癃津液别》："水下留于膀胱，则为溺与气。"马本、张本、《甲乙·卷一·第十三》并作"流"。《太素·卷二十九·津液》作"溜"。《一切经音义·卷十八》引

《仓颉解诂》："溜，谓水垂下也。"史崧《音释》："溜，谨按《难经》当作'流'"。清代朱骏声《说文通训定声·孚部》："留，假借为流。"《庄子·天地》："留动而生物，物成生理，谓之形。"陆德明释文："留，或作流。"

⑧绝肤 绝，割断；切断。引申为扎，刺。王冰："绝，谓绝破。"《释名·释言语》，"绝，截也，如割截也。"《韩非子·内储说上》："临战而使人绝头剖腹而无顾心者，赏在兵也。"绝肤，即扎开表皮。《灵枢经·官针》："先浅刺绝皮，以出阳邪。"

⑨经俞 即十二经的井荥输经合的经穴和俞穴。

⑩金将胜火 始入秋季，则金旺火衰，所以是金将要胜火。马莳："金气旺，反欲胜火，正以金旺火衰故也。"

⑪取俞以泻阴邪 高士宗："时方清肃，故阴初胜白露乃下，故湿气及体，阴气初胜……湿气及体，则未深入，故取俞以泻阴湿之邪。"

⑫取合以虚阳邪 《类经·二十卷·第十八》："阳气始衰，邪将收敛，故取合穴以虚阳邪也。"

⑬坚盛，巨阳伏沉 坚，充实；强劲。此指充实。《诗·大雅·生民》："实发实秀，实坚实好。"孔颖达疏："其粒实皆坚成，实又齐好。"《诗·大雅·行苇》："敦弓既坚，鍭既钧。"朱熹集传："坚，犹劲也。"巨阳伏沉，即太阳之气沉伏潜藏于里。

⑭去 收藏。《集韵·语韵》："弆，藏也。或作去。"《周礼·春官·大司乐》："凡日月食，四镇五岳崩、大傀异灾、诸侯薨，令去乐。"孙诒让正义："去、弆古今字。"《左传·昭公十九年》："纺焉以度而去之。"孔颖达疏："'去'即藏也。字书'去'作'弆'，羌莒反，谓掌物也。"《汉书·苏建传附苏武》："掘野鼠去中（草）实而食之。"颜师古注："去，谓藏之也。"

⑮冬取井荥，春不鼽衄 《太素·卷十一·变输》："井为木也，荥为火也，冬合之时，取井荥者，冬阴气盛，逆取其春井写阴邪也。逆取其夏荥补其阳也，故冬无伤寒，春不鼽衄也。"

【原文】

帝曰：夫子言治热病五十九俞，余论其意，未能领别其处，愿闻其处，因闻其意。岐伯曰：头上五行，行五者①，以越诸阳之热逆[②]也。大杼、膺俞[③]、缺盆、背俞[④]，此八者，以泻胸中之热也。气街、三里、巨虚上下廉，此八者，以泻胃中之热也。云门、髃骨、委中、髓空[⑤]，此八者，以泻四支之热也。五藏俞傍五[⑥]，此十者，以泻五藏之热也。凡此五十九穴者，皆热之左右也[⑦]。帝曰：人伤于寒而传[⑧]为热，何也？岐伯曰：夫寒盛则生热也。

【校注】

①头上五行，行五者　王冰："当中行谓上星、囟会、前顶，百会、后顶；次两傍谓五处、承光、通天、络却、玉枕；又次两傍谓临泣、目窗、正营、承灵、脑空也"。

②逆　向上。此指头。

③膺俞　中府穴。王冰："膺俞者，膺中之俞也，正名中府。"

④背俞　风门穴，王冰："背俞，即风门热府俞也。"

⑤髓空　《太素·卷十一·气穴》："髓空在腰，一名腰俞。"张志聪："髓空即横骨穴，所谓股际骨空，在毛中动，下属足少阴肾经。"腰俞只有一穴，与"此八者"之数不合，故依张说。

⑥五藏俞傍五　指背部五脏俞穴之傍五穴，即魄户、神堂、魂门、意舍、志室五穴。

⑦皆热之左右也　《太素·卷十一·气穴》："皆热病左右之输也。"

⑧传　转。《集韵·仙韵》："传，一曰转也。"《孟子·滕文公下》："以传食于诸侯。"焦循正义："言转食也。"

【音释】

《骨空论》：髆音博　楗音健　啮若结切

《水热穴论》：閟音秘　菟音兔　溜女救切　致驰二切

卷第十七

调经论篇第六十二

新校正云：按全元起本在第一卷。

【原文】

黄帝问曰：余闻《刺法》言，有余[①]泻之，不足补之，何谓有余？何谓不足？岐伯对曰：有余有五，不足亦有五，帝欲何问？帝曰：愿尽闻之。岐伯曰：神有余有不足，气有余有不足，血有余有不足，形有余有不足，志有余有不足，凡此十者，其气不等也[②]。

帝曰：人有精、气、津液、四支、九窍、五藏、十六部[③]、三百六十五节[④]，乃生百病，百病之生，皆有虚实。今夫子乃言有余有五，不足亦有五，何以生之乎？岐伯曰：皆生于五藏也。夫心藏神，肺藏气，肝藏血，脾藏[⑤]肉，肾藏志，而此成形。志意[⑤]通[⑥]内，连骨髓[⑦]，而成身形、五藏。五藏之道，皆出[⑧]于经隧[⑨]，以行血气，血气不和，百病乃变化而生，是故守[⑪]经隧[⑩]焉。

帝曰：神有余不足何如？岐伯曰：神有余则笑不休，神不足则悲[⑫]。血气未并[⑬]，五藏安定，邪客于形，洒淅起于毫毛，未入于经络也，故命曰神之微[⑭]。帝曰：补泻奈何？岐伯曰："神有余，则泻其小络[⑮]之血[⑯]，出血勿之深斥[⑰]，无中其大经，神气乃平。神不足者，视其虚络[⑱]，按而致之[⑲]，刺而利[⑳]之，无出其血，无泄其气，以通其经，神气乃平。帝曰：刺微奈何？岐伯曰：按摩勿释，著针勿斥[21]，移气于不足，神气乃得复。

帝曰：善。气[22]有余不足奈何？岐伯曰：气有余则喘咳上气，不足则息利少气[23]。血气未并，五藏安定，皮肤微病，命曰白气微泄[24]。帝曰：补泻奈何？岐伯曰：气有余则泻其经隧[25]，无伤其经，无出其血，无泄其气。不足则补其经隧，无出其气。帝曰：刺微奈何？岐伯曰：按摩勿释，出针视之，曰我将深之，适人必革[26]，精气自伏，邪气散乱[27]，无所休息[28]，气泄腠理，真气乃相得[29]。

帝曰：善。血有余不足奈何？岐伯曰：血有余则怒，不足则恐。血气未并，五藏安定，孙络外溢，则经有留血[30]。帝曰：补泻奈何？岐伯曰：血有余，则泻其盛经出其血，不足，则视其虚经内针其脉中，久留而视，脉大，疾出其针，无令血泄[31]。帝曰：刺留血奈何？岐伯曰：视其血络，刺出其血，无令恶血得入于经，以成其疾[32]。

帝曰：善。形有余不足奈何？岐伯曰：形[33]有余则腹胀泾溲[34]不利，不足则四支不用。血气未并，五藏安定，肌肉蠕[35]动，命曰微风[36]。帝曰：补泻奈何？岐伯曰：形有余则泻其阳经，不足则补其阳络[37]。帝曰：刺微奈何？岐伯曰：取分肉间，无中其经，无伤其络，卫气得复，邪气乃索[38]。

帝曰：善。志有余不足奈何？岐伯曰：志有余则腹胀飧泄，不足则厥[39]。血气未并，五藏安定，骨节有动[40]。帝曰：补泻奈何？岐伯曰：志有余则泻然筋血者，不足则补其复溜[41]。帝曰：刺未并奈何？岐伯曰：即取之，无中其经，邪所[42]乃能立虚。

【校注】

①余　剩，多出来。《广雅·释诂四》："余，盈也"。盈余则郁积，故可引申为瘀积。馀，同"余"。《史记·屈原贾生列传》："定心广志，馀何畏惧兮。"司马贞索隐："《楚词》'馀'并作'余'。"馀与瘀均为鱼部，叠韵声近可通。故《诸病源候论·产后血上抢心痛候》："凡产，余血不尽，得冷则结"之佐证。据此，"血有余"当为"血有瘀"解，即血分出现瘀血。其下之"恶血"足证为"血有余"为血分有瘀血。

②其气不等也　气，征象。其气不等也，即神、气、血、形、志的有余和不足的征象不相等同。《类经·十四卷·第十八》："神属心，气属肺，血属肝，形属脾，志属肾，各有虚实，故其气不等。"

③十六部　诸说不一。《太素·卷二十四·虚实补泻》："九窍五脏以为十四，四肢合手足，故有十六部。"王冰、张景岳、吴昆注并同杨说。张志聪："十六部者，十六部之经脉也。手足经脉十二，跷脉二，督脉一，任脉一，共十六部。"高士宗："形体之十六部，谓两肘、两臂、两腘、两股、身之前后左右，头之前后左右也。"杨说解释不尽合理，因为九窍的双窍都计算在在内，而双手双足只计算一半，故难以信服。今从张说，可在《皮部论篇》得到佐证。之所以从张说，因部，部位；管辖。《山海经·西山经》："是神也，司天之九部及帝之囿时。"郭璞注："主九域之部界。"《史记·历书》："至今上即位，招致方士唐都，分其天部。"裴骃集解引《汉书音义》："谓分部二十八宿为距度。"唐代柳宗元《岭南节度飨军堂记》："唐制：岭南为五府，府部州以十数。"集注："部犹管也。"据此，十六部，即十六经脉在体表皮所管辖的范围。以浮络所在的部而判断所属之经。参见本书《皮部论篇》所述。

④节　证验，验证；人之全身关节；量词。此指络脉之腧穴所管辖的在皮的部位之节段。《荀子·性恶》："故善言古者必有节于今，善言天者必有征于人。"王先谦集解引王引之曰："节亦验也。"《淮南子·说林》："见象牙乃知其大于牛，见虎尾乃知其大于狸，一节见而百节知也。"本书《针解篇》："三百六十五络应野。"王冰："三百六十五节，非谓骨节，是神气出入之处也。"下文之"夫十二经脉者，皆络三百六十五节，节有病必被经脉"即为佐证。

⑤藏、志意　藏，守，引申为掌管，主宰。志意，精神。《荀子·修

身》："志意修则骄富贵，道义重则轻王公。"《韩诗外传·卷四》："血气平和，志意广大，行义塞天地，仁知之极也。"

⑥通 《甲乙·卷六·第三》其下有"达"字。

⑦连骨髓 连，串联；牵连。汉代刘向《列女传·珠崖二义》："珠崖多珠，继母连大珠以为系臂。"《韩非子·制分》："禁尚有连于己者，理不得相窥，惟恐不得免。骨髓，骨腔内的膏状物质；内心（情感）深处。此指后者。本书《生气通天论》："筋脉和同，骨髓坚固。"《史记·秦本纪》："文公夫人，秦女也，为秦三囚将请曰：'缪公之怨此三人入于骨髓，愿令此三人归，令我君得自快烹之。'"

⑧出 《说文》，"出，进也。"

⑨隧 《甲乙·卷六·第三》作"渠"，其下同。

⑩守 停留。古代指某一星辰进入别的星辰的天区。《史记·孝景本纪》："荧惑逆行，守北辰。"《史记·天官书》："其（荧惑）入守太微、轩辕、营宝，主命恶之。"裴骃集解引韦昭曰："自下触之曰'犯'，居其宿曰'守'。"《旧唐书·李晟传》："晟初屯渭桥时，荧惑守岁，久之方退。"

⑪经隧 经，直行的在里的为经，犹如大的河流。《文选·左思〈魏都赋〉》："驰道周屈于果下，延阁胤宇以经营。"李善注："直行为经，周行为营。"本书《阴阳应象大论》："六经为川，肠胃为海。"经隧，藏于深部的经脉。王冰："隧，潜道也。经脉伏行而不见，故谓之经隧焉。"

⑫神有余则笑不休，神不足则悲 张志聪："神者心之所藏也，心藏脉，脉舍神，心在志为喜，在声为笑，故有余则笑不休，不足则金气反胜而为悲。"

⑬血气未并 并，聚合。为併的初字。聚；集。通"屏"。放逐；摈弃。《韩非子·初见秦》："军乃引而退，并于李下，大王又并军而至。"《孙子·九地》："谨养而勿劳，併气积力。"《庄子·天运》："至贵，国爵并焉；至富，国财并焉。"郭象注："并者，除弃之谓也。"《论语·尧曰》："尊五美，屏四恶，斯可以从政矣。"血气未并，此指血气没有凝滞。其下"气血以并"之"并"，则为"排除；斥退。"

⑭神之微 神，正气；水谷之精气；阴阳之精气。《灵枢经·史崧叙》神气者，正气也。神气之所游行出入者，流注也，《灵枢经·平人绝谷》："故神者，水谷之精气也。"《类经·十九卷·第六》："谷气，即正气，亦曰神气。"《灵枢经·决气》："两神相搏，合而成形，常先身生，是谓精。"神之

微，即正气弱而病轻。王冰："洒淅，寒貌也，始起于毫毛，尚在于小络，神之微病。"

⑮小络　小，与大相对。大人，相对于小儿。小子之子为孙。小络相对于大经脉而言，孙络相对于小络而言。孙络，又称孙脉。小络，又称络。由经脉分出的横出的枝杈为小络，再由小络分出的横出的枝杈为孙络。

⑯血　马本、守山阁本并改作"脉"。顾观光《素问校勘记》："'脉'字原误'血'，依马本改。"不必改。

⑰出血勿之深斥　斥，推。《文选·刘桢〈赠五官中郎将〉诗之一》："四节相推斥，季冬风且凉。"李善注引《广雅》："斥，推也。"勿之深斥，王冰："勿深推针。"出血勿之深斥，《太素·卷二十四·虚实补泻》："斥，推也。勿深推也。神之有余气浅，故刺小络出血也，斥者深则触其大经者也。"

⑱虚络　即有凹陷下之络脉部位。马莳："神不足，其络必虚，当治其心经之络，为虚者治之。"

⑲按而致之　揉摩或按压局部以招致正气，使正气充实于虚络。

⑳利　《甲乙·卷六·第三》作"和"。

㉑按摩勿释，著针勿斥　按摩患处时不要松开针体，拿着针不要深刺。

㉒气　藏本、《太素·卷二十四·虚实补泻》"有"上有"气"字，依文例，今据补。

㉓息利少气　呼吸虽通利，但气息短少。《太素·卷二十四·虚实补泻》："以肺气不足则出入易，故呼吸气少而利也。"

㉔白气微泄　白者，主西方，金星之气也。其应肺，故白气者，肺气也。《太素·卷二十四·虚实补泻》："肺脏外主皮肤，内主于气，今外言其皮肤病，其内言于气之微病，五色气中，肺为白色，泄者，肺气泄也。"微泄，微虚。高士宗："微泄，犹言微虚也。"

㉕泻其经隧　高士宗："肺气有余，则气机内逆，故当泻其经隧。泻经隧者，通经脉之隧道。"

㉖适人必革　《类经·十四卷·第十八》："适，至也。革，变也。先行按摩之法，欲皮肤之气流行也。次出针而视之曰，我将深之，欲其恐惧而精神内伏也。适人必革者，谓针之至人，必变革前说，而刺仍浅也，如是则精气既伏于内，邪气散乱无所止息而泄于外，故真气得其所矣。"

㉗散乱　散，杀；衰减。《方言·卷三》："散，杀也。东齐曰散。"《墨

子·非儒下》："奉其先之祭杞，弗散。"于省吾新证："散、杀一声之转。《仪礼·士冠礼》'德之縠也，注：'杀犹衰也。'"乱，治理；改变。《尔雅·释诂下》："乱，治也。"《玉篇·乙部》："乱，理也。"唐代韩愈《张中丞传后叙》："巡就戮时，颜色不乱。"散乱，即邪气就会衰减而改变。

㉘休息　休养生息；停止。《史记·曹相国世家》："然百姓离秦之酷后，参与休息无为，故天下俱称其美矣。"汉代贾谊《鹏鸟赋》："万物变化兮，固无休息。"

㉙相得　互相联络；会合。此指后者。《墨子·备梯》："以白衣为服，以号相得，若此，则云梯之攻败矣。"北魏郦道元《水经注·清漳水》："清漳又东南，与镣水相得。"

㉚孙络外溢，则经有留血　孙络，《灵枢经·脉度》："经脉为里，支而横者为络，络之别者为孙。"留，留滞。《荀子·大略》："无留善，无宿问。"王先谦集解："有善即行，无留滞。"孙络外溢，则经有留血，孙络之血向外流溢，就是经脉有血留滞。

㉛血有余，则泻其盛经出其血，不足……无令血泄　出，去掉；驱逐。《玉篇·出部》："出，去也。"血有余，则泻其盛经出其血，不足……无令血泄，《类经·十四卷·第十八》："血有余则盛经满溢，故当泻而出之。不足则察其经之虚者，内针补之。然补虚之法，必留针以候气，所谓如待所贵，不知日暮者是也。留针既久，但视其脉已大，是气已至，则当疾出其针矣，血去则愈虚，故无令血泄也。"

㉜无令恶血得入于经，以成其疾　留滞于络脉的瘀血叫恶血，恶血留于络脉，必溢于经脉形成疾病。《素问经注节解》："血不流动，则留滞而成恶血矣。恶血在络，若不刺出，必入于经而为病也。按心肺脾肾俱有微证刺法，而此肝脏独以刺留血为解，或者以肝主藏血故也。"

㉝形　形体；身体。而体则特指四肢。《易·系辞上》："在天成象，在地成形，变化见矣。"《增韵·青韵》："形，体也。"《韩非子·杨权》："夫香美脆味，厚酒肥肉，甘口而病形。"本书《阴阳应象大论》："其在天为湿，在地为土，在体为肉，在藏为脾。"《论语·微子》："四体不勤，五谷不分。"《礼记·丧大记》："废床，彻亵衣，加新衣，体一人。"郑玄注："体，手足也。"陈浩集说："手足为四体。"

㉞泾溲　《太素·卷二十四·虚实补泻》无"泾"字。杨注："有本'经

溲’者，经，即妇人月经也”。泾，通“经”。《管子·轻重戊》：“道四泾之水，（以）商九州之高。”郭沫若等集校：“（闻）一多案，‘《度地篇》：水之出于山而流入于海者命曰经水，引于他水，入于大水及海者命曰枝水。……四泾之水. 即四经水，亦即四渎也’”。泾溲 诸注家不一，王冰：“泾，大便，溲，小便也。”吴昆：“泾，水行有常也，溲，溺溲也。泾溲不利，言常行之小便不利也。”《太素·卷二十四·虚实补泻》注：“有本‘经溲’者，经即妇人月经也。”从王注。

㉟蠕（rú）动 蠕，微动貌；虫类爬行的样子。《荀子·劝学》：“端而言，蠕而动，一可以为法则。”王先谦集解：“蠕，微动也。”《夜谭随录·朱佩茝》：“凡三夜，妇遂有娠，腹中时时蠕动。”

㊱微风 高士宗：“风邪入于肌肉，则肌肉蠕动，命曰微风，言微风在肌肉也。”

㊲形有余则泻其阳经，不足则补其阳络 张志聪：“阳，谓阳明也。阳明与太阴为表里，盖皮肤气分为阳，脾所主在肌肉，故当从阳以补泻，泻刺其经者，从内而出于外也；补刺其络者，从外而入于内也。”

㊳索 离散。此引申为消散。《玉篇·索部》：“索，散也。”

㊴志有余则腹胀飧泄，不足则厥 志，肾主志。厥，《太素·卷二十四·虚实补泻》：“足逆冷也。”志有余则腹胀飧泄，不足则厥，张志聪：“肾者，胃之关也，关门不利，则聚水而为腹胀飧泄矣。肾为生气之原，故不足则厥逆而冷。”

㊵骨节有动 即骨节间响动。

㊶志有余则泻然筋血者，不足则补其复溜 然筋，王冰认为是然谷穴。志有余则泻然筋血者，不足则补其复溜，《太素·卷二十四虚实补泻》：“然筋足少阴营，在足内踝之下，名曰然谷，足少阴经无然筋，当是然谷下筋也。复溜足少阴经，在足内踝上三寸，此二皆是志之脉穴，故泻然筋之血，补复溜之气。”

㊷所 表示地方；位置。

【原文】

帝曰：善。余已闻虚实之形[①]，不知其何以生？岐伯曰：气血以并，阴阳相倾，气乱于卫。血逆于经，血气离居，一实一虚[②]，血并于阴，气并于阳，故为惊狂[③]。血并于阳，气并于阴，乃为炅中[④]。血并于上，气并于下，心烦惋善怒。血并于下，气并于上，乱而喜忘[⑤]。

帝曰：血并于阴，气并于阳，如是血气离居，何者为实？何者为虚？岐伯曰：血气者，喜温而恶寒，寒则泣不能流，温则消而去[⑥]之，是故气之所并为血虚，血之所并为气虚。

帝曰：人之所有者，血与气耳。今夫子乃言血并为虚，气并为虚，是无实乎？岐伯曰：有者为实，无者为虚，故气并则无血，血并则无气，今血与气相失，故为虚焉[⑦]。络之与孙脉俱输于经[⑧]，血与气并，则为实焉。血之与气并走于上，则为大厥[⑨]，厥则暴死，气复反[⑩]则生，不反则死。

帝曰：实者何道从来？虚者何道从去？虚实之要，愿闻其故。岐伯曰：夫阴与阳皆有俞会[⑪]，阳注于阴，阴满之外[⑫]，阴阳匀[⑬]平，以充其形，九候若一，命曰平人。夫邪之生也，或生于阴，或生于阳。其生于阳者，得之风雨寒暑。其生于阴者，得之饮食、居处阴阳、喜怒[⑭]。

【校注】

①形　形征，即外在表现。《广雅·释诂三》："形，见也。"

②气血以并……一实一虚　并，此指弃除，排斥。相倾，互相对立而存在；相互竞争；彼此排挤。此指竞争。《老子》："长短相形，高下相倾。"南朝梁国刘孝标《辨命论》下："岂非否泰相倾，盈缩递运，而汩之以人，其蔽六也。"《史记·吕不韦列传》："当是时，魏有信陵君，楚有春申君、赵有平原君，齐有孟尝君，皆下士喜宾客以相倾。"离居，离开居处，流离失所。《书·盘庚下》："今我民用荡析离居，罔有定极。"孔颖达疏："播荡分析，离其居宅，无安定之极。"气血以并……一实一虚，即气血而有彼此排挤，阴阳相互竞争，气逆乱在卫分处；血逆乱在经脉中，气血离开居处，流离失所，使一方充实旺盛，一方虚弱。

③血并于阴，气并于阳，故为惊狂　吴昆："血并于阴脏，是为重阴；

气并于阳腑，是为重阳，惊狂，癫狂也。”

④血并于阳，气并于阴，乃为炅中 《类经·十四卷·第十九》：“血并于阳，阴在表也，气并于阴，阳在里也，故为炅中。炅，热也。”

⑤血并于下……乱而喜忘 喜，孙本作“善”。上，指心。下，指肝。惋，郁结烦闷。血并于上……乱而喜忘，本书《解精微论》：“夫志悲者惋，惋则冲阴。”本书《阳明脉解》：“阳明厥则喘而惋，惋则恶人。”《素问经注节解》：“气血运行，上下循环，乃为无病。并则偏于一，而病起矣。血者注于心而藏于肝，血并于上，则血偏盛而气自并于下，下冲其上，心与肝动，故令烦惋善怒也。气者蓄于丹田，则神自清而精自摄，今并于上，则气尽升而血自并于下，上离乎下，精神涣散，故令乱而喜忘也。”

⑥去 “死”的婉辞。疾走。通“驱”。此引申为“流动加速”。汉代佚名《孤儿行》：“居生不乐，不如早去，下从地下黄泉。”《集韵·鱼韵》：“去，疾走也。”《说文通训定·豫部》：“去，假借为驱。”

⑦有者为实……故为虚焉 实，满。《小尔雅·广诂》：“实，满也。”《淮南子·氾论》：“田野芜，仓廪虚，囹圄实。”《礼记·玉藻》：“盛气颠实扬休。”孔颖达疏：“实，满也。”无，虚无、空虚等。《老子》：“天下万物生于有，有生于无。”唐代韩愈《明水赋》：“应于有，生于无。”相失，不能相互配合，失去联络。有者为实……故为虚焉，《类经·十四卷·第十九》：“有血无气，是血实气虚也；有气无血，是气实血虚也。相失者不相济，失则为虚矣。”

⑧络之与孙脉俱输于经 张志聪：“络者，经脉之支别也。孙脉者，乃孙络之脉别经者，亦三百六十五脉，内通于十二大络，外通于肤腠皮毛。五脏之血气，从大络而出于孙脉，从孙脉而出于肤表，表阳之气，从孙络而入于大络，从大络而注于经俞，此外内交通血气之径路也，是络脉之血气，孙络之气血，俱输于经。”

⑨血之与气并走于上，则为大厥 大厥，大逆。正常气血上下皆有，而血随着气一起走于上，则上实下虚，则导致大厥，即气血极不和顺相接。《类经·十四卷·第十九》：“血气并走于上，则上实下虚，下虚则阴脱，阴脱则根本离绝而下厥上竭，是为大厥。”

⑩复反 同义词连用。复，还，返回。《易·泰》：“无往不复。”高亨注：“复，返也。”反，汉代贾谊《过秦论中》：“虚囹圄而免刑戮，去收孥污

秽之罪，使各反其乡里。”复反，即返回、

⑪俞会　俞，指俞穴。会，即经气所会合的地方。张志聪：“俞者，谓三百六十五俞穴，乃血脉之所流注。会者，谓三百六十五会，乃神气之所游行，皆阴阳血气之所输会者也。”

⑫阳注于阴，阴满之外　《类经·十四卷·第十九》：“阳注于阴，则自经归脏，阴满之外，则自脏及经。”

⑬匀　同“均”《集韵·谆韵》：“均，《说文》，‘平，徧也。’或作匀。”

⑭其生于阳者……居处阴阳、喜怒　阴，前阴者，指脏腑；后阴者，指湿；冷，寒冷；湿《吕氏春秋·辩土》：“故亩欲广以平，圳欲小以深，下得阴，上得阳，然后咸生。”高诱注：“阴，湿也。”《左传·襄公二十八年》：“阴不堪阳。”杨伯峻注：“古人谓寒冷为阴，温暖为阳。应有冰而无冰，即应寒而暖，故曰阴不胜阳。”阳，前阳者，指肌表；后阳者，指温燥。温暖；干旱。《诗·豳风·七月》：“春日载阳，有鸣仓庚。”毛传：“阳，温也。”《左传·昭公四年》：“其藏之也周，其用之也遍，则冬无愆阳，夏无伏阴。”杜预注：“愆，过也。谓冬温。”《汉书·王莽传中》：“太白司艾，西岳国师典致时阳，白炜象平，考量以铨。”颜师古注引应劭曰：“厥罚常阳。阳，旱也。”得，遇到。唐代柳宗元《童区寄传》：“逃未及远，市者还，得童大骇。居处，日常生活；住所，住处。此指住处。《论语·阳货》：“夫君子之居丧，食旨不甘，闻乐不乐，居处不安。”《后汉书·袁安传》：“居处仄陋，以耕学为业。”其生于阳者……居处阴阳，喜怒，即其发生在体表的疾病，是遇到了风雨寒热，其发生在脏腑的病，是遇到了饮食、居住处寒冷，潮湿，或温燥处、喜怒情绪。

【原文】

帝曰：风雨之伤人奈何？岐伯曰：风雨之伤人也，先客于皮肤，传入于孙脉，孙脉满则传入于络脉，络脉满则输于大经脉，血气与邪并客分腠之间，其脉坚大，故曰实。实者外坚充满，不可按之，按之则痛。

帝曰：寒湿之伤人奈何？岐伯曰：寒湿之中人也，皮肤不收[①]，肌肉坚紧，荣血泣，卫气去，故曰虚。虚者，聂辟[②]气不足，按之则气足，以温之，故快然而不痛。

帝曰：善。阴③之生实奈何？岐伯曰：喜怒不节则阴气上逆，上逆则下虚，下虚则阳气走之，故曰实矣④。

帝曰：阴之生虚奈何？岐伯曰：喜则气下，悲则气消，消则脉虚空，因寒饮食，寒气熏满；则血泣气去，故曰虚矣⑤。

帝曰：《经》言⑥阳虚则外寒，阴虚则内热，阳盛则外热，阴盛则内寒，余已闻之矣，不知其所由然也。岐伯曰：阳受气于上焦，以温皮肤分肉之间，今寒气在外，则上焦不通，上焦不通，则寒气独留于外，故寒慄⑦。

帝曰：阴虚生内热奈何？岐伯曰：有所劳倦，形气衰少，谷气不盛，上焦不行，下脘不通，胃气热，热气熏胸中，故内热⑧。

帝曰：阳盛生外热奈何？岐伯曰：上焦不通利则皮肤致密，腠理闭塞，玄府不通，卫气不得泄越，故外热⑨。

帝曰：阴盛生内寒⑩奈何？岐伯曰：厥气上逆，寒气积于胸中而不泻，不泻则温气去，寒独留，则血凝泣，凝则脉不通，其脉盛大以涩，故中寒⑪。

【校注】

①不收　收，获取。《广雅·释诂一》："收，取也。"不收，新校正云：全元起云："不收，不仁也。"

②聂辟　聂，通"摄"。安定；安静；静谧。《说文通训定声·谦部》："聂，假借为摄。"《山海经·海外北经》："聂耳之国在无肠国东，使两文虎，为人两手聂其耳。"郭璞注："言耳长，行则以手摄持之也。"《汉书·严助传》："近者亲附，远者怀德，天下摄然，人安其生。"颜师古注引孟康曰："摄，安也，音奴协反。"《文选·刘琨〈劝进表〉》："抗明威以摄不类，杖大顺以肃宇内。"李善注："摄，安也。"《字汇》："摄，静谧也。"据此，聂，本字当为"摄"。辟，通"弭"。《集韵·纸韵》："辟，止也。通作弭。"《说文通训定声》："辟，假借为弭。"聂辟，此为方言的"泥疲"。聂辟，当读为"蔫疲。"意为

“卫气薄弱，使皮肤感觉迟钝。”《素问经注节解》：“聂辟，怯弱也。”

③阴　指脏。《灵枢经·终始》：“五藏为阴，六府为阳。”阴阳是一个相对的概念，腑和肌肤而言，其腑则为阴，肌肤则为阳。所以阴阳具体含义，看语言环境来确定。

④喜怒不节……故曰实矣　走：往；归向；趋向；至，到。《仪礼·士相见礼》：“某将走见。”郑玄注：“走，往也。”《淮南子·说林》，“渔者走渊，木者走山。”《吕氏春秋·荡兵》：“民之号呼而走之，若强弩之射于深溪也，若积大水而失其壅堤也。”高诱注：“走，归。”《汉书·萧何传》：“沛公至咸阳，诸将皆争走金帛财物之府分之。”颜师古注“走，趋向之，音奏。”《庄子·达生》：“有张毅者，高门县簿，无不走也。”郭象注：“司马云：走，至也。言无不至门奉贵富也。”奏，通“走”。向；进。《诗·大雅·绵》“予日有奔奏。”陆德明释文：“奏，本亦作走。”《字汇补·大部》：“奏，向也。”《说文》，“奏，进也。”此“走之”，即阳邪进入下部空虚之处。……故曰实矣，《类经·十四卷·第十九》：“此内伤之生实也。阴逆于上则虚于下，阴虚别阳邪凑之，所以为实。然则实因于虚，此所以内伤多不足也。按下文以喜则气下为虚，而此节所重在怒，故曰实也，观阴气上逆之意，言怒可知。又举痛论曰：怒则气上，正此之谓。”

⑤喜则气下……故曰虚矣　下，去掉；除掉；消减。此指后者。《周礼·秋官·司民》：“司民掌登万民之数……岁登下其死生。”郑玄注：“下，犹去也。每岁更著生去死。”《新唐书·杜如晦传》：“与玄龄共管朝政，引士贤者，下不肖，咸得职。”《鹤林玉露·丙编·卷一》：“盖酒后嚼之，则宽气下痰，余酲顿解。”熏，侵染；逐渐积累。晋代王嘉《拾遗记·燕昭王》：“（荃芜之香）出波弋国，浸地则土石皆香……以熏枯骨，则肌肉皆生。”南朝宋国鲍照《代苦热行》：“瘴气昼熏体，草露夜沾衣。”《法苑珠林·卷三十》：“出家之人，未犯之前，念念入道，善业已熏，福基已厚，虽有微恶，轻愧而造，不能倾动。”满，通“懑。”闷。《史记·扁鹊仓公列传》：“济北王病，召臣意诊其脉，曰：‘风蹶胸满。”熏满。即侵染而憋闷。喜则气下……故曰虚矣，《类经·十四卷·第十九》：“此内伤之生虚也。下，陷也。消，散也。……因寒饮食者，寒气熏满中焦，必伤阳气，故血涩气去而中为虚也。若饮食过度，留滞不消，虽亦内伤，此则虚中挟实，此又不可不为详辨。”

⑥《经》言　经言，上古经论说。王冰：“经言，谓上古经言也。”

⑦阳受气于上焦……故寒慄　慄，战栗；瑟缩；颤抖。本书《疟论》："疟之始发也，先起于毫毛，伸欠，乃作寒栗鼓颔。"王冰注："慄，谓战慄。"《广雅·释言》："慄，战也。"栗，通"慄"。因恐惧或寒冷而哆嗦，发抖。《论语·八佾》："夏后氏以松，殷人以柏，周人以栗，曰，使民战栗。"《汉书·杨恽传》："下流之人，众毁所归，不寒而栗。"颜师古注："栗，竦缩也。"阳受气于上焦……故寒栗，张志聪："阳，谓诸阳之气。经云：上焦开发，宣五谷味，熏肤充身泽毛，是谓气。是阳受气于上焦，以温皮肤分肉。假令寒气客于外，则上焦之气不通，而寒气独留，故寒栗也。"

⑧有所劳倦……故内热　倦，疲劳。《国语·晋语一》："用而不倦，身之利也。"韦昭注："倦，劳也。"劳倦，同义词连用。疲劳；劳累。《史记·东越列传》："是时楼船将军杨仆使使上书，愿便引兵击东越。上曰士卒劳倦，不许。"有所劳倦……故内热，张志聪："此言阴虚生内热者，因中土之受伤也。夫饮食劳倦则伤脾，脾主肌肉，故形气衰少也。水谷入胃，由脾气之转输，脾不运行，则谷气不盛矣，上焦不能宣五谷之味，下焦不能受水谷之津，胃为阳热之腑，气留而不行，则热气熏于胸中，而为内热矣。"

⑨上焦不通利……故外热　《类经·十四卷·第二十》："上焦之气，主阳分也，故外伤寒邪，则上焦不通，肌表闭塞，卫气郁聚，无所流行而为外热，所谓人伤于寒则病为热，此外感证也。"

⑩阴盛生内寒　阴，寒。生，出现，非自生。内寒，使脏腑有寒。阴盛生内寒，即寒气盛使脏腑出现寒证。

⑪厥气上逆……故中寒　《类经·十四卷·第二十》："厥气，寒厥之气也。或寒气伤脏，或食饮寒凉，寒留中焦，阳气乃去，经脉凝滞，故盛大而涩，盖阳脉流利多滑，不滑则无阳可知，此内伤证也。"

【原文】

帝曰：阴与阳并，血气以并，病形以成[①]，刺之奈何？岐伯曰：刺此者，取之经隧，取血于营，取气于卫[②]，用形哉！因四时多少高下[③]。

帝曰：血气以并，病形以成，阴阳相倾，补泻奈何？岐伯曰：泻实者，气盛乃内针，针与气俱内，以开其门，如利其户[④]，针与气俱出，精气不伤，邪气乃下[⑤]，外门不闭，以出其疾[⑥]，摇大其道，如利其路，是谓大泻[⑦]，必切[⑧]而出，大气乃屈[⑨]。

帝曰：补虚奈何？岐伯曰：持针勿置[⑩]，以定其意，候呼内针，气出针入，针空四塞，精无从去，方实而疾出针；气入针出，热不得还[⑪]，闭塞其门，邪气布散，精气乃得存，动气候时[⑫]，近气不失，远气乃来，是谓追之[⑬]。

【校注】

①成　大。通“盛”。《左传·昭公五年》：“韩赋七邑，皆成县也。”杨伯峻注：“韩氏收七邑之赋，此七邑皆大县。”《释名·释言语》：“成，盛也。”王先谦疏证补：“成盛声义互通，见于经典者甚多，故成训为盛。”《易·系辞上》：“成象之谓乾。”陆德明释文：“成象，蜀才作‘盛象’”

②取血于营，取气于卫　取，刺。取血于营，取气于卫，马莳：“盖十二经脉中，皆有经隧，血有虚实，而营气属阴，血生于营，故刺血者，取之营气而已。气有虚实，而卫气属阳，气亦属阳，故刺气者，取之卫气而已。”

③用形哉，因四时多少高下　吴昆：“用形哉，言因形之长短阔狭肥瘦而施刺法也。因四时多少高下者，如曰以月生死为痏数多少之谓也。春时俞在颈项，夏时俞在胸胁，秋时俞在肩背，冬时俞在腰股，高下之谓也。”

④以开其门，如利其户　吴昆：“刺其俞穴，所以开邪出之门、盖邪之壅实，欲出无户，斯乃利其户也。”

⑤下　退出；离开。此指减退。《史记·平原君虞卿列传》：“楚王叱日：‘胡不下里吾乃与而君言，汝何为者也！’”北周庾信《对宴齐使》：“归轩下宾馆，送盖出河堤。”

⑥疾　毒害之物；瘟疫。此指邪气。《左传·宣公十五年》：“谚曰，高下在心，川泽纳污，山薮藏疾。”杜预注：“山之有林薮，毒害者居之。”《国语·语上》：“譬之如疾，余恐易焉。”韦昭注：“疾，疫厉也。”

⑦摇大其道，如利其路，是谓大泻　即摇大针孔，以扩大排邪之路，这就叫做大泻。

⑧切　击中而截断。金或王若虚《论语辨惑四》：“苏氏之言，深切时病。”

⑨大气乃屈　大气，即亢盛的邪气。屈，枯竭；穷尽。《荀子·王制》：

"以时禁发，使国家足而财物不屈。"杨倞注："屈，竭也。"

⑩置　栽植，引申为扎入。此指持针不要立即扎入。

⑪还　消退。《大素·卷二十四·虚实所生》作"环"。环，假借字。《周礼·夏官·序官》："环人，下士六人。"郑玄注："环犹却也，以勇力却敌。"孙诒让正义："此借为还字，《乡饮酒礼》注云：'还，犹退。'"

⑫候时　等候时机。《史记·越王勾践世家》："（范蠡）于是自谓陶朱公，复约要父子耕畜，废居，候时转物，逐什一之利。"

⑬近气不失，远气乃来，是谓追之　王冰："近气，谓已至之气。远气，谓未至之气也……追之，言补也。《针经》曰：'追而济之，安得无实。'则此谓也。"

【原文】

帝曰：夫子言虚实者有十[①]，生于五藏，五藏五脉耳。夫十二经脉皆生其病，今夫子独言五藏。夫十二经脉者，皆络三百六十五节，节有病必被[②]经脉，经脉之病皆有虚实，何以合之？岐伯曰：五藏者，故[③]得六府与为表里，经络支节，各生虚实，其病所居，随而调之。病在脉，调之血[④]；病在血，调之络[⑤]；病在气，调之卫；病在肉，调之分肉[⑥]；病在筋，调之筋；病在骨，调之骨；燔针劫刺[⑦]其下及与急者；病在骨焠针药熨[⑧]；病不知所痛[⑨]，两跻为上[⑩]。身形有痛，九候莫病，则缪刺[⑪]之；痛在于左而右脉病者，巨刺之[⑫]。必谨察其九候，针道备矣。

【校注】

①虚实者有十　即本篇前谓神、气、血、形、志之五虚五实。

②被　及；到达。《玉篇·衣部》："被，及也。"《书·尧典》："光被四表"。蔡沈集传："被，及。"《汉书·韩王信传》："信上书曰：'国被边，匈奴数入。'"颜师古注："被，犹带也。"宋代司马光《应诏言朝政阙失事》："北尽塞表，东被海涯。"

③故　副词。本来。清代王引之《经传释词·卷五》："故，本然之词也。"

④病在脉，调之血　王冰："脉者血之府，脉实血实，脉虚血虚，由此脉病而调之血也。"

⑤病在血，调之络　《素问经注节解》："调之络者，调血之流行由络走经，故病在血分，必调其经络也。"

⑥病在肉，调之分肉　《类经·十四卷·第二十》："随所在而取于分肉之间也"

⑦燔（fán）针劫刺　燔，烧。《玉篇·火部》："燔，烧也。"燔针，即以棉花裹针，湿以麻油，燃烧待红时，左手固定腧穴两边的皮肤，去棉花卒刺之，随即抽出，随后用手按住针孔。现在多用针入后，用火烧针使之暖，为治痹证的刺法。劫刺，《类经·十七卷·第六十九》："劫刺，因火气而劫散寒邪也。"

⑧焠（cuì）针药熨　焠针，即火针。《类经·十四卷·第二十》："按上节言燔针者，盖纳针之后，以火燔之使暖也。此言焠针者，用火先赤其针而后刺之，不但暖也，寒毒固结，非此不可。"《本草纲目·火·火针》："火针者，《素问》所谓燔针，焠针也……其法：麻油满盏，以灯草二七茎点灯，将针频涂麻油，灯上烧令通赤用之。"药熨，用药物热敷。

⑨病不知所痛　痛，疾苦，非皆有疾痛之痛；病苦。吴昆："病不知所痛者，湿痹为患而无寒也，故湿胜为痹，寒胜为痛，今不知所痛，湿痹明矣。"

⑩两跷为上　《类经·十四卷·第二十》："两跷者，阳跷脉出足太阳之申脉，阴跷脉出足少阴之照海，俱当取之，故曰为上。"

⑪缪刺　本书《缪刺论篇》："邪客大络者，左注右，右注左，上下左右与经相干，而布于四末，其气无常处，不入于经俞，命曰缪刺……愿闻缪刺，以左取右、以右取左奈何？……络病者，其痛于经脉缪处，故命曰缪刺"据此，缪刺，即刺大络脉的缪处。

⑫巨刺之　也是左病刺右，右病刺左的刺法。本书《缪刺论篇》："邪客于经，左盛则右病，右盛则左病，亦有移易者，左痛未已而右脉先病，如此者，必巨刺之，必中其经，非络脉也。"据此邪在经，用巨刺于大经之腧穴。

【音释】

《调经论》：隧音遂　飧音孙　燔音烦

卷第十八

缪刺论篇第六十三

新校正云：按全元起本在第二卷。

【原文】

黄帝问曰：余闻缪刺[①]，未得其意，何谓缪刺？岐伯对曰：夫邪之客于形也，必先舍于皮毛。留而不去，入舍于孙脉，留而不去，入舍于络脉。留而不去，入舍于经脉。内连五藏，散于肠胃，阴阳俱感，五藏乃伤，此邪之从皮毛而入，极于五藏之次也，如此则治其经焉[②]。今邪客于皮毛，入舍于孙络，留而不去，闭塞不通，不得入于经，流溢[③]于大络[④]，而生奇病[⑤]也。夫邪客大络者，左注右，右注左，上下左右与经相干[⑥]，而布于四末，其气无常处，不入于经俞，命曰缪刺。

帝曰：愿闻缪刺，以左取右、以右取左奈何？其与巨刺[⑦]何以别之？岐伯曰：邪客于经，左盛则右病，右盛则左病；亦有移易者，左痛未已而右脉先病，如此者，必巨刺之，必中其经，非络脉也。故络病者，其痛于经脉缪处[⑧]，故命曰缪刺。

帝曰：愿闻缪刺奈何？取之何如？岐伯曰：邪客于足少阴之络，令人卒心痛暴胀[⑨]，胸胁支满，无积者，刺然骨之前[⑩]出血，如食顷[⑪]而已。不已，左取右，右取左，病新发者，取五日已。

【校注】

①缪（jiū）刺　缪，交错。通“樛”。绞结。《后汉书·舆服志上》：“金薄缪龙，为舆倚较。”李贤注引徐广曰：“缪，交错之形。”《礼记·檀弓下》：“其妻鲁人也，衣衰而缪绖。”郑玄注：“缪，当为木樛垂之樛。”孔颖达疏：“樛，谓两股相交也。”《汉书·外戚传下·孝成赵皇后》：“即自缪死。”颜师古注：“缪，绞也，音居虬反。”缪刺，是一种左病刺右、右病刺左，上病刺下，下病刺上，而且选择必须是络脉交错于二经的腧穴，也可以是二经交结之井穴，极个别用阿是穴。吴昆：“缪刺者，左病刺右，右病刺左，身病刺四肢，缪其病处也。所以行缪刺者，络病而经不病也。”

②如此则治其经焉　《类经·二十卷·第三十》：“邪气自浅入深，而极于五脏之次者，当治其经，治经者，十二经穴之正刺也，尚非缪刺之谓。”

③流溢　漫溢；流出。《隋书·天文志上》：“客星若水火守犯之，百川流溢。”

④大络　从《灵枢经·经脉》的走向和腧穴之间的关系来分析，此处所指大络，不仅仅是十五络脉，应该包括“其支者、支而横者”和“经别”。

⑤奇病　特殊病象。因病气在左，证见于右，病气在右，证见于左的络脉病，张志聪：“奇病者，谓病气在左，而症见于右，病气在右，而症见于左，盖大络乃经脉之别，阳走阴而阴走阳者也。”

⑥干　干犯；冒犯。《说文》“干，犯也。”

⑦巨刺　针刺因“左盛则右病，右盛则左病”之大经脉。详见《调经论篇》中“巨刺之”注。

⑧其痛与经脉缪处　指络脉病痛在络脉和经脉交结的部位。

⑨卒心痛暴胀　卒，突然；仓猝。《韩非子·存韩》：“今若有卒报之事，韩不可信也。”《玉篇·犬部》：“猝，言仓猝暴疾也。今作卒。”暴，鼓起；突出。又作“皺”《集韵·觉韵》，“皺，坟起也。亦省。”卒心痛暴胀，《太素·卷二十三·量缪刺》：“足少阴……支者，从肝出络心注胸中，故卒心痛也，从肾而上，故暴胀也。”

⑩无积者，刺然骨之前　然骨，又作“然谷”，即然谷穴。无积者，刺然骨之前，高士宗：“胀满有积，当刺其胸胁；若无积者，病在少阴之络，上走心包，故当刺少阴然骨之前。”

⑪如食顷　等到吃一顿饭的功夫。

【按语】

关于“左病未已而右脉先病”之“已”的讨论，“已”，完成；完毕；病愈；表示程度。相当于“太”、“甚”。《广雅·释诂三》：“已，成也。”《玉篇·已部》：“已，毕也。”《广雅·释诂一》：“已，愈也.”《吕氏春秋·至忠》：“王乏疾，必可已也。”高诱注：“已，犹愈也。”本书《离合真邪论篇》：“刺其出血，其病立已。”《广韵·止韵》：“已，甚也。”《诗·唐风·蟋蟀》：“无已大康，职思其居。”毛传：“已，甚,”《管子·戒》：“好善而恶恶已甚。”尹知章注：“已，犹太也。”那个最接近本处之意呢？根据其句中之“先”来判断，痊愈是其之意，“左病未已而右脉先病”的意思是左侧经脉生病没有痊愈时，可是右侧经脉开始现病苦。其提示左先有病之史，现在已注于右，故“右脉先病”了，虽右病，但源在左，故右病治在左之源。

【原文】

邪客于手少阳之络，令人喉痹①、舌卷，口干心烦、臂外廉痛，手不及头，刺手小②指次指③爪甲上④，去端如韭叶各⑤一痏⑥，壮者立已，老者有顷已⑦，左取右，右取左，此新病数日已。

邪客于足厥阴之络，令人卒疝暴痛⑧，刺足大指爪甲上，与肉交者⑨各一痏，男子立已，女子有顷已⑩，左取右，右取左。

邪客于足太阳之络，令人头项肩痛⑪，刺足小指爪甲上，与肉交者各一痏，立已，不已，刺外踝下⑫三痏，左取右，右取左，如食顷已。

邪客于手阳明之络，令人气满胸中，喘息而支胠，胸中热⑬，刺手大指次指⑭爪甲上，去端如韭叶各一痏，左取右，右取左，如食顷已。邪客于掌臂之间，不可得屈[15]，刺其踝后[16]，先以指按之痛，乃刺之，以月死生为数[17]，月生一日一痏，二日二痏，十五日十五痏，十六日十四痏。

邪客于足阳跷之脉，令人目痛从内眦始[18]，刺外踝之下半寸所[19]各二痏，左刺右，右刺左，如行十里顷而已。

人有所堕坠，恶血留内，腹中满胀，不得前后[20]，先饮利药[21]，此上伤厥阴之脉，下伤少阴之络[22]，刺足内踝之下，然骨之前血脉出血，刺足跗上动脉[23]，不已，刺三毛上各一痏，见血立已，左刺右，右刺左；善悲惊不乐[24]，刺如右方。

邪客于手阳明之络，令人耳聋，时不闻音[25]，刺手大指次指爪甲上，去端如韭叶各一痏，立闻，不已，刺中指爪甲上与肉交者[26]，立闻。其不时闻者，不可刺也[27]。耳中生风者[28]，亦刺之如此数，左刺右，右刺左。

凡痹往来行无常处者[29]，在分肉间痛而刺之[30]，以月死生为数，用针者，随气盛衰，以为痏数[31]，针过其日数则脱气[32]，不及日数则气不泻，左刺右，右刺左，病已止，不已，复刺之如法，月生一日一痏，二日二痏，渐多之，十五日十五痏，十六日十四痏，渐少之。

邪客于足阳明之经[33]，令人鼽衄，上齿寒，刺足中[34]指次指爪甲上，与肉交者各一痏，左刺右，右刺左。

邪客于足少阳之络，令人胁痛不得息，咳而汗出[35]，刺足小指次指爪甲上，与肉交者各一痏，不得息立已，汗出立止，咳者，温衣饮食[36]，一日已，左刺右，右刺左，病立已，不已，复刺如法。

邪客于足少阴之络，令人嗌痛不可内食[37]，无故善怒，气上走贲上[38]，刺足下中央之脉[39]各三痏，凡六刺，立已，左刺右，右刺左。嗌中肿[40]，不能内唾，时不能出唾者，刺然骨之前，出血立已，左刺右，右刺左。

邪客于足太阴之络，令人腰痛，引少腹控眇[41]，不可以仰息[42]，刺腰尻之解，两胂之上[43]，是腰俞，以月死生为痏数，发针立已，左刺右，右刺左。

邪客于足太阳之络，令人拘挛背急，引胁而痛[44]，内引心而痛[45]，刺之从项始，数脊椎侠脊，疾按之应手如痛[46]，刺之傍三痏，立已。

邪客于足少阳之络，令人留于枢中痛，髀不可举[47]，刺枢中，以毫针，寒则久留针，以月死生为数，立已。

治诸经刺之，所过者不病，则缪刺之[48]。耳聋，刺手阳明，不已，刺其通[49]脉出耳前者。齿龋[50]，刺手阳明[51]，不已，刺其脉入齿中[52]，立已。

邪客于五藏之间，其病也，脉引而痛，时来时止，视其病，缪刺之于手足爪甲上[53]，视其脉，出其血，间日一刺，一刺不已，五刺已。

缪传引上齿[54]，齿唇寒痛，视其手背脉血者去之，足阳明中指爪甲上一痏，手大指次指爪甲上各一痏，立已，左取右，右取左。

邪客于手足少阴、太阴、足阳明之络，此五络皆会于耳中，上络左角[55]，五络俱竭，令人身脉皆动，而形无知也，其状若尸，或曰尸厥[56]，刺其足大指内侧爪甲上，去端如韭叶，后刺足心，后刺足中指爪甲上各一痏，后刺手大指内侧[57]，去端如韭叶，后刺手心主、少阴锐骨之端[58]各一痏，立已，不已，以竹管吹其两耳，鬄[59]其左角之发方一寸燔治[60]，饮以美酒一杯，不能饮者灌之，立已。

凡刺之数，先视其经脉，切而从之，审其虚实而调之，不调者，经刺之[61]，有痛而经不病者缪刺之，因视其皮部有血络者尽取之，此缪刺之数也[62]。

【校注】

①喉痹 《诸病源候论·喉痹候》："喉痹者，喉里肿塞痹痛，水浆不得入也……亦令人壮热而恶寒。"

②小 原作"中"，新校正云："按《甲乙经》关冲穴出手小指次指之端，今言中指者，误也。"《太素·卷二十三·量缪刺》注中作"小"。今据改。

③手小指次指 即无名指。

④上：侧畔。《史记上·孔子世家》："唯子赣庐于冢者，"司马贞索隐："盖上，亦是边侧之意。"

⑤各 副词。皆。裴学海《古书虚字集释·卷五》："各，犹'皆'也。'各''皆'一声之转。"此指虽病不同，但都要刺这个腧穴。

⑥痏（wěi） 针刺的次数；腧穴。此指腧穴。《灵枢经·邪气藏府病形》："已发针，疾按其痏，无令其血出。"

⑦老者有顷已 有顷，不久；一会儿。《战国策·秦策一》："孝公已死，惠王代后，莅政有顷，商君告归。"姚宏注："有顷，言未久。"老者有顷已，《太素·卷二十三·量缪刺》："老者气血衰故有顷已。"

⑧卒疝暴痛 王冰："以其络去内踝上同身寸之五寸，别走少阳，其支别者，循胫上睾结于茎，故令人卒疝暴痛。"

⑨足大指爪甲上与肉交者 在足大趾爪甲上，当指大敦穴，与肉交界的部位，当指指甲内侧角的边上与肉交界处。

⑩女子有顷已 《太素·卷二十三·量缪刺》："疝痛者，阴之病也，女子阴气不胜于阳，故有顷已也。"

⑪令人头项肩痛 王冰"以其经之正者，从脑出别下项，支别者，从髆内左右别下，又其络自足上行，循背上头。故项头肩痛也。"

⑫外踝下 王冰："谓金门穴，足太阳郄也。"

⑬令人气满胸中……胸中热 胠，腋下空软处。《太素·卷二十三·量缪刺》："手阳明偏历之络……不言至于胸胠，而言胸胠痛者，手阳明之正膺乳别上入柱骨，下走大肠属于肺，故胸满喘息支胠胸热也，以此推之，正别脉者皆为络。"

⑭手大指次指 食指。

⑮邪客于臂掌之间，不可得屈 《太素·卷二十三·量缪刺》："腕前为

掌，腕后为臂，手外踝后是手阳明脉所行之处，有脉见者是手阳明络，臂掌不得屈者，取此络也。”

⑯刺其踝后　高士宗：“先以指按之，按之而痛，乃刺之。”刺“以痛为俞”者。

⑰以月死生为数　死，阴历每月的十六日以后月亮渐缺，为月死，生，阴历每月的初一后月亮渐圆，为月生。以月死生为数，《类经·二十卷·第三十》：“月之死生，随日盈缩以为数也，故自初一至十五，月日以盈，为之生数，当一日一痏，一痏即一刺也，至十五日，渐增至十五痏矣。自十六日至三十日，月日以缩，为之死数，当日减一刺，故十六日止十四痏，减至月终，惟一刺矣。盖每日一刺，以朔望为进止也。”

⑱目痛从内眦始　内眦，眼内角。目痛从内眦始，《太素·卷二十三·量缪刺》：“阳跷从足上行至目内眦，故目痛。”

⑲外踝之下半寸所　外踝下五分之位置，当为阳跷脉之申脉穴。

⑳前后　前，小便。后，大便。

㉑先饮利药　利，通。先饮利药，《太素·卷二十三·量缪刺》：“可饮破血之汤，利而出之。”

㉒上伤厥阴之脉，下伤少阴之络　“肾足少阴之脉……出于然骨之下……贯脊属肾络膀胱；其直者，从肾上贯肝膈。”“肝足厥阴之脉……挟胃属肝络胆，上贯膈。”然肾司二便，肾脉伤则不得前后，厥阴、少阴二脉皆向上贯膈，其皆伤而有恶血，使之“腹中胀满。”

㉓跗上动脉　其说不一。王冰：“谓冲阳穴，胃之原也。刺可入同身寸之三分，留十呼。若灸者，可灸三壮。主腹大不嗜食，以腹胀满，故尔取之。”《类经·二十卷·第三十》：“足厥阴之俞，太冲穴也。”从张注。

㉔善悲惊不乐　乐，高兴。通“㾑”。《说文通训定声·小部》：“樂，假借为㾑（疗）。”《经典释文》：“樂，本又作㾑”。《诗·陈风·衡门》：“可以樂饥”。郑玄笺：“可饮以㾑饥，㾑，犹治，止。”《周礼·天官·疡医》：“凡疗疡。”郑玄注：“止病曰疗。”《灵枢经·痈疽》：“其色不乐”。《灵枢经·癫狂》：“癫疾始生，先不乐”。善悲惊不乐，即好悲伤，惊惧不能控制。

㉕令人耳聋，时不闻音　王冰：“又其络之别者；入耳会于宗脉，故病令人耳聋时不闻声。”

㉖中指爪甲上与肉交者　指中冲穴。《类经·二十卷·第三十》：“中指

爪甲上，手厥阴之井，中冲穴也，以心主脉出耳后，合少阳完骨之下，故宜取之。”

㉗其不时闻者，不可刺也　即不能经常听到声音的人，不可用针刺治疗。《类经·二十卷·第三》：“时或有闻者，尚为可治，其不闻者，络气已绝，刺亦无益，故不可刺也。”

㉘耳中生风者　即耳中出现刮风的声音。

㉙凡痹往来行无常处者　高士宗“此言往来行痹，不涉经脉，但当缪刺其络脉，不必刺其俞穴也。”

㉚痛而刺之　《类经·二十卷·第三十》：“谓痛所在，求其络而缪刺之也。”

㉛随气盛衰，以为痏数　随着邪气的轻重，决定针刺的次数。《太素·卷二十三·量缪刺》：“用针之数，随气盛衰，盛则益数，衰则减数。”

㉜脱气　脱，夺也。根据上下文义，此指正气失去。其后之“气”为邪气。

㉝阳明之经　新校正云：“按全元起本与《甲乙经》‘阳明之经’作‘阳明之络’。”今本《甲乙·卷五·第三》、《太素·卷二十三·量缪刺》并同新校正。依文例，当据改。

㉞中　王冰：“‘中’当为‘大’，亦传写中大之误也。据《灵枢经》、《孔穴图经》中指次指爪甲上无穴，当言刺大指次指爪甲上，乃厉兑穴，阳明之井。”新校正云：“按《甲乙经》云：‘刺足中指爪甲上’，无‘次指’二字，盖以‘大指次指；为‘中指’义，与王注同。下文云足阳明中指爪甲上，亦谓此穴也。厉兑在足大指次指之端，去爪甲角如韭叶。”当据改。

㉟令人胁痛不得息，咳而汗出　《太素·卷二十三·量缪刺》：“足少阳正别者，入季胁之间，循胸里属胆，散之上肝，贯心上挟咽，故胁痛也；贯心上肺，故咳也；贯心，故汗出也。”

㊱温衣饮食　肺得寒，则形寒饮冷则伤肺，故咳者，当使温衣暖饮食热。

㊲令人嗌痛不可内食　内，“纳”的古字。使进入；放入。此指进食。汉代王符《潜夫论·德化》：“是故凡立法者，非以司民短而诛过误，乃以防奸恶而救祸败，检淫邪而内正道尔。”汪继培笺：“内，读为纳。”《太素·卷二十三·量缪刺》：“足少阴大钟之络，别者傍经上走心包，故咽痛不能内食

也”

㊳气上走贲上　贲上，即膈上。新校正：“按《难经》胃为贲门，杨玄操云：‘贲，鬲也。’是气上走鬲上也。”

㊴足下中央之脉　涌泉穴。王冰：“谓涌泉穴，少阴之井也。”

㊵嗌中肿　嗌，即咽。嗌中肿，肾少阴之脉，循喉咙，挟舌本，病则嗌中肿。

㊶令人腰痛，引少腹控䏚（miǎ）　控，牵拉。䏚，季肋下方挟脊两旁空软部分。本书《玉机真藏论》：“（冬脉）其不及，则令人心悬如病饥，䏚中清。”王冰：“䏚者，季协之下，侠脊两傍空软处也。肾外当䏚，故䏚中清冷也。”令人腰痛，引少腹控䏚，《太素·卷二十三·量缪刺》：“足太阴别上至髀，合于阳明，与别俱行，……此络既言至髀上行，则贯腰入少腹过䏚，所以腰痛引少腹控䏚者也。”

㊷仰息　即仰头挺胸呼吸。

㊸腰尻之解，两胂（shēn）之上　解，关节、骨骼相连接的地方。《灵枢经·经脉》：“小肠手太阳之脉……出肩解，绕肩胛，交肩上。”马莳，“臂上两角为肩解。”《汉书·贾谊传》：“屠牛坦一朝解十二牛，而芒刃不顿者，所排击剥割，皆众理解也。”颜师古注：“解，支节也。音胡懈反。”胂，夹脊肉。《说文·肉部》：“胂，夹脊肉也。”段玉裁注引王弼云、“当中脊之肉也。”《急就篇·卷三》：“胂腴胸胁喉咽髃。”颜师古注：“胂，夹脊肉也。”王冰：“腰尻骨间曰解，当中有腰俞……《中诰孔穴经》云：左取右，右取左。穴当中，不应尔也。次腰下侠尻有骨空各四，皆主腰痛，下髎主与经同，是足太阴厥阴少阴所结”。

㊹令人拘挛背急，引胁而痛　王冰：“以其经从髆内左右别下贯胂合腘中，故病令人拘挛背急，引胁而痛。”

㊺内引心而痛　新校正云：“按全元起本及《甲乙经》‘引胁而痛’下，更云：‘内引心而痛。’”今本《甲乙·卷五·第三》、《太素·卷二十三·量缪刺》并同新校正。今据补。

㊻侠脊疾按之应手如痛　如，表示连接，用于谓词之间，相当于“而”。《玉篇·女部》：“如，而也。”《春秋·庄公七年》：“夜中，星陨如雨。”杜预注：“如，而也。”侠脊疾按之应手如痛，用两手侠脊迅速按压两侧，感到弹手而痛。吴昆：“此不拘穴俞而刺，谓之应痛穴。”

㊼留于枢中痛，髀不可举　《太素·卷二十三·量缪刺》：“足少阳正别绕髀入毛际合厥阴，别者入季肋间，故髀枢中久痛及髀不举也。”枢中，即环跳穴之别名，又叫髀枢。

㊽治诸经刺之……则缪刺之　王冰：“经不病则邪在络，故缪刺之。若经所过有病，是则经病，不当缪刺矣。”

㊾刺其通脉出耳前者　王冰：“耳前通脉，手阳明脉，正当听会之分。”

㊿齿龋（qǔ）　龋，《集韵·噳韵》：“龋，齿蠹病。”齿龋，即牙齿腐蚀所形成的孔洞。其又称龋齿，俗称蛀牙，虫牙。

51刺手阳明　王冰：“据《甲乙》、《流注图经》手阳明脉中商阳、二间、三间、合谷、阳溪、遍历、温溜七穴，并主齿痛。”

52刺其脉入齿中　王冰：“手阳明脉，贯颊入下齿中。足阳明脉，循鼻外，入上齿中也。”即根据上牙或下牙痛而据手阳明或入齿之脉来刺。

53缪刺之于手足爪甲上　王冰：各刺其井，左取右，右取左。

54缪刺引上齿　即左刺右，右刺左，引气进入到上齿。张志聪：“足阳明之脉入上齿中，此邪客于手阳明之经别，而缪传于足阳明之脉，致引入上齿。”

55此五络皆会于耳中，上络左角　《太素·卷二十三·量缪刺》：“手少阴通里入心中系舌本，孙络至耳中；足少阴经至舌本，皮部络入耳也；手太阴正别从喉咙亦孙络入耳中；足太阴经连舌本下，散舌下，亦皮部络于耳中；足阳明经上耳前，过客主人前，亦皮部络入耳中。此之五络入于耳中相会通。已上络于左角，左角阳也。”

56尸厥　马莳：“身脉虽动而昏晕迷心，其形任人推呼而无有知觉，状类于尸，名曰尸厥。”犹如西医之癔病。

57侧　《甲乙·卷五·第三》其下有“爪甲”二字。当据补。

58刺手心主，少阴锐骨之端　王冰：“谓中冲穴，手心主之井也……谓神门穴。”

59鬄（tì）　《说文·髟部》：“鬄，髲也。”鬄，亦作“剃”。《一切经音义》：“鬄，或从刀作剃”。高世栻：“鬄，鬀同，俗作剃。”《汉书·司马迁传》：“其次鬄毛发婴金铁受辱。”

60燔（fán）治　燔，烧。燔治，烧制。

61不调者，经刺之　《太素·卷二十三·量缪刺》：“不调者，偏有虚实也。偏有虚实者，可从经穴调其气也。”

㊷此缪刺之数也 《类经·二十卷·第三十》："凡此刺经者，刺大络者，刺皮部血络者，各有其治，所以辨缪刺之术数也。"

【按语】

本篇对络脉的病证和经脉的病证运用缪刺治疗的方法，而缪刺与巨刺运用的都是左病刺右，右病刺左，但刺经、刺络的有别。对邪气自浅入深"极于五脏之次"者，则刺对侧经，即用巨刺法；对邪客于大络而未入于经，且其病苦与经脉缪处（有经脉分出的络脉，并为联结处的腧穴）而成为奇病者，则刺其络，用缪刺法，其具体腧穴，应根据本书《离合真邪论篇》之"以上调下，以左调右，泻于荥输"的原则。所以运用缪刺法不仅仅要掌握其适应证，而且有的病所选腧穴一定是联结处的腧穴，同时，具备"有病而经不病者"及"视皮部有血络者"的条件。在这样的前提下，往往立竿见影，除能治疗本篇所述之病外，既要广而用之，又不能随意扩大范围，就必须掌握各经"其支者"、"别者（经别）"二者的处所。总之，病在经，用巨刺，病在大络，用缪刺。

四时刺逆从论篇第六十四

新校正云：按"厥阴有余"至"筋急目痛"，全元起本在第六卷。"春气在经脉"至篇末，全元起本在第一卷

【原文】

厥阴有余，病阴痹[①]，不足病生热痹[②]，滑则病狐疝风[③]，涩则病少腹积气。

少阴有余，病皮痹隐轸[④]，不足病肺痹[⑤]。滑则病肺风疝[⑥]，涩则病积溲血[⑦]。

太阴有余，病肉痹、寒中[⑧]，不足病脾痹[⑨]。滑则病脾风

疝[10]，涩则病积心腹时满。

阳明有余，病脉痹[11]，身时热，不足病心痹[12]。滑则病心风疝[13]，涩则病积时善惊。

太阳有余，病骨痹身重，不足病肾痹[14]。滑则病肾风疝[15]，涩则病积善时巅疾。

少阳有余，病筋痹胁满，不足病肝痹[16]，滑则病肝风疝[17]，涩则病积时筋急目痛。是故春气在经脉，夏气在孙络，长夏气在肌肉，秋气在皮肤，冬气在骨髓中。帝曰：余愿闻其故。岐伯曰：春者，天气始开，地气始泄[18]，冻解冰释，水行经通[19]，故人气在脉[20]。夏者，经满气溢，入孙络受血，皮肤充实[21]。长夏者，经络皆盛，内溢肌中[22]。秋者，天气始收，腠理闭塞，皮肤引急[23]。冬者，盖藏，血气在中，内著骨髓，通于五藏[24]。是故邪气者，常随四时之气血而入客也，至其变化不可为度[25]，然必从其经气，辟除其邪，除其邪则乱气不生。

【校注】

①阴痹　阴者，寒也。阴痹，即寒痹。《类经·十七卷·第七十》："厥阴者，风木之气也，风木有余则邪并于肝，肝经之脉结于诸阴之分，故病为阴痹。"

②热痹　关节红肿而热痛。

③狐疝风　《类经·十七卷·第七十》："疝者，前阴少腹之病，男女五脏皆有之。狐之昼伏夜出，阴兽也，疝在厥阴，其出入上下不常，与狐相类，故曰狐疝风。"

④皮痹隐轸　皮痹，少阴君火之气有余，上犯于肺金而走皮，则病皮闭阻不通而有隐疹。轸，同"疹"、"瘆、胗"。三字双生叠韵，可通。《正字通·疒部》："瘆，俗疹字。"本书《气交变大论》："病寒热疮疡痱胗痈痤。"隐轸，即瘾疹，今所谓荨麻疹。瘾胗，即荨麻疹。《集韵·隐韵》："瘾，瘾胗，皮小起皃。或不省。"《诸病源候论·风瘙身体隐轸候》：邪气客于皮肤，复逢风寒相折，则起风瘙瘾轸。若赤轸者，由凉湿折于肌中之热，热结成赤轸也。得天热则剧，取冷则灭也。白轸者，由风气折于肌中热，热与风相搏

所为．白轸得天阴雨冷则剧，出风中亦剧，得晴暖则灭，著衣身暖亦瘥也。脉浮而洪，浮即为风，洪则为气强，风气相搏，隐轸，身体为痒。”《医宗金鉴·痘疹心法要诀·瘾疹》“心火灼肺风湿毒，隐隐疹点发皮肤”注：“瘾疹者，乃心火灼于肺金，又兼外受风湿而成也。发必多痒，色则红赤，瘾瘾于皮肤之中，故名曰瘾疹。”

⑤肺痹 《类经·十七卷·第七十》：“（心）火不足则金无所畏，燥邪独盛．故病为肺痹。”本书《痹论篇》“以秋遇此者为皮痹……皮痹不已，复感于邪，内舍于肺……肺痹者，烦满喘而呕。”

⑥肺风疝 疝，心腹气痛；指某一脏器通过周围组织较薄弱的地方而隆起。头、膈、腹股沟等部都能发生这种病，而以腹股沟部最为常见。此指肺受风而有胸痛。《急就篇·第四章》：“疝瘕癫疾狂失响。”颜师古注：“疝，腹中气疾上下引也。”《释名·释疾病》：“心痛曰疝。”《说文·疒部》：“疝，腹痛也。”徐灏注笺：“小腹急痛因而上连于心，故又谓心痛曰疝。”《字汇·疒部》：“疝，阴病。”《正字通·疒部》：“疝，肾病。”本书《阴阳别论》：“其传为颓疝。”王冰：“上争则寒多，下坠则筋缓，故睾垂纵缓，内作颓疝。”肺风疝，当指肺受风引起的胸痛。《类经·十七卷·第七十》：“滑实则君火为邪，故乘于肺，病在气也。”

⑦涩则病积溲血 涩为有瘀血，而为积聚，使血乱而为溲血也。

⑧肉痹、寒中 太阴为湿土之气，湿气伤内外，则为肉痹、寒中。

⑨脾痹 本书《痹论篇》：“以至阴遇此者为肌痹……肌痹不已，复感于邪，内舍于脾……脾痹者，四支解堕，发咳呕汁，上为大塞。”

⑩脾风疝 《类经·十七卷·第七十》：“太阴脉滑，则土邪有余，脾风疝者，即癫肿重坠之属，病在湿也。”

⑪脉痹 以夏遇此者为脉痹，但阳明燥金之气旺盛，反侮火气而使脉痹。

⑫心痹 《类经·十七卷·第七十》：“燥气不足，则火盛为邪，故病为心痹”。本书《痹论篇》“以夏遇此者为脉痹……脉痹不已，复感于邪，内舍于心……心痹者，脉不通，烦则心下鼓，暴上气而喘，嗌干善噫，厥气上则恐。”

⑬心风疝 当为《诸病源候论·心疝候》：“疝者，痛也。由阴气积于内，寒气不散，上冲于心，故使心痛，谓之心疝也。其痛也，或如锥刀所刺，

或阴阴而疼，或四支逆冷，或唇口变青，皆其候也。”

⑭肾痹　太阳为寒水之气，主一身之表，内合于肾，不足则肾气衰，故病为肾痹。本书《痹论篇》“以冬遇此者为骨痹……骨痹不已，复感于邪，内舍于肾……肾痹者，善胀，尻以代踵，脊以代头。”

⑮肾风疝　《类经·十七卷·第七十》：“太阳滑实者，风寒挟邪，故病肾风疝。”

⑯肝痹　少阳之气不足则肝虚，故病为肝痹。本书《痹论篇》“以春遇此者为筋痹……筋痹不已，复感于邪，内舍于肝……肝痹者，夜卧则惊，多饮，数小便，上为引如怀。”

⑰肝风疝　《类经·十七卷·第七十》：“滑实则风热合邪而为肝风疝，病在筋也。”

⑱泄　止息；宣泄。此指后者。《方言·卷十》：“泄，歇也……泄、奄，息也，楚扬谓之泄。”钱绎笺疏：“《广雅》：‘奄，息也。《汉书·司马相如传》云：奄息葱极。’张揖注：‘奄然休息也。’……泄、息亦声之转。”

⑲水行经通　马莳：“此地之水行，而人之经脉通。”

⑳人气在脉　春者阳气生，天之气释放，地之寒气止息，地下之阳气向外升发，使水流气行，则人之阳气到脉。

㉑孙络受血，皮肤充实　夏时主长，经盛气满，故溢入孙络而使皮肤充实。

㉒长夏者，经络皆盛，内溢肌中　马莳：“长夏者，六月建未之月，其气在肌肉者，正以季夏，经脉络脉皆盛，内溢肌中，所以人气在肌肉中也。”

㉓皮肤引急　秋气主收，使人的皮肤收（缩）敛。

㉔盖藏，……内著骨髓，通于五脏　盖藏，储藏；掩藏。高士宗：“冬气之所以在骨髓者，盖以冬者气机盖藏，气血在中，内着骨髓，通于五脏，藏者藏也。惟冬主藏，故通五脏，而冬气在骨髓。”

㉕不可为度　春夏秋冬四时之气各有常度，六淫之邪不能用常法来测度。

【按语】

厥阴有余，少阴有余……之“有余”，指四时之厥阴等六气旺盛，因其旺盛应退位而未退位，称为有余，其向后延时为其特征。而太过者，则提前进入为其特征。

【原文】

帝曰：逆四时而生乱气奈何？岐伯曰：春刺络脉，血气外溢，令人少气；春刺肌肉，血气环逆①，令人上气；春刺筋骨，血气内着，令人腹胀。夏刺经脉，血气乃竭，令人解㑊；夏刺肌肉，血气内却②，令人善恐；夏刺筋骨，血气上逆，令人善怒③。秋刺经脉，血气上逆，令人善忘；秋刺络脉，气不外行，令人卧不欲动；秋刺筋骨，血气内散，令人寒慄。冬刺经脉，血气皆脱，令人目不明；冬刺络脉，内气外泄，留为大痹④；冬刺肌肉，阳气竭绝，令人善忘。凡此四时刺者，大逆之病，不可不从也，反之，则生乱气相淫病焉。故刺不知四时之经，病之所生，以从为逆，正气内乱，与精相薄，必审九候，正气不乱，精气不转⑤。

帝曰：善。刺五藏，中心一日死，其动为噫。中肝五日死，其动为语。中肺三日死，其动为咳。中肾六日死，其动为嚏欠。中脾十日死，其动为吞。刺伤人五藏必死，其动，则依其藏之所变，候知其死也。

【校注】

①血气环逆　环逆，即逆转而流。《素问经注节解》："环者，循环。谓血气相乱而逆，故周身之气上而不下也。"

②内却　王冰："却，闭也。血气内闭，则阳气不通，故善恐。"

③令人善怒　《类经·二十卷·第十九》："夏刺冬分，则阴虚于内，阳胜于外，故令人血气逆而善怒。"

④大痹　《类经·二十卷·第十九》："当阳气伏藏之时，而刺其阳分，则阳气外泄。阳虚阴盛，故留为大痹。"

⑤精气不转　王冰："谓不逆转也。"吴昆："精气不变。"《类经·二十卷·第十九》："精气不致转变也。"

标本病传论篇第六十五

新校正云：按全元起本在第二卷《皮部论篇》前。

【原文】

黄帝问曰：病有标本①，刺有逆从②奈何？岐伯对曰：凡刺之方，必别阴阳③，前后相应④，逆从得施⑤，标本相移⑥，故曰有其在标而求之于标，有其在本而求之于本，有其在本而求之于标，有其在标而求之于本。故治有取标而得者，有取本而得者，有逆取而得者，有从取而得者。故知逆与从，正行无问⑦，知标本者，万举万当，不知标本，是谓妄行。

【校注】

①病有标本　标，矛盾的次要方面。本，矛盾的主要方面。症状为标，病因病机为本。《类经·十卷·第一》："标，末也；本，原也。犹树木之有根枝也。"马莳："标者病之后生，本者病之先成，此乃病体之不同也。"

②刺有逆从　指刺法有逆治和从治。本书《至真要大论篇》："何谓逆从?"岐伯曰："逆者正治，从者反治……反治何谓?"岐伯曰："热因寒用，寒因热用，塞因塞用，通因通用。"马莳："逆者，如病在本而求之于标，病在标而求之于本；从者，如在本求本，在标求标，此乃治法之不同也。"此从马说。

③必别阴阳　一定要区别属阴属阳。《类经·十卷·第四》："阴阳二字，所包者广，如经络时令，气血疾病。无所不在。"

④前后相应　相应，互相呼应；应和。《国语·齐语》："设象以为民纪，式权以相应。"《陈书·高祖纪上》："军志有之，善用兵者，如常山之蛇，首尾相应。"前后相应，即前病和后病相互应和。《类经·十卷·第四》："取其前则后应，取其后则前应。"张志聪："谓有先病后病也。"从张志聪说。

⑤逆从得施　得，适宜，得当。《尚书大传·卷二》："容貌得则气得，气得则肌肤安，肌肤安则色齐矣。"施，通"移"。变化，改易。《庄子·胠

篋》："上悖日月之明，下烁山川之精，中堕四时之施。"《荀子·儒效》："若夫充虚之相施易也。"杨掠注："施，读若移，移易，谓使实者虚，虚者实矣。"《史记·万石张叔列传》："上曰：'剑，人之所施易，独至今乎？'"裴骃集解引如淳曰："施，读为移，言剑者人之所好，故多数移易贸换之也。"逆从得施，指用逆治从治方法适当变化。王冰："得病之情，知治大体，则逆从皆可，施必中焉。"

⑥标本相移　相移，相互改变。标本相移，即对标病和本病的治疗，或先治标，或先治本，没有固定的次序。根据具体情况而定。吴昆："刺者，或取于标，或取于本，互相移易。"

⑦正行无问　正行，依轨道顺行。此借喻按着一般规律来治疗。《汉书·天文志》："夫历者，正行也。古人有言曰：天下太平，五星循度，亡有逆行。"马莳："乃正行之法，而不必问之于人也。"

【原文】

夫阴阳逆从标本之为道也，小而大，言一而知百病之害，少而多，浅而博，可以言一而知百也。以浅而知深，察近而知远，言标与本易，而勿及①。治反为逆，治得为从②。

【校注】

①言标与本易，而勿及　谈到治标本的道理，说起来比较容易理解，但不能掌握。王冰："标本之道，虽易可为言，而世人识见无能及者。"

②治反为逆，治得为从　逆，错误。从，顺从，引申为正确。治反为逆，治得为从，高士宗："不知标本，治之相反，则为逆；识其标本，治之得宜，始为从。"

【原文】

先病而后逆①者治其本，先逆而后病者治其本，先寒而后生病者治其本，先病而后生寒者治其本，先热而后生病者治其本，先热而后生中满者治其标②，先病而后泄者治其本，先泄而后生他病者治其本，必且③调之，乃治其他病。先病而后生中满者治其标，先中满而后烦心者治其本。人有客气，有同气[④]，小大不利治其标[⑤]，小大利治其本。病发而有余，本而标之，先治其本，后治其标。病发而不足，标而本之，先治其标，后治其本。谨察间甚，以意调之，间者并行，甚者独行[⑥]。先小大不利而后生病者治其本。

【校注】

①逆　有危险性的病证。《医宗金鉴・外科新法要诀・疔疮》："若身面漫肿，神昏闷乱，干呕心烦作渴，遍身起疱抽搐者，俱为逆证。"马莳："凡先生病而后病势逆者，必先治其初病之为本。"

②先热而后生中满者治其标　《类经・十卷・第五》："诸病皆先治本，而惟中满者先治其标，盖以中满为病，其邪在胃，胃者脏腑之本也，胃满则药食之气不能行，而脏腑皆失其所禀，故先治此病，亦所以治本也。"

③且　相当于又、而且；一边……一边……；将近；几乎；姑且，暂且。此指一边。清代王引之《经传释词・卷八》："且，犹又也。"《诗・小雅・鱼丽》："君子有酒，旨且多。"郑玄笺："酒美而此鱼又多也。"。清代刘淇《助字辨略・卷三》："此且字，两务之辞，言方且如此，又复如彼也。"《史记・李将军列传》："且引且战。"裴学海《古书虚字集释・卷八》："且，犹几也，将也，近也。"《经传释词・卷八》："且，姑且也。"

④人有客气，有同气　客，寄居；旅居；外来的盗寇或敌人。《三国志・魏志・杜畿传》："会天下乱，遂弃官客荆州。"《易・繫辞下》："重门击柝，以待暴客。"《国语・越语下》："天时不作，弗为人客。"韦昭注："攻者为客。"客气，即非应时之气，如应热而寒气来，此六气对人体危害重。其下"小大不利"为有客气所致。同，和谐，《礼记・礼运》："故外户而不闭，是谓大同。"郑玄注："同，犹和也，平也。"同气，正常的气候，即应时而至的六气，如春风、夏暑（火）、长夏湿、秋燥、冬寒等，在人体不能适应的情况下，或正气虚弱时，此六气也成为致病因素。一般对人体没有危害，或此六气对人体危害较轻。其下"小大利"为有同气。其扶正治本则愈。但外界非按时令而至之风、寒、暑、湿、燥、火。此六客气侵袭人体危害较重。

⑤小大不利治其标　《类经・十卷・第五》："诸皆治本，此独治标，盖二便不通，乃危急之候，虽为标病，必先治之，此所谓急则治其标也。"

⑥间者并行，甚者独行　间：同“间”，此指病轻。《方言·卷三》：“差、间，愈也。南楚病愈者谓之差，或谓之间。”《论语·子罕》：“病间。”何晏集解引孔安国注：“病少差曰间也。”皇侃疏：“若少差则病势断绝有间隙也。”间者并行，甚者独行，《类经·十卷·第五》：“间者，言病之浅，甚者，言病之重也。病浅者，可以兼治，故曰并行。病甚者，难容杂乱，故曰独行。”

【原文】

夫病传①者，心病先心痛，一日而咳，三日胁支痛，五日闭塞不通，身痛体重，三日不已，死，冬夜半，夏日中②。肺病喘咳，三日而胁支满痛，一日身重体痛，五日而胀，十日不已，死，冬日入，夏日出③。肝病头目眩，胁支满，三日体重身痛，五日而胀，三日腰脊、少腹痛、胫痠，三日不已，死，冬日入，夏早食④。脾病身痛体重，一日而胀，二日少腹、腰脊痛，胫酸，三日背䏝⑤筋痛，小便闭，十日不已，死，冬人定，夏晏食⑥。肾病少腹、腰脊痛、骱痠，三日背䏝筋痛，小便闭，三日腹胀，三日两胁支痛，三日不已，死，冬大晨，夏晏晡⑦。胃病胀满，五日少腹、腰脊痛、骱酸，三日背䏝筋痛，小便闭，五日身体重，六日不已，死，冬夜半后，夏日昳⑧。膀胱病小便闭，五日少腹胀、腰脊痛、骱酸，一日腹胀，一日身体痛，二日不已，死，冬鸡鸣，夏下晡⑨，诸病以次相传，如是者，皆有死期，不可刺。间一藏止，及至三四藏者，乃可刺也⑩。

【校注】

①病传　传，通转。病传，指疾病的传变，其实指疾病发生转变。高士宗：“其传也，相克而传，故病皆死。”此五脏病传，可参《玉机真脏论篇》之“五脏受气”之论述。

②冬夜半，夏日中　夜半，所指的时间是前日夜11时～当日凌晨1时，

这个时段用地支命名，称作子时。日中，为正午的时辰。日中表示每天的11～13时。这一时段用地支命名，称作午时。冬夜半，夏日中，《类经·十八卷·第九十四》："冬月夜半，水旺之极也。夏月日中，火旺之极也。心火畏水，故冬则死于夜半。阳邪亢极，故夏则死于日中。盖衰极亦死，盛极亦死，有所偏胜，则有所偏绝也。"

③冬日入，夏日出　日入，古人用地支称这一时段为酉时。它指每日的17～19时。日出，是指太阳升出地平线之时。用地支命名，为卯时。这个时段指每天清早的5～7时。马莳：'冬之日入在申，申虽属金，金衰不能扶也。夏之日出在寅，木旺火将生，肺气已绝，不能待火之生也。"《类经·十八卷·第九十四》："肺邪旺于申酉，故冬死于日入，金气绝于寅卯，故夏则死于日出。"诸说可互参。笔者认为西北地区若按"冬日入，夏日出"与中原时间差异颇大。

④冬日入，夏早食　马莳："盖冬之日入在申，以金旺木衰也；夏之早食在卯，以木旺气反绝也。"《类经·十八卷·第九十四》："木受伤者，金胜则危，故冬畏日入；肝发病者，木强则剧，故夏畏早食时也。"

⑤胆（lǚ）　初字为"吕"。胆，脊柱。《改并四声篇海·肉部》引《俗字背篇》："胆，脊也。"本书《气穴论》：中胆两傍各五，凡十穴。"

⑥冬人定，夏晏食　定，十二辰中"午"的别称。《淮南子·天文》"寅为建，卯为除……午为定，未为执。"《汉书·王莽传上》："以戊辰直定。"颜师古注："于建除之次，其日当定。"定，又叫亭。明代杨慎《丹铅续录·卷六》："梁元帝《纂要》云：日在午曰亭，在未曰映。"人定，夜深人静时，夜的21～23时，地支命名是亥时。《后汉书·来歙传》："臣夜人定后，为何人所贼伤，中臣要害。"王先谦集解："《通鉴》胡注：'日入而群动息，故中夜谓之人定。'惠栋曰：'杜预云，人定者，亥（午后九时至十一时）也。'"《类经·十八卷·第九十四》："人定在亥，而土病于冬者畏之，寒水反能侮土也。"晏食，谓晚食时，约当酉时之初。《淮南子·天文训》："（日）至于曾泉，是谓蚤食；至于桑野，是谓晏食。"

⑦冬大晨，夏晏晡　大晨，天大亮时。张志聪："冬之大明在辰，土旺而水灭也。"晏晡，即黄昏。王冰："晏晡，谓申后九刻，向昏之时也。"《类经·十八卷·第九十四》："晏晡，戌时也，土能伐水，故病发于肾者，不能出乎此也。"

⑧冬夜半后，夏日昳（dié） 夜半后，即夜间12点以后。日昳，太阳西斜；日落。以地支命名，即未时，指每日的13～15时。此指太阳西斜。《史记·天官书》："昳至铺，为黍；铺至下铺，为菽。"《说文新附·日部》："昳，日昃也。"《集韵·屑韵》："昃，日侧。"本书《藏气法时论》："脾病者，日昃慧，日出甚，下晡静。"，马莳："冬之夜半在子，土不胜也。夏之日昳在未，土正衰也。"

⑨冬鸡鸣，夏下晡 鸡鸣，鸡叫。常指天明之前；十二时辰之一的丑时，指凌晨1点至3点，古称鸡鸣时。古代阴阳五行家将十二地支和四方相配，子在正北，卯在正东，午在正南，酉在正西。丑在子、卯之间，于位为东北偏北。《淮南子·天文训》："子午、卯酉为二绳，丑寅、辰巳、未申、戌亥为四钩。"《诗·郑风·风雨》："风雨凄凄，鸡鸣喈喈。"下晡，它指每天的15～17时。王冰："谓日下于晡时，申之后五刻也。"《汉书·天文志》："而汉代魏鲜集腊明正月旦决八风……旦至食，为麦；食至日跌，为稷；跌至晡，为黍；晡至下晡，为叔；下晡至日入，为麻。"《史记·天官书》"跌"作"昳"，"晡"作"铺"，"叔"作"菽"。冬鸡鸣，夏下晡，高士宗："冬之鸡鸣在丑，膀胱肾病，土克水也。夏之下晡在申，脾胃皆病，土不生金也。"

⑩不可刺间一脏止，及至三四脏者，乃可刺也 王冰："间一脏止者，谓隔过前一脏而不更传也，则谓木传土，土传水，水传火，火传金，金传木而止，皆间隔一脏也。及至三四脏者，皆谓至前第三第四脏也。诸至三脏者，皆是其己不胜之气也。至四脏者，皆至己所生之父母也。不胜则不能为害，于彼所生则父子无克伐之期，气顺以行，故刺之可矣。"

卷第十九

天元纪[1]大论篇第六十六

【原文】

黄帝问曰：天[2]有五行，御五位[3]，以生寒暑燥湿风，人有五藏化五气[4]，以生喜怒思忧恐。论言五运相袭[5]而皆治之，终朞[6]之日，周而复始，余已知之矣，颁闻其与三阴三阳之候奈何合[7]之？鬼臾区[8]稽首再拜对曰：昭乎哉问也。夫五运、阴阳者，天地之道也，万物之纲纪，变化之父母，生杀之本始，神明之府也，可不通乎！故物生谓之化，物极谓之变[9]，阴阳不测谓之神[10]，神用无方[11]谓之圣[12]。夫变化之为用也，在天为玄，在人为道[13]，在地为化，化生五味，道生智，玄生神，神[14]在天为风，在地为木，在天为热，在地为火，在天为湿，在地为土，在天为燥，在地为金，在天为寒，在地为水，故在天为气，在地成形，形气相感而代生万物[15]矣。然天地者，万物之上下也[16]；左右者，阴阳之道路也[17]；水火者，阴阳之征兆也；金木者，生成之终始也[18]。气有多少，形有盛衰，上下相召而损益彰矣。

【校注】

①天元纪　天元，谓岁时运行之理；周历建子，以今农历十一月为正月。后世以周历得天之正道，谓之“天元”。《史记·历书》：“王者易姓受命，必慎始初，改正朔，易服色，推本天元，顺承厥意。”司马贞索隐：“言王者易姓而兴，必当推本天之元气行运所在，以定正朔，以承天意，故云承顺厥

意。"《后汉书·陈宠传》："夫冬至之节，阳气始萌，故十一月有兰、射干、芸、荔之应。《时令》曰：'诸生荡，安形体。'天以为正，周以为春……周以天元，殷以地元，夏以人元。"纪，此指纪年的单位，若干年数循环一次为一纪：一千五百年为一纪。《史记·天官书》："夫天运，三十岁一小变，百年中变，五百载大变；三大变一纪，三纪而大备。"

②天　天体；天象；古人指日月星辰运行、四时寒暑交替、万物受其覆育的自然之体。此指前者。《史记·大史公自序》："昔在颛顼，命南正重以司天，北正黎以司地。"《旧唐书·良吏传下·姜师度》："太史令传忠孝善占星纬，时人为之语曰：'传孝忠两眼看天。'"《庄子·大宗师》："知天之所为者，知人之所为者，至矣。"成玄英疏："天者，自然之谓……天之所为者，谓三景晦明，四时生杀，风云舒卷，雷雨寒温也。"汉代王充《论衡·自然》："天地合气，万物自生，犹夫妇合气，子自生矣。"《论衡·自然》："天者，普施气万物之中。"

③行，御五位　行，为"星"之通假字。《孔子家语》：天有五行，水火金木土。本书《五运行大论篇》："五行丽地。"《韩非子·饰邪》："此非丰隆、五行、大一……"《韩非子直解》："丰隆以下至此皆吉星名。"本书《气交变大论篇》："岁候不及，其太过而上应五星。"《史记·天官志》："天有五星，地有五行。"御，泛指驾驭一切运行或飞行之物。《庄子·逍遥游》："夫列子御风而行，泠然善也。"三国时魏国曹植《洛神赋》："御轻舟而上溯，浮长川而忘反。"五，谓天数五和地数五。前者为奇数，一、三、五、七、九；后者为偶数，二、四、六、八、十；五行；五方（东、南、西、北和中央）。此指后者。《易·系辞上》："天数五，地数五，五位相得，而各有合。"韩康伯注："天地之数各五，五数相配，以合成金、木、水、火、土。"高亨注："天数一、三、五、七、九，其五位奇数相加，其和数为二十五。地数二、四、六、八、十，其五位偶数相加，其和数为三十。"《尚书大传·卷二》："维五位复建，辟厥沴。"郑玄注："君失五事，则五行相沴，违其位。复立之者，当明其吉凶变异。"《汉书·五行志上》："天以一生水，地以二生火，天以三生木，地以四生金，天以五生土。五位皆以五而合。"五位，《医宗金鉴·运气要诀·主运歌》："五运五行御五位，五气相生顺令行。"注："五位者，东、南、中、西、北也。"御五位，指五星统治着东、西、南、北中五个方位。

④化五气　五脏生之五气，指脏腑的功能活动；五行之气，五方之气；

寒、暑、燥、湿、风五气；五种情感，即喜怒思忧恐。根据下文，此指五种情感。《周礼·天官·疾医》："以五气、五声、五色视其死生。"郑玄注："五气，五藏所出气也。"《鹖冠子·度万》："五气失端，四时不成。"《史记·五帝本纪》："轩辕乃修德振兵，治五气，艺五种，抚万民，度四方。"裴骃集解引王肃曰："五行之气。"北周庾信《配帝舞》："四时咸一德，五气或同论。"本书《六节藏象论》："天食人以五气，地食人以五味。五气入鼻，藏于心肺。"《逸周书·官人》："民有五气：喜、怒、欲、惧、忧……五气诚于中，发形于外，民情不可隐也。"

⑤五运相袭　五运，即木、火、土、金、水星之五气之运动轮转。相袭，因循；先后沿袭，递相因袭。汉代刘歆《移书让太常博士》："圣帝明王，累起相袭。"南朝梁国刘勰《文心雕龙·封禅》："虽复道极数殚，终然相袭，而日新其采者，必超前辙焉。"张隐庵集注："言五运之气，递相沿袭，而一岁皆为之主治。"古代医家根据金、木、水、火、土五星的运行和阴、阳、风、雨、晦、明（本书《至真要大论》以风、热、湿、火、燥、寒为六气），以六气的流转（即所谓"气运"），推断气候变化与疾病发生的关系。宋代沈括《梦溪笔谈·象数一》："医家有五运六气之术，大则候天地之变，寒、暑、风、雨、水、旱、螟、蝗，率皆有法；小则人之众疾，亦随气运盛衰，今人不知所用，而胶于定法，故其术皆不验。"

⑥终朞（jī）　终，谓十二年；一岁之终。此指十二年。《左传·襄公九年》："十二年矣，是谓一终，一星终也。"杜预注："岁星十二岁而一周天。"《宋书·律历志中》："各以一终之日与一岁之日通分相约。"《吕氏春秋·季冬》："凡在天下九州之民者，无不咸献其力，以供皇天上帝社稷寝庙山林名川之祀，行之是令，此谓一终。"高诱注："终，一岁十二月终也。"朞，期的异体字。一年。《说文·禾部》引《虞书》："稘，三百有六旬。"今本《书·尧典》作"期，三百有六旬有六日"。孔传："匝四时曰期。"孔颖达疏："期，即匝也。"段玉裁注："稘，言匝也。十二月匝为'期年'，一月匝为'期月'。今皆假'期'为之，'期'行而'稘'废矣。"

⑦合　重合。《新唐书·历志一》："日月行有迟速，相及谓之合会。"《梦溪笔谈·象数一》。"日月之行，一合一对，而有蚀不蚀，何也?"《辽史·历象志上》："火星，初与日合。"此指每年十二月中之五星运转与三阴三阳之气相对合。

⑧鬼臾区　黄帝的历算臣子。详见《史记·封禅书》。

⑨物生谓之化，物极谓之变　《类经·卷二十三·天元纪》："万物之生，皆阴阳之气化也。盛极必衰，衰极复盛，故物极者必变"。

⑩阴阳不测谓之神　阴阳，古代指宇宙间贯通物质和人事的两大对立面；指天地间化生万物的二气；天地。《新唐书·宦者传上·鱼朝恩》："阴阳不和，五谷踊贵。"《礼记·郊特牲》："阴阳和而万物得。"孔颖达疏："和，犹合也，得谓各得其所也……天地与之和合则万物得其所也。"神，传说中的天神，即天地万物的创造者和主宰者；神奇；玄妙。《说文·示部》："神，天神，引出万物者也。"徐锴系传："天主降气以感万物，故言引出万物也。"徐灏注笺："天地生万物，物有主之者曰神。"《易·系辞上》："阴阳不测之谓神。"韩康伯注："神也者，变化之极妙，万物而为言，不可以形诘者也。"阴阳不测谓之神，化生万物之日月精气为阴阳二气，其不能测度叫做神。

⑪方　边际。唐代柳宗元《天对》："东西南北，其极无方。"

⑫圣　无所不通。《说文》："圣，通也。"《书·大禹谟》："乃圣乃神。"孔传："圣，无所不通。"

⑬在天为玄，在人为道，在地为化　玄，天；中国古代哲学家指宇宙本体；道家学说，深奥；玄妙；天色黑赤。此指宇宙本体。《释名·释天》："天，又谓之玄。"汉代扬雄《太玄·摛》："玄者，幽摛万类而不见形者也。"《老子》："玄之又玄，众妙之门。"张铣注："玄，谓老庄之道也。"《易·坤》："天玄而地黄。"孔颖达疏："天色玄，地色黄。"。道，天文之方术；自然法则；宇宙万物的本原、本体。此指前者。《邓析子·无庸》："夫舟浮于水，车转于陆，此自然道也。"《易·系辞上》："一阴一阳之谓道。"韩康伯注："道者，何无之称也，无不通也，无不由也，况之曰道。"《老子》："有物混成，先天地生……吾不知其名，字之曰道，强为之名曰大。"在天为玄，在人为道，在地为化，即在天是研究宇宙本体规律，在人就是研究天文之方术对人的影响规律，在大地就是研究化生规律。

⑭神　天神，即日月、星辰等。此所指为木星。《周礼·春官·大司乐》："歌大吕，舞《云门》，以祀天神。"郑玄注："天神，谓五帝及日、月、星辰也。"《淮南子·天文训》："天神之贵者，莫贵于青龙。"

⑮形气相感而化生万物　相感，相互感应。《易·系辞下》："往者屈也，来者信也，屈信相感而利生焉。"《说郛·卷十三》引宋代晁说之《晁氏客

语》："人心动时言语相感。"但根据上文"在天为气，在地成形"，形气相感而化生万物，即阴阳相互感应就会化生很多物质。《类经·二十三卷·第三》："形，阴也。气，阳也。形气相感，阳阳合也。合则化生万物矣。"

⑯天地者，万物之上下也　天地是在万物的上下。在诸运气篇内，天，又指司天，地，又指在泉。一岁之中，岁半之前，司天主之，岁半之后，在泉主之。司天为司天之气居上，在泉为司地之气居下，故为万物之上下。

⑰左右者，阴阳之道路也　左为下，右为上，在泉之气从左而上升，司天之气从右而降下，为阴阳升降之路。

⑱金木者，生成之终始也　王冰："木主发生应春，春为生化之始。金主收敛应秋，秋为成实之终。"

【按语】

本篇与《阴阳应象大论篇》中"天地者，万物之上下也；左右者，阴阳之道路也；水火者，阴阳之征兆也"并见，似乎重复，其实在古代有关论说，引用其观点时复见时有。

【原文】

帝曰：愿闻五运之主时也何如？鬼臾区曰：五气运行，各终朞日①，非独主时也。帝曰：请闻其所谓也。鬼臾区曰：臣积②考《太始天元册》③文曰：太虚寥廓④，肇基化元⑤，万物资始，五运终天⑥，布气真灵⑦，揔统坤元⑧，九星悬朗⑨，七曜周旋⑩，曰阴曰阳，曰柔曰刚⑪，幽显既位⑫，寒暑弛张⑬，生生化化⑭，品物咸章⑮。臣斯十世⑯，此之谓也。

【校注】

①终朞日　期日，约定或预测的日数或时间。《汉书·夏侯始昌传》："始昌明于阴阳，先言柏梁台灾日，至期日果灾。"终期日，即十二年的时间。

②积　久。《汉书·严助传》："且越人愚戆轻薄，负约反覆，其不可用天子之法度，非一日之积也。"颜师古注："积，久也。"

③《太始天元册》　古代占候之书，已亡佚。王冰："《天元册》所以记天真元气运行之纪也。自神农之世，鬼臾区十世祖始诵而行之，此太古占候

灵文。洎乎伏羲之时，已镌诸玉版，命曰《册文》。太古灵文，故命曰《太始天元册》也。”新校正曰：“详今世有《天元玉册》，或者以为即此，《太始天元册》文，非是。”

④太虚寥廓　太虚，天，天空；谓宇宙，指太空。《文选·孙绰〈游天台山赋〉》：“太虚辽廓而无阂，运自然之妙有。”李善注：“太虚，谓天也。”南朝梁国沈约《均圣论》：“我之所久，莫过轩羲；而天地之在彼太虚，犹轩羲之在彼天地。”唐代陆龟蒙《江湖散人传》：“天地大者也，在太虚中一物耳。”寥廓，古代谓宇宙的元气状态。《文选·贾谊〈鹏鸟赋〉》：“真人恬漠兮，独与道息。释智遗形兮，超然自丧。寥廓忽荒兮，与道翱翔。”李善注：“寥廓忽荒，元气未分之貌也。”

⑤肇基化元　肇基，始创基业。此指物质生化本元的基础。《书·武成》：“至于大王，肇基王迹。”晋代刘琨《劝进表》：“伏惟高祖宣皇帝肇基景命，世祖武皇帝遂造区夏，三叶重光，四圣继轨。”化元，造化（创造化育）的本原。唐代独孤及《洪都刺史张公遗爱颂序》：“该综六学，大抵以《周易》为师，将探化元，耻观朵颐，隐居南山，盖三十期。”

⑥五运终天　终天，即一星终。古代天文历法指岁星（即木星。古人划周天为十二次，以为木星一年行一次，十二年满一周天，故以十二年为一星终，用以纪年。其轨道与黄道相近，因将周天分为十二分，称十二次。木星每年行经一次，即以其所在星次来纪年，故称岁星。）运行一周十二年为一终。《左传·襄公九年》：“晋侯曰：‘十二年矣，是谓一终，一星终也。’”杜预注：“岁星十二岁而一周天。”孔颖达疏：“木（星）三百九十八日，行（星）三十三度，十二年而强一周，举其大数，十二年而一终，故知是岁星。”《隋书·张胄玄传》：“知星辰一终之中，有时一见。”五运终天，即五星运行以木星运行十二年是周天。

⑦布气真灵　布气，散布阳和之精气。汉代焦赣《易林·坤之乾》：“谷风布气，万物出生。萌庶长养，华叶茂成。”真灵，真人；神灵。南朝梁国陶弘景《真灵位业图序》：“搜访人纲，究朝班之品序；研综天经，测真灵之阶业。”布气真灵，《类经·二十三卷·第三》：“布者，布天元之气，无所不至也。气有真气，化机是也。物有灵明，良如是也。”即散布阳和之气而有精灵。

⑧揔统坤元　揔，同总。揔统，总揽；总管。《汉书·百官公卿表上》：“太师、太傅、太保，是为三公，盖参天子，坐而议政，无不总统，故不以一

职为官名。”坤元，与“乾元”对称。指大地资生万物之德。八卦中乾为天，坤为地，《易·坤》：“至哉坤元，万物资生，乃顺承天。”孔颖达疏：“至哉坤元者，叹美坤德。”《三国志·蜀志·后主传》：“故孕育群生者，君人之道也；乃顺承天者，坤元之义也。”

⑨九星悬朗　九星，王冰注指上古时所见九星，“计星之见者七焉”。即指北斗。《楚辞·刘向〈九叹·远逝〉》：“合五岳与八灵兮，讯九魁与六神。”王逸注：“九魁，谓北斗九星也。”一本作“魁”。洪兴祖补注：“北斗七星，辅一星在第六星旁。又招摇一星在北斗杓端。”王冰：“九星谓天蓬、天芮、天冲、天辅、天禽、天心、天任、天柱、天英。”二说并存。悬，谓高挂在空中。汉代司马相如《长门赋》：“悬明月以自照兮，徂清夜于洞房。”朗，明亮。《诗·大雅·既醉》：“昭明有融，高朗令终。”毛传：“朗，明也。”《说文·月部》：“朖，明也。”段玉裁注：“今字作朗。”九星悬朗，即九星高悬天空而明亮。

⑩七曜周旋　七曜，亦作“七耀”。指日、月和金、木、水、火、土五星。《后汉书·刘陶传》：“宜还本朝，挟辅王室，上齐七耀，下镇万国。”晋代范宁《谷梁传序》：“阴阳为之愆度，七耀为之盈缩。”杨士勋疏：“日、月、五星皆照天下，故谓之七曜。”宋代张载《正蒙·参两》：“遇谓在天而运者，唯七曜而已。”清代王夫之《读四书大全说·论语·为政篇一一》：“历元者，日月合璧，五星连珠，七曜复合，一元之始也。”周旋，运转。《左传·僖公十五年》：“乱气狡愤，阴血周作，张脉偾兴，外强中干，进退不可，周旋不能。”《国语·越语下》：“必顺天道，周旋无究。”七曜周旋，指日月与金、木、水、火、土五星，循周天之度而旋转。王冰：“七曜，谓日月五星。……周，谓周天之度。旋，谓左循天度而行。五星之行，犹各有进退高下小大矣。”

⑪曰阴曰阳，曰柔曰刚　曰，介词。爰；于是。《书·益稷》：“夔曰戛击鸣球、搏拊琴瑟以咏。”孙星衍疏：“此曰当训爰也。《释诂》又云：曰，于也。曹大家注《幽通赋》云：爰，于是也。”柔刚，阴阳；昼夜。此指昼夜。《易·系辞下》：“刚柔相推，变在其中矣。”孔颖达疏：“刚柔即阴阳也。”《淮南子·精神训》：“刚柔相成，万物乃形。”高诱注：“刚柔，阴阳也。”《易·系辞上》：“刚柔者，昼夜之象也。”孔颖达疏：“昼则阳日照临，万物生而坚刚，是昼之象也。夜则阴润浸被，万物而皆柔弱，是夜之象也。”汉代扬雄《太玄·玄摛》：“以通璇玑之统，正玉衡之平，圜方之相研，刚柔之相干。”

范望注："刚柔，昼夜也。"曰阴曰阳，曰柔曰刚，于是出现阴，于是出现阳，于是出阴润的黑夜，于是出现坚刚的白天。王冰："阴阳天道也。柔刚，地道也。天以阳生阴长，地以柔化刚成也。《易》曰：立天之道，曰阴与阳，立地之道，曰柔与刚。此之谓也。"

⑫幽显既位　幽显，犹阴阳；亦指阴间与阳间。《北史·李彪传》："天下断狱起自初秋，尽于孟冬。不于三统之春，行斩绞之刑。如此则道协幽显，仁垂后昆矣。"既位，已就其位。南朝齐国王融《〈三月三日曲水诗〉序》："臣闻出豫为象，钧天之乐张焉；时乘既位，御气之驾翔焉。"《类经·二十三卷·第三》："阳主昼，阴主夜，一日之幽显也；自晦而朔，自弦而望，一月之幽显也；春夏主阳而生长，秋冬主阴而收藏，一岁之幽显也。"

⑬寒暑弛张　弛张，比喻事物的盛衰、强弱、兴废等。《韩非子·解老》："故万物必有盛衰，万事必有弛张。"唐代刘知几《史通·邑里》："至于国有弛张，乡有并省，随时而载，用明审实。"寒暑弛张，一年之中寒暑更代过程中随之出现盛衰。

⑭生生化化　谓万物相生不绝，变化不已。《莲社高贤传·慧远法师》："不随顺于生生化化，流动无穷之境，斯所以不事王侯，高尚其事，岂复有所礼敬者哉。"《西游记·第四一回》："生生化化皆因火，火遍长空万物荣。

⑮品物咸章　品物，犹万物；指各类特定范围之物；各种神物。《易·乾》："云行雨施，品物流形。"《国语·楚语下》："天子遍祀群神品物。"韦昭注："品物，谓若八蜡所祭猫虎昆虫之类。"章，显露。《易·姤》："天地相遇，品物咸章也。"品物咸章，各类特定范围之物都显露出来。

⑯世　岁；年。《礼记·曲礼下》："去国三世。"陆德明释文："三世，卢、王云：'世，岁也。万物以岁为世。'"

【原文】

帝曰：善。何谓气有多少？形[①]有盛衰？鬼臾区曰：阴阳之气各有多少，故曰三阴三阳[②]也。形有盛衰，谓五行之治，各有太过、不及[③]也。故其始也，有余而往，不足随之，不足而往，有余从之[④]，知迎知随，气可与[⑤]期。应天为天符[⑥]，承岁为岁直[⑦]，三合[⑧]为治。

【校注】

①形　形征，征象。

②三阴三阳　三阴，《易》卦的三阴爻，合之则为《坤》卦。亦象盛阴之气。《易·否》“初六，拔茅茹，以其汇，贞吉亨”三国时魏国王弼注：“居《否》之时，动则入邪；三阴同道，皆不可进。”《礼记·月令》：“（孟春之月）地气上腾”。唐代孔颖达疏：“三阴为《坤》，《坤》体在上……五月一阴生，六月二阴生，阴气尚微，成物未具，七月三阴生而成《坤》体。”《魏书·崔浩传》：“今年己巳三阴之岁，岁星袭月。”三阳：二阳，指《易》卦中二个阳爻，表示依次生发的两个阶段的阳气。而三阳为《易》八卦中的《乾》卦，由三个阳爻构成，故亦以“三阳”指《乾》卦；古人称农历十一月冬至一阳生，十二月二阳生，正月三阳开泰，合称“三阳”。所以爻数表示多少而确定，故三阴三阳命的名，新校正云：“按《至真要大论》云：‘阴阳之三也何谓？岐伯曰：气有多少异用。’王冰云‘太阴为正阴，太阳为正阳，次少者为少阴，次少者为少阳，又次为阳明，又次为厥阴。’”

③太过、不及　指的是五运六气的太过和不足。根据金、木、水、火、土之五星的运行而产生风、热、湿、火、燥、寒六气。因此五运使六气流转（即所谓“气运”），以推断气候变化对自然界动植物的影响，以及预测对人类所发生疾病内在的联系。宋代沈括《梦溪笔谈·象数一》：“医家有五运六气之术，大则候天地之变，寒、暑、风、雨、水、旱、螟、蝗，率皆有法；小则人之众疾，亦随气运盛衰，今人不知所用，而胶于定法，故其术皆不验。”宋代沈括《梦溪笔谈·象数一》：“常则如本气，变则无所不至，而各有所占，故其候有从、逆、淫、郁、胜、复、太过、不足之变，其发皆不同……山崩地震，埃昏时作，此谓之‘太过’。”不论太过和不及，天象则异常而出现气候异常等自然灾害。一说古代其推测方法，用干、支来纪年、纪月、纪时，则把十天干和十二地支结合起来，如甲与子合为甲子，乙与丑合为乙丑，至最末一支相合，共得六十之数，称为六十花甲，其中阳干之奇数配阳支之奇数，阴干之偶数配阴支之偶数，各具阴阳属性，用以纪年、纪月、纪日、纪时。在纪年中，一说凡天干、地支俱奇数的阳年为太过，天干、地支俱偶数的阴年为不及。太过、不及《气交变大论篇》：“太过者先天（先于天时），不及者后天。”《六微旨大论》：“至而未至，来气不及，未至而至，来气有余也。”

④有余而往，不足随之，不足而往，有余从之　指三阴三阳之气随着气

运的更迭消长。有余（太过），以甲子阳年过后，随之而来的是不足（不及）的乙丑阴年，不足的乙丑阴年过后，从之而来的是有余的丙寅阳年。

⑤与　通“预”。预先，事先。《史记·屈原贾生列传》：“天不可与虑兮，道不可与谋。”司马贞索隐：“与，音预也。”

⑥天符　符，相合。《洪武正韵·模韵》：“符，合也。”《史记·货殖列传》“岂非道之所符，而自然之验邪?”司马贞索引：“符’谓合于道也。”天符，即主一年的中运（又叫大运）之气与司天之气的五行属性相一致的，叫“天符”。如本书《六微旨大论篇》：“土运之岁，上见太阴”，即在土运这一年而和天象应和，天上显示太阴土之征象，就是“天符”。

⑦岁直　又称岁会。即主一年的中运（大运，岁运）之气的五行与岁支的五行相同，叫“岁直”。如丁卯年，丁年属木为木运，卯位在东方，为仲春，在五行属木，中运与年支在五行都是木，就是“岁直”。如本书《六微旨大论篇》：“木运临卯，火运临午……”王冰：“木运之岁，”张景岳：“丁卯之岁，木承木也；戊午之岁，火承火也……此以年支与岁，同气相承，故曰岁直，即岁会也。然不分阳年阴年，但取四正之年为四直承岁。”

⑧三合　又叫天符，又称“太乙天符”。谓阴气、阳气、天气相合；《谷梁传·庄公三年》：“独阴不生，独阳不生，独天不生，三合然后生。”杨士勋疏：“阴能成物，阳能生物，天能养物，而总云生者，凡万物初生，必须三气合，四时和，然后得生。”《楚辞·天问》：“阴阳三合，何本何化?”三合，即主岁的中运（大运，岁运）与司天之气及年支的五行属性相一致，叫“三合”。如戊午年，中运戊为火，司天午也是火，地支午居南方属仲夏，也属火，所以叫做“三合”。三合为治，属于正常。

【原文】

帝曰：上下相召[①]奈何？鬼臾区曰：寒暑燥湿风火，天之阴阳也，三阴三阳上奉之[②]。木火土金水火，地之阴阳也[③]，生长化收藏下应之。天以阳生阴长，地以阳杀阴藏[④]。天有阴阳，地亦有阴阳[⑤]。木火土金水火，地之阴阳也。生长化收藏，故阳中有阴，阴中有阳。所以欲知天地之阴阳者，应天之气，动而不息[⑥]，故五岁而右迁[⑦]，应地之气，静而守位[⑧]，故六朞而环会⑨，动静相召，上下相临，阴阳相错，而变由生也。

【校注】

①上下相召　上下，指在天司天之气和在地司泉之气。召，感召。《文心雕龙·物色》："物色相召，人谁获安！"上下相召，天气和地气相互感召。所以"天气下降气流于地，地气上升气腾于天"为上下相召也。

②三阴三阳上奉之　奉，承受，接受；承载。《说文》："奉，承也。"暑风火为在天之阳气，寒燥湿为天之阴气，三阴三阳上奉之，即在天上厥阴承载着风气，少阴承载着热气，少阳承载着火气，太阴承载着湿气，阳明承载着燥气，太阳承载着寒气。即三阴三阴之气承载于天。

③木火土金水火，地之阴阳也　实指五运之气分阴阳而表现于地。《类经·二十三卷·第三》："木火土金水火，五行成于地者也，故为地之阴阳。"火，分君火与相火，以配三阴三阳，故火有二。

④天以阳生阴长，地以阳杀阴藏　杀，消耗；收割。此申为收敛。北魏贾思勰《齐民要术·造神麴并酒》："若作糯米酒，一斗麴，杀米一石八斗。"天以阳生阴长，地以阳杀阴藏，《吕氏春秋·圜道》："物动则萌，萌而生，生而长，长而大，大而成，成乃衰，衰乃杀，杀乃藏，圜（天体）道也。"张志聪："夫岁半以上，天气主之，是春夏者，天之阴阳也，故天以阳生阴长。岁半以下，地气主之，是秋冬者，地之阴阳也，故地以阳杀阴藏。"

⑤天有阴阳，地亦有阴阳　王冰："天有阴，故能下降；地有阳，故能上腾。是以各有阴阳也。阴阳交泰，故化交由之成也。"《类经·二十三卷·第三》："天本阳也，然阳中有阴。地本阴也，然阴中有阳。此阴阳互藏之道。"从王冰说。

⑥应天之气，动而不息　应，应和；响应；是。此指前者。《广韵·证韵》："应，物相应也。"《易·乾》："同声相应，同气相求。"唐代王维《偶然作六首》之六："宿世谬词客，前身应画师。"《类经·二十三卷·第三》："应天之气，五行之应天干也，动而不息，以天加地而六甲周旋也。"

⑦五岁而右迁　右，上也。迁，登，向上移。《说文·辵部》："迁，登也。"《广韵·仙韵》："迁，去下之高也。"右迁，向上移，五行应十天干为五运，每年主运，下年转换为它运为主运，五年五运当转换一圈，则进入下一循环不为右迁。当某运向上移到主运，则为"右迁"

⑧应地之气，静而守位　守位：保持地位或职位。此引申为“职守，即安于其所。”。《易·系辞下》：“圣人之大宝曰位，何以守位？曰仁。”孔颖达疏：“圣人何以保守其位，必信仁爱，故言曰仁也。”汉代马融《忠经·百工》：“有国之建，百工惟才，守位谨常，非忠之道。”应地之气，静而守位，《类经·二十三卷·第三》：“应地之气，六气之应地支也，静而守位，以地承天而地支不动也。”

⑨六朞而环会　朞，期的异体字。约会。《说文·月部》：“期，会也。”段王裁注：“会者，合也。期者，邀约之意，所以为会合也。”环，循环；旋，转动。此指旋转、循环。《文选·张华（励志）》：“四气鳞次，寒暑环周。”刘良注：“四时寒暑，如鱼鳞之相次，循环而无极。”《梁书·武帝纪下》：“朕思利兆民，惟日不足，气象环回，每弘优简。”《周礼·春官·乐师》：“环拜，以钟鼓为节。”郑玄注：“环，谓旋也。”《山海经·大荒北经》：“共工之臣名曰相繇，九首蛇身，自环。”郭璞注：“环，言转旋也。”袁坷案：“郭注转旋，《藏经》本作蟠旋。”会，相遇；会面。《说文解字注笺·会部》：“会，犹重也，谓相重，相合也。因之凡相遇曰会。”本书《五运行大论》，“左右周天，余而复会也。”王冰：“会，遇也。”六朞而环会，此指五运之十天干在循环过程中，有六次旋转与十二地支五次旋转为一圈相遇过程。由于三阴三阳之气各有司天在泉之异，故其有十二。另，五行配天干十与地支十二有六次旋转而相遇。详见“天干地支相配六十花甲表”。

天干地支相配六十花甲表

<table>
<tr><td colspan="12">十天干</td></tr>
<tr><td>甲</td><td>乙</td><td>丙</td><td>丁</td><td>戊</td><td>己</td><td>庚</td><td>辛</td><td>壬</td><td colspan="3">癸</td></tr>
<tr><td colspan="12">十二地支</td></tr>
<tr><td>子</td><td>丑</td><td>寅</td><td>卯</td><td>辰</td><td>巳</td><td>午</td><td>未</td><td>申</td><td>酉</td><td>戌</td><td>亥</td></tr>
<tr><td colspan="12">干支组合（六十甲子）表</td></tr>
<tr><td>甲子</td><td>乙丑</td><td>丙寅</td><td>丁卯</td><td>戊辰</td><td>己巳</td><td>庚午</td><td>辛未</td><td>壬申</td><td colspan="3">癸酉</td></tr>
<tr><td>甲戌</td><td>乙亥</td><td>丙子</td><td>丁丑</td><td>戊寅</td><td>己卯</td><td>庚辰</td><td>辛巳</td><td>壬午</td><td colspan="3">癸天</td></tr>
<tr><td>甲申</td><td>乙酉</td><td>丙戌</td><td>丁亥</td><td>戊子</td><td>己丑</td><td>庚寅</td><td>辛卯</td><td>壬辰</td><td colspan="3">癸己</td></tr>
<tr><td>甲午</td><td>乙未</td><td>丙申</td><td>丁酉</td><td>戊戌</td><td>己亥</td><td>庚子</td><td>辛丑</td><td>壬寅</td><td colspan="3">癸卯</td></tr>
<tr><td>甲辰</td><td>乙巳</td><td>丙午</td><td>丁未</td><td>戊申</td><td>己酉</td><td>庚戌</td><td>辛亥</td><td>壬子</td><td colspan="3">癸丑</td></tr>
<tr><td>甲寅</td><td>乙卯</td><td>丙辰</td><td>丁巳</td><td>戊午</td><td>己未</td><td>庚申</td><td>辛酉</td><td>壬戌</td><td colspan="3">癸亥</td></tr>
</table>

【原文】

帝曰：上下周纪[①]，其有数乎？鬼臾区曰：天以六为节，地以五为制[②]。周天[③]气者，六朞为一备；终地纪者，五岁为一周。君火以明，相火以位[④]。五六相合而七百二十气[⑤]为一纪，凡三十岁，千四百四十气，凡六十岁，而为一周，不及太过，斯皆见矣。

【校注】

①上下周纪　周，时间名词。古时称一年为一周。《南史·谢灵运传》："在郡一周，称疾去职。"纪，岁、月、日、星辰、历数为五纪；古代纪年月的单位。十二年为一纪；一千五百年为一纪；终；止；月会合处。此指历数。《书·洪范》："五纪：一曰岁. 二曰月，三曰日，四曰星辰，五曰历数（推算岁时节候的方法）。"孔颖达疏："凡此五者，皆所以纪天时，故谓之五纪也。"《文选·张衡〈思玄赋〉》："察二纪五纬之绸缪遹皇。"李善注引旧注："二纪，日月也。五纬，五星也。"《书·毕命》：既历三纪，世变风移。孔传："辟十二年曰纪。"《国语·晋语四》："蓄力一纪，可以远矣。"韦昭注，"十二年岁星一周为一纪。"。《史记·天官书》："夫天运，三十岁一小变，百年中变，五百载大变；三大变一纪，三纪而大备。"《国语·周语上》："若国亡，不过十年，数之纪也。"韦昭注："数起于一，终于十，十则更，故曰纪也。"《广韵·止韵》："纪，会也。"《礼记·月令》："（季冬之月）月穷于纪。"郑玄笺："纪. 会也。"《吕氏春秋·季冬纪》："（季冬之月）日穷于次，月穷于纪。"高诱注："月遇日相合为纪，月终纪，光尽而复生日朔，故曰月穷于纪。"。上下周纪，即天干和地支年的历算相遇时间，而十天干与十二地支最小公倍为六十，故天干需循环六圈，地支循环五圈，为其周纪。

②天以六为节，地以五为制　王冰："六节，谓六气之分。五制，谓五位之分。位应一岁，气统一年。"《类经·二十三卷·第三》："天数五，而五阴五阳，故为十干。地数六，而六阴六阳，故为十二支。然天干之五，必得地支之六以为节；地支之六，必得天干之五以为制，而后六甲成，岁气备。"其当为在天干凭借六次循环为规律，在地支凭借五次循环为节度。

③周天　绕天球大圆一周。天文学上以天球大圆三百六十度为周天；十二年，系岁星运行一周天需要的时间；指一定时间的循环，一个甲子，即六

十年。因甲子六十年循环一次。此指后者。《逸周书·周月》:“日月俱起于牵牛之初,右回而行,月周天起一次而与日合宿。”《汉书·律历志下》:“周天五十六万二千一百二十。以章月乘月法,得周天。”《礼记·月令》唐代孔颖达疏:“星既左转,日则右行,亦三百六十五日四分日之一至旧星之处。即以一日之行而为一度计,二十八宿一周天,凡三百六十五度四分度之一,是天之一周之数也。”明代谢肇淛《五杂俎·天部一》:“日一岁而一周天,月二十九日有奇而一周天,非谓月行速于日也。周天度数,每日日行一度,月行十三度有奇。”《清史稿·时宪志一》:“若望之法,以天聪戊辰为元,分周天为三百六十度。”明代沉德符《野获编·词林·馆选定制》:“自张永嘉丙戌摧残以来,至是恰周天。”清代夏炘《学〈礼〉管释·释十有二岁》:“岁星每年行天一次,故谓年为岁天。凡十二次岁星,十二年一周天,故谓之十有二岁。”

④君火以明,相火以位　明,王冰注及新校正在《至真要大论篇》引本文作“名”。名,通“明”。《释名·释言语》:“名,明也,名实使分明也。”明,用同“名”。当据改。吴本将其八字移于《六微旨大论篇》之“君火治之”句下。君火,为火宿,相火,当指荧火心宿。参见《六微旨大论篇》中相火之注。君火以明,相火以位,君火有其名,但不主岁气,在火主岁之年,由相火代行火令,故王冰:“君火在相火之右,但立名于君位,不立岁气,故天之六气,不偶其气以行,君火之政,守位而奉天之命,以宣行火令尔。以名奉天,故曰君火以名。守位赡命,故云相火以位。”

⑤五六相合而七百二十气　相合,彼此一致;相符。《后汉书·文苑传下·张升》:“升少好学,多关览,而任情不羁。其意相合者,则倾身结交,不问穷贱。”每五日为候,三候为气。如立春、雨水等,一年共二十四气。此所谓相合,即五星与六气彼此运转,其五六三十年一循环而回到原点,即最小公倍30年有七百二十节气,是三十年的气数。

【原文】

帝曰:夫子之言,上终天气①,下毕地纪②,可谓悉矣。余愿闻而藏之,上以治民,下以治身,使百姓③昭著,上下和亲,德泽下流,子孙无忧,传之后世,无有终时,可得闻乎?鬼臾区曰:至数之机④,迫迮以微⑤,其来可见,其往可追,敬之者昌，慢之者亡，无道行私，必得夭殃，谨奉天道，请言真要。

帝曰：善言始者，必会于终，善言近者，必知其远，是则至数极[⑥]而道不惑，所谓明矣。愿夫子推而次之，令有条理，简而不匮[⑦]，久而不绝，易用难忘，为之纲纪，至数之要，愿尽闻之。鬼臾区[⑧]曰：昭乎哉问！明乎哉道！如鼓之应桴[⑨]，响之应声也。臣闻之，甲己之岁，土运统之；乙庚之岁，金运统之；丙辛之岁，水运统之；丁壬之岁，木运统之；戊癸之岁，火运统之[⑩]。

帝曰：其于三阴三阳，合之奈何？鬼臾区曰：子、午之岁，上见少阴[⑪]；丑、未之岁，上见太阴；寅、申之岁，上见少阳；卯、酉之岁，上见阳明；辰、戌之岁，上见太阳；巳、亥之岁，上见厥阴。少阴所谓标也，厥阴所谓终也[⑫]。厥阴之上，风气主之[⑬]；少阴之上，热气主之；太阴之上，湿气主之；少阳之上，相火[⑭]主之；阳明之上，燥气主之；太阳之上，寒气主之。所谓本也，是谓六元[⑮]。帝曰：光[⑯]乎哉道！明乎哉论！请著之玉版，藏之金匮，署曰《天元纪》。

【校注】

①终天气　终，竟；尽。《荀子·劝学》："吾尝终日而思矣。"唐代韩愈《祭十二郎文》："呜呼！言有穷而情不可终。"天气：气，景象；此指在天干与（三阴三阳司天）六气计算终于何。《楚辞·九辩》："悲哉秋之为气也，萧瑟兮草木摇落而变衰。"

②地纪　维系大地的绳子。古代认为天圆地方，传说天有九柱支撑，使天不下陷；地有大绳维系四角，使地有定位；借指大地；此指在地支、五行之计算终于何。《庄子·说剑》："此剑……上决浮云，下绝地纪。"

③百姓　百官。参见拙著《灵枢经·九针十二原》中之注。

④至数之机　至数，极其精深微妙的道理或事理；事物发展的必然结果。本书《三部九候论篇》："黄帝问曰：余闻九针于夫子，众多博大，不可

胜数……顾问其方……此天地之至数。”《后汉书·赵咨传》：“夫含气之伦，有生必终，盖天地之常期，自然之至数。”机，事情变化的关键，有重要关系的环节；星名；又指天文星象。此指天文星象。《广韵·微韵》：“机，万机也。”清代徐灏《说文解字注笺》：“机，引申为机要之称。”《韩非子·八说》：“任人以事，存亡治乱之机也。”《广雅·释天》：“北斗七星……三为机。”《艺文类聚·卷一》引《春秋运斗枢》：“北斗七星：第一天枢，第二旋，第三机，第四权，第五衡，第六开阳，第七摇光，”《尚书大传·洪范五行传》：“六事之机，以县示我。”郑玄注：“机，天文也。天文运转，以悬见六事之变异示我。”至数之机，根据上下文义，此指精深微妙的天文星象。

⑤迫迮（zuò）以微　迫迮，物密聚、紧靠貌。《诗·唐风·鸨羽》“集于苞栩”毛传“苞，稹栩杼也”汉代郑玄笺：“稹者，根相迫迮捆致也。”孔颖达疏：“孙炎曰：‘物丛生曰苞，齐人名曰稹。’郭璞曰：‘今人呼物丛致者为稹。’笺云：‘稹者，根相迫迮捆致貌。’亦谓丛生也。”迫迮以微，指星体密聚而小。

⑥极　深探，穷究。汉代王充《论衡·问孔》：“圣人之言，不能尽解，说道陈义，不能辄形。不能辄形，宜问以发之；不能尽解，宜难以极之。”

⑦匮　穷尽。《诗·大雅·既醉》：“孝子不匮，永锡尔类。”毛传：“匮，竭。”

⑧鬼臾区　黄帝的历算臣子。详见《史记·封禅书》。

⑨桴（fú）　鼓槌。

⑩甲己之岁，土运统之……戊癸之岁，火运统之　统，管理。《三国志·吴志·陆逊传》：“臣愚以为诸王幼冲，未统国事。”凡在甲年遇己月为土运，己年遇甲月，此月则化土运。余以此类推。

⑪子午之岁，上见少阴　上，司天。子午之岁，上见少阴，即子午年少阴司天。与《五运行大论篇》之“子午之上，少阴主之”义同。余同义而类推。此是按地支推理，天上三阳三阴所显之象，简而明。

⑫少阴所谓标也，厥阴所谓终也　以地支十二的顺序，始于子，终于亥，而子年少阴司天，亥年厥阴司天，所以少阴为标，厥阴为终。《类经·二十三卷·第三》注：“标，首也。终，尽也。六十年阴阳之序，始于子午，故少阴谓标，尽于巳亥，故厥阴谓终。”

⑬厥阴之上，风气主之　上，表示范围或方面；犹正；主要。此指正。《礼记·乡饮酒》：“言是席之上，非专为饮食也，此先礼而后财之义也。”郑

玄注："非专为饮食，言主于相敬以礼也。"孔颖达疏："言是席之上，上亦正也，此先礼而后财之义也。"主，主象，预示（吉凶祸福，自然交化等）。宋代苏轼《格物粗谈·天时》："月晕，主七日内有风雨。"《宋史·刘锜传》："方食，暴风拔坐帐，锜曰：'此贼兆也，主暴兵。'"三阴三阳与六气，厥阴之正，在上司天，则是风气的预示。余类推。

⑭相火　指相星；七月别名；荧火星。《尔雅·释天》："七月为相，八月为壮。"汉代甘公、石申《星经·相》："相星在北极斗南，总领百司。"相火，在少阳司天之气而出现的热，称为相火。因上之"君火以明，相火以位"。此指少阳司天之气，实质由荧惑心宿统治。

⑮所谓本也，是谓六元　六元即六气，因六气为气象变化的本元，故称六元，每年司天之气（见六气司天在泉左右间气位置图）。王冰："三阴三阳

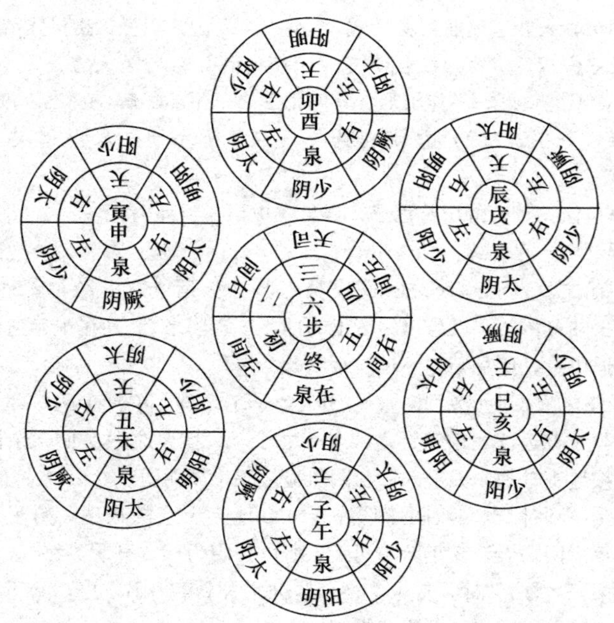

六气司天在泉左右间气位置图

（引自广州中医药大学内经教研室运气学资料）

为标，寒暑燥湿风火为本，故云所谓本也。天真元气，分为六化，以统坤元生成之用。征其应用，则六化不同，本其所生，则正是真元之一气，故曰六元也。”

⑯光　特指日、月、星辰等天体。《书·顾命》：“昔君文王、武王，宣重光。”陆德明释文引马融注：“重光，日、月、星也。”《礼记·乡饮酒义》：“古之制礼也，经之以天地，纪之以日月，参之以三光。”郑玄注：“三光，三大辰也。”《淮南子·氾论》：“上乱三光之明。”高诱注：“三光，日、月、星辰也。”

【按语】

关于三阴三阳的的本质是什么？其和《伤寒论》六气致病是什么关系？这个问题弄清了，有助于很多问题得到解决，尤其是有助于《伤寒论》三阴三阳的六气致病及传变的正确认识，以提高疗效。根据“颇闻其与三阴三阳之候奈何合之?”“寒暑燥湿风火，天之阴阳也，三阴三阳上奉之”，“其于三阴三阳，合之奈何?”鬼臾区曰：“子、午之岁，上见少阴；丑未之岁，上见太阴……”对这些内容我们分析一下，首先分析“寒暑燥湿风火”的来源，其下结论为“天之阴阳也，三阴三阳上奉之，”仅凭这一点还不能证明“寒暑燥湿风火”来源于天上（称为司天），还应根据“子、午之岁，上见少阴……”之“上见”，足证少阴之气显现于天上，可见三阴三阳之气是天上的星体区域，且其在一定的时月显现，则分别产生风寒燥湿火暑之气，因此我们同时看出，在某年某季而有某星体出现，且光芒亮，此时大地就产生相应的气候变化。那么《灵枢经·经脉》、《伤寒论》有三阴三阳经，据何而命名？当是脏的生理特征和自然界的星体及大地的某些物质相一致而对脏产生相应的影响，以肝为例，本篇之“丁、壬之岁，木运统之……巳、亥之岁，上见厥阴……厥阴之上，风气主之；”而《金匮真言论篇》“东风生于春，病在肝……东方青色，入通于肝……其类草木……其应四时，上为岁星。”据“厥阴之上，风气主之”和“东风生于春，病在肝……上为岁星”相对应，据“丁壬之岁，木运统之”和“其类草木”相对应，因此大致可以判断“厥阴”之气就是木星（岁星）而产生，厥阴之气之方位在东方，而木星在东方，故厥阴之气与木星存在着内在联系。地十二支既可以推演三阴三阳，又可以推演十二年、十二月、十二时辰。对于《伤寒论》六气致病的命名，当是“上见厥阴”等出现时间和方位，此时人体脏腑有相应的明显变化，作为六气致病命名的依据。

对于五星和六气的运行，古代称为“推步”，即推算天象历法。天文学指天体自东向西运行。古人谓日月转运于天，犹如人之行步，每走一步需要多长时间，每步的特征有哪些？可观察推算而知。《淮南子·本经训》：“星月之行，可以历推得也。”《后汉书·冯绲传》：“绲弟允，清白有孝行，能理《尚书》，善推步之术。”李贤注：“推步谓究日月五星之度，昏旦节气之差。”而《辽史·历象志上》：“［木星］逆，日行三分，八十六日退十一度五分。”《梦溪笔谈·象数一》：“交道每月退一度余，凡二百四十九交而一期。”本书《六微旨大论篇》对六气分别称谓“初之气、二之气、三之气、四之气，五之气，六之气”而推六气，以“二十四步积盈百刻”而推“日（每天)”。本书《六微旨大论篇》虽然没有明确“推步”，但曰“退行一步、复行一步”。据此可知退为推的通假字，此也可以理解“退”反义为训。

对三阴三阳与十二地支相应而分为六气司天、在泉的规律，与十二支配五行分属五方的配合法不同。十二支配五行分属五方是：寅卯属木为风；巳午属火为热；辰戌丑未属土为湿；申酉属金为燥，亥子属水为寒。三阴三阳按岁来推断，子午之岁则为少阴君火；辰戌丑未之岁则为太阴湿土；寅申之岁则为少阳相火；卯酉之岁则为阳明燥金；辰戌之岁则为太阳寒水；巳亥之岁则为厥阴风木。此为古人所说的正化、对化。正化，就是六气所居正位（司天）所化之气，即正风；对化，就是与正位对冲之位所化之气，即邪风，或曰邪气。如新校正云："详午未寅酉戌亥之岁为正化，正司化令之实；子丑申卯辰巳之岁为对化，对司化令之虚。此其大法也。"《玄珠密语》对此具体解释为："厥阴所以司于巳亥者何也？谓厥阴木也，木生于亥，故正司于亥也，对司于巳也，虽有卯为正位木之分，谓阳明金对化之所，以从所生而顺于司也。少阴所以司子午者何也？谓少阴为君火，君火尊位，所以正得南方离位也，即正化于午，对化于子也。太阴所以司于丑未者何也？谓太阴为土也，土主中宫，寄卦于坤，坤位西南，居未分也，即正化于未，对化于丑也。少阳所以司于寅申者何也？谓少阳为相火之位，卑于君火也，虽有午位，君火以居之，即火生于寅也，故正司于寅，对化于申也。阳明所以司于卯酉者何也？谓阳明为金，酉为西方金位，即正司于酉，对化于卯也。太阳所以司于辰戌者何也？谓太阳为水，水虽有于子位，谓君火对化也，水乃复于土中，即六戊在天门，即戌是也，六己在地户，即辰是也，故水归土用，正司于戌，对化于辰也。"其"天门、地户"的解释，见《五运行大论篇》中"天地之门户也"之注。

总体上来说，五运六气学说是根据五星有盛衰，六气之"气有多少"而定三阴三阳，形（征象）有盛衰，谓五星之治各有太过、不及也。但五星是决定三阴三阳的决定因素而影响大地，因"天有五行（星），御五位，以生寒暑燥湿风……神（木星）在天为风……在地为木"，因此不难看出五运与六气存在着内在的密切的联系。由于"天以六为节，地以五为制。""周天气者，六期为一备，终地纪者，五岁为一周。"说明六气在天纪年六年为一循环，五行在地纪年五年一循环，即六气各司天一年，五行各主运一年，其"五六相合"，是指五星、六气之运转从起始点整个循环需要三十年，即 5，6 二者的最小公倍数为 30，即需要 30 年二者才回到原点相遇。三十年也称为纪，六十称为周。

关于六气之中有二火，其中一指火星，另一指心宿，心宿在阴历七月向西而降，因此七月为相，所以相火，是指心宿。

由于古代纪年十二年为一纪，主要是根据岁星十二年为一周天，即一纪，其岁星每行一岁天之行度，若将其分为十二段，由此衍生出十二月、十二时、十二地支，十二地支又称地纪。由于五星与六气运行三十年而合，但是六气在何年运行于某位而司天，五星之某星主运何年，由于岁星十二年一周天，因此需要用地支来计算和描述纪年，而天干之五运则需要通过十天干来计算，由于十天干与十二地支之数字不同，因此需要找到二者最小公倍数，才能知道多少年才能回到原点，二者的最小公倍数 60，因而就形成了六十花甲子。

五运行大论篇第六十七

【原文】

黄帝坐明堂[①]，始正天纲[②]，临观八极[③]，考建五常[④]，请天师[⑥]而问之曰：论言[⑤]天地之动静，神明[⑦]为之纪，阴阳之升降，寒暑彰其兆。余闻五运之数于夫子，夫子之所言，正五气之各主岁尔，首甲定运[⑧]，余因论之。鬼臾区曰：土主甲己，金主乙庚，水主丙辛，木主丁壬，火主戊癸。子午之上，少阴主之[⑨]；丑未之上，太阴主之；寅申之上，少阳主之；卯酉之上，阳明主之；辰戌之上，太阳主之；巳亥之上，厥阴主之；不合阴阳[⑩]，其故何也？岐伯曰：是明道也，此天地之阴阳也。夫数之可数者，人中之阴阳也，然所合，数之可得者也。夫阴阳者，数之可十，推之可百，数之可千，推之可万。天地阴阳者，不以数推，以象之谓也[⑪]。

【校注】

①明堂　古代帝王宣明政教的地方。凡朝会、祭祀、庆赏、选士、养

老、教学等大典，都在此举行。《孟子·梁惠王下》："夫明堂者，王者之堂也。"《玉台新咏·木兰辞》："归来见天子，天子坐明堂。"

②始正天纲　正，考定。《玉篇·正部》："正，定也。"天纲，天的纲维；星名；朝廷的纲纪。此指古代天子观察星象来预测气数。三国时魏国阮籍《咏怀》之二三："六龙服气舆，云盖覆天纲。"《晋书·天文志上》："北落西南一星曰天纲、主武帐。"《后汉书·陈蕃传赞》："陈蕃芜室，志清天纲。"

③临观八极　临观，监视。八极。八方极远之地。《庄子·田子方》："夫至人者，上窥青天，下潜黄泉，挥斥八极，神气不变。"《淮南子·原道训》："夫道者，覆天载地，廓四方，柝八极，高不可际，深不可测。"高诱注："八极，八方之极也，言其远。"

④考建五常　考，察考。建，古代天文学称北斗星斗柄所指为建。一年之中，斗柄旋转而依次指向十二星辰，称为十二月建。周历（农历）的月份即由此而定，如正月称建寅，二月称建卯……十一月称建子，十二月称建丑。五常：谓金、木、水、火、土五星。《礼记·乐记》："道五常之行，使之阳而不散，阴而不密。"郑玄注："五常，五行也。"考建五常，即考察北斗星斗柄所指的方位、五星。

⑤论言　论述，谈论。《史记·仲尼弟子列传论》："学者多称七十子之徒，誉者或过其实，毁者或损其真，钧之未睹厥容貌，则论言弟子籍，出孔氏古文近是。"

⑥天师　古代对有道术者的尊称。《庄子·徐无鬼》："小童曰：'夫为天下者，亦奚以异乎牧马者哉！亦去其害马者而已矣。'黄帝再拜稽首，称天师而退。"本书《上古天真论篇》："（黄帝）乃问于天师曰：余闻上古之人，春秋皆度百岁。"

⑦神明　天地间一切神灵的总称。此指日、月、五星。《易·系辞下》："阴阳合德，而刚柔有体，以体天地之变，以通神明之德。"孔颖达疏："万物变化，或生或成，是神明之德。"

⑧首甲定运　天干地支相配之六十花甲，以确定运气，而甲子居其首位，故王冰："首甲，谓六甲之初，则甲子年也。"

⑨子午之上，少阴主之　与本书《天元纪大论篇》之"子午之岁，上见少阴"之义同。即地支子年与午年，在这两个时间范围内，为少阴掌管之运。余同义而类推。

⑩不合阴阳　即五运六气干支之阴阳属性与地支之数不相等，故阴阳属性不相一致。

⑪夫阴阳者……以象之谓也　象，《易》中用语。《易》用卦、爻等符号表示自然变化和人事休咎；象征形象，有形可见之物。《易·系辞下》："是故易者象也，象也者像也。"孔颖达疏："谓卦为万物象者，法像万物，犹若乾卦之象法像于天也。"《荀子·正论》"治古无肉刑而有象刑。"杨倞注："象刑，异章服耻辱其形象，故谓之象刑也。"夫阴阳者……以象之谓也。《易·系辞上》："在天成象，在地成形"。孔颖达疏："象谓悬象，明星辰也。"《类经·二十三卷·第四》："然阴阳之道，或本阳而标阴，或内阳而外阴，或此阳而彼阴，或先阳而后阴，故小之而十百，大之而千万，无非阴阳之变化，此天地之阴阳无穷，诚有不可以限数推言者，故当因象求之，则无不有理存焉。"

【原文】

帝曰：愿闻其所始也。岐伯曰：昭乎哉问也！臣览《太始天元册》文①，丹天②之气，经于牛③女④戊分，黅天②之气经于心⑤尾⑥己分，苍天②之气，经于危⑦室⑧柳⑨鬼⑩，素天②之气经于亢⑪氐⑫昴⑬毕⑭，玄天②之气经于张⑮翼⑯娄⑰胃⑱，所谓戊己⑲分者，奎⑳壁㉑角㉒轸㉓，则天地之门户也㉔。夫候㉕之所始，道㉖之所生，不可不通也。

【校注】

①文　指自然界或人类社会某些带规律性的现象；星辰。《易·贲》："观乎天文，以察时变，观乎人文，以化成天下。"《庄子·应帝王》："壶子曰：'乡吾示之以地文。"陆德明释文："崔云：'文．犹理也。'"《淮南子·天文》："天文训。"汉代高诱注："文者，象也。天先垂文，象日月五星及彗孛。"

②丹天、黅（jīn）天、苍天、素天、玄天　黅，黄色。本书《六元正纪大论》："其谷玄黅。"王冰："黅，黄也。"明代杨慎《丹铅续录·间色名》："青别为苍，赤别为朱……黄别为黅，白别为缟，黑别为玄，此正色之别名也。"素，白色。《诗·召南·羔羊》："羔羊之皮，素丝五纶。"毛传："素，

白也。”缟，即素，白色。本书《五藏生成论篇》：“生于心，如以缟裹朱。”王冰：“缟，白色。”丹、黅、苍、素、玄，即赤、黄、青、白、黑五色。传说古人占天时，发现某种颜色云气，横于太空，则分别称之为丹天、黅天、苍天、素天、玄天。其丹天象火气，黅天象土气，苍天象木气，素天象金气，玄天象水气，既可以用来预测气数，吉凶等，也可以推断由五气所化五运，所以五星之气为五运之本。《玄珠密语·卷一·五运元通纪》：“太极始判，横五运于中，轮流至今，终而复始，圣人望而详之。自开辟乾坤，望见青气横于丁壬，故丁壬为木运也；赤气横于戊癸，故戊癸为火运也；黄气横于甲己，故甲己为土运也，白气横于乙庚，故乙庚为金运也；黑气横于丙辛，故丙辛为水运也。”《晋书·张华传》：“初，邑之未灭也，斗牛之间常有紫气。”

③牛　星宿名。二十八宿之一，北方玄武七宿的第二宿。有星六颗。《说苑·辨物》：“所谓二十八星者，东方曰角、亢、氐、房、心、尾、箕；北方曰斗、牛、须女、虚、危、营室、东壁；西方曰奎、娄、胃、昴、毕、觜、参……”《晋书·张华传》：“初．吴之未灭也，斗牛之间常有紫气。”《宋史·天文志三》：“牛宿六星，天之关梁。”

④女　星宿名。也称须女，婺女。二十八宿之一，北方玄武七宿的第三宿。有星四颗。《正字通·女部》：“女，宿名。”《晋书·天文志中》：“怀帝永嘉六年七月，荧惑、岁星、太白聚牛、女之间。”《宋史·天文志九》：“宝庆二年正月壬午，与岁星、填星合于女。”

⑤心　星名。二十八宿之一，东方苍龙七宿的第五宿，有星三颗。《史记·天官书》：“东宫苍龙，房、心。”其主星亦称商星、鹑火、大火、大辰。《宋史·天文志三》：“心宿三星，天之正位也。”宋代范镇《东斋记事·卷二》：“是冬，日食心宿。”《诗·唐风·绸缪》：“三星在天。”汉代郑玄笺：“三星，谓心星也。”

⑥尾　星宿名。二十八宿之一。东方苍龙七宿之第六宿，有星九颗。《玉篇·尾部》：“尾，星名。”《淮南子·天文训》：“东方曰苍天，其星房、心、尾。”《周礼·冬官·辀人》：“龙旗九斿，以象大火也。”郑玄注：“交龙为斿，诸侯之所建也。大火，苍龙宿之心，其属有尾。尾，九星。”《淮南子·时则》：“孟春之月，招摇指寅，昏参中，旦尾中。”高诱注：“尾，东方苍龙之宿也。”《礼记·月令》：“孟春之月，日在营室，昏参中，旦尾中。”

⑦危　星宿名，二十八宿之一。北方玄武七宿的第五宿，有星三颗。

《史记·天官书》："北宫玄武，虚、危。危为盖屋。"《吕氏春秋·仲夏纪》："仲夏之月，日在东井，昏亢中，旦危中。"高诱注："危，北方宿，齐之分野。"《史记·天官书》："北宫玄武，虚、危……"张守节正义："虚二星，危三星，为玄枵，于辰在子，齐之分野。"《新唐书·天文志三》："六月庚寅，月掩岁星在危而晕；十月庚辰，月复掩岁星在危。"

⑧室　星宿名。也称"营室"。二十八宿之一，北方玄武七宿的第六宿。有星二颗。也称营星、定星。《金史·天文志》："己亥，太白昼见于室"

⑨柳　星宿名。二十八宿之一，南方朱雀七宿的第三宿，有星八颗。也叫"咮"。《尔雅·释天》："咮谓之柳。柳，鹑火也。"郝懿行义疏："柳者，八星曲头垂似柳。"《吕氏春秋·季夏》："季夏之月，日在柳。"高诱注："柳，南方宿，周之分野。"《晋书·天文志上》："柳八星，天之厨宰也，主尚食，和滋味，又主雷雨。"《史记·天官书》："柳为乌注，主木草。"司马贞索隐："《汉书·天文志》'注'作'喙'。"《新唐书·天文志三》："七月壬申，月入南斗；丁亥，掩太白于柳。"《礼记·月令》："（季秋之月）日在房，昏虚中，旦柳中。"

⑩鬼　星宿名。二十八宿之一。南方朱雀七星的第二宿，有微弱的星四颗。《通志·天文略一》："鬼：四星，册方似木柜，中央白者积尸气，鬼上四星是爟位。"

⑪亢　星宿名。二十八宿之一。东方苍龙七宿的第二宿。有星四颗。《尔雅·释天》："寿星，角亢也。"《集韵·宕韵》："亢，星名。"《吕氏春秋·仲夏纪》："仲夏之月，日在东井，昏亢中，旦危中"。高诱注："亢，东方宿。"《史记·律书》："南至于亢。亢者，言万物亢见也。"，《宋史·天文志三》："亢宿四星，为天子内朝，总摄天下奏事。"

⑫氐　星宿名。二十八宿之一，东方苍龙七宿的第三宿，有星四颗。亦称"天根".《尔雅·释天》："天根，氐也。"《集韵·霁韵》"氐，东方宿名。"《逸周书·月令》："季冬之月，日在婺女。昏娄中，旦氐中。"《淮南子·天文》："中央曰钧天，其星角、亢、氐。"《汉书·地理志下》："韩地，角、亢、氐之分野也。"

⑬昴　星宿名。二十八宿之一。西方白虎七宿的第四宿．有星四颗．也称"髦头（旄头）"。《说文·日部》："昴，白虎宿星。"《书·尧典》："日短星昴，以正仲冬。"孔传："昴，白虎之中星。"《新唐书·西域传上·龟兹》：

“是夜月食昴。”有亮星七颗（古代以为五颗，故有昴宿之精转化为五老的传说）。南朝梁国任昉《〈王文宪集〉序》：“信乃昴宿垂芒，德精降祉。”《初学记·卷一》引《尔雅》：“西陆，昴星也。”清代谭嗣同《以太说》：“一昴星，何以能摄天河圈内所有诸恒星?”古人以昴毕为冀州的分野。《史记·天官书》：“奎、娄、胃，徐州。昴、毕，冀州。”《尔雅·释天》“大梁，昴也。西陆（古代指太阳运行在西方七宿的区域）也。”郭璞注：“西方之宿，别名旄头。”《史记·天官书》：“昴曰髦头，胡星也，为白衣会。”张守节正义：“昴七星为髦头，胡星，亦为狱事。”

⑭毕　星宿名。二十八宿之一，为西方白虎七宿的第五宿。有星八颗，以其分布之状像宿代田猎用的毕网，故名。《字汇·田部》：“毕，宿名，毕八星，二星直上如柄，六星曲为两行，张其口。”古人以为此星主兵、主雨。《诗·小雅·大东》：“东有启明，西有长庚，有救天毕，载施之行。”朱熹集传：“天毕，毕星也，状如掩兔之毕。”《诗·小雅·渐渐之石》：“月离于毕，俾滂沱矣。”毛传：“月离阴星则雨。”《史记·周本纪》：“九年，武王上祭于毕。”司马贞索隐：“毕星主兵，故师出而祭毕星也。”《尔雅·释天》：“浊谓之毕。”郭璞注：“掩兔之毕，或呼为浊，因星形以名。”宋代王禹偁《重修北岳庙碑奉来撰并序》：“天官昼野，势当昴、毕之星；易象流形，名系雷、风之兆。”

⑮张　星宿名，二十八宿之一，南方朱雀七宿的第五宿，有星六颗，《广雅·释天》：“张谓之鹑尾，”《史记·天官书》：“张，素，为厨，主觞客。”张守节正义：“张六星，六为嗉，主天厨食饮赏赉觞客，”北魏杨街之《洛阳伽蓝记·城南》：“上应张、柳，下据河、嵩。”

⑯翼　星宿名。二十八宿之一，南方朱雀七宿中的第六宿，有星二十二颗，为惊蛰节子初三刻的中星。《晋书·天文志上》：“翼，二十二星，天之乐府，主俳倡戏乐。”《正字通·羽部》：“翼，南方宿名。”《礼记·月令》：“孟秋之月，日在翼。”《史记·天官书》：“为羽翮，主远客。”《新唐书·天文志三》：“岁星蚀月在翼。”《金史·天文志》：“岁星昼见于翼。”

⑰娄　星宿名。星宿名。二十八宿之一。西方白虎七宿的第二宿。有星三颗。《广韵·侯韵》：“娄，星名。”《礼记·月令》：“季冬之月，日在婺女、昏娄中、旦氐中。”《后汉书·郎颛传》：“荧惑以去年春分后十六日在娄五度。”《金史·天文志一》：“夜半有流星如太白，其色赤，起于娄宿。”

⑱胃　星宿名。二十八宿之一。西方白虎七宿的第三宿。有星三颗。《淮南子·天文》："西方曰昊天，其星胃、昴、毕。"《礼记·月令》："季春之月，日在胃。"《史记·天官书》："胃为天仓。"张守节正义："胃三星……胃主仓廪，五谷之府也。占明则天下和平，五谷丰稔；不然，反是也。"唐代杨炯《浑天赋》："奎为封豕，参为白虎，胃为天仓，娄为众聚。"

⑲戊己　戊，古代以十干配五方，戊居十干之中，因以指中央。《说文·戊部》："戊，中宫也。"清代江藩《六甲五龙说》："予谓天数五，地数五，自甲至戊其数五，居十之中。"《汉书·律历志》：'五六者，天地之中合。'故曰'戊，中宫也'。"与地支相配，用以纪年或纪日。《春秋·桓公二年》："夏四月，取郜大鼎于宋。戊申，纳于大庙。"己，天干的第六位，用以纪年、月、日。《礼记·月令》："［季夏之月］中央土，其日戊己。"《尔雅·释天》："［太岁］在己曰屠维……［月］在己曰则。"《汉书·律历志上》："丰楙于戊，理纪于己。"戊己，指一旬中的戊日和己日。《礼记·月令》："（季夏之月）中央土，其日戊己。"郑玄注："戊之言茂也，己之言起也。日之行四时之间，从黄道，月为之佐。至此万物皆枝叶茂盛。其含秀者，抑屈而起，故因以为日名焉。"《吕氏春秋·季夏》："中央土，其日戊己。"高诱注："戊己，土日。土，王中央也。"古以十干配五方，戊己属中央，于五行属土，因以"戊己"代称土。而指代九宫的中宫。

⑳奎　星宿名，二十八宿之一，西方白虎七宿的第一宿，有星十六颗。《集韵·齐韵》："奎，星名。"清代段玉裁《说文解字注·大部》："奎与胯双声，奎宿十六星以像似得名。"《吕氏春秋·季夏纪》："季夏之月，日在柳，昏心中，旦奎中。"高诱注："奎，西方宿。"《新唐书·天文志》："因二分之中，以立黄道，交于奎、轸之间，二至陟降，各二十四度。"顾炎武《日知录·五星聚》："慕容超之灭，四星聚奎娄。"

㉑壁　星宿名。又称"东壁"。二十八宿之一，北方玄武七宿的最末一宿。有星两颗。《尔雅·释天》："娵觜之口，营室，东壁也。"《孙子·火攻》："发火有时，起火有日。时者，天之燥也；日者，月在箕、壁、翼、轸也。"《新唐书·天文志三》："二十年七月丁未，岁星守东壁。"

㉒角　星宿名。即角宿。二十八宿中东方苍龙七宿的第一宿，有星两颗。《鹖冠子·天则》："四气为政，前张后极，左角右钺。"陆佃："角，东方之星也。"《吕氏春秋·圜道》："月躔二十八宿，轸与角属，圜道也。"《尔

雅·释天》:“寿星,角、亢也。”《国语·周语中》:“夫辰角见而雨毕,天根见而水涸。”韦昭注:“辰角,大辰苍龙之角。角,星名也。”屈原《天问》:“角宿未旦,曜灵安藏?”王逸注:“角亢,东方星。”《晋书·天文志上》:“东方,角二星为天关,其间天门也,其内天庭也。”

㉓轸 星宿名。二十八宿之一,南方朱雀七宿的最末一宿。有星四颗。《古今韵会举要·轸韵》:“轸,南方宿,四星,十七度。”《正字通·车部》:“轸,宿名,南方星,居二十八宿之末。”《孙子·火攻》:“发火有时,起火有日。时者,天之燥也;日者,月在箕、壁、翼、轸也。”《史记·天官书》:“轸为车,主风。”司马贞索隐引宋均曰:“轸四星居中,又有二星为左右辖,车之象也。轸与巽同位,为风,车动行疾似之也。”

㉔天地之门户也 天门,指鼻、口或天庭;星名。东方七宿,角宿中之两星;紫微宫,即紫微垣。《老子》:“天门开阖,能无雌?”河上公注:“天门,谓北极紫微宫……治身,天门,谓鼻孔。”清代梁章钜《归田琐记·洪文襄公》:“太白星与日争光,流星入紫微宫……紫微宫者,人君之位,流星敢于突入,上天垂象,诚宜警惕。”地户,地的门户。古代传说天有门,地有户,天门在西北,地户在东南。因称地之东南为“地户”。汉代袁康《越绝书·外传记越地传》:“天运历纪,千岁一至,黄帝之元,执辰破巳,霸王之气,见于地户。”《图翼·卷一》:“予常考周天七政躔度,则春分二月中,日缠壁初,以次而南,三月入奎娄,四月入胃昴毕,五月入觜参,六月入井鬼,七月入柳星张,秋分八月中,日缠翼末,以交于轸,循次而北,九月入角亢,十月入氐房心,十一月入尾箕,十二月入斗牛,正月入女虚危。至二月复交于春分而入奎壁矣。是日之长也,时之暖也,万物之发生也,皆从奎壁始;日之短也,时之寒也,万物之收藏也,皆从角轸始。故曰春分司启,秋分司闭。夫既司启闭,要非门户而何。然自奎壁而南,日就阳道,故曰天门;角轸而北,日就阴道。故曰地户”。清代俞正燮以为“天门”:是“乾位在西北,以天门所在,盖天之说也,浑天则不然,故说经宜通盖天。《素问·五常政大论》云:天不足西北,左寒而右凉;地不足东南,右热而左温。《列子·汤问篇》、《淮南·天文训》俱云:天倾西北,日月星辰移焉。……《周礼·大司徒》疏引《河图括地象》云:天不足西北,地不足东南,西北为天门,东南为地户,天门无上,地户无下。”根据《晋书·天文志上》:“东方,角二星为天关,其间为天门也。”据此其“奎、壁、角、轸”四星为天门地户,因奎在

西，壁在北，角在东，轸在南。此四处，即之门户也。

㉕候　占验；探测；征兆。此指征兆。《史记·封禅书》："上乃遣望气佐候其气。"《后汉书·郎𫖮传》："（父宗）能望气占候吉凶。"《新唐书·百官志一》："二十三曰占候医卜。"《淮南子·齐俗》："辟若伣之见风也"高诱注："伣，候风者也。"《梦溪笔谈·象数一》："天文家有浑仪，测天之器，设于崇台，以候垂象者，则古玑衡是也。"《字汇·人部》："候，证候。"《潜夫论·思贤》："夫生饣抗粱，旨酒甘醪，所以养生也，而病人恶之，以为不若菽麦糠糟欲清者，此其将死之候也。"《列子·周穆王》："觉有八征，梦有六候。"张湛注："候，占也。"《晋书·天文志》："凡游气蔽天，日月失色，皆是风雨之候也。"

㉖道　宇宙万物的本原、本体、规律。《易·系辞上》："一阴一阳之谓道。"韩康伯注："道者，何无之称也，无不通也，无不由也，况之曰道。"《老子·第二十五章》："有物混成，先天地生……"

【按语】

其上所述的五色之天气，丹天的火气，经于牛女奎壁四宿之处，则下临于戊癸之方，所以戊癸主火运；黅天的土气，经于心尾角轸四宿之处，则下临于甲己之方，所以甲己主土运；苍天的木气，经于危室柳鬼四宿之处，则下临于丁壬之方，所以丁壬主木运；素天的金气，经于亢氐昴毕四宿之处，则下临于乙庚之方，所以乙庚主金运；玄天的水气，经于张翼娄胃四宿之处，则下临于丙辛之方，所以丙辛主水运。对于月建之法及十二肖之说，以十干主运为根据，而结合五行及十二肖而演化，或结合《图翼·二卷·五运图解》："月建者，单举正月为法，如甲己之岁，正月首建丙寅，丙者，火之阳，火生土，故甲己为土运；乙庚之岁，正月首建戊寅，戊者，土之阳，土生金，故乙庚为金运；丙辛之岁，正月首建庚寅，庚者，金之阳，金生水，故丙辛为水运；丁壬之岁，正月首建壬寅，壬者，水之阳，水生木，故丁壬为木运；戊癸之岁，正月首建甲寅，甲者，木之阳，木生火，故戊癸为火运。此五运生于正月之建者也。十二肖者，谓十二宫中，惟龙善交而属辰位，凡十干起甲，但至辰宫，即随其所遇之干而与之俱变矣。如甲己干头，起于甲子，至辰属戊，戊为土，此甲己之所以化土也；乙庚干头，起于丙子，至辰属庚，庚为金，此乙庚之所以化金也；丙辛干头，起于戊子，至辰属壬，壬为水，此丙辛之所以化水也；丁壬干头，起于庚子，至辰属甲，甲为木，此丁壬之所以化木也；戊癸干头，起于壬子，至辰属丙，丙为火，此戊癸之所以化火也。此又五运之遇龙而变者也”。

二十八宿，指我国古代天文学家把周天黄道（太阳和月亮所

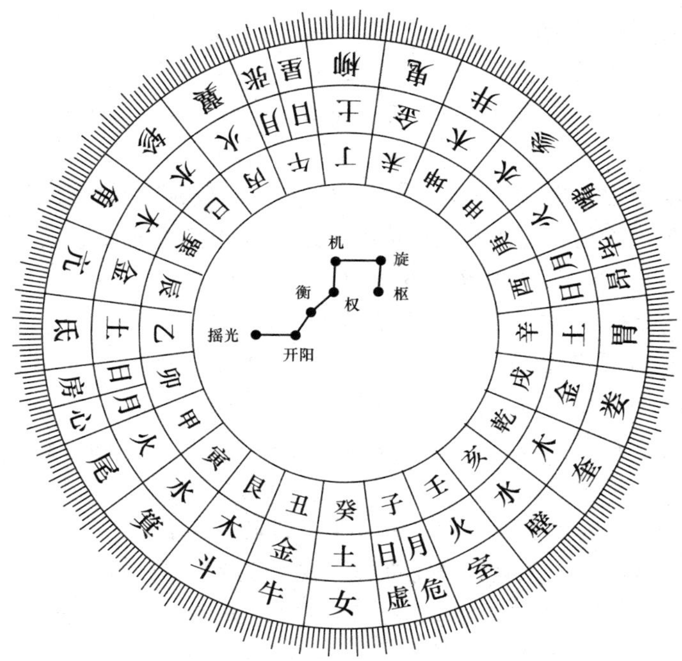

二十八宿图

图中心之北斗七星序列为：第一枢，第二旋，第三机，第四权，第五衡，第六开阳，第七摇光。

经天区）的恒星分成二十八个星座。《淮南子·天文训》："五星、八风，二十八宿。"高诱注："二十八宿，东方：角、亢、氐、房、心、尾、箕；北方：斗、牛、女、虚、危、室、壁；西方：奎、娄、胃、昴、毕、觜、参；南方：井、鬼、柳、星、张、翼、轸也。"于是，就有了二十八宿的四个方位（见二十八宿图），因此观察二十八宿有重要意义，二十八宿，又称二十八舍。《史记·律书》："七正，二十八舍。"司马贞索引："二十八宿，七正（又叫七政）之所舍也。舍，止也，言日月五星运行，或舍于二十八次之分也。"司马贞索隐："七正，日、月、五星七者可以正天时。又孔安国曰'七正，日月五星各异政'也。"宋代马永卿《懒真子·星名音误》："二十八宿谓之二十八舍，又谓之二十八次。次也，舍也，皆有止宿之意，今乃音绣。"见"二十八宿与北斗七星位置图"

要明白"候之所始，道之所生，不可不通"的道理，就必须明白日月五星和北斗七星的关系，首先要了解七正是什么，七正，此即七政：古天文术语。说法不一：①指日、月和金、木、水、火、土五星。《书·舜典》："在璇玑玉衡，以齐七政。"孔传："七政，日月五星各异政。"孔颖达疏："七政，谓日月与五星也。"《史记·五帝本纪》"以齐七政"裴骃集解引郑玄注同此说。②指天、地、人和四时。《尚书大传·卷一》："七政者，谓春、秋、冬、夏、天文、地理、人道，所以为政也。"③指北斗七星。以七星各主日、月、五星，故曰七政。《史记·天官书》："北斗七星，所谓'旋、玑、玉衡以齐七政'。"裴骃集解引马融注《尚书》云："七政者，北斗七星，各有所主：第一曰正日；第二曰主月；第三曰命火，谓荧惑也；第四曰煞土，谓填星也；第五曰伐水，谓辰星也；第六曰危木，谓岁星也；第七曰剽金，谓太白也。日、月、五星各异，故曰七政也。"看来七正是同名异物，此所指为后者北斗七星，不难看出，北斗七星决定日月五星的运行，进而决定气

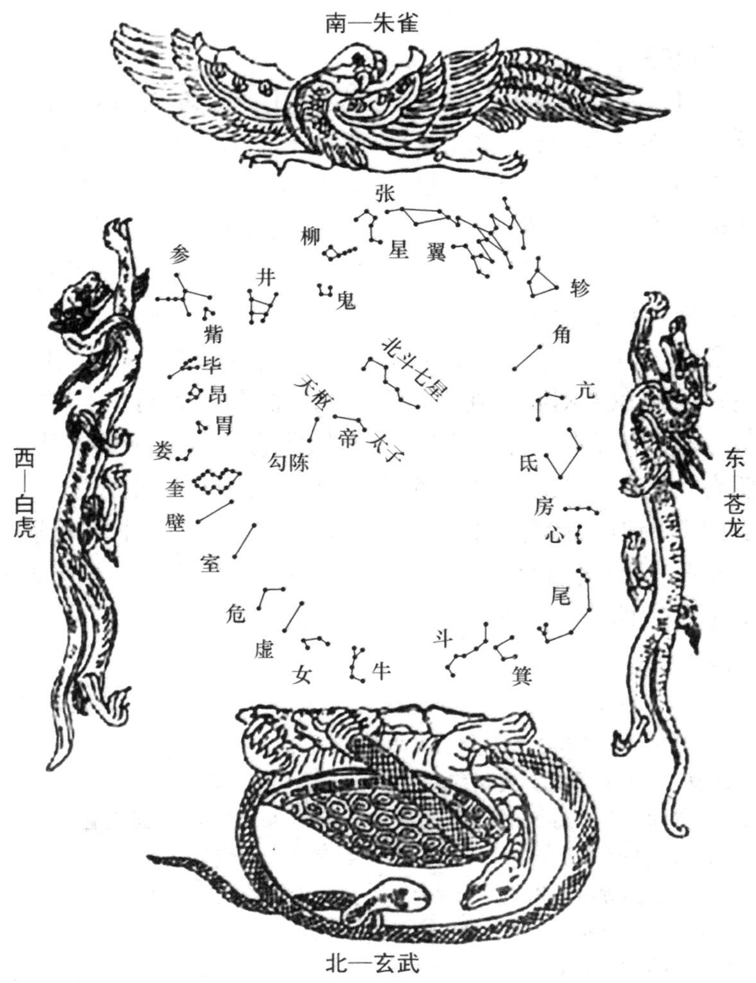

二十八宿与与北斗七星位置图

该壁画发现于陕西定边县郝滩乡一处东汉墓群

候的变化，斗柄所指则为明证之一。

【原文】

帝曰：善。论言[①]天地者，万物之上下，左右者，阴阳之道路，未知其所谓也。岐伯曰：所谓上下者，岁[②]上下见阴阳之所在也。左右者，诸上见厥阴，左少阴，右太阳；见少阴，左太阴，右厥阴；见太阴，左少阳，右少阴；见少阳，左阳明，右太阴；见阳明，左太阳，右少阳；见太阳，左厥阴，右阳明。所谓面北而命其位[③]，言其见也。

帝曰：何谓下？岐伯曰：厥阴在上则少阳在下，左阳明右太阴；少阴在上则阳明在下，左太阳右少阳；太阴在上则太阳在下，左厥阴右阳明；少阳在上则厥阴在下，左少阴右太阳；阳明在上则少阴在下，左太阴右厥阴；太阳在上则太阴在下，左少阳右少阴。所谓面南而命其位，言其见也[④]。上下相遘[⑤]，寒暑相临[⑥]，气相得则和，不相得则病[⑦]。帝曰：气相得而病者何也？岐伯曰：以下临上，不当位也[⑧]。

【校注】

①论言　谈论，论述。《史记·仲尼弟子列传论》："学者多称七十子之徒，……则论言弟子籍，出孔氏古文近是。"

②岁　每年；岁星。此指前者。岁星，即木星，又称岁阴或太阴。古代认为岁星（即木星）约十二年运行一周天（实为 11.86 年），其轨道与黄道相近，因将黄道分为十二等分，称十二次。但岁星运行方向自西向东，与将黄道分为十二支的方向正相反，木星每年行经一次，即以岁星所在星次来纪年，如太岁在寅叫摄提格，在卯叫单阏等。故称岁星。又配以十岁阳，组成六十干支，用以纪年。参阅《尔雅·释天》、《淮南子·天文训》、《史记·天官书》、清代王引之《经义述闻·太岁考》。《说文·止部》："岁，木星也。越历二十八宿，宣徧阴阳，十二月一次。"《国语·周语下》："昔武王伐殷，岁在鹑火。"韦昭注："岁，岁星也。鹑火，次名。"《韩非子·饰邪》："此非丰隆、

五行、太一、王相、摄提、六神、五括、天河、殷抢、岁星数年在西也。”《史记·天官书》：“察日月之行，以揆岁星顺逆。”

③所谓面北而命其位　王冰：“面向北而言之也。上，南也，下，北也。左，西也。右，东也。主岁者，位在南，故面北而言其左右。”

④所谓面南而命其位，言其见也　王冰：（主岁者）“在下者，位在北。故面南而言其左右也。上，天位也，下，地位也。面南，左，东也，右，西也，上下异而左右殊也。”

⑤上下相遘（gòu）　遘，遇见，遭遇。遘，《说文》：“遇也。”《尔雅·释诂下》：“遘，遇也。”郭璞注：“谓相遭遇。”又“遘，逻也。”郭璞注：“转复为相触逻。”上下相遘，即在（司）天之气，与在地（在泉）之气相遇。

⑥寒暑相临　使寒热递相来到。

⑦气相得则和，不相得则病　相得，相配；相称；彼此投合；会合。此指《易·系辞上》：“天数五，地数五，五位相得，而各有合。”韩康伯注：“天地之数各五，五数相配，以合成金、木、水、火、土。”《史记·魏其武安侯列传》：“相得欢甚，无厌，恨相知晚也。”北魏郦道元《水经注·清漳水》：“清漳又东南，与辕水相得。”气相得则和，不相得则病，指五星之客气，主气相生者为相得，相克者为不相得。王冰：“木火相临，金水相临，水木相临，火土相临，为相得也。土木相临，土水相临，水火相临，火金相临，金木相临，为不相得也。上临下为顺，下临上为逆，逆，亦郁抑而病生，土临相火之类者也。”

⑧以下临上，不当位也　临，统治；治理。唐代慧苑《华严经音义·入法界品》：“大王临庶品。”原注引贾达《国语》注：“临，治也。治谓治理也。”《书·大禹谟》：“临下以简，御众以宽。”《管子·八观》：“置法出令，临众用民。”当位，在位置上；任职。《易·需》：“不速之客来，敬之终吉，虽不当位，未大失也。”王弼注：“处无位之地，不当位者也，敬之则得终吉。”母为上，子为下，子侮母为不当位。王冰：“六位相临，假令土临火，火临木，木临水，水临金，金临土，皆为以下临上，不当位也。”

【按语】

岁，又称岁星，《韩非子·饰邪》：“此非丰隆、五行、太一、王相、摄提、六神、五括、天河、殷抢、岁星数年在西也。”据“五行、岁星”并列，故岁星不是五星之木星。因岁星又称北极、太阴。《汉书·司马相如传下》："邪绝少阳而登太阴兮，与真人乎相求。"颜师古注引张揖云："太阴，北极。"《淮南子·天文训》："太阴在寅，岁名摄提格，其雄为岁星。"《淮南子·天文训》："天神之贵者，莫贵于青龙，或曰太一，或曰太阴。太阴所居，不可背而可乡。"《晋书·天文志上》："北极五星，钩陈六星，皆在紫宫中。"《宋史·天文志二》："北极五星在紫微宫中，北辰最尊者也，其纽星为天枢（《淮南子·天文训》："紫宫者，太一之居也。"）。"《晋书·天文志上》："北极，北辰最尊者也……天运无穷，三光迭耀，而极星不移，故曰'居其所而众星共之'。"而木星，古称"岁星"。太阳系九大行星之一。绕日公转周期约十二年。中国古代用它来纪年等，同时也反应出一些天象，如《史记·天官书》："木星与土合，为内乱，饥，主勿用战，败。"《金史·宣宗纪中》："［兴定元年八月］木星昼见于昴，六十有七日乃伏。"《史记·天官书》："察日月之行，以揆岁星顺逆。"《旧唐书·宪宗纪上》："壬申夜，月掩岁星。"

【原文】

帝曰：动静[①]何如？岐伯曰：上者右行，下者左行[②]，左右周天，余而复会也[③]。帝曰：余闻鬼臾区曰：应地者静。今夫子乃言下者左行，不知其所谓也，愿闻何以生之乎？岐伯曰：天地动静，五行迁复，虽鬼臾区其上候而已，犹不能遍明。夫变化之用，天垂象，地成形[④]，七曜纬虚[⑤]，五行丽地[⑥]。地者，所以载生成[⑦]之形类也。虚者，所以列应天之精气也[⑧]。形精之动，犹根本之与枝叶也，仰观其象，虽远可知也。帝曰：地之为下否乎？岐伯曰：地为人之下，太虚之中者也。帝曰：冯[⑨]乎？岐伯曰：大气举之也[⑩]。燥以干之，暑以蒸之，风以动之，湿以润之，寒以坚之，火以温之。故风寒在下，燥热在上，湿气在中，火游行其间[11]，寒暑六入[12]，故令虚而生化也[12]。故燥胜则地干，暑胜则地热，风胜则地动，湿胜则地泥，寒胜则地裂，火胜则地固矣。

【校注】

①动静　运动与静止；行动与止息。此偏义动，指运动。《易・艮》："时止则止，时行则行。动静不失其时，其道光明。"宋代陆游《雷》诗："吾闻阴阳有常数，非时动静皆为灾。"明代黄绾《明道篇・卷六》："动静者，天地之气质也。"

②上者右行，下者左行　《类经・二十三卷・第四》："上者右行，言天气右旋，自东而西以降于地。下者左行，言地气左转，自西向东以升于天。"

③左右周天，余而复会也　会，遇，合也。周天，一周天等于一年之时间，而周天度数为三百六十五又四分之一度，日运行则是三百六十五日而成岁（《礼记・月令》唐代孔颖达疏："星既左转，日则右行，亦三百六十五日四分日之一至旧星之处。即以一日之行而为一度计，二十八宿一周天，凡三百六十五度四分度之一，是天之一周之数也。"明代谢肇淛《五杂俎・天部一》："日一岁而一周天，月二十九日有奇而一周天，非谓月行速于日也。周天度数，每日日行一度，月行十三度有奇。"）。这个岁差四分度之一数即余。"左右周天，余而复会"，即一年后又回到余数旧星那个位置上会合了。

④天垂象，地成形　垂，自上缒下；东西一头向下悬挂着。《易・系辞下》："尧垂衣裳而天下治。"孔颖达疏："垂衣裳者，以前衣皮，制短小，今衣丝麻布帛所作衣裳，其制长大，故曰垂衣裳也。"成，古代天文学指北斗星指向戌的位置；通"盛"；大。此指大。《淮南子・天文》："戌为成，主少德。"《左传・襄公十四年》："成国不过半天子之军。"杜预注，"成国，大国也。"天垂象，地成形，即天上缒挂着征象（日月金木水火土及五气之色，二十八宿，九宫等），使地有明显的金木水火土等形质。

⑤七曜纬虚　纬，行星的总称；地理上东西为纬，南北为经；此指日月金木水火土星由东向西而行于太虚（空）。《周礼・春官・大宗伯》："以实柴祀日月星辰。"汉代郑玄注："星谓五纬，辰谓日月所会十二次。"贾公彦疏："五纬即五星：东方岁星，南方荧惑，西方太白，北方辰星，中央镇星。言纬者，二十八宿随天左转为经。五星右旋为纬。"《广雅・释言》："纬，横也。"

《周礼·考工记·匠人》："国中九经九纬，经涂九轨。"郑玄注："经纬，谓涂也。"贾公彦疏："南北之道为经，东西之道为纬。"《晋书·地理志上》："凡周天积百七万九百一十三里，径三十五万六千九百七十里。所谓南北为经，东西为纬。"《史记·天官书》："水、火，金、木、镇星，此五星者，天之五佐，为纬。"张守节正义："五星行南北为经，东西为纬也。"七曜纬虚，即日、月、金、木、水、火、土七星之精气向右行于太空。

⑥五行丽地　五行，即金、木、水、火、土之五星。丽，连接。李善注引王弼《周易》注："丽，连也。"五行丽地，是五星之气连接在大地之上。

⑦生成　养育。《晋书·应詹传》："（韦泓）既受詹生成之惠，詹卒，遂制朋友之服，哭止宿草。"

⑧列应天之精气　列，陈列；布置。引申为分布。《广雅·释诂二》："列，陈也。"《广雅·释诂三》："列，布也。"受；接受。《广雅·释言》："应，受也。"《国语·周语》："其叔父实应且憎。"注："犹受也。"列应天之精气，太空分布接受着来自天之精气。

⑨冯　"凭"的古字。亦指所靠之物；依着，靠着；凭借；依恃。《汉书·酷吏传·周阳由》："汲黯为忮，司马安之文恶，俱在二千石列，同车未尝敢均茵冯。"颜师古注："冯，车中所冯者也。"《左传·昭公八年》："晋侯问于师旷曰：'石何故言?'对曰：'石不能言，或冯焉。'"杨伯峻注："谓有物凭依之而言也。"《书·顾命》："王乃洮颒水，相被冕服，凭玉几。"《说文·几部》引作"凭玉几"。

⑩地为人之下……大气举之也　《类经·二十三卷·第四》："人在地之上，天在人之上。以人之所见言，则上为天，下为地。以天地之全体言，则天包地之外，地居天之中，故曰太虚之中者也。由此观之，则地非天之下矣，然则司天者，主地之上，在泉者，主地之下。五行之丽地者，是为五运，而运行于上下之中者也。此特举地为辨者，盖以明上中下之大象耳。……大气者，太虚之元气也。乾坤万物，无不赖之以立，故地在太虚之中，亦惟元气任持之耳。"

⑪风寒在下……火游行其间　马莳："风寒在下，而风居东，寒居北。燥热在上，而燥居西，热居南。湿气居中央。火于未入之前在湿上，已入之后在湿下，而游行上下之间也，自'地之为下'至此，原地气一皆本于天也"。对"火游行其间"之解释，《类经·二十三卷·第四》认为："惟火有

二，君火居湿之上，相火居湿之下，故曰火游行其间也。”本文之火，当指六气之火，六气之火，乃相火也。在岁气中，主气客气不一，主气少阳相火，在太阴湿土之前；客气少阳相火，在太阴湿土之后，故谓“火游行其间”。

⑫寒暑六入，故令虚而生化也　寒暑，寒冬暑夏。常指代一年。《易·系辞下》：“寒往则暑来，暑往则寒来，寒暑相推而岁成焉。”《诗·小雅·小明》：“二月初吉，载离寒暑。”高亨注：“此句指……已经过一个寒暑，即一年。”六入，指六气下临于地。生化，生息化育。《文子·上德》：“地平则水不流，轻重均则衡不倾，物之生化也，有感以然。”《汉书·五行志上》：“国君，民之父母；夫妇，生化之本。”寒暑六入，故令虚而生化也，《类经·二十三卷·第四》：“凡寒暑再更而气入者六，非虚无以寓气，非气无以化生，故曰令虚而化生也。”

【按语】

在古代地震曰地动。《尸子·卷下》：“海水三岁一周流，波相薄，故地动。”《吕氏春秋·音初》：“文王即位八年而地动。”风盛，木星旺否？当察。

【原文】

帝曰：天地之气①，何以候之？岐伯曰：天地之气，胜复之作②，不形于诊也。《脉法》曰：天地之变，无以脉诊，此之谓也。帝曰：间气③何如？岐伯曰：随气所在，期④于左右⑤。帝曰：期之奈何？岐伯曰：从其气则和⑥，违其气则病⑦，不当其位⑧者病，迭移其位⑨者病，失守其位⑩者危，尺寸反⑪者死，阴阳交⑫者死，先立其年，以知其气，左右应见，然后乃可以言死生之逆顺。

【校注】

①天地之气　指天气和地气。天气，即司天之气，简称司天。地气，即在泉之气，简称在泉。“司天”与“在泉”相对。意为掌握天上的气候变化。司天定居于客气第三步气位，统主上半年气候变化的总趋向。在泉象征在下，定居于客气第六步气位，值管下半年气候变化的总趋向。古代医家运用“司

天”、“在泉”来预测每年的岁气变化并推断所患疾病。本书《五常政大论》：“少阳司天，火气下临，肺气上从，白起金用，草木眚。”《医宗金鉴·运气要诀·主气歌》：“显明之右君位知”注：“正南客气，司天之位也，司天之右，天之右间位也。”

②胜复之作　指胜气和复气的兴起。有二说，1、正常的五行所胜和所不胜，如《六微旨大论》：“土位之下，风气承之，”余类推，递相所制而皆不亢。2、凡本运不及者，胜我之气往往乘虚而至，便是胜气。胜极则衰，衰则本运之子气复至，便是复气。胜气和复气的兴起，以本年之变化而定，因为“胜复之动时，虽有常位，而气无必也。”《运气论奥谚解》胜复之图云：“气运之不及，则胜者乘其不及而克之，此称为胜。胜后则待其子复仇，此称为复。例如金克木，木之子是火，火能胜金，所以木运不及，金乘木之不及而胜木，待木之子火来则为母复仇，即木之子火复胜金。”

③间气　间，空隙；缝隙；一定的空间或时间里。《说文·门部》：“闲，隙也。”《墨子·经说上》：“闲谓夹者也。”《诗·魏风·十亩之间》：“十亩之间兮，桑者闲闲兮。”《论语·里仁》：“君子无终食之闲违仁。”间气，本书《至真要大论篇》：“帝曰：间气何谓？岐伯曰：司左右者是谓间气也。”本篇：“左右者，阴阳之道路……左右者，诸上见厥阴，左少阴，右太阳……”左右间气，就是在司天之气和在泉之气左右的气。即在司天之气两侧空间运行之气为间气，左右间气运行时，“上者右行，下者左行”。六气分为：“初之气，二之气，三之气，四之气，五之气，终之气”，其中三之气为司天，终之气为在泉，二之气与四之气位于司天之左右，初之气，五之气位于在泉之左右。每年六气分作六步来推移，司天之气占一步，司天之气的左边一步是司天左间，司天之气右边一步是司天右间；在泉之气占一步，在泉之气的左边一步是在泉左间，在泉之气的右边一步是在泉右间。司天之气的左间右间和在泉之气的左间右间加在一起，就是四间气。司天、在泉二气，加上左右间四气，共为六气，是客气六步运动的方式。值年客气逐年推移，因此，司天在泉四间气也每年不同。司天在泉左右间的推算方法：根据支配三阴三阳的规律进行推算。凡逢子逢午之年就是少阴君火司天，凡逢丑逢未之年就是太阴湿土司天，凡逢寅逢申之年就是少阳相火司天，凡逢卯逢酉之年就是阳明燥金司天，凡逢辰逢戌之年就是太阳寒水司天，凡逢巳逢亥之年就是厥阴风木司天。在六步中，每年司天之气总是在六步中的第三步上，即固定在主

气的三之气上：司天之气确定了，在泉之气以及左右间也就知道了。因为司天之气的对面就是在泉之气，而司天和在泉的左右方，便是司天的左间右间和在泉的左间右间。如此每年有一次转换，六年中就有六个不同的司天、在泉之气。

④期　周期。指一周年，一整月，一昼夜。《集韵·之韵》："稘，《说文》：'复其时也。'引《虞书》：'稘，三百有六旬。'亦书期。"清代徐灏《说文解字注笺》："日月之行，大凡二十九日有奇而会，谓之合朔，是为一月。十二月则一周天而复会于故处，谓之期，是为一年。"《左传·昭公二十三年》："叔孙旦而立，期焉。"杜预注："从旦至旦为期。"

⑤左右　左右手之脉。王冰："于左右尺寸四部，分位承之，以知应与不应，过与不过。"

⑥从其气则和　凡主令之气至，与其脉相应脉象，是平和之脉。本书《至真要大论》："厥阴之至其脉弦，少阴之至其脉钩，太阴之至其脉沉，少阳之至大而浮，阳明之至短而涩，太阳之至大而长。至而和则平"。

⑦违其气则病　与主令之气不相应之气就会出现病脉。

⑧不当其位　即不应于本位，而应于它位脉象。

⑨迭移其位　迭，交互。南朝宋国谢灵运《石壁精舍还湖中作》："芰荷迭映蔚，蒲稗相因依。"移，改变。《庄子·秋水》："物之生也，若骤若驰。无动而不变，无时而不移。"迭移其位，即当应之脉位互相更移，应于左，则反见于右，当见于右，则反见于左。

⑩失守其位　《类经·二十三卷·第五》："克贼之脉见，而本位失守也。"

⑪尺寸反　指脉当应于寸者，反见于尺，当见于尺者，反见于寸。如子午年少阴脉应于两寸，若反见两尺者，就是尺寸反。王冰："子午卯酉四岁有之。反，谓岁当阴在寸脉，而脉反见于尺，岁当阳在尺，而脉反见于寸，尺寸俱，乃谓反也。若尺独然，或寸独然，是不应气，非反也。"

⑫阴阳交　交，易。王冰："寅申巳亥丑未辰戌八年有之。交，谓岁当阴在右脉，反见左；岁当阳在左脉，反见右。左右交见是谓交。若左独然，或右独然，是不应气，非交也。"

【原文】

帝曰：寒暑燥湿风火，在人合之奈何？其于万物何以生化？岐伯曰：东方生风，风生[1]木，木生酸，酸生肝，肝生筋，筋生心。其在天为玄，在人为道，在地为化，化生五味，道生智[2]，玄生神，化生气。神在天为风，在地为木，在体为筋，在气为柔[3]，在藏为肝，其性为暄[4]，其德[5]为和[6]，其用为动[7]，其色为苍，其化为荣，其虫毛[8]，其政[9]为散，其令宣发[10]，其变[11]摧拉[12]，其眚[13]为陨，其味为酸，其志为怒。怒伤肝，悲胜怒；风伤肝，燥胜风；酸伤筋，辛胜酸。

南方生热，热生火，火生苦，苦生心，心生血，血生脾。其在天为热，在地为火，在体为脉，在气为息[14]，在藏为心，其性为暑，其德为显[15]，其用为躁，其色为赤，其化为茂，其虫羽，其政为明[16]，其令郁蒸[17]，其变炎烁，其眚燔焫[18]，其味为苦，其志为喜。喜伤心，恐胜喜；热伤气，寒胜热；苦伤气，咸胜苦。

中央生湿，湿生土，土生甘，甘生脾，脾生肉，肉生肺，其在天为湿，在地为土，在体为肉，在气为充[19]，在藏为脾，其性静兼[20]，其德为濡，其用为化，其色为黄，其化为盈，其虫倮[21]，其政为谧[22]，其令云雨，其变动注[23]，其眚淫溃[24]，其味为甘，其志为思。思伤脾，怒胜思；湿伤肉，风胜湿；甘伤脾，酸胜甘。

西方生燥，燥生金，金生辛，辛生肺，肺生皮毛，皮毛生肾。其在天为燥，在地为金，在体为皮毛，在气为成[25]，在藏为肺，其性为凉，其德为清[26]，其用为固[27]，其色为白，其化为敛，其虫介[28]，其政为劲[29]，其令雾露，其变肃杀[30]，其眚苍落[31]，其味为辛，其志为忧。忧伤肺，喜胜忧；热伤皮毛，寒胜热；辛伤皮毛，苦胜辛。

北方生寒，寒生水，水生咸，咸生肾，肾生骨髓，髓生肝，其在天为寒，在地为水，在体为骨，在气为坚[32]，在藏为肾，其性为凛[33]，其德为寒[34]，其用为藏[35]，其色为黑，其化为肃[36]，其虫鳞[37]，其政为静[38]，其令霰[39]雪[40]，其变凝冽[41]，其眚冰雹，其味为咸，其志为恐。恐伤肾，思胜恐；寒伤血，燥胜寒；咸伤血，甘胜咸。

五气更立，各有所先[42]，非其位则邪，当其位则正。

帝曰：病生之变何如？岐伯曰：气相得则微，不相得则甚[43]。帝曰：主岁[44]何如？岐伯曰：气有余，则制己所胜而侮所不胜；其不及，则己所不胜侮而乘之，己所胜轻而侮之[45]。侮反受邪，侮而受邪，寡于畏[46]也。帝曰：善。

【校注】

①生　出；继承。徐灏注笺："《广雅》曰：'生，出也。'生与出同义，故皆训为进。"《公羊传·庄公三十二年》："鲁一生一及。"何休注："父死子继曰生，兄死弟继曰及。"但此指"出现"，其"风生木"，即有风是出现木星了。《阴阳应象大论篇》、《气交变大论篇》皆义同。

②道生智　道，宇宙万物的本原、本体；方术（泛指天文、医学（包括巫医）、神仙术、房中术、占卜、相术、遁甲、堪舆、谶纬等技艺）。《易·系辞上》："一阴一阳之谓道。"韩康伯注："道者，何无之称也，无不通也，无不由也，况之曰道。"唐代谷神子《博异志·许建宗》："还古意建宗得道者，遂求之。"明代宋濂《宁公碑铭》："广德大旱，师徇乡民之求，结坛诵咒。焚咒未终，大雨如泻，岁乃登。众愈知师有道，不容其还。"《后汉书》有《方术传》，传主多精其一术或数术。智，聪明。《释名·释言语》："智，知也。无所不知也。"道生智，即天文之方术能够使人聪明。

③柔　草木始生；幼嫩。《诗·小雅·采薇》："采薇采薇，薇亦柔止。"毛传："柔，始生也。"

④暄（xuān）　温暖。张介宾："暄，温暖也。肝为阴中之阳，应春之气，故其性暄。"

⑤德　五行说指四季的旺气；客观规律；古代特指天地化育万物的功能。《古今韵会举要·职韵》："德，《增韵》：'四时之旺气。'"《淮南子·天文》："日冬至，德气为土。"又："德已去矣。"庄逵吉引《太平御览》注曰：

“德已去，生气尽也。”《礼记·月令》：“某日立春，盛德在木。”《庄子·天地》：“故曰，玄古之君天下，无为也，天德而已矣。”成玄英疏：“玄古圣君无为而治天下，自然之德而已矣。”《新书·道德说》：“六德六美，德之所以生阴阳天地人与万物也。”《韩诗外传·五》：“至精而妙乎天地之间者，德也。”《易·乾》：“夫大人者，与天地合其德，与日月合其月。”姚配中注：“化育万物谓之德，照临四方谓之明。”《大戴礼记·四代》：“阳曰德，阴曰刑。”王聘珍解诂引董仲舒《对策》：“阳为德，阴为刑。天使阳常居大夏，而以生育长养为事；阴常居大冬，而积于空虚不用之处。”《淮南子·天文训》：“日冬至则斗北中绳，阴气极，阳气萌，故曰冬至为德。日夏至则斗南中绳，阳气极，阴气萌，故曰夏至为刑。”高诱注：“德，始生也。刑，始杀也。”

⑥和 （气候）温暖，暖和。如：风和日暖。汉代王逸《九思·伤时》：风习习兮和暖，百草萌兮华荣。”

⑦动 起始；发动；也泛指其它生物的活动；滋生。《吕氏春秋·音律》：“太蔟之月。阳气始生，草木繁动”高诱注：“动，生。”《吕氏春秋·开春》：“开春始雷，则蛰虫动矣，”

⑧虫毛 虫，同“蟲”。古指含人在内的一切动物。邢昺疏：“《月令》：‘春日，其虫鳞。’郑注云：‘龙蛇之属是也。’”《集韵·东韵》：“虫，李阳冰曰：裸毛羽鳞介之总称。”《大戴礼记·易本命》：“有羽之虫三百六十，而凤凰为之长；有毛之虫三百六十，而麒麟为之长；有甲之虫三百六十，而神龟为之长；有鳞之虫三百六十，而蛟龙为之长；倮之虫三百六十，而圣人为之长。”《说文·虫部》：“虫，物之微细，或行、或毛、或蠃、或介、或鳞，以虫为象。”段玉裁于“或行”下增“或飞”，并注云：“《月令》：春，其虫鳞；夏，其虫羽；中央其虫倮，虎豹之属，恒浅毛也，秋，其虫毛；冬，其虫介。许云‘或飞者’，羽也。古虫、蟲不分，故以虫谐声之字，多省作虫，如融、赨是也；鳞介以虫为形，如螭、虬、蛤、蚌是也；飞者以虫为形，如蝙蝠是也，毛蠃以虫为形，如猿、蜼是也。”徐灏笺：“虫者动物之通名……戴氏侗曰：蟲或蚰或为虫者，从省以便书。”毛，兽类。《吕氏春秋·观表》：“地为大矣，而水泉、草木、毛羽、裸鳞未尝息也。”高诱注：“（毛），虫，虎狼之属也；（羽），羽虫，凤皇、鸿鹄、鹤鹜之属也。”

⑨政 职责；此指木主春季气候的职责。指五政，五辰，五行之政。古代以五行分主四时，即指四时之政。《国语·晋语一》：“弃政而役，非其任

也。”韦昭注：“政，犹职也。”《大戴礼记·盛德》：“均五政，齐五法。”王聘珍解诂：“五政者，明堂月令所施于四时者也。”《孝经纬钩命决》：“春政不失，五谷蘖；初夏政不失，甘雨时；季夏政不失，地无灾；秋政不失，人民昌；冬政不失，少疾病。五政不失，百谷稚熟，日月光明。”《鹖冠子·夜行》：“阴阳，气也；五行，业也；五政，道也。”陆佃注：“五辰也。在天成象，故曰道。”古代谓五星分主四时（木主春、火主夏、金主秋、水主冬、土分属四时），故称四时为“五辰”。《书·皋陶谟》：“抚于五辰，庶绩其凝。”孔传：“言百官皆抚顺五行之时，众功皆成。”孔颖达疏：“五行之时即四时也。”黄生《义府·五辰》：“五行之精，上为五星。五辰，即五星也。五行旺于四时，故谓四时为五辰。”

⑩其令宣发　令，时令。宣发，疏导发散。《医宗金鉴·幼科杂病心法要诀·初生门上》：“怯弱之儿豆豉法，宣发胎毒功最良，儿生冬月亦宜此，煎取浓汁当乳尝。”其令宣发，指春季万物疏导发散而向外。

⑪变　灾异，异常的自然现象。《礼记·曾子问》：“及堩，日有食之，老聃曰：‘丘，止柩。’就道右，止哭以听变。”陈浩集说：“听变，听日食之变动也。”《汉书·五行志中之下》：“灾异俞甚，天变成形。”《辽史·营卫志上》：“冀州以南，历洪水之变。”

⑫摧拉　摧，折断；摧折。《艺文类聚·卷八十》引晋代潘尼《火赋》：“林木摧拉，沙粒并麋。”《说文·手部》：“摧，折也。”《周礼·考工记·舆人》：“凡居材大与小无并，大倚小则摧，引之则绝。”孙诒让正义：“大小相依，则小者不能任，至于折也。”拉，折断；摧折《说文》：“拉，摧也。”《玉篇》：“拉，折也。”摧拉，摧毁折断。

⑬眚（shěng）　灾异。《广韵·梗韵》：“眚，灾也。”

⑭息　在此指阳气生长。《礼记·月令》注：“阳生为息。”王冰：“息，长也。”

⑮显　赫；光明；赤貌。此指赤而光亮。《小尔雅·广言》：“赫，显也。”《玉篇·赤部》：“赫，赤儿。”《诗·邶风·简兮》“赫如渥赭，公言赐爵。”毛传：“赫，赤貌。”《后汉书·光武帝纪》：“远望舍南，火光赫然属天，有顷不见。”《尔雅·释诂下》：“显，光也。”邢昺疏：“显者，光明也。”《广雅·释语四》：“显，明也。”王冰：“明显见象，定而可取，火之德也。”

⑯明　白昼；点燃；点亮；成长；长成。光明；明亮。此指长成。《小

尔雅·广言》："明，阳也。"《左传·昭公元年》："明淫心疾。"杜预注："明，昼也。"汉代王符《潜夫论·遏利》："知脂腊之可明灯也。"《尔雅·释诂下》："明，成也。"郝懿行义疏："明，古文从月从日。《史记·历书》云：日月成故明也。明者，孟也。是明以日月成为义，故明训成。孟者，长也，长大亦成就。"《广韵·庚韵》："明，光也。"《易·系辞下》"日往则月来，月往则日来，日月相推而明生焉。"

⑰郁蒸　郁，通"燠，"。温暖《文选·刘孝标〈广绝交论〉》："叙温郁则寒谷成暄，论严苦则春丛零叶。"李善注："郁与燠，古字通也。"。郁蒸，天气温热而蒸腾。

⑱焫（ruò）　同"爇"。点燃，焚烧。《列子·周穆王》："阳气壮，则梦涉大火而燔焫。"汉代陈琳《为袁绍檄豫州》："若举炎火以焫飞蓬，覆沧海以沃熛炭，有何不灭者哉?"《广雅·释诂二》："焫，爇也。"王念孙疏证：焫即爇字也。《众经音义·卷七》引《仓颉篇》："'爇，烧也；然也。'爇、热、焫竝通。"

⑲充　充盈。王冰："土气施化则万象盈。"

⑳静兼　静，恬淡；平和。《广韵·静韵》："静，和也。"《增韵·劲韵》："静，澹也。"兼，同时具有或涉及几种事物或若干方面。《易·系辞下》："《易》之为书也，广大悉备。有天道焉，有人道焉，有地道焉。兼三材而两之。"根据脾王四季，所以其性质是平和而兼之。《类经·三卷·第六》："脾属至阴，故其性静。土养万物，故其性兼。"

㉑倮（luǒ）　赤体。《礼记·月令》："（季夏之月）其虫裸。"指有短毛的虎豹及人。

㉒谧　安静。此引申为"安定、稳定"。

㉓注　灌注；倾泻。王冰："注，雨久下也。"《说文》："注，灌也。"《三国志·吴志·朱然传》："弓矢雨注。"

㉔淫溃　淫，久雨。《礼记·月令》："（季春之月）行秋令，则天多沉阴，淫雨蚤降。"郑玄注："淫，霖也，雨三日以上为霖。"王冰："淫，久雨也。"溃，水冲破堤防；乱流；漫溢。《国语·周语上》："川壅而溃，伤人必多。"《汉书·文帝纪》："齐楚地震，二十九山同日崩，大水溃出。"清代魏源《默觚上·学篇六》："针芒泄元气，蚁漏溃江河。"清代王士禛《光禄大夫靳公墓志铭》："时河道大坏，自萧县以下，黄水四溃，不复归海。"王冰注：

“溃，土崩溃也。”淫溃，久雨而土崩溃。

㉕成　成熟，长成；收成，秋天是收成的季节，为秋的别称。《尔雅·释天》：“春为发生，夏为长赢，秋为收成，冬为安宁。”郭璞注：“此亦四时之别号。”张志聪注：“成者，万物感秋气而成也。”

㉖清　据上下文，为冷之义。寒凉；凉。本书《五藏生成篇》：“腰痛，足清，头痛。”王冰：“清，亦冷也。”《庄子·人间世》：“吾食也执粗而不臧，爨无欲清之人。”陆德明释文：“清，七性反，字宜从冫。从氵者，假借也。清，凉也。‘之人’言爨火为食而不思清凉。”但本书《气交变大论篇》有“其德清洁”，义殊。

㉗固　坚固。《类经·三卷·第六》：“坚而能固，金之用也。”

㉘介　指介虫，指带有甲壳的昆虫和水族。《吕氏春秋·孟冬纪》：“其虫介，其音羽。”高诱注：“介，甲也。”《淮南子·坠形》：“介鳞者，夏食而冬蛰。”高诱注：“介，甲。龟鳖之属也。”

㉙劲　风势猛烈。南朝宋国谢灵运《岁暮》诗：“明月照积雪，朔风劲且哀。”晋代陶潜《饮酒》：“劲风无荣木，此荫独不衰。”

㉚肃杀　肃，萎缩；萧瑟。《吕氏春秋·孟秋纪》：“天地始肃。”《礼记·月令》：“季春行冬令，则寒气时发，草木皆肃。”郑玄注：“肃，谓枝叶缩栗。”杀，收割；歉收；草木枯萎；严酷萧瑟貌；严厉摧残。《吕氏春秋·圜道》：“衰乃杀，杀乃藏。”《资治通鉴·陈长城公至德元年》：“千子前任赵州，百姓歌之曰：‘老禾不早杀，余种秽良田。’”胡三省注：“今人犹呼割稻为杀稻。”《礼记·礼器》：“是故年虽大杀，众不匡惧。”郑玄注：“杀，谓谷不孰也。”《吕氏春秋·应同》：“及禹之时，天先见草木秋冬不杀。”唐代杜甫《北征》诗：“昊天积霜露，正气有肃杀。”本书《五常政大论篇》：“秋气劲切，甚则肃杀，清气大至，草木雕零。”《宣和遗事·前集》：“君由天而臣由物，天能发生万物，亦可肃杀万物。”

㉛苍落　王冰：“青干而凋落。”

㉜坚　引申为凝结；凝固。《逸周书·时训》：“大寒之日，鸡始乳，又五日，鸷鸟厉，又五日，水泽腹坚”王冰：“柔耎之物，遇寒则坚，寒之化也。”

㉝凛　寒冷貌。《玉篇·冫部》：“凛，凛凛，寒也。”《集韵·寝韵》：“凛，《说文》：‘寒也，’或从癛。”

㉞寒　冻；寒冷的季节。《说文》："寒，冻也。"《玉集·宀部》："寒，冬时也。"

㉟藏　原脱。据吴本、《类经·卷三·第六》补。

㊱肃　肃清；使安定。《世说新语·吕藻》"桓大司马下都"刘孝标注引《桓温别传》："兴宁九年，以温克复旧京，肃静华夏，进都督中外诸军事侍中大司马，加黄钺，使入参朝政。"《魏书·张彝传》："羌夏畏伏，惮其威整，一方肃静，号为良牧。"

㊲鳞　鱼类、爬行类和少数哺乳类动物密排于身体表层的衍生物，具有保护作用。《礼记·月令》："（孟春之月）其虫鳞。"郑玄注："鳞，龙蛇之属。"

㊳静　平静；清洁。此指后者。

㊴霰（xiàn）　米雪。雨点下降遇冷凝结而成的白色不透明的小冰粒，常呈球形或圆椎形。多在下雪前或下雪时出现。《释名·释》"霰，星也。水雪相搏如星而散也。"《广韵·霰韵》"霰，雨雪杂。"《埤雅·释天》："《说文》曰：'霰，稷雪也。'闽俗谓之米雪，言其霰粒如米．所谓稷雪，义盖如此。"北方称作"雪糁"。

㊵霰雪　原脱。据吴本补。《类经·三卷·第六》补作"闭塞"二字。张本补作"严贞"二字。

㊶凝冽　凝，水结成冰为凝。冽，寒冷；凝冽；寒冷而冻冰。

㊷五气更立，各有所先　立，通"位"。《篇海类编·人事类·立部》："立，古位字。"《周礼·春官·小宗伯》："掌建国之神位。"汉代郑玄名注："故书'位'作'立。郑司农云：立读为位。古者立、位同字，古文《春秋经》'公即位'为'公即立'。"《论语·卫灵公》："知柳下惠之贤而不与立也。"俞樾平议："立，当读为位。"五气更立，各有所先，《类经·三卷·第六》："五行之气，化有不同，天干所临，是为五运，地支所司，是为六气，五运六气，皆有主客之分，故岁时变迁，五气更立，各有所先，以主岁气也。"

㊸气相得则微，不相得则甚　《类经·三卷·第六》："主客相遇，上下相临，气有相得不相得，则病变由而生矣。相得者，如彼此相生，则气和而病微；不相得者，如彼此相克，则气乖而病甚也。"

㊹主岁　即五运六气，各有主岁之时。

㊺气有余则制己所胜……己所胜轻而侮之　制，制裁；控制。所胜，我克者为所胜。所不胜，克我者为所不胜。以木为例，金克木，故金是木所不胜者，木克土，故土为木的所胜者。轻，分量小，力度小。侮，欺侮；欺凌。乘，覆，引申为欺凌，欺压；战胜；胜过。此指后者。《汉书·礼乐志》："世衰民散，小人乘君子。"颜师古注"乘，陵也。"《广韵·蒸韵》："乘，胜也。"《本草纲目·百病主治蒲上》："有阳乘阴者，血热妄行；阴乘阳者，血不归经。"凡本气有余，则可以克制我所胜之气，欺侮我所不胜之气；本气不足，则我所不胜者，必因我不足而欺侮我，我所胜者，因我失去制之力度而其欺侮我。

㊻寡于畏　畏，避开。三国时魏国曹丕《杂诗》之二："吴会非我乡，安得久留滞；弃置勿复陈，客子常畏人。"《类经·三卷·第六》："五行之气，各有相制，畏其所制，乃能守位，寡于畏则肆无忌惮，而势极必衰所以反受其邪。"

六微旨[①]大论篇第六十八

【原文】

黄帝问曰：呜呼远哉！天之道[②]也，如迎[③]浮云[④]，若视深渊，视深渊尚可测，迎[③]浮云莫知其极。夫子数言谨奉天道，余闻而藏之，心私异之，不知其所谓也。愿夫子溢志[⑤]尽言其事，令终不灭，久而不绝，天之道可得闻乎？岐伯稽首再拜对曰：明乎哉问，天之道也，此因天之序，盛衰之时也[⑥]。

【校注】

①六微旨　六微，六种微妙幽隐之事。《韩非子·内储说下》："六微：一曰权借在下，二曰利异外借，三曰托于似类，四曰利害有反，五曰参疑内争，六曰敌国废置。此六者，主之所察也。"陈奇猷集释："《老子·十五章》云：'古之善为士者，微妙玄通，深不可识。'韩子会其意，以为为臣者微妙玄通，深不可识。故以下所云皆人臣微妙之事，为人主者不可忽视也。故特

举六者以告人主，而总其名曰六微。”旨，意义。《宋书·谢灵运传论》：“妙达此旨，始可言文。”唐代韩愈《答陈商书》：“辱惠书，语高而旨深，三四读尚不能通晓，茫然增愧赧。”微旨，亦作“微恉”，亦作“微指”。精深微妙的意旨。汉代许慎《〈说文解字〉叙》：“究洞圣人之微恉。”《后汉书·徐防传》：“孔圣既远，微旨将绝，故立博士十有四家，设甲乙之科，以勉劝学者。”六微旨，姚止庵题解云：“天有六气，人有三阴三阳，上下相应，变化于是乎生，疾病于是乎起；其旨甚微，故曰六微旨大论也。”

②天之道　道，《易·系辞上》：“一阴一阳之谓道。”天之道，即天道，谓天上的阴阳变化规律，实际此指天上的三阴三阳之气运行规律。《庄子·庚桑楚》：“夫春气发而百草生，正得秋而万宝成。夫春与秋，岂无得而然哉？天道已行矣。”郭象注：“皆得自然之道，故不为也。”

③迎　面向着；正对着；逆，反向；推算；预测。此指推算。银雀山汉墓竹简《孙膑兵法·地葆》：“绝水、迎陵、逆流、居杀地、迎众树者，钧举也，五者皆不胜。”《韩非子·外储说右上》：“民之从公也，为慎产也。公因而迎杀之，失所以为从公矣。”王先谦集解引孙诒让曰：“迎杀者言战为逆而杀之。”《史记·五帝本纪》：“（黄帝）获宝鼎，迎日推筴。”裴骃集解：“晋灼曰：‘策，数也，迎数之也。’瓒曰：‘日月朔望未来而推之，故曰迎日。’”司马贞索隐：“《封禅书》曰：‘黄帝得宝鼎神策。’下云‘于是逆知节气日辰之将来，故曰推策迎日也。’”

④浮云　飘动的云。《楚辞·九辩》：“块独守此无泽兮，仰浮云而永叹。”《周书·萧大圜传》：“嗟乎！人生若浮云朝露。”

⑤溢志　溢，满；充满。《广雅·释诂一》：“溢，满也。”晋代陆机《文赋》：“文徽徽以溢目，音泠泠而盈耳。”志，记载；记载；叙述，讲述；心情。《庄子·逍遥游》：“《齐谐》者，志怪者也。”陆德明释文：“志，记也。”《人物志·序》“是以敢依圣训，志序人物，庶以补缀遗忘。”《左传·昭公二十五年》：“是故审则宜类，以制六志。”杜预注：“为礼以制好恶喜怒哀乐六志，使不过节。”孔颖达疏：“此六志，《礼记》谓之六情。在己为情，情动为志，情志一也。”溢志，即满怀热情。

⑥此因天之序，盛衰之时也　时，季度；季节。《说文·日部》：“时，四时也。”《玉篇·日部》：“时，春夏秋冬四时也。”此因天之序，盛衰之时也，即这就是有顺着天之气运行的次序变化而使气候有盛衰的季节。《类经·

二十三卷·第六》："因天道之序更，所以成盛衰之时变也。"

【原文】

帝曰：愿闻天道六六之节[①]盛衰何也？岐伯曰：上下有位，左右有纪[②]。故少阳之右，阳明治之；阳明之右，太阳治之；太阳之右，厥阴治之；厥阴之右，少阴治之；少阴之右，太阴治之；太阴之右，少阳治之[③]。此所谓气之标[④]，盖南面而待也。故曰：因天之序，盛衰之时，移光定位，正立而待之[⑤]，此之谓也。少阳之上，火气治之，中见厥阴[⑥]；阳明之上，燥气治之，中见太阴；太阳之上，寒气治之，中见少阴；厥阴之上，风气治之，中见少阳；少阴之上，热气治之，中见太阳；太阴之上，湿气治之，中见阳明。所谓本也，本之下，中之见也，见之下气之标也，本标不同，气应异象[⑦]。

帝曰：其有至而至[⑧]，有至而不至，有至而太过，何也？岐伯曰：至而至者和，至而不至，来气不及也；未至而至，来气有余也[⑨]。帝曰：至而不至，未至而至如何？岐伯曰：应则顺，否则逆，逆则变，生变则病[⑩]。帝曰：善。请言其应。岐伯曰：物生其应也[⑪]，气、脉其应也[⑫]。

【校注】

①六六之节　六六，即六个六十日，也等于每一气六十天，六六三百六天，恰一年，节，法度。参见本书《六节脏象论篇》中注。

②上下有位，左右有纪　上下，王冰："谓司天地之气二也。"位，朝廷中群臣的位列。此指以上下司天在泉之气为中心，左右间气位于两侧而有法度。《说文·人部》："位，列中庭之左右谓之位。"段玉裁注："庭当作廷，字之误也。……中廷犹言廷中。古者朝不屋，无堂阶，故谓之朝廷。"《尔雅·释宫》："中庭之左右谓之位。"郭璞注："群臣之侧位也。"邢昺疏："位，韦臣之列位也。"左右，即左右间气。此左右，是位坐北面南所定。东为左，西为右。纪，日月相会；年岁；法度；准则。此指法度。《礼记·月令》："（季

冬之月）是月也，日穷于次，月穷于纪。”郑玄注：“纪，会也。”《吕氏春秋·季冬纪》：“月穷于纪。”高诱注：“月遇日相合为纪。月终纪，光尽而复生曰朔，故曰月穷于纪。”《后汉书·郅恽传》：“显表纪世，图录豫设。”李贤注：“纪，年也。言天豫设图录之书，显明帝王之年代也。”《书·胤征》：“俶扰天纪，遐弃厥司。”孔传：“纪，谓时日司所主也。”

③故少阳之右，阳明治之；……太阴之右，少阳治之　这里以下的三阳三阴，是按阴阳之气多少而排序，所以在少阳的右面，是阳明管理范围。以此来顺推，少阳为一阳，阳明为二阳，太阳为三阳；厥阴为一阴，少阴为二阴，太阴为三阴。但其时位每年有所变动。

④气之标　气，指六气。标，始。与“终”相对；事物非根本性的一面，与“本”相对。本书《天元纪大论篇》：“少阴所谓标也，厥阴所谓终也。”本书《标本病传论篇》：“黄帝问曰：‘病有标本，刺有逆从奈何?’”《淮南子·天文》：“物类相动，本标相应。”气之标，此指六气之始盛衰而循环。此下即所谓本、标。本，指三阴三阳，标，指风寒暑湿燥火，因之由三阴三阳引起，故其为标。如子午年，少阴司天，热气便是为标，少阴为本，余类推。

⑤移光定位，正立而待之　移光，王冰：“谓日移光。”以测定日影移动而定时。最初只是直立在地平面上的一根竿子或柱子，从竿子与太阳所成的影子，用以测定一年季节的长短。古代测日影的仪器叫圭表，是用以测量日影长短。石座上平卧的尺叫圭，直立标杆的标竿叫表。表放在圭的南、北端，与圭垂直，用以测量日影长短。《宋史·律历志九》：“观天地阴阳之体，以正位辨方、定时考闰，莫近乎圭表。”《文选·张衡〈东京赋〉》“土圭测景，不缩不盈”李善注引汉代郑玄曰：“谓圭长一尺五寸，夏至之日，竖八尺表，日中而度之，圭影正等，天当中也。若影长于圭，则太近北；圭长于影，则太近南。”定位，用仪器等对物体所在的位置进行测量；亦指经测量后确定的位置。待，通“持”。执；扶助。《说文通训定声·颐部》：“待，假借为持。”《仪礼·公食大夫礼》：“左人待载。”郑玄注：“古文待为持。”正立而待之，王冰：“谓南面观气，正立观岁，数气之至，则气可待之也。”

⑥中见厥阴　中，正对上；恰好合上。《左传·定公元年》：“未尝不中吾志也。”《礼记·月令》：“（孟春之月）律中大蔟。”郑玄注：“律，候气之管，以铜为之。中，犹应也。孟春气至则大蔟之律应。”中见，即正对面出

现。中见厥阴，《类经·二十三卷·第六》："此以下言三阴三阳各有表里，其气相通，故各有互根之中气也。少阳之本火，故火气在上，与厥阴相表里，故中见厥阴，是以相火而兼风木之化也。"中见厥阴，实指厥阴在泉。

⑦气应异象　《素问直解》："六气应病不同，故气应异象。象，病形也。"

⑧至而至　指时令至则气候至。王冰："时至而气至，和平之应，此则为平岁也。"

⑨至而不至……来气有余也　有余，有剩余，超过足够的程度，即太过。南朝梁国刘勰《文心雕龙·封禅》："事核理举，华不足而实有余矣。"宋代沈括《梦溪笔谈·象数一》："常则如本气，变则无所不至，而各有所占，故其候有从、逆、淫、郁、胜、复、太过、不足之变，其发皆不同……山崩地震，埃昏时作，此谓之'太过'。"至而不至……来气有余也，即时令至而气不至，则为应至之气不足；时未至而气已至，则为应至之气有余。王冰："假令甲子岁气有余，于癸亥岁未当至之期，先时而至也。乙丑岁气不足，于甲子岁当至之期，后时而至也。故曰来气不及，来气有余也。言初气之至期如此。岁气有余，六气之至皆先时；岁气不及，六气之至皆后时。先时后至，后时先至，各差三十日而应也。"

⑩应则顺……变则病　凡时至而气亦至者为应，应则顺。时至而气不至，或时未至而气已至者为否，否则逆，逆则气候必有异常的自然现象，则使万物病。《类经·二十三卷·第六》："当期为应，愆期为否，应则顺而生化之气正，否则逆而胜复之变生，天地变生则万物亦病矣。"

⑪物生其应也　吴昆："生长化收藏，物之应也。"

⑫气、脉其应也　节气与脉象相一致。

【原文】

帝曰：善。愿闻地理之应六节气位[①]何如？岐伯曰：显明[②]之右，君火之位也；君火之右，退行一步[③]，相火[④]治之；复行一步，土气治之；复行一步，金气治之；复行一步，水气治之；复行一步，木气治之；复行一步，君火治之。相火之下，水气承[⑤]之；水位之下，土气承之；土位之下，风气承之；风位之下，金气承之；金位之下，火气承之；君火之下，阴精承之[⑥]。帝曰：何也？岐伯曰：亢则害，承乃制[⑦]，制则生化，外列盛衰[⑧]，害则败乱，生化大病。

帝曰：盛衰何如？岐伯曰：非其位则邪，当其位则正，邪则变[⑨]甚，正则微。帝曰：何谓当位[⑩]？岐伯曰：木运临卯，火运临午，土运临四季[⑪]，金运临酉，水运临子，所谓岁会，气之平也[⑫]。帝曰：非位何如？岐伯曰：岁不与会也。帝曰：土运之岁，上见太阴；火运之岁，上见少阳、少阴；金运之岁，上见阳明；木运之岁，上见厥阴；水运之岁，上见太阳，奈何？岐伯曰：天之与会也。故《天元册》曰天符。帝曰：天符、岁会何如？岐伯曰：太一、天符[⑬]之会也。

帝曰：其贵贱何如？岐伯曰：天符为执法[⑭]，岁位[⑮]为行令[⑯]，太一天符为贵人[⑰]。帝曰：邪之中也奈何？岐伯曰：中执法者，其病速而危；中行令者，其病徐而持；中贵人者，其病暴而死[⑱]。帝曰：位之易也何如？岐伯曰：君位臣则顺，臣位君则逆[⑲]。逆则其病近，其害速；顺则其病远，其害微。所谓二火也。

【校注】

①地理之应六节气位　地理，土地、山川等的环境形势；区域。此指区域。《易·系辞上》："仰以观于天文，俯以察于地理。"孔颖达疏："地有山川原隰，各有条理，故称理也。"《汉书·郊祀志下》："三光，天文也；山川，地理也。"节，时节；时期。《国语·越语下》："天节不远，五年复反。"韦昭注："节，期也。五年再闰，天数一终，故复反也。"《荀子·正名》："性伤谓之病，节遇谓之命。"荡双注："节，时也。"地理之应六节气位，《类经·二十三卷·第六》："此下言地理之应六节，即主气之静而守位者也，故曰六位，亦曰六步，乃六气所主之位也。"此处说的是主气六步的方位和时间如何相应和，主气六步，地气所化，年年相同，所以说："地理之应，""静而守位。"

②显明　天露出明亮之时谓显明。此指正当春分日出之时。王冰："日

出谓之显明，则卯地，气春分（分春，守山阁本校：“二字疑倒今据改）也。”

③退行一步　根据上下文义，退，为推之通假字。退、推，双声迭韵，可通。《后汉书·冯绲传》：“昆弟允……善推步之术”。李贤注：“推步，谓究日、月、五星之度，昏旦节气之差。”退行，推算五运六气运行，即天体自东向西运行。《史记·太史公自序》：“景公谦德，荧惑退行。”此如何退？王冰：“谓面南视之，在位之右也。”一步，长度名。历代不一，如周以八尺为一步，秦以六尺为一步，后亦以五尺为一步；运气学说以六十日又八十七刻半为“一步”。非《礼记·王制》：“古者以周尺八尺为步，今以周尺六尺四寸为步。”孔颖达疏：“古者八寸为尺，今以周尺八尺为步，则一步有六尺四寸。”此指王冰：“一步，凡六十日又八十七刻半。”退行一步，《类经·二十三卷·第六》：“退行一步，谓退于君火之右一步也。”主气六步，有如行走了六步，故每一气也称一步。每一步为六十日又八十七刻半。宋代《梦溪笔谈·象数一》：“交道每月退一度，凡二百四十九交而一期。”《辽史·历象志上》：“（木星）逆，日行三分，八十六日，退十一度五分。”一般计算按初之气自大寒至惊蛰，二之气自春分至立夏，三之气自小满至小暑，四之气自大暑至白露，五之气自秋分至小雪，终之气自大雪至小寒。六步合计三百六十五点二五日，即一年（见六步承治图）。

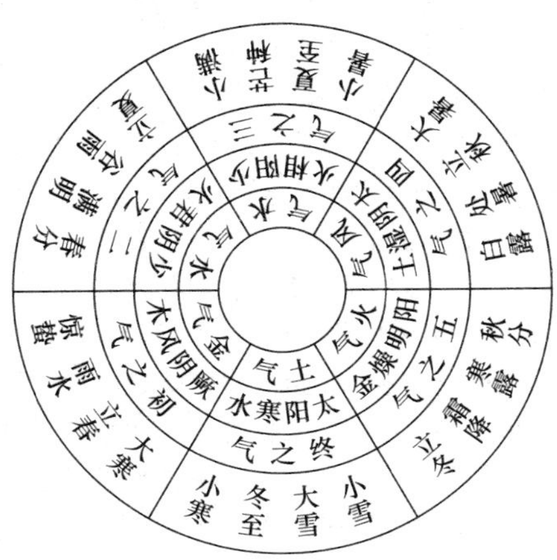

六步治承图

④相火　相，农历七月的别称；此指火宿。《尔雅・释天》："正月为陬……七月为相。"《诗・豳风・七月》："七月流火，九月授衣。"高享注："火，星名，又名大火，"即心宿。而孔颖达疏："于七月之中，有西流者，是火之星也，知是将寒之渐。"火，大火星（即心宿）；火星，又名"荧惑"。夏历五月的黄昏，火星在中天，七月的黄昏，火星的位置由中天逐渐西降。后多借指农历七月暑渐退而秋将至之时。相火，当指在七月火星向西降之时段。

⑤承　通"乘"。制止；抵御。此指制止。引申为控制；抑制；克制。即五行生克之克以制胜。《诗・鲁颂・閟宫》："戎狄是膺，荆舒是惩，则莫我敢承。"朱熹集传："承，御也。"《说文通训定声・升部》："承，假借为乘。"《史记・项羽本纪》："今秦攻赵，战胜则兵罢，我承其敝。"说明五运六气之中，相互制约以维持其正常的气化，若这种关系被破坏，就要发生反常之变。吴昆："六气各专一令，专令者常太过，故各有所承，所以防其大过，不欲其亢甚为害也。"

⑥君火之下，阴精承之　君，《荀子・解蔽》："心者，形之君也，而神明之主也。"《本草纲目・序例・脏腑虚实标本用药式》："心，藏神，为君火。"火，星名。大火，又名心宿，二十八宿之一；古人以金木水火土为五大行星之火星，其又名"荧惑"。《书・尧典》："日永星火，以正仲夏。"蔡沈传："火，谓大火，"曾运乾注："《尔雅》'大火谓之大辰，注：大火，心也。"《诗・豳风・七月》："七月流火，九月授衣。"王传："火，大火也。"高诱注："火，星名，又名大火，即心宿（火，是火星，还是心宿，高诱与孔颖达殊异，参见上④相火注。)。"《左传・庄公二十九年》："火见而致用，水昏正而栽。"《史记・天官书》："火犯守角，则有战。"司马贞索隐引韦昭曰："火，荧惑也。"《吕氏春秋・制乐》："荧惑在心。"高诱注："荧惑，五星之一，火之精也。"《淮南子・天文训》："执衡而治夏，其神为荧惑。"《文选・扬雄〈羽猎赋〉》："荧惑司命，天弧发射。"李善注引张晏曰："荧惑法使，司命不祥。"君火，心宿在夏季的五月，此指火星（荧惑）。阴精；月亮；此指水星之气。唐代张汇《观藏冰》诗："寒气方穷律，阴精正结冰。"按，冰，读如凝。阴，水。《文选・张衡〈东京赋〉》："阴池幽流，玄泉洌清。"薛综注："水，称阴。"精，指辰星。《左传・襄公二十八年》"岁在星纪"唐代孔颖达疏："五星者，五行之精也。历书称：木精曰岁星，火精曰荧惑，土精曰镇星，金精曰大白，水精曰辰星。"阴精，即水精，水星，又叫辰星，水宿。

《史记·天官书》："刑失者，罚出辰星。"张守节正义引《天官占》："辰星，北水之精，黑帝之子，宰相之祥也。"《广雅·释天》："辰星谓之爨星，或谓之兔星，或谓之钩星。"《诗·大雅·大明》"笃生武王"唐代孔颖达疏："水星与日，辰在其位。汉代张衡《灵宪》："月者，阴精之宗，积而成兽，象兔蛤焉。"《诗·大雅·大明》"笃生武王"唐代孔颖达疏："水星与日，辰在其位。"《左传·庄公二十九年》"水昏正而栽"唐代孔颖达疏："五行北方水，故北方之宿为水星。"君火之下，阴精承之，即火运之后，由北方水星之运克制之。

⑦亢则害，承乃制　害，胜。《汉书·萧何传》："以文毋害，为并主吏掾。"颜师古注引苏林曰："毋害，若言无比也。一曰，害，胜也，无能胜害之者。"王先谦补注："集解引《汉书音义》云：'……文毋害，犹言文吏之最能者耳。'"承，通"乘"。即所能制止之气就能控制之，犹如"土位之下，风气承之。"天之六气各专其性，正常时则有益于万物的生化，大过就是某气胜。而六气又各畏其所不胜，当某气盛极，其所不胜之气则克制之，使之不亢，以维持平衡。所以《类经·二十三卷·第六》："亢者，盛之极也。制者，因其极而抑之也。盖阴阳五行之道，亢极则乖，而强弱相残矣，故凡有偏盛，则必有偏衰，使强无所制，则强者愈强，弱者愈弱，而乖乱日甚。所以亢而过甚，则害乎所胜，而承其下者，必从而制之。"

⑧外列盛衰　指在太空表面陈列的六气有盛有衰。马莳："外列，谓天之六气运列于外者。"高士宗："外列盛衰者，盛已而衰，衰已而盛，四时之气可征也。"

⑨变　灾异，异常的自然现象。《礼记·曾子问》："及堩，日有食之，老聃曰：'丘，止柩。'就道右，止哭以听变。"陈浩集说："听变，听日食之变动也。"《汉书·五行志中之下》："灾异俞甚，天变成形。"

⑩当位　在位置上；任职。此引申为"值班"。《易·需》："不速之客来，敬之终吉，虽不当位，未大失也。"王弼注："处无位之地，不当位者也，敬之则得终吉。"此指五星之运与十二地支在方位中的位置。正北为子位，属水；正南为午位，属火；正东为卯位，属木，正西为酉位，属金。丑寅居东北隅中，辰巳居东南隅中，未申居西南隅中，戌亥居西北隅中。土位中央，寄旺于四季各十八日，所以辰戌丑未属土（见其后十二地支五行所在方位图）。

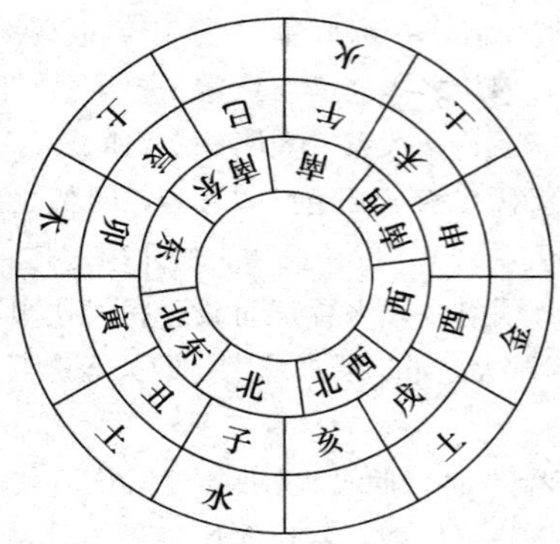

十二地支及五行所在方位图

引自《黄帝内经素问校释》

⑪土运临四季 新校正云："土运临四季，甲辰、甲戌、己丑、己未岁也。"

⑫所谓岁会，气之平也 会，合，即相一致。所谓岁会，气之平也，马莳："所谓岁会，气之平者，言此八岁，皆岁与五运相会而气平和。"凡岁会之年，即指岁运与五行所应之位相合者属平气，与《五常政大论》所言之平气，似略有出入。

⑬帝曰……太一、天符 "帝曰"二字脱，据高本、孙国中、方向红《重广孙注黄帝内经素问》校注本补。太一，又作"太乙"。北极星；帝星。又名北极二。因离北极星最近，故隋唐以前文献多以之为北极星。《史记·封禅书》："天神贵者太一。"司马贞索隐引宋均云："天一、太一，北极神之别名。"唐代谷神子《博异志·敬元颖》："昨夜子时已朝太一矣。"《星经·卷上》："太一星，在天一南半度。"天符，此当指执法星。《吕氏春秋·知度》："唯彼天符，不周而周。"《汉书·王莽传上》："天符仍臻，元气大同。"太一天符，《类经·二十四卷·第七》："太一天符者，尊之之号也，故太乙天符称贵人。"

⑭执法 星名。《史记·天官书》："南四星，执法。"《后汉书·王允传》："自岁末以来，太阳不照，霖雨积时，月犯执法，彗孛仍见。"王冰："执法犹相辅。"王说错矣。

⑮岁位 岁，岁星。即木星。《说文·止部》：“岁，木星也。越历二十八宿，宣遍阴阳，十二月一次。”此称为“岁天”，而岁星行一周天，则为十二年。《国语·周语下》：“昔武王伐殷，岁在鹑火。”韦昭注：“岁，岁星也。鹑火，次名。”南朝梁陆倕《石阙铭》：“岁次天纪，月旅太簇。”岁位，即太岁所在二十八宿的位置来纪年、纪月，故称岁位。

⑯行令 应行节令。汉代董仲舒《春秋繁露·深察名号》：“风行令而一其威，雨布施而均其德。”《隋书·音乐志中》：“帝律登年，金精行令，瑞兽霜辉，祥禽雪映。”王冰：“行令犹方伯。”《运气论奥谚解》云：“犹言诸侯。诸侯各司其国，威力只限于本国，施行不广……其岁势较之天符，缓而不烈。”

⑰贵人 王冰：“贵人犹君主。”

⑱中执法者……其病暴而死 《类经·二十四卷·第七》：“中执法者，犯司天之气也，天者生之本，故其病速而危。中行令者，犯地支之气也，害稍次之，故其病徐而持。持者，邪正相持，而吉凶相半也。中贵人者，天地之气皆犯矣，故暴而死。按此三者，地以天为主，故中天符者，甚于岁会，而太一天符者，乃三气合一，其盛可知，故不犯则已，犯则无能解也，人而受之不能免矣。”

⑲君位臣则顺，臣位君则逆 君火与相火各有所司之位，若少阴君火司天之位，加于主气少阳相火之上，使君位臣，也叫上临下，为顺。反之则为逆。

【原文】

帝曰：善。愿闻其步[①]何如？岐伯曰：所谓步者，六十度而有奇[②]，故二十四步积盈百刻而成日[③]也。

帝曰：六气应五行之变何如？岐伯曰：位有终始[④]，气有初、中[⑤]，上、下不同[⑥]，求之亦异也。帝曰：求之奈何？岐伯曰：天气始于甲，地气始于子[⑦]，子甲相合，命曰岁立[⑧]，谨候其时，气可与期[⑨]。

帝曰：愿闻其岁，六气始终，早晏何如[⑩]？岐伯曰：明乎哉问也！甲子之岁，初之气，天数始于水下一刻[⑪]，终于八十七刻半；二之气，始于八十七刻六分，终于七十五刻；三之气，始于七十六刻，终于六十二刻半；四之气，始于六十二刻六分，终于五十刻；五之气，始于五十一刻，终于三十七刻半；六之气，始于三十七刻六分，终于二十五刻。所谓初六[12]，天之数[13]也。乙丑岁，初之气，天数始于二十六刻，终于一十二刻半；二之气，始于一十二刻六分，终于水下百刻；三之气，始于一刻，终于八十七刻半；四之气，始于八十七刻六分，终于七十五刻；五之气，始于七十六刻，终于六十二刻半；六之气，始于六十二刻六分，终于五十刻。所谓六二，天之数也。丙寅岁，初之气，天数始于五十一刻，终于三十七刻半；二之气，始于三十七刻六分，终于二十五刻；三之气，始于二十六刻，终于一十二刻半；四之气，始于一十二刻六分，终于水下百刻；五之气，始于一刻，终于八十七刻半；六之气，始于八十七刻六分，终于七十五刻。所谓六三，天之数也。丁卯岁，初之气，天数始于七十六刻，终于六十二刻半；二之气，始于六十二刻六分，终于五十刻；三之气，始于五十一刻，终于三十七刻半；四之气，始于三十七刻六分，终于二十五刻；五之气，始于二十六刻，终于一十二刻半；六之气，始于一十二刻六分，终于水下百刻。所谓六四，天之数也。次戊辰岁，初之气，复始于一刻，常如是无已，周而复始。

帝曰：愿闻其岁候[14]何如？岐伯曰：悉乎哉问也！日行一周[15]，天气始于一刻，日行再周，天气始于二十六刻，日行三周，天气始于五十一刻，日行四周，天气始于七十六刻，日行五周，天气复始于一刻，所谓一纪[16]也。是故寅、午、戌岁气会同[17]，卯、未、亥岁气会同，辰、申、子岁气会同，巳、酉、丑岁气会同，终而复始。

帝曰：愿闻其用也。岐伯曰：言天者，求之本[18]，言地者，求之位[19]，言人者，求之气交[20]。帝曰：何谓气交？岐伯曰：上下之位，气交之中，人之居也。故曰：天枢之上，天气主之；天枢[21]之下，地气主之；气交之分，人气从之，万物由之，此之谓也。帝曰：何谓初、中？岐伯曰：初凡三十度而有奇[22]，中气同法。帝曰：初、中何也？岐伯曰：所以分天地也。帝曰：愿卒闻之。岐伯曰：初者，地气也，中者，天气也[23]。帝曰：其升降何如？岐伯曰：气之升降，天地之更用也[24]。帝曰：愿闻其用何如？岐伯曰：升已而降，降者谓天，降已而升，升者谓地。天气下降，气流于地；地气上升，气腾于天，故高下相召，升降相因，而变作矣[25]。

【校注】

①步　时间单位。即六气每一气走一步的时间。王冰："一步，凡六十日又八十七刻半。"

②六十度而有奇　度，天。王冰："度，日也。"奇，零数；余数。《易·系辞上》："归奇于扐以象闰。"孔颖达疏："归残聚余分而成闰也。"《汉书·食货志下》："改作货布，长二寸五分，广一寸，首长八分有奇。"此指半，零数。即一气所主一步的天数为六十天零八十七刻半。古人按日数为三百六十五点二五日，即地球绕太阳公转一周的日数。古人将每日分为一百刻，三百六十五点二五日每一步的实际日数为六十点八七五日。

③二十四步积盈百刻而成日　每年为六步，二十四步则为四年。积，数学中称若干个数相乘的结果。《九章算术·商功》："今有城下广四丈，上广二丈，高五丈，袤一百二十六丈五尺，问积几何？"盈，王冰认为指每年余数为二十五刻，积盈，即 4×25＝100 刻，为一日。此计算方法，依四分历法。

④位有终始　有开始和终止的时限。位，王冰："位，地位也。"即在泉之位。终始，从开头到结局；事物发生演变的全过程；周而复始。此指前者。《礼记·大学》："物有本末，事有终始，知所先后，则近道矣。"《史记·孝文本纪》："鲁人公孙臣上书陈终始传五德事，言方今土德时，土德应黄龙见，当改正朔服色制度。"司马贞索隐："五行之德，帝王相承传易，终而复始，故云'终始传五德之事'。"位有终始，指六气的位置在开始和终止的时限。

⑤气有初、中　气，指六气。初，始，即元也。故《说文》："初，始也。"而元者，始，第一。古人习惯称始年及每年的一月、每月的一日为元，以"元"代"一"。《说文·一部》："元，始也。"《公羊传·隐公元年》："元年者何？君之始年也。"南朝梁宗懔《荆楚岁时纪》："正月一日，是三元之日也。"《新五代史·汉本纪论》："人君即位称元年。"中，同仲。中间、居中的；次、第二。《字汇·丨部》："中，与仲同。"《周礼·夏官·司马》："中冬，教大阅。"《尚书大传·卷一》："中祀大交霍山。"郑玄注："中，仲也。古字通。春为元，夏为仲。"《逸周书·周月》："凡四时成岁，有春、夏、秋、冬，各有孟、仲、季以名十有二月。"《淮南子·天文训》："太阴在四仲，则岁星行三宿。"高诱注："仲，中也。四中，谓太阴在卯、酉、子、午四面之中也。"气有初、中，即六气的每一步又分两段，第一阶段为初气，第二阶段为仲气。每段为三十日四十三又四分之三刻。王冰："气与位互有差移，故气之初，天用事；气之中，地主之。地主则气流于地，天用则气腾于天。"

⑥上、下不同　上下，指天干和地支。不同，指天干和地支之数不一样多，因为天干为十，地支为十二。

⑦天气始于甲，地气始于子　天气，地气，下文"言天者，求之本，言地者，求之位……何谓初、中？岐伯曰：初凡三十度而有奇，中气同法……初者，地气也。中者，天气也。"此言六气之每一气所占用时间为六十天有余，每气分为"初气、中气"，初气为地气，中气为天气，其初气（地气）与中气在升降过程中，二者起始点不同，地气（初气）者，按十二地支之"子"作为起点，天气（中气）者，按十天干之"甲"作为起点，故曰"天气始于甲，地气始于子。"

⑧子甲相合，命曰岁立　立，读作"位"。干支纪年法，则用天干地支，结合起来，则每岁的气运乃立。子甲相合，为甲子年，则为六十花甲之首。而地支主年，天干主运。

⑨与期　与，通"预"。预先，事先；数；计算。此指计算。《史记·屈原贾生列传》："天不可与虑兮，道不可与谋。"司马贞索隐："与，音预也。"《礼记·曲礼上》："生与来日，死与往日。"孔颖达疏："生与来日者，此谓士礼。与，数也。谓生人成服杖，数来日为三日。死与往日者，谓死者殡敛，数死日为三日。"期，周期。指一周年，一整月，一昼夜。《集韵·之韵》："稘，《说文》：'复其时也。'引《虞书》：'稘，三百有六旬。'亦书期，"徐灏《说文解字

注笺》："日月之行，大凡二十九日有奇而会，谓之合朔，是为一月。十二月则一周天而复会故处，谓之期，是为一年。"《左传·昭公二十三年》："祖孙旦而立，期焉。"杜预注："从旦至旦为期。"与期，计算周期时间。

⑩早晏何如　晏，暮，傍晚，晚上。此指傍晚。《小尔雅·广言》："晏，晚也。"《吕氏春秋·慎小》："二子待君日晏。"高诱注："晏，暮也。"晚；迟。《吕氏春秋·谨听》："《周箴》曰：'夫自念斯，学德未暮。'"高诱注："暮，晚。"《广韵·暮韵》："暮，日晚也。"早晏何如，即怎么确定从早晨到傍晚的时间。此指怎么确定六气各来的早晚呢？《灵枢经·卫气行》的依据是："日有长短，春秋冬夏，各有分理，然后常以平旦为纪，以夜尽为始。是故一日一夜，水下百刻，二十五刻者，半日之度也，常如是毋已，日入而止，随日之长短。"

⑪水下一刻　水下，即水从漏壶漏下。漏壶，也称作壶。古代漏水计时之器。《礼·丧大记》："君丧，虞人出木角，狄人出壶。"郑玄注："壶，漏水之器也。"《文选·任昉〈齐竟陵文宣王行状〉》："清猿与壶人争旦，缇幙与素濑交辉。"张铣注："壶人，掌刻漏人也。"传世的漏壶为铜制，分播水壶、受水壶两部分。播水壶一般有三个，置于台阶或架上，均有小孔滴水，最下层流入受水壶。受水壶里有立箭，箭上划分一百刻。箭随蓄水上升，露出刻度，以表示时间。《说文·水部》："漏，以铜受水刻节，昼夜百刻。"段玉裁注："《周礼·挈壶氏》：'凡丧，县壶以代哭者，皆以水火守之，分以日夜。'注云：'以水守壶者，为沃漏也；以火守壶者，夜则视刻数也。分以日夜者，异昼夜漏也。漏之箭，昼夜共百刻，冬夏之间有长短焉。"刻，为古代计时单位，古代不一。《汉书·哀帝纪》："漏刻以百二十为度。"颜师古注："旧漏昼夜共百刻，今增其二十。"宋代赵与时《宾退录·卷一》："至梁武帝天监六年，始以昼夜百刻布之十二辰，每时八刻，仍有余分。故今世历家，百刻举成数尔，实九十六刻也。"古代无时钟，以铜壶滴水，漏下的水面刻度作为计时标志，每一刻合十四分二十四秒。水下百刻，即昼夜滴水百刻，相当于今天的二十四小时。至清初定为九十六刻。唐代惠苑《华严经音义下》引《文字集略》："漏刻，谓以筒受水，刻节，昼夜百刻也。"《汉书·宣帝纪》："朕饬躬斋戒……烛耀斋宫，十有余刻。"颜师古注："刻者，以漏言时也。"《周礼·夏官·挈壶氏》"县壶"汉代郑玄注："漏之箭昼夜共百刻，冬夏之间有长短焉，大史立成法，有四十八箭。"其法总以百刻，分于昼夜，冬至昼漏四十刻，夜漏六十刻。《隋书·天文志上》："冬至，日出辰正，入申正，昼四十

刻，夜六十刻……夏至则反之，春秋二分昼夜各五十刻”。古代的计时标准，都是以一百刻作为一昼夜的时间，其计算方法，每刻分为六十分，一百刻共计六千分，将六千分平均分配于一昼夜的十二个时辰，每一时辰各得五百分，折合八刻二十分，所以一昼夜为九十六刻二百四十分，而二百四十分又等于四刻，合共一百刻。参见漏图。

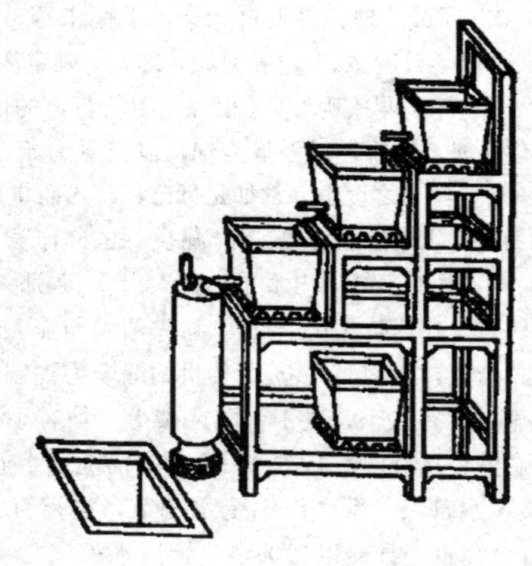

漏

引自《汉语大字典》

⑫初六　初，第一个。六，所谓六步。初六，即第一个在不同年分在四季之六步，称作“初六”。故下有下“六二”、“六三”、“六四”。

⑬天之数　即天时在每天六气之运终始之数，因每天分时，“以日分为四时，参见《灵枢经·顺气一日分为四时》”。

⑭岁候　候，探测。《淮南子·齐俗》“辟若俔之见风也”汉代高诱注：“俔，候风者也。”《旧唐书·天文志上》：“贞观初，将仕郎直太史李淳风始上言灵台候仪是后魏遗范。”《梦溪笔谈·象数一》：“天文家有浑仪，测天之器，设于崇台，以候垂象者，则古玑衡是也。”岁候，探测某年时节。

⑮日行一周　一周，指一个循环的时间，古代称一年为一周。《南史·谢灵运传》：“在郡一周，称疾去职。”日行一周，即天日行走一年。

⑯纪　玉冰："法以四年为一纪，循环不已。余三岁以会同，故有三合也。"

⑰岁气会同　岁气，又叫岁候，即一年的时节；一年的气候。此指太岁所指运行于某星而有某运。《后汉书·郎颉传》："雷当发声，发声则岁气和，王道兴也。"南朝宋国颜延之《夏夜呈从兄散骑车长沙》诗："岁候初过半，荃蕙岂久芬？"会同，汇合。《书·禹贡》："九河既道，雷夏既泽，灉沮会同。"北魏郦道元《水经注·沔水二》："湖周五十里，城下陂池皆来会同。"岁气会同，岁时与六气会合一致。

⑱本　指由五星产生风、热、火、湿、燥、寒六气之根，即天气之本元。

⑲位　指六气应六步所在的位置而言。《类经·二十四卷·第九》："位者，地之六步，木火土金水火是也。"

⑳气交　交，贯通，互相通达；交替；更迭。《易·泰》："天地交而万物通也。"本书《方盛衰论篇》："阴阳并交。"王冰注："交，谓交通也。"《玉篇·交部》："交，更也。"《诗·邶风·北门》："我入自外，室人交遍谪我。"郑玄笺："在室之人更迭遍来责我。"气交，此指天地之气在人体贯通而更替。

㉑天枢　也称枢，星名。北斗第一星；比喻国家的中央政权；肚脐。此指后者。《星经·卷上》："北斗星……第一名天枢，为土星。"《后汉书·崔骃传》："重侯累将，建天枢，执斗柄。"北周庾信《贺平邺都表》："伏惟皇帝陛下，握天枢，秉地轴。"

㉒三十度而有奇　即三十度有零数。若以日数计之，即三十日四十三又四分之三刻。

㉓初者，地气也，中者，天气也　《类经·二十四卷·第九》："初中者，所以分阴阳也。凡一气之度，必有前后，有前后则前阳而后阴。阳主进，自下而上，故初者地气也。阴主退，自上而下，故中者天气也。"笔者认为每"步者六十度而有奇，""而初凡三十度而有奇，中气同法"，据此，初者，地气也，指前三十天为在泉之气向上升的时间，仲者，天气也，指后三十天为司天之气，向下降的时间，使气先升后降。

㉔天地之更用　更，轮流。《史记·李斯列传》："周德未衰，故五伯迭兴，更尊周室。"天地之更用，即天气与地气轮流循环的功能。《类经·二十四卷·第九》："天无地之升，则不能降；地无天之降，则不能升。故天地更相为用。"

㉕高下相召……而变作矣　高，指司天之气，下，指在泉之气。召，感召，犹感应；招致；引来。南朝梁国何逊《七召·声色》："郑卫繁声，抑扬绝调，足使风云变动，性灵感召。"《汉书·礼乐志》："《书》云：'击石拊石，百兽率舞。'鸟兽犹且感应，而况于人乎？况于鬼神乎？"《书·微子》："降监殷民，用乂仇敛，召敌仇不怠。"孔颖达疏"既为重赋，又急行暴虐，此所以益招民怨。"天地阴阳之气，相互感召，升降递相顺应。《类经·二十四卷·第九》："召，犹招也。上者必降，下者必升，此天运循环之道也。阳必召阴，阴必召阳，此阴阳配合之理也。故高下相召，则有升降，有升降则强弱相因而变作矣。"

【按语】

对"甲子之岁，初之气，天数始于水下一刻，终于八十七刻半"等时间从那一天开始的开始计算？而这一天开始具体时间，王冰为"平明"（黎明）。《荀子·哀公》："君昧爽而栉冠，平明而听朝。"在寅初一刻开始，此解释和《灵枢经》是一致的。

【原文】

帝曰：善。寒湿相遘[①]，燥热相临[②]，风火相值[③]，其有间[④]乎？岐伯曰：气有胜复，胜复之作，有德有化，有用有变[⑤]，变则邪气居之。帝曰：何谓邪乎？岐伯曰：夫物之生从于化，物之极由乎变[⑥]，变化[⑦]之相薄[⑧]，成败之所由也。故气有往复[⑨]，用有迟速，四者之有，而化而变，风之来也[⑩]。帝曰：迟速往复，风所由生，而化而变，故因盛衰之变耳。成败倚伏[⑪]游[⑫]乎中何也？岐伯曰：成败倚伏生乎动，动而不已，则变作矣[⑬]。帝曰：有期乎？岐伯曰：不生不化，静之期也[⑭]。帝曰：不生化乎？岐伯曰：出入废则神机化灭，升降息则气立孤危[⑮]，故非出入，则无以生长壮老已；非升降，则无以生长化收藏，是以升降出入，无器[⑯]不有。故器者，生化之宇[⑰]，器散则分之[⑱]，生化息矣。故无不出入，无不升降。化有大小，期有近远，四者之有，而贵常守，反常则灾害至矣。故曰：无形无患[19]，此之谓也。帝曰：善。有不生不化乎？岐伯曰：悉乎哉问也！与道合同，惟真人也。帝曰：善。

【校注】

①遘　遇；遭遇。《书·金縢》："惟尔元孙某，遘励虐疾。"陆德明释文："遘，遇也。"

②临　碰上，逢着。《论语·述而》："必也临事而惧，好谋而成也。"《东观汉记·和熹邓皇后传》："太后临大病，不自顾而念兆民。"

③值　遇到；碰上。《庄子·知北游》："明见无值。"成玄英疏："值，会遇也。"《周书·文帝纪上》："早值宇文使君，吾等岂从逆乱。"按《北史·周纪上》"值"作"遇"。

④间　通"间"。更迭，交替。《孙子·用间》："非圣智不能用间，非仁义不能使间。"一本作"闲"《尔雅·释诂下》："间，代也。"《广韵·裥韵》："间，迭也。"《书·益稷》："笙镛以间，鸟兽跄跄。"孔传："间，迭也。"

⑤有德有化，有用有变　德，古代指幽隐无形的"道"显现于万物，万物因"道"所得的特殊规律或特殊性质；古代特指天地化育万物的功能；古代五行之说，指一种相生相克循环不息，当运时能主宰天道人事的天然势力；相传为帝王受命之符，帝王或朝代代表一"德"。《管子·心术上》："德者道之舍，物得以生。"尹知章注："谓道因德以生物，故德为道舍。"《老子》："道生之，德畜之，物形之，势成之。是以万物莫不尊道而贵德。"《庄子·天地》："故通于天者，道也；顺于地者，德也。"《韩非子·解老》："德者，道之功。"《易·乾》："夫大人者，与天地合其德，与日月合其明。"姚配中注："化育万物谓之德，照临四方谓之明。"《大戴礼记·四代》："阳曰德，阴曰刑。"王聘珍解诂引董仲舒《对策》："阳为德，阴为刑。天使阳常居大夏，而以生育长养为事；阴常居大冬，而积于空虚不用之处。"《淮南子·天文训》："日冬至则斗北中绳，阴气极，阳气萌，故曰冬至为德。日夏至则斗南中绳，阳气极，阴气萌，故曰夏至为刑。"高诱注："德，始生也。刑，始杀也。"《史记·孟子荀卿列传》："称引天地剖判以来，五德转移，治各有宜，而符应若兹。"《史记·秦始皇本纪》："始皇推终始五德之传，以为周得火德，秦代周德，从所不胜。方今水德之始。"清代张岱《夜航船·人物·帝王》："五行

迭王：太昊配木，以木德王天下，色尚青。炎帝配火，以火德王天下，色尚赤。黄帝配土，以土德王天下，色尚黄。少昊配金，以金德王天下，色尚白。颛顼配水，以水德王天下，色尚黑。”有德有化，有用有变，有五行相生相克，就有生长化育，有其功能，也有其异常的自然现象变化。

⑥物之生从于化，物之极由乎变　王冰：“故物之生也，静而化成，其毁也，躁而变革，是以生从于化，极由乎变，变化不息，则成败之由常在。”《类经·二十四卷·第九》：“物之生从于化，由化而生也。物之极由乎变，由极而变也……有曰离形而易为之化，因形而易为之变。有曰自无而有，自有而无则为化，自少而壮，自壮而老，则为变，是皆变化之谓。”

⑦变化　变，灾异，异常的自然现象；事物在形态上或本质上产生新的状况。化，正常生长化育。本书《天元纪大论篇》：“物生谓之化，物极谓之变。”《礼记·曾子问》：“及堩，日有食之，老聃曰：‘丘，止柩。’就道右，止哭以听变。”陈浩集说：“听变，听日食之变动也。”《汉书·五行志中之下》：“灾异俞甚，天变成形。”《易·乾》：“乾道变化，各正性命。”孔颖达疏：“变，谓后来改前；以渐移改，谓之变也。化，谓一有一无；忽然而改，谓之为化。”汉代贾谊《鹏鸟赋》：“万物变化兮，固无休息。”

⑧相薄　薄，通搏。相薄，即相搏。互相争斗、搏击。《易·说卦》：“天地定位，山泽通气，雷风相薄。”《南史·梁纪中·武帝下》：“六月辛巳，竟天有声，如风水相薄。”

⑨往复　往而复来，循环不息。晋代郭璞《江赋》：“呼吸万里，吐纳灵潮，自然往复，或夕或朝。”唐代黄滔《融结为河岳赋》：“星辰昼夜以明灭，乌兔东西而往复。”

⑩风之来也　风，气。此指风气，即气候。《说文·风部》：“风，八风也。”《广雅·释言》：“风，气也。”钱大昭疏义：“风气者，《庄子》云：‘大块噫气，其名为风。’”《六书故·动物四》：“天地八方之气吹嘘鼓动者命之曰风。”《尚书序》：“言九州所有，土地所生，风气所宜，皆聚此书也。”《类经·二十四卷·第九》：“但从乎化，则为正风之来。从乎变，则为邪风之来。”

⑪倚伏　倚，依托；伏，隐藏。谓祸福相因，互相依存，互相转化。《老子》：“祸兮福之所倚，福兮祸之所伏。”

⑫游　行走；运行。《淮南子·览冥训》：“凤皇翔于庭，麒麟游于郊。”

高诱注："游，行也。"

⑬成败倚伏生乎动，动而不已，则变作矣　成败，成功与失败。失败。用于偏义。此指后者。《战国策·秦策三》："良医知病人之死生，圣主明于成败之事。"《后汉书·何进传》："先帝尝与太后不快，几至成败。"成败倚伏生乎动，动而不已，则变作矣，王冰："动静之理，气有常运，其微也为物之化，其甚也为物之变。化流于物，故物得之以生，变行于物，故物得之以死。由是成败倚伏，生乎动之微甚迟速尔，岂惟气独有是哉，人在气中，养生之道，进退之用，当皆然也。"

⑭不生不化，静之期也　不化，不变。《列子·天瑞》："不化者能化化。"晋代郭璞《游仙诗》之四："淮海变微禽，吾生独不化。"静，平静，静止。与"动"相对。如：清静无为；风平浪静。《玉篇·青部》："静，息也。"《增韵·静韵》："静，无为也。"《易·坤·文言》："坤至柔，而动也刚，至静而德方。"李鼎祚集解："荀爽曰：'坤性至静，得阳而动，布于四方也'。"不生不化，静之期也，指万物于的生化没有发生质的变化阶段，表现为相对的稳定时期，就是"静之期。"

⑮出入废则神机化灭，升降息则气立孤危　出入，往来。《左传·成公十三年》："余虽与晋出入，余唯利是视。"杜预注："出入，犹往来也。"《史记·扁鹊仓公列传》："长桑君亦知扁鹊非常人也。出入十余年，乃呼扁鹊私坐。"神，传说中的天神，即天地万物的创造者和主宰者。此指日月星辰。《说文·示部》："神，天神，引出万物者也。"徐锴系传："天主降气以感万物，故言引出万物也。"徐灏注笺："天地生万物，物有主之者曰神。"《周礼·春官·大司乐》："乃奏黄钟，歌大吕，舞《云门》，以祀天神。"郑玄注："天神，谓五帝及日月星辰也。"汉代卫宏《汉旧仪》："以冬至日祭天，天神下……以夏至日祭地，地神出。"机，又称牙。古代弩上发箭钩弦的器具，象牙齿，故又称"弩牙"；古代机器中象牙齿的部件，或称为"牙机"。《释名·释兵》"钩弦者曰牙，似齿牙也。"《书·太甲上》"若虞机张"孔传："机，弩牙也。"《书·太甲上》："若虞机张，往省括于度，则释。"孔传："机，弩牙也。"宋代司马光《机权论》："机者，弩之所以发矢者也。"《后汉书·张衡传》："阳嘉元年，复造侯风地动仪……其牙机巧制，皆隐在尊中，覆盖周密无际。"弩牙下部刀形的零件，则称悬刀。《释名·释兵》："弩……下曰悬刀，其形然也。"神机，指宇宙间的北斗七星有发动功能之"机"。本书《五常政

大论》："岐伯曰：根于中者，命曰神机。神去则机息。根于外者，命曰气立。气止则化绝。"立，停。通"位"。此指位。《史记·范雎蔡泽列传》："有顷，穰侯果至，劳王稽，因立车而语曰：'关东有何变?'"气立，即六气所在方位。孤危，孤立危急。《战国策·秦策三》："大者宗庙灭覆，小者身以孤危。"《后汉书·皇甫规传》："臣窃居孤危之中，坐观郡将，已数十年矣。"出入废则神机化灭，升降息则气立孤危，王冰："生源系天，其所动静，皆神气为机发之主，故其所为也，物莫之知。是以神舍去则机发动用之道息矣。"

⑯器 有形的具体事物。与"道"相对。道，无形；抽象；宇宙方物的本原、本体。《易·系辞上》："形而上者谓之道，形而下者谓之器。"清代王夫之《周易外传·卷五》："无其气则无其道。"宋代朱熹《答黄道夫》："天地之间有理有气。理也者，形而上之道也，生物之本也；气也者，形而下之器也，生物之具也。"清代戴震《〈孟子〉字义疏证·卷中》："形谓已成形质。形而上犹曰形以前，形而下犹曰形以后。阴阳之未成形质，是谓形而上者也，非形而下明矣。"《老子·第二十五章》："有物混成，先天地生……可以为天下母，吾不知其名，字之曰道。强名之曰大。"在此指器物或物体而言。王冰："包藏生气者，皆为生化之器，触物然矣。"

⑰宇 指上下四方整个空间。《庄子·庚桑楚》："有实而无乎处者宇也，有长而无本剽者宙也。"郭象注："宇者，有四方上下，而四方上下未有穷处。"《尸子·卷下》："上下四方曰宇，往古来今曰宙。"王冰："诸身者，小生化之器宇。太虚者，广生化之器宇也。"

⑱器散则分之 散，亡失；丧失；离散。引申为"散裂；开裂"。此引申为"破坏"。《逸周书·文酌》："留身散真。"孔晁注："散，失也。"《国语·齐语》："其畜散而无育。"韦昭注："散谓亡失也。"《战国策·秦策二》："楚人自战其地，咸顾其家，各有散心，莫有斗志。"康有为《大同书》："山绝气则崩，身绝脉则死，地绝气则散。"分，离；散。《论语·季氏》："邦分崩离析而不能守也。"何晏集解引孔安国注："民有异心曰分。"《类经·二十四卷·第九》："形器散敝，则出入升降，无所依凭，各相离而生化息矣。"

⑲无形无患 没有形征就没有灾患。

【音释】

《天元纪大论》：镌子泉切

《五运行大论》：凭扶冰切 碍音艾 裸音画 眚所景切 蓯音揔 蹔慈滥切 溽音辱 黅音今 铦音括 疚音救

《六微旨大论》：霪音淫 霔音注 涸胡各切 蚑音祁 埏式连切

卷第二十

气交变[①]大论篇第六十九

新校正云：详此论专明气交之变，乃五运太过不及，德化政令，灾变胜复，为病之事。

【校注】

①气交变：气，气候。气交，指天地之气上下贯通时而有更替。《易·泰》："天地交而万物通也。"孔颖达疏："由天地气交而生养万物。"气交变，本篇指五运之气和一年四季之气正常和异常的更迭（交接）变化。

【原文】

黄帝问曰：五运更治[①]，上应天朞[②]，阴阳往复，寒暑迎随[③]，真邪相薄，内外分离[④]，六经波荡[⑤]，五气倾移[⑥]，太过、不及，专胜兼并[⑦]，愿言其始，而有常名[⑧]，可得闻乎？岐伯稽首再拜对曰：昭乎哉问也！是明道[⑨]也。此上帝所贵，先师传之，臣虽不敏，往闻其旨。

帝曰：余闻得其人不教，是谓失道[⑩]，传非其人，慢泄天宝[⑪]。余诚菲德，未足以受至道；然而众子哀其不终[⑫]，愿夫子保[⑬]于无穷，流于无极[⑭]，余司其事，则而行之奈何？岐伯曰：请遂言之也。《上经》曰：夫道[⑮]者，上知天文，下知地理，中知人事[⑯]，可以长久[⑰]，此之谓也。帝曰：何谓也？岐伯曰：本气位也[⑱]。位天者，天文也，位地者，地理也，通于人气[⑲]之变化者，人事也[⑳]。故太过者，先天[㉑]；不及者，后天[22]；所谓治化[23]而人应之也。

【校注】

①更治　更，轮流。治，统治；主管，主持。类似于今之“值班”。

②天朞　朞，同“期”。年。天朞，此指天运时间。

③迎随　迎，来。随，从，往。

④内外分离　内，此指脏腑。外，指体表。分离，分开。此指隔断而不能联络。《战国策·秦策四》：“刳腹折颐，首身分离。”姚宏注：“分离：折，断。”

⑤波荡　动荡，不安定；受鼓动；受影响。此指后者。《后汉书·公孙述传》：“方今四海波荡，匹夫横议，将军割剧千里，地什汤武，若奋威德以投天隙，霸王之业成矣。”《资治通鉴·晋穆帝升平五年》：“王何蔑弃典文，幽沈仁义，游辞浮说，波荡后生，使搢绅之徒翻然改辙，以至礼坏乐崩，中原倾覆，遗风余俗，至今为患。”

⑥倾移　背离，偏离。《资治通鉴·魏明帝景初二年》：“（是仪）曰：‘今刀锯已在臣颈，臣何敢为嘉隐讳，自取夷灭，为不忠之鬼！顾以闻知当有本末。据实答问，辞不倾移，吴主遂舍之。’”

⑦专胜兼并　专，单独，独自。《国语·晋语八》：“非（韩）起也敢专承之。”韦昭注：“专，独也。”《礼记·曲礼上》：“有丧者，专席而坐。”郑玄注：“专，犹单也。”胜，同“盛”。兴盛；旺盛；太过；克制；制服。《管子·治国》：“农事胜则入粟多，入粟多则国富。”本书《逆调论》：“岐伯曰：‘是人者，素肾气胜，以水为事，太阳气衰，肾脂枯不长。’”本书《逆调论》：“独治者，不能生长也，独胜而止耳。”王冰：“胜者，盛也。”《礼记·乐记》：“乐胜则流，礼胜则离。”孔颖达疏：“胜，犹过也。”《国语·晋语四》：“尊明胜患，智也。”韦昭注：“胜，犹遏也。”兼并，并吞。此指旺盛之运侵占弱运。《墨子·天志下》：“今天下之诸侯，将犹皆侵凌攻伐兼并。”汉代晁错《论贵粟疏》：“此商人所以兼并农人，农人所以流亡者也。”兼并，吞并。专胜兼并，王冰：“专胜，谓五运主岁太过也。兼并，谓主岁之不及也。”

⑧常名　永恒之名。《老子》：“名，可名，非常名。”《魏书·太祖纪》：“官无常名，而任有定分。”此指后边岁木之类的名称。

⑨明道　阐明道理。唐代韩愈《争臣论》：“我将以明道也，非以为直而加人也。”

⑩失道　失去准则。《易·观》："观我生进退，未失道也。"

⑪慢泄天宝　慢泄，犹轻浮。《新唐书·外戚传·武三思》："宰相李峤、苏味道等及沈佺期、宋之问诸有名士，造作文辞，慢泄相矜，无复礼法。"天宝，天然的宝物《商君书·来民》："夫实扩什虚，出天宝，而百万事本，其所益多也。"慢泄天宝，轻浮对待犹如天然样宝物的运气学说。

⑫不终　终，指短寿。《释名·释丧制》："老死曰寿终，寿久也。"《周礼·天官·疾医》："凡民之有疾病者，分而治之。死终则各书其所以，而入于医师。"尘直注："少者曰死，老者曰终。"《礼记·文王世子》："文王九十七乃终。"《论衡·偶会》："人生百岁而终，物生一岁而死。"不终，即不能终老而死。

⑬保　知晓。《礼记·乐记》："有勇有义，非歌孰能保此?"郑玄注："保，知也，"

⑭无极　无穷尽；无边际。《左传·僖公二十四年》："女德无极，女怨无终。"汉代枚乘《七发》："太子方富于年，意者久耽安乐，日夜无极。"

⑮道　方术。

⑯人事　此指下文的"通于人气之变化者，人事也。"即阴阳变化对人体的影响所发生的变化。

⑰长久　指长寿。《庄子·在宥》："敢问治身，奈何而可以长久?"三国时魏国曹植《求自试表》："臣独何人，以堪长久，常恐先朝露，填沟壑。"

⑱本气位也　气位，张志聪："气位者，五运六气各有司天、纪地、主岁、主时之定位也。"本气位也，即据运气之统治以定位。

⑲人气　指阴阳之气贯通人体发生变化的现象。汉代董仲舒《春秋繁露·人副天数》："天气上，地气下，人气在其间。"

⑳位天者……人事也　吴昆："位天，谓五星之应及阴阳风雨晦明；位地，谓水泉之变及草木蛰虫五谷之异也；人气之变，谓表里阴阳手足脏腑变病也。"

㉑先天　即先于天时而气先至。

㉒后天　即天时已至而气后至。

㉓治化　感化。此引申为气候影响。《礼记·经解》："故礼之教化也微，其止邪也于未形。"此指五运六气而影响人。

【原文】

帝曰：五运[①]之化，太过何如？岐伯曰：岁木太过，风气流行[②]，脾土受邪，民病飧泄食减，体重烦冤，肠鸣腹支满，上应岁星[③]；甚则忽忽[④]善怒，眩冒巅疾。化气不政，生气独治[⑤]，云物[⑥]飞动，草木不宁，甚而摇落[⑦]，反[⑧]胁痛而吐甚，冲阳绝者，死不治[⑨]，上应太白星[⑩]。

岁火太过，炎暑流行，肺金受邪，民病疟，少气[⑪]咳喘，血溢[⑫]、血泄[⑬]、注下[⑭]，嗌燥耳聋，中热[⑮]肩背热，上应荧惑星[⑯]；甚则胸中痛，胁支满胁痛，膺背肩胛间痛，两臂内痛，身热骨痛[⑰]而为浸淫，收气不行，长气独明[⑱]；雨水霜寒，上应辰星[⑲]。上临少阴、少阳[⑳]，火燔焫，水泉涸，物焦槁，病反谵妄狂越，咳喘息鸣，下甚血溢泄不已，太渊绝者，死不治[㉑]，上应荧惑星。

岁土太过，雨湿流行，肾水受邪。民病腹痛，清厥[㉒]意不乐，体重烦冤，上应镇星[㉓]；甚则肌肉萎，足[㉔]痿不收，行善瘈，脚[㉕]下痛，饮发[㉖]中满食减，四支不举。变生得位[㉗]，藏气伏，化气独治之[㉘]，泉涌河衍[㉙]，涸泽生鱼，风雨大至[㉚]，土[㉛]崩溃，鳞[㉜]见于陆，病腹满溏泄肠鸣，反下甚而太溪绝者，死不治[㉝]，上应岁星。

岁金太过，燥气流行，肝木受邪，民病两胁下少腹痛，目赤痛眦疡，耳无所闻。肃杀而甚，则体重烦冤，胸痛引背，两胁满，且痛引少腹，上应太白星；甚则喘咳逆气，肩背痛，尻、阴股、膝、髀[㉞]、腨、骱、足皆病[㉟]，上应荧惑星。收气峻，生气下[㊱]，草木敛，苍干雕陨[㊲]，病反暴痛，胠胁[㊳]不可反侧，咳逆甚而血溢，太冲绝者，死不治[㊴]，上应太白星。

岁水太过，寒气流行，邪害心火。民病身热烦心，躁悸，阴厥[㊵]上下，中寒，谵妄心痛，寒气早至，上应辰星；甚则腹大胫肿，喘咳，寝汗出憎风，大雨至，埃雾朦郁[41]，上应镇星；上临太阳[42]，则雨冰雪霜不时降，湿气变物[43]，病反腹满肠鸣，溏泄食不化，渴而妄冒[44]，神门绝者，死不治[45]，上应荧惑、辰星[46]。

【校注】

①五运　金、木、水、火、土五星的运行。本书《天元纪大论》："五运相袭而皆治之，终期之日，周而复始。"张隐庵："言五运之气，递相沿袭，而一岁皆为之主治。"其下"岁木"，即指木运之年。

②流行　盛行。《左传·僖公十三年》："天灾流行，国家代有。"

③岁星　即木星。古代认为它十二年周天一次，木星每年行经一次，即以其所在星次来纪年，故称岁星。《韩非子·饰邪》："岁星数年在西也。"《史记·天官书》："察日月之行，以揆岁星顺逆。"而岁星行于二十八宿一圈则为岁年，称为岁天。

④忽忽　迷糊，恍忽；失意（不得志；心意迷乱）貌。《文选·宋玉〈高唐赋〉》："悠悠忽忽，怊怅自失。"李善注："忽忽，迷也。"汉代司马迁《报任安书》："是以肠一日而九回，居则忽忽若有所亡，出则不知其所往。"《汉书·苏武传》："陵始降时，忽忽若狂"。晋代张华《博物志·卷二》："后其人忽忽如失魂，经日乃差。"《史记·韩长孺列传》："乃益东徙屯，意忽忽不乐。数月，病欧血死。"

⑤化气不政，生气独治　《类经·二十四卷·第十》："化气，土气也。生气，木气也。木盛则土衰，故化气不能布政于万物，而木之生气独治也。"

⑥云物　云的颜色。《周礼·春官·保章氏》："以五云之物，辨吉凶，水旱降丰荒之祲象。"郑玄注："物，色也。视日旁云气之色……郑司农云：'以二至二分观云色，青为虫，白为丧，赤为兵荒，黑为水，黄为丰。'"《左传·僖公五年》："公既视朔，遂登观台以望，而书，礼也。凡分、至、启、闭，必书云物，为备故也。"杜预注："启，立春，立夏；闭，立秋，立冬。……云物，气色灾变也。"

⑦甚而摇落　摇落，凋残，零落。《楚辞·九辩》："悲哉秋之为气也！萧瑟兮草木摇落而变衰。"甚而摇落，木气过胜，则抑土气，而土之子金气来复，木则受制，使草木凋残零落。王冰："动而不止，金则胜之，故甚则草木

摇落也。”金虽已胜木，但金气同时反侮其所生之土，故“反胁痛而吐甚”。此逆传者，死证。

⑧反　与“正”相对。《说文》：“反，覆也。”报复；类推；反叛。此指金气报复木气，同时金反侮其母土。《孟子·公孙丑上》：“无严诸侯，恶声至，必反之。”《论语·述而》：“举一隅不以三隅反，则不复也。”《墨子·号令》：“诸吏卒民，有谋杀伤其将长者，与谋反同罪。”《史记·樗里子甘茂列传》：“蜀侯辉，相壮反，秦使甘茂定蜀。”

⑨冲阳绝者，死不治　冲，当读作“重（chong）”，重者，二也。《诗·鲁颂·閟宫》：“朱英绿縢，二矛重弓。”郑玄笺：“二矛重弓，备折坏也。”高亨注：“重弓，每个战士带两张弓。”《墨子·节用中》：“黍稷不二，羹胾不重”。本书《阴阳别论篇》“二阳之病发心脾”。冲阳，即二阳。此指足阳明胃脉。木胜乘土，若冲阳脉绝，为脾胃气亡，属不治之死证。

⑩太白星　我国古代把金星叫做太白星，早晨出现在东方时叫启明，晚上出现在西方时叫长庚。

⑪少气　王冰：“谓气少不足以息也。”《诸病源候论·少气候》：“此由脏气不足故也。肺主于气而通呼吸。脏气不足，则呼吸微弱而少气。胸痛少气者，水在脏腑。水者，阴气；阴气在内，故少气。诊右手寸口脉：阴实者，肺实也。苦少气，胸内满彭彭，与髆相引，脉来濡者，虚少气也。左手关上脉阴阳俱虚者，足厥阴、少阳俱虚也，病苦少气不能言。右手关上脉阴阳俱虚者，足太阴、阳明俱虚也，病苦胃中如空状，少气不足以息，四逆寒。脉弱者，少气，皮肤寒。脉小者，少气也。”

⑫血溢　《灵枢·百病始生》：“阳络伤则血外溢，血外溢则衄血；阴络伤则血内溢，血内溢则后血。”

⑬血泄　王冰：“谓血利便也。”即血痢。

⑭注下　王冰：“谓水利也。”即水泄。

⑮中热　王冰：“谓胸心之中也，背，谓胸中之府，肩接近之，故胸心中及肩背热也。”

⑯荧惑星　古指火星。因隐现不定，令人迷惑，故名。《吕氏春秋·制乐》：“荧惑在心。”高诱注：“荧惑，五星之一，火之精也。”《淮南子·天文训》：“执衡而治夏，其神为荧惑。”《文选·扬雄〈羽猎赋〉》：“荧惑司命，天弧发射。”李善注引张晏曰：“荧惑法使，司命不祥。”

⑰骨痛　新校正云："按《玉机真脏论》云：'心脉太过，则令人身焦而肤痛，为浸淫。'此云'骨痛'者，误也。"其实无误，因根据上下文义，此"骨"指的是躯体。唐代李贺《示弟》诗："病骨独能在。"明代宋濂《杜环小传》："时兵后岁饥，民骨不相保。"杜甫《自京赴奉先县咏怀五百字》："朱门酒肉臭，路有冻死骨。"

⑱收气不行，长气独明　收气，指金气，长气，指火气。明，盛强；旺盛.《左传·哀公十六年》："与不仁人争，明无不胜。"王引之述闻："明，犹强也。"《淮南子·说林》："石生而坚，兰生而芳，少自其质，长而愈明。"高诱往："明，犹盛也。"《论衡·道虚》："肤温腹饱，精神明盛。"收气不行，长气独明，指岁火太过，金气不能施行，而火之长气独盛。

⑲辰星　此指水星。《史记·天官书》："刑失者，罚出辰星。"张守节正义引《天官占》："辰星，北水之精，黑帝之子，宰相之祥也。"《广雅·释天》："辰星谓之爨星，或谓之免星，或谓之钩星。"《楚辞·远游》："奇傅说之托辰星兮，羡韩众之得一，形穆穆以浸远兮，离人群而遁逸。"王逸注："辰星、房星，东方之宿，苍龙之体也。"

⑳上临少阴、少阳　临，监临。引申为统治；掌管；主管。上临，犹在天上统治。《左传·宣公七年》："冬，盟于黑壤。王叔桓公临之，以谋不睦。"杜预注："王叔桓公，周卿士，衔天子命以监临诸侯。"《国语·晋语五》："临长晋国者，非女其谁?"韦昭注："临，监也。"即戊子、戊午少阴司天之年与戊寅、戊、申少阳司天之年，中运属太过，又与司天同气，属天符，其中戊午年又是太乙天符，皆主火气太胜。

㉑太渊绝者，死不治　太渊，指在手太阴肺经之脉太渊处。火胜太过凌金，则使太渊脉处竭绝，是死证，不能治了。

㉒清厥　王冰："谓足逆冷也。"

㉓镇星　镇，同"填"。《篇海类编·珍宝类·金部》："镇，又与填同。"镇星，故又名"填"。土星的别名。它每年填一宿，二十八年则一周天。《南史·宋纪上·武帝》："始义熙九年岁、镇、荧惑、太白聚东井，至是而关中平。"唐代杨炯《浑天赋》："五星者，木为重华，火为荧惑，镇居戊己，斯为土德。"《广雅·释天》："镇星谓之地侯。"王念孙疏证，"镇或作填。《开元占经·填星占篇》引《荆州占》云：'填星其行岁填一宿，故名填星。'"本书《金匮真言论》："其应四时，上为镇星。"王冰："土之精气，上为镇星，二十

八年一周天。”《资治通鉴·孝武帝太元七年》：“今岁镇守斗，福德在吴。”胡三省注：“镇，土星。”

㉔足　腿。三国时魏国曹冏《六代论》：“故语曰：‘百足之虫，至死不僵，扶之者众也。’”

㉕脚　小腿。《说文》：“脚，胫也。”《论语·宪问》：“以杖叩其胫。”何晏集解引孔安国曰：“胫，脚胫也。”

㉖饮发　发，犹类。表示种类。《韩诗外传·卷三》：“人主之疾，十有二发，非有贤医，莫能治也。何谓十二发？曰：痿、蹶、逆、胀、满、支、膈、肓、烦、喘、痹、风，此之曰十二发。”饮发，即脾土不能运化水气，而导致为水饮类病。

㉗变生得位　变，改变；变化。《说文》：“变，更也。”《小尔雅·广诂》：“变，易也。”《玉篇·言部》：“变，化也。”生，古君主继承父死子。《公羊传·庄公三十二年》：“牙谓我曰：‘鲁一生一及，君已知之矣。’”何休注：“父死子继曰生，兄死弟继曰及。”变生，因脾旺四季，每季后十八天，共七十二天，为脾土寄旺之日，当变更为脾继位之时。变生得位，即当变更为脾继位后客居之时。新校正：“详太过五化独此言变生得位者，举一而四气可知也。又以土王时月难知，故此详言之也。”《类经·二十四卷·第十》：“详此大过五运，独此言变生得位者，盖土无定位，凡在四季中土邪为变，即其得位之时也。”

㉘藏气伏，化气独治之　藏，储存，此借喻指水运。因北方为水星玄武，在冬季北斗柄指向北。故冬藏之藏为北方水星。《礼记·月令》：“（孟冬之月）天气上腾，地气下降，天地不通，闭塞而成冬，命百官谨盖藏。”郑玄注：“谓府库囷仓有藏物。”《荀子·王制》：“春耕，夏耘，秋收，冬藏。”《楚辞·远游》：“时暧曃其曭莽兮，召玄武而奔属。”王逸注：“呼太阴神，使承卫也。”洪兴祖补注：“玄武，谓龟蛇。位在北方，故曰玄。身有鳞甲，故曰武。”伏，指低下。藏气伏，化气独治之，指水星之气不旺盛，土运之气独自统治。土运太过则使水星之气伏而不用，化气乃得独治。

㉙河衍　衍，溢出。《文选·司马相如〈上林赋〉》：“东注太湖，衍溢陂池。”张铣注：“衍，亦溢也。”本书《五常政大论》：“水曰流衍。”王冰：“衍，泮衍，溢也。”河衍，即河水外溢而泛滥。

㉚大至　谓显达。此指出现大风大雨。谓之“大至”。《南齐书·张岱

传》："张东迁亲贫须养，所以栖迟下邑。然名器方显，终当大至。"

㉛土　土山。《说文·丘部》："丘，土之高也，非人所为也。"《书·禹贡》："桑土既蚕，是降丘宅土。"孔传："地高曰丘。"

㉜鳞　泛指有鳞甲的动物。如龟蛇类。《周礼·地官·大司徒》："二曰川泽，其动物宜鳞物。"郑玄注："鳞物，鱼龙之属。"《礼记·月令》："孟春之月……其虫鳞。"郑玄注："鳞，龙蛇之属。"

㉝太溪绝者，死不治　太溪，指足少阴肾之太溪穴处而言。土胜乘水，若太溪脉处有停跳，为肾气绝，属不治之死证。

㉞髀　大腿外侧。《说文》："髀，股也。从骨，卑声。"段玉裁注："各本无'外'，今依《尔雅音义》、《文选·七命》注、玄应书、《太平御览》补。股外曰髀，髀上曰髋。《肉部》曰：'股，髀也，'浑言之；此曰，'髀，股外也。'析言之，其义相足。"

㉟病　疼痛；痛楚。《说文》："痛，病也。"

㊱收气峻，生气下　金运太过，则金之收气严酷而猛烈。金胜乘木，故木之气沉下而不用。

㊲雕陨　雕，通"凋"。凋零；凋谢。《吕氏春秋·辨土》："寒则雕，热则修。"高诱注："雕，不实也。"雕陨，不结实而凋零坠落。

㊳胠肋　胠，腋下。本书《欬论》："肝欬之状，欬则两胁下痛，甚则不可以转，转则两胠下满。"王冰："胠，亦胁也。"《医宗金鉴·正骨心法要旨·胁肋》："其两侧自腋而下，至肋骨之尽处，统名曰胁。胁下小肋骨名曰季胁，俗名软肋。肋者，单条骨之谓也。统胁肋之总，又名曰胠。"肋，身躯两侧自腋下至腰上的部分。亦指肋骨。《左传·僖公二十三年》："曹共公闻其骈胁，欲观其裸。"孔颖达疏："胁是腋下之名，其骨谓之肋。"

㊴太冲绝者，死不治　太冲，指足厥阴肝之太冲脉处。金胜乘木，若太冲脉停跳，为肝之气绝，属不治之死证。

㊵阴厥　王冰："阴厥，谓寒逆也。"

㊶埃雾朦郁　雾，昏暗。《史记·宋微子世家》："乃命卜筮，曰雨，曰济，曰涕，曰雾，曰克，曰贞，曰悔，凡七。"司马贞索隐："雾音蒙，然'蒙'与'雾'通。"《后汉书·光武帝纪赞》："九县飙回，三精雾塞。"李贤注："三精，日月星也。雾塞言昏昧也。"埃雾，尘雾。《新唐书·李密传》："既两军接，埃雾嚣塞。"朦，朦胧；昏暗。唐代李白《大鹏赋》："烟朦沙昏，

五岳为之震荡。”郁，盛貌。

㊷上临太阳　指丙辰、丙戌太阳司天之年，中（正）运太过，又与司天同气，为天符，主水气太过。新校正：“详太过五，独记火水之上临者，火临火，水临水，为天符故也。火临水为逆，水临木为顺，火临土为顺、水临土为运胜天，火临金为天刑运，水临金为逆，更不详出也。”

㊸变物　人；众人。《左传·昭公十一年》：“晋荀吴谓韩宣子曰：‘不能救陈，又不能救蔡，物以无亲。’”杨伯峻注引顾炎武曰：“物，人也。”变物，使人有灾害。

㊹冒　昏厥。《金匮要略·妇人》：“血虚而厥，厥而必冒。”

㊺神门绝者，死不治　神门，指手少阴心之神门穴脉处。水胜乘火，神门脉处停跳，为心气已亡，不治之死证。

㊻上应荧惑、辰星　《类经·二十四卷·第十》：“惟水运言荧火、辰星者，谓水盛火衰，则辰星（水星）明朗，荧惑减耀，五运皆然。举此二端，余可从而推矣。”

【原文】

帝曰：善。其不及何如？岐伯曰：悉乎哉问也！岁木不及①，燥乃大行，生气②失应，草木晚荣，肃杀③而甚，则刚木辟著④，柔萎⑤苍干，上应太白星⑥，民病中清，胠胁痛，少腹痛，肠鸣溏泄⑦，凉雨时至，上应太白星，其谷苍⑧。上临阳明⑨，生气失政，草木再荣⑩，化气乃急，上应太白、镇星⑪，其主苍早⑫。复⑬则炎暑流火⑭，湿性燥⑮，柔脆草木焦槁，下体再生⑯，华实齐化，病寒热、疮疡、疿胗痈痤，上应荧惑、太白⑰，其谷白坚⑱。白露早降，收杀气行，寒雨害物，虫食甘黄⑲，脾土受邪，赤气⑳后化，心气晚治，上胜肺金，白气乃屈㉑，其谷不成，咳而鼽，上应荧惑、太白星。

岁火不及，寒㉒乃大行，长政㉓不用，物荣而下㉔，凝惨㉕而甚，则阳气不化，乃折荣美㉖，上应辰星，民病胸中痛，胁支满，两胁痛，膺背肩胛间及两臂内痛，郁冒朦昧，心痛、暴瘖，胸腹大，胁下与腰背相引而痛，甚则屈不能伸，髋髀如别，上应荧惑、辰星，其谷丹[27]。复则埃郁[28]，大雨且至，黑气乃辱[29]，病鹜溏[30]腹满，食饮不下，寒中肠鸣，泄注[31]，腹痛，暴挛，痿痹，足不任身，上应镇星、辰星，玄谷[32]不成。

岁土不及，风乃大行，化气不令[33]，草木茂荣，飘扬而甚，秀而不实[34]，上应岁星，民病飧泄、霍乱，体重腹痛，筋骨繇复[35]，肌肉瞤酸[36]，善怒，藏气举事[37]，蛰虫早附[38]，咸[39]病寒中，上应岁星、镇星，其谷黅。复则收政严峻，名木苍雕；胸胁暴痛，下引少腹，善太息；虫食甘黄。气客于脾，黅谷乃减，民食少失味，苍谷乃损，上应太白、岁星。上临厥阴[40]，流水不冰，蛰虫来见，藏气不用，白乃不复[41]，上应岁星，民乃康。

岁金不及，炎火乃行，生气乃用，长气专胜[42]，庶物[43]以茂，燥烁以行，上应荧惑星，民病肩背瞀重[44]，鼽嚏；血便注下，收气乃后，上应太白星、荧惑星，其谷坚芒[45]，复则寒雨暴至，乃零[46]冰雹霜雪杀[47]物，阴厥且格，阳反上行[48]，头脑户痛，延及囟顶[49]，发热，上应辰星、荧惑[50]，丹谷不成，民病口疮，甚则心痛。

岁水不及，湿乃大行，长气反用，其化乃速[51]，暑雨数至，上应镇星，民病腹满身重，濡泄[52]、寒疡流水[53]，腰股痛发，腘腨股膝不便，烦冤；足痿清厥，脚下痛，甚则跗肿，藏气不政，肾气不衡[54]，上应镇星、辰星，其谷秬[55]。上临太阴[56]，则大寒数举，蛰虫早藏，地积[57]坚[58]冰，阳光不治，民病寒疾于下，甚则腹满浮肿，上应镇星，其主黅谷。复则大风暴发，草偃木零，生长不鲜；面色时变，筋骨并辟[59]，肉瞤瘛，目视𥆨𥆨，物疎璺[60]，肌肉胗发，气并鬲中，痛于心腹，黄气[61]乃损，其谷不登[62]，上应岁星、镇星[63]。

【校注】

①不及　不到；不足。此指某气运应到位而不能到位，即年运低。《左传·隐公元年》："遂置姜氏于城颍，而誓之曰：'不及黄泉，无相见也！'既而悔之。"

②生气　木星在春天出现万物生长发育之气。《礼记·月令》："（季春之月）是月也，生气方盛，阳气发泄，句者毕出，萌者尽达，不可以内。"《韩诗外传·卷一》："故不肖者精化始具，而生气感动，触情纵欲，反施乱化，是以年寿亟夭而性不长也。"《新唐书·王綝传》："方春木王，而举金以害盛德，逆生气。"

③肃杀　严酷萧瑟貌。多用以形容深秋或冬季的天气和景色；犹言严厉摧残。此指秋天之天气。唐代杜甫《北征》诗："昊天积霜露，正气有肃杀。"晋代葛洪《抱朴子·用刑》："盖天地之道，不能纯和，故青阳阐陶育之和，素秋厉肃杀之威。"《宣和遗事·前集》："天能发生万物，亦可肃杀万物。"

④刚木辟著　刚木，木质坚硬的树木。《山海经·北山经》："北岳之山，多枳棘刚木。"郭璞注："檀柘之属。"辟，通"臂"。臂状物；分开。《墨子·备城门》："城上二步一渠，渠立程，丈三尺，冠长十丈，辟长六尺。"孙诒让间诂："辟，《备穴篇》正作臂，今移前。冠，盖渠之首。臂，其横出之木也。"《礼记·丧服大记》："绞一幅为三，不辟。"孔颖达疏："辟，擘也……古字假借，读辟为'擘'也。"著，燃烧；显露，此引申为裸露。北魏贾思勰《齐民要术·大小麦》："火既著，即以扫帚扑灭之，仍打之。"唐代杜甫《初冬》诗："渔舟上急水，猎火著高林。"王嗣奭释："著，直略切，火炎起谓之著，俗语犹然。"《后汉书·窦融传》："皆近事暴著，智者所共见也。"李贤注："著，见也。"王冰："刚，劲硬也。辟著，谓辟著枝茎，干而不落也。"笔者认为刚木辟著，坚硬的树木茎枝裂开，没有树叶而裸露。

⑤柔萎　柔，草木始生；幼嫩。《诗·小雅·采薇》："采薇采薇，薇亦柔止。"毛传："柔，始生也。"柔萎，刚长出的草木就枯萎了。

⑥上应太白星　岁木不及，则金气乘之，太白星为木之畏星。岁星为木运上应之星，谓之运星。上应太白星，是与天上的金星相一致。犹言太白之芒明而长，岁星之芒减。

⑦溏泄　溏，像糊状的，不凝结的。汉代张仲景《伤寒论·阳明病》："阳明病，发潮热，大便溏，小便自可，胸胁满不去者，小柴胡汤主之。"溏

泄，即像糊状的腹泻。

⑧其谷苍　谷。通“穀”。庄稼和粮食的总称。《说文·禾部》：“穀，续也，百穀之总名。”《玉篇·禾部》，“穀，五穀也。”其谷苍，指金星之气旺而伤害青色谷物。

⑨上临阳明　指丁卯、丁酉年，在阳明司天之年，丁年木运不及，阳明司天，其气为金，乃司天克中（正）运，谓之“天刑之岁”。新校正云：“按不及五化，独纪木上临阳明，土上临厥阴，水上临太阴，不纪木上临厥阴，土上临太阳，金上临阳明者，经之旨各记其甚者也。故于太过运中，只言火临火，水临水。此不及运中，只言木临金，土临木，水临土。故不言厥阴临木，太阴临土，阳明临金也。”

⑩草木再荣　荣，繁茂，茂盛。本书《四气调神大论》：“春三月，此为发陈，天地俱生，万物以荣。”草木再荣，王冰：“金气抑木，故秋夏始荣。”草木再荣，即草木第二次出现繁茂。

⑪上应太白、镇星　王冰：“金气胜木，天应同之，故太白之见，光芒明盛。……木少金胜，天气应之，故镇星、太白，润而明也。”

⑫苍早　早，通“草”。黑色；谷壳已经结成而青，但未坚实。此指后者。《说文通训定声》：“早，假借为草。”《广雅·释器》：“早．黑也。”王念孙疏证．“陆玑《毛诗疏》云：‘可以染早。’《说文》作草，俗作皂。”《诗·小雅·大田》：“既方既皂，既坚既好。”毛传：“实未坚者曰皂。”王冰：“苍色之物，又早凋落，木少金乘故也。”

⑬复　即复气，报复；复仇。凡本气不及，己所不胜之气则乘之，己所生之气，又将复之，故称复气。如木运不及则金气乘木，木能生火，故火气又将报复金气，即为木运不及是金气乘之，而报复金星之气为火星之气。

⑭流火　火星。火，指大火星（一说为心宿）。夏历五月的黄昏，火星在中天，七月的黄昏，星的位置由中天逐渐西降。后多借指农历七月暑渐退而秋将至之时。《诗·豳风·七月》：“七月流火，九月授衣。”孔颖达疏：“于七月之中，有西流者，是火之星也，知是将寒之渐。”唐代刘言史《立秋》诗：“兹晨戒流火，商飙早已惊。”

⑮湿性燥　王冰：“火气复金，夏生大热，故万物湿性，时变为燥。”即使湿性之物变燥。

⑯下体再生　下体，指植物的根茎。《诗·邶风·谷风》：“采葑采菲，

无以下体。”毛传：“下体，根茎也。”下体再生，指柔脆之草木枝叶干枯，根茎又重新生长。

⑰上应荧惑、太白　王冰：“火复其金，太白减曜，荧惑上应，则益光芒。”

⑱其谷白坚　白，空。坚，（植物的种子）饱满；硬。《诗·大雅·生民》：“实发实秀，实坚实好。”孔颖达疏：“其粒皆坚。”《吕氏春秋·贵信》：“秋之德雨，雨不信，其谷不坚，谷不坚，则五种不成。”高诱注：“坚，好。”其谷白坚，即白色粮食谷类空瘦而壳饱满。王冰：“白坚之谷，秀而不实。”

⑲虫食甘黄　甘，甜；美味；可口。《说文·甘部》：“甘，美也。”段玉裁注：“甘为五味之一。而五味之可口皆曰甘。”《书·洪范》：“稼穑作甘。”孔传：“甘味生于百谷。”黄，变黄。枯萎；枯萎的枝叶。《诗·小雅·何草不黄》：“何草不黄，何日不行。”朱熹集传：“草衰则黄。”《庄子·在宥》：“草木不待黄而落。”虫食甘黄，即虫吃甘甜而黄之植物而使之枯萎。

⑳赤气　红色的云气。古代以二至（夏至、冬至）、二分（春分、秋分）之日观云色。《周礼·春官·保章氏》“以五云之物辨吉凶。”赤气，炎暑之气。此指火星之气而出现的炎暑之气。唐代韩愈《游青龙寺赠崔大补阙》诗：“魂翻眼倒忘处所，赤气冲融无间断。”

㉑屈　短；断绝；郁。此指后者。《集韵·迄韵》：“屈，《博雅》：‘短也。’”《韩非子·说林下》：“鸟有翢翢者，重首而屈尾。”《史记·司马相如列传》：“靡屈虹而为绸。”司马贞素隐：“屈虹，断虹也。”《汉书·司马相如传下》：“亦各并时而荣，咸济厥世而屈。”颜师古注引应劭曰：“屈，绝也。”《增韵·勿韵》：“屈，郁也。”

㉒寒　司寒，又名河神；古代传说的冬神。此指北方之辰星。《左传·僖公二十八年》：“梦河神谓己曰：‘畀余，余赐女孟诸之麋。’”《左传·昭公四年》：“其藏之也，黑牡、秬黍以享司寒。”杜预注：“司寒，玄冥，北方之神。”杨伯峻注：“据《礼记·月令》，司寒为冬神玄冥。冬在北陆，故用黑色。”

㉓长政　长，长大；兴旺，兴盛。《吕氏春秋·知度》：“厚而不博，敬守一事，正性是喜，群众不周，而务成一能，尽能既成，四夷乃平，唯彼天符，不周而周。此神农之所以长，而尧舜之所以章也。”高诱注：“长犹盛也。”政，职责。长政，长气兴旺期间的职责。

㉔物荣而下　下，从高处到低处；降落；收获；收取。《尔雅·释诂》："下，落也。"邢昺疏："下者，自上而落也。"《集韵》："下，降也。"《后汉书·安帝纪》："（延平元年）冬十月，四州大水，雨雹。诏以宿麦不下，赈赐贫人。"北魏贾思勰《齐民要术·荔枝》引《广志》："夏至日将已时，翕然俱赤，则可食也。一树下子百斛。"物荣而下。王冰："长政不用则物容卑下。"即使繁茂植物提前收割。

㉕惨　寒冷。本书《六元正纪大论》："五之气，惨令已行。"《逸周书·周月解》："阴降惨于万物。"朱右曾校释："惨，寒气惨烈也。"《文选·张衡〈西京赋〉》："冰霜惨烈。'"李善注引薛综曰："惨烈，寒也。"

㉖折荣美　折，（禾苗）倒伏。汉代贾山《至言》："故地之美者善养禾，君之仁者善养士。雷霆之所击，无不摧折者；万钧之所压，无不糜减也。"《齐民要术·旱稻》"其高田种者，不求极良，唯须废地。"原注"过良则苗折，废地则无苗。"美，茂盛。《孟子·告子上》：斧斤伐之"牛山之木尝美矣。以其郊于大国也，斧斤伐之。可以为美乎?"《太玄·养》："藏心于渊，美厥灵根。"范望注："美，茂也。"折荣美，使茂盛的作物倒伏。

㉗其谷丹　丹，赤色，其谷丹，使红色的谷物受到伤害。

㉘埃郁　埃，土也。此指土星。《雨雅·释言》："郁，气也。"邢昺疏："郁然气出也，谓郁蒸之气也。"

㉙黑气乃辱　黑气，即水星之气。观测在太阳周围云气，黑水者，为水星之气。辱，污浊；通"溽"。湿润。此指前者。《广雅·释诂三》："辱，污也。"《仪礼·士昏礼》："今吾子辱。"郑玄注："以白造缁曰辱。"贾公彦疏："谓以洁白之，物造置于缁色器中，是污白色。"《说文通训定声·需部》："辱，假借为溽"。《礼记·月令》："（季夏之月）是月也，土润溽暑，大雨时行"唐代陆德明释文："辱暑，如字。本或作溽，音同，湿也。"黑气乃辱。此指镇星盛则水星之气就发污浊而润。

㉚鹜（wù）溏　鹜，鸭。鹜溏，指大便水粪相杂，青黑而稀如鸭粪者。本书《至真要大论》："腹中鸣，注泄鹜溏。"《医宗金鉴·张仲景〈金匮要略·五藏风寒积聚〉》："大肠有寒者，多鹜溏。"注："其外大肠有寒者，多清彻鹜溏，即下利溏泻也。"

㉛泄注　《诸病源候论·泄注候》："注者住也。言其病连滞停住，死又注易傍人也。人腑脏虚弱，其气外泄，致风邪内侵，邪搏于气，乘心之经络，

则心痛如虫啮。气上搏喉间，如有物之状，吞吐不去，发作有时，连注不瘥，故谓之泄注。”

㉜玄谷　玄，北方；黑色。此指后者。《庄子·大宗师》：“夫道，有情有信，无为无形……以处玄宫。”陆德明释文：“玄宫，李云北方宫也。”《淮南子·天文》：“北方曰玄天。”玄谷，此指黑色的谷物受到伤害。

㉝令　时令；季节。此指不能行令。《广雅·释诂四》：“令，禁也。”王念孙疏证：“郑注‘月令，’令，谓时禁也。”《礼记·月令》：“仲秋行春令，则秋雨不降，草木生荣，国乃有恐；行夏令则其国乃旱，蛰虫不藏，五谷复生。”

㉞实　生长；成熟；果实；种子。此指后二者。《淮南子·时则训》：“十月失政，四月草木不实，十一月失政，五月下霜雹。”高诱注：“实，长。”《诗经·周南·桃夭》：“桃之夭夭，有蕡其实。”《后汉书·马援传》：“援在交址，常饵薏苡实。”《诗·周颂·载芟》：“播厥百谷，实函斯活。”郑玄笺：“实，种子也。”《史记·大宛列传》：“俗嗜酒，马嗜苜蓿，汉使取其实来。”《格物粗谈·树木》：“银杏雌雄合种，则结实。”

㉟筋骨繇复　筋骨，韧带及骨骼；亦引申指身体。此指身体。《周礼·地官·廛人》：“凡屠者敛其皮角筋骨，入于玉府。”《荀子·劝学》：“螾无爪牙之利，筋骨之强，上食埃土，下饮黄泉，用心一也。”《史记·赵世家》：“赵武啼泣顿首固请，曰：‘武愿苦筋骨以报子至死，而子忍去我死乎！’”繇，通“摇”。动摇，摇动。《说文通训定声·孚部》：“繇，假借为摇。”《史记·苏秦列传》：“我起乎宜阳而触平阳，二日而莫不尽繇。”司马贞索隐：“繇音摇。摇，动也。”王冰：“繇，摇动也。”复，重复；反复。《孙子·虚实》：“故其战胜不复，而应形于无穷。”曹操注：“不重复动而应之也。”繇复：吴昆：“繇复，动摇反复也。”筋骨繇复，即使身体经常摇晃。

㊱肌肉瞤酸　肌肉动掣痠痛。

㊲藏气举事　藏，冬之北方之水气。借喻实指水星之气。《荀子·王制》：“春耕，夏耘，秋收，冬藏。”壬，在五行属水，位北方。《淮南子·天文训》：“甲、乙、寅、卯，木也；丙、丁、巳、午，火也；戊、己、四季，土也；庚、辛、申、酉，金也；壬、癸、亥、子，水也。”《说文·壬部》：“壬，位北方也。”《宣和遗事·前集》：“远则三载，近则今岁，主有刀兵出于东北坎方，旺壬癸之地。”《左传·庄公二十九年》“水昏正而栽”唐代孔颖达

疏："五行北方水，故北方之宿为水星。"《后汉书·崔骃传》："阴事终而水宿藏。"李贤注："水宿谓北方七宿，斗、牛、女、虚、危、室、壁也。"《国语·周语下》"及析木者有建星及牵牛焉"三国时吴国韦昭注："析木之分历建星及牵牛皆水宿，言得水类。"举事，行事。《管子·形势》："伐矜好专，举事之祸也。"藏气，即水星之气，即指水运之气化。土运不及则无力克水，故水运之气得行其事。

㊳附 《广韵》符遇切，去遇，奉。伏，《广韵》房六切，入屋，奉。双生叠韵，可通，故早附之附，当读作蛰伏之"伏"。本书《五常政大论》："地乃藏阴，大寒且至，蛰虫早附。"

㊴咸 感应。《易·咸》："彖曰：咸，感也。柔上而刚下，二气感应以相与。"

㊵上临厥阴 己巳、己亥年，土运不及，而厥阴风木司天，则少阳相火在泉。

㊶白乃不复 白，金也。指金气未能形成复气。马莳："少阳在泉，火司于地，故流水不冰，蛰虫来见，其藏气者，水气也，不能举事而火司于地，金不得复。"张志聪："当知胜气妄行，反自虚其本位，而子母皆虚，故复气得以复之；如本气不虚，则子气亦实，复气亦畏其子，而不敢复矣。"

㊷生气乃用，长气专胜 专，主持（掌管）。《礼记·檀弓下》："我丧也斯沾，尔专之。"郑玄注："专，司也。"胜，施行。《吕氏春秋·诬徒》："达师之教也，使弟子安焉，乐焉，休焉，游焉，肃焉，严焉。此六者得于学，则邪辟之道塞矣，理义之胜矣。"高诱注："胜，犹行也。"专胜，主持（控制）施行。金运不及，无力制木，故木之生气乃为用；到了夏则火星之气主持施行。

㊸庶物 众物，万物。《易·乾》："保合大和，乃利贞。首出庶物，万国咸宁。"

㊹瞀重 瞀，通"闷"。《说文通训定声部》："瞀，假借为闷。"王冰："瞀，谓闷也。"《灵枢经·经脉》："缺盆中痛甚，则交两手而瞀。此为臂厥。"瞀重，懑闷沉重。

㊺其谷坚芒 坚，长。芒，谷类种子壳上或草木上的细刺；光芒。此指谷类种子壳上细刺。《玉篇·艸部》："芒，稻麦芒也。"《吕氏春秋·审时》："得时之稻……穗如马尾，大粒无芒。"《晏子春秋·内篇谏上二十一》："是以

列舍无次，变星有芒。”《史记·天官书》：“填星（土星）其色黄，九芒。”其谷坚芒，火星之气伤害有长硬芒的植物。

㊻零　降落。《诗·鄘风·定之方中》：“灵雨既零。”毛传：“零，落也。”

㊼杀　伤害，败坏；引申指使草木枯萎。《春秋·僖公三十三年》：“陨霜不杀草。”《吕氏春秋·应同》：“及禹之时，天先见草木秋冬不杀。”唐代黄巢《不第后赋菊》诗：“待到秋来九月八，我花开后百花杀。”

㊽阴厥且格，阳反上行　格，抗拒，抵御；阻止；拦置。《墨子·天志下》：“民之格者则劲拔之，不格者则系操而归。”《史记·田敬仲完世家》：“五国已亡，秦兵卒入临淄，民莫敢格者。”《小尔雅·广诂》：“格，止也。”《字汇·木部》：“格沮隔不行。”阴厥且格阳反上行，张志聪：“厥阴格拒也。秋冬之时，阳气应收藏于阴脏，因寒气厥逆，且格阳于外，致阳反上行。”

㊾延及囟顶　延及，扩展到；延伸到。《书·吕刑》：“蚩尤惟始作乱，延及于平民，罔不寇贼。”囟顶，头顶的囟门处。

㊿荧惑　新校正云：“此只言上应辰星，而不言‘荧惑’者，阙文也，当云‘上应辰星、荧惑。’”依文例，今据补。

51长气反用，其化乃速　反，颠倒；方向相背；与“正”相对；报复。《易·说卦》：“震为雷……其于稼也，为反生。”李鼎祚集解引宋衷曰：“阴在上，乾在下，故为反生，谓枲豆之类，戴甲而生。”宋代朱震《汉上易集传》引郑玄注：“生而反出也。”长气，长夏之气，即六月，非指火星之长气。用，主宰；治理。《楚辞·离骚》：“夫维圣哲以茂行兮，苟得用此下土。”朱熹注：“言圣哲之人有甚盛之行，故能有此下土而用之也。长气反用，其化乃速，当水运不及，使土在长夏（六月）之气主宰颠倒，使化育之气加速。”

52濡泄　又作“濡泻”。即腹泻如水流下。本书《六元正纪大论》：“寒胜则浮，湿胜则濡泄。”王冰：“濡泄，水利也。”本书《阴阳应象大论》：“寒胜则浮，湿胜则濡泻。”王冰：“以湿内盛而泻，故谓之濡泻。”

53寒疡流水　阴性疮疡，由于阳虚不化，溃后流出清稀脓水。

54肾气不衡　衡，违逆，对抗。《史记·管晏列传》：“国有道，即顺命；无道，即衡命。”李笠订补：“衡，古通横，横训逆，故衡命即逆命也，与顺命对。”肾气不衡，但此处指水运不及，水星之气不能施政（职责），是土星长之气旺盛，土乘水，则使肾气不能对抗脾之旺盛之气。

55秬（jù）　黑黍。古人视为嘉谷。《尔雅·释草》：“秬，黑黍。”陆德明释文："秬，黑黍也。或云，今蜀黍也，米白谷黑。"邢昺疏引李巡曰："黑黍，一名秬黍，秬即黑黍之大名也。"《诗·大雅·生民》："诞降嘉种，维秬维秠。"毛传："秬，黑黍也。"

(56)上临太阴　指太阴司天之年则为辛丑、辛未，太阴司天则太阳在泉，在泉与中运同气，解为寒水，属同岁会之年，主寒水之气大行。

(57)积　通"渍"。此指堆积。《说文通训定声·解部》："积，假借为渍。"

(58)坚　凝结；凝固。

(59)并辟　吴昆："并辟。挛急也。"《类经·二十四卷·第十》："并，拘挛也。辟，偏欹也。"

(60)踈璺（wèn）　踈，同"疏"。《玉篇·足部》："疏，慢也，不密。"《广韵·鱼韵》："疏俗作疏。"璺，裂纹。此指纹。《方言·第六》："器破而未离谓之璺。"唐代段成式《酉阳杂俎·物异》："其父一日饮茗……食顷，爆破，一无所见，茶碗如旧，但有微璺耳。"踈璺，此指如视物有稀疏纹。

(61)黄气　指土星之气。

(62)不登　登，成熟；不登，歉收。《礼记·曲礼下》："岁凶，年谷不登。"《汉书·元帝纪》："岁数不登，元元困乏，不胜饥寒。"《增韵·登韵》："登，熟也。"《孟子·滕文公上》："当尧之时，天下犹未平，洪水横流，氾滥于天下……五谷不登。"朱熹注："登，成熟也。"《东观汉记·吴良传》："明府视事五年，土地开辟，盗贼灭息，五谷丰熟，家给人足。"

(63)镇星　新校正云："详此当云'上应岁星、镇星'尔。"今据之及前文例补。

【按语】

本节有生气、长气、化气、收气、藏气，指某个季节之气。如生气，即春天出现使万物滋生之气，长气，则是夏天，一般指火星之气，而六月为长夏，为化气，故此长气，指长夏之气，故此主要指六月使万物长大之气，余根据季节类推。

【原文】

帝曰：善。愿闻其时也。岐伯曰：悉哉问也！木不及，春有鸣条律畅①之化，则秋有雾露清凉之政，春有惨凄残贼②之胜，则夏有炎暑燔烁之复，其眚东，其藏肝，其病内舍胠胁，外在关节③。

火不及，夏有炳明光显④之化，则冬有严肃霜寒⑤之政，夏有残凄凝冽之胜，则不时⑥有埃昏⑦大雨之复，其眚南，其藏心，其病内舍膺胁，外在经络⑧。

土不及，四维⑨有埃云润泽之化，则春有鸣条鼓拆⑩之政，四维发振拉飘腾⑪之变，则秋有肃杀霖霪⑫之复，其眚四维，其藏脾，其病内舍心腹，外在肌肉四支⑬。

金不及，夏有光显郁蒸之令，则冬有严凝整肃⑭之应，夏有炎烁燔燎之变，则秋有冰雹霜雪之复，其眚西，其藏肺，其病内舍膺胁肩背，外在皮毛⑮。

水不及，四维有湍润⑯埃云之化，则不时有和风生发之应，四维发埃昏骤注⑰之变，则不时有飘荡⑱振拉之复，其眚北，其藏肾，其病内舍腰脊骨髓，外在溪谷踹膝⑲。

夫五运之政，犹权衡也⑳，高者抑之，下者举之，化者应之，变者复之，此生长化成收藏之理，气之常也，失常则天地四塞㉑矣。故曰：天地之动静，神明为之纪，阴阳之往复，寒暑彰其兆㉒，此之谓也。

【校注】

①鸣条律畅　鸣条，指随风动摇发声的树枝。《古文苑·卷十一》引汉代董仲舒《雨雹对》："太平之世，则风不鸣条，开甲散萌而已。"晋代成公绥《啸赋》："动商则秋霖春降，奏角则谷风鸣条。"晋代陆机《猛虎行》："崇云临岸骇，鸣条随风吟。"《类经·二十六卷·第十七》："风从木化。鸣，风木声也。"律，古代用来校正音乐标准的管状仪器。以管的长短来确定音阶。从低音算起，成奇数的六个管叫律，成偶数的六个管叫吕。统称十二律。又古人用律管候气，以十二律的名称对应一年的十二个月，故又指节气。此指后者。《集韵·术韵》："阳管谓之律。"《礼记·月令》："律中大簇。"晋代陶潜《自祭文》："岁惟丁卯，律中无射。"鸣条律畅，随风动摇发声的树枝，犹如

音律来表达。

②惨凄残贼　惨，狠毒；厉害；肃杀；凋谢。晋代陆机《从军行》："隆暑固已惨，凉风严且苛。"《逸周书·周月》："惟正月……微阳动于黄泉，阴降惨于万物。"北周王褒《和张侍中看猎》："严冬桑柘惨，寒霜马骑肥。"凄，寒冷；冷清。《左传·昭公四年》："夫冰以风壮，而以风出。其藏之也周，其用之也遍，则冬无愆阳，夏无伏阴，春无凄风，秋无苦雨。"杜预注："凄，寒也。"惨凄残贼，有肃杀寒冷伤害人的邪气。

③其病内舍胠胁，外在关节　内，"纳"的古字。使进入；放入。此指向里进入。《孟子·万章上》："思天下之民，匹夫匹妇，有不被尧舜之泽者，若已推而内之沟中。""舍，处所；居止。此指后者《礼记·月令》："王命布农事，命田舍东郊。"郑玄注："舍东郊，顺时气而居。"《汉书·景武昭宣元成功臣表》："（征）和三年，坐舍卫太子所私幸女。"颜师古注："舍谓居止也。"《玉篇》："舍，处也"其病内舍胠胁，处在关节，即这个季节有病向里进入而居止于胠胁；肝主筋脉，关节为筋脉会聚之处，所以体表外在于关节。

④炳明光显　炳明，明显；显著。汉代班固《白虎通·五行》："其日丙丁。丙者，其物炳明。"光显，光象显示。汉代王充《论衡·吉验》："创业龙兴，由微贱起于颠沛，若高祖、光武者，曷尝无天人神怪光显之验乎！"炳明光显，有显著的阳光显示。

⑤严肃霜寒　严，凛冽。形容极寒。唐代韩愈《杏花》诗："冬寒不严地恒泄，阳气发乱无全功。"南朝梁国张缵《谢皇太子赉果然褥启》："严冰在节，朔飙结宇，吹纶愧暖，挟纩惭温。"肃，通"萧"。凄凉。《说文解字注·草部》："萧，古音在三部，音修，亦与肃同音通用……萧墙、萧斧皆训肃。"晋代刘伶《北芒客舍》诗："蚊蚋归丰草，枯叶散萧林。"唐代李商隐《为濮阳公陈情表》："虽马援据鞍，尚能矍铄，而班超览镜，不觉萧衰。"寒，《说文》："寒，冻也。"《正字通·宀部》："寒，冻肉之类亦曰寒。"严肃霜寒，即严寒有霜冻。

⑥不时　马莳："不时者，土主四季也。"《素问悬解》："土不主时，寄旺四季，故复无定时。"

⑦埃昏　浑浊不清。本书《至真要大论》："风淫所胜，则太虚埃昏。"宋代沈括《梦溪笔谈·象数一》："太虚埃昏，流水不冰，此之谓淫。"

⑧其病内舍膺胁，外在经络　心经之脉，"其直者，复从心系却上肺。"

心包经之脉，“其支者，循胸出胁下”所以这个季节向内居止在膺胁，外在经络。

⑨四维　指东南、西南、东北、西北四隅；日在四隅月。此指后者《淮南子·天文训》：“帝张四维，运之以斗……日冬至，日出东南维，入西南维……夏至，出东北维，入西北维。”《晋书·地理志上》：“天有四维，地有四渎（《晋书·天文志上》：“东井南垣之东四星曰四渎，江河淮济之精也。”）。”王冰：“东南、东北、西南、西北方也。维，隅也。谓日在四隅月也。”即三月、六月、九月、十二月四季月。

⑩鼓拆　鼓，外皮。《说文》：“鼓，郭也。春分之音，万物郭皮甲而出，故谓之鼓。本书《汤液醪醴论》：“津液充郭。”王冰：“郭，皮也。”拆，同“坼”。裂开；绽开。《淮南子·本经训》：“天旱地坼。”鼓拆，指树枝皮绽开，将要发芽。

⑪振拉飘腾　振，摇动；通“震”。惊恐。晋代潘岳《寡妇赋》：“孤鸟嘤兮悲鸣，长松萋兮振柯。”《说文通训定声·屯部》“振，假借为震。”《荀子·正论》：“莫不振动从服以化顺之。”杨倞注：“振与震同，恐也。”拉，风声。《文选·扬雄〈羽猎赋〉》“猋拉雷厉。”李善注：“拉，风声也。”唐代崔提《野燎赋》：“拉若千岩之石坼。”飘，又叫飘风。风势迅疾貌；旋风。此指前者。《诗·小雅·何人斯》：“彼人斯，其为飘风。”毛传：“飘风，暴起之风。”《尔雅·释天》：“迴风为飘。”郭璞注：“旋风也。”《汉书·蒯通传》：“天下之士云合雾集，鱼鳞杂袭，飘至风起，当此之时，忧在亡秦而已。”北魏郦道元《水经注·河水四》：“西四十里有风山，上有穴如轮，风气萧瑟，习常不止，当其冲飘也，略无生草。”腾，跳跃；翻动。《诗·小雅·十月》：“百川沸腾，山冢崒崩。”《玉篇·马部》：“腾，上跃也。”《广韵·登韵》：“腾，跃也。”《说文解字注·马部》：“腾，引申为跃也。”振拉飘腾，即风声使人惊恐，暴风上跃而翻动。

⑫肃杀霖霪（lín yín）　肃杀，严酷萧瑟貌；严厉摧残。多用以形容深秋或冬季的天气和景色。唐代杜甫《北征》诗：“昊天积霜露，正气有肃杀。”晋代葛洪《抱朴子·用刑》：“盖天地之道，不能纯和，故青阳阐陶育之和，素秋厉肃杀之威。”《宣和遗事·前集》：“君由天而臣由物，天能发生万物，亦可肃杀万物。”霖霪，久雨。南朝宋国鲍照《山行见孤桐》诗：“奔泉冬激射，雾雨夏霖霪。”

⑬其病内舍心腹，外在肌肉四支　脾足太阴之脉……入腹属脾络胃上膈；脾主肌肉四肢。所以这个季节向内居止在胸腹，外在肌肉四肢。

⑭整肃　严肃。喻极寒冷。

⑮其病内舍膺胁肩背，外在皮毛　肺手太阴之脉……上膈属肺；肺主皮毛。所以在这个季节有病向里进入而居止于膺胁肩背，外在皮毛。

⑯湍润　湍，急流的水。润，云气。三国时魏国曹植《吹云赞》："吹云吐润，浮气蓊郁。"湍润，此指云团流动很疾。

⑰骤注　注，为南方朱鸟之咮，故称；倾泻。此指倾泻之雨。《史记·律书》："西至于注。"司马贞索隐："注，咮也。《天官书》云：'柳为鸟咮。'则注，柳星也。"《公羊传·庄公七年》："何以书，记异也。"汉代何休注："周之四月，夏之二月，昏参、伐、狼、注之宿当见。"《史记·天官书》："柳为鸟注，主木草。"司马贞索隐："《汉书·天文志》'注'作'喙'。《尔雅》云：'鸟喙谓之柳。'孙炎云：'喙，朱鸟之口，柳其星聚也。'以注为柳星，故主草木。"《仪礼·有司》："以挹湆注于疏匕。"郑玄注："注，犹写也。"《东观汉记·光武纪》："暴雨下如注，水潦成川。"骤注，急雨。本篇之："中央生湿，湿生土……其变骤注。"王冰注："骤，急雨也。"

⑱飘荡　在空中随风摆动。南朝梁国吴均《梅花落》诗："独有梅花落，飘荡不依枝。"

⑲其病内舍腰脊骨髓，外在溪谷踹膝　溪谷，王冰："肉之大会为谷，肉之小会为溪。肉分之间，溪谷之会，以行营卫，以会大气。"踹，脚后跟；小腿肚子。此指脚后跟。《玉篇·足部》"踹，足跟也。"《集韵》："踹，足踵也。"其病内舍腰脊骨髓，外在溪谷踹膝，张志聪："腰脊者，肾之府。骨髓者，肾所主。溪谷者，骨所属。踹膝者，肾脉之所循也。"

⑳五运之政，犹权衡也　五运，金、木、水、火、土五星的运行职责。本书《天元纪大论》："五运相袭而皆治之，终期之日，周而复始。"政。职责；职能。权，秤锤；衡，秤杆。五运之政，犹权衡也，《素问悬解》："衡以称物，物有轻重则衡高低，权得其宜则衡平矣。五运之政，犹权衡之平。"

㉑四塞　到处充塞。《史记·司马相如列传》："旁魄四塞，云尃雾散。"《旧唐书·德宗纪下》："三月乙亥，黄雾四塞，日无光。"《宋史·仁宗纪一》："甲午，昏雾四塞。"

㉒天地之动静……寒暑彰其兆　《类经·二十四卷·第十》："应天之气，

动而不息，应地之气，静而守位，神明为之纪，则九星悬朗，七曜周旋也。阴阳寒暑，即动静神明之用也。此承上文而总言盛衰败复，即天地之动静。生长化成收藏，即阴阳之往复，动静不可见，有神有明，则有纪可察矣。阴阳不可测，有寒有暑，则有兆可知矣。天地之道，此之谓也。”

【原文】

帝曰：夫子之言五气之变，四时之应，可谓悉矣。夫气之动乱，触遇而作①，发无常会②，卒然灾合③，何以期④之？岐伯曰：夫气之动变⑤，固不常在，而德化政令灾变⑥，不同其候⑦也。帝曰：何谓也？岐伯曰：东方生风，风生木⑧，其德敷和⑧，其化生荣，其政舒启⑨，其令风，其变振发⑩，其灾散落⑪。

南方生热，热生火，其德彰显⑫，其化蕃茂，其政明曜⑬，其令热，其变销烁⑭，其灾燔焫⑮。

中央生湿，湿生土，其德溽蒸⑯，其化丰备⑰，其政安静⑱，其令湿，其变骤注，其灾霖溃。

西方生燥，燥生金，其德清洁⑲，其化紧敛，其政劲切⑳，其令燥，其变肃杀，其灾苍陨㉑，

北方生寒，寒生水，其德凄沧，其化清谧㉒，其政凝肃，其令寒，其变溧冽㉓，其灾冰雪霜雹，是以察其动也，有德有化，有政有令，有变有灾，而物由之，而人应之也。

【校注】

①气之动乱，触遇而作　动乱；扰乱；运气的秩序混乱。此指后者者。《三国志·魏志·张辽传》：“勿动。是不一，营尽反，必有造变者，欲以动乱人耳。”触，撞，碰。《左传·宣公二年》：“（锄麑）触槐而死。”遇，相对；偶然；相逢；不期而会。《史记·天官书》：“气相遇者，卑胜高，兑胜方。”司马贞索隐：“遇音偶。《汉书》作‘禺’。”清代王念孙《读书杂志·汉书五》“相遇”：“《天文志》：‘气相遇者，卑胜高，锐胜方。’念孙案，遇本作禺，禺

读为偶，谓两气相敌偶也。”汉代王充《论衡·幸偶》：“气结阏积，聚为痈，溃为疽创，流血出脓，岂痈疽所发，身之善穴哉？营卫之行，遇不通也。”裘锡圭《〈论衡〉札记》：“‘遇’疑当读为‘偶’。”《书·胤征》：“入自北门，乃遇汝鸠、汝方。”孔传：“不期而会曰遇。”触遇，即两气相敌碰偶。气之动乱，触遇而作，运气的秩序混乱，是两气相敌碰偶。

②无常会　会，相遇；会面。《说文解字注笺·会部》：“会，犹重也，谓相重，相合也。因之凡相遇曰会。”本书《五运行大论篇》：“左右周天，余而复会也。”王冰：“会，遇也。”无常会，不是经常相遇。

③合　通“盍”。何；相一致。异常五气与灾害相一致。《晏子春秋·外篇下十二》：“公曰：‘合色寡人也，杀之。’”于省吾《双剑誃诸子新证·晏子春秋二》：“合即盍之音假。《尔雅·释诂》：盍，合也。”

④期　会；会合；预期；预料。此指后者。《国语·周语中》：“火之初见，期于司里。”韦昭注：“期，会也。”《荀子·天论》：“所志天者，已其见象之可以期者矣，”

⑤动变　变动；变异。《鬼谷子·本经阴符》：“观其余次，动变见形，无能间者。”《后汉书·刘瑜传》：“诚愿陛下且以须臾之虑，览今往之事，人何为咨嗟？天曷为动变？”

⑥德化政令灾变　德，客观规律；五行说指四季的旺气；《新书·道德说》：“六德六美，德之所以生阴阳天地人与万物也。”《古今韵会举要·职韵》：“德，《增韵》四时之旺气。”《淮南子·天文》：“日冬至，德气为土。”又：“德已去矣。”庄逵吉引《太平御览》注曰：“德已去，生气尽也。”《礼记·月令》：“某日立春，盛德在木。”《庄子·天地》：“物得以生谓之德。”《淮南子·天文》：“日冬至，则北斗中绳，阴气极，阳气萌，故曰冬至为德。”高诱注：“德，始生也。”政，通“正”。《墨子·节葬下》：“上稽之尧、舜、禹、汤、文、武之道，而政逆之；下稽之桀、纣、幽、厉之事，犹合节也。”孙诒让间诂：“政、正通。”《说文》：“政，正也。”政令，即正常的时令。《医宗金鉴·运气要诀·五运气令微甚歌》“重感于邪证不轻”注：“运，五运也，主四时，在天则有寒热温凉之正令，在地则有生长收藏之正化。”变，灾变。《吕氏春秋·孟春》：“（孟春）行秋令则民大疫，疾风暴雨数至，藜莠蓬蒿并兴。”《淮南子·兵略训》：“何谓隐之天？大寒甚暑，疾风暴雨，大雾冥晦，因此而为变者也。”王冰：“夫德化政令，和气也。其动静胜复，施于万物，

皆悉生成。变与灾，杀气也。其出暴速，其动骤急，其行损伤，虽皆天地自为动静之用，然物有不胜其动者，且损且病且死焉。"德化政令灾变，四季的旺气使正常的时令有灾祸是异常变化。

⑦候　征候，征兆；气候，时节。此指前者。《字汇·人部》："候，证候。"汉代王符《潜夫论·思贤》："夫生饭粳粱，旨酒甘醪，所以养生也，而病人恶之，以为不若菽麦糠糟欲清者，此其将死之候也。"《晋书·天文志》："凡游气蔽天，日月失色，皆是风雨之候也。"《字汇·人部》："候，气候。"本书《六元正纪大论》："寒乃去，候乃大温，草木早荣。"

⑧风生木、敷和　风生木，即有风是出现木星了。可与《阴阳应象大论篇》、《五运行大论篇》互参。敷，生长；开花；展枝；布，指播种。《书·禹贡》："篠簜既敷，厥草惟夭，厥木惟乔。"孔传："篠，竹箭，簜，大竹。水去已布生。"三国时魏国何晏《景福殿赋》："结实商秋，敷华青春。"《艺文类聚·卷八一》引汉代应玚《迷迭赋》："朝敷条以诞节，夕结秀而垂华。《书·梓材》："若稽田，既勤敷灾，惟其陈修，为厥疆畎。"曾运乾："敷，布，播种也。灾，发土也。"和，（气候）温暖，暖和。如：风和日暖。汉代王逸《九思·伤时》：风习习兮和暖，百草萌兮华荣。"敷和，东方指代木星在春季万物生长，使枝展天气暖和。

⑨舒启　舒，伸展。《说文·予部》："舒，伸也。" 《广雅·释诂三》"舒，展也。"王冰："舒，展也。"启，开。《说文·口部》："启，开也。"舒启，伸展开。

⑩变振发　变，灾异，异常的自然现象；变化。《汉书·五行志中之下》："灾异俞甚，天变成形。"《宋书·五行志三》："夫灾变之发，皆所以明教诫也。"振，摇动。发，毁坏。《史记·项羽本纪》："于是大风从西北而起，折木发屋，扬沙石，窈冥昼晦"变振发，此指异常的自然界的灾异摇动毁坏物体。

⑪散落　散，分离；分散；杀；衰减。此引申为凋谢。《易·说卦》："雷以动之，风以散之。"《方言·卷三》："散，杀也。东齐曰散。"《墨子·非儒下》："奉其先之祭祀，弗散。"于省吾新证："散，杀一声之转。《仪礼·士冠礼》'德之杀也'注：'杀犹衰也。'"落，树叶脱落；死亡。《说文·草部》："落，凡草曰零，木曰落。"《尔雅·释诂下》："落，死也。"《书·舜典》，"帝乃殂落。"孔颖达疏："盖殂为往也，言人命尽而往。落者，若草木叶落也。"

《国语·吴语》："使吾甲兵钝檠，民人离落，而日以憔悴。"韦昭注："落，殒也。"王冰："谓物飘零而散落也"。散落，草木凋谢叶落。

⑫彰显　显赫。指在夏火的旺气显赫，使万物蕃茂。

⑬明曜　明，光明。《国语·晋语三》："光，明之曜也。纪言以叙之，述意以导之，明曜以昭之。"《晋书·乐志上》："明曜参日月，功化侔四时。"《释名》："曜，光明照曜。"明曜，夏日火之职能炽热，光明照耀。

⑭销铄　灼烁消耗。

⑮燔焫　燃烧。《列子·周穆王》："阳气壮，则梦涉大火而燔焫。"本书《五常政大论》："火见燔焫，革金且耗。"

⑯溽（rù）蒸　潮湿而热。王冰："溽，湿也。蒸，热也。"

⑰丰备　备，满；满足。《国语·楚语上》："是以其入也，四封不备一同。"韦昭注："备，满也。地方百里曰同。"丰备，丰满。

⑱安静　安定。

⑲清洁　秋燥之气肃杀万物，使天地清洁明净。

⑳劲切　劲，强烈；猛烈。晋代陶潜《饮酒》："劲风无荣木。"王冰："劲，锐也，切，急也。"劲切，指金星之气猛烈而凄凉。

㉑苍陨　王冰："杀气太甚，则木青干而落也。"

㉒谧　安静。

㉓凓冽　王冰："凓冽，甚寒也。"《玉篇·冫部》："凓，凓冽，寒貌。"

【原文】

帝曰：夫子之言岁候，其不及、太过，而上应五星，今夫德化政令，灾眚变易，非常而有也，卒然而动，其亦为之变乎？岐伯曰：承天而行之，故无妄动，无不应也。卒然而动者，气之交变也，其不应焉。故曰：应常不应卒[①]。此之谓也。

帝曰：其应奈何？岐伯曰：各从其气化也[②]。帝曰：其行之徐疾逆顺[③]何如？岐伯曰：以道留[④]久，逆守[⑤]而小，是谓省下[⑥]，以道而去。去而速来，曲而过之，是谓省遗过[⑦]也。久留而环[⑧]，或离或附，是谓议灾[⑨]与其德也。应近则小，应远则大。芒而大倍常之一，其化甚，大常之二，其眚即发也。小常之一，其化减，小常之二，是谓临视，省下之过与其德也，德者福之，过者伐之。是以象之见也，高而远则小，下而近则大，故大则喜怒迩，小则祸福远。岁运太过，则运星北越[10]；运气相得，则各行以道。故岁运太过，畏星失色[11]而兼其母[12]，不及，则色兼其所不胜[13]。肖者瞿瞿[14]，莫知其妙，闵闵之当[15]，孰者为良，妄行无徵，示[16]畏侯王，帝曰：其灾应何如？岐伯曰：亦各从其气化也，故时至有盛衰，凌犯有逆顺，留守[17]有多少，形见有善恶，宿属有胜负[18]，徵应有吉凶矣。

帝曰：其善恶何谓也？岐伯曰：有喜有怒，有忧有丧，有泽有燥[19]，此象之常也，必谨察之。帝曰：六者高下异乎？岐伯曰：象见高下，其应一也，故人亦应之。

【校注】

①承天而行之……应常不应卒　承天，承奉（接受命令奉行）天道。《易·坤》："至哉坤元，万物资生，乃顺承天。"《后汉书·郎𫖮传》："夫求贤者上以承天，下以为人。"《类经·二十四卷·第十一》："承天而行，谓岁候承乎天运，故气无妄动，而五星之见，则动无不应也，但其卒然而动者，非关天运，随遇为便，则五星未必应焉，以应常不应卒也。常，谓盛衰之常，其来有自，故必无不应。卒者，一时之会，非有大变，则亦有不应者矣。"

②各从其气化　气化，阴阳之气的变化；亦以喻世事的变迁；阴阳之气化生万物。此指气化随五星之气盛衰而变化。南朝宋国颜延之《重释何衡阳书》："岂获上附伊颜，犹共赖气化。"明代宋濂《送张君之官山西宪府序》："刚烈之士贵势莫能加，威力不能变，参乎气化，关乎治体。"清代顾炎武《采芝》诗："不碍风尘际，常观气化交；晨光明虎迹，夕雾隐鸢巢。"宋代张载《正蒙·太和》："由太虚，有天之名；由气化，有道之名。"《二程遗书·卷五》："万物之始皆气化；既形然后以形相禅，有形化；形化长，则气化渐消。"清代王夫之《尚书引义·太甲二》："气化者，化生也（化育生长；变化产生）。"各从其气化，五星各顺应其相应之运而有化育生长。王冰："岁星之化，以风应之；荧惑之化，以热应之；镇星之化，以湿应之；太白之化，以

燥应之；辰星之化，以寒应之。气变则应，故各从其气化也。”

③徐疾逆顺　徐疾，或慢或快。《隋书·天文志上》：“案日徐疾盈缩无常，充等以为祥瑞，大为议者所贬。”逆顺，星辰的逆行与顺行。《隋书·律历志下》：“其月之所食，皆依日亏起，每随类反之，皆与日食限同表里，而与日返其逆顺。”正常情况下，日、月、五星由东向西，二十八宿由西向东。

④留　昴星的别名；天文学名词。由于地球和行星都绕太阳运动，所以从地球上看来，有时行星在天空中的位置好像停留不动，这叫做“留”。“留”，一定发生在顺行和逆行转变的瞬间。行星由东向西运行叫逆行，当它改为由西向东而顺行的时候，叫做“留逆”。此指后者。《诗·召南·小星》：“嘒彼小星，维参与昴。”汉代郑玄笺：“参，星名也，一名伐；昴，一名留，二星皆西方宿也。”《史记·律书》：“北至于留。”司马贞索隐：“留即昴，《毛传》亦以留为昴。”《后汉书·律历志下》：“金、水承阳，先后日下。速则先日，迟而后留，留而后逆。”《后汉书·律历志下》：“月有晦朔，星有合见；月有弦望，星有留逆，其归一也，步术生焉。”

⑤守　停留；古代指某一星辰进入别的星辰的区域。此指后者。《史记·孝景本纪》：“荧惑逆行，守北辰。”《史记·天官书》：“其（荧惑）入守太微、轩辕、营宝，主命恶之。”裴骃集解引韦昭曰：“自下触之曰‘犯’，居其宿曰‘守’。”《旧唐书·李晟传》：“晟初屯渭桥时，荧惑守岁，久之方退。”

⑥省下　王冰：“省下，谓察天下人君之有德有过者也。”

⑦省遗过　王冰：“顺行已去，已去辄逆行而速，委曲而经过，是谓遗其过而辄省察之也。”

⑧久留而环　环，通“营”此指环绕。《说文假借义证》：“环为营之假借。”《荀子子·臣道》：“上不忠乎君，下善取誉乎民，不恤公道通义，朋党比周，以环主图私为务，是篡臣者也。”王念孙杂志：“环读为营，营惑也，谓营惑其主也。营与环古同声而通用。”久留而环，指某星久留不去而环绕于某星。

⑨议灾　灾，自然发生的火灾；此泛指灾害《左传·宣公十六年》：“凡火，人火曰火，天火曰灾。”议灾，谋度之灾。

⑩运星北越　运星，指主岁之星，如土运之年，镇星便是运星。吴昆：“运星，主运之星。”北，乖违；相背相违，相反。后作“背”。《说文·北部》：“北，菲（乖）也，从二人相背。”徐灏注笺：“北、背古今字。”《集

韵·队韵》："北，违也。"《战国策·齐策六》："食人炊骨，士无反北之心，是孙膑、吴起之兵也。"越，不依次序，超出某种规定或范围。如：越俎代庖。《洪武正韵·屑韵》："越，超也。"《易·系辞下》："其称名也，杂而不越。"韩柏康注："备物极变，故其名杂也。各得其序，不相逾越。"《后汉书·桓帝纪》："桓自宗支，越跻天禄"李贤注："越谓非次也。"运星北越，即主运之星相背，不依次序而超出范围。

⑪畏星失色　畏，杀。引申为克，伤害。《礼记·檀弓上》："死而不吊者三：畏、厌、溺"。孙希旦集解："畏，谓被迫胁而恐惧自裁者"。朱彬训纂引卢注："畏者，兵刃所杀也。"，《广韵·德韵》："克，杀也。"。畏星，所被制之星。如木运大过，木能制土，则镇星为畏星。色，作色。生气貌。《左传·昭公十九年》："谚所谓室于怒，市于色者。"杜预注："犹人忿于室家而作色于市人。"古人灼龟占卜时，在龟甲上所呈现的征兆，即所谓兆气。《周礼·春官·占人》："凡卜簭，君占体，大夫占色。"郑玄注："色，兆气也。"贾公彦疏："色兆气也者，就兆中视其色气。"失色，此指失去本色而有征兆的光泽。

⑫兼其母　兼，同时具有或涉及几种事物或若干方面。《易·系辞下》："《易》之为书也，广大悉备。有天道焉，有人道焉，有地道焉。兼三材而两之，故六。"《孟子·公孙丑上》："宰我、子贡善为说辞，冉牛、闵子、颜渊善言德行。孔子兼之。"兼其母，即被克之星涉及到之母。王冰："木失色而兼玄，火失色而兼苍，土失色而兼赤，金失色而兼黄，水失色而兼白。是谓兼其母也。"

⑬兼其所不胜　王冰："木兼白色，火兼玄色，土兼苍色，金兼赤色，水兼黄色，是谓兼不胜也。"

⑭肖者瞿瞿　肖，相似；类似。瞿瞿，惊视不安貌；眼目转动求索貌。《易·震》："震索索，视瞿瞿。"《礼记·玉藻》："视容瞿瞿梅梅。"孔颖达疏："瞿瞿，惊遽之貌。"《礼记·檀弓上》："始死，充充如有穷；既殡，瞿瞿如有求而弗得。"孔颖达疏："眼目速瞻之貌。"

⑮闵闵之当　闵闵，纷乱貌。南朝梁国何逊等《至大雷联句》："闵闵风烟动，萧萧江雨声。"当，对着；向着。《说文·田部》："当，田相值也。"《左传·文公四年》："则天子当阳，诸侯用命也。"俞樾平议："当，犹对也。南方为阳，天子南面而立，故当阳也。"唐代王建《秋夜曲二首》之二："天

河悠悠漏水长，南楼北斗两相当。”

⑯示　天显现出某种征象，向人垂示休咎祸福。《说文》：“示，天垂象，见吉凶，所以示人也。从二；三垂，日、月、星也。观乎天文以察时变，示，神事也。”

⑰留守　留，参见前之注。守，某一星辰进入别的星天区。《史记·孝景本纪》：“荧火逆行，守北辰。”《史记·天官书》：“其（荧火）入守太微、轩辕、营宝，主命恶之。”裴骃集解引韦昭曰：自下触之曰“犯”，居其宿曰“守”。

⑱宿属有胜负　属，归属；隶属；连带；种类。此指前者。《庄子·德充符》：“眇乎小哉，所以属于人也！”《后汉书·冯异传》：“军士皆言，愿属大树将军。”《易·说卦》：“艮为山……为黔喙之属。”宿属有胜负，即王冰：“宿属，谓所生月之属二十八宿及十二辰相，分所属之位也。”《类经·二十四卷·第十一》：“宿属，谓二十八宿及十二辰位，各有五行所属之异。凡五星所临，太过逢王，不及逢衰，其灾更甚；太过有制，不及得助，其灾必轻，即胜负也。”

⑲有喜有怒，有忧有丧，有泽有燥　王冰：“夫五星之见也，从夜深见之。人见之喜，星之喜也；见之畏，星之怒也；光色微曜，乍明乍暗，星之忧也；光色迥然，不彰不莹，不与众同，星之丧也；光色圆明，不盈不缩，怡然莹然，星之喜也；光色勃然临人，芒彩满溢，其象懔然，星之怒也。泽，洪润也。燥，干枯也。”

【原文】

帝曰：善。其德化政令之动静损益[①]皆何如？岐伯曰：夫德化政令灾变，不能相[③]加也[②]。胜复盛衰，不能相多也[④]。往来小大，不能相过也[⑤]。用之升降，不能相无也[⑥]，各从其动而复之耳[⑦]。

帝曰：其病生何如？岐伯曰：德化者，气之祥，政令者，气之章，变易者，复之纪，灾眚者，伤之始[⑧]，气相胜者，和，不相胜者，病[⑨]，重感于邪则甚也[⑩]。

帝曰：善。所谓精光之论[⑪]，大圣之业，宣明大道，通于无穷，究于无极也。余闻之，善言天者，必应于人，善言古者，必验于今，善言气者，必彰于物，善言应者，同天地之化，善言化言变者，通神明之理，非夫子孰能言至道欤！乃择良兆而藏之灵室[12]，每旦读之，命曰《气交变》，非斋戒不敢发，慎传[13]也。

【校注】

①动静损益　动静，运动与静止；行动与止息。《易·艮》："时止则止，时行则行。动静不失其时，其道光明。"损益，增减；盈亏；黜陟，升降。《易·损》："损刚益柔有时，损益盈虚，与时偕行。"《汉书·礼乐志》："王者必因前王之礼，顺时施宜，有所损益，即民之心，稍稍制作，至太平而大备。"《周礼·夏官·司士》："司士掌群臣之版，以治其政令。岁登下其损益之数，辨其年岁，与其贵贱。"郑玄注："损益谓用功过黜陟者。"

②德化政令灾变，不能相加也　德化，自然规律的化育生长。政令，正常的时令。德化政令灾变，王冰："天地动静，阴阳往复，以德报德，以化报化，政令灾眚及动复亦然，故曰不能相加也。"

③相　跟随；递相；星名，在北极斗南；五星更王相休废，内实称相。此指递相。《左传·昭公三年》："箕伯、直柄、虞遂、伯戏，其相胡公、大姬已在齐。"孔颖达疏引服虔云："相，随也。"甘星《星经·卷上》："相星在北极斗南，总领百司，掌邦教以佐帝王安抚国家集众事。"《周礼·春官·保章氏》："保章氏掌天星，以志星辰日月之变动。"贾公彦疏："五星更王相休废，其色不同，王则光芒，相则内实。"

④胜复盛衰，不能相多也　胜气盛，则报复之气也盛，使胜气衰，所以使胜气不能相多。

⑤往来小大，不能相过也　相：跟随；递相；星名，在北极斗南；五星更王相休废内实称相。此指递相。往来小大，不能相过也。《类经·二十四卷·第十二》："胜复小大，气数皆同，故不能相过也。"即指胜气与复气之往来，气运的大小，不能有递相超过。

⑥用之升降，不能相无也　张志聪："用谓阴阳气之为用也。天地阴阳之气，升已而降，降已而升，寒往则暑来，暑往则寒来。故曰不能相无也。"

⑦各从其动而复之耳　分别顺着五星的变化有而使之有气复。王冰：

"动必有复，察动以言复也。"

⑧德化者，气之祥……灾眚者，伤之始　德化，正常规律的化育。祥，吉凶的征兆；特指吉兆。此指后者。清代段玉裁《说文解字注·示部》："祥，凡统言则灾亦谓之祥，析言则善者谓之祥。"《左传·僖公十六年》："是何祥也？吉凶焉在？"杜预注："祥，吉凶之先见者。"《周礼·春官》："以观妖祥，辨吉凶"郑玄注："妖祥，善恶之征。"贾公彦疏："祥是善之征，妖是恶之征。"政令，四季施行的时令，变易，变换，变化。《管子·四称》："（无道之臣）不修先故，变易国常，擅创为令，迷或其君。"始，生。《释名·释言语》："始，息也，言滋息也。"《礼记·檀弓下》："丧礼哀戚之至也，节哀顺变也，君子念始之者也。"郑玄注："始，犹生也'念父母生已，不欲伤其性。"灾眚者，伤之始，灾祸是产生伤害的。

⑨气相胜者和，不相胜者病　五行之气递相胜的现象，就会平和，不能递相胜的现象，就会使人生病。

⑩重感于邪则甚也　王冰："重感，谓年气已不及，天气又见克杀之气，是谓重感。重，谓重累也。"

⑪精光之论　精光，此指五星的光辉。汉代司马相如《长门赋》："众鸡鸣而愁予兮，起视月之精光。"《后汉书·冯衍传下》："究阴阳之变化兮，昭五德之精光。"清代龚自珍《乙丙之际塾议第十七》："日月星之见吉凶，殆为日抱珥，月晕成环玦，星移徙，彗孛，日五色，日月无精光，日月不交而食谓之薄之类。"精光之论，即五星的光辉学说。

⑫灵室　王冰："灵室，谓灵兰室。黄帝之书府也。"

⑬慎传　慎，安静。《尔雅·释诂上》，"慎，静也。"邢昺疏："皆安静也。"传，文字记载。汉代晁错《贤良对策》："臣窃观上世之传，若高皇帝之建功业，陛下之德厚而得贤佐，皆有司之所览，刻于玉版，藏于金匮。"慎传，在安静环境下看这些文字记载。

【按语】

神明，特指太阳神；此指日月五星。《史记·封禅书》："长安东北有神气，成五采，若人冠绕焉。或曰东北，神明之舍；西方，神明之墓也。"裴骃集解引张晏曰："神明，日也。日出东北，舍谓阳谷；日没于西，墓谓濛谷也。"《周礼·春官·大司乐》："以祀天神。”郑玄注：“天神，谓五帝及日月星辰也。”《淮南子·天文训》：“天神之贵者，莫贵于青龙。”

五常政大论篇第七十

新校正云：详此篇统论五运有平气、不及、太过之事，次言地理有四方高下阴阳之异，又言岁有不病而藏气不应为天气制之而气有所从之说，仍言六气五类相制胜而岁有胎孕不育之理，而后明在泉六化五味有薄厚之异，而以治法终之，此篇之大概如此。而专名五常政大论者，举其所先者言也。

【原文】

黄帝问曰：太虚廖廓①，五运回薄②，衰盛不同，损益相从③，愿闻平气④何如而名？何如而纪也？岐伯对曰：昭乎哉问也！木曰敷和⑤，火曰升明⑥，土曰备化⑦，金曰审平⑧，水曰静顺⑨。

帝曰：其不及⑩奈何？岐伯曰：木曰委和⑪，火曰伏明⑫，土曰卑监⑬，金曰从革⑭，水曰涸流⑮。

帝曰：太过⑯何谓？岐伯曰：木曰发生⑰，火曰赫曦⑱，土曰敦阜⑲，金曰坚成⑳，水曰流衍㉑。

【校注】

①寥廓　空旷深远；宇宙的元气状态。《楚辞·远游》：“下峥嵘而无地兮，上寥廓而无天。”洪兴祖补注引颜师古曰：“寥廓，广远也。”《文选·贾谊〈鹏鸟赋〉》：“寥廓忽荒兮，与道翱翔。”李善注：“寥廓忽荒，元气未分之貌。”晋代潘岳《西征赋》：“寥廓惚恍，化一气而甄三才。”此指前者。

②回薄　回，为“迴”的初字。回，运转，回绕。《说文·口部》：“回，转也。”《集韵·贿韵》：“回，绕也。”《诗·大雅·云汉》“倬彼云汉，昭回于

天。”郑玄笺：“云汉，谓天河也，昭，光也……精光转运于天。时旱渴雨。”《淮南子·原道》：“动不失时，与万物回周旋转。”迴，旋转；运转。《尔雅·释天》：“迴风为飘。”郭璞注：“旋风也。”郝懿行义疏：“迴者，《说文》作‘回’。”《古诗十九首》之十二：“迴风动地起，秋草萋已绿。”《吕氏春秋·季冬》：“日穷于次，月穷于纪，星迴于天。”高诱注：“日有常行，行于中道，五星随之，星迴于天也。”迴薄，循环变化。《文选·贾谊〈鹏鸟赋〉》：“万物回薄兮，振荡相转。”李善注：“斯则万物变化，乌有常则乎。”

③衰盛不同，损益相从　太过与不及之气不同，有了太过不及，顺着其太过或不及而气有盈亏。张志聪：“盛衰，太过、不及也。有盛衰则损益相从矣。”

④平气　诸说不一。本书《六微旨大论篇》：“木运临卯，火运临午，土运临四季，金运临酉，水运临子，所谓岁会，气之平也。”诸家注解，皆以为岁会年属平气，王冰：“非太过非不及，是谓平运主岁也，平岁之气，物生脉应，皆必合期，无先后也。”《玄珠密语·卷一·五运元通纪》：“又一法：每年交司于年前大寒日，假令丁年交司之日，遇日朔为壬日，丁得壬，名曰干德符也。符者合也。便为平气也，若过此一日，纵遇皆不相济也。若交司之时，遇时值符，见壬亦然，过此亦不相济也。其余皆类也。即己逢甲、辛遇丙、癸逢戊、乙逢庚，皆为干德符也。非交司日时，除此日时不相济也。又于不及岁中，逢月干皆得符合也。”例如，当丁年木运不及，遇到月干、日干、时干为壬时，壬为木运之阳干，则阴干得阳干之助，则为平气，余类推来确定。

⑤敷和　指正常木星之气则在春季万物生长，而天气暖和。参见《气交变大论篇》中注。王冰：“敷布和气，物以生荣。”

⑥升明　火星之象为夏气，其平气上升而光显明。马莳：“火升而显明也。”

⑦备化　备，储备；储藏。《墨子·七患》：“故仓无备粟，不可以待凶饥；库无备兵，虽有义不能征无义。”《新唐书·颜真卿传》：“清河，西邻也，有江淮租布备北军，号‘天下北库’。”备化，土象之气而旺四季，犹如大地盛万物，其平气化育万物。《类经·二十五卷·第十二》：“土含万物，无所不备，土生万物，无所不化。”

⑧审平　金星之象为秋气，其平气使万物平定。王冰：“金气清，审平

而定。”

⑨静顺　平静和顺。水星之象为冬气，其平气使万物平静和顺。王冰：“水体清静，顺于物也。”《医宗金鉴·运气要诀·五运平气太过不及歌》：“水曰静顺皆平运，太过木运曰发生。”

⑩不及　应到而未到为不及。《易·小过》：“不及其君”。高亨注：“不及，行在其后。”凡干支皆为偶数相遇为阴年，为不及。

⑪委和　委曲而随和。指木运不及，其阳和之气委曲而随和。

⑫伏明　王冰：“明耀之气，屈伏不伸。”

⑬卑监　卑，低。监，临视；古代称赤云气在日旁如冠珥者叫监。此指监视。《周礼·春官·视视》：“视视，掌十辉之法，以观妖祥，辨吉凶……四曰监。”郑玄注：“监，冠珥也，弥气贯日也。”贾公彦疏：“监，冠珥也者，谓有赤云气在日旁如冠耳。珥即耳也。”。王冰：“土虽卑少，犹监万物之生化也。”

⑭从革　从，同“鬆”。髻高.《集韵·江韵》：“鬆，髻高也。或作從。”革，加工去毛的兽皮。如：皮革。《说文·革部》，“革，兽皮治去其毛，革更之。”从革，从顺和变革。见清代俞樾《群经平议·尚书三》。笔者认为金性本刚，其不及，犹如兽皮去毛，即顺从而被革。

⑮涸（hé）流　水不及则水流干涸。

⑯太过　凡干支皆为奇数相遇为阳年，为太过。

⑰发生　万物生气宣发。王冰：“宣发生气，万物以荣。”

⑱赫曦　《说文》：“赫，火赤儿。”《玉篇·日部》：“曦，日色也。”赫曦，日光发红。此指火星之气旺盛，其色红。

⑲敦阜　王冰：“敦，厚也。阜，高也。土余，故高而厚。”《医宗金鉴·运气要诀·五运平气太过不及歌》：注：“土名敦阜，敦厚高阜，土尤盛也。”此指土星之气旺盛。

⑳坚成　结实；成熟。宋代苏辙《论冬温无冰札子》：“譬如天时有春夏而无秋冬，万物虽得生育而不坚成。”《类经·二十五卷·第十三》：“金性坚刚，用能成物。其气有余则坚成尤甚也。”

㉑流衍　充溢。《旧唐书·卢怀慎传》：“倘水旱成灾，租税减入，水衡无贯朽之蓄，京庾阙流衍之储……陛下将何以济之乎?”此指水星旺盛，雨雪多而寒冷。

【原文】

帝曰：三气之纪[1]，愿闻其候。岐伯曰：悉乎哉问也！敷和之纪，木德周行[2]，阳舒阴布，五化宣平[3]，其气端[4]，其性随[5]，其用曲直[6]，其化生荣[7]，其类草木，其政发散，其候温和，其令风，其藏肝，肝其畏清，其主目，其谷麻，其果李，其实核，其应春，其虫毛，其畜犬，其色苍，其养筋，其病里急支满，其味酸，其音角，其物中坚[8]，其数八。

升明之纪，正阳[9]而治，德施周普[10]，五化均衡，其气高[11]，其性速，其用燔灼，其化蕃[12]茂，其类火，其政明曜[13]，其候炎暑，其令热，其藏心，心其畏寒[14]，其主舌，其谷麦，其果杏，其实络[15]，其应夏，其虫羽[16]，其畜马，其色赤，其养血，其病瞤瘛，其味苦，其音徵，其物脉[17]，其数七。

备化之纪，气协天休[18]，德流四政[19]，五化齐修[20]，其气平，其性顺，其用高下[21]，其化丰满，其类土，其政安静，其候溽蒸，其令湿，其藏脾，脾其畏风，其主口，其谷稷，其果枣，其实肉，其应长夏，其虫倮，其畜牛，其色黄，其养肉，其病否[22]，其味甘，其音宫，其物肤[23]，其数五。

审平之纪，收而不争[24]，杀而无犯[25]，五化宣明[26]，其气洁[27]，其性刚，其用散落[28]，其化坚敛，其类金，其政劲肃，其候清切[29]，其令燥，其藏肺，肺其畏热，其主鼻，其谷稻，其果桃，其实壳，其应秋，其虫介，其畜鸡，其色白，其养皮毛，其病咳，其味辛，其音商，其物外坚[30]，其数九。

静顺之纪，藏而勿害[31]，治而善下[32]，五化咸整[33]，其气明，其性下，其用沃衍[34]，其化凝坚，其类水，其政流演[35]，其候凝肃，其令寒，其藏肾，肾其畏湿，其主二阴，其谷豆，其果栗，其实濡[36]，其应冬，其虫鳞，其畜彘，其色黑，其养骨髓，其病厥，其味咸，其音羽，其物濡[37]，其数六。故生而勿杀，长而勿罚，化而勿制，收而勿害，藏而勿抑，是谓平气[38]。

【校注】

①三气之纪　三气，指太过之气、不足之气、平气。纪，岁、月、日、星辰、历数，皆称“纪”；年；规律。此指规律。《书·洪范》：“五纪：一曰岁，二曰月，三曰日，四曰星辰，五曰历数。”孔颖达疏：“凡此五者，皆所以纪天时，故谓之五纪也。”《后汉书·郅恽传》：“显表纪世，图录豫设。”李贤注：“纪，年也。言天豫设图录之书，显明帝王之年代也。”汉代司马迁《报任少卿书》：“稽其成败兴坏之纪。”三气之纪，即五星有太过之气、不足之气、平气在年运之天时规律。

②周行　循环运行；至善之道。此指前者。《老子》：“有物混成，先天地生，寂兮寥兮，独立不改，周行而不殆，可以为天下母。”《韩非子·解老》：“圣人观其玄虚，用其周行，强字之曰道。”《诗·小雅·鹿鸣》：“人之好我，示我周行。”毛传：“周，至；行，道也。”马瑞辰通释：“郑注《莱誓》云：‘至，犹善也。’是知《传》训‘周行’为‘至道’，即善道也。”

③五化宣平　五化，根据上下文义，指与木相关联的五人、五谷、五果、五虫、五畜化育之气平定。宣，发散；疏散；协和；协调。此指协调。《广韵·仙韵》：“宣，散也。”《左传·昭公元年》：“于是乎节宣其气。”杜预注：“宣，散也。”唐韩愈《原道》：“为之乐，以宣其壹郁。”《本草纲目·主治·诸风》：“沙参，去皮肌浮风，宣五脏风气，养肝气。”平，安舒；平定。五化宣平，使与木星相关联五类化育平定。

④端　直；正；直正。此指前者。《说文·立部》：“端，正也。”《广雅·释诂一》“端，直也。”《左传·昭公六年》：“则有晋、郑，咸黜不端，以绥定王家。”杜预注：“为王室去不端直之人。”

⑤随　随和；随顺自然的变化。王冰：“顺于物化。”

⑥其用曲直　用，治理；管理。《荀子·富国》：“仁人之用国，将修志意，正身行。”杨倞注：“用，为也。”《史记·齐太公世家》：“庆舍用政，已有内部。”直，长。清代俞樾《群经平议·礼记三》：“直训为长。凡物曲则必短，直则必长，故直有长义。”曲直，弯曲和平直。《尚书·洪范》：“木曰曲直。”张志聪：“曲直者，木之体用也。”此指管理的范围有曲，有直。犹如草木有的曲短，有的直长。

⑦荣　繁茂。本书《四气调神大论》："天地俱生，万物以荣。"晋代陶潜《归去来辞》："木欣欣以向荣，泉涓涓而始流。"

⑧中坚　马莳"凡物得木气者，其中必坚。"

⑨正阳　南方日中气；本指古历夏历四月，后泛指农历四月。此指火星主夏。《楚辞・远游》："餐六气而饮沆瀣兮，漱正阳而含朝霞。"王逸注："正阳，南方日中气也。"《庄子・逍遥游》"若夫乘天地之正，而御六气之辩，以游无穷者，彼且恶乎待哉"唐代成玄英疏："六气者，李颐云：平旦朝霞，日午正阳，日入飞泉，夜半沆瀣，并天地二气为六气也。"汉代董仲舒《雨雹对》："阳德用事，则和气皆阳，建巳之月是也，故谓之正阳之月。"《左传・庄公二十五年》"唯正月之朔，慝未作"晋代杜预注："正月，夏之四月，周之六月，谓正阳之月。"《类经・二十五卷・第十三》："火主南方，故曰正阳。"

⑩施周普　施，恩惠。《左传・僖公二十七年》："报施救患，取威定霸，于是乎在矣。"唐代韩愈《元和圣德诗》："续功臣嗣，拔贤任耇，孩养无告，仁滂施厚。"周普，普遍。《宋史・乐志八》："县象著明，照临下土，降福穰穰，德施周普。"

⑪其气高　高，向高处。其气高，即其火炎上。

⑫蕃　茂盛；滋生，繁殖。此指后者。《说文・草部》："蕃，草茂也。"《荀子・天论》："繁启、蕃长于春夏，畜积收藏于秋冬。"杨倞往："蕃，茂也。"《易・坤・文言》："天地燮化，草木蕃。"孔颖达疏："谓二气交通，生养万物，故草木蕃滋。"

⑬明曜　光明；明亮。《国语・晋语三》："光，明之曜也。纪言以叙之，述意以导之，明曜以昭之。"《晋书・乐志上》："明曜参日月，功化侔四时。"《说文》："明，照也。"《释名》："曜，光明照耀也。"

⑭寒　司寒。即河神（掌管河流的水神）。此指水星。水乘火，故其畏寒。

⑮络　指果实之筋络。

⑯羽　鸟类；虫，古代作为动物的总称。《孔子家语・执辔》："羽虫三百有六十而凤为之长。"汉代董仲舒《春秋繁露・五行顺逆》："恩及于火，则火顺人而甘露降；恩及羽虫，则飞鸟大为，黄鹄出现，凤凰翔。"

⑰脉　指事物如血管连贯有条理者。《史记・蒙恬列传》："（长城）起临

洮属之辽东，城堑万余里，此其中不能无绝地脉哉?”南朝梁国刘勰《文心雕龙·章句》：“故能外文绮交，内义脉注，跗萼相衔，首尾一体。”张志聪：“脉，物之脉络也。”

⑱气协天休　协，协和（和睦）。天休，天赐福佑。《左传·宣公三年》：“故民入川泽山林，不逢不若。螭魅罔两，莫能逢之。用能协于上下，以承天休。”杜预注：“民无灾害，则上下和而受天祐。”气协天休，五气协和是天赐福佑。

⑲德流四政　政，通正。五政，又叫五正。即指金木水火土，而五星之政，其季夏为六月，故为四季。古代以五行分主四时，即指四时之政。《鹖冠子·夜行》：“阴阳，气也；五行，业也；五政，道也。”陆佃注：“五辰也。在天成象，故曰道。”《大戴礼记·盛德》：“均五政，齐五法。”王聘珍解诂：“五政者，明堂月令所施于四时者也。”《孝经纬钩命决》：“春政不失，五谷蘖；初夏政不失，甘雨时；季夏政不失，地无灾；秋政不失，人民昌；冬政不失，少疾病。五政不失，百谷稚熟，日月光明。”土星，其气旺盛运行于四季。王冰：“土之德静，分助四方，赞成金木水火之政。”

⑳五化齐修　齐，正；正常。《谷梁传·庄公三十二年》：“公薨于路寝。路寝，正寝也。寝疾居正寝，正也。男子不绝于妇人之手，以齐终也。”俞樾《群经平议·春秋谷梁传三》：“齐之义为正。以齐终也，犹曰以正终也。”修，循；遵循。《管子·九守》：“修名而督实，按实而定名。”五化齐修，土运平气，使与土星相关联的五类人、谷、果、虫、畜生长化育正常而顺应规律。

㉑高下　高和低；高，自然形成的小土山。《书·禹贡》：“九河既道……桑土既蚕，是降丘宅土。”孔传：“地高曰丘。大水去，民下丘居平地，就桑蚕。”下，平地。《书·尧典》：“允恭克让，光被四表，格于上下。”孔传：“既有四德，又信恭能让，故其名闻，充溢四外，至于天地。”《国语·楚语上》：“地有高下，天有晦明。”马莳：“土之用可高可下。”

㉒否　闭塞不通。闭塞；阻隔不通。《易·否》：“否之匪人。”陆德明释文：“否，闭也；塞也。”《新唐书·卓行传·权皋》：“（权皋）得风痹疾，客洪州，南北梗否，逾年诏命不至。”

㉓肤　人或动物体表的一层组织，即皮肤。有时亦包括肌肉。此指肌肉。《孟子·告子上》：“无尺寸之肤不爱焉，则无尺寸之肤不养也。”焦循正义：“肤，为肌肉。”《仪礼·聘礼》：“肤、鲜鱼、鲜腊，设扃鼏。”郑玄注：

"肤，豖肉也。"

㉔收而不争 收，约束；控制。《晏子春秋·外篇下十六》："寡人犹且淫佚而不收，怨罪重积于百姓。"张纯一校注："收，敛也。"三国时魏国嵇康《释私论》："遂莫能收情以自反，弃名以任实。"争，争夺；竞相；抢先。《左传·隐公十一年》："公孙阏与颍考叔争车。"《左传·桓公十二年》："绞人争出，驱楚役徒于山中。"汉代司马迁《报任少卿书》："军士无不起，躬自流涕，沫血饮泣，更张空拳，冒白刃，北向争死敌者。"收而不争，即平气之年，使之有约束就不会有竞相。

㉕杀而无犯 杀，克。《尔雅·释诂上》："杀，克也。"郭璞注注："转相训耳。"犯，侵犯。《汉书·王尊传》："吴起为魏守西河，而秦韩不敢犯，谗人间焉，斥逐奔楚。"杀而无犯，有克制而不是乘之侵犯。

㉖五化宣明 金之平气，收而不争，杀而无犯，使与金星相关联的五类人、谷、果、虫、畜之气化显明。

㉗其气洁 王冰："金气以洁白莹明为事。"

㉘散落 分散零落；撒下；撒落。北齐颜之推《颜氏家训·归心》："天汉悬指，那不散落？水性就下，何故上腾？"《汉书·赵广汉传》："其后强宗大族家家结为仇仇，奸党散落，风俗大改。"

㉙清切 指秋时之气，风清凉而急剧。王冰："清，大凉也；切，急也，风声也。"

㉚外坚 物体外皮坚实。

㉛害 灾祸；灾害。《左传·隐公元年》："都城过百雉，国之害也。"唐代韩愈《原道》："古之时，人之害多矣。"

㉜治而善下 治，平顺；和顺。《韩非子·解老》："圣人在上则民少欲，民少欲则血气治。"《史记·扁鹊仓公列传》："血脉治也，而何怪！"水运平气和顺则好走下。

㉝五化咸整 整，整然有序。《左传·僖公三十年》以乱易整，不武。"《三国志·魏志·武帝纪》："望虏陈不整。"五化咸整，水运气平，则使与水星相关联的五类人、谷、果、虫、畜化育整然有序。《素问经注节解》："谨按平气五纪，每纪必言五化者，谓凡人身五脏之气，常相资益。今一脏之气既得其平，自可以相资于各脏以化生夫气血，故各言五气也。"

㉞沃衍 沃，灌溉。《说文》："沃，灌溉也。"衍，溢出。

㉟流演　演，水长流。《说文》："演，长流也。"流演，水长流通。

㊱其实濡　实濡，果实之汁。《类经·二十五卷·第十三》："实中津液也。"

㊲其物濡　指物体中柔软而润泽。马莳："凡物得水气者，皆濡而润。"

㊳生而勿杀……是谓平气　王冰："生气主岁，收气不能纵其杀；长气主岁，藏气不能纵其罚；化气主岁，生气不能纵其制；收气主岁，长气不能纵其害；藏气主岁，化气不能纵其抑。夫如是者，皆天气平，地气正，五化之气，不以胜克为用，故谓曰平和气也。"

【原文】

委和之纪，是谓胜生[①]，生气不政，化气乃扬[②]，长气自平[③]，收令乃早，凉雨时降，风云并兴，草木晚荣，苍干雕落，物秀而实，肤肉内充，其气敛，其用聚，其动緛戾拘缓[④]，其发惊骇，其藏肝，其果枣李，其实核壳，其谷稷稻，其味酸辛，其色白苍，其畜犬鸡，其虫毛介，其主雾露凄沧，其声角商，其病摇动注恐，从金化也，少角与判商同[⑤]，上角与正角同[⑥]，上商与正商同[⑦]，其病支废、痈肿疮疡，其甘虫[⑧]，邪伤肝也，上宫与正宫同[⑨]，萧飔[⑩]肃杀则炎赫沸腾[⑪]，眚于三[⑫]，所谓复也，其主飞蠹蛆雉[⑬]，乃为雷霆。

伏明之纪，是谓胜长，长气不宣，藏气反布，收气自政[⑭]，化令乃衡[⑮]，寒清数举[⑯]，暑令乃薄[⑰]，承化物生[⑱]，生而不长，成实而稚[⑲]，遇化已老，阳气屈伏[⑳]，蛰虫早藏，其气郁[㉑]，其用暴[㉒]，其动彰伏变易[㉓]，其发痛，其藏心，其果栗桃，其实络濡，其谷豆稻，其味苦咸，其色玄丹，其畜马彘，其虫羽鳞，其主冰雪霜寒，其声徵羽，其病昏惑悲忘，从水化也，少徵与少羽同[㉔]，上商与正商同[㉕]，邪伤心也，凝惨[㉖]凛冽则暴雨霖霪，眚于九，其主骤注雷霆震惊，沉黅[㉗]淫雨。

卑监之纪，是谓减化[㉘]，化气不令，生政独彰，长气整[㉙]，雨乃愆[30]，收气平，风寒并兴[31]，草木荣美，秀而不实，成而粃[32]也，其气散，其用静定[33]，其动疡涌分溃[34]痈肿，其发濡滞[35]，其藏脾，其果李栗，其实濡[36]核，其谷豆麻，其味酸甘，其色苍黄，其畜牛犬，其虫倮毛，其主飘怒振发[37]，其声宫角，其病留满否塞，从木化也，少宫与少角同[38]，上宫与正宫同[39]，上角与正角同[40]，其病飧泄，邪伤脾也。振拉飘扬则苍干散落，其眚四维，其主败折虎狼[41]，清气乃用，生政乃辱[42]。

从革之纪，是谓折收[43]，收气乃后，生气乃扬，长化合德[44]，火政乃宣，庶类以蕃[45]，其气扬，其用躁切[46]，其动铿禁[47]瞀厥，其发咳喘，其藏肺，其果李杏，其实壳络，其谷麻麦，其味苦辛，其色白丹，其畜鸡羊[48]，其虫介羽，其主明曜炎烁，其声商徵，其病嚏咳鼽衄，从火化也，少商与少徵同[49]，上商与正商同[50]，上角与正角同[51]，邪伤肺也，炎光赫烈则冰雪霜雹，眚于七，其主鳞伏彘鼠[52]，岁气早至，乃生大寒。

涸流之纪，是谓反阳[53]，藏令不举，化气乃昌，长气宣布，蛰虫不藏，土润水泉减，草木条茂，荣秀满盛，其气滞，其用渗泄，其动坚止[54]，其发燥槁，其藏肾，其果枣杏，其实濡肉，其谷黍稷，其味甘咸，其色黅玄，其畜彘牛，其虫鳞倮，其主埃郁昏翳[55]，其声羽宫，其病痿厥坚下[56]，从土化也，少羽与少宫同[57]，上宫与正宫同[58]，其病癃闷[59]，邪伤肾也。埃昏骤雨则振拉摧拔[60]，眚于一，其主毛显狐貉[61]，变化不藏，故乘危而行，不速而至[62]，暴虐无德，灾反及之[63]，微者复微，甚者复甚，气之常也。

【校注】

①胜生　马莳："生气者，木气也，化气者，土气也，长气者，火气也，收气者，金气也。木气不及，金能胜之，是谓胜生。"指木运不及，为克我之

气所胜。其下余“伏明之纪”曰“胜长”，类推。

②扬　振扬；炽盛；炽烈；炽盛放光。此指前者。《诗·小雅·正月》：“燎之方扬，宁或灭之。”郑玄笺：“燎之方盛之时，炎炽熛怒，宁有能灭息之者。”《楚辞·天问》：“羲和之未扬，若华何光。”王逸注：“羲和，日御也。言日未出之时，若木，何能有明赤之光华乎?”

③长气自平　火星之气则不至过盛，长气正常。

④緛（run）戾拘缓　王冰：“緛，缩短也；戾，了戾也。”《玉篇·糸部》：“緛，缩也。”本书《生气通天论》：“大筋緛短，小筋弛长。緛短为拘，弛长为痿。”王冰：“緛，缩也。”缓，疑此处为动作缓慢。因筋短缩则不能随意活动而弛缓。本书《通评虚实论》：“岐伯曰：‘喘鸣肩息者，脉实大也，缓则生，急则死。’”王冰：“《伤寒论》曰：‘缓则中风。’故乳子中风，脉缓则生，急则死。”緛戾拘缓，即缩短弯屈拘急而动作迟缓。

⑤少角与判商同　少，不及。判，半，比喻很少，此指少。如：没有半点特殊。《文心雕龙·书记》：“文举属章，半简必录。”《汉书·李陵传》：“一半冰。”颜师古注引如淳曰：“半读曰片。”师古曰：“半读曰判。”判商，即少商。五音和五气相应和，角属木，商属金。少角与判商同，即丁年木运不及，木运不及则被少商金气同化。新校正：“按火土金水之文，判作少，则此当云少角与少商同，不云少商者，盖少角之运共有六年，而丁巳、丁亥上角与正角同，丁卯、丁酉上商与正商同，丁未、丁丑上宫与正宫同，是六年者各有所同，与火土金水之少运不同，故不云同少商，只大约而言半从商化也。”

⑥上角与正角同　上，司天。上角，即厥阴风木司天。以下上商、上宫等“上”字义同。丁年木运不及，遇到巳、亥厥阴风木司天之年，则与正角相同。

⑦上商与正商同　即丁卯、丁酉年，阳明燥金司天，由于木运不及，金气胜，复遇燥金司天，故其气则与正商相同。《类经·二十五卷·第十三》：“此丁卯、丁酉年也，水运不及，则半兼金化，若遇阳明司天，金又有助，是以木运之纪，而得审平之化，故上商与正商同也。”

⑧其甘虫　甘，美味；可口；嗜好；爱好。此指后者。《说文·甘部》：“甘，美也。”段玉裁注：“甘为五味之一。而五味之可口皆曰甘。”《书·洪范》：“稼穑作甘。”孔传：“甘味生于百谷”《书·五子之歌》：“甘酒嗜音。”孔传：“甘、嗜，无厌足。”《文子·微明》：“人之将疾也，必先甘鱼肉之味；

国之将亡也，必先恶忠臣之语。”甘虫，鸟名。唐代苏鹗《杜阳杂编·卷下》：“大中末……又有鸟，人面绿毛，嘴爪悉绀，其声曰‘甘’，因谓之曰甘虫，时人画图鬻于市肆焉。”此不是指鸟。其甘虫，即木运之气不足之年好生虫子，而下痏有虫也。

⑨上宫与正宫同　木不及则己所胜之土轻而侮之，复值丁丑、丁未年太阳湿土司天，故其气与正宫相同。

⑩萧飋　萧，凄凉。晋代刘伶《北芒客舍》诗：“蚊蚋归丰草，枯叶散萧林。”飋，王念孙疏证：“《玉篇》：‘飋，秋风也。’”萧飋，凄凉的秋风。

⑪沸腾　形容声势，或热势猛烈。晋代潘岳《马汧督诔》：“齐万虓阚，震惊台司。声势沸腾，种落煽炽。”

⑫眚于三　灾害在三宫。三宫，即东方仓门宫。以下所谓之数，皆指宫。古人把八方结合八卦，加上中央宫，其称为“五宫”，配以五行生数与成数。就是宫数。凡不及之年，其灾应于与五行相应的方位宫数。见“八卦九宫与五行生成数方位图”。

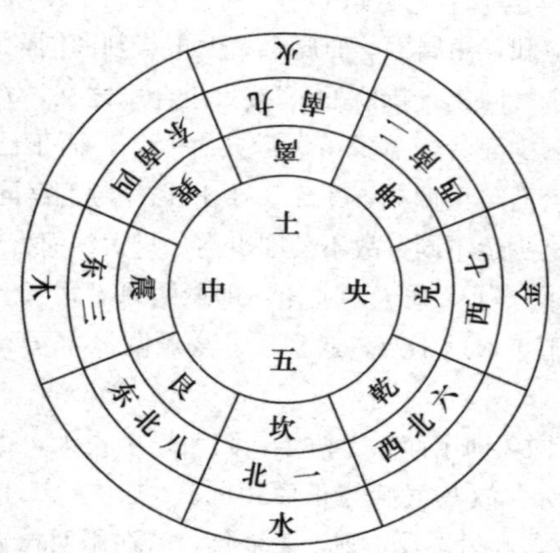

八卦九宫与五行生成数方位图

引自《黄帝内经素问校释》

⑬飞蠹蛆雉　王冰：“飞，羽虫也。蠹，内生虫也。”雉，野鸡。《类经·二十五卷·第十三》：“飞而蠹者，阴中之阳虫也。蛆者，蝇之子，蛆入

灰中，蜕化为蝇，其性喜暖畏寒，火运之年尤多也。雉，火禽也。凡此皆火复之气所化。”

⑭藏气反布，收气自政　布，布施。《广雅·释诂三》：“布，施。”《庄子·列御寇》：“施于人而不忘，非天布也。”王先谦集解：“施于人则欲勿忘，有心见德，非上天布施之大道。”藏气反布，收气自政，即火运不及之年，火星之长气不能宣发，水星之藏气反得施政。火不及则无力克金，所以金星之收气则自行施政。

⑮化令乃衡　火运不及，不能生土，土星在化之时令旺季则能维持平衡。

⑯寒清数举　水星的寒冷之气与金星的清凉之气多次兴起。

⑰薄　通“搏”。但此指薄弱。

⑱承化物生　土承奉天运之气化育而使万物生长。

⑲稚　指在幼果阶段。

⑳屈伏　犹潜藏。本书《至真要大论篇》：“所谓胜至，报气屈伏而未发也。”

㉑郁　此指因水星旺盛，使火星之气积聚不得宣泄。通“鬱”。热气。《尔雅·释言》：“鬱，气也。”郭璞注，“鬱然气出。”邢昺疏：“鬱然气出也，谓鬱蒸之气也。”唐代慧琳《一切经音义·卷十八》引《埤苍》：“鬱，烟出儿也。”《汉书·王褒传》：“不苦盛暑鬱燠。”颜师古注：“鬱，热气也。”

㉒暴　曝也。猛也。凶恶残酷。此指后者。

㉓彰伏变易　变易，变换，变化。《管子·四称》：“（无道之臣）不修先故，变易国常，擅创为令，迷或其君。”《后汉书·左雄传》：“以为吏数变易，则下不安业；久于其事，则民服教化。”彰伏变易，指天象由显露为隐伏的变化，是失其常规的天象。

㉔少徵与少羽同　徵与火相应和，当火运不及则从水气之化，所以使少徵之运则与少羽之运类同。新校正云：“详少徵运六年内，癸卯、癸酉同正商，癸巳、癸亥同岁会外，癸未、癸丑二年，少徵与少羽同，故不云判羽也。”

㉕上商与正商同　即当癸卯与癸酉年，使火运不及，无力制金，加以阳明燥金司天，则金不受火刑，故与正商同。

㉖惨　通“黪”。昏暗。《说文通训定声·临部》：“惨，假借为黪。《通

俗文》：‘色暗曰惨。’”《通俗文·王粲〈登楼赋〉》：“色暗曰惨。”

㉗黔（yīn）　同“阴”。《说文》：“云覆日也。”清代范寅《越谚·天部》：“黔霒，阴沉，久阴天。”

㉘减化　王冰：“谓化气减少，己巳、己卯、己丑、己亥、己酉、己未之岁也。”

㉙长气整　整，端正，即没有偏斜。长气整，即火星之气没有偏颇，则火土不相干犯，使火之气平整（正常）。王冰：“不相干犯则平整。

㉚雨乃愆（qiān）　愆，超过。《说文·心部》：“愆，过也。”徐灏注笺：“过者，越也；故引申为愆期。《书·牧誓》：“今日之事，不愆于六步七步，乃止齐焉。”雨乃愆，由于土运不及，所以雨乃至期不降，使雨期后愆。

㉛风寒并兴　马莳：“风为木，寒为水，土少则木能胜土，土不胜水而风寒并兴。”

㉜粃（bǐ）　同“秕”。瘪谷；谷中空或不饱满。《吕氏春秋·辩土》：“凡禾之患，不俱生而俱死，是以先生者美米，后生者为粃。”高诱注：“粃，不成粟也。”《书·仲虺之诰》：“若苗之有莠，若粟之有秕。”《玉篇·米部》：“秕，不成也。俗秕字”《说文》：“秕，不成粟也。《正字通·米部》：“秕，糠属，又粟不成粒。”

㉝静定　《类经·二十五卷·第十三》：“土政本静，其气衰则化不及物，而过于静定矣。”

㉞疡涌分溃　疡，疮；疮破溃。此指前者。《说文·疒部》：“疡，头创也。”《说文通训定声·壮部》“疡，亦凡疮之通名。”本书《风论》：“皮肤疡溃。”《周礼·天官·疡医》：“掌肿疡、溃疡、金疡、折疡之祝药，劀杀之齐。”涌，水向上冒出。分，分开；分出；分支。溃，烂也。高士宗：“肌肉不和则疮烂浓流。”疡涌分溃，即疮流水而有分支破溃。类似黄水疮，疮水向四周扩散而溃烂。

㉟濡滞　濡，湿。滞，停留；迟延；迟滞。《孟子·公孙丑下》：“三宿而后出昼，是何濡滞也!”赵岐注：“濡滞，淹久也。”濡滞，水湿之气停留。

㊱濡　肉。又读 ru。《广韵》如六切，入屋，日。与音读“濡”同。新校正云：“详前后濡实主水，此‘濡’字当作‘肉’。”据此，濡为肉的假借字。当据改。

㊲飘怒振发　飘，疾风。怒，气势强盛。唐代杜甫《茅屋为秋风所破

歌》："八月秋高风怒号，卷我屋上三重茅。"宋代范仲淹《岳阳楼记》："阴风怒号，浊浪排空。"振发，异常的自然现象摇动而毁坏物体。飘怒振发，指风势疾速犹如人怒号，使物体摇动毁坏。

㊳少宫与少角同　即少宫为土运不及，土运不及，风木来乘，所以和少角相同。

㊴上宫与正宫同　即己丑、己未年，太阴湿土司天运虽不及，但和司天同气，所以和正宫相同。

㊵上角与正角同　即己巳、己亥年，厥阴风木司天，土运不及，司天与来乘之风木同气，所以和正角同。

㊶败折虎狼　败，祸灾；荒年。《书·微子》："商今其有灾，我兴受其败。"《吕氏春秋·仲冬纪》"行春令则虫螟为败，水泉减竭，民多疾疠。"《谷梁传·庄公二十八年》："丰年补败。"范宁注："败，谓凶年。"折，毁坏。虎狼者，毛虫也。败折，毁坏。败折虎狼，指祸灾毁坏虎狼毛虫兽类。

㊷辱　蒙受屈辱。

㊸折收　折，减损。金运不及则火气胜之，则时金之收气减损。

㊹长化合德　木之"生气乃扬"，则使火旺，火能生土，使火之长气与土之化气并旺盛。

㊺庶类蕃　庶类，万物，万类。《国语·郑语》："夏禹能单平水土，以品处庶类者也。"韦昭注："禹除水灾，使万物高下各得其所。"《魏书·高祖纪》："今东作方兴，庶类萌动。"蕃，茂盛；滋生；繁殖。《说文·艸部》："蕃，草茂也。"《易·坤·文言》"天地变化，草木蕃。"《荀子·天论》："繁启、蕃长于春夏，畜积收藏于秋冬。"杨倞注："蕃，茂也。"《玉篇·艸部》："蕃，滋也，息也。"

㊻躁切　迅速而强烈。王冰："少虽后用，用则切急，随火躁也。"

㊼铿禁　王冰："铿，欬声也。禁，谓二阴禁止也。"《类经·二十五卷·第十三》："铿然有声，咳也。禁，声不出也。"从张注。

㊽其畜鸡羊　新校正："详火畜马，土畜牛，今言羊，故王注云，从火土之兼化为羊也。"

㊾少商与少徵同　少商为金运不及，金运不及，则火气来乘，所以随少徵同化。

㊿上商与正商同　即乙卯、乙酉年，阳明燥金司天，金运不及，但与司

天同气，所以与正商相同。

㉛上角与正角同　即乙巳、乙亥年，厥阴风木司天，金运不及，木气得司天相助，更不受制，所以与正角同。

㉜伏彘鼠　伏，藏匿；隐蔽。鼠，居处；通瘋。病。此指后者。《商君书·说民》："辩慧，乱之赞也。礼乐，淫佚之征也。慈仁，过之母也；任举，奸之鼠也。"蒋礼鸿锥指："则鼠亦可读处。处者，居也。奸之鼠也犹云奸之宅也。"《淮南子·说山训》："狸头愈鼠，鸡头已瘘。"刘文典集解："鼠即瘋字。《尔雅·释诂》'瘋，病也。'"彘鼠，猪病。

㉝反阳　反，报复；推倒；颠倒；方向相背。与"正"相对。如：反作用；反其道而行之。此指颠倒。《孟子·梁惠王下》："夫民今而后得反之也。"《孟子·公孙丑上》："无严诸侯，恶声至，必反之。"《商君书·赏刑》："（晋）举兵伐曹、五鹿，及反郑之埤。"《韩非子·外储说右上》："南围郑，反之陴。"《易·说卦》："震为雷……其于稼也，为反生。"李鼎祚集解引宋衷曰："阴在上，乾在下，故为反生，谓枲豆之类，戴甲而生。"宋代朱震《汉上易集传》引郑玄注："生而反出也。"反阳，水运不及，则不能制火，使之颠倒从火运。故称反阳。

㉞坚止　马莳："盖以水少不濡则便干而且止也。"即大便坚硬而不通。《类经·二十五卷·第十三》注："土邪留滞则坚止为癃也。"今从马注。

㉟埃郁昏翳　埃，尘埃，灰尘。郁，气味浓烈；盛。此指后者。翳，遮蔽；隐藏；隐没。《楚辞·离骚》："百神翳其备降兮，九疑缤其并迎。"王逸注："翳，蔽也。"《汉书·扬雄传上》："于是乘舆乃登夫凤凰兮翳华芝。"颜师古注："翳，蔽也。以华芝为蔽也。"埃郁昏翳，土星盛，则云气犹灰尘弥漫，视野昏暗被遮蔽。

㊱坚下　《类经·二十五卷·第十三》："阳明实而少阴虚也。"下，腹泻。宋代苏轼《与米元章》之七："某昨日啖冷过度，夜暴下，旦复疲甚。"坚下，排泄坚硬的大便。

㊲少羽与少宫同　少羽为水运不及，少宫为土气不足，二者皆不足时则相同。

㊳上宫与正宫同　即辛丑、辛未年，太阴湿土司天，土气胜，使水运衰，故与正宫同。

㊴癃闷（bì）　王冰："癃，小便不通。闷，大便干涩不利也。"《素问悬

解》："小便不通。"《本草纲目·百病主治药上》："白鱼（治）小便淋闷，以滑石、发灰服。"后世多指小便不通。但据上文"主二阴"，故据王注。

⑥振拉摧拔　振拉，风声使人惊恐。摧，折断；倒塌。《说文·手部》："摧，折也。"王冰："摧，仆落也。"本书《六元正纪大论》吴昆："中折为摧，引本为拔。"拔，连根拔出。振拉摧拔，即使人惊恐的风声，树木折断，连根拔起。

⑥毛显狐貉（hé）　貉，兽名。现北方通称貉子。外形似狐，毛棕灰色。穴居于河谷、山边和田野间，昼伏夜出，食鱼、鼠、蛙、虾、蟹和野果等。明代李时珍《本草纲目·兽二·貉》："貉生山野间。状如狸，头锐鼻尖，斑色。其毛深厚温滑，可为裘服。与貛同穴而异处，日伏夜出，捕食虫物，出则貛随之。"毛显狐貉，化气昌，长气宣布，而有埃昏骤雨则振拉摧拔，使蛰虫不藏，故使短毛类狐貉显露于外而不隐蔽。

⑥乘危而行，不速而至　即五运不及年，则其所不胜之气及所胜之气，乘其孤危不足之时，犹如不速之客。王冰："通言五行气少而有胜复之大凡也。乘彼孤危，恃乎强盛，不召而往。"

⑥灾反及之　《类经·二十五卷·第十三》："暴虐无德，至于子来报复，灾反及之，如木被金伤，则火来救母，起而相报，金为火制，乃反受灾。"

【原文】

发生之纪，是谓启①敷，土踈泄②，苍气达，阳和布化，阴气乃随，生气淳化③，万物以荣，其化生，其气美④，其政散，其令条舒，其动掉⑤眩巅疾，其德鸣靡⑥启坼，其变振拉摧拔，其谷麻稻，其畜鸡犬，其果李桃，其色青黄白，其味酸甘辛，其象春，其经足厥阴、少阳，其藏肝脾，其虫毛介，其物中坚外坚，其病怒，太角与上商同，上徵则其气逆⑦，其病吐利，不务⑧其德则收气复，秋气劲切，甚则肃杀，清气大至，草木雕零，邪乃伤肝。

赫曦之纪，是谓蕃茂，阴气内化⑨，阳气外荣，炎暑施化，物得以昌，其化长，其气高，其政动，其令鸣显⑩，其动炎灼妄扰[11]，其德喧[12]暑郁蒸，其变炎烈沸腾，其谷麦豆，其畜羊彘[13]，其果杏栗，其色赤白玄，其味苦辛咸，其象夏，其经手少阴、太阳，手厥阴、少阳[14]，其藏心肺，其虫羽鳞，其物脉[15]濡，其病笑、疟、疮疡、血流、狂妄、目赤，上羽与正徵同[16]，其收齐[17]，其病痓，上徵[18]而收气后也，暴烈其政，藏气乃复，时见凝惨[19]，甚则雨水霜雹切[20]寒，邪伤心也。

敦阜之纪，是谓广化[21]，厚德[22]清静，顺长以盈[23]，至阴内实[24]，物化充成，烟埃朦郁[25]，见于厚土[26]，大雨时行，湿气乃用，燥政乃辟[27]，其化圆，其气丰，其政静，其令周备，其动濡积并稸[28]，其德柔润重淖，其变震惊飘骤崩溃[29]，其谷稷麻，其畜牛犬，其果枣李，其色黅玄苍，其味甘咸酸，其象长夏，其经足太阴、阳明，其藏脾肾，其虫倮毛，其物肌核[30]，其病腹满，四支不举，大风迅至，邪伤脾也。

坚成之纪，是谓收引[31]，天气洁，地气明，阳气随阴治化[32]，燥行其政，物以司成，收气繁布，化洽[33]不终[34]，其化成，其气削，其政肃，其令锐切，其动暴[35]折疡疰[36]，其德雾露萧飋[37]，其变肃杀雕零，其谷稻黍，其畜鸡马，其果桃杏，其色白青丹，其味辛酸苦，其象秋，其经手太阴、阳明，其藏肺肝，其虫介羽，其物壳络，其病喘喝胸凭仰息[38]，上徵与正商同[39]，其生齐[40]，其病咳，政暴变则名木不荣，柔脆[41]焦首，长气斯救，大火[42]流，炎烁且至，蔓[43]将槁，邪伤肺也。

流衍之纪，是谓封藏[44]，寒司物化，天地严凝，藏政以布，长令不扬，其化凛，其气坚，其政谧，其令流注，其动漂泄沃涌[45]，其德凝惨寒雰[46]，其变冰雪霜雹，其谷豆稷，其畜彘牛，其果栗枣，其色黑丹黅，其味咸苦甘，其象冬，其经足少阴、太阳，其藏肾心，其虫鳞倮，其物濡满[47]，其病胀，上羽而长气不化也[48]。政过则化气大举，而埃昏气交，大雨时降，邪伤肾也。故曰：不恒其德，则所胜来复，政恒其理，则所胜同化[49]，此之谓也。

【校注】

①启敶　敶，同“嗽”、“陳”。嗽，《集韵》：“嗽，列也。或作敶，通作陈。”王冰：“敶，古陈字。”陈，张扬；通“田”。《礼记·表记》：“子曰：事君欲谏不欲陈。”郑玄注：“陈，谓言其过于外也。”《墨子·号令》：“候出越陈表，遮坐郭门之外内，立其表，令卒之半居门内，令其少多无可知也。”孙诒让间诂：“‘陈表’，《杂守篇》作‘田表’。‘田’、‘陈’，古音相近，字通。”启敶，木运太过之年使万物过于向外。

②踈泄　踈，开也。泄，出也，即排泄；漏也。《篇海类编·地理类·水部》：“泄，出也，发也。”利。《玉篇·水部》：“泄，漏也。”踈泄，木运太过之年，而土气弱，脾不能藏纳，则泄而吐。

③淳化　淳，平和。本篇其下“化淳则咸守，气专则辛化。”王冰：“淳，和也。”淳化，平和化育。

④美　成长；成熟；茂盛。此引申为旺盛。《吕氏春秋·至忠》：“今有树于此，而欲其美也，人时灌之则恶之，而日伐其根，则必无活树矣。”高诱往：“美，成也。”《春秋繁露·天地之行》：“故荠以冬美而荼以夏成。”《太玄·养》：“藏心于渊，美厥灵根。”范望注：“美，茂也。”

⑤掉　摆动；摇动；颤动；振动。《说文·手部》：“掉，摇也。”《文选·扬雄〈长杨赋〉》：“拮隔鸣球，掉八列之舞。”李善注引贾逵曰：“掉，摇也。”《周礼·春官·典同》“薄声甄，厚声石”汉代郑玄注：“甄，读为‘甄耀’之‘甄’。甄，犹掉也。钟微薄则声掉。”《篇海类编·身体类·手部》：“掉，颤也。”本书《至真要大论篇》：“筋骨掉眩清厥。”王冰：“掉，为肉中动也。”

⑥鸣靡启坼　鸣，声音。《说文》：“鸣，鸟声也。从鸟，从口。”段玉裁注：“引申之凡出声皆曰鸣。”靡，和顺；散，分散。此指后者。《古今韵会举要·纸韵》：“靡，顺也。”《墨子·尚同中》：“靡分天下，设以为万国诸侯。”“启”，啟的古字。开；古称立春、立夏为启，立秋、立冬为闭；《说文·口部》：“启，开也。从户、口。”段玉裁注：“后人用啟字，训开，乃废启不行矣。”张舜徽注：“今经传中，惟《尔雅·释天》‘明星谓之启明’，其字作‘启’，余皆通用啟字。”《左传·僖公五年》：“凡分、至、启、闭，必书云物，

为备故也。”杜预注：“启，立春、立夏；闭，立秋、立冬。”《荀子·天论》：“繁启蕃长于春夏．畜积收臧于秋冬。”坼，裂开；绽开。此指后者《易·解》：“雷雨作而百果草木皆甲坼。”鸣靡启坼，此指风气之声吹散树枝，使冰开化，植物绽开。

⑦上徵则其气逆 《类经·二十五卷·第十三》：“上徵者，司天见少阴君火、少阳相火，乃壬子、壬午、壬寅、壬申四年是也。木气有余而上行生火，子居母上，是为气逆。”

⑧务 致力。

⑨阴气内化，阳气外荣 王冰：“阴阳之气，得其序也。”《素问悬解》：“阴气内化，阴退于内。阳气外荣者，阳畅于外也。”

⑩鸣显 鸣，通“明”。《文选·李康〈运命论〉》：“夫黄河清而圣人生，里社鸣而圣人出。”李善注引宋均曰：“明与鸣，古字通。”鸣显，即明显，指夏季时令光明显赫的意思。

⑪炎灼妄扰 炎灼，火烧。三国时魏国曹操《让九锡表》：“惶悸怔营，心如炎灼。”妄。谵妄。扰，烦；烦劳《说文·手部》：“扰，烦也。”段玉裁注：“烦者，热头痛也。”本书《四气调神大论篇》：“无扰乎阳。”王冰：“扰，谓烦也，劳也。”王冰：“妄，谬也。扰，挠也。”火灼妄扰，即高热妄言，扰动不安。

⑫暄（xuān） 温暖。本书《五运行大论》：“东方生风……其性为暄，其德为和。”张介宾：“暄，温暖也。肝为阴中之阳，应春之气，故其性暄。”

⑬羊彘 新校正云：“按本论上文马为火之畜，今言羊者，疑‘马’字误为‘羊’，《金匮真言论》及《脏气法时论》俱作羊，然本论作马，当从本论之文也。”

⑭手厥阴、少阳 手厥阴心包代心脉，手少阳为三焦之脉，故皆属火。

⑮脉 新校正：“详脉即络也，文虽殊而义同”。

⑯上羽与正徵同 指在戊辰、戊戌太阳寒水司天之年，虽有火运太过，但司天之寒水克之，故上羽与正徵同。

⑰其收齐 当太阳寒水司天，则岁运太过之火被克，火乃无力制金，所以使金之收气得与正常齐等。

⑱上徵 指在戊子、戊午年，少阴君火司天之年与戊寅、戊申少阳司天之年，司天与岁运同气，则火气甚。

⑲惨　寒冷。《逸周书·周月解》:“阴降惨于万物。”朱右曾校释:“惨,寒气惨烈也。”《文选·张衡〈西京赋〉》:“冰霜惨烈。”李善注引薛综曰:“惨烈,寒也。”

⑳切　割;严酷。此指前者。南朝梁武帝《赠谥临川王宏诏》:“天不慭遗,奄焉不永,哀痛抽切,震恸于厥心。”《文子·上礼》:“故为政以苛为察,以切为明……大败大裂之道也。”

㉑广化　广,扩大;增多;增强;此指扩大。《史记·乐毅列传》:“破宋,广地千余里。”《银雀山汉墓竹简·孙子兵法·威王问》:“埤垒广志,严正辑众。”《汉书·食货志上》:“薄赋敛,广畜积。”《易·系辞上》:“夫易,圣人所以崇德而广业也。”广化,土气有余,则土化之气扩大于他物。王冰:“土余故化气广被于物也。”

㉒厚德　施以厚泽;大德。此指后者。《国语·晋语二》:“故轻致诸侯而重遣之,使至者劝而叛者慕,怀之以典言,薄其要结,而厚德之以示之信。”《易·坤》:“地势坤,君子以厚德载物。”

㉓顺长以盈　顺,和顺。王冰:“土性顺用,无与物争,故德厚而不躁,顺火之长育,使万物化气盈满也。”

㉔至阴内实　至阴,极盛的阴气。三阴生于六月,六为老,故称至阴。《庄子·田子方》:“至阴肃肃,至阳赫赫。”《孔子家语·执辔》:“至阴主牝,至阳主牡。”至阴内实,土星之气使万物内部充实。

㉕烟埃朦郁　烟,指烟状物,此指云、雾等。三国时魏国曹操《气出唱》之二:“从西北来时,仙道多驾烟。”《说文·火部》:“烟,火气也。烟,或从因。”朦,月不明。《说文新附》:“朦,月朦胧也。”郁,郁结;盛;热气。此指盛,本书《气交变大论》:“大雨至,埃雾朦郁,上应镇星。”烟埃朦郁,即云雾像灰尘样朦胧很盛。

㉖厚土　厚,山,丘陵。《说文》:“厚,山陵之厚也。……垕,古文厚。”王冰:“厚土,山也。”

㉗辟　除去;消除;退避;躲避。《诗·大雅·皇矣》:“启之辟之,其柽其椐。”朱熹集传:“启、辟,芟除也。”《左传·僖公二十八年》:“师直为壮,曲为老。岂在久乎?微楚之惠不及此,退三舍辟之,所以报也。”《孟子·滕文公下》:“古者不为臣不见。段干木逾垣而辟之,泄柳闭门而不纳,是皆已甚;迫,斯可以见矣。”

㉘濡积并稸　稸，同“蓄”。积蓄。《文选·宋玉〈高唐赋〉》：“登巉岩而下望兮，临大阺之稸水。”李善注引《字林》：“稸，积也，与‘畜’同。”濡积并稸，《类经·二十五卷·第十三》：“湿者多濡，静则积蓄。”

㉙震惊飘骤崩溃　王冰：“震惊，雷霆之作用。飘骤，暴风雨至也。大雨暴注，则山崩土溃，随水流注。”。

㉚肌核　果肉与核。

㉛收引　收缩。王冰：“引，敛也。阳气收，阴气用，故万物收敛。”《素问悬解》注：“收引者，金气收敛，引阳气于地下也。”

㉜阳气随阴治化　阴气统治时，阳气随金气之收敛而入于阴中而化育。《素问悬解》：“阴气司权而主治化，则阳气随之归于水中。”

㉝洽　朝鲜本作“治”。

㉞化洽不终　洽，浸润；润泽。此指润泽。《说文·水部》：“洽，沾也。”《书·大禹谟》：“好生之德，洽于民心。”孔颖达疏：“洽，谓沾渍优渥，洽于民心，言润泽多也。”终，到底。《墨子·天志中》：“欲以此求赏誉，终不可得。”燥气太过则湿土化润之气不能贯彻到底。

㉟暴　空手搏击。《尔雅》“暴虎，徒搏也。”《吕氏春秋·安死》：“不暴虎。”高诱注：“无兵搏虎曰暴虎。”

㊱疰　指具有传染性病；此指流注，中医外科病名。也作“注”。有注入和久住之意。《广雅·释诂一》：“疰，病也。”王念孙疏证：“疰者，郑注《周官·疡医》云：注，读如注病之注。”《释名》：“‘注病，一人死，一人复得，气相灌注也。’‘注’与‘疰’通。”张隐庵集注：“疡疰，皮肤之疾也。”《诸病源候论·诸注候》：“凡注之言住也。谓邪气居住人身内，故名为注。

㊲飉　秋风。汉代王延寿《鲁灵光殿赋》：“鸿炉炾以爣阆，飉萧条而清泠。”

㊳胸凭仰息　凭，满；烦闷。《楚辞·离骚》：“众皆竞进以贪婪兮，凭不猒乎求索。”王逸注：“凭，满也。楚人名满曰凭。”汉代张衡《西京赋》：“虽斯宇之既坦，心犹凭而未摅。”胸凭仰息，胸满仰面喘息。

㊴上徵与正商同　即庚子、庚午少阴君火司天与庚寅、庚申少阳相火司天之年，金运太过，但司天之火气能够克之，所以上徵与正商同。

㊵其生齐　当火气司天克金，则木不受金制，使木之生气，金气齐化。王冰：“上火制金，所以生气与之齐化。”

㊶柔脆　柔弱，软弱。《老子》："万物草木之生也柔脆，其死也枯槁。"

㊷大炎　此指火星宿。

㊸蔓（wàn）《广韵》无贩切，去愿，微。草本蔓生植物的细长不能直立的枝茎。

㊹封藏　封闭收藏。《史记·封禅书》："其礼颇采太祝之祀雍上帝所用，而封藏皆秘之，世不得而记也。"冰封则地冻时，使万物藏于下。

㊺漂泄沃涌　漂，冲走，冲毁；通"瘭"。一种毒疮。此指后者。《集韵·宵韵》："瘭，疽病。或作漂。"《庄子·则阳》："并溃漏发，不择所出，漂疽疥痈，内热溲膏是也。"陆德明释文："漂本亦作瘭。瘭疽，谓病疮脓出也。"成玄英疏："漂疽，热毒肿也。"《孙子·势》："激水之疾，至于漂石者，势也。致滂沱之雨，连日不止，令忧漂坏邑居。"沃，饮，喝；低。宋代陶谷《清异录·女行》："载（扈载）连沃六七巨觥，吐呕淋漓。"清代王韬《淞隐漫录·林士樾》："席间，生故设僻令，秦客与琼娘连沃数十觥。"《广雅·释诂四》："沃，低也。"漂泄沃涌，即长瘭疽、泄泻、喝水呕吐。也可以理解为"大水冲毁有洪水泄出，低处向上冒水。"依文例，为前者。

㊻雰（fēn）　雾气。《一切经音义·卷六十八》引《仓颉篇》："氛，雾也。"《玉篇·雨部》："氛，雾气也。"本书《六元正纪大论》"川泽严凝，寒氛结为霜雪。"王冰："寒氛，白气也，其状如雾而不流行，坠地如霜雪，得日晞也。"

㊼满　王冰："满，土化也。"新校正："按土不及作'肉'，土太过作'肌'，此作满，互相成也。"

㊽上羽而长气不化也　指丙辰、丙戌太阳寒水司天之年，则水气更甚，火之长气益受其侮，所以长气不得施化。

㊾不恒其德……则所胜同化　同化，使不相同的事物逐渐变成相近或相同。《类经·二十五卷·第十三》："上文太过五运也，不恒其德则所胜来复。暴虐无德，侮彼不胜，则所胜者必起而报之也。政恒其理，则所胜同化，谓安其常，处其顺，则所胜者，亦同我之气而与之俱化矣。如木与金同化，火与水齐育之类是也。"

【原文】

帝曰：天不足西北[1]，左寒而右凉[2]，地不满东南[1]，右热而左温[②]，其故何也？岐伯曰：阴阳之气，高下之理，太少之异[③]也。东南方，阳也，阳者，其精降于下，故右热而左温。西北方，阴也，阴者，其精奉[④]于上，故左寒而右凉，是以地有高下，气有温凉，高者气寒，下者气热，故适[⑤]寒凉者胀，之[⑥]温热者疮，下之则胀已，汗之则疮已，此凑理开闭之常，太少之异耳[⑦]。

【校注】

①天不足西北、地不满东南　天，指阳。地，指阴。《灵枢·经水》："天为阳，地为阴。"高士宗："天为阳，阳气温热；地为阴，阴气寒凉。天不足西北，则西北方之阳气少，故左右寒凉；地不满东南，则东南方之阴气少，故左右温热。"

②左寒而右凉、右热而左温　右，西边。一般取面向南来确定位置，则右为西；古代崇右，故以右为上，为贵，为高。此指方位。《仪礼·士虞礼》："陈三鼎于门外之右。"郑玄注："门外之右，门西也。"《文选·王粲〈从军〉诗之一》："相公征关右，赫怒震天威。"李周翰注："关右，关西也。"《管子·七法》："春秋角试，以练精锐为右。"尹知章注："右，上也。"《史记·廉颇蔺相如列传》："既罢归国，以相如功大，拜为上卿，位在廉颇之右。"司马贞索隐："王劭按：董勋《答礼》曰'职高者名录在上，于人为右；职卑者名录在下，于人为左，是以谓下迁为左'。"张守节正义："秦汉以前，用右为上。"全句左右是：右为西方而气凉，左为北方而气寒；左是东方而气温；右是南方而气热。

③阴阳之气，高下之理，太少之异　王冰："高下，谓地形。太少，谓阴阳之气盛衰之异。今中原地形，西北方高，东南方下，西方凉，北方寒，东方温，南方热，气化犹然矣。"……"西北、东南，言其大也。夫以气候验之，中原地形所居者，悉以居高则寒，处下则热。尝试观之，高山多雪，平川多雨，高山多寒，平川多热，则高下寒热可徵见矣。"

④奉　给与；送。《广韵·肿韵》："奉，与也。"《左传·僖公三十三年》："秦违蹇叔，而以贪勤民，天奉我也。"杜预注："奉，与也。"

⑤适　至，得；天象等变异。《玉篇·辵部》："适，得也。"此指至。《史记·天官书》"日月晕适，云风，此天之客气，其发见亦有大运。"裴骃集

解："徐广曰：'适者，灾变咎征也。'李裴曰：'适，见灾于天……。'骃案：孟康曰'晕，日旁气也。适，日之将食，先有黑气之变。'"

⑥之　相当于"得；有；至"。《说文》："适，之也。"郝懿行义疏："适者，之也，之者，适也。亦互相训其义。又皆为往也。"《史记·外戚世家》："何藏之深也!"清代吴昌莹《经词衍释·卷九》："之，犹有也。"

⑦下之则胀已……太少之异耳　凑，通"腠"。皮下肌肉之间的空隙。王冰："寒凉之地，腠理开少而闭多，闭多则阳气不散，故适寒凉腹必胀也。湿热之地，腠理开多而闭少，开多则阳发散，故往温热皮必疮也。下之则中气不余，故胀已。汗之则阳气外泄，故疮愈。"

【原文】

帝曰：其于寿夭[①]何如？岐伯曰：阴精所奉其人寿，阳精所降其人夭[②]。帝曰：善。其病也，治之奈何？岐伯曰：西北之气散而寒之，东南之气收而温之[③]，所谓同病异治[④]也。故曰：气寒气凉，治以寒凉，行水渍之[⑤]。气温气热，治以温热，强其内守[⑥]。必同其气[⑦]，可使平也，假者反之[⑧]。

帝曰：善。一州之气，生化寿夭不同，其故何也？岐伯曰：高下之理，地势使然也。崇高则阴气治之，污[⑨]下则阳气治之，阳胜者先天，阴胜者后天[⑩]，此地理之常，生化之道也。

帝曰：其有寿夭乎？岐伯曰：高者其气寿，下者其气[⑪]夭，地之小大异也[⑫]，小者小异，大者大异。故治病者，必明天道地理，阴阳更胜，气之先后，人之寿夭，生化之期，乃可以知人之形气矣。

【校注】

①寿夭　长命与夭折。《庄子·应帝王》："郑有神巫曰季咸，知人之死生存亡，祸福寿夭。"

②阴精所奉其人寿，阳精所降其人夭　阴精，指月亮之精气。汉代丁鸿《日食上封事》："月者阴精，盈毁有常，臣之表也。"唐代徐敞《月映清淮流》

诗："处柔知坎德，持洁表阴精。"阳精，太阳之精气。《礼记·月令》"月令第六"唐代孔颖达疏："月是阴精，日为阳精。"北齐颜之推《颜氏家训·归心》："天为积气，地为积块，日为阳精，月为阴精。"降：罢退；减退；停止。《左传·昭公元年》："五降之后，不容弹矣。"杜预注："降，罢退。"《庄子·外物》："天之穿之，日夜无降。"成玄英疏："降，止也。"王冰："阴精所奉高之地也。阳精所降，下之地也。阴方之地，阳不妄泄，寒气外持，邪不数中，而正气坚守，故寿延。阳方之地，阳气耗散，发泄无度，风湿数中，真气倾竭，故夭折。"

③西北之气散而寒之，东南之气收而温之　散，放，释放。《公羊传·庄公十二年》："万尝与庄公战，获乎庄公，庄公归，散舍诸宫中。"何休注："散，放也。"王冰："西方、北方人，皮肤腠理密，人皆食热，故宜散宜寒；东方、南方人，皮肤疏，腠理开；人皆食冷，故宜收宜温。散，谓温浴，是中外条达。收，谓温中，不解表也。"

④同病异治　病相同，而治法则不同。

⑤行水渍之　王、张认为热汤浸渍以散其寒，但不符合"必同其气"。王冰："行水渍之，是汤漫渍也。"《类经·二十五卷·第十六》："行水渍之法，谓用汤液浸渍以散其外寒也。"笔者认为受寒之后用寒，如受冻之人用雪把身搓热，使之寒出，东北人用之。

⑥内守　对内守卫本土。此指内守体内阳气。汉代贾谊《新书·过秦上》："其削也，内守外附而社稷存。"

⑦必同其气，可使平也　王冰："寒方以寒，热方以热，温方以温，凉方以凉，是正法也，是同气也"……平，谓平调也。

⑧假者反之　指假寒假热证候，用相反之法治之。王冰："若西方北方有冷病，假热方温方以除之，东方南方有热疾，须凉方寒方以疗之者，则反上正法以取之。"

⑨污　低洼；凹陷。《庄子·齐物论》："大木百围之窍穴，似鼻，似口，似耳，似枅，似圈，似臼，似洼者，似污者。"宣颖解："污，窊也。"

⑩阳胜者先天，阴胜者后天　王冰："先天谓先天时也，后天谓后天时也。悉言土地生荣枯落之先后也，物既有之，人亦如然。"

⑪气　旧指气数；命运。宋代程颐《河南程氏遗书·伊川先生语四》："问：'上古人多寿，后世不及古，何也？莫是气否？'曰。'气，便是命也。'"

⑫地之小大异也 《类经·二十五卷·第十六》："然大而天下则千万里之遥，有所异也，小而一州则数十里之近，亦有所异也。"

【原文】

帝曰：善。其岁有不病，而藏气不应不用①者，何也？岐伯曰：天气制之，气有所从也②。帝曰：愿卒闻之。岐伯曰：少阳司天，火气下临，肺气上从，白起金用③，草木眚，火见燔焫，革④金且耗，大暑以行，咳嚏，鼽衄，鼻窒，曰疮疡⑤；寒热胕肿。风行于地，尘沙飞扬，心痛胃脘痛，厥逆鬲⑥不通，其主暴速⑦。

阳明司天，燥气下临，肝气上从，苍起木用而立，土乃眚，凄沧⑧数至，木伐⑨草萎，胁痛目赤，掉振鼓栗⑩，筋痿不能久立。暴热至，土乃暑，阳气郁发，小便变⑪，寒热如疟，甚则心痛，火行于槁⑫，流水不冰，蛰虫乃见。

太阳司天，寒气下临，心气上从，而火且明，丹起金乃眚；寒清时举，胜则水冰，火气高明，心热烦，嗌干善渴，鼽嚏，喜悲数欠，热气妄行，寒乃复，霜不时降，善忘，甚则心痛。土乃润，水丰衍⑬，寒客至，沉阴化⑭，湿气变物，水饮内稸，中满不食，皮𤸷肉苛⑮，筋脉不利，甚则胕肿身后痈⑯。

厥阴司天，风气下临，脾气上从，而土且隆，黄起水乃眚；土用革，体重肌肉萎，食减口爽⑰，风行太虚，云物摇动，目转耳鸣。火纵其暴，地乃暑，大热消烁，赤沃下⑱，蛰虫数见，流水不冰，其发机速⑲。

少阴司天，热气下临，肺气上从，白起金用，草木眚；喘呕，寒热，嚏，鼽，衄，鼻窒，大暑流行，甚则疮疡燔灼，金烁石流⑳。地乃燥清，凄沧数至，胁痛善太息，肃杀行，草木变。

太阴司天，湿气下临，肾气上从，黑起水变，火乃眚[21]；埃冒云雨，胸中不利，阴痿气大衰而不起不用，当其时[22]，反腰脽[23]痛，动转不便也；厥逆。地乃藏阴，大寒且至，蛰虫早附[24]，心下否痛，地裂冰坚，少腹痛，时害[25]于食，乘金则止水增[26]，味乃咸，行水[27]减也。

【校注】

①用　事物本质的外部表现；主宰；治理；作用。此指前者。宋代王应麟《困学纪闻·卷一》："叶少蕴谓凡《易》见于有为者皆言用。用之者何？体也……晁景迂曰：体、用本乎释氏。"《楚辞·离骚》："夫维圣哲以茂行兮，苟得用此下土。"朱熹注："言圣哲之人有甚盛之行，故能有此下土而用之也。"《韩非子·内储说上》："（子产）谓游吉曰：'我死后，子必用郑，必以严往人。'"

②天气制之，气有所从也　张志聪："此论天有五运，地有五方，而又有司天、在泉之六气，交相承制者也。岁有不病者，不因天之五运，地之五方而为病也。脏气者，五脏之气应合五运五行。不应不用者，不应五运之用也，此因司天之气制之，而人之脏气从之也。"

③少阳司天……白起金用　临，统治；治理。唐代慧苑《华严经音义·入法界品》："大王临庶品。"原注引贾逵《国语》注："临，治也。治，谓治理也。"《书·大禹谟》："临下以简，御众以宽。"白者，在五星为金也。《书·益稷》："以五采彰施于五色，作服，汝明。"孙星衍疏："五色，东方谓之青，南方谓之赤，西方谓之白，北方谓之黑，天谓之玄，地谓之黄，玄出于黑，故六者有黄无玄为五也。"汉代班固《白虎通·五行》："金在西方，西方者，阴始起，万物禁止，金之为言禁也。"《释名·释天》："金，禁也。其气刚严能禁制也。"《吕氏春秋·孟秋》："某日立秋，盛德在金。"高诱注："盛德在金，金主西方也。"《汉书·五行志上》："金，西方，万物既成，杀气之始也。"少阳相火司天，其气下统治于地，火盛则乘金，使金起而从司天之气之化，则金为火所用。少阳司天……白起金用，吴昆："凡寅申之岁，皆少阳相火司天，火气下临，金所畏也，故肺气上而从事焉，金既从事于火，则为火用事，故言白起金用，眚受其灾也"。

④革　排斥。《易·革》："水火相息，二女同居，其志不相得，曰革。"

⑤曰疮疡　原作“曰疡”。新校正云：“详注（王冰注）云：故曰生疮。疮，身疮也。疡，头疮也。今经只言曰疡，疑经脱一‘疮’字。别本‘曰’字作‘口’。”吴本、《类经·二十五卷·第十四》并作“疮疡”，马本、张本并作“口疡”。今据王注及新校正补“疮”字。

⑥鬲　通膈。胸部膈肌上，心肺下空闲处。《集韵·麦韵》：“膈，肓也。”

⑦其主暴速　王冰：“少阳厥阴，其化急速，故病气起发，疾速而为，故云其主暴速。”

⑧沧　寒冷。《说文·水部》：“沧，寒也。”

⑨伐　败坏；危害；星名，属参宿。此指危害。《逸周书·武称》：“饵敌以分而照其储，以伐辅德追时之权，武之尚也。”汉代董仲舒《春秋繁露·奉本》：“大火二十六星，伐十三星，北斗七星。”《晋书·天文志》：“故黄帝占参应七将，中央三小星曰伐。”

⑩掉振鼓栗　鼓栗，本书《至真要大论》：“发而为疟，恶寒鼓栗，寒极反热……诸禁鼓栗，如丧神守，皆属于火。”掉振鼓栗，摇动震颤，上下颌部犹如鼓击被打而之寒战。

⑪变　通“辩”。急躁。此指尿急。《韩非子·亡徵》：“变褊而心急，轻疾而易动发，心悁忿而不訾前后者，可亡也。”陈奇猷校注引俞樾曰：“变当读为㝸。《说文·心部》‘辩一曰急也。’是与褊同义。作变者，声近假借也。”

⑫火行于稿　稿，禾秆。也作“稾”。通“槁”。枯槁。《集韵·京韵》“稿，杆也。”《正字通·禾部》：“稿，同稾。”汉代刘向《说苑·建本》：“父以子为本，子以父为本，弃其本者，荣华稿矣。”一本作“槁”。

⑬土乃润，水丰衍　辰戌之年，为太阳寒水司天，则太阴湿土在泉，土则润泽，水盛而流溢。

⑭寒客至，沉阴化　沉，同沈。寒客至，山岭上凹处的积水；积云久阴。此指后者。《说文·水部》：“沈，陵上滈水也。”《礼记·月令》：“（季春之月）行秋令，则天多沉阴，淫雨蚤降，兵革并起。”蔡邕《月令章句》：“阴者，密云也；沈者，云之重也。”南朝梁国江淹《诣建平王上书》：“加以涉旬日，迫季秋，天光沉阴，左右无色。”寒客至，沉阴化，张志聪：“太阳司天，则寒水之客气加临于三之气，湿土之主气主于四之气，故曰寒客至，沉阴化。”

⑮皮痛肉苛　痛，《玉篇》："痛，痹也。"苛，重。《字汇》："痛，手足麻痹也。"本书《至真要大论篇》："筋肉拘苛，血脉凝泣。"王冰："苛，重也。"皮痛肉苛，感到皮肤麻木不仁，肌肉沉重。

⑯身后痈　太阳经脉循行于背部而受邪气，故于身后部肿。

⑰爽　减退。《广雅·释诂二》："爽，减也。"

⑱赤沃下　吴昆："赤沃下，小便出血也。"《类经·二十五卷·第十四》："赤沃下者，霖雨多热，受赤气也。"《素问经注节解》："按：赤沃下谓血水下流也，二便血及赤带之属。"从后者注。

⑲其发机速　机，弩牙。弩上钩弦的器具，象牙齿，称"弩牙"。《释名·释兵》："钩弦者曰牙，似齿牙也。"《书·太甲上》"若虞机张。"孔传："机，弩牙也。"其发机速，王冰："少阳厥阴之气，变化卒急，其为疾病，速若发机，故曰其发机速。"

⑳金烁石流　烁，通"铄"。销毁；熔化；消损；损伤。此指消损。《庄子·胠箧》："故上悖日月之明，下烁山川之精，中堕四时之施。"陆德明释文："烁，失约反。崔云：消也。司马云：崩竭也。"汉代王充《论衡·物势》："案陶冶者之用火烁铜燔器，故为之也。"《晋书·天文志中》："火与金合，为烁，为丧，不可举事用兵。"。本书《逆调论篇》："逢风而如炙如火者，是人当肉烁也。"王冰注："烁，言消也，言久久此人当肉消削也。"金烁石流，即指金星之气受到损伤，是少阴司天，热气下临，使山石受热而崩塌，则有石头滑落下来。

㉑火乃眚　新校正云："详前后文，此少'火乃眚'三字。"《素问悬解》有其三字。依文例，今据补。

㉒当其时　值土旺之时。

㉓脽（shuí）　臀部。本书《脉解篇》："正月阳气出在上而阴气盛，阳未得自次也，故肿腰脽痛也。"王冰："脽，谓臀肉也。"《汉书·东方朔传》："结股脚，连脽尻。"颜师古注："脽，臀也。"

㉔附　《广韵》符遇切，去遇，奉。伏，《广韵》房六切，入屋，奉。据此，附，通伏。即蛰伏。

㉕害　妨得。《字汇·门部》："害，妨也。"

㉖乘金则止水增　止，停留：逗留；聚集。通"沚"。水中小块陆地。此指聚集。《广雅·释诂二》：止，逗也。"《广韵·止韵》："止，留也。"《搜

神记·卷十八》："南阳西郊有一亭，人不可止，止则有祸。"《庄子·人间世》："虚室生白，吉祥止止。"郭象注："夫吉祥之所集者，至虚至静也。"《说文·水部》"湜"字下引《诗》："湜湜其止。"今本《诗·邶风·谷风》作"湜湜其沚"。《诗·秦风·蒹葭》："溯游从之，宛在水中沚。"毛传："小渚曰沚。"乘金则止水增，《类经·二十五卷·第十四》："乘金者，如岁逢六乙乘金运也，时遇燥金，乘金气也，水得金生，寒凝尤甚，故止蓄之水增。"笔者认为当为太阴土湿之气盛则乘金，则土之沚或池塘蓄水则多矣。

㉗行水　行，流也。行水，流动之水。王冰："行水，河渠流注者也。"

【原文】

帝曰：岁有胎孕不育，治[①]之不全，何气使然？岐伯曰：六气五类[②]，有相胜制也，同者盛之，异者衰之[③]，此天地之道，生化之常也。故厥阴司天，毛虫静[④]，羽虫育[⑤]，介虫不成[⑥]；在泉，毛虫育，倮虫耗[⑦]，羽虫不育。

少阴司天，羽虫静，介虫育，毛虫不成；在泉，羽虫育，介虫耗不育。

太阴司天，倮虫静，鳞虫育，羽虫不成；在泉，倮虫育，鳞虫不成。

少阳司天，羽虫静，毛虫育，倮虫不成；在泉，羽虫育，介虫耗，毛虫不育。

阳明司天，介虫静，羽虫育，介虫不成；在泉，介虫育，毛虫耗，羽虫不成。

太阳司天，鳞虫静，倮虫育；在泉，鳞虫耗，倮虫不育。

诸乘所不成之运，则甚也[⑧]，故气主有所制，岁立有所生[⑨]，地气制己胜，天气制胜己[⑩]，天制色，地制形[⑪]，五类衰盛，各随其气之所宜也。故有胎孕不育，治之不全，此气之常也，所谓中根[⑫]也。根于外者亦五[⑬]，故生化之别，有五气[⑭]、五味，五色、五类[⑮]、五宜[⑯]也。帝曰：何谓也？岐伯曰：根于中者，命曰神机，神去则机息。根于外者，命曰气立，气止则化绝⑰。故各有制，各有胜，各有生，各有成，故曰不知年之所加⑱，气之同异，不足以言生化，此之谓也。

【校注】

①治 《类经·二十五卷·第十五》："治，谓治岁之气。"

②五类 指毛虫、羽虫、倮虫、鳞虫、介虫五个种类。据文义，当指五行与五类动物。《类经·二十五卷·第十五》："五类者，五行所化，各有其类。如毛虫三百六十，麟为之长；羽虫三百六十，凤为之长；倮虫三百六十，人为之长；介虫三百六十，龟为之长；鳞虫三百六十，龙为之长。凡诸有形动物，其大小高下五色之异，各有其类，通谓之虫也。然毛虫属木，羽虫属火，倮虫属土，介虫属金，鳞虫属水。"

③同者盛之，异者衰之 同，异，即五类动物属性与六气之五行属性相同；即五类之五行属性与六气之五行属性不同。同者盛之，异者衰之，《类经·二十五卷·第十五》："六气五类，各有相生相制。同者同其气，故盛。异者，异其气，故衰。"

④静 《增韵·静韵》："静，无为也。"此指生育情况一般，没有明显的变化。

⑤育 生育繁殖。

⑥不成 未成年。《左传·哀公五年》："齐燕姬生子，不成而死。"杜预注："不成，未冠也。"今方言谓"拉扯不成"。即未成年而死。

⑦耗 此指生育数量比往年减少。

⑧诸乘所不成之运，则甚也 《类经·二十五卷·第十五》："上文言六气，此兼五运也。以气乘运，其不成尤甚。故木乘木运则倮虫不成；火乘火运则介虫不成；土乘土运则鳞虫不成；金乘金运则毛虫不成；水乘水运则羽虫不成。"指六气与五运相乘，则被克之气运所应之虫类不育尤甚。此"成"，读作"胜"。于省吾《双剑誃诸子新证·淮南子三》："胜应读作乘。胜、乘古互为音训，故得相借。"

⑨气主有所制，岁立有所生 《类经·二十五卷·第十五》："气主者，六气主乎天地也。岁立者，子甲相合，岁气立乎中运也。制者，盛衰相制也，生者，化生所由也。"

⑩地气制己胜，天气制胜己　制，抑制；控制。胜，欺凌引申为克。《类经·二十五卷·第十五》："地气制己胜，谓以己之胜，制彼之不胜，如以我之木，制彼之土也。天气制胜己，谓司天之气，能制夫胜己者也。如丁丑丁未，木运不及，而上见太阴，则土齐木化，故上宫与正宫同。癸卯、癸酉，火运不及，而上见阳明，则金齐火化，故上商与正商同，乙巳、乙亥，金运不及，而上见厥阴，则木齐金化，故上角与正角同者是也。盖以司天在上，理无可胜，故反能制胜己者，胜己者犹可制，则己胜者不言可知矣。"即司地之气抑制自己所胜（所克）者，司天之气所抑制欺凌（克）自己者。

⑪天制色，地制形　《类经·二十五卷·第十五》："色化于气，其象虚，虚本乎天也；形成为质，其体实，实出乎地也。故司天之气制五色，在泉之气制五形。"

⑫中根　即存在于物质内部气化之根本。王冰："生气之根本，发自身形之中，中根也。"据下文"根于中者，命曰神机，"其中根，当指北斗、五星之气。

⑬根于外者亦五　指存在于物体外部有五种气化根本。

⑭五气　王冰："谓臊焦香腥腐也。"

⑮五类　王冰注："五类有二矣：其一者，谓毛羽倮鳞介。其二者，谓燥湿液坚耎也。"当是指前者。

⑯五宜　指五气、五味，五色、五类，各有所宜。《灵枢经·五味》五宜：所言五色者，脾病者，宜食秔米饭牛肉枣葵；心病者，宜食麦羊肉杏薤；肾病者，宜食大豆黄卷猪肉栗藿；肝病者，宜食麻犬肉李韭。肺病者，宜食黄黍鸡肉桃葱。五禁：肝病禁辛，心病禁咸，脾病禁酸，肾病禁甘，肺病禁苦。肝色青，宜食甘，秔米饭牛肉枣葵皆甘。心色赤，宜食酸，犬肉麻李韭皆酸。脾色黄，宜食咸，大豆豕肉栗藿皆咸。肺色白，宜食苦，麦羊肉杏薤皆苦。肾色黑，宜食辛，黄黍鸡肉桃葱皆辛。

⑰根于中者……气止则化绝　神机，指宇宙间的北斗七星有发动功能之"机"而北斗星决定五星之运转。《类经·二十五卷·第十五》："物之根于中者，以神为之珠，而其知觉运动，即神机之所发也，故神去则机亦随而息矣，物之根于外者，必假外气以成立，而其生长收藏，即气化之所立也，故气止则化亦随而绝矣。"

⑱加　欺侮；凌架：施及。《广韵·麻韵》："加，陵也。"《字汇·力部》："加，施也。"

【原文】

帝曰：气始而生化，气散而有形，气布而蕃育，气终而象变[①]，其致一也。然而五味所资，生化有薄厚，成熟有少多，终始不同，其故何也？岐伯曰：地气制之也，非[②]天不生，地不长也。帝曰：愿闻其道。岐伯曰：寒热燥湿，不同其化也。故少阳在泉，寒毒[③]不生，其味辛，其治[④]苦酸，其谷苍丹。

阳明在泉，湿毒不生，其味酸，其气湿[⑤]，其治辛苦甘，其谷丹素。

太阳在泉，热毒不生，其味苦，其治淡咸，其谷黅秬[⑥]。

厥阴在泉，清毒不生，其味甘，其治酸苦，其谷苍赤，其气专，其味正[⑦]。

少阴在泉，寒毒不生，其味辛，其治辛苦甘，其谷白丹。

太阴在泉，燥毒不生，其味咸，其气热，其治甘咸，其谷黅秬，化淳则咸守，气专则辛化而俱治[⑧]。故曰：补上下者从之，治上下者逆之[⑨]，以所在寒热盛衰而调之。故曰：上取下取，内取外取，以求其过[⑩]，能毒者以厚[⑪]药，不胜毒者以薄药，此之谓也。气反者[⑫]，病在上，取之下；病在下，取之上，病在中，傍取之[⑬]。治热以寒，温而行之；治寒以热，凉而行之；治温以清，冷而行之；治清以温，热而行之[⑭]。故消之削之，吐之下之，补之泻之，久新同法。

帝曰：病在中而不实[⑮]不坚，且聚且散，奈何？岐伯曰：悉乎哉问也！无积者求其藏，虚则补之，药以袪之，食以随之，行水渍之，和其中外，可使毕已。

【校注】

①气始而生化……气终而象变　始，滋生。《释名·释言语》："始，息也，言滋息也。"《礼记·檀弓下》："君子念始之者也。"郑玄注："始，犹生也。"王冰："始，谓始发动。散，谓流散于物中。布，谓布化于结成之形。

终，谓终极于收藏之用也。故始动而生化，流散而有形，布化而成结，终极而万象皆变也。”

②非　违，违背；不。《说文·非部》：“非，违也。”《韩非子·功名》：“非天时，虽十尧不能冬生一穗。”

③毒　有毒素的；气性酷烈的。《周礼·天官·疡医》：“凡疗疡，以五毒攻之。”郑玄注：“五毒，五药之有毒者。”孙诒让正义：“盖五石之药成，气性酷烈，故谓之五毒，不必皆有毒也。”又《医师》：“聚毒药以共医事，”郑玄注：“毒药，药之辛苦者。”孙诒让正义：“《广雅·释诂》云：‘毒，苦也。’凡辛苦之药，味必厚烈而不适口，故谓之毒药。”汉代王充《论衡·言毒》：“夫毒，太阳之热气也。”王冰：“夫毒者，皆五行标盛暴烈之气所为也。”

④治　惩处。平顺；和顺；统治。此指统治。《书·胤征》：“歼厥渠魁，胁从罔治。”《史记·李斯列传》：“赵高治斯，榜掠千余。”本篇：“静顺之纪，藏而勿害，治而善下，五化咸整。”

⑤其气湿　新校正：“详在泉六，唯阳明与太阴在泉之岁，云其气湿其气热，盖以湿燥未见寒温之气，故再云其气也。”

⑥秬　黑黍。古人视为嘉谷。《诗·大雅·生民》：“诞降嘉种，维秬维秠。”毛传：“秬，黑黍也。”《吕氏春秋·本味》：“饭之美者，玄山之禾，不周之粟，阳山之穄，南海之秬。”

⑦其气专，其味正　王冰：“厥阴、少阳在泉之岁，皆气化专一，其味纯正。然余岁悉上下有胜克之气，故皆有间气间味矣。”

⑧化淳则咸守，气专则辛化而俱治　王冰：“淳，和也。化淳，谓少阳在泉之岁也。火来居水而反能化育，是水咸自守，不与火争化也。气专，谓厥阴在泉之岁也，木居于水而复下化，金不受害，故辛复生化，与咸俱王也。惟此两岁，上下之气无克伐之嫌，故辛得与咸同应王而生化也。余岁皆上下有胜克之变，故其中间甘味兼化以缓其制。”

⑨补上下者从之，治上下者逆之　王冰：“上，谓司天。下，谓在泉也。司天地气太过，则逆其味以治之；司天地气不及，则顺其味以和之。从，顺也。”

⑩上取下取，内取外取，以求其过　取，治。《广雅·释诂三》：“取，为也。《老子·四十八章》：“取天下常以无事。”河上公注：“取，治也。”上

取下取，内取外取，以求其过，王冰："上取，谓以药制有过之气也，制而不顺则吐之。下取，谓以迅疾之药除下病，攻之不去则下之。内取，谓食及以药内之，审其寒热而调之。外取，谓药熨令所病气调适也。当寒反热，以冷调之，当热反寒，以温和之，上盛不已，吐而脱之，下盛不已，下而夺之，谓求得气过之道也。"吴昆："察其面目口舌，上取也。问其二便通塞，下取也。切其脉之虚实，内取也。探其身之寒热，外取也。"《类经·二十五卷·第十四》："上取下取，察其病之在上在下也。内取外取，察其病之在表在里也。于此四者而求其过之所在。"吴、张之说不合上下文义，当依王注。

⑪厚 酫；味浓。《仪礼·士冠礼》："甘醴惟厚，嘉荐令芳。"《论衡·率性》"酒之泊厚。"

⑫气反者 指病情本标有反常态者。《类经·二十五卷·第十四》："本在此而标在彼也。"

⑬病在上，取之下……病在中，傍取之 傍，靠近；临近。《说文·人部》："傍，近也。"病在上取之下……病在中傍取之，王冰："下取，谓寒逆于下，而热攻于上，不利于下，气盈于上，则温下以调之。上取，谓寒积于下，温之不去，阳脏不足，则补其阳也。傍取，谓气并于左，则药熨其右，气并于右，则熨其左以和之，必随寒热为适。"马莳："然有反气而治者，则病在上取之下，盖气壅于上而宜降之也。病在下，取之上，盖气滞于下而宜升之也。病在中者，则傍取之，盖病在于中，而经脉行于左右，则或灸或刺或熨或按，皆当取之于傍也。"《类经·二十五卷·第十四》："气反者，本在此而标在彼也。其病既反，其治亦宜反。故病在上，取之下，谓如阳病者治其阴，上壅者疏其下也。病在下，取之上，谓如阴病者治其阳，下滞者宣其上也。病在中傍取之，谓病生于内而经连乎外，则或刺或灸或熨或按，而随其所在也。"张志聪："气反者，谓上下外内之病气相反也。如下胜而上反病者，当取之下；上胜而下反病者，当取之上；外胜而内反病者，当取之外旁。"诸说互有发明，并存之，以资参考。

⑭治热以寒……热而行之 王冰："气性有刚柔，形证有轻重，方用有大小，调制有寒温。盛大则顺气性以取之，小耎则逆气性以伐之，气殊则主必不容，力倍则攻之必胜，是则谓汤饮调气之制也。"

⑮实 充满；填塞。《左传·昭公七年》："为章华之宫，纳亡人以实之。"《楚辞·招魂》："瑶浆蜜勺，实羽觞些。"王逸注："实，满也。"《史

记·五帝本纪》："瞽叟与象共下土实井。"司马贞索隐："亦作'填井'。"

【原文】

帝曰：有毒无毒，服有约[①]乎？岐伯曰：病有久新，方有大小，有毒无毒，故宜常制矣。大毒治病，十去其六。常毒治病，十去其七。小毒治病，十去其八。无毒治病，十去其九[②]。谷肉果菜，食养尽之，无使过之，伤其正也[③]。不尽，行复如法，必先岁气，无伐天和[④]，无盛盛[⑤]，无虚虚[⑥]，而遗人天[⑦]殃，无致[⑧]邪，无失正绝，人长命[⑨]。

帝曰：其久病者，有气从不康[⑩]，病去而瘠[⑪]，奈何？岐伯曰：昭乎哉圣人之问也！化不可代，时不可违[⑫]。夫经络以通，血气以从，复其不足，与众齐同，养之和之，静以待时[⑬]，谨守其气，无使倾移[⑭]，其形乃彰，生气以长，命曰圣王[⑮]。故《大要》[⑯]曰：无代化，无违时，必养必和，待其来复，此之谓也。帝曰：善。

【校注】

①约　通"要"。总要；纲要。《商君书·修权》："凡赏者，文也。刑者，武也。文武者，法之约也。"《汉书·礼乐志二》："雷震震，电耀耀。明德乡，治本约。"颜师古注："约读曰要。

②大毒治病……十去其九　王冰："大毒之性烈，其为伤也多，小毒之性和，其为伤也少。常毒之性，减大毒之性一等，加小毒之性一等，所伤可知也，故至约必止之，以待来证尔。然无毒之性，性虽和平，久而多之，则气有偏胜，则有偏绝，久攻之则脏气偏弱，既弱且困，不可长也，故十去其九而止。"

③谷肉果菜……伤其正也　《类经·十二卷·第十一》："病已去其八九，而有余未尽者，则当以谷肉果菜饮食之类，培养正气而余邪自尽矣。如《脏气法时论》曰：毒气攻邪，五谷为养，五果为助，五畜为益，五菜为充者是也。然毒药虽有约制，而饮食亦贵得宜，皆不可使之太过，过则反伤其正也。"

④必先岁气，无伐天和　天和，天地之和气；人体之元气。此指后者。唐代孟郊《蜘蛛讽》诗："万类皆有性，各各禀天和。"《文子·下德》："目悦五色，口肥滋味，耳淫五声，七窍交争，以害一性，日引邪欲，竭其天和，身且不能治，奈治天下何!"晋代葛洪《抱朴子·道意》："精灵困于烦扰，荣卫消于役用。煎熬形气，刻削天和。"必先岁气，无伐天和，即治病时，一定要先了解主岁之气，不可攻伐人的元气。《类经·十二卷·第十一》："五运有纪，六气有序，四时有令，阴阳有节，皆岁气也。人气应之以生长收藏，即天和也。"

⑤盛盛　用补法使实证更实。

⑥虚虚　用泻法使虚证更虚。

⑦遗人天　遗，遗留；坠，落下。此指前者。《史记·孝文本纪》："太仆见马遗财足，余皆以给传置。"司马贞索隐："遗犹留也。"《广雅·释诂二》："遗，堕也。"天，孙本、高本并作"夭"。当据改。

⑧致　招致。

⑨长命　长寿。《西京杂记·卷三》："八月四日，出雕房北户，竹下围棋，胜者终年有福，负者终年疾病，取丝缕，就北辰星求长命乃免。"《敦煌曲子词（失调名）》："帘前跪拜，人长命，月长生。"

⑩康　虚；空。《诗·小雅·宾之初筵》："酌彼康爵，以奏尔时。"'郑玄笺："康，虚也。"《史记·屈原贾生列传》："斡弃周鼎兮宝康瓠。"北方俗语，萝卜康了，即萝卜空了。据此，康当为"糠"之通假字。

⑪瘠　也作"膌"。瘦弱。《左传·襄公二十一年》："（申叔豫）遂以疾辞……楚子使医视之，复曰：'瘠则甚矣，而血气未动。'"杜预注："瘠，瘦也。"

⑫化不可代，时不可违　万物生化，不能以人力替代之，四时之气的变化规律，不可违背。王冰："化，谓造化也。代大匠斲，犹伤其手，况造化之气，人能以力代之乎。夫生长收藏，各应四时之化，虽巧智者亦无能先时而致之，明非人力所及。由是观之，则物之生长收藏化. 必待其时也，物之成败理乱，亦待其时也。物既有之，人亦宜然。"

⑬静以待时　《类经·十二卷·第十二》："静以待时者，预有修为而待时以复也。如阳虚者喜春夏，阴虚者喜秋冬，病在肝者愈于夏，病在心者愈于长夏，病在脾者愈于秋，病在肺者愈于冬，病在肾者愈于春，皆其义也。"

⑭倾移　背离，偏离。《资治通鉴·魏明帝景初二年》："（是仪）曰：

‘今刀锯已在臣颈，臣何敢为嘉隐讳，自取夷灭，为不忠之鬼！顾以闻知当有本末。据实答问，辞不倾移，吴主遂舍之。’”

⑮圣王　古指德才超群达于至境之帝王。《左传·桓公六年》：“夫民，神之主也；是以圣王先成民而后致力于神。”

⑯《大要》　王冰：“上古经法也。”

【音释】

《气交变大论》：槁苦老切　睑音检　睫音接　蠹音妬　鹜音木　璺音问　谧音蜜

《五常政大论》：瞤如匀切　凊妻径切　飏音瑟　黅[①]音今　麂音几　铿音坑　瞀音冒　拉音蜡　貒他端切　碛妻力切　鴷音列

【校注】

①黅　当读作“阴”。

卷第二十一

新校正云：详此二篇，亡在王注之前，按《病能论》篇末王冰注云："世本既阙第七二篇"，谓此二篇也。而今世有"素问亡篇"及《昭明隐旨论》，以谓此三篇，仍托名王冰为注，辞理鄙陋，无足取者，旧本此篇名在《六元正纪篇》后列之，为后人移于此。若以《尚书》亡篇之名皆在前篇之末，则旧本为得。

【按语】

王冰在《病能论篇》注中虽有"世本既阙第七二篇"之语，但王冰在序中云："而时有所隐，故第七一卷，师氏藏之，"说明王冰从"师氏藏之"卷已获得。

六元正纪大论篇第七十一

【原文】

黄帝问曰：六化六变①，胜复淫治②，甘苦辛咸酸淡先后，余知之矣。夫五运之化③，或从五气，或逆天气，或从天气而逆地气④，或从地气而逆天气⑤，或相得⑥，或不相得⑦，余未能明其事。欲通天之纪，从地之理，和其运，调⑧其化，使上下和德[9]，无相夺伦[10]，天地升降，不失其宜，五运宣行，勿乖[11]其政，调之正味[12]，从逆奈何？岐伯稽首再拜对曰：昭乎哉问也！此天地之纲纪，变化之渊源[13]，非圣帝孰能穷其至理欤！臣虽不敏，请陈其道，令终不灭，久而不易。帝曰：愿夫子推而次之，从其类序[14]，分其部主[15]，别其宗司[16]，昭其气数[17]，明其正化[18]，可得闻乎？岐伯曰：先立其年以明其气，金木水火土运行之数[19]，寒暑燥湿风火临御之化[20]，则天道可见，民气可调，阴阳卷舒[21]，近而无惑，数之可数者，请遂言之。

【校注】

①六化六变　六气的正常生化与异常六气之灾变。

②胜复淫治　淫，邪。《国语·晋语七》：“（悼公）知程郑端而不淫，且好谏而不隐也，使为赞仆。”韦昭注：“淫，邪也。”；此指失去运行常度。《左传·襄公二十八年》：“岁在星纪，而淫于玄枵。”杜预注：“明年，乃当在玄枵，今已在玄枵，淫行失次。”胜复淫治，六气反常所致的胜气与复气，对淫邪发病及治疗。

③五运之化　五运，此指年运。《东观汉记·光武纪》：“自帝即位，按图谶，推五运，汉为火德，周苍汉赤，木生火，赤代苍。”五运之化，五气运行，使万物之化生。

④从天气而逆地气　从天气，五运值岁之气与司天之气不能相一致。王冰：“气同谓之从。”逆天气，五运值岁之气与在泉之气相违逆。王冰：“气异谓之逆。”从天气而逆地气，即五运值岁之气与司天之气相一致，但与在泉之气相违逆。

⑤从地气而逆天气　即五运值岁之气与在泉之气相一致，但与司天之气相违逆。

⑥相得　彼此投合。司天之气与岁运之气相生为相得。王冰：“相生为相得。”

⑦不相得　岁运之气与司天之气相克制，为不相得。王冰：“胜制为不相得。”

⑧调　和谐；协调；适合。《说文·言部》："调，和也。"

⑨和德　惠及百姓之恩德。《逸周书·大聚》："商不乏资，百工不失其时，无愚不教，则无穷乏，此谓和德。"此指司天与在泉之气惠及人之恩德。

⑩无相夺伦　夺伦，失其伦次（顺序）。《书·舜典》："八音克谐，无相夺伦。"孔传："伦，理也。八音能谐，理不错夺。"明代刘基《郁离子·省敌》："大小异能，合而成声，无相夺伦，阴阳乃和。"无相夺伦，不会相互失其伦次（正常的次序）。

⑪乖　背离；违背。

⑫调之正味　调，调配。《礼记·内则》："凡和，春多酸，夏多苦，秋多辛，冬多咸，调以滑甘。"正味，此指年运与味相一致，如金年则辛味，阳明司天亦为辛味。宋代罗大经《鹤林玉露·卷二》："八珍虽美而易厌，至于饭，一日不可无，一生吃不厌。盖八珍乃奇味，饭乃正味也。"

⑬此天地之纲纪，变化之渊源　吴昆："天地生物虽蕃，然不能外乎六元之气，是六元者，天地之纲纪也，变化之渊源也。"

⑭类序　类，类别。类序，天干主运，地支主气，各有一定的秩序。张志聪："类者，甲己类天干，子午类地支，天干始于甲，地支始于子，各有其序。"

⑮部主　即司天、在泉，左右间气，各有一定部位，以主其时之气。《类经·二十六卷·第十七》："部主者，凡天地左右，主气静，客气动，各有分部，以主岁时。"

⑯宗司　即一年之中，有主岁之运气以统之，各步之中，有相应之气以司之。吴昆："宗司者，统者为宗，分者为司也。"

⑰气数　吴昆："气数者，六气各有其数，谓每气各主六十日也。"《类经·二十六卷·第十七》："气数者，五行之化，各有其气，亦各有其数也。"

⑱正化　王冰："正化，谓岁直气味所宜，酸苦甘辛咸，寒温冷热也。"吴昆："正化者，六气各有正化，当其位者为正，非其位者为邪也。"从吴说。即六气正当其主令时位所化育。

⑲数　历数。《史记·五帝本纪》："数法日月星辰，敬授民时。"司马贞索隐："《尚书》作'历象日月'，则此言'数法'，是训'历象'二字，谓命羲和以历数之法观察日月星辰之早晚。"《淮南子·氾论训》："苌宏，周室之执数者也。"高诱注："数，历术也。"

⑳临御之化　临，降临，从上面到下面去。《玉篇·卧部》："临，尊适卑也。"《正字通·臣部》："临，自上临下也。"《论语·为政》："临之以庄则敬。"邢昺疏："自上莅下曰临。"御，治理；统治。《玉篇·彳部》："御，治也。"临御，君临天下，治理国政。《晋书·后妃传下·康献褚皇后》："当阳亲览，临御万国。"南朝陈国徐陵《陈公九锡文》："折冲四表，临御八荒。"临御之化，张志聪："六气有司天之上临，有在泉之下御，有四时之主气，有加临之客气也。"即六气司天、在泉自上而下统治着气化。

㉑卷舒　屈伸。卷缩和伸展。《淮南子·原道训》："幽兮冥兮，应无形兮；遂兮洞兮，不虚动兮。与刚柔卷舒兮。与阴阳俯仰兮。"高诱注："卷舒，犹屈伸也。"

【原文】

帝曰：太阳之政奈何？岐伯曰：辰、戌之纪[①]也。

太阳　太角　太阴　壬辰[②]　壬戌[③]　其运风，其化鸣紊启拆，其变振拉摧拔[④]，其病眩掉目瞑[⑤]。

太角初正　少徵　太宫　少商　太羽终[⑥]

太阳　太徵　太阴　戊辰[⑦]　戊戌[⑧]同正徵[⑨]。其运热，其化暄暑郁燠，其变炎烈沸腾，其病热郁。

太徵　少宫　太商　少羽终　少角初

太阳　太宫　太阴　甲辰[⑩]岁会同天符[⑪]　甲戌[⑫]岁会同天符　其运阴埃，其化柔润重泽[⑬]，其变震[⑭]惊飘骤[⑮]，其病湿下重。

太宫　少商　太羽终　太角　少徵

太阳　太商　太阴　庚辰[⑯]　庚戌[⑰]　其运凉，其化雾露萧飋，其变肃杀雕零，其病燥背瞀胸满[⑱]。

太商　少羽终　少角初　太徵　少宫

太阳　太羽　太阴　丙辰[⑲]天符　丙戌[⑳]天符。其运寒，其化凝惨凓冽[㉑]，其变冰雪霜雹，其病大寒留于溪谷。

太羽终　太角初　少徵　太宫　少商

凡此[22]太阳司天之政，气化[23]运行先天[24]，天气肃，地气静，寒临太虚，阳气不令，水土合德，上应辰星、镇星[25]。其谷玄黅，其政肃，其令徐。寒政大举，泽无阳焰[26]，则火发待时，少阳中治[27]，时雨乃涯[28]，止极雨散，还于太阴[29]，云朝北极[30]，湿化乃布，泽流万物，寒敷于上，雷动于下，寒湿之气，持于气交[31]，民病寒湿，发肌肉萎，足痿[32]不收，濡泻血溢。初之气，地气迁[33]，气乃大温，草乃早荣，民乃厉[34]，温病乃作，身热头痛，呕吐，肌腠疮疡。二之气，大凉反至，民乃惨，草乃遇寒，火气遂抑，民病气郁中满，寒乃始。三之气，天政布[35]，寒气行，雨乃降，民病寒，反热中，痈疽注下，心热瞀闷，不治者死[36]。四之气，风湿交争，风化为雨，乃长乃化乃成。民病大热少气，肌肉萎足痿，注下赤白。五之气，阳复化，草乃长乃化乃成，民乃舒。终之气，地气正，湿令行，阴凝太虚，埃昏郊野[37]，民乃惨凄，寒风以至，反者孕乃死[38]。故岁宜苦以燥之，温之，必折其郁气[39]，先资其化源[40]，抑其运气，扶其不胜[41]，无使暴过而生其疾，食岁谷[42]以全其真，避虚邪以安其正。适气同异[43]多少制之，同寒湿者燥热化，异寒湿者燥湿化[44]，故同者多之，异者少之，用寒远寒，用凉远[45]凉，用温远温，用热远热，食宜同法。有假者反常[46]，反是者病，所谓时也。

【校注】

①纪 治理；年岁；年。此指后者。《谷梁传·庄公二十二年》："灾纪也。"范宁集解："灾，谓罪恶。纪，治理也。"三国时魏国曹植《五游咏》："服食享遐纪，延寿保无疆。"《后汉书·郅恽传》："显表纪世，图录豫设。"李贤注："纪，年也。言天豫设图录之书，显明帝王之年代也。"

②壬辰 为干支之一，顺序为第 29 个。前一位是辛卯，后一位是癸巳。论阴阳五行，天干之壬属阳之水，地支之辰属阳之土，是土克水。自当年立春起至次年立春止的岁次内均为"壬辰年"。壬辰月，天干丙年和辛年，清明

到立夏的时间段，就是壬辰月。壬辰，此指壬辰年。

③壬戌　为干支之一，顺序为第59个。前一位是辛酉，后一位是癸亥。论阴阳五行，天干之壬属阳之水，地支之戌属阳之土，是土克水。天干戊年和癸年，寒露到立冬的时间段，就是壬戌月。壬戌年为狗年。壬戌，此指壬戌年。

④其运风……其变振拉摧拔　新校正云："详此其运其化其变，从太角等运起。"紊，散乱。鸣紊，即风吹得树枝散乱。凡所言其运，都是指岁运之气，其化，指正常化育。其变，指异常自然灾害。拆，通"㙐（坼）"。裂开，绽开。《集韵·陌韵》："㙐，《说文》'裂也。'或从手，亦作坼、拆。"《诗·大雅·生民》："不拆不副，无灾无害。"阮元校勘记："唐石经、相台本'拆'作'坼'。"唐代陈通方《赋得春风扇微和》："池柳晴初拆。"启拆，即启坼。鸣紊启拆，即木运和平之年，风声吹散树枝，使冰开化，植物外皮绽开。振拉摧拔，即太过出现使人惊恐的风声，树木折断，连根拔起。

⑤其病眩掉目瞑　掉，摆动；摇动；颤动。《说文·手部》："掉，摇也。"段玉裁注："掉者，摇之过也；摇者，掉之不及也，许浑言之。"《左传·昭公十一年》："末大必折，尾大不掉。"《汉书·蒯通传》："且郦生一士，伏轼掉三寸舌，下齐七十余城。"颜师古注："掉，摇也。"《集韵·效韵》："掉，声甄动也。"《篇海类编·身体类·手部》："掉，颤也。"《周礼·春官·典同》"薄声甄。"汉代郑玄注："甄，犹掉也。钟微薄则声掉。"本书《至真要大论篇》："筋骨掉眩情厥。"王冰："掉，谓肉中动也。"其病眩掉目瞑，新校正云："详此病证，以运加司天地为言。"木运太过之年，则风木为病，而有"眩掉目瞑"，乃肝风盛所致。

⑥太角初正　少徵　太宫　少商　太羽终　正，正中；平正；不偏斜；治，治理；当，当着。通"政"。《汉书·陆贾传》："夫秦失其正，诸侯豪杰并起。"颜师古注："正，亦政也。"此指治理，引申为统治。《说文·正部》："正，是也。"饶炯部首订："'正，下云'是也'。'是'下说'直也'，义即相当无偏之谓……《书》云：'无偏无党，王道荡荡；无党无偏，王道平平；无反无侧，王道正直'亦是意也。"清代郝懿行《尔雅义疏·释诂下》："《考工记·辉人》注。'正，直也。'《文选·东京赋》注：'正，中也。'中、直皆'是'之义也。"《书·说命上》："惟木从绳则正，后从谏则圣。"《礼记·经解》："礼之于正国也，犹衡之于轻重也。"《广韵·劲韵》："正，正当也。"

《书·尧典》："日永星火，以正仲夏。"王引之述闻："正，当也，谓当仲夏也。"《论语·阳货》："其犹正墙面而立也与?"《礼记·檀弓上》："狐死正丘首。"俞樾平议："正丘者，当丘也。狐之死也，首必当丘，于文应云：狐死首正丘，其义方明。"少，不多；缺少。引申为"不及，不足。"《说文》："少，不多也。"段玉裁注："不多则小，故少、小互训通用。"《史记·平原君虞卿列传》："（毛）遂闻君将合从于楚，约与食客门下二十人偕，不外索，今少一人，愿君即以遂备员而行矣。"太，大；副词。表示程度过分，相当于"甚"。《广雅·释诂一》："太，大也。"《广韵·泰韵》："太，甚也。"《论语·雍也》："居简而行简无乃太简乎?"大，在程度、规模势、时间等方面超过一般或超过所比对象。《庄子·知北游》："天地有大美而不言。"太角初正 少徵 太宫 少商 太羽终，《图翼·二卷·五音建运图解》云："《运气全书》云：五音者，五行之声音也，土曰宫，金曰商，水曰羽，木曰角，火曰徵。《晋书》曰：角者触也，象诸阳气触动而生也，其化丁壬；徵者止也，言物盛则止也。其化戊癸；商者强也，言金性坚强也，其化乙庚；羽者舒也，言阳气将复，万物将舒也，其化丙辛；宫者中也，得中和之道，无注不畜。……盖以土气贯于四行，王于四季，荣于四脏，而总之之谓也，其他甲己……十干以甲丙戊庚壬为阳，乙丁己辛癸为阴，在阳则属太，在阴则属少，太者为有余，少者为不及，阴阳相配，太少相生，如环无端，共成气化。"关于五音与五运的关系，五音与五运相应和，所以角为木运，徵为火运，宫为土运，商为金运，羽为水运。阳年之运为太过，阴年之运为不及，以"太、少"来表示。在一年之中，中（正）运主一年之运，客运与主运，俱分五步。主运五步始于角，终于羽，以下按五行相生的次序，每年不变。首先根据中运的太与少，以推出初之运角的太与少。当在壬年中运为太角，则主运初之运则为太角，当在癸年为少徵，少徵之上为太角，则初之运亦为太角，以此类推，按太生少，少生太，排至终之运羽为结束，则主运五步之太、少。文中之小字"初"，为主运初之运，"终"，为主运终之运。客运五步则以中运为初之运，按太、少相生，推出五步，假如甲年中运为太宫，则初之运即为太宫，太宫生少商，少商生太羽，太羽生少角，少角生太徵，终之运为太徵，其每年随中运而变。所列五步，即指客运，其所标的太、少乃属主运。在十干化运中，唯丁年与壬年，主运五步与客运五步和五步之太、少相生，完全一致。丁年壬年初之运角下标一小"正"字，表示气得四时之正，主客五步不相矛盾。余下各年皆同。

⑦戊辰　为干支之一，前一位是丁卯，后一位是己巳。论阴阳五行，天干阴阳五行之戊属阳之土，地支之辰属阳之土，是比例和好。戊辰年，干支纪年中一个循环的第 5 年称“戊辰年”。自当年立春起至次年立春止的岁次内均为“戊辰年”。戊辰月，天干甲年和己年，清明到立夏的期间，就是戊辰月。

⑧戊戌　为干支之一，前一位是丁酉，后一位是己亥。论阴阳五行，天干之戊属阳之土，地支之戌属阳之土，是比例和好。戊戌年，干支纪年中一个循环的第 35 年称“戊戌年”。自当年立春起至次年立春止的岁次内均为“戊戌年”。

⑨同正徵　戊年属火运太过，中运为太徵、但辰戌则为太阳寒水司天，司天之寒水，克中运之火，即太过被抑，则中运之火，类同于平气，故曰同正徵。“上羽与正徵同”，亦为此意。余凡太过年言“同”者，雷同。

⑩甲辰　为干支之一，干支纪年中一个循环的第 41 年称“甲辰年”。前一位是癸卯，后一位是乙巳。论阴阳五行，天干之甲属阳之木，地支之辰属阳之土，是木克土。自当年立春起至次年立春止的岁次内为“甲辰年”。甲辰月，天干丁年和壬年，清明到立夏的时间段，就是甲辰月。

⑪同天符　符，征兆；验证；应验。《战国策·秦策三》：“岂非道之符，而圣人所谓吉祥善事与?”《淮南子·本经训》：“是故明于性者，天地不能胁也；审于符者，怪物不能惑也。”《后汉书·皇后纪序》：“妖幸毁政之符，外姻乱邦之迹，前史载之详矣。”《洪武正韵·模韵》：“符，验也；证也。”《荀子·性恶》：“凡论者，贵其有辨合，有符验。”杨倞注：“符以竹为之，亦相合之物，言论议如剐之合，如符之验然可施行也。”天符，本篇其后“五运行同天化者，命曰天符……加者何谓? 岐伯曰：太过而加同天符，不及而加同岁会……太过、不及，皆曰天符。即五行之与司天之气化育相一致的，称为天符。同天符，中运阴阳五行之气与在泉阴阳五行之气相同者，阳年为同天符，阴年为同岁会。比如庚子年，中运为金，在泉亦为阳明燥金，庚为阳年，故为同天符。即壬寅、壬申、癸卯、癸酉、甲辰、甲戌、癸巳、癸亥、庚子、庚午、辛丑、辛未十二年。《图翼·二卷·同天符同岁会图》：“同天符，同岁会者，中运与在泉合其气化也。阳年曰同天符，阴年曰同岁会。”

⑫甲戌　为干支之一，顺序为第 11 个。前一位是癸酉，后一位是乙亥。

论阴阳五行，天干之甲属阳之木，地支之戌属阳之土，是木克土。自当年立春起至次年立春止的岁次内均为“甲戌年”。

⑬重泽 泽，雨露。《管子·治国》：“耕耨者有时，而泽不必足。”重泽，露水大。

⑭震 雷，响雷；雷殛，雷击。《诗·小雅·十月之交》：“烨烨震电，不宁不令。”毛传：“震，雷也。”《易·震》：“震不于其躬于其邻，无咎。”高亨注：“巨雷不击其人之身，击其邻人。”《春秋·僖公十五年》：“己卯，晦，震夷伯之庙。”杜预注：“震者，雷电击之。”《史记·殷本纪》：“武乙猎于河渭之间，暴雷，武乙震死。”

⑮飘骤 飘，风势迅疾貌。《诗·桧风·匪风》：“匪风飘兮，匪车嘌兮。”骤，疾速；急速而猛；急促。本书《气交变大论》：“中央生湿，湿生土……其变骤注。”王冰：“骤注，急雨也。”飘骤，指风雨急骤。

⑯庚（geng）辰 为干支之一，顺序为第17个称“庚辰年”。前一位是己卯，后一位是辛巳。论阴阳五行，天干之庚属阳之金，地支之辰属阳之土，是土生金相生。《说文解字·卷十四庚部》：“庚位西方，象秋时万物庚庚有实也。《说文解字·卷十四辰部》：“辰，房星，天时也。”。自当年立春起至次年立春止的岁次内均为“庚辰年”。庚辰月，天干乙年和庚年，清明到立夏的时间段，就是庚辰月。

⑰庚戌 为干支之一，干支纪年中一个循环的第47年称“庚戌年”。前一位是己酉，后一位是辛亥。论阴阳五行，天干之庚属阳之金，地支之戌属阳之土，是土生金。自当年立春起至次年立春止的岁次内均为“庚戌年”。庚戌月，天干丁年和壬年，寒露到立冬的时间段，就是庚戌月。

⑱背瞀胸满 瞀，闷。本书《气交变大论篇》：“民病肩背瞀重。”王冰：“瞀，谓闷也。”背瞀胸满，《类经·二十六卷·第十七》：“肺金受病，故背闷瞀而胸胀满。”

⑲丙辰 为干支之一，干支纪年中一个循环的第53年称“丙辰年”。前一位是乙卯，后一位是丁巳。论阴阳五行，天干之丙属阳之火，地支之辰属阳之土，是火生土。自当年立春起至次年立春止的岁次内为“丙辰年”。丙辰月，天干戊年和癸年，清明到立夏的时间段，就是丙辰月。

⑳丙戌 为干支之一，干支纪年中一个循环的第23年称“丙戌年”。前一位是乙酉，后一位是丁亥。论阴阳五行，天干之丙属阳之火，地支之戌属

阳之土，是火生土。自当年立春起至次年立春止的岁次内为“丙戌年”。丙戌月，天干乙年和庚年，寒露到立冬的时间段，就是丙戌月。

㉑凝惨凓冽　凝，指冰冻。惨，寒冷。本篇：“五之气，惨令已行。”《逸周书·周月解》：“阴降惨于万物。”朱右曾校释：“惨，寒气惨烈也。”《文选·张衡〈西京赋〉》：“冰霜惨烈。”李善注引薛综曰：“惨烈，寒也。”凓冽，寒冷。本书《气交变大论》：“其令寒，其变凓冽，其灾冰雪霜雹。”王冰：“凓冽，甚寒也。”《玉篇·冫部》：“凓，凓冽，寒貌。”凝惨凓冽，寒冷风气使之结冰，甚寒冷。

㉒凡此　所有这些。汉代陈琳《檄吴将校部曲文》：“凡此之辈数百人，皆忠壮果烈，有智有仁。”

㉓气化　阴阳之气的变化；阴阳之气化生万物；意谓“道”是物质变化的过程；意谓气化而生万物之后，使各物种就能一代一代遗传下去。此指前二者。南朝宋国颜延之《重释何衡阳书》：“岂获上附伊颜，犹共赖气化。”宋代张载《正蒙·太和》：“由太虚，有天之名；由气化，有道之名。”《二程遗书·卷五》：“万物之始皆气化；既形然后以形相禅，有形化；形化长，则气化渐消。”清代王夫之《尚书引义·太甲二》：“气化者，化生也。”

㉔气化运行先天　即气化先于天之时令而至，气太过则气先于天之时令而至，气不及则气后于天之时令而至。

㉕水土合德，应辰星、镇星　合德，犹同德（为同一目的而努力）。汉代王充《论衡·谴告》：“天人同道，大人与天合德。”唐代黄滔《御试良弓献问赋》：“乾坤与之而合德，夷夏有之而一贯。”上太阳寒水司天，则为太阴湿土在泉，所以是“水土合德”。而上则水应于辰星，土应于镇星。

㉖泽无阳焰　湖泽中不见有阳热之气焰上腾。

㉗少阳中治　中，正；不偏不倚；得当，恰当。《周礼·地官·大司徒》：“以五礼防民之伪，而教之中。”贾公彦疏：“使得中正也。”《晏子春秋·内篇问上十六》：“衣冠不中，不敢以入朝。”张纯一注：“中，正也。”《荀子·天论》：“故道之所善，中则可从；畸则不可为。”《广韵：送韵》：“中，当也、”《论语·子路》：“刑罚不中，’则民无所错手足。”治，司；主管。《荀子·天论》：“心居中虚以治五官，夫是之谓天君。”本书《太阴阳明论篇》：“脾者土也，治中央。”王冰“治，主也。”少阳中治，即当少阳正好管理时。

㉘涯　方面；区域。量；度。此指后者。《文选·古诗十九首》之一："相去万余里，各在天一涯。"李善注："《广雅》曰：涯，方也。"按：今《广雅·释诂一》作"厓"。《新唐书·宋环传》，"璟风度凝远，人莫涯其量。"

㉙止极雨散，还于太阴　止极，终极；尽头。《归藏·启筮》："滔滔洪水，无所止极。"散，罢休；杀；衰减。《后汉书·王龚传附王畅》："会赦，事得散。"止极雨散，《类经·二十六卷·第十七》："岁半之后，地气主之，自三气止极雨散之后，交于四气，则在泉用事，而太阴居之。"

㉚云朝北极　云，湿气；悬浮在空中由大量水滴、冰晶或兼由两者组成可见的聚合体，主要由水气在空中冷却凝结所致。本书《五常正大论篇》："凉雨时降，风云并兴。"王冰："云，湿气也。"《说文·雨部》："云，山川气也。"朝，会聚。《礼记·王制》："耆老皆朝于庠。"郑玄注："朝，犹会也。"极，中，正中。《广雅·释言》："极，中也。"清代吴善述《说文广义校订》："楝在屋之正中，故楝与极并有中义，因之凡在中者名极……天之中枢曰北极、南极、赤极、黄极。又因之有正义。正犹中也。"北极，北极星，其在北斗星之北；正北。云朝北极，即水湿之云气会聚在正北方高空中。本篇其下有"太阴司天之政"段有"云奔南极"。

㉛持于气交　持，对抗，抗衡。气交，两者相接触；贯通；互相通达。指前后交替之际或上下左右连接之处。《易·泰》："天地交而万物通也。"孔颖达疏："由天地气交而生养万物。"《左传·僖公五年》："其九月、十月之交乎?"本书《方盛衰论篇》："阴阳并交。"王冰："交．谓交通也。"持于气交，即在节气交替期间对抗。

㉜痿　身体某一部分萎缩或失去机能不能行动。《玉篇·病部》："痿，不能行也"。本书《痿论》："痹而不仁，发为肉痿。"《史记·卢绾列传》："仆之思归，如痿人不能起"。司马贞索引张揖云："痿，不能起"。《汉书·昌邑哀王髆传》："身体长大，疾痿，行步不便"。颜师古注："痿，风痹疾也。

㉝地气迁　地气，地中之气；气候。此指在泉之气。《礼记·月令》："（孟春之月）天气下降，地气上腾，天地和同，草木萌动。"《周礼·考工记序》："橘逾淮而北为枳，鸜鹆不逾济，貉逾汶则死。此地气然也。"宋代陈善《扪虱新话·北人不识梅南人不识雪》："今江湖二浙四五月之间，梅欲黄落而雨，谓之梅雨；转淮而北则否，亦地气然也。"迁，徙居，移换所在地；变更；变动；上升。此指前者。《尔雅·释诂下》："迁，徙也。"《玉篇·辵部》：

"迁，易也。"《龙龛手鉴·辵部》："迁，变也。"《左传·昭公五年》："吾子为国政，未改礼而又迁之。"杜预注："迁，易也。"《礼记·大传》："有百世不迁之宗，有五世则迁之宗。"郑玄注："迁，犹变易也。"地气迁，即上年在泉之气之位迁易。《类经·二十六卷·第十七》："本年初之气，少阳用事，上年在泉之气，至此迁易，故曰地气迁。"后仿此。

㉞厉　后作"疠"。染疫而死；瘟疫。《管子·五行》："旱札，苗死，民厉。"尹知章注："厉，疫死。"本书《至真要大论篇》："森木苍干，毛虫乃厉。"王冰："厉谓疵厉疾疫死也。"《汉书·严安传》："民不夭厉，和之至也。"颜师古注："厉，病也。"《玉篇·疒部》："疠，疫气也。"《周礼·天官·疾医》："四时皆有疠疾。"郑玄注："疠疾，气不和之疾。"《左传·哀公元年》："天有疠。"杜预注："疠，疾疫也。"

㉟天政布　天政，谓自然的制约犹如政令、律令。也指天的职能。《荀子·天论》："顺其类者谓之福，逆其类者谓之祸，夫是之谓天政。"杨倞注："天政，言如赏罚之政令。"《大戴礼记·少闲》："天政曰正，地政曰生，人政曰辨。"王聘珍解诂："政，职也。"。天政布，天的职能是施予。

㊱不治者死　王冰："当寒反热，是反天常，热起于心，则神之危亟，不急扶救，神必消亡，故治者则生，不治则死。"

㊲郊野　周代距王城百里谓之郊，三百里谓之野。统称"郊野"；泛指城邑之外的地方。《周礼·秋官·蜡氏》："凡国之大祭祀，令州里除不蠲，禁刑者、任人及凶服者。以及郊野，大师、大宾客亦如之。"唐代玄应《一切经音义·卷二一》："郊野……郑众曰：'《司马法》云：王国百里为郊，二百里为州，三百里为野。'"

㊳反者孕乃死　人为倮虫，从土化也，今"寒风以至"，非时淫胜，寒水侮土，则土化者不育也。

㊴折其郁气　折，阻止；减损。《诗·大雅·绵》"予曰有御侮"毛传："折冲曰御侮。"孔颖达疏："有武力之臣能折止敌人之冲突者，是能捍御侵侮，故曰御侮也。"《格物粗谈·天时》："对三光便溺，折人年寿。"郁，盛；阻滞；闭塞。此指前者。郝懿行义疏："《一切经音义·二》引李巡曰：'郁，盛气也。'"《一切经音义·卷十三》："郁《考声》：'滞也。'"《正字通·鬯部》："郁，幽滞不通。"《管子·君臣下》："郁令而不出者，幽其君者也。"尹知章注："郁，塞也。"《汉书·宣帝纪》："朕不明六艺，郁于大道，是以阴阳

风雨未时。”孟康注：“郁，不通也。”折其郁气，凡司天、在泉之气发挥职能时，被克之气则被阻滞，此时当减损其盛气。而吴昆：“郁气者，如以上太阳寒水司天，则火不得升明而自郁。太阴湿土在泉，则水不得流衍而自郁。郁则病生矣。折，去也。”

㊵先资其化源　诸说不一。王冰：“化源谓九月迎而取之，以补心火。”新校正：“详水将胜也，先于九月迎取其化源，先泻肾之源也。盖以水王十月，故先于九月迎而取之，泻水所以补火也。”吴昆：“资其化源者，资养其化生之源也，如火失其养，则资其木，水失其养，则资其金，皆自其母气而资养之也。”从王、吴说。

㊶抑其运气，扶其不胜　吴昆：“抑其运气，扶其不胜者，如太角是木，木太过则土不胜，宜抑木而培土也。”抑其运气者，则泄其与运气相应之脏，扶其不胜者，补其与运气所克之气相应之脏。余仿此。

㊷岁谷　吃当年收成的与岁气相应和的谷类。

㊸适气同异　适：遇；酌情。《文选·斑彪〈王命论〉》：“世俗见高祖兴于布衣，不达其故，以为适遭暴乱，得奋其剑。”李善注：“适，犹遇也。”适气同异，《类经·二十六卷·第十七》：“适，酌所宜也。气，司天、在泉之气也。同异，运与气会有异同也。”

㊹同寒湿者燥热化，异寒湿者燥湿化　吴昆：“言上文十岁之中，其大运有与司天同寒者，有与在泉同湿者，则以燥热所化之品治之，燥治湿，热治寒也。其有与司天、在泉异气者，是为运气平等，但以燥湿之品治之。所以然者，燥者治在泉之湿；湿为土，治司天寒水也。”

㊺远　避开；违背。此指避开，引申为“不要触犯。”。《汉书·公孙弘传》：“故法不远义，则民服而不离；和不远礼，则民亲而不暴。”颜师古注：“远，违也。”本篇其下“夫子言用寒远寒，用热远热，余未知其然也，愿闻何谓远?”岐伯曰：“热无犯热，寒无犯寒，从者和，逆者病，不可不敬畏而远之，所谓时兴六位也。”帝曰：“温凉何如?”岐伯曰：“司气以热，用热无犯，司气以寒，用寒无犯，司气以凉，用凉无犯，司气以温，用温无犯，间气同其主犯，异其主则小犯之，是谓四畏。”

㊻有假者反常　通“瘕”。疾病；代理。此指代理，意客气代理主气。《诗·大雅·思齐》：“肆戎疾不殄，烈假不遐。”郑玄笺：“厉、假，皆病也。”孔颖达疏：“郑读烈假为‘厉瘕’，故云皆病也。”陆德明释文：“烈，郑作厉。

又音赖，病也。”马瑞辰通释：“烈即疠之假借，假即瘕之假借。”《吕氏春秋·审分》：“假乃理事也。”高诱注：“假，摄也。”《史记·项羽本纪》：“乃相与共立羽为假上将军。”张守节正义。“未得怀王命也。假，摄也。”《类经·二十六卷·第十七》注：“假者反常，谓气有假借而反乎常也。如夏当热而反寒，冬当寒而反热，春秋亦然。反者病，以其违于时也。按后文曰：假者何如？所谓主气不足，客气胜也。即此之谓。”

【按语】

对于主客之运五步的具体时间，《图翼·二卷》有各年五运交司时日记载，今录之，以供参考：

“申子辰年：初运，大寒日寅初初刻起；二运，春分后第十三日寅正一刻起；三运，芒种后第十日卯初二刻起；四运，处暑后第七日卯正三刻起；五运，立冬后第四日辰初四刻起。

巳酉丑年：初运，大寒日巳初初刻起；二运，春分后第十三日巳正一刻起；三运，芒种后第十日午初二刻起；四运，处暑后第七日午正三刻起；五运，立冬后第四日未初四刻起。

寅午戌年：初运，大寒日申初初刻起；二运，春分后第十三日申正一刻起；三运，芒种后第十日酉初二刻起；四运，处暑后第七日酉正三刻起；五运，立冬后第四日戌初四刻起。

亥卯未年：初运，大寒日亥初初刻起；二运，春分后第十三日亥正一刻起；三运，芒种后第十一日子初二刻起；四运，处暑后第七日子正三刻起；五运，立冬后第四日丑初四刻起。”

在地支年中，申、子、辰、寅、午、戌为六阳年，巳、酉、丑、亥、卯、未为六阴年。凡阳年的初运，皆起于阳时，所以申、子、辰三阳年都是起于寅；寅、午、戌三阳年都起于申。阴年的初运，都起于阴时，所以巳、酉、丑三阴年都起于巳；亥、卯、未三阴年都起于亥。关于“初”、“正”，则是一个时辰的前半为初，后半为正。如寅时，相当时钟三至五时，其中三至四时为寅初，四至五时为寅正。余同。

每年岁气，有六步，即初之气、二之气、三之气、四之气、五之气、终之气。而岁气有主、客之分，主岁六步的顺序是：按五行相生的规律排列，从厥阴风木开始，即初之气，厥阴风木；木能生火，二之气为少阴君火；三之气为少阳相火；火能生土，四之气为太阴湿土；土能生金，五之气为阳明燥金；金能生水，终之气为太阳寒水。每年不变；客气六步是：每年的司天之气为三之气，在泉之气为终之气，而后根据三之气，向上推出初之气，其顺序是根据阴阳之气的多少来排列的，初之厥阴气，从冬至日算起为一阳生，冬至向前为厥阴初之气，即厥阴、少阴、太阴、少阳、阳明、太阳。如辰戌之年，太阳司天为三之气，太阴在泉为终之气，从太阳向上推二步为少阳，所以本年客气，初之气为少阳，二之气为阳明，三之气为太阳，四之气为厥阴，五之气为少阴，终之气为太阴，根据年支的不同，年年有变。客气虽分六步主令，但每年上半年以司天之气为主，下半年以在泉之气为主，因此“岁半之前天气主之，岁半之后地气主之”，由于每年主气与客气相加（“客主加临”），从而形成复杂的气候变化。

关于“用寒远寒，用热远热”的运用，根据在泉之气来判断是如何运用用寒远寒，用热远热，进而确定治未病的基本原则，用来预防疾病的发生，但是用药不能和在泉之气相一致，一旦用错，反而致病。如在泉之气为寒雨，则要用苦温之品，若用苦寒者，损伤阳气，反而则致病更重。

【原文】

帝曰：善。阳明之政奈何？岐伯曰：卯、酉[①]之纪也。

阳明　少角　少阴　清、热胜复同[②]，辛卯同正商[③]。

丁卯岁会　丁酉　其运风、清、热[④]。

少角初正　太徵　少宫　太商　少羽终

阳明　少徵　少阴　寒雨胜复同，同正商[⑤]。癸卯[⑥]同岁会癸酉[⑦]同岁会　其运热、寒、雨。

少徵　太宫　少商　太羽终　太角初

阳明　少宫　少阴　风凉胜复同。己卯[8]　己酉[9]　其运雨、风、凉。

少宫　太商　少羽终　少角初　太徵

阳明　少商　少阴　热寒胜复同，同正商[10]。乙卯[11]天符　乙酉岁会，太一天符。其运凉、热、寒。

少商　太羽终　太角初　少徵　太宫

阳明　少羽　少阴　雨风胜复同，辛卯同少宫[12]。辛卯[13]　辛酉[14]　其运寒、雨、风。

少羽终　少角初　太徵　少宫　太商

凡此阳明司天之政，气化运行后天，天气急，地气明，阳专其令[15]，炎暑大行，物燥以坚，淳风乃治[16]，风燥横运[17]，流于气交，多阳少阴[18]，云趋雨府，湿化乃敷。燥极而泽[19]，其谷白丹，间谷命太者[20]，其耗白甲品羽[21]，金火合德，上应太白、荧惑。其政切，其令暴[22]，蛰虫乃见，流水不冰，民病咳嗌塞，寒热发，暴振溧癃闷，清先而劲[23]，毛虫乃死，热后而暴，介虫乃殃，其发躁，胜复之作，扰而大乱，清热之气，持[24]于气交，初之气，地气迁，阴始凝，气始肃，水乃冰，寒雨化，其病中热胀，面目浮肿，善眠，鼽衄，嚏欠，呕，小便黄赤，甚则淋；二之气，阳乃布，民乃舒，物乃生荣，厉大至，民善暴死；三之气，天政布，凉乃行，燥热交合，燥极而泽，民病寒热；四之气，寒雨降。病暴仆，振栗谵妄，少气嗌干引饮，及为心痛、痈肿疮疡、疟寒之疾、骨痿、血便；五之气，春令反行，草乃生荣，民气和；终之气，阳气布，候反温，蛰虫来见，流水不冰，民乃康平，其病温。故食岁谷以安其气，食间谷以去其邪，岁宜以咸以苦以辛，汗之清之散之[25]，安其运气[26]，无使受邪，折其郁气，资其化源[27]，以寒热轻重少多其制，同热者多天化，同清者多地化[28]，用凉远凉，用热远热，用寒远寒，用温远温，食宜同法。有假者反之，此其道也，反是者，乱天地之经，扰阴阳之纪也。

【校注】

①卯、酉　都是地支，卯是兔年，酉是鸡年，卯酉也可指农历月份。

②清、热胜复同　王冰："清胜少角，热复清气，故曰清、热胜复同也。余少运皆同也。"岁运不及之年，则有胜气，胜气之后，必有复气。五运之气则木为风气，火为热气，土为雨气，金为清气或曰凉气，水为寒气。如木运不及，金气乘之则为胜气，而木之子火，必报复金，火之热气报复金气，则为复气。

③同正商　即当木运不及，反被克我之金气兼化（同化），故其气类同金运之平年。《类经·二十六卷·第十七》："丁年，岁木不及，而司天燥金胜之，则金兼木化，反得其政，所谓委和之纪，上商与正商同也。"

④其运风、清、热　王冰注："不及之运，常兼胜复之气言之。风，运气也。清，胜气也。热，复气也。余少运悉同。"凡年运不及者，其运即指运气、胜气、复气三者而言。其下雷同。

⑤同正商　癸年为火运不及，阳明燥金司天，中运之火无力相克，金气得政，故同正商平气，即《五常政大论》伏明之纪，"上商与正商同"。

⑥癸卯　为干支纪年中一个循环的第40年称"癸卯年"。前一位是壬寅，后一位是甲辰。论阴阳五行，天干之癸属阴之水，地支之卯属阴之木，是水生木。自当年立春起至次年立春止的岁次内均为"癸卯年"。癸卯月，天干丁年和壬年，惊蛰到清明的时间段，就是癸卯月。

⑦癸酉　为干支纪年中一个循环的第10年称"癸酉年"。前一位是壬申，后一位是甲戌。论阴阳五行，天干之癸属阴之水，地支之酉属阴之金，是金生水。自当年立春起至次年立春止的岁次内均为"癸酉年"癸酉月，天干甲年和己年，白露到寒露的期间，就是癸酉月。

⑧己卯　为干支纪年中一个循环的第16年称"己卯年"。前一位是戊寅，后一位是庚辰。论阴阳五行，天干之己属阴之土，地支之卯属阴之木，是木克土。自当年立春起至次年立春止的岁次内均为"己卯年"。己卯月，天干乙年和庚年，惊蛰到清明的时间段，就是己卯月。

⑨己酉　为干支纪年中一个循环的第46年称“己酉年”。前一位是戊申，后一位是庚戌。论阴阳五行，天干之己属阴之土，地支之酉属阴之金，是土生金。自当年立春起至次年立春止的岁次内均为“己酉年”。己酉月，在天干丁年和壬年，白露到寒露的时间段，就是己酉月。

⑩同正商　己卯年则木克土，木反侮金，土弱金气则弱，得阳明燥金司天之气，故同正商平气。在己酉年则土生金，故同正商。

⑪乙卯　为干支纪年中一个循环的第52年称“乙卯年”。前一位是甲寅，后一位是丙辰。论阴阳五行，天干之乙属阴之木，地支之卯属阴之木，是比例和好。乙卯年，自当年立春起至次年立春止的岁次内均为“乙卯年”。乙卯月，天干戊年和癸年，惊蛰到清明的时间段，就是乙卯月。

⑫辛卯同少宫　“辛卯”二字，据高本补。新校正云：“按《五常政大论》云：五运不及，除同正角、正商、正宫外，癸丑、癸未当云少徵与少羽同；己卯、己酉少宫与少角同；乙丑、乙未少商与少徵同；辛卯、辛酉、辛巳、辛亥少羽与少宫同；合有十年。今此论独于此言同少宫者，盖以癸丑、癸未，丑未为土，故不更同少羽。己卯、己酉为金，故不更同少角。辛巳、辛亥为太徵，不更同少宫。乙丑、乙未，下见太阳为水，故不更同少徵。又除此八年外，只有辛卯、辛酉二年，为少羽同少宫也。”《类经·二十六卷·第十七》：“然但言少宫而不言正宫者，盖非有司天当令，则气不甚王也。”

⑬辛卯　为纪年农历的干支纪年中一个循环的第28年称“辛卯年”。前一位是庚寅，后一位是壬辰。论阴阳五行，天干之辛属阴之金，地支之卯属阴之木，是金克木。自当年立春起至次年立春止的岁次内均为“辛卯年”。辛卯月，天干丙年和辛年，惊蛰到清明的时间段，就是辛卯月。

⑭辛酉　为干支纪年中一个循环的第58年称“辛酉年”。前一位是庚申，后一位是壬戌。论阴阳五行，天干之辛属阴之金，地支之酉属阴之金。是比例和好。自当年立春起至次年立春止的岁次内均为“辛酉年”。辛酉月，天干戊年和癸年，白露到寒露的时间段，就是辛酉月。

⑮阳专其令　当在金运不及之年，火为胜气，则阳气独擅其政。《类经·二十六卷·第十七》：“凡阳明司天之年，金气不足，火必乘之，故阳专其令。”

⑯淳风乃治　淳，清；淳厚。《玉篇·水部》：“淳，清也。”《淮南子·齐俗训》：“浇天下之淳，析天下之朴。”高诱注：“淳，厚也。”淳风乃治，此

指凉风统治。

⑰风燥横运　横，交错；纷杂。汉代刘向《九叹·忧苦》："长嘘吸以于悒兮，涕横集而成行。"风木之气和金之燥气交错于节气相交。

⑱多阳少阴　张志聪："二气之主客，乃君相二火，三气之主客，乃阳明少阳，故多阳少阴。"

⑲燥极而泽　张志聪："司天之燥金，终三之气，而交于四气之寒水湿土，是以燥极而泽。"

⑳间谷命太者　《类经·二十六卷·第十七》："间谷，间气所化之谷也。命，天赋也。太，气之有余也。除正化岁谷之外，则左右四间之化，皆为间谷，但太者得间气之厚，故其所化独盛，是为间谷，少者，得气之薄，则无所成也。"

㉑其耗白甲品羽　耗，空虚；衰败；凋敝。《玉篇·耒部》"耗，虚也。"《诗·大雅·云汉》："耗斁下土，宁丁我躬。"孔颖达疏："何故以此旱灾耗败天下王地之国，曾使我当我身有此旱乎?"《淮南子·时则》："秋行夏令，华；行春令，荣；行冬令，耗，"高诱注："耗，零落也。"品，相同；齐等；事物的种类。此指后者。《汉书·李寻传》："臣闻月者，众阴之长，销息见伏，百里为品。"颜师古注引孟康曰："品，同也。言百里内数度同也。"《后汉书·袁京传》："朝廷以逢尝为三老，特优礼之，赐以珠画特诏秘器，饭含珠玉二十六品。"其耗白甲品羽，王冰："白色甲虫，多品羽类，有羽翼者耗散粢盛，虫鸟甲兵，岁为灾以耗竭物类。"《类经·二十六卷·第十七》："耗，伤也。白与甲，金所化也。品羽，火虫品类也。本年卯酉，金气不及而火胜之，则白甲当耗。火胜而水复，则羽虫亦耗。或此义也。"

㉒暴　急骤；猛烈。《史记·平津侯主父列传》："故倒行暴施之。"司马贞索隐："暴者，卒也，急也。"《水经注·江水》："其水并峻激奔暴。"

㉓清先而劲　劲，强烈；猛烈。晋代陶潜《饮酒》："劲风无荣木，此荫独不衰。"清先而劲，即金之清冷气先于节气到来而猛烈。

㉔持　抗衡；对抗。《左传·昭公元年》："子与子家持之。"孔颖达疏："持其两端，无所取与，是持之也。奕棋谓不能相害为持，意亦同于此也。"

㉕岁宜以咸以苦以辛，汗之清之散之　《类经·二十六卷·第十七》："咸从水化，治在泉之君火也；苦从火化，治司天之燥金也；从辛者，辛从金化，本年火盛金衰，同司天之气以求其平也。然燥金司天，则岁半之前，气

过于敛，故宜汗之散之。君火在泉，则岁半之后气过于热，故宜清之也。”

㉖安其运气 《类经·二十六卷·第十七》：“安者，顺其运气而安之也，”

㉗资其化源 王冰：“化源，谓六月，迎而取之也。”新校正云：“按金王七月，故逆于六月泻金气。”吴昆：“木病者，养其水，金病者养其土，调其母气，是资其生化之源也。”从吴说。

㉘同热者多天化，同清者多地化 阳明司天，则少阴在泉。即中运与司天之气属性，皆为热，中运之气化重于司天之气化，而中运之气与在泉少阴热气类同者，则治当多用与司天阳明清凉气化同之治法。若中运之气与司天清气类同者，则治当多用与在泉少阴热化之治法。《类经·二十六卷·第十七》：“同者，言上文十年，运与天地各有所同也。”

【原文】

帝曰：善。少阳之政奈何？岐伯曰：寅、申之纪也。

少阳 太角 厥阴 壬寅①同天符 壬申②同天符 其运风鼓③，其化鸣紊启坼④，其变振拉摧拔，其病掉眩、支胁、惊骇。

太角初正 少徵 太宫 少商 太羽终

少阳 太徵 厥阴 戊寅⑤天符 戊申⑥天符 其运暑，其化暄嚣⑦郁燠，其变炎烈沸腾，其病上热郁，血溢、血泄⑧，心痛。

太徵 少宫 太商 少羽终 太角初

少阳 太宫 厥阴 甲寅⑨ 甲申⑩ 其运阴雨，其化柔润重泽⑪，其变震惊飘骤，其病体重，胕肿、痞饮⑫。

太宫 少商 太羽终 太角初 少徵

少阳 太商 厥阴 庚寅⑬ 庚申⑭ 同正商⑮ 其运凉，其化雾露清切⑯，其变肃杀雕零⑰，其病肩背胸中。

太商 少羽终 少角初 太徵 少宫

少阳　太羽　厥阴　丙寅[18]　丙申[19]　其运寒肃，其化凝惨凓冽[20]，其变冰雪霜雹，其病寒浮肿。

太羽终　太角初　少徵　太宫　少商

凡此少阳司天之政，气化运行先天，天气正[21]，地气扰，风乃暴举，木偃[22]沙飞[23]，炎火乃流，阴行阳化[24]，雨乃时应，火木同德[25]，上应荧惑、岁星。其谷丹苍，其政严，其令扰，故风热参布，云物[26]沸腾。太阴横流[27]，寒乃时至，凉雨并起，民病寒中[28]，外发疮疡，内为泄满。故圣人遇之，和而不争。往复之作，民病寒热、疟、泄、聋、瞑，呕吐、上怫肿色变。初之气，地气迁，风胜乃摇，寒乃去，候乃大温，草木早荣，寒来不杀[29]，温病乃起，其病气怫于上，血溢目赤，咳逆头痛、血崩[30]、胁满，肤腠中疮。二之气，火反郁，白埃[31]四起，云趋雨府[32]，风不胜湿，雨乃零，民乃康。其病热郁于上，咳逆呕吐、疮发于中，胸嗌不利，头痛身热，昏愦脓疮。三之气，天政布，炎暑至，少阳临上，雨乃涯。民病热中，聋瞑血溢、脓疮、咳呕、鼽衄渴嚏欠、喉痹、目赤、善暴死。四之气，凉乃至，炎暑间化[33]，白露[34]降，民气和平，其病满身重。五之气. 阳乃去，寒乃来，雨乃降，气门乃闭[35]，刚木[36]早雕，民避寒邪，君子周密。终之气，地气正，风乃至，万物反生，霿[37]雾以行，其病关闭不禁[38]、心痛，阳气不藏而咳。抑其运气，赞所不胜，必折其郁气，先取化源[39]，暴过不生，苛疾不起。故岁宜咸辛宜酸，渗之泄之渍之发之[40]，观气寒温以调其过，同风热者多寒化，异风热者少寒化，用热远热，用温远温，用寒远寒，用凉远凉，食宜同法。此其道也，有假者反之，反是者病之阶[41]也。

【校注】

①壬寅　为干支纪年中一个循环的第 39 年称“壬寅年”。前一位是辛

丑，后一位是癸卯。论阴阳五行，天干之壬属阳之水，地支之寅属阳之木，是水生木。自当年立春起至次年立春止的岁次内均为“壬寅年”。壬寅月，天干丁年和壬年，立春到惊蛰的时间段，就是壬寅月。

②壬申　为干支纪年中一个循环的第 9 年称“壬申年”。前一位是辛未，后一位是癸酉。论阴阳五行，天干之壬属阳之水，地支之申属阳之金，是金生水。自当年立春起至次年立春止的岁次内均为“壬申年”。壬申月，天干甲年和己年，立秋到白露的期间，就是壬申月。

③风鼓　鼓，郭；振动；摇动。《说文》：“鼓，郭也。春分之音，万物郭皮甲而出，故谓之鼓。”《易·系辞》：“鼓之以雷霆，润之以风雨。”孔颖疏：“鼓动之以震雷离电。”《逸周书·芮良夫解》：“贤智钳口，小人鼓舌。”太角为木运大过，其风气使树木外皮裂生芽而摇动。

④其化鸣紊启坼　本书《五常政大论篇》作“化”作“德”，“紊”作“靡”。

⑤戊寅　为干支纪年中一个循环的第 15 年称“戊寅年”。前一位是丁丑，后一位是己卯。论阴阳五行，天干之戊属阳之土，地支之寅属阳之木，是木克土。自当年立春起至次年立春止的岁次内均为“戊寅年”。戊寅月，天干乙年和庚年，立春到惊蛰的时间段，就是戊寅月。

⑥戊申　为干支纪年中一个循环的第 45 年称“戊申年”。前一位是丁未，后一位是己酉。论阴阳五行，天干之戊属阳之土，地支之申属阳之金，是土生金。自当年立春起至次年立春止的岁次内均为“戊申年”。戊申月，天干丁年和壬年，立秋到白露的时间段，就是戊申月。

⑦暄嚣　暄，同“煖（暖）”。温暖。《广韵·元韵》“暄，温也。”《集韵·元韵》：“煖，《说文》：‘温也。’或作暄。”本书《五运行大论篇》：“其性为暄。”王冰：“暄，暍也。”嚣，声音从上出来；嚣张；放肆。此指后者《说文·㗊部》：“嚣，声也。气出头上……页，首也。”段玉裁注：“声出而从随之。”唐代柳宗元《憎王孙文》：“王孙之德躁以嚣。”暄嚣，火盛向上冒之象。

⑧血溢，血泄　血溢，指吐血衄血及皮下出血，血泄，指热盛迫血妄行之大便下血。

⑨甲寅　为干支纪年中一个循环的第 51 年称“甲寅年”。前一位是癸丑，后一位是乙卯。论阴阳五行，天干之甲属阳之木，地支之寅属阳之木，是比例和好。自当年立春起至次年立春止的岁次内均为“甲寅年”。甲寅月，天干戊年和癸年，立春到惊蛰的时间段，就是甲寅月。

⑩甲申　为干支纪年中一个循环的第21年称“甲申年”。前一位是癸未，后一位是乙酉。论阴阳五行，天干之甲属阳之木，地支之申属阳之金，是金克木。自当年立春起至次年立春止的岁次内均为“甲申年”。甲申月，天干乙年和庚年，立秋到白露的时间段，就是甲申月。

⑪泽　本书《五常政大论篇》作“淖”。

⑫胕肿，痞饮　胕肿，浮肿。本书《水热穴论篇》：“上下溢于皮肤，故为胕肿。胕肿者，聚水而生病也。”本篇：“湿胜则濡泄，甚则水闭胕肿。”王冰：“胕肿，肉泥按之陷而不起也。”张隐庵集注：“胕肿，胀也。”痞饮，痞的初字为“否”，聚集；闭塞；阻隔不通。《易·否》：“否之匪人。”陆德明释文：“否，闭也；塞也。”《新唐书·卓行传·权皋》：“（权皋）得风痹疾，客洪州，南北梗否，逾年诏命不至。”《诸病源候论·否噎病诸候·诸否候》：“……堵否者，荣卫不和，阴阳隔绝，腑脏否塞而不宣通，故谓之否。”有堵塞，则积聚，有积聚则有块，故痞，腹内结块。《玉篇·疒部》：“痞，腹内结病。”《说文解字系传·疒部》：“痞，病结也。”清代沈涛《说文古本考》：“痞，今人犹言腹中症结为痞。”《难经·藏府积聚》：“脾之积，名曰痞气，在胃脘，覆大如盘，久不愈。”杨玄操注：“痞，否也，言否结成积也。”痞，即癖。辟为癖的初字。《玉篇·疒部》：“癖，食不消。”《史记·扁鹊仓公列传》：“夫悍药入中，则邪气辟矣，而宛气愈深。”司马贞索隐：“辟音必亦反，犹聚也。”《广韵·昔韵》：“癖，腹病。”《灵枢经·水胀》：“寒气客于肠外，与卫气相搏，气不得营，因有所系，癖而内著。”《诸病源候论·癖病诸侯·癖候》：“因饮水浆过多，便令停滞不散。更遇寒气，积聚而成癖，癖者，谓僻侧在于两胁之间，有时而痛是也。”痞饮，即癖饮。《诸病源候论·痰饮病诸候·癖饮候》：“此由饮水多，水气停聚两胁之同，遇寒气相搏，则结聚而成块，谓之癖饮。在胁下，弦亘起，按之则作水声。”

⑬庚寅　为干支纪年中一个循环的第27年称“庚寅年”。前一位是己丑，后一位是辛卯。论阴阳五行，天干之庚属阳之金，地支之寅属阳之木，是金克木。自当年立春起至次年立春止的岁次内均为“庚寅年”。庚寅月，天干丙年和辛年，立春到惊蛰的时间段，就是庚寅月。

⑭庚申　为干支纪年中一个循环的第57年称“庚申年”. 前一位是己未，后一位是辛酉。论阴阳五行，天干之庚属阳之金，地支之申属阳之金，是比例和好。自当年立春起至次年立春止的岁次内均为“庚申年”。庚申月，

天干戊年和癸年，立秋到白露的时间段，就是庚申月。

⑮同正商　寅、申年为少阳相火司天，而庚寅年是金克木，庚申年者，天干之庚属阳之金，地支之申属阳之金，故庚年商气金运太过，中运为太商，但寅、申则为少阳相火司天，司天之相火，克中运之金，即太过被抑，则中运之金，乃类同于平气，故曰“同正商”。此与本书《五常政大论》：“坚成之纪”，“上徵与正商同”，义同。

⑯清切　清凉而急剧的秋时之气。本书《五常政大论篇》：“其候清切。”王冰：“清，大凉也；切，急也，风声也。”

⑰雕零　雕，通“凋”。凋零；凋谢。《吕氏春秋·辨土》：“寒则雕，热则修。”高诱注：“雕，不实也。”雕零，即不能结果实而零落。

⑱丙寅　为干支纪年中一个循环的第3年称“丙寅年”。前一位是乙丑，后一位是丁卯。论阴阳五行，天干之丙属阳之火，地支之寅属阳之木，是木生火。自当年立春起至次年立春止的岁次内均为“丙寅年”。丙寅月，天干甲年和己年，立春到惊蛰的期间，就是丙寅月。

⑲丙申　为干支纪年中一个循环的第33年称“丙申年”。前一位是乙未，后一位是丁酉。论阴阳五行，天干之丙属阳之火，地支之申属阳之金，是火克金。自当年立春起至次年立春止的岁次内均为“丙申年”。丙申月，天干丙年和辛年，立秋到白露的时间段，就是丙申月。

⑳其化凝惨凓冽　本书《五常政大论篇》作“其德凝惨寒雰”。

㉑天气正　新校正云：“详少阳司天，厥阴司地，正得天地之正。又厥阴少阳司地，各云得其正者，以地主生荣为言也。”

㉒偃　倒伏。《书·金縢》：“秋，大熟，未获。天大雷电以风，禾尽偃。”

㉓飞　升腾，上升；物体在空中飘落或流功。《隋书·天文志中》：“流星，天使也。自上而降曰流，自下而升曰飞。”飞沙走石。

㉔阴行阳化　行。运行；流动。《易·乾》：“云行雨施。”孔颖达疏：“云气流行，雨泽施布。”《论语·阳货》：“四时行焉，百物生焉。”刘宝楠正义：“行者，谓春夏秋冬四时相运行也。”《汉书·沟洫志》：“禹之行河水，本随西山下东北去。《周谱》云：定王五年河徙，则今所行非禹之所穿也。”颜师古注：“行，谓通流也。”阴行阳化，《类经·二十六卷·第十七》：“太阴湿土主二之气，与少阳并行于岁半之前，故阴行阳化。”

㉕火木同德　新校正云："详六气惟少阳厥阴司天司地，为上下通和，无相胜克，故言火木同德。余气皆有胜克，故言合德。"

㉖云物　云气。色彩。《周礼·春官·保章氏》："以五云之物，辨吉凶、水旱降丰荒之祲象。"郑玄注："物，色也。视日旁云气之色……郑司农云：以二至二分观云色，青为虫，白为丧，赤为兵荒，黑为水，黄为丰。"《左传·僖公五年》："公既视朔，遂登观台以望，而书，礼也。凡分、至、启、闭；必书云物，为备故也。"杜预注："云物，气色灾变也。"《新唐书·李元谅传》："既会，元谅望云物曰：'不祥，虏必有变！'传令约部伍出阵。"

㉗太阴横流　太阴，指北方或北极；以为北方属水，主冬，太阴为北方，故亦指代冬季或水。此指水。《淮南子·道应训》："卢敖游乎北海，经乎太阴，入乎玄阙，至于蒙毂之上。"高诱注："太阴，北方也。"唐代杜甫《滟滪》诗："滟滪既没孤根深，西来水多愁太阴。"仇兆鳌注引朱瀚云："水即太阴也。"横流，大水不循道而泛滥；比喻动乱，灾祸。此指前者。《孟子·滕文公上》："当尧之时，天下犹未平，洪水横流，氾滥于天下。"汉代孔融《荐祢衡表》："洪水横流，帝思俾乂。"《文选·谢灵运〈述祖德诗〉之二》："中原昔丧乱，丧乱岂解已……万邦咸震慑，横流赖君子。"李善注引谢灵运《山居赋》自注："余祖车骑，建大功，淮肥左右，得免横流之祸。"太阴横流，指水星旺，雨水大，使水不循水道而行。

㉘寒中　中，身也；伤也；脏腑也。寒中，身体被寒邪伤。或者说脏腑有寒邪。

㉙寒来不杀　初之气，主气为厥阴风木，客气为少阴君火，主客相生，其气温热，所以虽有寒来，但不能消除相生之热气。

㉚血崩　中医指妇女不在行经期，阴道大量出血的病症。因其出血量多而来势急剧，故名。又称崩中。又指大出血。根据"其病气怫于上，"此指后者。

㉛白埃　象灰尘样的白色雾云。

㉜雨府　府，聚集之处。《周礼·春官·序官》："天府：上士一人，中士二人。"贾公彦疏："凡物所聚皆曰府，官人所聚曰官府，在人身中饮食所聚谓之六府。"雨府，即雨水积聚的地方。如湖泊、水库、河流皆为雨水所聚处。

㉝炎暑间化　间，更迭；代替。《尔雅·释诂下》："间，代也。"《广

韵·衣间韵》："间，迭也。"炎暑间化，炎暑期间，为大暑与处暑之时，而主湿土之气生燥金气凉气而来，所以使炎暑之气更迭化气。

㉞白露　节气；秋天的露水。此指后者。《诗·秦风·蒹葭》："蒹葭苍苍，白露为霜。"

㉟气门乃闭　气门，指玄府，俗称汗毛眼，参见《生气通天论》中注。气门乃闭，寒凉之气至，阳气开始敛藏于内，则使气门闭。

㊱刚木　木质坚硬的树木。《山海经·北山经》："北岳之山，多枳棘刚木。"郭璞注："檀柘之属。"本书《气交变大论》："肃杀而甚，则刚木辟著。"

㊲霿（men）　天色晦暗。《说文》："天气下地不应曰霿。霿，晦也。"

㊳关闭不禁　张志聪：闭藏之时，而反行发生之令，故其病关闭不禁。"

㊴先取化源　王冰："年之前十二月，迎而取之。"《玄珠密语·卷一·迎随补泻纪篇》谓"火之将胜也"，"于三月迎而取之"。而新校正云："详王注资取化源，俱注云取，其意有四等：太阳司天取九月，阳明司天取六月，是二者先取在天之气也；少阳司天取年前十二月，太阴司天取九月，是二者乃先时取在地之气也。少阴司天取年前十二月，厥阴司天取四月，义不可解。按《玄珠》之说则不然，太阳阳明之月与王注合，少阳少阴俱取三月，太阴取五月，厥阴取年前十二月。《玄珠》之义可解，王注之月疑有误也。"诸说不一，存疑待考。

㊵故岁宜咸宜辛宜酸，渗之泄之渍之发之　《类经·二十六卷·第十七》注："以上十年，相火司天，风木在泉，咸从水化，能胜火也；辛从金化，能胜木也；酸从木化，顺木火之性也。渗之泄之，所以去二便之实。渍之发之，所以去腠理之邪也。"

㊶阶　缘由。《小尔雅·光诂》："阶，因也。"三国时魏国嵇康《答难养生论》："饕淫所阶，百疾所附。"戴明扬校注："《广雅》曰：'阶，因也。'"

【原文】

帝曰：善。太阴之政奈何？岐伯曰：丑、未之纪也。

太阴　少角　太阳　清热胜复同，同正宫①。丁丑②　丁未③　其运风、清、热。

少角初正　太徵　少宫　太商　少羽终

太阴　少徵　太阳　寒雨胜复同。癸丑[4]　癸未[5]　其运热、寒、雨。

少徵　太宫　少商　太羽终　太角初[6]

太阴　少宫　太阳　风清胜复同，同正宫[7]。

己丑[8]太一天符　己未[9]太一天符　其运雨、风、清。

少宫　太商　少羽终　少角初　太徵

太阴　少商　太阳　热寒胜复同。乙丑[10]　乙未[11]　其运凉、热、寒。

少商　太羽终　太角初　少徵　太宫

太阴　少羽　太阳　雨风胜复同，同正宫[12]。辛丑[13]同岁会　辛未[14]同岁会　其运寒、雨、风。

少羽终　少角初　太徵　少宫　太商

凡此太阴司天之政，气化运行后天，阴专其政[15]，阳气退辟，大风时起[16]，天气下降，地气上腾，原野雾霿，白埃四起，云奔南极[17]，寒雨数至，物成于差夏[18]。民病寒湿，腹满身䐜愤[19]、胕肿，痞逆、寒厥、拘急。湿寒合德，黄黑埃昏，流行气交，上应镇星、辰星。其政肃，其令寂，其谷黅玄。故阴凝于上，寒积于下，寒水胜火，则为冰雹，阳光不治，杀气乃行[20]。故有余宜高，不及宜下，有余宜晚，不及宜早[21]，土之利，气之化也，民气[22]亦从之，间谷命其太也。初之气，地气迁，寒乃去，春气正[23]，风乃来，生布万物以荣，民气条舒，风湿相薄，雨乃后。民病血溢，筋络拘强，关节不利，身重筋痿。二之气，大火正[24]，物承化[25]，民乃和，其病温厉大行，远近咸若，湿蒸相薄，雨乃时降。三之气，天政布，湿气降，地气腾，雨乃时降，寒乃随之。感于寒湿，则民病身重胕肿，胸腹满。四之气，畏火临，溽蒸化[26]，地气腾，天气否隔[27]，寒风晓暮[28]，蒸热相薄，草木凝烟[29]，湿化不流，则白露[30]阴布，以成秋令。民病腠理热，血暴溢，疟，心腹满热胪胀[31]，甚则胕肿。五之气，惨[32]令已行，寒露下，霜乃早降，草木黄落，寒气及体，君子周密，民病皮腠。终之气，寒大举，湿大化，霜乃积，阴乃凝，水坚[33]冰，阳光不治。感于寒，则病人关节禁固，腰脽[34]痛，寒湿推[35]于气交而为疾也。必折其郁气，而取化源，益其岁气，无使邪胜，食岁谷以全其真，食间谷以保其精，故岁宜以苦燥之温之，甚者发之泄之。不发不泄，则湿气外溢，肉溃皮拆而水血交流。必赞其阳火，令御甚寒，从气异同，少多其判也，同寒者以热化，同湿者以燥化，异者少之，同者多之，用凉远凉，用寒远寒，用温远温，用热远热，食宜同法。假者反之，此其道也，反是者病也。

【校注】

①同正宫　丁年木运不及，太阴湿土司天，中运之木无力克土，土气得政，故同正宫平气。即本书《五常政大论篇》所谓“委和之纪，太宫与正宫同”。

②丁丑　为干支纪年中一个循环的第 14 年称“丁丑年”。前一位是丙子，后一位是戊寅。论阴阳五行，天干之丁属阴之火，地支之丑属阴之土，是火生土。自当年立春起至次年立春止的岁次内均为“丁丑年”。丁丑月，天干甲年和己年，小寒到立春的期间，就是丁丑月。

③丁未　为干支纪年中一个循环的第 44 年称“丁未年”。前一位是丙午，后一位是戊申。论阴阳五行，天干之丁属阴之火，地支之未属阴之土，是火生土。自当年立春起至次年立春止的岁次内均为“丁未年”。丁未月，天干丁年和壬年，小暑到立秋的时间段，就是丁未月。

④癸丑　为干支纪年顺序中一个循环的第 50 年称“癸丑年”。前一位是壬子，后一位是甲寅。论阴阳五行，天干之癸属阴之水，地支之丑属阴之土，是土克水。自当年立春起至次年立春止的岁次内均为“癸丑年”。癸丑月，天干丁年和壬年，小寒到立春的时间段，就是癸丑月。

⑤癸未　为干支纪年顺序中一个循环的第 20 年称“癸未年”。前一位是

壬午，后一位是甲申。论阴阳五行，天干之癸属阴之水，地支之未属阴之土，是土克水。自当年立春起至次年立春止的岁次内均为“癸未年”。癸未月，天干乙年和庚年，小暑到立秋的时间段，就是癸未月。

⑥初　吴本、马本并补，今据补。

⑦同正宫　己为土运不及，遇太阴湿土司天，为不及得助、故同正宫平气。即本书《五常政大论篇》所谓“卑监之纪，上宫与正宫同”。

⑧己丑　为干支纪年顺序中一个循环的第 26 年称“己丑年”。前一位是戊子，后一位是庚寅。论阴阳五行，天干之己属阴之土，地支之丑属阴之土，是比例和好。自当年立春起至次年立春止的岁次内均为“己丑年”。己丑月，在天干乙年和庚年，小寒到立春的时间段，就是己丑月。

⑨己未　为干支纪年顺序中一个循环的第 56 年称“己未年”。前一位是戊午，后一位是庚申。论阴阳五行，天干之己属阴之土，地支之未属阴之土，是比例和好。自当年立春起至次年立春止的岁次内均为“己未年”。己未月，在天干戊年和癸年，小暑到立秋的时间段，就是己未月。

⑩乙丑　为干支纪年顺序中一个循环的第 2 年称“乙丑年”。前一位是甲子，后一位是丙寅。论阴阳五行，天干之乙属阴之木，地支之丑属阴之土，是木克土。自当年立春起至次年立春止的岁次内均为“乙丑年”。乙丑月，在天干戊年和癸年，小寒到立春的期间，就是乙丑月。

⑪乙未　为干支纪年顺序中一个循环的第 32 年称“乙未年”。前一位是甲午，后一位是丙申。论阴阳五行，天干之乙属阴之木，地支之未属阴之土，是木克土。自当年立春起至次年立春止的岁次内均为“乙未年”。乙未月，在天干丙年和辛年，小暑到立秋的时间段，就是乙未月。

⑫同正宫　辛属阴，为水运不及，太阴湿土司天，则土能胜水，土气得政，故同正宫平气。即本书《五常政大论篇》所谓“涸流之纪，上宫与正宫同”。

⑬辛丑　为干支纪年顺序中一个循环的第 38 年称“辛丑年”。前一位是庚子，后一位是壬寅。论阴阳五行，天干之辛属阴之金，地支之丑属阴之土，是土生金。自当年立春起至次年立春止的岁次内均为“辛丑年”。在天干丙、辛年，小寒到立春时间段为辛丑月。

⑭辛未　为干支纪年顺序中一个循环的第 8 年称“辛未年”。前一位是庚午，后一位是壬申。论阴阳五行，天干之辛属阴之金，地支之未属阴之土，

是土生金。自当年立春起至次年立春止的岁次内均为“辛未年”。在天干甲年和己年，小暑到立秋的期间，就是辛未月。

⑮阴专其政　退辟，　辟，通“避”。《說文解字通訓定声》：“辟，叚借为避。”退辟，即退后躲避。阴专其政，即太阴湿土司天为阴，太阳寒水在泉也为阴，司天、在泉之气皆属阴，所以说阴专其政。

⑯大风时起　新校正云：“详此太阴之政，何以言大风时起？盖厥阴为初气，居木位春气，正风乃来，故言大风时起。”

⑰南极　星名，即南极星，又叫南极老人星；我国古代天文学的浑天说认为，天是一整个圆球，地球在其中，犹如鸡蛋黄在鸡蛋内部一样。就观察的星象范围而言，分南北二端，正南入地三十六度，谓之“南极”。近南极的星中原地区都看不到。今多以“南极”指地轴的南端，南半球的顶点。《史记·天官书》：“狼比地有大星，曰南极老人。老人见，治安；不见，兵起。”张守节正义：“老人一星，在弧南，一曰南极，为人主占寿命延长之应。常以秋分之曙见于景，春分之夕见于丁。见，国长命，故谓之寿昌，天下安宁；不见，人主忧也。”《宋书·天文志一》：“周天三百六十五度五百八十九分度之百四十五，半露地上，半在地下。其二端谓之南极、北极。”清代顾炎武《书女娲庙》诗：“北极偏高，南极低，四时错迕乖寒暑。”本篇“太阳司天之政”段有“云朝北极”。

⑱差夏　夏末秋初。王冰：“谓立秋之后一十日也。”《类经·二十六卷·第十七》：“差，参差也。夏尽入秋，谓之差夏。”

⑲瞋（chen）愤　胀满。瞋，肉胀起。愤，懑闷。《说文·心部》：“愤，懑也。”膹，通“愤”。《文通训定声·屯部》：“膹，假借为愤。”本书《至真要大论》：“诸气膹郁，皆属于肺。”王冰：“膹，谓膹满。”《医宗金鉴·运气要诀·运气为病歌》：“诸气膹郁痿肺金。”注：“膹郁，谓气逆胸满，膹郁不舒也。”瞋愤，此指肉肿胀懑闷。

⑳杀气乃行　杀气，犹阴气；寒凉之秋气。此指后者。《礼记·月令》：“（仲秋之月）杀气浸盛，阳气日衰。”《史记·匈奴列传》：“匈奴处北地寒，杀气早降。”行，降落。《礼记·月令》：“大雨时行。”孔颖达疏引蔡邕《〈月令〉章句》云：“行，降也。”

㉑有余宜高……不及宜早　《类经·二十六卷·第十七》：“有余不及，言谷气也。凡岁谷间谷，色味坚脆，各有气衰气盛之别。本年寒政太过，故

谷气有余者，宜高宜晚，以其能胜寒也；不及者，宜下宜早，以其不能胜寒也。”

㉒气 精神状态，情绪。《庄子·庚桑楚》：“欲静则平气。”《史记·淮南衡山列传》：“当今诸侯无异心，百姓无怨气。”

㉓春气正 太阴司天之年，初之气，客气与主气皆为厥阴风木，所以使春得气化之正。

㉔大火正 大火，星宿名。即心宿。疑借喻火星之气。《尔雅·释天》：“大火谓之大辰。”郭璞注：“大火，心也，在中最明，故时候主焉。”宋代司马光《八月五日夜省直》诗：“大火已西落，温风犹袭人。”心星正常化育。

㉕物承化 火气用事，万物顺势生化。

㉖畏火、溽蒸化 畏火，指相火，即少阳之气，参见“少阴之政”段落中注。溽，湿润。《文选·郭璞〈江赋〉》：“林无不溽，岸无不津。”李善注引《广雅》：“溽，湿也。”蒸，热。本书《五运行大论篇》：“其令郁蒸。”王冰：“郁，盛也，蒸，热也。”溽蒸，湿热。本书《气交变大论篇》：“中央生湿，湿生土。其德溽蒸。”王冰：“溽，湿也；蒸，热也。”《医宗金鉴·运气要诀·五行德政令化灾变歌》：“土德溽蒸政安静，其令云雨其化丰。”溽蒸化，在四之气，主气为太阴湿土。客气为少阳相火，湿热合化，故出现湿热化育。

㉗否隔 亦作“否鬲”。隔绝不通。《汉书·薛宣传》：“夫人道不通，则阴阳否鬲。”颜师古注：“否，闭也，音皮鄙反。鬲与隔同。”唐代吴兢《贞观政要·公平》：“君臣失序，上下否隔，乱亡不恤，将何以治乎？”

㉘晓暮 晓，天亮。《说文·日部》：“晓，明也。从日，尧声。”段玉裁注：“俗云天晓是也。”晓暮，一早一晚。

㉙凝烟 浓密的雾气。南朝宋国刘铄《歌诗》：“凝烟泛城阙，凄风入轩房。”唐太宗《祀北岳恒山文》：“叠嶂参差，凝烟含翠，重冈纷纠，照日分红。”

㉚白露 秋天的露水；二十四节气之一。此指前者。《诗·秦风·蒹葭》：“蒹葭苍苍，白露为霜。”唐代韩愈《秋怀·诗之二》：“白露下百草，萧兰共雕悴。”《逸周书·时训》：“白露之日鸿雁来。”《礼记·月令》“（孟春之月）东风解冻。”唐代孔颖达疏：“谓之白露者，阴气渐重，露浓色白。”

㉛胪胀 胪，肚腹。《急就篇·卷四》：“寒气泄注腹胪张。”颜师古注：“腹前曰胪。”唐代柳宗元《志从父弟宗直殡》：“读书不废早夜，以专故，得

上气病，胪胀奔逆，每作，害寝食，难俯仰。

㉜惨　肃杀；凋谢。此指前者。《逸周书·周月》："惟正月……微阳动于黄泉，阴降惨于万物。"

㉝坚　凝结；凝固。《逸周书·时训》："大寒之日，鸡始乳，又五日，鸷鸟厉，又五日，水泽腹坚"

㉞脽（shui）　臀部；尾椎骨。此指后者。本书《脉解》："正月阳气出在上而阴气盛，阳未得自次也，故肿腰脽痛也。"王冰："脽，谓臀肉也。"《汉书·东方朔传》："结股脚，连脽尻。"颜师古注："脽，臀也。"《正字通·肉部》："脽，尻骨也。"

㉟推　兴起。曹操《让县自明本志令》："奉国威灵，仗钺征伐，推弱以克强，处小而禽大。"

【原文】

帝曰：善。少阴之政奈何？岐伯曰：子、午之纪也。

少阴　太角　阳明　壬子[①]　壬午[②]　其运风鼓，其化鸣紊启拆，其变振拉摧拔，其病支满。

太角初正　少徵　太宫　少商　太羽终

少阴　太徵　阳明　戊子[③]天符　戊午[④]太一天符　其运炎暑[⑤]，其化暄曜郁燠[⑥]，其变炎烈沸腾[⑦]，其病上热血溢。

太徵　少宫　太商　少羽终　少角初

少阴　太宫　阳明　甲子[⑧]　甲午[⑨]　其运阴雨，其化柔润，时雨，其变震惊飘骤，其病中满身重。

太宫　少商　太羽终　太角初　少徵

少阴　太商　阳明　庚子[⑩]同天符　庚午[⑪]同天符　同正商　其运凉劲[⑫]，其化雾露萧飕，其变肃杀雕零，其病下清[⑬]。

太商　太羽终　少角初　太徵　少宫

少阴　太羽　阳明　丙子[⑭]岁会　丙午[⑮]　其运寒，其化凝惨凓冽，其变冰雪霜雹，其病寒下[⑯]。

太羽终　太角初　少徵　太宫　少商

凡此少阴司天之政，气化运行先天，地气肃，天气明，寒交暑[17]，热加燥[18]，云驰雨府，湿化乃行，时雨乃降，金火合德，上应荧惑、太白。其政明，其令切，其谷丹白。水火寒热持于气交[19]而为病始也，热病生于上，清病生于下，寒热凌犯而争于中，民病咳喘、血溢、血泄、鼽嚏、目赤眦疡、寒厥[20]入胃、心痛、腰痛、腹大、嗌干、肿上。初之气，地气迁，燥将去，寒乃始，蛰复藏，水乃冰，霜复降，风乃至，阳气郁，民反周密，关节禁固，腰脽痛，炎暑将起，中外疮疡。二之气，阳气布，风乃行，春气以正[21]，万物应荣，寒气时至，民乃和。其病淋，目瞑目赤，气郁于上而热。三之气，天政布，大火行，庶类番鲜[22]，寒气时至，民病气厥心痛，寒热更作，咳喘目赤。四之气，溽暑至，大雨时行，寒热互至。民病寒热，嗌干黄瘅，鼽衄饮发。五之气，畏火[23]临，暑反至，阳乃化，万物乃生乃长荣，民乃康，其病温。终之气，燥令行，余火内格[24]，肿于上，咳喘，甚则血溢。寒气数举，则霿雾翳，病生皮腠，内舍于胁，下连少腹而作寒中，地将易也[25]。必抑其运气，资其岁胜，折其郁发，先取化源[26]，无使暴过而生其病也。食岁谷以全真气，食间谷以辟虚邪。岁宜咸以耎之，而调其上[27]，甚则以苦发之，以酸收之，而安其下[28]，甚则以苦泄之。适气同异而多少之，同天气者以寒清化，同地气者以温热化，用热远热，用凉远凉，用温远温，用寒远寒，食宜同法。有假则反，此其道也，反是者病作矣。

【校注】

①壬子　为干支纪年中一个循环的第 49 年称“壬子年”。前一位是辛亥，后一位是癸丑。论阴阳五行，天干之壬属阳之水，地支之子属阳之水，是比例和好。自当年立春起至次年立春止的岁次内均为“壬子年”。壬子月，

天干丁年和壬年，大雪到小寒的时间段，就是壬子月。

②壬午　为干支纪年中一个循环的第 19 年称“壬午年”。前一位是辛巳，后一位是癸未。论阴阳五行，天干之壬属阳之水，地支之午属阳之火，是水克火。自当年立春起至次年立春止的岁次内均为“壬午年”。天干乙日和庚日，北京时间（东 8 区时间）11 时到 13 时，就是壬午时。

③戊子　为干支纪年中一个循环的第 25 年称“戊子年”。前一位是丁亥，后一位是己丑。论阴阳五行，天干之戊属阳之土，地支之子属阳之水，是土克水。自当年立春起至次年立春止的岁次内均为“戊子年”。戊子月，天干乙年和庚年，大雪到小寒的时间段，就是戊子月。

④戊午　为干支纪年中一个循环的第 55 年称“戊午年”。前一位是丁巳，后一位是己未。论阴阳五行，天干之戊属阳之土，地支之午属阳之火，是火生土。自当年立春起至次年立春止的岁次内均为“戊午年”。戊午月，天干戊年和癸年，芒种到小暑的时间段，就是戊午月。

⑤其运炎暑　新校正云：“详太徵运太阳司天曰热，少阳司天曰暑，少阴司天曰炎暑，兼司天之气而言运也。”

⑥暄曜郁燠　暄，温暖；暑气。此指后者。本书《五运行大论篇》：“东方生风……其性为暄。”张介宾：“暄，温暖也。肝为阴中之阳，应春之气，故其性暄。”晋代张协《七命》：“龙火西颓，暄气初收，飞霜迎节，高风送秋。”晋代张协《杂诗》之二：“龙蛰暄气凝，天高万物肃。”暄曜郁燠，温暖的日照而热盛。

⑦沸腾　比喻热浪翻涌。

⑧甲子　为干支纪年中一个循环的第 1 年称“甲子年”。前一位是癸亥，后一位是乙丑。论阴阳五行，天干之甲属阳之木，地支之子属阳之水，是水生木。自当年立春起至次年立春止的岁次内均为“甲子年”。甲子月，天干戊年和癸年，大雪到小寒的期间，就是甲子月。

⑨甲午　为干支纪年中一个循环的第 31 年称“甲午年”。前一位是癸巳，后一位是乙未。论阴阳五行，天干之甲属阳之木，地支之午属阳之火，是木生火。自当年立春起至次年立春止的岁次内均为“甲午年”。天干丙年和辛年，芒种到小暑的时间段，就是甲午月。天干丙日和辛日，北京时间（东 8 区时间）11 时到 13 时，就是甲午时。

⑩庚子　为干支纪年中一个循环的第 37 年称“庚子年”。前一位是己

亥，后一位是辛丑。论阴阳五行，天干之庚属阳之金，地支之子属阳之水，是金生水。自当年立春起至次年立春止的岁次内均为“庚子年”。庚子月，天干丙年和辛年，大雪到小寒的时间段，就是庚子月。

⑪庚午　为干支纪年中一个循环的第7年称“庚午年”。前一位是己巳，后一位是辛未。论阴阳五行，天干之庚属阳之金，地支之午属阳之火，是火克金。自当年立春起至次年立春止的岁次内均为“庚午年”。庚午月，天干甲年和己年，芒种到小暑的期间，就是庚午月。

⑫凉劲　新校正云：“详此以运合在泉，故云‘凉劲’。”即凉风刚硬。

⑬下清　吴昆：“便泄清澈也，下体清冷亦是。”

⑭丙子　为干支纪年中一个循环的第13年称“丙子年”。前一位是乙亥，后一位是丁丑。论阴阳五行，天干之丙属阳之火，地支之子属阳之水，是水克火。自当年立春起至次年立春止的岁次内均为“丙子年”。丙子月，天干甲年和己年，大雪到小寒的期间，就是丙子月。

⑮丙午　为干支纪年中一个循环的第43年称“丙午年”。前一位是乙巳，后一位是丁未。论阴阳五行，天干之丙属阳之火，地支之午属阳之火，是比例和好。自当年立春起至次年立春止的岁次内均为“丙午年”。丙午月，天干丁年和壬年，芒种到小暑的时间段，就是丙午月。

⑯寒下　吴昆：“中寒下利也，足寒亦是。”

⑰寒交暑　新校正云：“详此云寒‘交暑’者，谓前岁终之气少阳，今岁初之气太阳，太阳寒交前岁少阳之暑也。”

⑱热加燥　少阴司天，其气为热，阳明在泉，其气为燥，司天与在泉之气相加，为热加燥。

⑲水火寒热持于气交　吴昆：“火太过则水来复。”《类经·二十七卷·第十七》：“少阴司天，阳明在泉，上火下金，故水火寒热持于气交之中。”张志聪：“岁前之终气乃少阳相火，今岁之初气乃太阳寒水，故为寒交暑而水火寒热持于气交。”从张注。

⑳厥　逆。此指寒气由下而上。

㉑春气以正　二之气为厥阴风木，其得春气之正化，所以是春气以正。

㉒庶类番鲜　庶类，万物，万类。《国语·郑语》：“夏禹能单平水土，以品处庶类者也。”韦昭注：“禹除水灾，使万物高下各得其所。”《魏书·高祖纪》：“今东作方兴，庶类萌动。”番，繁衍。通“蕃”。茂盛。《汉书·卜式

传》："齐相雅行躬耕，随牧蓄番，辄分昆弟，更造，不为利惑。"颜师古注："言其蓄牧滋多。"清代朱骏声《说文通训定声·干部》："番，假借为蕃。"《白石神君碑》："永永番昌。"《无极山碑》："草木番茂。"蕃鲜，茂盛而鲜明。《易·说卦》："震为雷，为龙，为玄黄……其于稼也，为反生，其究为健，为蕃鲜。"孔颖达疏："鲜，明也。取其春时草木蕃育而鲜明。"庶类番鲜，万物茂盛而鲜明。

㉓畏火　畏，通"隈"。指弓中央弯曲处。《说文通通训定声·履部》"畏，假借为隈。"《周礼·考工记·弓人》"夫角之中，恒当弓之畏。"汉代郑玄注："畏读如秦师入隈之隈，故书畏或作威。"贾公彦疏："从隈为曲隈之义。杜子春云：当为威。威谓弓渊，角之中央，与渊相当。郑玄谓：畏读如'秦师入隈'之隈。"旧七月为"相"，八月为"壮。"七月在十二个月当中，为一年中央的转弯时期，故畏火即隈火，隈火，即相火。《类经·二十六卷·第十七》："少阳相火用事，其气尤烈、故曰畏火。"

㉔余火内格　余，农历四月的别称；通"馀"。《尔雅·释天》："四月为余。"郝懿行义疏："四月万物皆生枝叶，故曰余。余，舒也。"《周礼·地官·委人》："凡其余聚以待颁赐。"余火，即馀火。《诗·豳风·七月》："七月流火，九月授衣。"毛传："火，大火也。流，下也。"按，大火，即心宿。夏历五月黄昏，大火见于正南方，方向正位置最高；夏历七月之后，星位逐渐西降，知暑尽秋至。后因称西降的大火星为"馀火"。南朝梁国沈约《梁甫吟》："寒光稍眇眇，秋塞日沉沉。高窗仄馀火，倾河驾腾参。"余火内格，即心宿之火未得尽去，在体内被燥之气所限制。

㉕地将易也　将，扶助，扶持。《诗·周南·樛木》："乐只君子，福履将之。"郑玄笺："将，犹扶助也。"《三国志·魏志·华佗传》："行数里，昕卒头眩堕车，人扶将还，载归家，中宿死。"地将易也，使在泉之气得到扶助来改变之。

㉖先取化源　王冰："先于年前十二月，迎而取之。"《玄珠密语·卷一·迎随补泻纪篇》："火之将发也……于三月迎而取之。"二说不同，待考。

㉗岁宜咸以耎之，而调其上　吴昆："上谓司天少阴君火也，咸从水化，故能调之。"

㉘以酸收之，而安其下　《类经·二十六卷·第十七》："酸收之，可以补金，平其上之君火，则下之燥金得安矣。"

【原文】

帝曰：善。厥阴之政奈何？岐伯曰：巳、亥之纪也。

厥阴　少角　少阳　清热胜复同，同正角[①]。丁巳[②]天符　丁亥[③]天符　其运风、清、热。

少角初正　太徵　少宫　太商　少羽终

厥阴　少徵　少阳　寒雨胜复同。癸巳[④]同岁会　癸亥[⑤]同岁会　其运热、寒、雨。

少徵　太宫　少商　太羽终　太角初

厥阴　少宫　少阳　风清胜复同，同正角[⑥]。己巳[⑦]　己亥[⑧]　其运雨、风、清。

少宫　太商　少羽终　少角初　太徵

厥阴　少商　少阳　热寒胜复同，同正角[⑨]。乙巳[⑩]　乙亥[⑪]　其运凉、热、寒。

少商　太羽终　太角初　少徵　太宫

厥阴　少羽　少阳　雨风胜复同。辛巳[⑫]　辛亥[⑬]　其运寒、雨、风。

少羽终　少角初　太徵　少宫　太商

凡此厥阴司天之政，气化运行后天，诸同正岁，气化运行同天[⑭]，天气扰[⑮]，地气正[⑯]，风生高远，炎热从之[⑰]，云趋雨府，湿化乃行，风火同德，上应岁星、荧惑。其政挠[⑱]，其令速，其谷苍丹。间谷言太者，其耗文角品羽[⑲]。风燥火热，胜复更作，蛰虫来见，流水不冰，热病行[⑳]于下，风病行于上，风燥胜复形于中。初之气，寒始肃，杀气方至，民病寒于右之下[㉑]。二之气，寒不去，华雪[㉒]水冰，杀气施化[㉓]，霜乃降，名[㉔]草上焦，寒雨数至，阳复化，民病热于中。三之气，天政布，风乃时举，民病泣出、耳鸣掉眩。四之气，溽暑湿热相薄，争于左之上[㉕]，民病黄瘅而为胕肿。五之气，燥湿更胜，沉阴[26]乃布，寒气及体，风雨乃行[27]。终之气，畏火司令[28]，阳乃大化，蛰虫出见，流水不冰，地气大发，草乃生，人乃舒，其病温厉。必折其郁气，资其化源[29]，赞其运气，无使邪胜。岁宜以辛调上，以咸调下[30]，畏火之气，无妄犯之[31]。用温远温，用热远热，用凉远凉，用寒远寒，食宜同法。有假反常，此之道也，反是者病。

【校注】

①同正角　丁年则木运不及，即本书《五常政大论篇》之“委和之纪”。丁巳年为正火而木运不及，但遇厥阴风木司天，为不及而得助，故同正角平气。丁亥年是水克火而生木，也是不及而得助，故同正角平气。

②丁巳　为干支纪年中一个循环的第 54 年称“丁巳年”。前一位是丙辰，后一位是戊午。论阴阳五行，天干之丁属阴之火，地支之巳属阴之火，是比例和好。自当年立春起至次年立春止的岁次内均为“丁巳年”。丁巳月，天干戊年和癸年，立夏到芒种的时间段，就是丁巳月。

③丁亥　为干支纪年中一个循环的第 24 年称“丁亥年”。前一位是丙戌，后一位是戊子。论阴阳五行，天干之丁属阴之火，地支之亥属阴之水，是水克火。自当年立春起至次年立春止的岁次内均为“丁亥年”。丁亥月，天干乙年和庚年，立冬到大雪的时间段，就是丁亥月。

④癸巳　为干支纪年中一个循环的第 30 年称“癸巳年”。前一位是壬辰，后一位是甲午。论阴阳五行，天干之癸属阴之水，地支之巳属阴之火，是水克火。自当年立春起至次年立春止的岁次内均为“癸巳年”。癸巳月，天干丙年和辛年，立夏到芒种的时间段，就是癸巳月。

⑤癸亥　为干支纪年中一个循环的第 60 年称“癸亥年”。前一位是壬戌，后一位是甲子。论阴阳五行，天干之癸属阴之水，地支之亥属阴之水，是比例和好。自当年立春起至次年立春止的岁次内均为“癸亥年”。癸亥月，天干戊年和癸年，立冬到大雪的时间段，就是癸亥月。

⑥同正角　已巳是火生土，不受木制，所以“同正角”；己亥是土克水而不受木制，所以也“同正角”以使土不“卑监”而“同正角”。

⑦己巳　为干支纪年中一个循环的第 6 年称“己巳年”。前一位是戊辰，后一位是庚午。论阴阳五行，天干之己属阴之土，地支之巳属阴之火，是火

生土。自当年立春起至次年立春止的岁次内均为“己巳年”。己巳月，天干甲年和己年，立夏到芒种的期间，就是己巳月。

⑧己亥　为农历的干支纪年中一个循环的第36年称“己亥年”。前一位是戊戌，后一位是庚子。论阴阳五行，天干之己属阴之土，地支之亥属阴之水，是土克水。自当年立春起至次年立春止的岁次内均为“己亥年”。己亥月，天干丙年和辛年，立冬到大雪的时间段，就是己亥月。

⑨同正角　乙年则为金运不及，厥阴风木司天，中运之金，无力相克，木气得政，故同正角平气。即《五常政大论》所谓“从革之纪”，“上角与正角同。”

⑩乙巳　为干支纪年中一个循环的第42年称“乙巳年”。前一位是甲辰，后一位是丙午。论阴阳五行，天干之乙属阴之木，地支之巳属阴之火，是木生火。自当年立春起至次年立春止的岁次内均为“乙巳年”。乙巳月，天干丁年和壬年，立夏到芒种的时间段，就是乙巳月。

⑪乙亥　为干支纪年中一个循环的第12年称“乙亥年”。前一位是甲戌，后一位是丙子。论阴阳五行，天干之乙属阴之木，地支之亥属阴之水，是水生木。自当年立春起至次年立春止的岁次内均为“乙亥年”。乙亥月，天干甲年和己年，立冬到大雪的期间，就是乙亥月。

⑫辛巳　为的干支纪年中一个循环的第18年称“辛巳年”。前一位是庚辰，后一位是壬午。论阴阳五行，天干之辛属阴之金，地支之巳属阴之火，是火克金。自当年立春起至次年立春止的岁次内均为“辛巳年”。辛巳月，天干乙年和庚年，立夏到芒种的时间段，就是辛巳月。

⑬辛亥　为干支纪年中一个循环的第48年称“辛亥年”。前一位是庚戌，后一位是壬子。论阴阳五行，天干之辛属阴之金，地支之亥属阴之水，是金生水。自当年立春起至次年立春止的岁次内均为“辛亥年”。天干丁年和壬年，立冬到大雪的时间段，就是辛亥月。

⑭诸同正岁，气化运行同天　正岁：本篇下文“运非有余非不足，是谓正岁，其至当其时也。”；指古历夏历正月。亦泛指农历正月。此指前者。《周礼·天官·小宰》：“正岁，帅治官之属而观治象之法。”郑玄注：“正岁，谓夏之正月，得四时之正。”孙诒让正义：“全经凡言正岁者，并为夏正建寅之月（古代以北斗星斗柄的运转计算农历月分，斗柄所指之辰谓之斗建。如正月指寅，为建寅之月，即为夏历正月。二月指卯，为建卯之月。《淮南子·天

文训》："天一元始，正月建寅。"《汉书·律历志上》："日至其初为节，至其中斗建下为十二辰，视其建而知其次。"），别于凡言正月者为周正建子之月也。《尔雅·释天》云：'夏曰岁，商曰祀，周曰年'……王引之云：《尔雅》曰：'正，长也。'建寅之月为一岁十二月之长，故谓之正岁。"诸同正岁，气化运行同天，《类经·二十六卷·第十七》："诸同正岁者，其气正，其生长化收藏，皆与天气相合，故曰运行同天。此虽以上下文丁巳、丁亥、己巳、己亥、乙巳、乙亥六岁为言，然六十年之气，亦莫不皆然。"

⑮扰　《广韵·小韵》："扰，顺也。"

⑯地气正　《类经·十六卷·第十七》："相火在泉，土得温养、故地气正。"

⑰风生高远，炎热从之　厥阴司天，故风生于高远之处。少阳在泉，炎热之气在下从之，则风生于上，火从于下。

⑱挠　通"交"。《墨子·天志中》："外有以为环璧珠玉以聘挠四邻，诸侯之冤不兴矣。"毕沅校注："挠与交同音。"张纯一集解："曹本挠作交。"

⑲其耗文角品羽　耗，损害；亏损；空虚；衰败；凋敝。此指损害。《韩非子·孤愤》："重人也者，无令而擅为，亏法以利私，耗国以便家，力能得其君，此所为重人也。"《庄子·达生》："臣将为镰，未尝敢以耗气也，必齐以静心。"陆德明释文引司马彪云："耗，损也。"《玉篇·耒部》："耗，虚也。"《诗·大雅·云汉》："耗软下土，宁丁我躬。"孔颖达疏："何故以此旱灾耗败天下王地之国，曾使正当我身有此旱乎？"《淮南子·时则》："秋行夏令，华；行春令，荣；行冬令，耗。"高诱注："耗，零落也。"文，交错。《易·系辞下》："物相杂，故曰文。"韩康伯注："刚柔交错，玄黄错杂。"品，相同；齐等。《汉书·李寻传》："臣闻月者，众阴之长，销息见伏，百里为品。"颜师古注引孟康曰："品，同也。言百里内数度同也。"其耗文角品羽，即损害交错到春之角气，等同冬之羽气。

⑳行　通"形"。形体。《老子·第二十四章》："余食赘行，物或恶之。"清代魏源《老子本义·卷上》引司马光曰："'行'、'形'，古字通用。弃食之余，适使人厌，附赘之形，适使人丑。"

㉑民病寒于右之下　吴昆："金位在右，其性镇重，故病右之下。"

㉒华雪　华，同花。《易·大过》："枯杨生华，老妇得其士夫，无咎无誉。"《礼记·月令》："（仲春之月）始雨水，桃始华。"华雪，即开的花上有

落下之雪。

㉓化　生长；化育；指化生之物。《礼记·乐记》："乐者，天地之和也……故百物皆化。"郑玄注："化，犹生也。"汉代董仲舒《春秋繁露·人副天数》："天德施，地德化，人德义。"宋代秦观《论变化》："变者，自有入于无者也；化者，自无入于有者也……是故物生谓之化，物极谓之变。"《礼记·乐记》："鼓之以雷霆，奋之以风雨，动之以四时，暖之以日月，而百化兴焉。"

㉔名　大。《广韵·清韵》："名，大也。"《书·武成》："告于皇天后土，所过名山大川。"孔颖达疏："山川大乃有名，名、大，互言之耳。"《国语·鲁语上》："取名鱼，登川禽，而尝之寝庙。"韦昭注："名鱼，大鱼也。"

㉕争于左之上　吴昆："火为阳，阳主左，其性炎上，湿得热而蒸腾，故争于左之上。"马莳："盖厥阴司天之左间。"

㉖沉阴　积云久阴。《礼记·月令》："（季春之月）行秋令，则天多沉阴，淫雨蚤降，兵革并起。"蔡邕《月令章句》："阴者，密云也；沈者，云之重也。"南朝梁国江淹《诣建平王上书》："加以涉旬日，迫季秋，天光沉阴，左右无色。"

㉗行　降落。本书《至真要大论篇》："大雨时行。"《礼记·月令》："大雨时行。"孔颖达疏引蔡邕《〈月令〉章句》云："行，降也。"

㉘司令　当令。

㉙资其化源　王冰："化源，四月也，迎而取之。"《玄珠密语·卷一·迎随补泻纪篇》："木将胜也……十二月先取其化源也。"二说异，并存之。

㉚以辛调上，以咸调下　辛从金化，故用辛以调司天之厥阴风木，则金可以克木；咸从水化，故用以调在泉之少阳相火，水可以克火。

㉛畏火之气，无妄犯之　畏火，见前"太阴之政奈何"段中注。无妄，必然；真实，真相；意外。此指必然。《战国策·楚策四》："世有无妄之福，又有无妄之祸。"鲍彪注："无妄，言可必。"《庄子·在宥》："游者鞅掌，以观无妄。"汉代王充《论衡·明雩》："夫灾变大抵有二：有政治之灾，有无妄之变。"犯，僭越；抵触；触犯；违反；违背；古代天文学术语；用。此指后者，《孙子·九地》："犯三军之众。"曹操注："犯，用也。"指金、木、水、火、土五星运行凌入某宿垣度（恒星范围）。与恒星相距三分以内称"凌"，一度以内称"犯"，同度称"掩"。后亦泛指两星光芒相触及。《广韵·范韵》：

“犯，僭也。”《玉篇·犬部》：“犯，抵触也。”《周礼·夏官·大司马》：“犯令陵政，则杜之。”郑玄注：“犯令者，违命也。”《史记·天官书》：“（营惑）其入守犯太微、轩辕、营室，主命恶之。”《汉书·天文志》：“及五星所行，合、犯、守、陵、历、斗、食。”王先谦补注：“《占经》引《荆州占》云：相去一尺内为合。郗萌云：二十日以上为守。石氏云：五星入度，经过宿星，光耀犯之为犯。”《史记·天官书》：“火犯守角，则有战。”裴骃集解引韦昭曰：“自下触之曰‘犯’，居其宿曰‘守’。”《后汉书·顺帝纪》：“荧惑犯南斗。”李贤注引《前书音义》：“犯谓七寸内光芒相及。”《清史稿·时宪志五》：“相距三分以内为凌，四分以外为犯。”畏火之气，无妄犯之，吴昆：“谓宜避少阳之热，勿得更以热化犯之。”笔者认为此指对于终之“畏火之气，不能用热药，应以辛调上，以咸调下。”

【原文】

帝曰：善。夫子之言可谓悉矣，然何以明其应乎？岐伯曰：昭乎哉问也！夫六气者，行有次，止有位，故常以正①月朔日平旦视之②，覩其位而知其所在矣③。运有余，其至先，运不及，其至后④，此天之道，气之常也。运非有余、非不足⑤，是谓正岁⑥，其至当其时也。帝曰：胜复之气，其常在也，灾眚时至，候也奈何？岐伯曰：非气化者，是谓灾也。

【校注】

①正　卫鲁本作“道”。

②正月朔日平旦视之　朔日，阴历每月初一日。《礼记·月令》：“（季秋之月）合诸侯制，百县为来岁受朔日。”孙希旦集解：“朔日，来岁十二月之朔也。”南朝齐谢朓《齐敬皇后哀策文》：“惟永泰元年，秋九月朔日。”平旦，太阳尚未出地平线之前（3～5点）。本书《生气通天论篇》：“平旦人气生，日中而阳气隆，日西而阳气已虚。”汉代刘向《新序·杂事四》：“君昧爽而栉冠，平旦而听朝。”《医宗金鉴·四诊心法要诀下》：“凡诊病脉，平旦为准，虚静宁神，调息细审。”正月朔日平旦视之，《类经·二十六卷·第十八》：“凡主客六气各有次序，亦各有方位，故欲明其应，当于正月朔日平旦视之，以察其阴阳晦明，寒温风气之位，而岁候可知。盖此为日时之首，故可以占

一岁之兆。”

③睹其位而知其所在矣　睹，同睹。睹其位而知其所在矣，指看到斗柄所指的辰星位置，就知道所在月令。《史记·天官书》“斗秉兼之，所从来久矣”唐代张守节正义：“言北斗所建秉十二辰，兼十二州，二十八宿，自古所用，从来久远矣。”宋代沈括《梦溪笔谈·象数一》：“今考子丑至于戌亥谓之十二辰者，《左传》云：‘日月之会是谓辰’，一岁日月十二会于东方苍龙角、亢之舍起于辰，故以所首者名之。”

④其至先……其至后　王冰：“先后，皆寅时之先后也。先则丑后，后则卯初。”

⑤运非有余、非不足　指五运六气在时间上不能提前，也不能向后错，

⑥正岁　没有太过、不及之气的谓之平岁，也就是平气。正岁，即时令正常之年，叫正岁。

【原文】

帝曰：天地之数①，终始奈何？岐伯曰：悉乎哉问也！是明道②也，数之始，起于上而终于下③，岁半之前，天气主之，岁半之后，地气主之④，上下交互，气交主之⑤，岁纪毕矣。故曰位明气月⑥可知乎，所谓气⑦也。

帝曰：余司其事，则而行⑧之，不合其数何也？岐伯曰：气用有多少⑨，化治有盛衰⑩，衰盛多少，同其化⑫也。

帝曰：愿闻同化⑪何如？岐伯曰：风温春化同，热曛昏火夏化同，胜与复同⑬，燥清烟⑭露秋化同，云雨昏暝埃长夏化同，寒气霜雪冰冬化同，此天地五运六气之化，更用⑮盛衰之常也。

【校注】

①天地之数　数：历数。《史记·五帝本纪》：“数法日月星辰，敬授民时。”司马贞《索隐》：“《尚书》作‘历象日月’，则此言‘数法’，是训‘历象’二字，谓命羲和以历数之法观察日月星辰之早晚。”《淮南子·氾论训》：“苌宏，周室之执数者也。”高诱注：“数，历术也。”天地之数，即司天、在

泉起止之数。

②明道　阐明道理。唐代韩愈《争臣论》："我将以明道也，非以为直而加人也。"

③起于上而终于下　每年之岁气，始于司天，止于在泉。

④岁半之前……地气主之　笔者认为，每年岁气始于上年冬至日，为岁半之前，司天之气主之；下半年始于夏至日，为岁半之后，在泉之气主之。因为《礼记·月令》："（孟春之月），地气上腾。"唐代孔颖达疏："三阴为坤，坤体在上……五月一阴生，六月二阴生，阴气尚微，成物来具，七月三阴生而成坤体。"而十一月冬至一阳生，十二月二阳生，正月三阳开泰。而新校正："详初气在岁前大寒日，岁半当在一气十五日。"

⑤上下交互，气交主之　交互，交替；更替。《京氏易传·震》："震分阴阳，交互用事。"《后汉书·左雄传》："自是选代交互，令长月易，迎新送旧，劳扰无已。"气交，大的方面指三阴和三阳交替所统治之气，这里指的三气三阴三阴在司天与在泉更替后统治之。

⑥气月　六气应于十二月。

⑦气　在此指六气分主六步的气数。王冰："大凡一气，主六十日而有奇，以立位数之位，同一气则月之节气中气可知也。"

⑧行　顺序；通晓；实行。此指前者。《广韵·宕韵》："行，次第。"《吕氏春秋·适音》："故先王之制礼乐也，非特以欢耳目、极口腹之欲也，将以教民平好恶、行礼义也。"高诱注，"行。犹通也。"

⑨气用有多少　用：主宰；治理。《楚辞·离骚》："夫维圣哲以茂行兮，苟得用此下土。"朱熹注："言圣哲之人有甚盛之行，故能有此下土而用之也。"气用有多少，张志聪："谓六气之用有有余不足也。"

⑩化治有盛衰　六气化育统治期间有盛衰的不同阶段。

⑪同化　使不相同的事物逐渐变成相近或相同。

⑫同其化　指六气与春、夏、长夏、秋、冬之气化相同化。

⑬胜与复同　即五运胜气与复气时，是六气与四时之气化育的情况相同。张志聪："谓五运之胜与复气，亦与六气之相同也。"《类经·二十六卷·第十九》："言初气终三气，胜之常也，四气尽终气，复之常也。凡此同化之气，所遇皆同，而无分乎四时也。"

⑭烟　象烟一样的云气等物。《文选·左思〈吴都赋〉》："飞烂浮烟，载

霞载阴。”李周翰注：“烟气满山而浮。”唐代崔颢《黄鹤楼》：“烟波江上使人愁。”

⑮更用 交替主宰。

【原文】

帝曰：五运行同天化[①]者，命曰天符，余知之矣。愿闻同地化[②]者何谓也？岐伯曰：太过而同天化者三，不及而同天化者亦三，太过而同地化者三，不及而同地化者亦三，此凡二十四岁也。

帝曰：愿闻其所谓也。岐伯曰：甲辰[③]、甲戌[④]太宫下加[⑤]太阴，壬寅[⑥]、壬申[⑦]太角下加厥阴，庚子[⑧]、庚午[⑨]太商下加阳明，如是者三。癸巳[⑩]、癸亥[⑪]少徵下加少阳，辛丑[⑫]、辛未[⑬]少羽下加太阳，癸卯[⑭]、癸酉[⑮]少徵下加少阴，如是者三。戊子[⑯]、戊午[⑰]太徵上临[⑱]少阴，戊寅[⑲]、戊申[⑳]太徵上临少阳，丙辰[㉑]、丙戌[㉒]太羽上临太阳，如是者三。丁巳[㉓]、丁亥[㉔]少角上临厥阴，乙卯[㉕]、乙酉[㉖]少商上临阳明，己丑[㉗]、己未[㉘]少宫上临太阴，如是者三。除此二十四岁，则不加不临[㉙]也。

帝曰：加者何谓？岐伯曰：太过而加同天符，不及而加同岁会也。

帝曰：临者何谓？岐伯曰：太过、不及，皆曰天符，而变行有多少，病形有微甚，生死有早晏耳。

【校注】

①同天化 即五之大运与司天之气化育相同。

②同地化 即五之大运与在泉之气化育相同。

③甲辰 论阴阳五行，天干之甲属阳之木，地支之辰属阳之土，是木克土。

④甲戌 论阴阳五行，天干之甲属阳之木，地支之戌属阳之土，是木克土。

⑤下加 下，向下，指地在泉。加，施及；施加。下加，《类经·二十四卷·第七》：“下加者，以上加下也，谓以中运而加于在泉也。”

⑥壬寅　论阴阳五行，天干之壬属阳之水，地支之寅属阳之木，是水生木。

⑦壬申　论阴阳五行，天干之壬属阳之水，地支之申属阳之金，是金生水。

⑧庚子　论阴阳五行，天干之庚属阳之金，地支之子属阳之水，是金生水。

⑨庚午　论阴阳五行，天干之庚属阳之金，地支之午属阳之火，是火克金。

⑩癸巳　论阴阳五行，天干之癸属阴之水，地支之巳属阴之火，是水克火。

⑪癸亥　论阴阳五行，天干之癸属阴之水，地支之亥属阴之水，是比例和好。

⑫辛丑　论阴阳五行，天干之辛属阴之金，地支之丑属阴之土，是土生金。

⑬辛未　论阴阳五行，天干之辛属阴之金，地支之未属阴之土，是土生金。

⑭癸卯　论阴阳五行，天干之癸属阴之水，地支之卯属阴之木，是水生木。

⑮癸酉　论阴阳五行，天干之癸属阴之水，地支之酉属阴之金，是金生水。

⑯戊子　论阴阳五行，天干之戊属阳之土，地支之子属阳之水，是土克水。

⑰戊午　论阴阳五行，天干之戊属阳之土，地支之午属阳之火，是火生土。

⑱上临　临，碰上，逢着。《论语·述而》："必也临事而惧，好谋而成也。"《东观汉记·和熹邓皇后传》："太后临大病，不自顾而念兆民。"《类经·二十四卷·第七》："上临者，以下临上也，谓以中运而临于司天也。"

⑲戊寅　论阴阳五行，天干之戊属阳之土，地支之寅属阳之木，是木克土。

⑳戊申　论阴阳五行，天干之戊属阳之土，地支之申属阳之金，是土生金。

㉑丙辰　论阴阳五行，天干之丙属阳之火，地支之辰属阳之土，是火生土。

㉒丙戌　论阴阳五行，天干之丙属阳之火，地支之戌属阳之土，是火生土。

㉓丁巳　论阴阳五行，天干之丁属阴之火，地支之巳属阴之火，是比例和好。

㉔丁亥　论阴阳五行，天干之丁属阴之火，地支之亥属阴之水，是水克火。

㉕乙卯　论阴阳五行，天干之乙属阴之木，地支之卯属阴之木，是比例和好克土。

㉖乙酉　论阴阳五行，天干之乙属阴之木，地支之酉属阴之金，是金克木。

㉗己丑　论阴阳五行，天干之己属阴之土，地支之丑属阴之土，是比例和好。

㉘己未　论阴阳五行，天干之己属阴之土，地支之未属阴之土，是比例和好。

㉙不加不临　没有"下加"与"上临"的年份，在六十甲子中，其中二十四

年有太过不及则有“加临”，往往有灾害，余三十六年为平气年，即不加不临。

【原文】

帝曰：夫子言用寒远寒，用热远热，余未知其然也，顾闻何谓远？岐伯曰：热无犯①热，寒无犯寒，从者和，逆者病，不可不敬畏而远之，所谓时兴六位②也。

帝曰：温凉何如？岐伯曰：司气以热，用热无犯，司气以寒，用寒无犯，司气以凉，用凉无犯，司气以温，用温无犯，间气同其主③无犯，异其主则小犯之，是谓四畏④，必谨察之。

帝曰：善。其犯者何如？岐伯曰：天气反时，则可依时⑤，及胜其主⑥则可犯，以平为期，而不可过，是谓邪其反胜者。故曰：无失天信⑦，无逆气宜⑧，无翼⑨其胜，无赞其复，是谓至治。

【校注】

①无犯　犯，触犯；冒犯；禁住；用。此指用，或触犯。《孙子·九地》：“犯三军之众。”曹操注：“犯，用也。”《左传·襄公十年》：“众怒难犯，专欲难成。”无犯，不能用。

②时兴六位　张志聪：“兴，起也。此总言一岁之中，有应时而起之六位，各主六十日零八十七刻半，各有寒热温凉之四气，皆宜远而无犯之。”

③间气同其主　间气，即四间气而言，主，主气。间气同其主，间气随同主气。

④四畏　畏，避开；忌妒；厌恶。此引申为禁忌。三国魏曹丕《杂诗》之二：“吴会非我乡，安得久留滞；弃置勿复陈，客子常畏人。”《史记·魏公子列传》：“是后魏王畏公子之贤能，不敢任公子以国政。”《汉书·韩信传》：“信知汉王畏恶其能，称疾不朝从。”《说文》：“畏，恶也。”《汉书·夏侯胜传》：“在《洪范传》曰‘皇之不极，厥罚常阴，时则下人有伐上者’，恶察察言，故云臣下有谋。”颜师古注：“恶谓忌讳也。”四畏，指对四时之寒热温凉用药时的禁忌。

⑤天气反时，则可依时　天气，古人指轻清之气；气候。此指后者，这

里指为客气。《逸周书·时训》:“小雪之日,虹藏不见。又五日,天气上腾,地气下降。”三国时魏国曹丕《燕歌行》:“秋风萧瑟天气凉,草木摇落露为霜。”天气反时,则可依时,《类经·二十六卷·第二十》:“天气即客气,时即主气。客不合主,是谓反时,反时者则可依时。以主气之循环有常,客气之显微无定,故姑从乎主也。”

⑥胜其主　客气太过,胜过主气。

⑦无失天信　无失:没有失误;不遗漏。《老子》:“圣人无为,故无败;无执,故无失。”汉代董仲舒《春秋繁露·官制象天》:“立成数以为植而四重之,其可以无失矣。”《文献通考·经籍十三》:“顾读者不深考其间,虽或有得于此者,而又不能无失于彼。”信,按期;准时;有规律;消息,信息。《管子·任法》:“如四时之信。”尹志章注:“寒暑之气,来必以时。”马王堆汉墓帛书《经法·论》:“日信出信入……信者,天之期也。”《吕氏春秋·贵信》:“天行不信,不能成岁,地行不信,草木不大。”汉代扬雄《太玄·应》:“阳气极于上,阴信萌乎下,上下相应。”司马光注:“信,犹声,兆也。”天信,按天时而至之气,为“天信”。无失天信,不能失去天时而至之气。

⑧气宜　《类经·二十六卷·第二十》:“寒热温凉,用之必当,气之宜也。不知逆从,逆气宜也。”

⑨翼　辅佐,帮助。《书·大诰》:“民献有十夫予翼。”孔传:“四国人贤者有十夫来翼佐我周。”《汉书·律历志上》:“辅弼执玉,以翼天子。”颜师古注:“翼,助也。”

【原文】

帝曰:善。五运气行主岁之纪[①],其有常数[②]乎?岐伯曰:臣请次之[③]。

甲子[④]　甲午[⑤]岁

上[⑥]少阴火　中[⑦]太宫土运　下[⑧]阳明金　热化二[⑨],雨化五[⑩],燥化四[⑪],所谓正化日[⑫]也。其化[⑬]上咸寒[⑭],中苦热[⑮],下酸热[⑯],所谓药食宜也。

乙丑[⑰]　乙未[⑱]岁

上太阴土　中少商金运　下太阳水　热化寒化胜复同[⑲],

所谓邪气化[20]日也，灾七宫[21]。湿化五，清化四，寒化六[22]。所谓正化日也。其化上苦热，中酸和，下甘热，所谓药食宜也。

【校注】

①纪　纪年的单位，若干年数循环一次为一纪，十二年为一纪；一千五百年为一纪；古代历法名词，我国汉初所传的六种古代历法以十九年为章，章置七闰月；四章为蔀；二十蔀为纪；三纪为元；日月相会；岁、月、日、星辰、历数，皆称“纪”；年岁。此指历数者。《书·毕命》：“既历三纪。”孔传：“十二年曰纪。”《国语·晋语四》：“蓄力一纪，可以远矣。”韦昭注：“十二年岁星一周，为一纪。”《史记·天官书》：“夫天运，三十岁一小变，百年中变，五百载大变；三大变一纪，三纪而大备。”《后汉书·律历志下》：“月分成闰，闰七而尽，其岁十九，名之曰章。章首分尽，四之俱终，名之曰蔀。以一岁日乘之，为蔀之日数也。以甲子命之，二十而复其初，是以二十蔀为纪。纪岁青龙未终，三终岁后复青龙为元。”《礼记·月令》：“（季冬之月）是月也，日穷于次，月穷于纪。”郑玄注：“纪，会也。”《吕氏春秋·季冬》：“月穷于纪。”高诱注：“月遇日相合为纪。月终纪，光尽而复生曰朔，故曰月穷于纪……一说：纪，道也。月穷于故宿，故曰穷于纪。”按，《淮南子·时则训》高诱注用后一说。《后汉书·郅恽传》：“显表纪世，图录豫设。”李贤注：“纪，年也。言天豫设图录之书，显明帝王之年代也。”《书·洪范》：“五纪：一曰岁，二曰月，三曰日，四曰星辰，五曰历数。”

②常数　一定的规律；一定之数或通常之数。此指后者。《战国策·秦策三》：“‘日中则移，月满则亏。’物盛则衰，天之常数也。”诸葛亮《为后帝代魏诏》：“善积者昌，恶积者丧，古今常数也。”《三国志·魏志·管辂传》：“天有常数，不可得讳，但人不知耳。”常数，指后文所列各年司天、中运、在泉与正化、邪化等气化规律之数字。

③次之　次，次第，即按纪年顺序排列来叙述之。

④甲子　论阴阳五行，天干之甲属阳之木，地支之子属阳之水，是水生木。

⑤甲午　论阴阳五行，天干之甲属阳之木，地支之午属阳之火，是木生火。

⑥上　指司天。

⑦中　正；正好，正对上。此当指中运（大运）。

⑧下　指在泉。

⑨热化二　为司天少阴火的气化不足，二为火之生数。司天气化（后

天）滞后之数，凡太过之年，应为本气之成数，不及之年，为本气之生数。

⑩雨化五　五，为土之生数。对中运气化之数的规律，本篇下文：“太过者，其数成，不及者，其数生，土常以生也。”就是说木、火、金、水四运，太过年为成数，不及年为生数，一、二、三、四、五为生数，六，七、八、九为成数。而土运不管太过不及，皆为生数五。新校正云：“不以成数者，土王四季不得正方。又天有九宫，不可至十。”雨化五，雨化为中运土的气化旺盛

⑪燥化四　四，为金之生数。燥化四：在泉阳明金的气化不足。以下诸在泉气化之数，凡太过之年，为本气之成数，不及之年为本气之生数。

⑫正化日　正化，王冰：“正气化也。”日，时期；时间。《荀子·王制》：“殷之日，安以静兵息民，慈爱百姓，辟田野，实仓廪，便备用。”《汉书·郊祀志下》：“旷日经年”。正化日，指司天、在泉、中运之气化正常的时间段。

⑬其化　指在司天热化、在泉燥化、中运雨化之气而有相应化育之味、气。

⑭上咸寒　上，指少阴司天，对火化致病，当用咸寒之品，即胜我之性味。也可用来预防疾病的发生。余凡中运气化致病，所用之性味，皆仿此。

⑮中苦热　中运太宫，湿化致病，当用苦热之品。余凡中运气化致病，所用之性味，皆仿此。

⑯下酸温　阳明在泉，燥化致病，当用酸温之品。余凡司天气化致病，所用之性味，皆仿此。

⑰乙丑　论阴阳五行，天干之乙属阴之木，地支之丑属阴之土，是木克土。

⑱乙未　论阴阳五行，天干之乙属阴之木，地支之未属阴之土，是木克土。

⑲热化寒化胜复同　同，吴昆以为胜气与复气二气相等；张介宾以为此二年，胜气与复气相同。从张介宾说。热化寒化胜复同，金运不及，火来克之，故有胜气之热化，热化之后，水之寒来复之，所以有复气之寒化，此二年，胜气与复气相同。

⑳邪气化　即胜气与复气之所化，非正气之化谓之邪化。吴昆：“邪化，指胜复言，非正化，故曰邪。”

㉑灾七宫　七宫，西方金位，当金运本气不及之年，则有灾发生本宫，所以“灾七宫”，灾七宫，即灾害发生在七宫。其下木、火、土、水之不及

仿金。

㉒寒化六　新校正云：“详乙丑，寒化六。乙未，寒化一。”黄元御：“寒化六是水之成数，以水得金生，土不能克，则寒水必胜。故言成数。此亦太过之例也。”

【按语】

用“十”个数字，以表示说明十天干之阴阳五行盛衰而已。为了了解古代数字从一至十在阴阳五行的意义，分别叙述之词义。生，阳。《孙子·行军》：“凡处军相敌，绝山依谷，视生处高。”孙星衍辑十家注：“曹公曰：‘生者，阳也。’”生数，谓五行相生之数。《书·洪范》“五行：一曰水，二曰火，三曰木，四曰金，五曰土”孔传：“皆其生数。”孔颖达疏：“《易·系辞》曰：‘天一，地二；天三，地四；天五，地六；天七，地八；天九，地十。’此即是五行生成之数。天一生水，地二生火，天三生木，地四生金，天五生土，此其生数也。如此则阳无匹，阴无耦，故地六成水，天七成火，地八成木，天九成金，地十成土。于是阴阳各有匹偶而物得成焉。故谓之成数也。”《旧唐书·礼仪志二》：“［明堂］方衡，一十五重。按《尚书》，五行生数一十有五，故置十、五重。”由于十是五的重复，故王冰：“数谓五常化形之数也：水数一，火数二，木数三，金数四，土数五：成数谓水数六，火数七，木数八，金数九，土数五也。故曰土常以生也：数生者，各取其生数多少以占，故政令德化胜复之休作日，及尺寸分毫，并以准之，此盖都明诸用者也。”宋代陆九渊《三五以变错综其数》：“所谓十、五者，五即土之生数，十即土之成数。”

成数：成，古代天文学指北斗星指向戌的位置；重也，即成双的。此指前者。《淮南子》：“戌为成，主少德。”《诗·鲁颂·闷宫》：“朱英绿縢，二矛重弓。”郑玄笺：“二矛重弓，备折坏也。”高亨注：“重弓，每个战士带两张弓。”《墨子·节用中》：“黍稷不二，羹胾不重。”成数，即偶数。

古人把奇数为阳，偶数为阴，但是孔颖达把一、二、三、四、五定为生数，可见之“二、四”之并非因为是偶数为阴而为成数，把六、七、八、九、十定为成数，但其之“七、九”之并非因为奇数为阳而为生数。说明其以一、二、三、四、五为基础而曰生数，其六、七、八、九、十是配对之用而曰成数，仅仅限于五行，我们不妨将其合在一起，对照一下便知：

一曰水	二曰火	三曰木	四曰金	五曰土	
天一	地二	天三	地四	天五	
天一生水	地二生火	天三生木	地四生金	天五生土	此其生数也。
地六	天七	地八	天九	地十	
地六成水	天七成火	地八成木	天九成金	地十成土	谓之成数也。

以上说明，以天干之奇偶数字而分天地（阴阳），是用来说明五行盛衰者，不是以一年气候变化哪一个星出现的先后而来排序。生数与成数的意义是什么？本篇其后“五常之气，太过不及，其发异也……太过者暴，不及者徐，暴者为病甚，徐者为病持，帝曰：太过不及，其数何如？岐伯曰：太过者，其数成，不及者，其数生，土常以生也”由此断定：一、二、三、四、五都是水火木金生土不及之年而生，六、七、八、九、十都是水火木金生土太过之年而乘，因“盛”通“成”，《易·说卦》：“终万物，始万物者，莫盛乎艮。”王引之《经义述闻·周易下》：“盛当读成就之‘成’。‘莫盛乎艮’，言无如艮之成就者。”《荀子·王霸》：“君者，论一相，陈一法，明一指以兼覆之，兼照之，以观其盛者也。”杨倞注：“盛读为成，观其成功也。”南朝梁刘勰《文心雕龙·养气》：“怛惕之盛疾，亦可推矣。”一本作“成”。而胜，同“盛”。兴盛；旺盛。通“乘”。《管子·治国》：“农事胜则入粟多，入粟多则国富。”《素问·逆调论》：“岐伯曰：‘是人者，素肾气胜，以水为事，太阳气衰，肾脂枯不长。’”《淮南子·氾论训》：“后世为之，机杼胜复，以便其用，而民得以掩形御寒。”于省吾《双剑誃

诸子新证·淮南子三》："胜应读作乘。胜、乘古互为音训，故得相借……言其麻缕用机杼织之，乘复密致，故曰掩形御寒也。"但由于十是五的重置，因此"土常以生"，故为生数。

必须指出，对于司天在泉之每一气的时间，约六十日八十七刻半，六乘以六，故三百六十天。一阳生，从冬至日算起向后六十天为一阳。

除此之外，本篇涉及到"岁会，天符"概念，因此要结合《六微旨大论篇》"盛衰何如？岐伯曰：非其位则邪，当其位则正，邪则变甚，正则微。

帝曰：何谓当位？岐伯曰：木运临卯，火运临午，土运临四季，金运临酉，水运临子，所谓岁会，气之平也。帝曰：非位何如？岐伯曰：岁不与会也。

帝曰：土运之岁，上见太阴；火运之岁，上见少阳，少阴；金运之岁，上见阳明；木运之岁，上见厥阴；水运之岁，上见太阳；奈何？岐伯曰：天之与会也，故天元册曰天符。"
哪什么是"天符"？本篇"五运同天化者，命曰天符。"

【原文】

丙寅[①]　丙申[②]岁

上少阳相火　中太羽水运　下厥阴木　火化二[③]，寒化六，风化三[④]，所谓正化日也。其化上咸寒，中咸温，下辛温，所谓药食宜也。

丁卯岁会　丁酉岁[⑤]

上阳明金　中少角木运　下少阴火　清化热化胜复同，所谓邪气化日也。灾三宫。燥化九[⑩]，风化三，热化七[⑪]，所谓邪气化日也。其化上苦小温，中辛和，下咸寒，所谓药食宜也。

【校注】

①丙寅　论阴阳五行，天干之丙属阳之火，地支之寅属阳之木，是木生火。

②丙申　论阴阳五行，天干之丙属阳之火，地支之申属阳之金，是火克金。

③火化二　新校正云："详丙寅，火化二。丙申，火化七。"黄元御："水胜火，故热化減。"

④风化三　新校正云："详丙寅，风化八。丙申，风化三。"黄元御："寒水胜火，阳根亦败，木失所生，故风化亦減。"

⑤丁卯岁会，丁酉岁　丁卯，论阴阳五行，天干之丁属阴之火，地支之卯属阴之木，是木生火。丁酉，论阴阳五行，天干之丁属阴之火，地支之酉属阴之金，是火克金。丁卯岁会，丁酉岁，新校正云："详丁年正月壬寅为干德符，便为平气，胜复不至，运同正角，金不胜木，木亦不灾土。又丁卯年，得卯木佐之，即上阳明不能灾之。"

⑩燥化九　新校正云："详丁卯，燥化九。丁酉，燥化四。"黄元御："木不及则金胜，故燥化多。"

⑪热化七　新校正云："详丁卯，热化二。丁酉，热化七。"黄元御："火得木生，故热化多。"

【原文】

戊辰[①]　戊戌[②]岁

上太阳水　中太徵火运　下太阴土　寒化六[③]，热化七，湿化五，所谓正化日也。其化上苦温，中甘和，下甘温，所谓药食宜也。

己巳[④]　己亥[⑤]岁

上厥阴木　中少宫土运　下少阳相火　风化清化胜复同，所谓邪气化日也，灾五宫[⑥]。风化三[⑦]，湿化五，火化七[⑧]，所谓正化日也。其化上辛凉，中甘和，下咸寒，所谓药食宜也。

【校注】

①戊辰　论阴阳五行，天干之戊属阳之土，地支之辰属阳之土，是比例和好。

②戊戌　论阴阳五行，天干之戊属阳之土，地支之戌属阳之土，是比例和好。

③寒化六　新校正："详戊辰，寒化六，戊戌寒化一。"

④己巳　论阴阳五行，天干之己属阴之土，地支之巳属阴之火，是火生土，但其干支皆为阴，为土不及，其依据为"中少宫土退"及"灾五宫为之佐证。

⑤己亥　论阴阳五行，天干之己属阴之土，地支之亥属阴之水，是土克水。

⑥灾五宫　新校正云："按《五常政大论》曰：其眚四维（辰戌丑未四隅，即所谓"四维"。）。又按《天元玉册》云：中室天禽司，非维宫，同正宫寄位二宫坤位"。

⑦风化三　新校正云："详己巳，风化八。己亥，风化三。"

⑧火化七　新校正云："详己巳，热化七。己亥，热化二。"黄元御："火得木生，故热化多。"

【原文】

庚午[①]同天符　庚子[②]岁同天符

上少阴火　中太商金运　下阳明金　热化七[③]，清化九，燥化九[③]，所谓邪气化日也。其化上咸寒，中辛温，下酸温，所谓药食宜也。

辛未[④]同岁会　辛丑[⑤]岁同岁会

上太阴土　中少羽水运　下太阳水　雨化风化胜复同，所谓邪气化日也。灾一宫。雨化五，寒化一[⑥]，所谓正化日也。其化上苦热，中苦和，下苦热，所谓药食宜也。

【校注】

①庚午　论阴阳五行，天干之庚属阳之金，地支之午属阳之火，是火克金。

②庚子　论阴阳五行，天干之庚属阳之金，地支之子属阳之水，是金生水，但根据"邪气化日也"，其当为水侮金。

③热化七、燥化九　新校正云："详庚午年，热化二，燥化四。庚子年，热化七，燥化九。"

④辛未　论阴阳五行，天干之辛属阴之金，地支之未属阴之土，是土生金。

⑤辛丑　论阴阳五行，天干之辛属阴之金，地支之丑属阴之土，是土生金。

⑥寒化一　新校正云："详此以运与在泉俱水，故只言寒化一。寒化一者，少羽之气化也。若太阳在泉之化，则辛未寒化一，辛丑寒化六。"

【原文】

壬申[①]同天符　壬寅[②]岁同天符

上少阳相火　中太角木运　下厥阴木　火化二[③]，风化八[④]，所谓正化日也。其化上咸寒，中酸和，下辛凉，所谓药食宜也。

癸酉[⑤]同岁会　癸卯[⑥]岁同岁会

上阳明金　中少徵火运　下少阴火　寒化雨化胜复同，所谓邪气化日也。灾九宫。燥化九[⑦]，热化二[⑧]，所谓正化日也。其化上苦小温，中咸温，下咸寒，所谓药食宜也。

【校注】

①壬申　论阴阳五行，天干之壬属阳之水，地支之申属阳之金，是金生水。

②壬寅　论阴阳五行，天干之壬属阳之水，地支之寅属阳之木，是水生木。

③火化二　新校正："详壬申，热化七。壬寅，热化二。"

④风化八　新校正："详此以运与在泉俱木，故只言风化八。风化八，乃太角之运化也。若厥阴在泉之化，则壬申风化三，壬寅风化八。"黄元御："中运、在泉，二木相合，故风化多。"

⑤癸酉　论阴阳五行，天干之癸属阴之水，地支之酉属阴之金，是金生水。

⑥癸卯　论阴阳五行，天干之癸属阴之水，地支之卯属阴之木，是水生木。

⑦燥化九　新校正云："详癸酉燥化四，癸卯燥化九。"黄元御："火不及则金无制，故燥化多。"

⑧热化二　新校正云："详此以运与在泉俱火，故只言热化二。热化二者，少徵之运化也，若少阴在泉之化，癸酉热化七，癸卯热化二。"

【原文】

甲戌[①]岁会，同天符　甲辰[②]岁岁会，同天符

上太阳水　中太宫土运　下太阴土　寒化六[③]，湿化五，正化日也。其化上苦热，中苦温，下苦温，药食宜也。

乙亥[④]　乙巳[⑤]岁

上厥阴木，中少商金运，下少阳相火，热化寒化胜复同，邪气化日也。灾七宫。风化八[⑥]，清化四，火化二[⑦]，正化度[⑧]也。其化上辛凉，中酸和，下咸寒，药食宜也。

【校注】

①甲戌　论阴阳五行，天干之甲属阳之木，地支之戌属阳之土，是木克土。

②甲辰　论阴阳五行，天干之甲属阳之木，地支之辰属阳之土，是木克土。

③寒化六　新校正："详甲戌寒化一，甲辰寒化六。"

④乙亥　论阴阳五行，天干之乙属阴之木，地支之亥属阴之水，是水生木。

⑤乙巳　论阴阳五行，天干之乙属阴之木，地支之巳属阴之火，是木生火。

⑥风化八　新校正："详乙亥风化三，乙巳风化八。"黄元御："金运不及，又被火克，风木无制．故风化多。"

⑦火化二　新校正："详乙亥热化二，乙巳热化七。"

⑧度　王冰："度，谓日也。"

【原文】

丙子[①]岁会　丙午[②]岁

上少阴火　中太羽水运　下阳明金　热化二[③]，寒化六，清化四[④]，正化度也。其化上咸寒，中咸热，下酸温，药食宜也。

丁丑[⑤]　丁未[⑥]岁

上太阴土　中少角木运　下太阳水　清化热化胜复同，邪气化度也。灾三宫。雨化五，风化三，寒化一[⑦]，正化度也。其化上苦温，中辛温，下甘热，药食宜也。

【校注】

①丙子　论阴阳五行，天干之丙属阳之火，地支之子属阳之水，是水克火。

②丙午　论阴阳五行，天干之丙属阳之火，地支之午属阳之火，当为太过，但中运太羽，二者比例相当，故“正化度也”。

③热化二　新校正云：“详丙子岁热化七，金之灾得其半，以运水太过，胜于天令，天令减半。丙午热化二，午为火，少阴君火司天，运虽水，一水不能胜二火，故异于丙子岁。”黄元御：“火被水克，故热化减。”

④清化四　新校正云：“详丙子燥化九。丙午燥化四。”黄元御：“金被火克，故清化减。”

⑤丁丑　论阴阳五行，天干之丁属阴之火，地支之丑属阴之土，是火生土。但中运为“少角木运”，使“邪气化度也，”故有“灾三宫”（春分时段）。

⑥丁未　论阴阳五行，天干之丁属阴之火，地支之未属阴之土，是火生土。

⑦寒化一　新校正云：“详丁丑寒化六，丁未寒化一。”

【原文】

戊寅[①]　戊申[②]岁天符

上少阳相火　中太徵火运　下厥阴木　火化七[③]，风化三[④]，正化度也。其化上咸寒，中甘和，下辛凉，药食宜也。

己卯[⑤]　己酉[⑥]岁

上阳明金　中少宫土运　下少阴火　风化清化胜复同，邪气化度也。灾五宫。清化九[⑦]，雨化五，热化七[⑧]，正化度也。其化上苦小温，中甘和，下咸寒，药食宜也。

【校注】

①戊寅　论阴阳五行，天干之戊属阳之土，地支之寅属阳之木，是木克土。寅，马本其下有“天符”二字。

②戊申　论阴阳五行，天干之戊属阳之土，地支之申属阳之金，是土生金。

③火化七　新校正：“详天符司天与运合，故只言火化七。火化七者，太徵之运气也。若少阳司天之气，则戊寅火化二，戊申火化七。”

④风化三　新校正：“详戊寅风化八，戊申风化三。”黄元御：“子气盛则母气衰，故风化减。”

⑤己卯　论阴阳五行，天干之己属阴之土，地支之卯属阴之木，是木克土。

⑥己酉　论阴阳五行，天干之己属阴之土，地支之酉属阴之金，是土生金。

⑦清化九　新校正云："详己卯燥化九，己酉燥化四。"黄元御："金得土生，故清化多。"

⑧热化七　新校正云："详己卯热化二，己酉热化七。"黄元御："土能胜水，火无克制，故热化多。"

【原文】

庚辰[①]　庚戌[②]岁

上太阳水　中太商金运　下太阴土　寒化一[③]，清化九，雨化五，正化度也。其化上苦热，中辛温，下甘热，药食宜也。

辛巳[⑤]　辛亥[⑥]岁

上厥阴木　中少羽水运　下少阳相火　雨化风化胜复同，邪气化度也。灾一宫。风化三[④]，寒化一，火化七[⑦]，正化度也。其化上辛凉，中苦和[⑧]，下咸寒，药食宜也。

【校注】

①庚辰　论阴阳五行，天干之庚属阳之金，地支之辰属阳之土，是土生金。

②庚戌　论阴阳五行，天干之庚属阳之金，地支之戌属阳之土，是土生金。

③寒化一　新校正云："详庚辰寒化六，庚戌寒化一。"黄元御："水被土刑，故寒化减。"

④风化三　新校正云："详辛巳风化八，辛亥风化三。"

⑤辛巳　论阴阳五行，天干之辛属阴之金，地支之巳属阴之火，是火克金。

⑥辛亥　论阴阳五行，天干之辛属阴之金，地支之亥属阴之水，是金生水。

⑦火化七　新校正云："详辛巳热化七，辛亥热化二。"黄元御："火得木生，水又不及，故火化多。"

⑧和　温和，气候温暖。此指调和。晋代陶潜《桃花源》诗："草荣识节和，木衰知风厉。"汉代王逸《九思·伤时》："风习习兮和暖，百草萌兮华荣。"

【原文】

壬午[①]　壬子[②]岁

上少阴火　中太角木运　下阳明金　热化二[③]，风化八，清化四[④]，正化度也。其化上咸寒，中酸凉，下酸温，药食宜也。

癸未[⑤]　癸丑[⑥]岁

上太阴土　中少徵火运　下太阳水　寒化雨化胜复同，邪气化度也。灾九宫[⑦]。雨化五，火化二，寒化一[⑧]，正化度也。其化上苦温，中咸温，下甘热，药食宜也。

【校注】

①壬午　论阴阳五行，天干之壬属阳之水，地支之午属阳之火，是水克火。

②壬子　论阴阳五行，天干之壬属阳之水，地支之子属阳之水，是比例和好。

③热化二　新校正："详壬午热化二，壬子热化七。"

④清化四　新校正："详壬午燥化四，壬子燥化九。"黄元御："中运盛则司天在泉之气皆减。"

⑤癸未　论阴阳五行，天干之癸属阴之水，地支之未属阴之土，是土克水。

⑥癸丑　论阴阳五行，天干之癸属阴之水，地支之丑属阴之土，是土克水。

⑦九宫　九宫，术数家所指天上的九个方位。《易》纬家有"九宫八卦"之说，即离、艮、兑、乾、坤、坎、震、巽八封之宫，加上中央宫。其和《灵枢经·九宫八风》："九宫八风。立秋二，玄委，西南方；秋分七，仓果，西方；立冬六，新洛，西北方；夏至九，上天，南方；招摇，中央；冬至一，叶蛰，北方；立夏四，阴洛，东南方；春分三，仓门，东方；立春八，天留，东北方"如何对应呢？那么离、艮、兑、乾、坤、坎、震、巽、中央各自所指是什么呢？古以八卦定方位，故其所指为方位，而离，指南方。《易·说卦》："离也者，明也，万物皆相见，南方之卦也。"《国语·周语下》"以遂八风"。三国吴韦昭注："正东曰震……正南曰离，为丝，为景风"；艮，指东北方。《易·说卦》："艮，东北之卦也"；兑，为西方。乾，西北方位。《易·说卦》："乾，西北之卦也。"北魏郦道元《水经注·谷水》："谷水侧历，左与北川水合。水有二源。并导北山，东南流，合成一水，自乾注巽入于谷。"坤，西南方。宋代苏轼《寄题梅宣义园亭》诗："我本放浪人，家寄西南坤。"清代黄奭《通纬·易乾凿度》："阴始于巳，形于未，据正立位，故坤位在西南，

阴之正也。”坎，正北方。《易·说卦》：“坎者，水也。正北方之卦也，劳卦也，万物之所归也。”震，东方。《易·说卦》：“万物出乎震。震，东方也。”南朝梁国沈约《梁明堂登歌·青帝》：“帝居在震，龙德司春。”巽，东南方。《易·说卦》：“巽，东南也。”北魏郦道元《水经注·谷水》：“谷水历侧，左与北川水合，水有二源，并导北山，东南流，合成一水，自乾注巽入于谷。”中央，《幼学故事琼林·岁时》：“中央戊己属土，其色黄，故中央帝曰黄帝。”戊居十干之中，因以指中央，五六者，天地之中合。戊己（指一旬中的戊日和己日；古以十干配五方，戊己属中央，于五行属土，因以戊己代称土）。太一游九宫的时间以冬至日始，从而测知八方之风，故《后汉书·张衡传》：“臣闻圣人明审律历以定吉凶，重之以卜筮，杂之以九宫。”李贤注：“《易乾凿度》曰：‘太一取数以行九宫。’郑玄注云：‘太一者，北辰神名也。下行八卦之宫，每四乃还于中央。中央者，北辰之所居，故谓之九宫。’”为了更好理解九宫的具体内容，应将《灵枢·九宫八风》与本段所引《后汉书·张衡传》及郑玄注结合起来，互参则便于理解。

⑧寒化一　新校正云：“详癸未寒化一，癸丑寒化六。”

【原文】

甲申①　甲寅②岁

上少阳相火　中太宫土运　下厥阴木　火化二③，雨化五，风化八④，正化度也。其化上咸寒，中咸和，下辛凉，药食宜也。

乙酉⑤太一天符　乙卯⑥岁天符

上阳明金　中少商金运　下少阴火　热化寒化胜复同，邪气化度也。灾七宫。燥化四⑦，清化四，热化二⑧，正化度也。其化上苦小温，中苦和，下咸寒，药食宜也。

【校注】

①甲申　论阴阳五行，天干之甲属阳之木，地支之申属阳之金，是金克木。

②甲寅　论阴阳五行，天干之甲属阳之木，地支之寅属阳之木，是比例和好。

③火化二　新校正："详甲申火化七．甲寅火化二。"

④风化八　新校正："详甲申风化三，甲寅风化八。"黄元御："土为火子，木为火母，子母俱盛，故火化减。"

⑤乙酉　论阴阳五行，天干之乙属阴之木，地支之酉属阴之金，是金克木。

⑥乙卯　论阴阳五行，天干之乙属阴之木，地支之卯属阴之木，是比例和好。

⑦燥化四　新校正："详乙酉燥化四，乙卯燥化九。"

⑧热化二　新校正："详乙酉热化七，乙卯热化二。"

【原文】

丙戌[①]天符　丙辰[②]岁天符

上太阳水　中太羽水运　下太阴土　寒化六[③]，雨化五，正化度也。其化上苦热，中咸温，下甘热，药食宜也。

丁亥[④]天符　丁巳[⑤]岁天符

上厥阴木　中少角木运　下少阳相火　清化热化胜复同，邪气化度也。灾三宫。风化三[⑥]，火化七[⑦]，正化度也。其化上辛凉，中辛和，下咸寒，药食宜也。

【校注】

①丙戌　论阴阳五行，天干之丙属阳之火，地支之戌属阳之土，是火生土。

②丙辰　论阴阳五行，天干之丙属阳之火，地支之辰属阳之土，是火生土。

③寒化六　新校正云："详此以运与司天俱水运，故只言寒化六。寒化六者，太羽之运化也。若太阳司天之化．则丙戌寒化一，丙辰寒化六。"

④丁亥　论阴阳五行，天干之丁属阴之火，地支之亥属阴之水，是水克火。

⑤丁巳　论阴阳五行，天干之丁属阴之火，地支之巳属阴之火，是比例和好。

⑥风化三　新校正云："详此运与司天俱木．故只言风化三。风化三者，少角之运化也，若厥阴司天之化，则丁亥风化三，丁巳风化八。"

⑦火化七　新校正云："详丁亥热化二，丁巳热化七。"黄元御："火得乙木相生，火旺则木虚，故风化少，火化多。"

【原文】

戊子[①]天符　戊午[②]岁太一天符

上少阴火　中太徵火运　下阳明金　热化七[③]，清化九[④]，正化度也。其化上咸寒，中甘寒，下酸温，药食宜也。

己丑[⑤]太一天符　己未[⑥]岁太一天符

上太阴土　中少宫土运　下太阳水　风化清化胜复同，邪气化度也。灾五宫。雨化五，寒化一[⑦]，正化度也。其化上苦热，中甘和，下甘热，药食宜也。

【校注】

①戊子　论阴阳五行，天干之戊属阳之土，地支之子属阳之水，是土克水。

②戊午　论阴阳五行，天干之戊属阳之土，地支之午属阳之火，是火生土。

③热化七　新校正："详此运与司天俱火．故只言热化七。热化七者，太徵之运化也。若少阴司天之化。则戊子热化七、戊午热化二。"

④清化九　新校正云："详戊子清化九，戊午清化四。"

⑤己丑　论阴阳五行，天干之己属阴之土，地支之丑属阴之土，是比例和好。

⑥己未　论阴阳五行，天干之己属阴之土，地支之未属阴之土，是比例和好。

⑦寒化一　新校正："详已丑寒化六．己未寒化一。"

【原文】

庚寅[①]　庚申[②]岁

上少阳相火　中太商金运　下厥阴木　火化七[③]，清化九，风化三[④]，正化度也。其化上咸寒，中辛温，下辛凉，药食宜也。

辛卯[⑤]　辛酉[⑥]岁

上阳明金　中少羽水运　下少阴火　雨化风化胜复同，邪气化度也。灾一宫。清化九[⑦]，寒化一，热化七[⑧]，正化度也。

其化上苦小[⑨]温，中苦和，下咸寒，药食宜也。

【校注】

①庚寅　论阴阳五行，天干之庚属阳之金，地支之寅属阳之木，是金克木。

②庚申　论阴阳五行，天干之庚属阳之金，地支之申属阳之金，是比例和好。

③火化七　新校正："详庚寅热化二，庚申热化七"

④风化三　新校正："详庚寅风化八，庚申风化三。"黄元御："木被金刑，故风化减。"

⑤辛卯　论阴阳五行，天干之辛属阴之金，地支之卯属阴之木，是金克木。

⑥辛酉　论阴阳五行，天干之辛属阴之金，地支之酉属阴之金，是比例和好。

⑦清化九　新校正："详辛卯燥化九，辛酉燥化四。"黄元御："金得水救，则火不能克，故清化亦多。"

⑧热化七　新校正："详辛卯热化二，辛酉热化七。"黄元御："水运不及，故热化多"

⑨小　微。《说文》："小，物之微也。"

【原文】

壬辰[①]　壬戌[②]岁

上太阳水　中太角木运　下太阴土　寒化六[③]，风化八[④]，雨化五，正化度也。其化上苦温，中酸和，下甘温，药食宜也。

癸巳[⑤]同岁会　癸亥[⑥]同岁会

上厥阴木　中少徵火运　下少阳相火　寒化雨化胜复同，邪气化度也。灾九宫。风化八，火化二[⑦]，正化度也。其化上辛凉，中咸和，下咸寒，药食宜也。

凡此定期之纪[⑧]，胜复正化[⑨]，皆有常数[⑩]，不可不察。故知其要者，一言而终[⑪]，不知其要，流散无穷[⑫]，此之谓也。

【校注】

①壬辰　论阴阳五行，天干之壬属阳之水，地支之辰属阳之土，是土克水。

②壬戌　论阴阳五行，天干之壬属阳之水，地支之戌属阳之土，是土克水。

③寒化六　新校正云："详壬辰寒化六，壬戌寒化一。"

④风化八　新校正云："详癸巳风化八，癸亥风化三。"黄元御："火运不及，木气未泄，故风化多。"

⑤癸巳　论阴阳五行，天干之癸属阴之水，地支之巳属阴之火，是水克火。

⑥癸亥　论阴阳五行，天干之癸属阴之水，地支之亥属阴之水，是比例和好。亥：依文例，其下脱"岁"字，当据补

⑦火化二　新校正："详此运与在泉俱火，故只言火化二，火化二者，少徵火运之化也，若少阳在泉之化，则癸巳热化七，癸亥热化二。"

⑧定期之纪　定期，一定的期限；一定的日期。此指前者。《梁书·徐勉传》："仆闻古往今来，理运之常数；春荣秋落，气象之定期。"纪，纪年的单位，若干年数循环一次为一纪：十二年为一纪。《书·毕命》："既历三纪。"孔传："十二年曰纪。"《国语·晋语四》："蓄力一纪，可以远矣。"韦昭注："十二年岁星一周，为一纪。"定期之纪，一定的期限的十二年。此指五运六气六十年循环规律。

⑨胜复正化　即胜气、复气是正气之化育。

⑩皆有常数　即五运六气，胜复正化，皆有一般规律的期限。

⑪知其要者，一言而终　知道了关键的内容，用一句话就可以说尽。

⑫不知其要，流散无穷　流散，流离失所，引申为没有根据。《汉书·元帝纪》："元元大困，流散道路，盗贼并兴。"无穷，无尽，无限。指空间没有边际或尽头；指时间没有终结。《荀子·礼论》："故天者，高之极也；地者，下之极也；无穷者，广之极也。"《书·毕命》："公其惟时成周，建无穷之基。"《史记·淮南衡山列传》："高皇始于丰沛……功高三王，德传无穷。"不知其要，流散无穷，不懂的运气学说的关键内容，谈论没有根据，就不能穷尽其原理。

【按语】

对于本篇各节所列五运六气化之数，则以五行生数与成数为主干。其基本规律为下文之："太过者，其数成，不及者，其数

生，土常以生也”。以“五”以下为生数，以“六”至“十”为成数，不论五行，还是六气，皆以其数字作为判断的依据。新校正则列正化、对化之数，正化，表示向正气化育，对化，表示向邪气化育，以示正常与否。正化则为生数，对化者则为成数。

【原文】

帝曰：善。五运之气，亦复[①]岁乎？岐伯曰：郁[①]极乃发，待时而作也。帝曰：请问其所谓也？岐伯曰：五常[②]之气，太过、不及，其发异也。帝曰：愿卒闻之。岐伯曰：太过者暴，不及者徐，暴者为病甚，徐者为病持。帝曰：太过不及，其数[③]何如？岐伯曰：太过者其数成，不及者其数生[④]，土常以生也[⑤]。

帝曰：其发也何如？岐伯曰：土郁之发，岩谷[⑥]震惊，雷殷[⑦]气交，埃昏黄黑，化为白气[⑨]，飘骤高深，击石飞空[⑧]，洪水乃从，川流漫衍，田牧土驹[⑩]。化[⑪]气乃敷，善为时雨，始生始长，始化始成。故民病心腹胀，肠鸣而为数后，甚则心痛胁䐜，呕吐霍乱，饮发，注下，胕肿身重。云奔雨府，霞拥朝阳，山泽[⑫]埃昏，其乃发也。以其四气，云横天山[⑬]，浮游生灭[⑭]，怫之先兆。

金郁之发，天洁地明，风清气切，大凉乃举，草树浮烟[⑮]，燥气以行，霿[⑯]雾数起，杀气来至，草木苍干，金乃有声[⑰]。故民病咳逆，心胁满引少腹，善暴痛，不可反侧，嗌干面尘色恶。山泽焦枯，土凝霜卤[⑱]，怫乃发也。其气五，夜零白露，林莽[⑲]声凄，怫之兆也。

水郁之发，阳气乃辟[⑳]，阴气暴举，大寒乃至，川[㉑]泽严凝，寒氛[㉒]结为霜雪，甚则黄黑昏翳，流行气交，乃为霜杀，水[㉓]乃见祥。故民病寒客心痛，腰脽痛，大关节不利，屈伸不便，善厥逆，痞坚腹满。阳光不治，空积沉阴，白埃昏暝，而乃发也。其气二火前后[24]，太虚深玄[25]，气犹麻散[26]，微见而隐，色黑微黄，怫之先兆也。

木郁之发，太虚埃昏，云物以扰，大风乃至，屋发[27]折木，木有变。故民病胃脘当心而痛，上支两胁，鬲咽不通，食饮不下，甚则耳鸣眩转，目不识人，善暴僵仆。太虚苍埃，天山一色，或气浊色，黄黑郁若，横云不起雨，而乃发也，其气无常[28]，长川草偃[29]，柔叶呈阴[30]，松吟高山，虎啸岩岫[31]，怫之先兆也。

火郁之发，太虚肿翳[32]，大明[33]不彰，炎火行，大暑至，山泽[34]燔燎，材木流津，广厦[35]腾烟，土浮霜卤，止水乃减，蔓草焦黄，风行惑言[36]，湿化乃后，故民病少气，疮疡痈肿，胁腹胸背，面首四支，䐜愤胪胀，疡痱呕逆，瘈疭骨痛，节乃有动，注下温疟，腹中暴痛，血溢流注，精液乃少，目赤心热，甚则瞀闷懊侬，善暴死。刻终大温[37]，汗濡玄府，其乃发也。其气四，动复则静，阳极反阴，湿令乃化乃成。华发水凝[38]，山川冰雪，焰阳午泽[39]，怫之先兆也。有怫之应而后报也，皆观其极而乃发也，木发无时，水随火也。谨候其时，病可与期，失时反岁，五气不行，生化收藏，政无恒也。

【校注】

①复……郁　复，指报复。王冰："复，报也。先有胜制，则后必复也。"郁，气，盛气；阻滞。《尔雅·释言》："郁，气也。"郭璞注："郁然气出。"《一切经音义》引李巡曰："郁，盛气也。"《吕氏春秋·达郁》："水郁则为污。"高诱注："水浅不流曰污。"

②五常　即五行。

③数　王冰："数，谓五常化行之数也：水数一，火数二，木数三，金数四，土数五；成数谓水数六，火数七，八数八，金数九，土数五也。故曰土常以生也。数生者，各取其生数多少以占，故政令德化胜复之休作日，及

尺寸分毫，并以准之。此盖都明诸用者也。”

④太过者，其数成。不及者，其数生。太过之年，气化之数为五行之成数，用六至十表示则为成数。不及之年．气化之数为五行之生数，用一至五表示，则为生数。

⑤土常以生也　生，向阳。此指阳数五。《孙子·行军》：“凡处军相敌，绝山依谷，视生处高，战隆无登，此处山之军也。”孙星衍编生辑十家注：“曹公曰：‘生者，阳也。’杜佑曰：‘向阳也，视谓目前生地，处军当在高。’李筌曰：‘向阳曰生，在山曰高，生高之地可居也。’杜牧曰，‘言须处高而面南也。’”《说文》：“五，五行也。从二。阴阳在天地间交午也。”段玉裁注：“水火木金土，相克相生，阴阳交午也。”土常以生，土运太过不及都用阴阳交错的五，从上各个段落以太过不及为之佐证。除此之外，由于土旺四季，故“土常以生也。”

⑥岩谷　犹山谷。亦作“喦谷”。《南齐书·杜京产传》：“谓宜释巾幽谷，结组登朝，则岩谷含欢，薜萝起抃矣。”唐代张乔《题玄哲禅师影堂》诗：“岩谷藏虚塔，江湖散学人。”

⑦雷殷　隐隐然的雷声。《诗·召南·殷其雷》：“殷其雷，在南山之阳。”唐代杜甫《江阁对雨怀裴端公》诗：“层阁凭雷殷，长空水面文。”仇兆鳌注：“言雷声隐隐也。”

⑧击石飞空　击，用同“激”。唐代杜甫《白水崔少府十九翁高斋三十韵》：“泉声闻复息，动静随所击。”蒋礼鸿释：“激正字，击通借字，唐人写本率如此。”击石，即激石。被冲刷的石头；此指被冲击的石头从山上而下。击石飞空，王冰：“疾风骤雨，岸落山化，大水横流，石迸势急。高山空谷，击石先飞，而洪水随至也。”

⑨白气　白，古代丧服的颜色，后因以为丧事的代称。此指白色云气。《周礼·春官·保章氏》：“以五云之物，辨吉凶，水旱降丰荒之祲象（祲，日旁云气。古时认为此由阴阳二气相互作用而发生，能预示吉凶）。”汉代郑玄注引郑司农云：“青为虫，白为丧，赤为兵荒，黑为水，黄为丰。”白气，此指白色的云气。古人以为是刀兵之象。《汉书·谷永传》：“白气起东方，贱人将兴之表也。”《后汉书·郎顗传》：“书玉板之策，引白气之异。”《三国志·魏志·王肃传》：“此岁，白气经天。”宋代曾巩《与孙司封书》：“皇祐三年，邕有白气起廷中，江水横溢，司户孔宗旦以为兵象。”

⑩田牧土驹　田牧：指从事农牧生产；畜牧。《后汉书·冯衍传下》：“将西田牧肥饶之野，殖生产，修孝道，营宗庙，广祭祀。”汉代桓宽《盐铁论·西域》：“往者匈奴据河山之险，擅田牧之利，民富兵强，行入为寇。”田牧土驹，王冰：“大水去已，石土危然，若群驹、散牧于田野。”吴昆：“谓洪水漫衍之余，田土荒芜，但牧养而已。”从王说。

⑪化　坯胎。此指化育。《书·尧典》：“鸟兽孳尾。”孔传：“乳化曰孳。”孔颖达疏：“胎孕为化。”

⑫山泽　山林与川泽。泛指山野。《易·说卦》：“天地定位，山泽通气。”宋代沈括《梦溪笔谈·象数一》：“山泽焦枯，草木凋落。”

⑬云横天山　云气穿过在天空处之山。王冰：“天际云横，山犹冠带。”

⑭浮游生灭　浮游，指云雾空中飘流游动。王冰：“岩谷从薄，乍灭乍生……浮游，以午前候望也。”吴昆：“浮游，浮云游气也，或生或灭。”王、吴二说皆可。浮游生灭，云雾空中飘流游动，有聚有散。

⑮浮烟　飘浮的云雾。晋代左思《吴都赋》：“飞熖浮烟，载霞载阴。”唐代司空曙《云阳馆与韩绅宿别》诗：“孤灯寒照雨，湿竹暗浮烟。”

⑯霿　《说文·雨部》：“霿，晦也。”

⑰金乃有声　吴昆：“草木作秋声也。”金乃有声，指上文草木苍干，是有金星就要出现的音讯。

⑱土凝霜卤　卤，盐碱地。《易·说卦》：“其于地也，为刚卤。”孔颖达疏：“取水泽所停，则碱卤也。”《汉书·沟洫志》：“木皆立枯，卤不生谷。”《汉书·沟洫志》：“决漳水兮灌邺旁，终古舄卤兮生稻粱。”王冰：“土上凝白咸卤，状如霜也。”

⑲林莽　莽，草；丛生的草。《小尔雅·广言》：“莽，草也。”唐代玄应《一切经音义·卷十一》引《说文》：“木丛生曰榛，众草曰莽也。”林莽，丛生的草木；草木丛聚之处。战国时楚国宋玉《风赋》：“蹶石伐木，梢杀林莽。”汉代扬雄《长杨赋》：“罗千乘于林莽，列万骑于山隅。”

⑳辟　惩罚。此指阳气被惩罚。《左传·襄公二十五年》：“先王之命，唯罪所在，各致其辟。”

㉑川　水道，河流。《说文》：“川，贯穿通流水也。《书·禹贡》：“奠高山大川。”孔传：“大川，四渎。”孔颖达疏“川之大者，莫大于渎。四渎，谓江、河、淮、济也。”

㉒寒氛　冷气；白气，如雾而不流，坠地如霜雪。唐代岑参《天山雪歌送萧治归京》诗："晻霭寒氛万里凝，阑干阴崖千丈冰。"唐代孟郊《奉报翰林张舍人见遗之诗》："自然蹈终南，涤暑凌寒氛。"王冰："寒氛，白气也。其状如雾而不流坠，地如霜雪，得日晞也。"从王冰说。

㉓水　水星。《左传·庄公二十九年》"水昏正而栽"唐代孔颖达疏："五行北方水，故北方之宿为水星。"

㉔二火前后　王冰："阴精与水，皆上承火，故其发也，在君、相二火之前后。"。二火，依文例和前后，其当为大火，即心宿和荧惑（火星）。《书·尧典》："日永星火，以正仲夏。"孔传："火，苍龙之中星。"蔡沈集传："火，谓大火。"《左传·昭公十八年》："夏五月，火始昏见。"杜预注："火，心星。"唐代李白《酬张卿夜宿南陵见赠》诗："当君相思夜，火落金风高。"王琦注："火，大火也，即心星。"《史记·天官书》："火犯守角，则有战。"司马贞索隐引韦昭曰："火，荧惑也。"

㉕深玄　深黑。

㉖麻散　如麻点样散乱。

㉗屋发　屋，指屋顶。《谷梁传·文公十三年》："大室屋坏者，有坏道也。"范宁注："屋者，主于覆盖。"发，毁坏。《左传·襄公二十八年》："陈无宇济水而戕舟发梁。"《墨子·号令》："去郭百步，墙垣、树木，小大尽伐除之……外空室尽发之，木尽伐之。"岑仲勉注："发，坏也。"《史记·项羽本纪》："于是大风从西北而起，折木发屋，扬沙石，窈冥昼晦。"

㉘其气无常　吴昆："风善行而数变，故其发也无常期。"'

㉙长川草偃　川，平川。长川草偃，远大的平野之草倒伏。

㉚柔叶呈阴　王冰："柔叶，谓白杨叶也。无风而叶皆背见，是谓呈阴。"《类经·二十六卷·第二十三》："凡柔叶皆垂，因风翻动而见叶底也。"当以《类经》注为是。

㉛虎啸岩岫　岫，山洞；峰峦。《尔雅·释山》："山有穴为岫。"郭璞注："谓岩穴。"宋代韩拙《论山》："洪谷子云：尖者曰峰，平者曰陵，圆者曰峦，相连者曰岭，有穴曰岫，峻壁曰岩。"晋代陶潜《归去来辞》："云无心以出岫，鸟倦飞而知还。"岩岫，山洞；峰峦。唐代玄奘《大唐西域记·摩揭陁国下》："石室西南隅有岩岫，印度谓之阿素洛宫也。"唐代戴叔伦《听霜钟》诗："仿佛烟岚隔，依稀岩岫重。"虎啸岩岫，虎在峻壁峰峦上呼啸。吴

昆："风从虎，故虎啸风生。"

㉜肿翳　肿，痈；钟聚（聚集）。《说文》："痈，肿也。"痈，用同"雍"。《孟子·万章上》："或谓孔子于卫主痈疽。"清代朱骏声通训："按《史记》正作雍渠，名取于物为假也；《韩非子》作雍鉏，《说苑》作雍睢。"《释名·释疾病》："肿，钟也，寒热气所钟聚也。"翳，云雾。汉代陆贾《新语·慎微》："罢云霁翳，令归山海，然后乃得睹其光明。"肿翳，有聚集的云雾。

㉝大明　指日；指月；泛指日、月。此指日。王冰："大明，日也。"《易·乾》："云行雨施，品物流行，大明终始，六位时成。"李鼎祚集解引侯果曰："大明，日也。"唐代李白《古朗月行》诗："蟾蜍蚀圆影，大明夜已残。"《管子·内业》："乃能戴大圜而履大方，鉴于大清，视于大明。"尹知章注："日、月也。"

㉞山泽　山林与川泽；泛指山野。此指后者。《易·说卦》："天地定位，山泽通气。"宋代沈括《梦溪笔谈·象数一》："山泽焦枯，草木凋落。"

㉟广厦　高大的房屋。《楚辞·王褒〈九怀·陶壅〉》："息阳城兮广厦，衰色罔兮中怠。"王逸注："遂止炎野大屋庐也。"

㊱风行惑言　言，通愆。闻一多《古典新义·周易义证类纂》："言，皆读为愆。"……《易》："凡言'有言'，读为有愆。"风行惑言，即木星施行则使火星向后愆。

㊲刻终大温　《类经·二十六卷·第二十三》："刻终者，百刻之终也。日之刻数，始于寅初，终于丑末，此阴极之时也，故一日之气，惟此最凉。"刻终大温，指每日百刻终尽之后，阴极阳生，气乃大温。

㊳华发水凝　华，同花。华发水凝，《类经·二十六卷·第二十三》："群华之发，君火二气之候也。……于华发之时，而水凝冰雪，见火气之郁也。"

㊴焰阳午泽　午，悟。《说文》："午，悟也。五月阴气午逆阳，冒地而出。"泽，水积聚的地方；格泽星。《史记·天官书》："格泽星者，如炎火之状。黄白，起地而上。下大，上兑。其见也，不种而获，不有土功，必有大害。"司马贞索隐："一音鹤铎，又音格宅。"清代梁绍壬《两般秋雨盦随笔·寻常音误》："格泽，星名。妖气自地属天也。音霍铎，误作本音。"焰阳午泽，象焰火之气逆上在平泽中。

【原文】

帝曰：水发而雹雪，土发而飘骤，木发而毁折，金发而清明，火发而曛昧，何气使然？岐伯曰：气有多少，发有微甚，微者当其气①，甚者兼其下②，征其下气而见可知也③。帝曰：善。五气之发，不当位④者何也？岐伯曰：命其差⑤。帝曰：差有数乎？岐伯曰：后皆三十度而有奇也⑥。帝曰：气至而先后者何？岐伯曰：运太过则其至先，运不及则其至后⑦，此候之常也。帝曰：当时而至者何也？岐伯曰：非太过、非不及，则至当时，非是者眚也。

【校注】

①当其气　本气在位之气。

②兼其下　在本气气盛发作之时，兼见其后所克之气。王冰："六气之下、各有承气也。则如火位之下，水气承之；水位之下，土气承之；土位之下，木气承之；木位之下，金气承之；金位之下，火气承之；君位之下，阴精承之。各征其下，则象可见矣。故发兼其下，则与本气殊异。"

③征其下气而见可知也　《类经·二十六卷·第二十三》："征，证也。取证于下承之气，而郁发之微甚可知矣"。

④当位　在位置上；任职。《易·需》："不速之客来，敬之终吉，虽不当位，未大失也。"王弼注："处无位之地，不当位者也，敬之则得终吉。"《汉书·王莽传上》："今公每见，辄流涕叩头言愿不受赏，赏即加不敢当位。"

⑤命其差　命，天命，自然的规律、法则。《荀子·天论》："从天而颂之，孰与制天命而用之!"命其差，自然的规律在时间上的差异。

⑥后皆三十度而有奇也　有奇，有零头之数。后皆三十度而有奇也，王冰："后，谓四时之后也。……度，日也。"三十度而有奇，即一个月三十日之零数四十三刻七分半。

⑦后　迟；晚。《说文·彳部》："后，迟也。"《广雅·释诂三》："后，晚也。"

【原文】

帝曰：善。气有非时而化者，何也？岐伯曰：太过者当其时，不及者归其已胜[①]也。帝曰：四时之气，至有早晏高下左右，其候何如？岐伯曰：行有逆顺[②]，至有迟速，故太过者化先天，不及者化后天。帝曰：愿闻其行，何谓也？岐伯曰：春气西行，夏气北行，秋气东行，冬气南行，故春气始于下，秋气始于上，夏气始于中，冬气始于标[④]。春气始于左，秋气始于右[③]，冬气始于后，夏气始于前[⑤]。此四时正化之常。故至高之地，冬气常在，至下之地，春气常在[⑥]，必谨察之。帝曰：善。

【校注】

①归其已胜　王冰："冬雨春凉秋热夏寒之类，皆为归已胜也。"如冬为水，其气寒，长夏为土，其气为雨，冬气不及，则土气胜之而化为雨，水则归附于土之湿气，其提示，即使在冬季，而湿盛，其治疗当用苦温之品。

②逆顺　向上走为逆，向下行为顺。

③右　西边。取面向南，则右为西；面北北，南则以东为右；古代崇右，故以右为上，为贵，为高。《仪礼·士虞礼》："陈三鼎于门外之右。"郑玄注："门外之右，门西也。"《文选·王粲〈从军〉诗之一》："相公征关右，赫怒震，天威。"李周翰注："关右，关西也。"《仪礼·士相见礼》："主人揖入门右。"贾公彦疏："入门则以东为右，以西为左，依宾西主东之位也。"《管子·七法》："春秋角试，以练精锐为右。"尹知章注："右，上也。"《史记·廉颇蔺相如列传》："既罢归国，以相如功大，拜为上卿，位在廉颇之右。"司马贞索隐："王劭按：董勋《答礼》曰'职高者名录在上，于人为右；职卑者名录在下，于人为左，是以谓下迁为左'。"张守节正义："秦汉以前，用右为上。"

④春气始于下……冬气始于标　下，东；卑。《诗·唐风·有杕之杜》："有杕之杜，生于道左。"郑玄笺："道左，道东也。"《史记·魏其武安侯列传》："诸士在己之左，愈贫贱，尤益敬，与钧。"，中，通"仲"。《字汇·丨部》："中，与仲同"《尚书大传·卷一》："中祀大交霍山。"郑玄注："中，仲也。古字通，春为元，夏为仲。"标：顶端。《楚辞·九章·悲回风》："上高岩之峭岸兮，处雌霓之标颠。"此四句讲的四气所在位置的地势高低。即春气位置低，秋气位置高，夏气生在位置高低的第二，冬气生在位置最高。结合

本书《五常政大论篇》之“天不足西北……地有高下，气有温凉。”其义自明。

⑤春气始于左……夏气始于前　此四句讲的是四气所在的方位，取面向南，以定其方位，左为东，右为西，后为北，前为南。所以春气始于左（东），秋气始于右（西），冬气始于后（北），夏气始于前（南）。

⑥至高之地……春气常在　王冰：“高山之巅，盛夏冰雪，污下川泽，严冬草生，长在之义足明矣。”

【原文】

黄帝问曰：五运六气之应见，六化之正①、六变之纪②何如？岐伯对曰：夫六气正纪，有化有变，有胜有复，有用③有病，不同其候，帝欲何乎？帝曰：愿尽闻之。岐伯曰：请遂言之。

夫气之所至也，厥阴所至为和平。少阴所至为暄。太阴所至为埃溽④。少阳所至为炎暑。阳明所至为清劲。太阳所至为寒雰。时化之常⑤也。

厥阴所至为风府⑥为璺启⑦。少阴所至为火府为舒荣⑧。太阴所至为雨府为员盈⑨。少阳所至为热府为行出⑩。阳明所至为司杀府为庚苍⑪。太阳所至为寒府为归⑫藏。司化之常也。

厥阴所至为生为风摇。少阴所至为荣为形见⑬。太阴所至为化为云雨。少阳所至为长为番鲜⑭。阳明所至为收为雾露。太阳所至为藏为周密。气化之常也。

厥阴所至为风生，终为肃⑮。少阴所至为热生，中为寒⑯。太阴所至为湿生，终为注雨⑰。少阳所至为火生，终为蒸溽⑱。阳明所至为燥生，终为凉。太阳所至为寒生，中为温⑲。德化⑳之常也。

厥阴所至为毛化。少阴所至为羽㉑化。太阴所至为倮化。少阳所至为羽化㉒。阳明所至为介化。太阳所至为鳞化。德化之常也。

厥阴所至为生化。少阴所至为荣[23]化。太阴所至为濡化。少阳所至为茂化。阳明所至为坚[24]化。太阳所至为藏化。布政[25]之常也。

厥阴所至为飘怒，大凉。少阴所至为大暄、寒。太阴所至为雷霆[28]骤注，烈风[26]。少阳所至为飘风[27]，燔燎、霜凝。阳明所至为散落[29]温。太阳所至为寒雪冰雹白埃。气变[30]之常也。

厥阴所至为挠动[31]，为迎随[32]。少阴所至为高明焰，为曛。太阴所至为沉阴为白埃，为晦暝。少阳所至为光显[33]，为彤云[34]，为曛。阳明所至为烟埃，为霜为劲切[35]，为悽鸣。太阳所至为刚固，为坚芒[36]，为立[37]。令行[38]之常也。

厥阴所至为里急。少阴所至为疡胗[39]身热。太阴所至为积饮否隔。少阳所至为嚏呕，为疮疡。阳明所至为浮虚[40]。太阳所至为屈伸不利。病之常也。

厥阴所至为支痛。少阴所至为惊惑，恶寒战慄[41]，谵妄。太阴所至为稸满[42]。少阳所至为惊躁，瞀昧、暴病。阳明所至为鼽尻阴股膝髀[43]腨䯒足病。太阳所至为腰痛。病之常也。

厥阴所至为緛戾[44]。少阴所至为悲妄、衄衊[45]。太阴所至为中满、霍乱吐下。少阳所至为喉痹、耳鸣、呕涌[46]。阳明所至为皴揭[47]。太阳所至为寝汗[48]、痉。病之常也。

厥阴所至为胁痛呕泄。少阴所至为语笑。太阴所至为重胕肿。少阳所至为暴注瞤瘛暴死。阳明所至为鼽嚏。太阳所至为流泄[49]禁止[50]。病之常也。

凡此十二变[51]者，报德以德，报[52]化以化，报政以政，报令以令，气高则高，气下则下，气后则后，气前则前，气中则中，气外则外，位之常[53]也。故风胜则动，热胜则肿，燥胜则干，寒胜则浮，湿胜则濡泄，甚则水闭胕肿[54]，随气所在，以言其变耳。

【校注】

①六化之正　六气的正常气化。

②六变之纪　纪，规律。汉代司马迁《报任少卿书》："稽其成败兴坏之纪。"六变之纪，六气灾害的规律。

③用　治理；统治。

④溽　盛夏潮湿而闷热的气候。《说文·水部》："溽，湿暑也。"

⑤时化之常　王冰："四时气正化之常候。"

⑥府　聚集；聚集之处。此指聚集在多风的时令。《小尔雅·广诂》："府，丛也，"《玉篇·广部》："府，聚也。"《周礼·春官·序官》："天府：上士一人，中士二人。"贾公彦疏："凡物所聚皆曰府，官人所聚曰官府，在人身中饮食所聚谓之六府。"

⑦璺启　裂开缝隙。王冰："璺，微裂也。启，开拆也。"

⑧舒荣　孳生蕃茂。唐代韦应物《县斋》诗："仲春时景好，草木渐舒荣。"

⑨员盈　员，同"圆"。《孟子·离娄上》："离娄之明，公输子之巧，不以规矩，不能成方员。"《淮南子·原道》："员者常转。"员盈，满盈。王冰："物承土化，质员盈满。"

⑩行出　行，通"形"。行出，与下文"形见"同义。《类经·二十六卷·第二十一》："相火用事，其热尤甚，阳气盛极，尽达于外，物得之而形全，故曰行出。"

⑪庚苍　庚，更替；改变。《释名·释天》："庚，犹更也。"《史记·律书》："庚者，言阴气庚万物，故曰庚。"王冰："庚，更也。更，代也，易也。"苍，苍生；草木丛生之处。《书·益稷》："帝光天之下，至于海隅苍生。"孔传："光天之下，至于海隅苍苍然生草木，言所及广远。"庚苍，《类经·二十六卷·第二十一》："苍，木化也。物得发生之化者，遇金气而更易也。"

⑫归　藏。《易·说卦》："坎者，水也。正北方之卦也，万物之所归也。"孔颖达疏："万物闭藏。"

⑬形见　显形；显现，流露。此指前者。晋代陶潜《搜神后记·卷五》："会稽鄮县东野有女子姓吴，字望子，路忽见一贵人，俨然端坐，即蒋侯象也。因掷两橘与之。数数形见，遂隆情好。"唐代元稹《莺莺传》："喜愠之

容，亦罕形见。”《类经·二十六卷·第二十一》：“阳气方盛，故物荣而形显。”

⑭番鲜 番，通“蕃”。茂盛。清代朱骏声《说文通训定声·干部》：“番，假借为蕃。”《无极山碑》：“草木番茂。”番鲜，即蕃鲜。茂盛而鲜明。《易·说卦》：“震为雷，为龙，为玄黄……其于稼也，为反生，其究为健，为蕃鲜。”孔颖达疏：“鲜，明也。取其春时草木蕃育而鲜明。”

⑮生……终为肃 终为肃，新校正云：“按《六微旨大论》云：‘风位之下，金气承之。’故厥阴为风生，而终为肃也。”

⑯中为寒 中，通“终”。《左传·僖公三十二年》：“尔何知？中寿，尔墓之木拱矣！”《西游记·第四十七回》：“虽然相貌不终。”中为寒，新校正：“按《六微旨大论》云：‘少阴之上，热气治之，中见太阳。’故为热生，而中为寒也。又云：‘君位之下，阴精承之。’亦为寒之义也。”

⑰终为注雨 新校正：“按《六微旨大论》云：‘土位之下，风气承之。’王注：‘疾风之后，时雨乃零，湿为风吹，化而为雨。’故太阴为湿生而终为注雨也矣。”

⑱终为蒸溽 新校正：“按《六微旨大论》云：‘相火之下，水气承之。’故少阳为火生而终为蒸溽也矣。”

⑲中为温 新校正：“按《六微旨大论》（“六微旨大论”五字，原误作“五运行大论”，今据原文而改）：‘太阳之上，寒气治之，中见少阴。’故为寒生而中为温。”

⑳德化 指在四季的旺气，以六气分别有化育万物的正常功能。

㉑羽 王冰：“有羽翮飞行之类也。”羽：吴本作“翮”。羽、翮，鸟类的代称。《周礼·考工记·梓人》：“天下之大兽五：脂者、膏者、裸者、羽者、鳞者。”郑玄注：“羽，鸟属。”

㉒羽化 昆虫或蛹化为成虫的过程。王冰：“薄明羽翼，蜂蝉之类，非翎羽之羽也。”晋代干宝《搜神记·卷十三》：“木蠹生虫，羽化为蝶。”

㉓荣 草木的花。《楚辞·九章·橘颂》：“绿叶素荣，纷其可喜兮。”王逸注：“言橘青叶白华，纷然茂盛，诚可喜也。”

㉔坚 饱满；充实。《诗·大雅·生民》：“实发实秀，实坚实好。”孔颖达疏：“其粒实皆坚成，实又齐好。”《吕氏春秋·任地》：“子能使穗大而坚均乎？”

㉕布政　施政。《左传·成公二年》："《诗》曰：'布政优优，百禄是遒。'子实不优而弃百禄，诸侯何害焉!"《类经·二十六卷·第二十一》："气布则物从其化，故谓之政。"

㉖雷霆　震雷，霹雳（雷电轰击）。《易·系辞上》："鼓之以雷霆，润之以风雨。"

㉗烈风　暴风；疾风。《书·舜典》："纳于大麓，烈风雷雨弗迷。"孔颖达疏："烈风是猛疾之风。"

㉘飘风　旋风；暴风。《说文》："飘，回风也。"《诗·大雅·卷阿》："有卷者阿，飘风自南。"毛传："飘风，迴风也。"《尔雅·释天》："迴风为飘。"郭璞注："旋风也。"《诗·小雅·何人斯》："彼何人斯，其为飘风。"毛传："飘风，暴起之风。"

㉙散落　散，分离《易·说卦》："雷以动之，风以散之。"散落，分离而散落。

㉚气变　王冰："变，谓变常平之气而为甚用也。甚用不已，则下承之气兼行，故皆非本气也。"即在上下之气亢盛为灾害，谓之气变。

㉛挠动　挠，挥动；摇动。《庄子·天地》："手挠顾指，四方之民莫不俱至。"陆德明释文："司马云：动也。一云：谓指麾四方也。"挠动，摇晃移动。

㉜迎随　迎风而随之。

㉝光显　光象显示。汉代王充《论衡·吉验》："创业龙兴，由微贱起于颠沛，若高祖、光武者，曷尝无天人神怪光显之验乎!"王冰："光显，电也，流光也，明也。"

㉞彤云　彤，红色。彤云，红云。《文选·陆机〈汉高祖功臣颂〉》："彤云昼聚，素灵夜哭。"李善注："彤，丹色也。"唐代宋之问《奉和春日玩雪应制》诗："北阙彤云掩曙霞，东风吹雪舞山家。"

㉟劲切　刚强峻急。本书《气交变大论篇》："西方生燥……其政劲切。"

㊱坚芒　坚，凝结，凝固。《逸周书·时训》："大寒之日……水泽腹坚。"坚芒，指冰凌。

㊲立　停留。至今还保留其方言。"给我立住"、"立下"。通"位、莅"。《史记·范雎蔡泽列传》："有顷，穰侯果至，劳王稽，因立车而语曰：'关东有何变?'"《广雅·释言》："位，莅也。"王念孙疏证："莅或作涖。《僖公三

年谷梁传》云：‘莅者，位也，古者位、莅、立三字同声而通用。”陈奇猷集释引王先慎曰，“位、莅古字通。”《战国策·韩策三》：“今王位正……贵贱不相事，各得其位，辐凑以事其上。”王念孙《读书杂志·战国策三》：“位读为涖，正读为政。言自今王涖政以来，从臣不事大臣，大臣不事近臣也……僖公三年《谷梁传》曰：‘莅者，位也。’位与涖义同而声相近，故字亦相通。”而莅有“涸竭、泄水声。《广雅·释诂一》：“莅，尽也。”王念孙疏证：“《广韵》：‘莅，汔也。’汔，即涸也。”《广韵·霁韵》：“莅，泄水声。”此指水结冰后，冰不流动。

㊳令行　时令降临。

㊴胗　嘴唇溃疡。通“疹”。病人皮肤上起的小疙瘩，通常为红色。《说文·肉部》：“胗，唇疡也。”《说文·肉部》“疹，籀文胗。”《广韵·轸韵》：“胗，瘾胗，皮外小起。”本书《气交变大论篇》：“肌肉胗发。”

㊵浮虚　虚肿。王冰：“薄肿，按之复起也。”

㊶慄　原作“慓”，王冰：“今详‘慓’字，当作‘慄’字。”吴本、马本并作“慄”。今据改。

㊷稸满　稸同蓄。稸满，稸积而憋闷。

㊸髀　此指大腿外。《说文》：“髀，股也。踋，古文髀。”段玉裁注：“各本无‘外’，今依《尔雅音义》、《文选·七命》注、玄应书、《太平御览》补。股外曰髀，髀上曰髋。《肉部》曰：‘股，髀也，’浑言之；此曰：‘髀，股外也，’析言之，其义相足。”

㊹緛（yun）戾　緛，短缩。《玉篇·纟部》：“緛，缩也。”本书《生气通天论篇》：“大筋緛短，小筋弛长。緛短为拘，弛长为痿。”王冰：“緛，缩也。”戾，弯曲。《说文》：“戾，曲也。从犬出户下，戾者，身曲戾也。”本书《五常政大论》：“其动緛戾拘缓，其发惊骇。”王冰：“緛，缩短也；戾，了戾也。”緛戾，短缩而弯曲。

㊺衊　污血；鼻出血。本书《气厥论篇》：“胆移热于脑……鼻渊者，浊涕下不止也，传为衄衊瞑目。”王冰：“衊，谓污血也。”《篇海类编·身体类·血部》：“衊，鼻出血。”

㊻涌　水向上冒为涌。此为王冰：“涌为溢食不下也。”

㊼皴（cun）揭　皴，肌肤粗糙或受冻开裂。北魏贾思勰《齐民要术·种红蓝花栀子》：“以药涂之，令手软滑，冬不皴。”揭，向上翻。今南方还保

留此方言。揭地，即翻地。《战国策·韩策二》："唇揭者其齿寒。"本书《五脏生成论》："多食酸……而唇揭。"皴揭，皮肤皴裂而肉外翻。北方叫"裂子"。吴昆："皮裂为皴，皮起为揭者，燥病也。"

㊽寝汗　睡着后出汗。今称盗汗。

㊾流泄　泄泻。《类经·二十六卷·第二十一》："寒气下行，能为泻利，故曰流泄。"

㊿禁止　大小便等窍道闭塞之病。《类经·二十六卷·第二十一》："阴寒凝结，阳气不化，能使二便不通，汗窍不解，故曰禁止。"

51十二变　指上文司化、气化、德化、胜复等六气正常与反常变化的十二种变化现象。

52报　白，即报告；告知。唐代杜甫《秦州杂诗》之十三："船人近相报，但恐失桃花。"此报，指通过观察天象告知人们会有何种结果。

53位之常　王冰："气报德报化，谓天地气也。高下前后中外，谓生病所也。手之阴阳其气高，足之阴阳其气下，足太阳气在身后，足阳明气在身前，足太阴.少阴、厥阴气在身中，足少阳气在身侧.各随所在言之，气变生病象也。"

54故风胜则动……甚则水闭胕肿　《类经·二十六卷·第二十一》："此下总言六气之病应也。风善行而数变，故风胜则动；疮疡痈肿，火之病也；精血津液，枯涸于内；皮肤肌肉，皴揭于外，皆燥之病也；腹满身浮，阳不足而寒为病也；濡泄，水利也，水闭胕肿，水道不利，而肌肉肿胀，按之如泥不起也。"

【原文】

帝曰：愿闻其用①也。岐伯曰：夫六气之用，各归不胜而为化②，故太阴雨化，施③于太阳；太阳寒化，施于少阴；少阴热化，施于阳明；阳明燥化，施于厥阴；厥阴风化，施于太阴。各命其所在以征之也。帝曰：自得其位何如？岐伯曰：自得其位，常化也。帝曰：愿闻所在也。岐伯曰：命其位而方月可知也④。

【校注】

①用　主宰；治理。《楚辞·离骚》："夫维圣哲以茂行兮，苟得用此下土。"朱熹注："言圣哲之人有甚盛之行，故能有此下土而用之也。"《韩非子·内储说上》："（子产）谓游吉曰：'我死后，子必用郑，必以严往人。'"

②各归不胜而为化　归，向往。《广雅·释诂一》："归，往也，"谓气归趋于被我克者所化。譬如太阴属土，太阳属水，土克水，故太阴雨化，施于太阳，则使太阳随太阴而雨化。《类经·二十六卷·第二十一》："各归不胜，谓必从可克者而施其化也。"

③施　附著；加上；恩惠；散布；移易；改变；延续；延伸。此指后者。《礼记·祭统》："勤大命，施于需彝鼎。"郑玄注："施，犹著也。言我将行君之命，又刻著于烝祭之彝鼎。"《集韵·寘韵》："施，惠也。"《三国志·魏志·陈思王植传》："伏惟陛下德象天地，恩隆父母，施畅春风，泽如时雨。"《易·乾》："云行雨施。"孔颖达疏："言乾能用天之德，时云气流行，雨泽施布，故品类之物，流布成形。"《诗·周南·葛覃》："葛之覃兮，施于中谷。"马瑞辰通释："《传》：施，移也；中谷，谷中也。瑞辰按……葛出于山，不水生，殆移易谷旁多石之地，非谷中出水地也。"《书·君奭》："在今予小子旦，非克有正，迪惟前人光，施于我冲子。"孙星衍疏："惟道扬前人光美，延于我幼君而已。"

④命其位而方月可知也　命，天命（指自然的规律、法则）。而不是命名。《诗·周颂·维天之命》："维天之命，于穆不已。"孔颖达疏："言天道运转，无极止时也。"《荀子·天论》："从天而颂之，孰与制天命而用之！"《类经·二十六卷·第二十一》："命，命其名也。位，即上下左右之位也。方，方隅也。月，月令也。命其位则名次立，名次立则所直之方，所主之月，各有其应，而常变对知矣。"

【原文】

帝曰：六位[①]之气盈虚何如？岐伯曰：太少[②]异也，太[③]者之至徐而常[④]，少[③]者暴而亡。帝曰：天地之气，盈虚何如？岐伯曰：天气不足，地气随之，地气不足，天气从之，运居其中而常先也[⑤]。恶所不胜，归所同和[⑥]，随运归从而生其病也[⑦]。故上胜则天气降而下，下胜则地气迁[⑧]而上，多少而差其分[9]，微者小差，甚者大差，甚则位易气交易，则大变生而病作矣。《大要》曰：甚纪五[10]分，微纪七[10]分[11]，其差可见。此之谓也。

【校注】

①六位　《易》卦之六爻。此指六气之位。《易·乾》："大明终始，六位时成。"孔颖达疏："以所居上下言之，故谓之六位也。"《易·说卦》："分阴分阳，迭用柔刚，故《易》六位而成章。"韩康伯注："六位，爻所处之位也。"《文选·王中〈头陁寺碑文〉》："谈阴阳者，亦研几于六位。"六爻，《易》卦之画曰爻。六十四卦中，每卦六画，故称。爻分阴阳，"⚊"为阳爻，称九；"⚋"为阴爻，称六。每卦六爻，自下而上数：阳爻称初九、九二、九三、九四、九五、上九；阴爻称初六、六二、六三、六四、六五、上六。《易·系辞上》："六爻之动，三极之道也。"孔颖达疏："言六爻递相推动而生变化，是天、地、人三才至极之道。"六位，即三阴三阳之气据此而分岁气六步主时，进而表明各所在之位。

②太少　岁之六气太过、不及。

③太、少　王冰："力强而作，不能久长，故暴而无也。亡，无也。"《素问校勘记》："太过年无胜复，徐而常也；不及年有胜复，暴而无也；此与前文太过者暴，不及者徐，正相反。"据此，其二字应互易则与上文合。

④太者之至徐而常，少者暴而亡　王冰："力强而作，不能久长，故暴而无也。亡，无也。"《类经·二十六卷·第二十二》："六阳年谓之太，六阴年谓之少。太者气盈，故徐而常；少者气虚，故暴而亡，如前章六十年运气之纪，凡六太之年，止言正化、而六少之年，则有邪化，正以不及之年，乃有胜气，有胜则有复，胜复之气．皆非本年之正化，必乘虚而至，故其为病反甚也。"王、张各执一词，今并存，待考。

⑤运居其中而常先　《类经·二十六卷·第二十二》："岁居上下之中，气交之分。故天气（司天）欲降，则运必先之而降，地气（在泉）欲升，则运必先之而升也。"

⑥恶所不胜，归所同和　同和，彼此和谐；相互协和。《礼记·乐记》："大乐与天地同和，大礼与天地同节。"恶所不胜，归所同和，中运之气不胜司天、在泉，则行所憎恶，向往所相互协和之气。《类经·二十六卷·第二十

七》："此亦言中运也，如以木运而遇燥金司其大地，是为不胜则恶之，遇水火司其天地，是为同和则归之。"

⑦随运归从而生其病也　《类经·二十六卷·第二十二》："不胜者受其制，同和者助其胜，皆能为病，故曰随运归从，而生其病也。"

⑧迁　登，上升；向上移。《说文·是部》："迁，登也。"《广韵·仙韵》："迁，去下之高也。"《诗·小雅·伐木》："出自幽谷，迁于乔木。"朱熹集传："迁，升。"

⑨多少而差其分　即司天、在泉气的盛衰而有上升下降的数差在分。王冰："多则迁降多，少则迁降少，多少之应，有微有甚之异也。"

⑩五、七　朝鲜本互易。

⑪甚纪五分，微纪七分　王冰："以其五分七分之纪，所以知天地阴阳过差矣。"

【原文】

帝曰：善。论言热无犯[①]热，寒无犯寒。余欲不远寒，不远热奈何？岐伯曰：悉乎哉问也！发表不远热，攻里不远寒。帝曰：不发不攻而犯寒犯热何如？岐伯曰：寒热内贼[②]，其病益甚。

帝曰：愿闻无病者何如？岐伯曰：无者生之，有者甚之。帝曰：生者何如？岐伯曰：不远热则热至，不远寒则寒至，寒至则坚否腹满，痛急下利之病生矣，热至则身热，吐下霍乱，痈疽疮疡，瞀郁注下，瞤瘛肿胀，呕鼽衄头痛，骨节变肉痛，血溢血泄，淋闷之病生矣。帝曰：治之奈何？岐伯曰：时必顺之[③]，犯者治以胜也[④]。

黄帝问曰：妇人重身[⑤]，毒之何如？岐伯曰：有故[⑥]无殒，亦无殒[⑦]也。帝曰：愿闻其故何谓也？岐伯曰：大积大聚，其可犯也，衰其太[⑧]半而止，过者死。

【校注】

①犯　使用；古代天文学术语，指金、木、木、火、土五星运行凌人某

宿垣度；触犯；冒犯。此指后者。《孙子·九地》："犯三军之众，若使一人。"曹操注："犯，用也。言明赏罚，随用众，若使一人。"《史记·天官书》："（营惑）其入守犯太微、轩辕、营室，主命恶之。"《汉书·天文志》："及五星所行，合、犯、守、陵、历、斗、食。"王先谦补注："《占经》引《荆州占》云：相去一尺内为合。郗萌云：二十日以上为守。石氏云：五星入度，经过宿星，光耀犯之，为犯。"《玉篇·犬部》："犯，抵触也。"

②内贼　贼，邪气。《史记·龟策列传》："寒暑不和，贼气相奸。"内贼，指脏腑内有邪气。

③时必顺之　指治当顺适四时之寒温：王冰："春宜凉，夏宜寒，秋宜温，冬宜热. 此时之宜. 不可不顺。"

④犯者治以胜也　王冰："犯热治以寒，犯寒治以热，犯春宜用凉，犯秋宜用温. 是以胜也；犯热治以咸寒，犯寒治以甘热，犯凉治以苦温，犯温治以辛凉，亦胜之道也。"

⑤重身　怀孕。参见《奇病论篇》中注。

⑥故　此指病。通"辜"。《礼记曲礼下》："君无故玉不去身。"郑玄注："故谓灾患丧病。"王冰："故，谓有大坚癥瘕，痛甚不堪，则治以破积愈癥之药，是谓不救必乃尽死。救之盖存其大也，虽服毒不死也。"《吕氏春秋·行论》："亲帅士民以讨其故。"陈奇猷校释引谭戒甫曰："故，当假为辜。"

⑦殒　损毁；通"陨"。坠落。《孟子·尽心下》："肆不殄厥愠，亦不殒厥问，文王也。"《正字通·歹部》："殒，作陨。"汉代刘向《列女传·启母涂山》："禹为天子，而启为嗣，持禹之功而不殒。"晋代潘岳《秋兴赋》："游氛朝兴，槁叶夕殒。"《淮南子·泰族》："闻者莫不殒涕。"

⑧太　孙本、高本并作"大"。古太、大通用。

【原文】

帝曰：善。郁[①]之甚者，治之奈何？岐伯曰：木郁达[②]之，火郁发[③]之，土郁夺[④]之，金郁泄[⑤]之，水郁折[⑥]之，然调其气，过者折之，以其畏[⑦]也，所谓泻之。

帝曰：假[⑧]者何如？岐伯曰：有假其气，则无禁也。所谓主气不足，客气胜也。

【校注】

①郁 阻滞；闭塞；蕴结气，盛气。此指气盛。《一切经音义·卷十三》："郁，《考声》：'滞也。'"《正字通·鬯部》："郁，幽滞不通。"《管子·君臣下》："郁令而不出者，幽其君者也。"尹知章注："郁，塞也。"《汉书·宣帝纪》："朕不明六艺，郁于大道，是以阴阳风雨未时。"孟康注："郁，不通也。"唐代皮日休《请韩文公配飨太学书》："云雾久郁，忽廓则清。"马莳："上言五郁，五运之郁也。此言五郁，人身之郁也。或有天时之郁而成之者，或以五脏之郁而自成者。"此指五脏邪气盛。

②达 舒展畅达。通"挞"。挞伐。指后者。唐代符载《谢李巽常侍书》："凡在草木，尚获畅达，区区鄙悰，冀见察纳。"《书·顾命》："则肄肄不违，用克达殷集大命。"曾运乾正读："达，即古挞字。犹云挞伐也。"

③发 通"伐"。攻伐。汉墓竹简《尉缭子·兵令》："全功发之得。"注："发，读为'伐'。"

④夺 强取；削去。《类经·二十六卷·第二十三》："夺，直取也。凡土郁之病，湿滞之属也，其脏应脾胃，其主在肌肉四肢，其伤在胸腹，土畏壅滞，凡滞在上者夺其上，吐之可也；滞在中者夺其中，伐之可也；滞在下者夺其下，泻之可也；凡此皆谓之夺．非独止于下也。"

⑤泄 排出，发泄。《篇海类编·地理类·水部》："泄，出也，发也。"所以王冰："泄，谓渗泄之，解表利小便也。"

⑥折 减损。《格物粗谈·天时》："对三光便溺，折人年寿。"

⑦以其畏 畏，杀也。杀者，克也。《吕氏春秋·劝学》："过期而不至，人皆见曾点曰：无乃畏邪。"高诱注："畏，犹死也。"《礼记·檀弓上》："死而不吊者三：畏、厌、溺。"孙希旦集解："畏，谓被胁迫而恐惧自裁者。"《尔雅·释诂上》："杀；克。"以其畏，即用他们相克。本段要结合本书《宝命全形论篇》之"木得金而伐，土得木而达，金得火而缺，水得土而绝。"之语，其义自明。

⑧假 借。王冰："正气不足，临气胜之，假寒热温凉以资四正之气。"

【原文】

帝曰：至哉圣人之道！天地大化①，运行之节②，临御之纪，阴阳之政，寒暑之令，非夫子孰能通之！请藏之灵兰之室，署曰《六元正纪》，非斋戒不敢示，慎传也。

【校注】

①大化　谓化育万物。《荀子·天论》："列星随旋，日月递照，四时代御，阴阳大化。"

②节　征验；时期。此指前者。《国语·越语下》："天节不远，五年复反。"韦昭注："节，期也。五年再闰，天数一终，故复反也。"《荀子·性恶》："故善言古者必有节于今，善言天者必有征于人。"王先谦集解引王引之曰："节亦验也。"

【音释】

《六元正纪大论》：愦音会　朦音蒙　侬奴董切　翮胡革切　痉巨郢切

卷第二十二

至真要大论篇第七十四

【原文】

黄帝问曰：五气交合[①]，盈虚更作[②]，余知之矣。六气分治，司天地者，其至何如？岐伯再拜对曰：明乎哉问也！天地之大纪[③]，人神之通应[④]也。帝曰：愿闻上合昭昭，下合冥冥[⑤]奈何？岐伯曰：此道之所主，工之所疑[⑥]也。帝曰：愿闻其道也。岐伯曰：厥阴司天，其化以风；少阴司天，其化以热；太阴司天，其化以湿；少阳司天，其化以火；阳明司天，其化以燥；太阳司天，其化以寒。以所临藏位，命其病者也[⑦]。帝曰：地化奈何？岐伯曰：司天同候，间气皆然。帝曰：间气何谓？岐伯曰：司左右者，是谓间气也。帝曰：何以异之？岐伯曰：主岁者纪岁，间气者纪步也[⑧]。帝曰：善。岁主奈何？岐伯曰：厥阴司天为风化，在泉为酸化，司气[⑨]为苍化，间气为动化[⑩]。少阴司天为热化，在泉为苦化，不司气化[⑪]，居气[⑫]为灼化。太阴司天为湿化，在泉为甘化，司气为黅化，间气为柔化[⑬]。少阳司天为火化，在泉为苦化，司气为丹化，间气为明化[⑭]。阳明司天为燥化，在泉为辛化，司气为素化，间气为清化。太阳司天为寒化，在泉为咸化，司气为玄化，间气为藏化。故治病者，必明六化分治，五味五色所生，五藏所宜，乃可以言盈虚病生之绪[⑮]也。

【校注】

①交合　相连；连接。北魏郦道元《水经注·济水》："水出西溪东流，水上有连理树，其树柞栎也，南北对生，凌空交合。"

②盈虚更作　盈虚，由盈满到虚空。谓发展变化；盛衰。此指后者。三国时魏国刘劭《人物志·材理》："若夫天地气化，盈虚损益，道之理也。"晋代葛洪《抱朴子·任命》："祸福交错乎倚伏之间，兴亡缠绵乎盈虚之会。"盈虚更作，即五运之气由满，（盈）到空（虚），交替出现。

③大纪　对天时的纪载；犹纲纪。此指后者。《国语·晋语四》："且以辰出而以参入，皆晋祥也，而天之大纪也。"韦昭注："所以大纪天时。"《汉书·律历志上》："历者天地之大纪，上帝所为。"三国时魏国嵇康《管蔡论》："今若本三圣之用明，思显授之实理，推忠贤之暗权，论为国之大纪。"

④人神之通应　神，传说中的天神，即天地万物的创造者和主宰者；太岁的别名；日、月、星辰。《说文·示部》："神，天神，引出万物者也。"徐锴系传："天主降气以感万物，故言引出万物也。"徐灏注笺："天地生万物，物有主之者曰神。"《淮南子·天文训》："天神之贵者，莫贵于青龙，或曰天一，或曰太阴。"《后汉书·律历志下》："日周于天，一寒一暑，四时备成，万物毕改，摄提迁次，青龙移辰，谓之岁。"本书《阴阳应象大论篇》、《天元纪大论篇》、《五运行大论篇》并有"神在天为风，在地为木"之语。足证神指日、月、星辰。通，来往。应，应和；响应。《广韵·证韵》："应，物相应也。"人神之通应，即人与天之日、月、五星之气的来往有感应。

⑤上合昭昭，下合冥冥　合，重合；相同；一致。此指后者。《新唐书·历志一》："日月行有迟速，相及谓之合会。"宋沈括《梦溪笔谈·象数》："日月之行，日一合一对，而有蚀不蚀，何也?"《辽史·历象志上》："火星：初与日合。"《易·乾》："夫大人者，与天地合其德，与日月合其明，与四时合其序，与鬼神合其吉凶。"《韩非子·奸劫弑臣》："夫取舍合而相与逆者，未尝闻也。"陈奇猷集释："合犹同也。"张志聪："冥冥，合在泉之幽深。"上合昭昭，下合冥冥，六气和天上明亮的日月、五星和幽深的大地相一致。

⑥道之所主，工之所疑　道，阴阳。参见本书《上古天真论篇》中注。此指三阴三阳的自然规律。工，此指擅长研究运气学说的人。道之所主，工之所疑，自然规律所主宰的司天、在泉之气，是擅长研究运气的人所迷惑的事情。

⑦以所临脏位，命其病者也　临，监视，监临（居上视下）。引申为统治，控制。《说文·卧部》："临，监临也。"《诗·大雅·大明》："上帝临女，无贰尔心。"《左传·宣公七年》："冬，盟于黑壤。王叔桓公临之，以谋不睦。"杜预注："王叔桓公，周卿士，衔天子命以监临诸侯。"《国语·晋语五》："临长晋国者，非女其谁?"韦昭注："临，监也。"唐慧苑《华严经音义·入法界品》："大王临庶品。"原注引贾逵《国语》注："临，治也。治谓治理也。"以所临脏位，命其病者也，即凭借五运六气居上视下所驾御脏器的方位，自然规律使她们就会有相应的疾病发生。王冰"肝木位东方，心火位南方，脾土位西南方及四维，肺金位西方，肾水位北方，是五脏定位。然六气所御，五运所至，气不相得则病，相得则和，故先以六气所临，后言五脏之病也。"

⑧主岁者纪岁，间气者纪步也　纪年，记年岁。《左传·襄公三十年》："臣小人也，不知纪年，臣生之岁，正月甲子朔，四百有四十五甲子矣，其季于今三之一矣。"步，推算；测量。《文选·陆机〈演连珠〉》："是以仪天步晷，而修短可量。"李善注："郑玄《尚书大传》注曰：'步，推也。'《说文》曰：'晷，日景也。'"柳宗元《时令论上》："迎日步气，以追寒暑之序。"《宋史·天文志一》："《景表议》曰：步景之法，惟定南北为难。"《新唐书·方技传·李淳风》："淳风幼爽秀，通群书，明步天历算。《左传·文公元年》"归余于终事则不悖"唐代孔颖达疏："日月转运于天，犹如人之行步，故推历谓之步历。"主岁者纪岁，间气者纪步也，以支来纪年，以干来纪运，主岁之星司天、在泉的作用，是统治一年之气。间气的作用，是对每一气统治时间的测算。如子午年，少阴君火司天，阳明燥金在泉，司天主前半年，在泉主后半年。一年分为六步，间气则只主一步之气。《类经·二十七卷·第二十四》："主岁者纪岁，司天主岁半之前，在泉主岁半之后也。间气者纪步，岁有六步。每步各主六十日八十七刻半也。"

⑨司气　此指木星主宰之精气。

⑩动化　动，活动；生发。《吕氏春秋·开春》："开春始雷，则蛰虫动矣"《吕氏春秋·音律》："太蔟之月，阳气始生，草木繁动。"高诱注："动，生。"化，变化；改变；质变；生长；化育。此指化育。《国语·晋语九》："雀入于海为蛤，雉入于淮为蜃。鼋鼍鱼鳖，莫不能化，唯人不能。"南朝梁国刘勰《文心雕龙·指瑕》："斯言一玷，千载弗化。"《礼记·中庸》："动则

变，变则化，唯天下圣诚为能化。”孔颖达疏：“初渐谓之变，变时新旧两体俱有，变尽旧体而有新体谓之为化。”《礼记·乐记》：“乐者，天地之和也……和，故百物皆化。”郑玄注：“化，犹生也。”动化，万物活动、生发而化育有新机。所以《类经·二十七卷·第二十四》：“厥阴所临之位，风化行，则群物鼓动，故曰动化，”

⑪不司气化　王冰：“君不主运。”新校正：“按《天元纪大论》曰：君火以名，相火以位。谓君火不主运也。”《类经·二十七卷·第二十四》：“君不司运也。夫五运六气之有异者，运出天干，故运惟五，气出地支，故气有六。五者，五行各一也。六者，火分君、相也。故在六气则有君火、相火所主之不同，而五运则火居其一耳，于六者而缺其一，则惟君火，独不司五运之气化，正以君火者，太阳之火也，为阳气之本，为万化之原，无气不司，故不司气化也。”取新校正说。

⑫居气　居，间（间）；间隔若干时间。《商君书·农战》：“十人农一人居者，强，半农半居者，危。”《战国策·齐策四》：“居有顷，（冯谖）倚柱弹其剑。”《史记·项羽本纪》：“宋义论武信君之军必败，居数日，军果败。”六气皆有间气之过程，故据此，居、间，一音之转。居气，即间气。

⑬柔化　柔者，和也。柔化，柔和之化育。

⑭明化　明，长成；强盛；旺盛。《尔雅·释诂下》：“明，成也。”郝懿行义疏：“明，古文从月从日。《史记·历书》云：日月成故明也。明者，孟也。是明以日月成为义，故明训成。孟者，长也，长大亦成就。”《左传·哀公十六年》：“与不仁人争明，无不胜。”王引之《经义述闻·左传下》：“明，犹强也。”《淮南子·说林训》：“长而愈明。”高诱注：“明，犹盛也。”明化，七月为少阳相火，日炽盛，万物长大而旺盛。

⑮绪　次序；头绪；开端。此指后者。《庄子·山木》：“进不敢为前，退不敢为后，食不敢先尝，必取其绪。”陆德明释文：“绪，次绪也。”《晋书·陶侃传》：“千绪万端，罔有遗漏。”

【原文】

帝曰：厥阴在泉而酸化先，余知之矣，风化之行也何如？岐伯曰：风行于地，所谓本也，余气同法。本乎天者，天之气也，本乎地者，地之气也，天地合气[①]，六节分[②]而万物化生矣。故曰谨候气宜[③]，无失病机[④]，此之谓也。帝曰：其主病[⑤]何如？岐伯曰：司岁备物[⑥]，则无遗主矣。

帝曰：先岁物何也？岐伯曰：天地之专精也[⑦]。帝曰：司气者何如？岐伯曰：司气者主岁同，然有余、不足也。帝曰：非司岁物何谓也？岐伯曰：散[⑧]也，故质同而异等也。气味有薄厚，性用有躁静，治保有多少[⑨]，力化[⑩]有浅深，此之谓也。

【校注】

①合气　司天与在泉阴阳之气相交合（连接）。《史记·龟策列传》："祸不妄至，福不徒来。天地合气，以生百财。"

②六节分　节，时期；征验，验证。此指前者。《国语·越语下》："天节不远，五年复反。"韦昭注："节，期也。五年再闰，天数一终，故复反也。"《荀子·性恶》："故善言古者必有节于今，善言天者必有征于人。"王先谦集解引王引之曰："节亦验也。"分，职分。六节分，谓三阴三阳之气有六个时期的职能。

③谨候气宜　谨，通"勤"。《管子·八观》："其耕之不深，芸之不谨。"戴望注："《御览·地部三十》引此作'不勤'。勤、谨古通。"谨候气宜，勤谨观察六气的事情。

④无失病机　无失，没有失误；不遗漏。此指后者。机，古代弩上发箭的装置；事物变化之所由。通"幾"。事物突化的迹象和征兆；或为细微的迹象，事情的苗头或预兆。《书·太甲上》："若虞机张，往省括于度，则释。"孔传："机，弩牙也。"汉代班固《西都赋》："机不虚掎，弦不再控。"宋代司马光《机权论》："机者，弩之所以发矢者也。"《庄子·至乐》："万物皆出于机，皆入于机。"成玄英疏："机者，发动，所谓造化也。"朱骏声《说文通训定声·履部》："机，假借为幾。"五代徐锴《说文系传·木部》："机，《易》曰：'知机其神乎。'机，事之先见也。"《说文》："幾，微也。"《易·系辞下》："幾者，动之微，吉之先见者也。"韩伯康注："吉凶之彰，始于微兆。"无失病机，不遗漏发动生病的由来和细微的征兆。

⑤主病　此指主治疾病的药物。吴昆："主病谓药物之主病者。"

⑥司岁备物　备物，备办各种器物。此特指备办药物。《易·系辞上》：

"备物致用，立成器以为天下利，莫大乎圣人。"孔颖达疏："谓备天下之物，招致天下所用，建立成就天下之器以为天下之利。"《类经·二十七卷·第二十四》："天地之气，每岁各有所司，因司气以备药物，则主病者无遗矣。"

⑦天地之专精　专，纯一。《易·系辞上》："夫乾，其静也专。"韩康伯注："专，专一也。"专精，纯一的精气。天地之专精，吴昆："得天地专精之气，则物肥力厚。"

⑧散　杂乱。此指食物药物气味杂乱。《淮南子·精神》："精神然无极，不与物散。"高诱注："散，杂乱貌。"王冰："非专精则散气，散气则物不纯也。"

⑨治保有多少　保，养。张志聪："谓治病保真之药食，或宜多用，或宜少用也。"

⑩力化　力，效能；力量；能力。引申为"功能；作用"。段玉裁注"筋者其体，力者，其用也。"《字汇·力部》："凡精神所及处皆力，心力、耳力、目力是也，凡物所胜处皆力，风力、火力、酒力、弓力是也。"力，今方言仍保持其义，"药力小"。力化，指食物、药物化生之功能。

【原文】

帝曰：岁主藏害何谓？岐伯曰：以所不胜命之①，则其要也。帝曰：治之奈何？岐伯曰：上淫于下②，所胜平之③；外淫于内④，所胜治之。

帝曰：善。平气何如？岐伯曰：谨察阴阳所在而调之，以平为期⑤，正者正治，反者反治⑥。

【校注】

①以所不胜命之　命，同"名"。名称；名字；命名；称为。此指命名。王念孙疏证："命，即名也。名、命古声同义"《管子·法法》："政者，正也。正也者，所以正定万物之命也。"《吕氏春秋·察今》："东夏之命，古今之法，言异而典殊，故古之命多不通乎今之言者，今之法多不合乎古之法者。"陈奇猷校释："孙锵鸣曰：'命，名也。谓古之名物与今之言不同。'孙训命为名，是。古者以名词、语言、文字等形容事物之性状者统谓之名。"《左传·桓公二年》："晋穆侯之夫人姜氏，以条之役生太子，命之曰仇。"阮元校勘记：

“《汉书·五行志中》引作‘名之曰仇。’案：名，即命也。”所不胜，克我者，为我所不胜，即以我之所不胜命名岁主运而致脏病。如金乘木、火乘金、水乘火。而“所胜”，为我所克者也。

②上淫于下　淫，僭（jiàn）越；过分。指司天之气过胜在泉。王冰：“上淫于下，天之气也。”根据上下文义，“所不胜”为“上”。

③平之　使之平息。新校正云：“详天气主岁，虽有淫胜，但当平调之，故不曰治而曰平也。”

④外淫于内　指在泉之气过胜到脏腑。王冰：“外淫于内，地之气也。”

⑤谨察阴阳所在而调之，以平为期　《类经·二十七卷·第二十四》：“阴阳者，脉有阴阳，证有阴阳，气味有阴阳，经络脏象有阴阳，不知阴阳所在，则以反为正，以逆为从，故宜谨察而调之。以平为期，无令过也。”

⑥正者正治，反者反治　《类经·二十七卷·第二十四》：“若阳经阳证而得阳脉，阴经阴证而得阴脉，是为正病，正者正治，谓当以寒治热，以热治寒，治之正也。若阳经阳证而得阴脉，阴经阴证而得阳脉. 是为反病，反者反治，谓当以热治热，以寒治寒，治之反也。”

【原文】

帝曰：夫子言察阴阳所在而调之，论言人迎与寸口相应，若引绳小大齐等①，命曰平，阴之所在②，寸口何如？岐伯曰：视岁南北③，可知之矣。帝曰：愿卒闻之。岐伯曰：北政④之岁，少阴在泉，则寸口不应⑤；厥阴在泉，则右不应；太阴在泉，则左不应。南政⑥之岁，少阴司天，则寸口不应；厥阴司天，则右不应；太阴司天，则左不应。诸不应者，反其诊则见矣⑦。帝曰：尺候何如？岐伯曰：北政之岁，三阴在下，则寸不应。三阴在上，则尺不应。南政之岁，三阴在天⑧，则寸不应。三阴在泉，则尺不应。左右同。故曰：知其要者，一言而终，不知其要，流散无穷。此之谓也。

【校注】

①若引绳小大齐等　即形容人迎、寸口脉博的跳动起落就象两个人牵拉

跳绳一样起落时间、力度、高低整齐一致。可与拙著《灵枢·禁服》中注互参。

②阴之所在　王冰："阴之所在，脉沉不应。"《类经·二十三卷·第五》："阴，少阴也。少阴所在，脉当不应于寸口，有不可不察也。"据上下文当为"三阴所在的时间和位置"。

③岁南北　指岁之南政与北政。

④北政　政，通"正"。《墨子·节葬下》："上稽之尧、舜、禹、汤、文、武之道，而政逆之；下稽之桀、纣、幽、厉之事，犹合节也。"孙诒让间诂："政、正通。"北政，即北正。南正，即火正，或称火神，其既是古官名，又是火神，此指五行学说谓火为主宰。而《史记·太史公自序》："昔在颛顼，命南正重以司天，北正黎以司地。"《通志·氏族略四》："重氏，《风俗通》云：颛帝重、黎之后，少昊时，重为南正，司天之事，黎为北正，司地之事。"《史记·楚世家》："卷章生重、黎。"司马贞索隐："重氏、黎氏二官代司天地，重为木正，黎为火正。"故《汉书·五行志上》："古之火正，谓火官也，掌祭火星，行火政。"《淮南子·天文训》："故五月火正，火正而水漏；十一月水正而阴胜。"高诱注："水正，水王也，故阴胜也。"水正，则水旺，依《淮南子》因水星位于北，据此，北正为水正，南正则火正。

⑤寸口不应　应者，小鼓也；不应和，即不一致。寸口不应，即在寸口脉如无鼓击弹于指下。吴昆："不应者，脉来沉细而伏，不应指，亦不应病也。"

⑥南政　即南正，火星在南，故又称火正。《左传·昭公二十九年》："故有五行之官，是谓五官，实列受姓氏，封为上公，祀为贵神……木正曰句芒，火正曰祝融，金正曰蓐收，水正曰玄冥，土正曰后土。"杜预注："正，官长也。"《汉书·百官公卿表上》"自颛顼以来，为民师而命以民事"汉代应劭注："颛顼氏代少昊者也，不能纪远，始以职事命官也。春官为木正，夏官为火正，秋官为金正，冬官为水正，中官为土正。"汉代班固《白虎通·五行》："其神勾芒者，物之始生，其精青龙。芒之为言萌也。"

⑦诸不应者，反其诊则见矣　王冰："不应皆为脉沉，脉沉下者，仰手而沉，复其手则沉为浮，细为大也。"

⑧在天　即司天。

【原文】

帝曰：善。天地之气，内淫[①]而病何如？岐伯曰：岁厥阴在泉，风淫所胜[②]，则地气不明，平野[③]昧，草乃早秀[④]。民病洒洒振寒，善伸数欠，心痛支满，两胁里[⑤]急，饮食不下，鬲咽不通，食则呕，腹胀善噫，得后与气[⑥]，则快然如衰[⑦]，身体皆重。

岁少阴在泉，热淫所胜，则焰浮川泽，阴处反明。民病腹中常鸣，气上冲胸，喘不能久立，寒热皮肤痛，目瞑齿痛䪼肿，恶寒发热如疟，少腹中痛，腹大，蛰虫不藏。

岁太阴在泉，草乃早荣[⑧]，湿淫所胜，则埃昏岩谷，黄反见黑[⑨]，至阴之交[⑩]。民病饮积，心痛，耳聋浑浑焞焞[⑪]，嗌肿喉痹，阴病血见，少腹痛肿，不得小便，病冲[⑫]头痛，目似脱，项似拔[⑬]，腰似折，髀不可以回[⑭]，腘如结，腨如别[⑮]。

岁少阳在泉，火淫所胜，则焰明郊野，寒热更至。民病注泄赤白，少腹痛溺赤，甚则血便。少阴同候。

岁阳明在泉，燥淫所胜，则霿雾清瞑。民病喜呕，呕有苦，善大息，心胁痛不能反侧，甚则嗌干面尘，身无膏泽，足外反热。

岁太阳在泉，寒淫所胜，则凝肃惨慄。民病少腹控睾，引腰脊，上冲心痛，血见，嗌痛颔肿。

帝曰：善。治之奈何？岐伯曰：诸气在泉，风淫于内，治以辛凉，佐以苦，以甘缓之，以辛散之。

热淫于内，治以咸寒，佐以甘苦，以酸收之，以苦发之[⑯]。

湿淫于内，治以苦热，佐以酸淡，以苦燥之，以淡泄之[⑰]。

火淫于内，治以咸冷，佐以苦辛，以酸收之，以苦发之。

燥淫于内，治以苦温，佐以甘辛，以苦下之。

寒淫于内，治以甘热，佐以苦辛，以咸泻之，以辛润之，以苦坚之。

【校注】

①内淫 《类经·二十七卷·第二十五》:“淫，邪胜也。不务其德，是谓之淫。”内淫，脏腑有邪气。

②岁……风淫所胜 岁，木星，每年行经二十八宿一次，故曰岁。《说文》:“岁，木星也。越历二十八宿，宣徧阴阳，十二月一次。”《尔雅·释天》:“载，岁也。”邢昺疏:“取岁星行一次。”风淫所胜，风应木，而木克土，木所胜者为土，风淫所胜，即风邪其所胜土之气，使脾有病。余类推。

③平野 平坦广阔的原野。汉代晁错《言兵事书》:“平原广野，此车骑之地，步兵十不当一。”南朝宋国鲍照《送盛侍郎饯候亭》诗:“高墉宿寒雾，平野起秋尘。”

④草乃早秀 秀，谷类抽穗开花；草类结籽；植物开花或开出的花朵；草木茂盛。《说文》:“秀，上讳。”徐锴系传，“禾实也。有实之象，下垂也。”《正字通·禾部》:“秀，禾吐华也。”《诗·大雅·生民》:“实发实秀，实坚实好。”朱熹注:“秀，始穟也。”《论语·子罕》:“苗而不秀者有矣夫！秀而不实者有矣夫!”朱熹注:“谷之始生曰苗，吐华曰秀，成谷曰实。”《尔雅·释草》:“木谓之华，草谓之荣，不荣而实者谓之秀，荣而不实者谓之英。”《玉篇·禾部》:“秀，荣也。”《广雅·释言》:“秀，茂也。”南朝宋国谢灵运《入彭蠡湖口》诗:“春晚绿野秀，岩高白云屯。”草乃早秀，草就提前抽穗开化结实。

⑤里 通“裏”。里面，内部。本书《刺腰痛篇》:“肉里之脉，令人腰痛。”王冰:“里，裏也。”

⑥得后与气 后，肛门，此借指大便。气，此指屎气。得后与气，得下大便随之有屎气。

⑦如衰 如，连词。表示承接关系。而；就。《诗·小雅·车攻》:“不失其驰，舍矢如破。”王引之《经传释词·卷七》:“如破，而破也。”衰，减退。

⑧草乃早荣 草类提前开花。

⑨黄反见黑 王冰:“太阴为土，色见应黄于天中，而反见于北方黑处也。”

⑩至阴之交 王冰:“水土同见，故曰至阴之交，合其气色也。”

⑪浑浑焞焞（tūn tūn） 浑，大水涌流声。《说文》："浑，溷流声也。"焞焞，盛大貌。《诗·小雅·采芑》："戎车啴啴，啴啴焞焞，如霆如雷。"毛传："焞焞，盛也。"此形容耳聋感觉耳内有很大的流水声音。

⑫冲 动。《方言·第十二》："冲，俶动也。"唐代周繇《津头望白水》诗："晴江暗涨岸吹沙，山畔船冲树杪斜。"

⑬拔 挺。《增韵·黠韵》："拔，挺也。"项犹如茎梃直。

⑭回 周对峰本讹作"曲"。

⑮别 当读作"憋"。扭转。此指憋。张相《诗词曲语辞汇释·卷五》："鳖、彆、别、憋、撇，均同义也。"唐代杜牧《牧陪昭应卢郎中在淮南縻职叙旧成二十二韵用以投寄》："泥情斜拂印，别脸小低头。"

⑯以苦发之 王冰："热之大盛，甚于表者，以苦发之。"《类经·二十七卷·第二十五》："热郁于内而不解者，以苦发之。"高士宗："火邪盛而实，则以苦发之。苦性虽寒，本于火味，故曰发。发，犹散也。"通"伐"。方与《六微旨大论篇》："火郁发之"。相合。

⑰以淡泄之 用淡味药渗利水湿之邪。王冰："淡利窍，故以淡渗泄也。"

【原文】

帝曰：善。天气之变何如？岐伯曰：厥阴司天，风淫所胜，则太虚埃昏，云物以扰①。寒生春气，流水不冰。民病胃脘当心而痛，上支两胁，鬲咽不通，饮食不下，舌本强，食则呕，冷泄腹胀，溏泄瘕水闭，蛰虫不去，病本于脾。冲阳②绝，死，不治。

少阴司天，热淫所胜，怫③热至，火行其政。民病胸中烦热，嗌干，右胠满，皮肤痛，寒热咳喘，大雨且至，唾血血泄，鼽衄嚏呕，溺，色变④，甚则疮疡胕肿，肩背臂臑及缺盆中痛，心痛肺䐜，腹大满，膨膨⑤而喘咳，病本于肺。尺泽⑥绝，死，不治。

太阴司天，湿淫所胜，则沉阴且布，雨变枯槁⑦，胕肿骨痛，阴痹，阴痹者按之不得，腰脊头项痛，时眩，大便难，阴气不用[⑧]，饥不欲食，咳唾则有血，心如悬，病本于肾。太溪[⑨]绝，死，不治。

少阳司天，火淫所胜，则温气流行，金政不平[⑩]。民病头痛，发热恶寒而疟，热上皮肤痛，色变黄赤，传而为水[⑪]，身面胕肿，腹满仰息，泄注赤白，疮疡咳唾血，烦心胸中热，甚则鼽衄，病本于肺。天府[⑫]绝，死，不治。

阳明司天，燥淫所胜，则木乃晚荣，草乃晚生，筋骨内变，民病左胠胁痛，寒清于中，感而疟，大凉革候[⑬]，咳，腹中鸣，注泄鹜溏，名木敛，生菀于下[⑭]，草焦上首，心胁暴痛，不可反侧，嗌干面尘腰痛，丈夫㿗疝，妇人少腹痛，目昧眦，疡疮痤痈，蛰虫来见，病本于肝。太冲[⑮]绝，死，不治。

太阳司天，寒淫所胜，则寒气反至，水且冰，血变于中，发为痈疡，民病厥心痛，呕血血泄鼽衄，善悲时眩仆。运火炎烈，雨暴乃雹，胸腹满，手热肘挛掖[⑯]肿，心澹澹[⑰]大动，胸胁胃脘不安[⑱]，面赤目黄，善噫嗌干，甚则色炲[⑲]，渴而欲饮，病本于心。神门[⑳]绝，死，不治。所谓动气[㉑]，知其藏也。

帝曰：善。治之奈何？岐伯曰：司天之气，风淫所胜，平以辛凉，佐以苦甘，以甘缓之，以酸泻之。

热淫所胜，平以咸寒，佐以苦甘，以酸收之。

湿淫所胜，平以苦热，佐以酸辛，以苦燥之，以淡泄之。湿上甚而热[㉒]，治以苦温，佐以甘辛，以汗为故而止。

火淫所胜，平以咸[㉓]冷，佐以苦甘，以酸收之。以苦发之，以酸复之[㉔]，热淫同。

燥淫所胜，平以苦湿[㉕]，佐以酸辛，以苦下之。

寒淫所胜，平以辛热，佐以甘苦，以咸泻之。

【校注】

①扰　浑浊。《说文通训定声・孚部》："扰，《吕览・音初》：'水扰则鱼鳖不大。'高诱注：'扰，浑也'"

②冲阳　穴名。又名趺（跗）阳。为足阳明胃经输穴。在足跗上五寸，骨间动脉应手。

③怫　隆起貌；郁结；滞留。根据上下文义，其指前者。引用为高大。《灵枢经・海论》："血海有余，则常想其身大，怫然不知其所病。"本书《六元正纪大论篇》："聋瞑呕吐，上怫肿色变"……"其病气怫于上。"张隐庵集注："怫，郁也。"

④变　灾异，异常的自然现象。通"辩"。急；急躁。《礼记・曾子问》："及堩，日有食之，老聃曰：'丘，止柩。'就道右，止哭以听变。"陈浩集说："听变，听日食之变动也。"《汉书・五行志中之下》："灾异俞甚，天变成形。"《广雅・释官》："辩，变也。"《韩非子・亡征》："变褊而心急，轻疾而易动发，心悁忿而不訾前后者，可亡也。"陈奇猷校注引俞樾曰："变当读为辩。《说文・心部》：'辩，一曰急也。'是与褊同义。作变者，声近假借也。"

⑤膨膨　气满犹如鼓胀，叩之如鼓声貌。

⑥尺泽　穴名。王冰："尺泽，在肘内廉大文中，动脉应手，肺之气也。"

⑦雨变枯槁　《类经・二十七卷・第二十五》："沉阴雨变则浸渍为伤，故物多枯槁。"

⑧阴气不用　气，通"器"。阴气，即阴器。参见拙著《神农本草经》中注。用，起；施用。阴气不用，指阳痿不能施用。马莳："阴气不举。"

⑨太溪　穴名。又作太谿。为足少阴肾经输穴。

⑩平　治；成。此指治。《尔雅・释诂下》："平，成也。"《书・大禹谟》："地平天成。"孔传："水土治曰平。"，孔颖达疏："平，成义同。"《公羊传・隐公元年》："公将平国而反之桓。"何休注："平，治也。"下文"平以辛凉"，即治义。

⑪传而为水　传，转也。火胜克金则肺气伤，而肺气不能通调水道，使水气泛滥而转变生肿胀病。

⑫天府　穴名。《甲乙・卷三・第二十四》："在腋下三寸，臂臑内廉动脉中，手太阴脉气所发。"

⑬大凉革候　革，《尚书》："五行：一曰水……金曰革……革作辛。"大凉革候，大凉是秋金的气候。

⑭名木敛，生菀于下　名木，名贵的材木；名贵的树木。汉代陆贾《新语·资质》："楩、楠、豫章，天下之名木。"菀，蕴积；郁结。本书《四气调神大论篇》："恶气不发，风雨不节，白露不下，则菀槁不荣。"王冰："菀谓蕴积也。"《楚辞·刘向〈九叹·怨思〉》："菀蘼芜与菌若兮，渐藁本于洿渎。"王逸注："菀，积。"吴昆："金主收，故名木敛，木气不得上升，而其萌生者菀积于下。"

⑮太冲　穴名。又叫大冲。为足厥阴肝经输穴。

⑯掖　胳肢窝。后作"腋"。《说文·手部》："掖，臂下也。"王筠句读："《左传正义》云：'掖本持臂之名，遂谓臂下胁上为掖，是因名转而相生也。'……俗作腋。"《史记·商君列传》："千羊之皮，不如一狐之掖。"汉代王褒《四子讲德论》："婆娑呕吟，鼓掖而笑"。

⑰澹澹（dàn dàn）　指心里感到扑通扑通的跳动。参见拙著《灵枢经·邪气脏腑病形》中"淡淡"注。

⑱不安　不适，指有病。《东观汉记·马皇后传》："后尝有不安，时在敬法殿东厢，上令太夫人及兄弟得入见。"

⑲炲　火烟凝积成的黑灰。参见本书《五脏生成篇》中注。

⑳神门　穴名。为手少阴心经输穴。

㉑动气　脉气跳动。清代蒲松龄《聊斋志异·尸变》："见客卧地上，烛之死，然心下丝丝有动气。"《医宗金鉴·订正伤寒论注·不可汗病》："动气在右，不可发汗，发汗则衄而渴，心苦烦，饮即吐水。"注："动气者，筑筑然气跳动也。"

㉒湿上甚而热　《类经·二十七卷·第二十五》："湿上甚而热者，湿郁于上而成热也。"

㉓咸　原作"酸"，胡本、藏本、吴本并作"咸"。并据生克之理，今据改。

㉔以酸复之　王冰："以酸复其本气也。"《类经·二十七卷·第二十五》："以发去火，未免伤气，故又当以酸复之。"

㉕湿　马本作"温"。《类经·二十七卷·第二十五》："苦湿误也，当作苦温。"湿，润也。

【原文】

帝曰：善。邪气反胜[①]，治之奈何？岐伯曰：风司于地[②]，清反胜之[③]，治以酸温，佐以苦甘，以辛平之。

热司于地，寒反胜之，治以甘热，佐以苦辛，以咸平之。

湿司于地，热反胜之，治以苦冷，佐以咸甘，以苦平之。

火司于地，寒反胜之，治以甘热，佐以苦辛，以咸平之。

燥司于地，热反胜之，治以平寒，佐以苦甘，以酸平之，以和为利[④]。

寒司于地，热反胜之，治[⑤]以咸冷，佐[⑤]以甘辛，以苦平[⑤]之。

帝曰：其司天邪胜[⑥]何如？岐伯曰：风化于天，清反胜之，治以酸温，佐以甘苦。

热化于天，寒反胜之，治以甘温，佐以苦酸辛。

湿化于天，热反胜之，治以苦寒，佐以苦酸。

火化于天，寒反胜之，治以甘热，佐以苦辛。

燥化于天，热反胜之，治以辛寒，佐以苦甘。

寒化于天，热反胜之，治以咸冷，佐以苦辛。

【校注】

①邪气反胜　胜，压服，制约。反胜，反过来欺凌。邪气反胜，王冰："不能淫胜于他气，反为不胜之气为邪以胜之。"

②风司于地　指厥阴在泉之时，则为风司于地。

③清反胜之　清，指金之凉气。清反胜之，当厥阴风木之气在泉而不胜时，则使金之清气反胜之。

④以和为利　利，胜；胜过；和。此指胜。《史记·项羽本纪》："乃遣当阳君、蒲将军将卒二万渡河，救钜鹿。战少利。"《说文·刀部》："利、铦也，从刀，和然后利，从和省。《易》曰：'利者，义之和也'"。《广雅·释诂三》："利，和也"。王念孙疏证："荀爽注云：'阴阳相和，各得其宜，然后利'。……《后汉书·章帝纪》："'利'作'和'，是利与和同义"。以和为利，

即以和调为胜。

⑤治、佐、平　王冰："此六气方治，与前淫胜法殊贯。云治者，泻客邪之胜气也。云佐者，皆所利所宜也。"平，调和。《左传·襄公二十九年》："五声和，八风平。节有度，守有序。"

⑥司天邪胜：六气某司天之气不盛，则胜己之气反胜之，为被邪所胜。

【原文】

帝曰：六气相胜奈何？岐伯曰：厥阴之胜，耳鸣头眩，愦愦[①]欲吐，胃鬲如寒[②]，大风数举，倮虫[③]不滋，胠胁气并[④]，化而为热，小便黄赤，胃脘当心而痛，上支两胁，肠鸣飧泄，少腹痛，注下赤白，甚则呕吐，鬲咽不通。

少阴之胜，心下热善饥，脐下反动，气游三焦[⑤]，炎暑至[⑥]，木乃津[⑦]，草乃萎，呕逆躁烦，腹满痛溏泄，传为赤沃[⑧]。

太阴之胜，火气内郁，疮疡于中，流散于外，病在胠胁，甚则心痛，热格[⑨]头痛、喉痹、项强，独胜则湿气内郁，寒迫[⑩]下焦，痛留[⑪]顶，互引[⑫]眉间，胃满，雨数至，燥化乃见[⑬]，少腹满，腰脽重强，内不便，善注泄．足下温，头重足胫胕肿，饮发于中，胕肿于上。

少阳之胜，热客于胃，烦心心痛，目赤欲呕，呕酸善饥，耳痛溺赤，善惊谵妄，暴热消烁，草萎水涸，介虫乃屈[⑭]，少腹痛，下沃赤白[⑮]。

阳明之胜，清发于中，左胠胁痛溏泄，内为嗌塞，外发癞疝，大凉肃杀，华英改容，毛虫乃殃，胸中不便[⑯]，嗌塞而咳。

太阳之胜，凝溧且至，非时水冰，羽乃后化，痔，疟发，寒厥入胃，则内生心痛，阴中乃疡，隐曲不利[⑰]，互引，阴股，筋肉拘苛[⑱]，血脉凝泣，络满色变，或为血泄，皮肤否肿，腹满食减，热反上行，头项囟顶脑户中痛，目如脱，寒入下焦，传为濡泄。

帝曰：治之奈何？岐伯曰：厥阴之胜，治以甘清，佐以苦辛，以酸泻之。

少阴之胜，治以辛寒，佐以苦咸，以甘泻之。

太阴之胜，治以咸热，佐以辛甘，以苦泻之。

少阳之胜，治以辛寒，佐以甘咸，以甘泻之。

阳明之胜，治以酸温，佐以辛甘，以苦泄之。

太阳之胜，治以甘热，佐以辛酸，以咸泻之。

【校注】

①愦愦（kuì kuì）　烦乱；烦闷貌；忧愁貌。此指前二者。张介宾："愦愦，心乱也。"《庄子·大宗师》："彼又恶能愦愦然为世俗之礼，以观众人之耳目哉!"成玄英疏："愦愦，犹烦乱也。"汉代焦赣《易林·讼之升》："愦愦不悦，忧从中出。"汉代王符《潜夫论·浮侈》："妇女羸弱，疾病之家，怀忧愦愦，皆易恐惧。"

②寒　终止。此引申为"停留"。《左传·哀公十二年》："今吾子曰女寻盟，若可寻也，亦可寒也。"杜预注："寒，歇也。"孔颖达疏："若可重温使热，亦不歇之使寒"。下文"寒迫下焦"之"寒"，义同。

③倮虫　裸，或作倮。倮虫，身无羽毛鳞甲的动物。古代常用以指人。《大戴礼记·易本命》："裸之虫三百六十，而圣人为之长。"汉代王充《论衡·遭虎》："夫虎，毛虫；人，裸虫。毛虫饥，食裸虫，何变之有?"

④胠胁气并　《类经·二十七卷·第二十七》："肝邪聚也。"并，聚也。

⑤气游三焦　游，流窜。《类经·二十七卷·第二十七》："心火盛则热及心包络。包络之脉，历络三焦，故气游三焦。"

⑥至　新校正云"水溢河渠．则鳞虫离水也；王作此注，于经文无所解。又按太阴之复云：'大雨时行，鳞见于陆。'则此文于'雨数至'下，脱少'鳞见于陆'四字。不然则王注无因为解也。"当据补"鳞见于陆"四字。

⑦木乃津　树木之皮津汁外流。

⑧赤沃　沃，白。《淮南子·地形训》："西方曰金邱，曰沃野。"高诱

注："沃，犹白也。西方白，故曰沃野。赤沃，赤白痢。"

⑨格　来，至；搁置；阻隔。此指阻隔。《书·舜典》："帝曰：格汝舜，询事考言，乃言厎可绩。三载汝陟帝位。"孔传："格，来。"《仪礼·士冠礼》："孝友时格，永乃保之。"郑玄注："格，至也。"《史记·梁孝王世家》："窦太后心欲以孝王为后嗣。大臣及袁盎等有所关说于景帝，窦太后义格，亦遂不复言以梁王为嗣事由此。"宋代贺铸《野步》诗："津头微径望城斜，水落孤村格嫩沙。"钱钟书注："格，阻隔。"

⑩迫　困厄；窘迫；闭，笼罩。《增韵》："迫，窘也。"《韩非子·存韩》："夫韩尝一背秦而国迫地侵，兵弱至今"《改并四声篇海·辵部》引《玉篇》："迫，闭也。"《史记·周本纪》："阳伏而不能出，阴迫而不能蒸，于是有地震。"裴骃集解引韦昭曰："蒸，升也。阳气在下，阴气迫之，使不能升也。"

⑪留　长久；通"流"。流注；倾倒。此指长久。《尔雅·释诂下》："留，久也。"《礼记·儒行》："遽数之不能终其物，悉数之乃留，更仆未可终也。"郑玄注："留，久也。"清代朱骏声《说文通训定声·孚部》："留，假借为流。《庄子·天地》："留动而生物，物成生理，谓之形。"陆德明释文："留，或作流。"

⑫互引　交错牵连。

⑬燥化乃见　张志聪："雨数至燥化乃见者；至四气五气之交，而后见也。"

⑭屈（jué）　短。此指生长不大。《韩非子·说林下》："鸟有翢翢者，重首而屈尾，将欲饮于河则必颠，乃衔其羽而饮之。"《淮南子·说山训》："飞不以尾，屈尾飞不能远。"《说文·尾部》："屈，无尾也"段玉裁注："高注《淮南》云：'屈，读如秋鸡无尾屈之屈。'……许注云：'屈，短也。'"

⑮下沃赤白　《类经·二十七卷·第二十七》："下沃赤白者，热主血分则赤，气分则白，大便曰利，小便曰浊也。"

⑯胸中不便　不便，不通利。《谷梁传·僖公二年》："宫之奇谏曰：'晋国之使者，其辞卑而币重，必不便于虞。'"王冰：谓呼吸回转，或痛或缓，而不利便也。

⑰隐曲不利　隐曲，指男女生殖器房事隐蔽之事。据下文"及为肿隐曲之疾。"、本书《阴阳别论篇》："不得隐曲。"隐曲不利，房事不顺利。

⑱拘苛　王冰："拘，急也。苛，重也。"

【原文】

帝曰：六气之复何如？岐伯曰：悉乎哉问也！厥阴之复，少腹坚满，里急[①]暴痛。偃木飞沙，倮虫不荣[②]，厥心痛，汗发，呕吐，饮食不入，入而复出，筋骨掉[③]，眩清厥，甚则入脾，食痹[④]而吐。冲阳绝，死不治。

少阴之复，燠热内作，烦躁鼽嚏，少腹绞痛，火见燔焫，嗌燥，分注时止[⑤]，气动于左，上行于右[⑥]，咳，皮肤痛，暴瘖，心痛，郁冒[⑦]不知人，乃洒淅恶寒，振慄谵妄，寒已而热，渴而欲饮，少气骨痿[⑧]；隔[⑨]肠不便，外为浮肿哕噫，赤气[⑩]后化，流水不冰，热气大行，介虫不复[⑪]，病痱胗疮疡，痈疽痤痔，甚则入肺，咳而鼻渊。天府绝，死不治。

太阴之复，湿变乃举，体重中满，食饮不化，阴气上厥，胸中不便，饮发于中，咳喘有声，大雨时行，鳞见于陆，头顶痛重而掉瘛尤甚，呕而密默[⑫]，唾吐清液，甚则入肾，窍泻[⑬]无度。太溪绝，死不治。

少阳之复，大热将至，枯燥燔爇，介虫乃耗[⑭]，惊瘛咳衄，心热烦躁，便数憎风，厥气上行，面如浮埃，目乃瞤瘛，火气内发，上为口糜呕逆，血溢血泄，发而为疟，恶寒鼓慄，寒极反热，嗌络焦槁[⑮]，渴引[⑯]水浆，色变黄赤，少气脉萎，化而为水[⑰]，传为胕肿，甚则入肺，咳而血泄。尺泽绝，死不治。

阳明之复，清气大举，森木苍干，毛虫乃厉[⑱]，病生胠胁，气归于左[⑲]，善太息，甚则心痛否满，腹胀而泄，呕苦咳哕烦心，病在鬲中头痛，甚则入肝，惊骇筋挛。太冲绝，死不治。

太阳之复，厥气上行，水凝雨冰，羽虫乃死，心胃生寒，胸膈不利，心痛否[⑳]满，头痛善悲，时眩仆，食减，腰脽反[㉑]痛，屈伸不便，地裂冰坚，阳光不治[㉒]，少腹控睾，引腰脊，上冲心，唾出清水，及为哕噫，甚则入心，善忘善悲。神门绝，死不治。

帝曰：善。治之奈何？岐伯曰：厥阴之复，治以酸寒，佐以甘辛，以酸泻之，以甘缓之。

少阴之复，治以咸寒，佐以苦辛，以甘泻之，以酸收之㉓，辛苦发之，以咸耎㉔之。

太阴之复，治以苦热，佐以酸辛，以苦泻之，燥之，泄之㉕。

少阳之复，治以咸冷，佐以苦辛，以咸耎之，以酸收之，辛苦发之，发不远热㉖，无犯温凉㉗，少阴同法。

阳明之复，治以辛温，佐以苦甘，以苦泄之，以苦下之，以酸补之。

太阳之复，治以咸热，佐以甘辛，以苦坚之㉘。

治诸胜复，寒者热之，热者寒之，温者清之，清者温之，散者收之，抑者散之，燥者润之，急者缓之，坚者耎之，脆者坚之，衰者补之，强者泻之。各安其气，必清必静㉙，则病气衰去，归其所宗㉚，此治之大体㉛也。

【校注】

①里急　裹，王冰注："裹，腹胁之内也。"裹，《说文通训定声·颐部》："里，段借为悝。"悝，病。《说文·心部》："悝，病也。"《玉篇·心部》："悝，疾也。"急，坚，坚实；紧；缩紧。《礼记·曲礼上》："急缮其怒，进退有度。"郑玄注："急，犹坚也。"《吕氏春秋·任地》："急者欲缓，缓者欲急。"高诱注："急，谓强垆刚土也。"陈奇猷校释："土急盖即土坚实也。"《字汇·心部》："急，紧也。"本书《通评虚实论篇》："喘鸣肩息者，脉实大也，缓则生，急则死，"王冰："急，谓如弦张之急。"《三国志·魏志·吕布传》："遂生缚布。布曰：'缚太急，小缓之。'太祖曰：'缚虎不得不急也。'"里急，肛门内有逼迫感。如里急后重；腹胁之内满。《金匮要略方论·血痹虚劳病脉证并治第六》："'男子脉虚沉弦……里急，小便不利……少腹满。''虚劳里急，诸不足。'……'气短胸满者，加生姜，腹满者，去枣加茯苓。'"据

此上下文义，此里急，指小腹内发紧而硬。

②荣　兴盛。

③筋骨掉　筋骨，筋骨韧带及骨骼。亦引申指身体。《周礼·地官·廛人》："凡屠者敛其皮角筋骨，入于玉府。"《荀子·劝学》："螾无爪牙之利，筋骨之强，上食埃土，下饮黄泉，用心一也。"《史记·赵世家》："赵武啼泣顿首固请，曰：'武愿苦筋骨以报子至死，而子忍去我死乎！'"掉，摆动；摇动；颤动；振动。《说文·手部》："掉，摇也。"《汉书·蒯通传》："且郦生一士，伏轼掉三寸舌，下齐七十余城。"颜师古注："掉，摇也。"《广韵·啸韵》："掉，振也。"《周礼·春官·典同》"薄声甄，厚声石"汉代郑玄注："甄，读为'甄耀'之'甄'。甄，犹掉也。钟微薄则声掉。"唐代皮日休《河桥赋》："鳌怒则蹴翻五岳，鲸激则掉破百川。"《篇海类编·身体类·手部》："掉，颤也。"王冰："掉。谓肉中动也。"

④食痹　本书《脉要精微论篇》："当病食痹。"王冰："故食则痛闷而气不散也。"其表现类似西医食道癌的前期表现。参见拙著《神农本草经》中"食痹"注。

⑤分注时止　指大小便有时下利无度，有时留止。王冰："分注，谓大小便俱下也。"

⑥气动于左，上行于右　吴昆："心气左行，故气动于左，火气传其所胜，则肺金也。肺气右行，故上行于右。"《类经·二十七卷·第二十七》："气动于左，阳升在东也，上行于右，火必乘金也。"

⑦郁冒　郁，通"鬱"。不通；阻滞；闭塞。《说文通训定声·颐部》："郁，假借为鬱。"《汉书·宣帝纪》："朕不明六艺，鬱于大道。"颜师古注引孟康曰："鬱，不通也。"唐慧琳《一切经音义·卷十三》："鬱，《考声》：'滞也。'"《正字通·鬯部》："鬱，幽滞不通。"《管子·君臣下》："鬱令而不出者，幽其君者也。"尹知章注："鬱，塞也。"冒，通"瞀"。神智不清；昏迷。《说文通训定声·孚部》："冒，假借为瞀。"隋代王通《中说·天地》："子谓叔恬曰：汝不为续《诗》乎，则其视七代损益终瞀然也。"阮逸注："瞀，昏也。"本书《玉机真藏论篇》："（春脉）太过则令人善怒，忽忽眩冒而巅疾。"《医宗金鉴·张仲景〈伤寒论·太阳病下〉》："其人因致冒，冒家汗出自愈。"集注引程知曰："冒者，神识不清，如有物为之冒蒙也。"瞀，通"闷、冒"，闷，神昏。《灵枢经·经脉》："凡刺寒热者皆多血络……其小而短者、少气甚

者，泻之则闷，闷甚则仆不得言。”据此冒、闷，一音之转。而运，《广韵》王问切，去问，云。郁，《广韵》纡物切，入物，影.据此“郁”通“运”。而运，通“晕”、“辉（晕）”。眩晕；昏厥；日月周围的光圈。《说文通训定声·屯部》：“运，假借为晕。”《周礼·春官·大卜》：“其经运十，其别九十。”郑玄注：“运或为缂，当为辉，是视祲所掌十辉也。王者于天日也，夜有梦则昼视日旁之气，以占其吉凶。凡所占者十辉，每辉九变，此术今亡。”孙诒让正义：“辉，俗作晕，古多假运为之。”《淮南子·览冥训》：“画随灰而月运阙，鲸鱼死而彗星出，或动之也。”高诱注：“运者，军也。将有军事相围守，则月运出也，以芦草灰随牖下月光中令圜画，缺其一面，则月运亦缺于上也。”庄逵吉校注：“按《太平御览》引许慎注云：有军事相围守则月晕，以芦灰环，阙其一面，则月晕亦阙于上。”《灵枢经·经脉》：“五阴气俱绝，则目系转，转则目运。”宋代范仲淹《乞小郡表》：“自后久坐则头运，多务则心烦。”《金匮要略方论·五脏风寒积聚》：“身运而重”高学山：“运与晕同。”鬱冒，尤怡《金匮要略心典·卷下》：“鬱冒，神病也。”据此，鬱冒，即运闷。即神昏。

⑧骨痿　本书《痿论篇》：“肾气热，则腰脊不举，骨枯而髓减，发为骨痿……有所远行劳倦，逢大热而渴，渴则阳气内伐，内伐则热舍于肾。肾者水脏也，今水不胜火，则骨枯而髓虚，故足不任身，发为骨痿。”

⑨隔　通“膈”。《管子·水地》：“五藏已具，而后生肉。脾生隔。”尹知章注：“隔在脾上也。”戴望校正：“宋本隔作膈。”此指阻隔小肠。

⑩赤气　红色的云气，古代以二至（夏至、冬至）、二分（春分、秋分）之日观云色，谓赤色者主兵荒；炎暑之气，火星之气向后化育。此指后者。《周礼·春官·保章氏》“以五云之物辨吉凶。”唐代韩愈《游青龙寺赠崔大补阙》诗：“魂翻眼倒忘处所，赤气冲融无间断。有如流传上古时，九轮照烛乾坤旱。”

⑪复　土窟。汉代桓宽《盐铁论·轻重》：“夏不失复，冬不离窟。”

⑫密默　密，静默。《尔雅·释诂上》：“密，静也。”《集韵·质韵》：“密，默也。”默，静默；不语。《易·系辞上》：“或出或处，或默或语。”《广韵·德韵》：“默，静也。”《正字通·黑部》：“默，不语也。”密默，指没有声音。

⑬窍泻　窍，此指肛门与尿道。本书《阴阳应象大论篇》：“故清阳出上

窍，浊阴出下窍。”王冰：“下窍，谓前阴后阴。”《类经·二十七卷·第二十八》：“窍泻无度，以肾开窍于二便，而门户不要也。”

⑭耗　衰败。《诗·大雅·云汉》：“耗软下土，宁丁我躬。”孔颖达疏：“何故以此旱灾耗败天下王地之国，曾使正当我身有此旱乎?”

⑮槁　羸瘦；干瘪。《庄子·列御寇》：“槁项黄馘者，商之所短也。”陆德明释文：“槁，李云：‘槁项，羸瘦儿。’”宋代陆游《幽居》之二：“芳樽虽匪金丹术，槁面尊前也暂红。”

⑯引　陈述。《尔雅·释诂上》：“引，陈也。”王引之述闻：“《王制》《内则》曰：‘凡三王养老皆引年’，引年者，陈叙其年齿之多寡也。”

⑰化而为水　吴昆：“火甚则阴气不降，水道不得通调，化为停水。”高士宗：“此少阴元真之气内虚也。”

⑱厉　指染疫而死。《管子·五行》：“旱札，苗死，民厉。”尹知章注：“厉，疫死。”王冰：“厉谓疵厉疾疫死也。清甚于内，热郁于外故也。”

⑲气归于左　左，借指在东方之木星，实指肝，本书《刺禁论篇》：“肝生于左，肺藏于右。”故阳明金之复气克肝木。

⑳否　闭塞；阻隔不通。《广雅·释诂一》：“否，隔也。”《广韵·旨韵》：“否，塞也。”《易·否》：“否之匪人。”陆德明释文：“否，闭也；塞也。”《汉书·薛宣传》：“夫人道不通，则阴阳否鬲。”颜师古注：“否，闭也。”

㉑反　覆，翻转；掉转（转到相反的方向）；掉转头。《诗·周南·关雎》：“悠哉悠哉，辗转反侧。”《说文·又部》：“反，覆也。”《说文通训定声》：“反，谓覆其掌。”《孟子·公孙丑上》：“以齐王，由反手也。”《左传·宣公十二年》：“闻晋师既济，王欲还，嬖人伍参欲战。令尹孙叔敖弗欲……令尹南辕反旆”杜预注：“回车南向。”

㉒治　惩处；对抗，较量；征服；制服。此指对抗。《史记·李斯列传》：“赵高治斯，榜掠千余，不胜痛，自诬服。”《战国策·赵策四》：“齐、秦交重赵，臣必见燕与韩、魏亦且重赵也，皆且无敢与赵治。”《汉书·韩安国传》：“安国笑曰：‘公等足与治乎?’”颜师古注：“治谓当敌也，今人犹云对治。”王安石《洪范传》：“其相生也，所以相继也；其相克也，所以相治也。”《荀子·议兵》：“故兵大齐则制天下，小齐则治邻敌。”

㉓以酸收之　王冰：“数夺其汗，则津竭涸，故以酸收。”

㉔耎　弱；软。根据少阴复气所致的表现，未见癥瘕积聚类的描述，故此指前者。《广雅·释诂一》："耎，弱也。"《战国策·楚策一》："郑魏者，楚之耎国，而秦，楚之强敌也。"鲍彪注："《集韵》：'耎，弱也。'"明代李时珍《本草纲目·序例上》："辛散，酸收，甘缓，苦坚，咸耎，各随五脏之病而制药性之品位。"

㉕泄之　王冰："泄，谓渗泄，汗及小便汤浴皆是也。"

㉖发不远热　发，发散。不远热，不避辛热之药，即本书《六元正纪大论篇》"发表不远热"之义。

㉗温凉　温，温和；柔和。《广韵·魂韵》："温，和也、善也，良也，柔也。"《书·舜典》："直而温，宽而栗。"孔颖达疏："正直者失于太严，故令正直而温和。"《资治通鉴·唐僖宗光启三年》："君可选一温信大将，以我手札谕之。"胡三省注："温，柔和也。"凉，薄；轻微。《诗·大雅·桑柔》："民之罔极，职凉善背。"毛传："凉，薄也。"《左传·昭公四年》："君子作法于凉，其敝犹贪；作法于贪，敝将若之何?"杜预注："凉，薄也。"温凉，根据文意，此指性平和而作用轻。非指药物性质温凉。

㉘以苦坚之　王冰："不坚则寒气内变，止而复发，发而复止，绵历年岁，生大寒疾。"《类经·二十七卷·第二十八》："寒水通于肾，肾不坚则寒易起。故《脏气法时论》曰：'肾欲坚，急食苦以坚之'也。"

㉙必清必静　清，古哲学名词，冲和之气，阴阳调和之气；安定；太平；清闲；闲暇。《荀子·解蔽》："故导之以礼，养之以清。"杨倞注："清，谓冲和之气。"《淮南子·原道》："圣人守清道而抱雌节。"高诱注："清，和也。"《庄子·在宥》："必静必清，无劳女形，无摇女精，乃可以长生。"郭象注："任其自动，故闲静而不夭也。"《孟子·万章下》："当纣之时，'居北海之滨，以待天下之清也。"三国时魏国曹植《送应氏》其二："清时难屡得，嘉会不可常。"必清必静，一定要恬淡平和，使阴阳之气冲和，让正气得以修养，一定要环境肃静。

㉚归其所宗　王冰："宗，属也。调不失理，则余之气，自归其所属，少之气自安其居。"

㉛大体　重要的义理，有关大局的道理；大要；纲领。大致，大概。《史记·平原君虞卿列传论》："（平原君）未睹大体。"如：做事要顾大局，识大体。《三国志·魏志·陈矫传》："操纲领，举大体。"《史记·货殖列传》：

“山东食海盐，山西食盐卤，领南、沙北固往往出盐，大体如此矣。”

【按语】

复气，其往往为母复仇，如太阳寒水之气，则为水星所化，其母为金，火克金太过则为乘，而水星则替其母金星报复火星。余类推。

【原文】

帝曰：善。气之上下何谓也？岐伯曰：身半以上，其气三矣[①]，天之分也，天气主之。身半以下，其气三矣[②]，地之分也，地气主之。以名命气，以气命处，而言其病[③]。半，所谓天枢也[④]。故上胜而下俱病者，以地名之[⑤]；下胜而上俱病者，以天名之。所谓胜至，报气[⑥]屈伏而未发也。复至则不以天地异名，皆如复气为法也。

【校注】

①身半以上，其气三矣　身半以上，司天之气的初气、二之气、三之气。即司天之气多影响上半身。

②身半以下，其气三矣　身半以下，在泉之气的四之气、五之气、终之气。即在泉之气多影响下半身。

③以名命气，以气命处，而言其病　名，事物的名称；名目、种类。此指种类。《释名·释言语》：“名，明也，名实事使分明也。”《论语·阳货》：“多识于乌兽草木之名。”《荀子·正名》：“名定而实辨。”《银雀山汉墓竹简·孙膑兵法·五名五恭》：“兵有五名：一曰威强，二曰轩骄，三曰刚至，四曰助忌，五曰重柔。”以名命气，以气命处，而言其病，《类经·二十七卷·第二十九》注：“以名命气，谓正其名，则气有所属，如三阴三阳者，名也。名既立，则六气各有所主矣。以气命处，谓六经之气，各有其位，察其气则中外前后上下左右，病处可知矣。”

④半，所谓天枢也　半，指身半处，人以脐为界。天，自然的；天生的。天枢，星名，简称枢。北斗第一星；比喻国家的中央政权；腧穴；承托门轴的门臼。此指肚脐眼。《星经·卷上》：“北斗星……第一名天枢，为土

星。”《吕氏春秋·有始》：“夏至日行近道，乃参于上当枢之下，无昼夜。”《后汉书·崔骃传》：“重侯累将，建天枢，执斗柄。”《尔雅·释宫》：“枢谓之椳。”《说文·木部》：“椳，门枢谓之椳。”段玉裁注：“谓枢所檃谓之椳也。椳，犹渊也，宛中为枢所居也。”《灵枢·骨度》：“髑骬以下至天枢长八寸……天枢以下至横骨长六寸半。”

⑤上胜而下俱病者……以天名之　王冰：“彼气既胜，此未能复，抑郁不畅而无所行，进则困于仇嫌，退则穷于拂塞。故上胜至则下与惧病，下胜至则上与惧病。上胜下病，地气郁也，故从地郁以名地病。下胜上病，天气塞也，故从天塞以名天病。夫以天名者，方顺天气为制，逆地气而攻之。以地名者，方从天气为制则可。”新校正云：“《六元正纪大论》云：‘上胜则天气降而下，下胜则地气迁而上，此之谓也。”

⑥报气屈伏　报，报复；返回。此指前者。晋代干宝《搜神记·卷十一》：“吾干将，莫邪子也。楚王杀吾父，吾欲报之。”《淮南子·天文》：“东北为报德之维也。”高诱注：“报，复也。阴气极于北方，阳气发于东方，自阴复阳，故曰报德之维。”报气，又称复气。即报复之气。屈伏，屈服；屈身事人。《晋书·刘曜载记》：“为之拜者，屈伏于人也。”清代唐甄《潜书·善游》：“刚直之臣……耻于屈伏，乃不避杖夹磔之刑，以与天子争胜。”

【原文】

帝曰：胜复之动，时有常乎？气有必乎？岐伯曰：时有常位，而气无必也。帝曰：愿闻其道也。岐伯曰：初气终三气，天气主之，胜之常也。四气尽终气，地气主之，复之常也。有胜则复，无胜则否①。

帝曰：善。复已而胜何如？岐伯曰：胜至则复，无常数②也，衰乃至耳。复已而胜，不复则害，此伤生也③。帝曰：复而反病何也？岐伯曰：居非其位，不相得也④。大复其胜则主胜之，故反病也。所谓火燥热也⑤。帝曰：治之何如？岐伯曰：夫气之胜也，微者随之⑥，甚者制之⑥，气之复也，和者平之⑥，暴者夺之⑥。皆随胜气，安⑥其屈伏，无问其数，以平为期，此其道也。

【校注】

①有胜则复，无胜则否　有胜气则有复气，无胜气则无复气．胜气甚者，复气则甚，胜气微者，复气亦微。王冰："胜微则复微，故复已而又胜，胜甚则复甚，故复已则少有再胜者也。假有胜者，亦随微甚而复之尔。"

②常数　规定的数量；一定的规律。此指后者。《仪礼·聘礼》："燕与羞，俶献无常数。"《战国策·秦策三》："'日中则移，月满则亏。'物盛则衰，天之常数也。"

③不复则害，此伤生也　王冰："有胜无复，是复气已衰，衰不能复，是天真之气已伤败甚而生意尽。"

④居非其位，不相得也　不相得，不一致。张志聪："金气复而乘于火位，皆居非其位，不相得也。"

⑤所谓火燥热也　王冰："少阳，火也；阳明，燥也；少阴，热也。少阴少阳在泉，为火居水位；阳明司天，为金居火位。金复其胜，则火主胜之。火复其胜，则水主胜之。系气胜复，则无主胜之病气也。故又曰'所谓火燥热也。'"

⑥随之、制之、平之、夺之、安　王冰："随，谓随之。安，谓顺胜气以和之也。制，谓制止。平，谓平调。夺，谓夺其盛气也。治此者，不以数之多少，但以气平和为准度尔。"

【原文】

帝曰：善。客主[①]之胜复奈何？岐伯曰：客主之气，胜而无复[②]也。帝曰：其逆从何如？岐伯曰：主胜逆，客胜从[③]，天之道也。

帝曰：其生病何如？岐伯曰：厥阴司天，客胜则耳鸣掉眩，甚则咳；主胜则胸胁痛，舌难以言。

少阴司天，客胜则鼽嚏颈项强，肩背瞀[④]热[⑤]，头痛少气，发热耳聋目瞑，甚则胕肿血溢，疮疡咳喘；主胜则心热烦躁，甚则胁痛支满。

太阴司天，客胜则首面胕肿，呼吸气喘；主胜则胸腹满，食已而瞀。

少阳司天，客胜则丹胗[⑥]外发，及为丹熛[⑦]疮疡，呕逆，喉痹，头痛嗌肿，耳聋血溢，内为瘛疭[⑧]；主胜则胸满咳仰息，甚而有血，手热。

阳明司天，清复内余[⑨]，则咳衄嗌塞，心鬲中热，咳不止而白血[⑩]出者，死。

太阳司天，客胜则胸中不利，出清涕，感寒则咳；主胜则喉嗌中鸣。

厥阴在泉，客胜则大关节不利，内为痉强、拘瘛[⑪]，外为不便；主胜则筋骨繇并[⑫]，腰腹时痛。

少阴在泉，客胜则腰痛，尻、股、膝、髀、腨、胻、足病，瞀热以酸，胕肿不能久立，溲便变；主胜则厥气上行，心痛发热，鬲中众痹皆作，发于胠胁，魄汗[⑬]不藏，四逆而起。

太阴在泉，客胜则足痿下重，便溲不时，湿客下焦，发而濡泻，及为肿隐曲之疾；主胜则寒气逆满，食饮不下[⑭]，甚则为疝。

少阳在泉，客胜则腰腹痛而反恶寒，甚则下白溺白[⑮]；主胜则热反上行而客于心，心痛发热，格[⑯]中而呕。少阴同候。

阳明在泉，客胜则清气动下，少腹坚满而数便泻；主胜则腰重腹痛，少腹生[⑰]寒，下为鹜溏[⑱]，则寒厥于肠，上冲胸中，甚则喘不能久立。

太阳在泉，寒复内余[⑲]，则腰尻痛，屈伸不利，股、胫、足、膝中痛。

帝曰：善。治之奈何？岐伯曰：高者抑之[⑳]，下者举之[㉑]，有余折之[㉒]，不足补之。佐以所利，和[㉓]以所宜，必安其主客，适[㉔]其寒温，同者逆之，异者从之[㉕]。

帝曰：治寒以热，治热以寒，气相得者逆之，不相得者从之，余以知之矣，其于正味[26]何如？岐伯曰：木位之主[27]，其泻以酸，其补以辛。

火位之主，其泻以甘，其补以咸。

土位之主，其泻以苦，其补以甘。

金位之主，其泻以辛[28]，其补以酸。

水位之主，其泻以咸，其补以苦。

厥阴之客，以辛补之，以酸泻之，以甘缓之。

少阴之客，以咸补之，以甘泻之，以咸[29]收之。

太阴之客，以甘补之，以苦泻之[30]，以甘缓之。

少阳之客，以咸补之，以甘泻之，以咸耎之。

阳明之客，以酸补之，以辛泻之，以苦泄之[30]。

太阳之客，以苦补之，以咸泻之，以苦坚之，以辛润之。开发腠理，致津液通气也[31]。

【校注】

①客主　诸家认识不一。客，王冰："谓天之六气。主，谓五行之位也。"《类经·二十七卷·第三十》："客者，天地之六气。主者，四时之六步。"从王说。其下"厥阴之客"，"木位之主"为之佐证。

②客主之气，胜而无复　客，侵犯；客气。即非应时之气而出现在应时之位，称为客气。胜，胜利；赢，跟"败"相反；克制；制服。此指制服。《尔雅·释诂上》："胜，克也。"《论语·子路》："善人为邦百年，亦可以胜残去杀矣。"《国语·晋语四》："尊明胜患，智也。"韦昭注："胜，犹遏也。"《吕氏春秋·先己》："故欲胜人者，必先自胜。"《金史·董师中传》："今河决者，土不胜水。"王冰："客主自有多少，以其为胜与常胜殊。"《类经·二十七卷·第三十》："客气动而变，主气静而常，气强则胜，时去则已、故但以盛衰相胜而无复也。"

③主胜逆，客胜从　逆、从，上，下；不顺，顺。本书《腹中论篇》："居齐上为逆，居齐下为从。"本书《玉版论要篇》："上为逆，下为从。"宋代沈括《梦溪笔谈·象数一》："故其候有从、逆……之变，其法皆不同。若厥

阴用事，多风，而草木荣茂，是之谓从；天气明洁，燥而无风，此之谓逆。”主胜逆，客胜从，张志聪：“此章复论主气，客气有彼此相胜之顺逆也。客气者，乃司天、在泉及左右之间气，在天之六气也。天包乎地之外，从泉下而六气环转，天之道也。主气者，五方四时之定位，地之道也。坤顺承天，故主胜为逆，客胜为从，顺天之道也。”主运胜反己者，为主胜逆。如金胜木者客胜从，即客气胜应时之气，如本为厥阴司天之时，而客火气来即客胜从。

④瞀　闷。《说文通训定声·孚部》：“瞀，假借为闷。”本书《气交变大论篇》：“民病肩背瞀重。”王冰：“瞀，谓闷也。”《灵枢经·经脉》：“缺盆中痛甚，则交两手而瞀。此为臂厥。”

⑤热　烦躁；着急，此指前者。《孟子·万章上》：“仕则慕君，不得于君则热中。”赵岐注：“热中，心热恐惧也。”朱熹集注：“热中，躁急心热也。”《陈书·郑灼传》：“灼常蔬食，讲授多苦心热。”

⑥丹胗　胗，同“疹”。病人皮肤上起的小疙瘩，通常为红色。《说文·肉部》：“疹，籀文胗。”《广韵·诊韵》：“胗，瘾胗，皮外小起。”本书《气交变大论篇》：“肌肉胗发。”轸，通“疹”。本书《四时刺逆从论篇》：“少阴有余，病皮痹隐轸。”疹、胗、轸三字双生叠韵可通假。据此丹胗，即丹轸，丹疹。《诸病源候论·丹毒病诸候·丹轸候》：“丹轸者，肉色不交，又不热，但起隐轸，相连而微痒，故谓之丹也。”

⑦丹熛（biāo）　当为《诸病源候论·丹毒病诸候·熛火丹候》：“熛火丹者，发于背，亦在于臂，皮色赤是也。”

⑧瘛疭　瘛，又作“瘈”。惊风；痫病。亦泛指手足痉挛。本书《藏气法时论篇》：“善瘈。”本书《玉机真脏论篇》：“病筋脉相引而急，病名曰瘛。”《集韵·用韵》：“疭，瘛疭，风病。”《说文·疒部》：“瘛，小儿瘛疭病也。”段玉裁注：“《急就篇》亦云瘛疭。师古云：即今痫病。按，今小儿惊病也。瘛之言挈也，疭之言纵也。”汉代张仲景《伤寒论·辨温病脉》：“太阳病……若被火者，微发黄色，剧则如惊痫，时瘈疭。”

⑨清复内余　《类经·二十七卷·第三十》：“卯酉年，阳明司天，以燥金之客而加于木火之主，金居火位，则客不胜主，故不言客主之胜。然阳明以清肃为政，若清气复盛而有余于内，则热邪承之。”.

⑩白血　白色的血，即乳汁的别名；白涎白液；浅红色血。笔者认为是“大咳血”，因“白”通“暴”，白血，即暴血。《穆天子传·卷四》：“犬戎胡

觞天子于雷水之阿，乃献食马四六，天子使孔牙受之曰：‘雷水之平寒，寡人具犬马牛羊，爰有黑牛白角，爰有黑羊白血。”《敦煌变文集·父母恩重经讲经文》：“生得此身，咽甘吐苦，洗濯不净，不惮劬劳；忍热忍寒，不辞辛苦；干处儿卧，湿处母眠，三年之中，饮母白血。”诸说不一。王冰：“白血谓咳出浅红色血，似肉似肺者。”《类经·二七卷·第三十》：“盖血竭于肺，乃为白涎白液，涎液虽白．实血所化。”

⑪痉强、拘瘛　痉，风强病。俗称痉挛。但病因不同。《说文·疒部》：“痉，强急也。”徐锴系传：“《字书》：中寒体强急也。”《玉篇·疒部》：“痉，风强病也。”本篇下文：“诸痉项强，皆属于湿。”张隐庵集注引高世栻曰：“痉，手足搐搦也。”《医宗金鉴·订正全匮要略注·痉湿暍病脉证并治》：“病者身热足寒，颈项强急，恶寒，时头热，面赤目赤，独头动摇，卒口噤，背反张者，痉病也。”拘，通“句（gou)”。弯曲；拘挛不能伸直。《说文通训定·需部》：“拘，假借为句。《荀子·哀公》：“古之王者，有务而拘领者矣。”杨倞注：“拘与句同，曲领也。”《后汉书·邓训传》“训考量隐括。”唐代李贤注：“《孙卿子》曰：‘拘木必待隐括蒸揉然后直也’。拘音钩，谓曲者也。”本书《生气通天论篇》“大筋緛短，小筋弛长，緛短为拘，弛长为痿。”《淮南子·泰族训》：“夫指之拘也，莫不事申也。”

⑫筋骨繇并　繇：通“摇”。动摇，摇动。《史记·苏秦列传》：“我起乎宜阳而触平阳，二日而莫不尽繇。”司马贞索隐：“繇音摇。摇，动也。”本书《气交变大论》：“民病飧泄霍乱，体重腹痛，筋骨繇复，肌肉瞤酸。”王冰注：“繇，摇动也。”并，合并；聚合。此引申为挛缩。筋骨繇并，筋骨摇动挛缩。

⑬魄汗　魄，间隙；身体。此指后者。《尔雅·释诂下》：“魄，间也。”郭璞注：“魄，间隙。”魄汗，指身体出汗。参见本书《生气通天论篇》中注。因毛孔则为间隙，也可以理解为魄门（毛孔）出汗。

⑭食饮不下　不下，方言，不想吃。或者不能吃。食饮不下，食欲不振。

⑮下白溺白　马莳：“大便下白而溺亦下白。”

⑯格　至，来。《尔雅·释诂》：“格，至也。’又《释言》：“格，来也。”《书·汤誓》：“格，尔众庶。”《礼记·月令》：“（孟夏）行春令，则蝗虫为灾，暴风来格。”郑玄注：“格，至也。”

⑰生　副词。表示程度，相坐于“甚”、“很”。张相《诗词曲语辞汇

释·卷二》："生，甚辞，犹最也，只也。"唐代刘采春《啰唝曲六首》之一："不喜秦淮水，生憎江上船。"

⑱鹜溏 指大便水粪相杂，糊状如鸭粪便者。

⑲寒复内余 《类经·二十七卷·第三十》："丑未年，太阳在泉，以寒水之客，而加于金水之主，水居水位，故不言客主之胜，重阴气盛，故寒复内余。"

⑳高者抑之 高，从下向上；大，盛大。此指前者。《战国策·齐策一》："家敦而富，志高而扬。"《伤寒论·平脉法第二》："寸口卫气盛，名曰高。"成无己注："高者，暴狂而肥……暴狂者，阴不胜阳也。"抑，低。晋代成公绥《啸赋》："响抑扬而潜转，气冲郁而熛起。"《辽史·乐志》："天音扬，地音抑。"高者抑之，对病势向上的表现，使之降下。

㉑下者举之 下，从高处到低处。举，升起。病势向下的，使其升起。

㉒有余折（she）之 余，馀之通假字。《说文通训定声·豫部》："余，假借为馀。"《周礼·地官·委人》：凡其余聚以待赐。"郑玄注："余，当读为馀。馀，谓县都畜聚之物。"馀，即瘀。《广雅·释诂四》："馀，盈也。"《左传·庄公十年》："彼竭我盈，故克之，"折，亏损。《荀子·修身》："良贾不为折阅不市。"杨倞注："折，损也。"今方言仍保留其义，"做买卖折了本。"有余折之，有盈盛之气使之减损。

㉓和 古哲学术语，与"同"相对，指要在矛盾对立的诸因素的相互作用下实现真正的和谐、统一。《论语·子路》："君子和而不同，小人同而不和。"《国语·郑语》："（史伯）对曰：'殆必弊者也……去和而取同。夫和实生物，同则不继。以他平他谓之和，故能丰长而物归之；若以同裨同，尽乃弃矣。"韦昭注："和。谓可否相济。"

㉔适 遇到。

㉕同者逆之，异者从之 张志聪："同者逆之，谓气之相得者，宜逆治之。如主客之同司火热，则当治以咸寒。如同司寒水，则当治以辛热。温凉亦然。此逆治之法也，异者从之，谓不相得者，当从治之。如寒水司天，加临于二火主气之上，客胜当从二火之热以治寒，主胜当从司天之寒以治热。余气皆然。此平治异者之法也。"即主客之气相同，则用药须逆反，当主客之气不一致时，用药则除客气，使之从于主运之气。

㉖正味 正，匡正。正味，《类经·二十七卷·第三十》："五行气化，

补泻之味，各有专主，故曰正味。此不特客主之气为然，凡治诸胜复者皆同。”据文义，笔者认为以味柬匡正胜复之气。

㉗木位之主 位，方位。此指在位之时。古代阴阳家以木、金、火、水、土分属东、西、南、北、中五方，北方为水位。《左传·哀公九年》：“史墨曰：‘盈，水名也。子，水位也。名位敌，不可干也。’”杜预注：“赵鞅姓盈，宋姓子。水盈坎乃行，子姓又得北方水位。”汉代班固《白虎通·五行》：“水位在北方。”《左传·昭公八年》“析木之津”孔颖达疏引隋刘炫曰：“箕在东方木位，斗在北方水位。”汉代王充《论衡·难岁》：“夏气热，火也，火位在南方。”隋代萧吉《五行大义·卷二》：“丙得金气，故金胎于火卿，生火位。”木位，指木星在位。王冰：“木位，春分前六十一日，初之气也。”木位之主，即木星在位统治时期。

㉘其泻以辛 《类经·二十七卷·第三十》：“金性敛，辛则反其性而散之，故为泻。”

㉙咸 新校正“按《脏气法时论》云：‘心苦缓，急食酸以收之，心欲耎，急食咸以耎之。’此云‘以咸收之’，者，误也。”吴本改为“酸”。《类经·二十七卷·第三十》：“‘以咸收之’误也，当作酸。”当据改。

㉚以苦泄之 本书《脏气法时论篇》：“肺苦气上逆，急食苦以泄之。”。此太阴之客时，湿盛，以苦燥之湿，以苦泄之湿。而与下之“阳明之客”，以苦泄之恰合。

㉛开发腠理，致律液通气也 吴昆：“言上文治法，或用之以开发腠理而汗之，或用之以致津液而养之，或用之以疏通脏腑之气而调之。”《类经·十四卷·第二十四》：“盖辛从金化，水之母也，其能开腠理致津液者，以辛能通气也。”从吴说。

【原文】

帝曰：善。愿闻阴阳之三[①]也，何谓？岐伯曰：气有多少，异用也[②]。帝曰：阳明何谓也？岐伯曰：两阳合明[③]也。帝曰：厥阴何也？岐伯曰：两阴交尽[④]也。

帝曰：气有多少，病有盛衰，治有缓急，方有大小，愿闻其约[⑤]奈何？岐伯曰：气有高下[⑥]，病有远近[⑦]，证有中外，治有轻重，适其至所[8]为故也。《大要》曰：君一臣二，奇[9]之制也；君二臣四，偶[10]之制也；君二臣三，奇之制也；君二臣六，偶之制也。故曰近者奇之，远者偶之，汗者不以奇，下者不以偶[11]，补上治上制以缓，补下治下制以急，急则气味厚，缓则气味薄，适其至所，此之谓也。病所远而中道气味之者，食而过之，无越其制度也[12]。是故平气之道，近而奇偶，制小其服[13]也。远而奇偶，制大其服[13]也。大则数少，小则数多，多则九之，少则二之。奇之不去则偶之，是谓重方。偶之不去，则反佐以取之[14]。所谓寒热温凉，反从其病也。

【校注】

①阴阳之三　王冰："太阴为正阴，太阳为正阳；次少者为少阴，次少者为少阳；又次为阳明，又次为厥阴，厥阴为尽。"

②气有多少，异用也　《类经·二十七卷·第三十三》："《易》曰：一阴一阳之谓道。而此曰三者，以阴阳之气各有盛衰，盛者气多，衰者气少。《天元纪大论》曰：'阴阳之气各有多少，故曰三阴三阳也。'按《阴阳类论》以厥阴为一阴，少阴为二阴，太阴为三阴。少阳为一阳，阳明为二阳，太阳为三阳。数各不同，故气亦有异。"

③阳明何谓也……两阳合明　此当为《灵枢经·阴阳系日月》："辰者三月，主左足之阳明；巳者四月，主右足之阳明。此两阳合于前，故曰阳明……丙主左手之阳明，丁主右手之阳明。此两火并合，故为阳明。"

④厥阴何也？……两阴交尽　此当为《灵枢经·阴阳系日月》："戌者九月，主右足之厥阴；亥者十月，主左足之厥阴。此两阴交尽，故曰厥阴。"

⑤约　大概。

⑥高下　多和少；司天与在泉。此指后者。《管子·版法》："凡将立事，正彼天植，风雨无违，远近高下，各得其嗣。"尹知章注："高下，犹多少也。谓君之赋税，因其远近之别，以多少之差，轻重合宜，故可嗣之。"

⑦远近　王冰："远近谓腑脏之位也。心肺为近，肾肝为远，脾胃居中。"此当指离发病时间长短，因下文有"如疟状，或一日发，或间数日发……其发日远……其发日近。"

⑧适其至所 适，副词。正好，恰巧。抵触；随从，顺从；天象等变异。此指恰好。清代刘淇《助字辨略·卷五》："适，正也。"杨树达《词诠·卷五》："适，适然也。于一事实与别一事实巧相会合时用之。今言'恰好、恰巧'。"《左传·昭公十七年》："我高祖少皞摯之立也，凤乌适至。"《方言·卷十三》："适，牾也。郭璞注：相触迕也。"戴震疏证："《说文》：'牾，逆也。'"《广雅·释言》："适，悟也。"王念孙疏证："牾与悟通。"《玉篇·辵部》："适，从也。"《左传·僖公五年》"狐裘尨茸，一国三公，吾谁适从。"陆德明释文："适，从，丁历反。"《史记·天官书》："日月晕，适云风，此天之客气，其发见亦有大运。"裴骃集解："徐广曰：适者，灾变咎征也。'李斐曰：'适，见灾于天。'骃案：孟康曰'晕，日旁气也。适，日之将食，先有黑气之变'。"《礼记·昏义》："适见于天，日为之食。"郑玄注："适之言责也。"适其至所，王冰："脏位有高下，腑气有远近，病证有表里，药用有轻重，调其多少，和其紧慢，令药气至病所为故，勿太过与不及也。"

⑨奇 王冰："奇谓古之单方，偶谓古之复方也。"

⑩偶 王冰："偶谓古之复方也。"

⑪汗者不以奇，下者不以偶 马莳："病在上者谓之近。近则不必数之多，宜以奇方用之。然欲以取汗，则不以奇而以偶，盖非偶不足以发散也。观此则近者奇之，为不足而补，而汗者不以奇，为有邪而治之也。病在下者调之远，远则不可数之少，宜以偶方用之。然欲以下利则不以偶而以奇，盖非奇不足以专达也。观此则远者偶之为不足而补，而下者不以偶，为有邪而治之也。

⑫病所远……无越其制度也 中道，在身内治理。之者，相当于"之人"、"之物"。唐代范摅《云溪友议·卷下》："乃作《刘弘传》，雕印数千本，以寄中朝及四海精心烧炼之者。"

⑬小其服、大其服 服，吞服（药物）；量词。用于中药剂量，一剂为一服。《礼记·曲礼下》："医不三世，不服其药。"《史记·扁鹊仓公列传》："即令更服丸药，出入六日，病已。"《太平广记·卷三百零六》引薛渔思《河东记》："当要进一服药，非止尽症疾，抑亦永享眉寿。"张志聪："大服小服者，谓分两之轻重也。大则宜于数少而分两多，盖气味专而能远也。小则宜于数多而分两少，盖气分则力薄而不能远达矣。"

⑭反佐以取之 王冰："夫热与寒背，寒与热违，微小之热，为寒所折，

微小之冷，为热所消。甚大寒热，则必能与违性者争雄，能与异气者相格，……是以圣人反其佐以同其气。”

【原文】

帝曰：善。病生于本[1]，余知之矣。生于标[2]者，治之奈何？岐伯曰：病反其本，得标之病，治反其本，得标之方[3]。

帝曰：善。六气之胜，何以候之？岐伯曰：乘其至[4]也，清气大来，燥之胜也，风木受邪，肝病生焉。热气大来，火之胜也，金燥受邪，肺病生焉。寒气大来，水之胜也，火热受邪，心病生焉。湿气大来，土之胜也，寒水受邪，肾病生焉。风气大来，木之胜也，土湿受邪，脾病生焉。所谓感邪而生病也。乘年之虚[5]，则邪甚也；失时之和[6]，亦邪甚也；遇月之空[7]，亦邪甚也。重感于邪，则病危矣。有胜之气，其必来复也。

帝曰：其脉至何如？岐伯曰：厥阴之至其脉弦，少阴之至其脉钩，太阴之至其脉沉，少阳之至大而浮，阳明之至短而涩，太阳之至大而长。至而和则平，至而甚则病，至而反者病，至而不至者病，未至而至者病，阴阳易[8]者危。

帝曰：六气标本，所从不同奈何？岐伯曰：气有从本者，有从标本者，有不从标本者也。帝曰：愿卒闻之。岐伯曰：少阳、太阴从本[9]，少阴、太阳从本从标[10]，阳明、厥阴[11]，不从标本从乎中也。故从本者化生[12]于本，从标本者有标本之化，从中者以中气为化也。

帝曰：脉从而病反者，其诊何如？岐伯曰：脉至而从，按之不鼓[13]，诸阳皆然。

帝曰：诸阴之反，其脉何如？岐伯曰：脉至而从，按之鼓甚而盛[14]也。是故百病之起，有生于本者，有生于标者，有生于中气者，有取本而得者，有取标而得者，有取中气而得者，有取标本而得者，有逆取而得者，有从取而得者。逆，正顺也。若顺，逆[15]也。故曰：知标于本，用之不殆，明知逆顺，正行无问[16]，此之谓也。不知是者，不足以言诊，足以乱经。故《大要》曰：粗工嘻嘻[17]，以为可知，言热未已，寒病复始，同气异形，迷诊乱经，此之谓也。夫标本之道，要而博，小而大，可以言一而知百病之害，言标与本，易[18]而勿损，察本与标，气可令调，明知胜复，为万民式[19]，天之道毕矣。

【校注】

①本　事物的根基或主体；事物的起始、根源；原来的；固有的；终。此指起始、根源。《书·五子之歌》：“皇祖有训，民可近，不可下，民为邦本，本固邦宁。”《广雅·释诂一》：本，始也。”《吕氏春秋·无义》，“故义者百事之始也，万利之本也。”高诱注：“本，原也。”《礼记·乐记》：“乐者音之所由生也，其本在人心之感于物也。”孔颖达疏：“本，犹初也。”《周礼·地官大司徒》：“以本俗六，安万民。”郑玄注：“本，犹旧也。”本书《天元纪大论篇》：“厥阴所谓终也。”此指疾病的起始根源，五运之主气，六气盛是本。

②标　事物的枝节或表面，即事物非根本的一面。与“本”相对；始（开头），与“终”相对。此指前者。《淮南子·天文训》：“物类相动，本标相应。”本书《标本病传论篇》：“问曰：病有标本，刺有逆从，奈何?”本书《天元纪大论篇》：‘少阴所谓标也，厥阴所谓终也。”此指五运六气衰被克则为标，客气为标。

③病反其本……得标之方　反，颠倒。此指后者。同“返”。返回。《易·说卦》：“震为雷……其于稼也，为反生。”李鼎祚集解引宋衷曰：“阴在上，乾在下，故为反生，谓枲豆之类，戴甲而生。宋代朱震《汉上易集传》引郑玄注：“生而反出也。”《论语·子罕》：“吾自卫反鲁。”《列子·汤问》：“寒暑易节，始一反焉。”得：获得。病反其本……得标之方，吴昆：“凡病反其本，而求之始于寒，始于热，始于温，始于凉，必求其本始、则得标之病.而证见于形声色脉矣。治反其本，而求之病在远、病在近、病在中、病在外，必求其本始，则得标之方，而施其奇偶小大矣。”

④至　通“制”。约束；控制。《荀子·正论》：“称远近而等贡献，是王

者之至也。”王念孙杂志：“至当为制。上文云：‘彼王者之制也……’下文云：‘则未足与王者之制也。’皆其证。”《增韵·祭韵》：“制，检也。”《字汇·刀部》：“制，节也。”《书·盘庚上》：“相时忺民，犹胥顾于箴言，其发有逸口，矧予制乃短长之命?”《淮南子·修务》：“夫马之为草驹之时，跳跃扬蹄翘尾而走，人不能制。”高诱注：“制，禁也。”

⑤年之虚　指岁运不足之年。

⑥失时之和　王冰：“六气临统，与位气相克，感之而病，亦随所不胜而与内脏相应，邪复甚也。”

⑦月之空　月廓残缺之时段。王冰：“谓上弦前，下弦后，月轮中空也。”上弦，农历每月初七或初八，太阳跟地球的联线和地球跟月亮的联线成直角时，在地球上看到的月亮呈“D”字形，称“上弦”。北周王褒《咏月赠人》诗：“上弦如半璧，初魄似蛾眉。”《诗·小雅·天保》“如月之恒”唐代孔颖达疏：“八日九日，大率月体正半，昏而中，似弓之张而弦直，谓上弦也。”下弦，即农历每月二十二日或二十三日，太阳跟地球的联线和地球跟月亮的联线成直角时，在地球上看到月亮呈反“D”字形，即“C”字形，这种月相称下弦。唐代陆龟蒙《别墅怀归》诗：“见月上弦还下弦。”

⑧阴阳易　王冰：“不应天常，气见交错，失其恒位，更易见之，阴位见阳脉．阳位见阴脉，是易位而见也。”

⑨少阳、太阴从本　王冰：“少阳之本火，太阴之本湿，本末同，故从本也。”

⑩少阴、太阳从本从标　王冰：“少阴之本热，其标阴。太阳之本寒，其标阳。本末异故从本从标。”

⑪阳明、厥阴，不从标本从乎中也　《类经·十卷·第一》：“阳明为燥金，从燥而化，故燥为本，阳明为标。厥阴为风木，从风而化，故风为本，厥阴为标。但阳明与太阴为表里，故以太阴为中气，而金从湿土之化。厥阴与少阳为表里，故以少阳为中气，而木从相火之化。是皆从乎中也。”

⑫化生　化育生长；变化产生。《易·咸》：“天地感而万物化生。”《资治通鉴·晋惠帝元康七年》：“阴阳恃以化生，贤者恃以成德。”

⑬脉至而从，按之不鼓　至，脉搏跳动；脉搏次数增多。来，到。此指后者。本书《平人气象论篇》：“脉绝不至，曰死。”《元史·李杲传》：“病伤寒，目赤而烦渴，脉七八至。”《难经·第十四难》：“脉有损至，何谓也?”徐

灵胎："少曰损，多曰至。"从，和顺；通"丝"，动。《汉书·严助传》："兵者凶事，一方有急，四面皆从。"王念孙《读书杂志·汉书十一》："从读为耸。耸，动也。"脉至而从，按之不鼓，阳证而见阳脉象按之鼓起，阴证则按之不鼓是阴证。但脉动现象与病象反者，则诸阴、诸阳皆有此现象。"诸阳"的表现，可是脉"按之不鼓"，应找致病之本，从本而治。对"诸阴之反其脉"，脉动而"按之鼓甚而盛。"

⑭脉至而从，按之鼓甚而盛　脉来跳动，是阴证见阴脉，其脉不应指，本为阴证，但按之鼓指甚而躁，是阴证见阳脉，脉证相反，脉是标，病的表现是本，从本治。

⑮逆，正顺也。若顺，逆也　《类经·十卷·第二》："病热而治以寒，病寒而治以热，于病似逆，于治为顺，故曰逆，正顺也。病热而治以热，病寒而治以寒，于病若顺，于治为反，故曰若顺，逆也。"

⑯无问　不论；不提问题。此指前者。北魏贾思勰《齐民要术·煮胶》："但是生皮，无问年岁久远，不腐烂者，悉皆中煮。"宋代王安石《书〈洪范〉传后》："为师则有讲而无应，为弟子则有读而无问。"

⑰嘻嘻　欢笑貌；喜悦貌；叹词，表示赞美。王冰："嘻嘻，悦也。"《易·家人》："妇子嘻嘻，终吝。"孔颖达疏："嘻嘻，喜笑之貌也。"《诗·周颂·噫嘻》："噫嘻成王！既昭假尔。"孔颖达疏："噫、嘻，皆是叹声……谓作者有所哀多美大而为声以叹之。"

⑱易　古代指阴阳变化消长的现象；夺。此指前者。《说文·易部》："日月为易，象阴阳也。"《易·系辞上》："生生之谓易。"韩康伯注："阴阳转易，以成化生。"《管子·山至数》："王者乘时，圣人乘易。"《广韵·昔韵》："易，夺也。"

⑲式　用。《尔雅·释言》："式，用也。"

【原文】

帝曰：胜复之变，早晏何如？岐伯曰：夫所胜者，胜至已病，病[①]已愠愠[②]，而复已萌也。夫所复者，胜尽而起，得位[③]而甚，胜有微甚，复有少多，胜和而和，胜虚[④]而虚，天之常也。

帝曰：胜复之作，动不当位，或后时而至，其故何也？岐伯曰：夫气之生，与气化衰盛异也。寒暑温凉盛衰之用，其在四维。故阳之动，始于温，盛于暑；阴之动，始于清，盛于寒。春夏秋冬，各差其分[⑤]。故《大要》曰：彼春之暖，为夏之暑，彼秋之忿，为冬之怒，谨按四维，斥候[⑥]皆归，其终可见，其始可知，此之谓也。

帝曰：差有数乎？岐伯曰：又凡三十度[⑦]也。帝曰：其脉应皆何如？岐伯曰：差同正法，待时而去也[⑧]。《脉要》曰：春不沉，夏不弦，冬不涩，秋不数，是谓四塞[⑨]。沉甚曰病，弦甚曰病，涩甚曰病，数甚曰病，参见[⑩]曰病，复见曰病，未去而去曰病，去而不去曰病，反者死[⑪]。故曰：气之相守司也[⑫]，如权衡之不得相失也。夫阴阳之气，清静则生化治，动[⑬]则苛疾起，此之谓也。

帝曰：幽明何如？岐伯曰：两阴交尽故曰幽，两阳合明故曰明，幽明之配，寒暑之异也[⑭]。

帝曰：分至[⑮]何如？岐伯曰：气至之谓至，气分之谓分，至则气同，分则气异[⑯]，所谓天地之正纪[⑰]也。

帝曰：夫子言春秋气始于前，冬夏气始于后[⑱]，余已知之矣。然六气往复，主岁不常也，其补泻奈何？岐伯曰：上下所主，随其攸利，正其味，则其要也[⑲]。左右同法[⑳]。《大要》曰：少阳之主，先[㉑]甘后[㉑]咸；阳明之主，先辛后酸；太阳之主，先咸后苦；厥阴之主，先酸后辛；少阴之主，先甘后咸；太阴之主，先苦后甘。佐以所利，资以所生，是谓得气[㉒]。

【校注】

①病　祸害；怨恨；厌恶；不满。侵犯；攻打。此指前者《汉书·沟洫志》：“不豫修治，北决病四、五郡，南决病十余郡，然后忧之，晚矣。”《左传·宣公十年》：“公谓行父曰：‘征舒似女。’对曰：‘亦似君。’征舒病之。

自其厩射而杀之。”《左传·桓公十年》：“北戎病齐，诸侯救之。”《左传·庄公三十年》：“冬遇于鲁济，谋山戎也。以其病燕故也。”《公羊传·僖公四年》：“（楚）夷狄也，而亟病中国，南夷与北狄交，中国不绝若线。”何休注：“数侵灭中国。”

②愠愠（yùn yùn） 忧郁不舒貌；此当读作“蕴蕴、郁郁”。此指很盛的样子。即本书《玉机真藏论》：“太过则令人逆气而背病，愠愠然。”张隐庵集注：“愠愠，忧郁不舒之貌。”《集韵·迄韵》：“愠，心所郁积也。”《集韵·隐韵》：“愠，心所蕴积也。”

③得位 居应有之位置。《易·小畜》：“柔得位而上下应之，曰《小畜》。”孔颖达疏：“以阴居阴，故称得位。”

④虚 区域；方位。《左传·昭公十七年》：“宋，大辰之虚也。”孔颖达疏：“以天之十二次，地之十二域，大辰为大火之次，是宋之区域，故谓宋为大辰之虚。”《易·系辞下》：“周流六虚。”王弼注：“六虚，六位也。”《太玄·玄图》：“九虚设辟。”范望注：“九虚，九位也。”

⑤寒暑温凉……各差其分 用，事物本质的外部表现。南朝梁国范缜《神灭论》：“形者神之质，神者形之用。”宋代王应麟《困学纪闻》：“凡《易》见于有为者皆言用。用之者何？体也……晁景迂曰：体、用本乎释氏。”四维，指东南、西南、东北、西北四隅；四方。《淮南子·天文训》：“帝张四维，运之以斗……日冬至，日出东南维，入西南维……夏至，出东北维，入西北维。”《晋书·地理志上》：“天有四维，地有四渎。”差，分辨；区分；限度；界限。此指后者。《荀子·非相》：“差长短，辨美恶。”《后汉书·显宗孝明帝纪》：“轻用人力，缮修官宇，出入无节，喜怒过差。”晋代嵇康《与山巨源绝交书》：“（阮嗣宗）至性过人，与物无伤，唯饮酒过差耳。”分，此指二分。寒暑温凉……各差其分，王冰：“言春夏秋冬四正（四正，四个正卦。即《周易》八卦中的坎、离、震、兑。或用以分主四时：坎主冬，离主夏，震主春，兑主秋；或用以分主四方：坎主北，离主南，震主东，兑主西。《魏书·律历志上》：“推四正卦术曰：因冬至大小余，即坎卦用事日；春分，即震卦用事日；夏至，即离卦用事日；秋分，即兑卦用事日。”清代惠栋《易汉学·卦气图说》：“孟氏《卦气图》以坎、离、震、兑为四正卦……四卦主四时。”）之气，在于四维之分也。即事验之，春之温，正在辰巳之月；夏之暑，正在未申之月；秋之凉，正在戌亥之月；冬之寒，正在寅丑之月。春始于仲春，

夏始于仲夏，秋始于仲秋，冬始于仲冬……此则气差其分，昭然而不可蔽也。然阴阳之气，生发收藏，与常法相会；征其气化及在人之应，则四时每差其日数，与常法相违。从差法，乃正当之也。”笔者认为“各差其分”是“各自的界限表现在二分，”以则与下文合拍。

⑥斥候　侦察；候望。《史记·李将军列传》：“然亦远斥候，未尝遇害。”司马贞索隐：“许慎注《淮南子》云：‘斥，度也。候，视也，望也。’”《北史·莫多娄贷文传》：“以轻骑一千，军前斥堠，死于周军。”唐代元稹《加乌重胤检校司徒制》：“又明于斥候，善揣敌情。”此指侦察气候。

⑦度　日。王冰：“度者，日也。”

⑧差同正法，待时而去也　正法，法则。差同正法，待时而去也，脉象之界限，与岁时事界限相应。时的界限脉亦随之而有界限，时应脉亦应，此为天人相参之理，所以时去则脉亦去。王冰：“脉亦差，以随气应也。待差日足，应王气至而乃去也。”

⑨四塞　到处充塞；根据上下文义，此指四季有界限，脉应季节而有相应之脉象。《史记·司马相如列传》：“旁魄四塞，云尃雾散。”《旧唐书·德宗纪下》：“三月乙亥，黄雾四塞，日无光。”

⑩参见　参，三。与下文“复见”之“复”对文。复，再。即两次。《广雅·释言》：“参，三也。”《庄子·在宥》：“我与日月参光。”。参见，即出现三种脉象。

⑪反者死　《类经·二十七卷·第三十二》：“春得秋脉，夏得冬脉，秋得夏脉，冬得长夏脉，长夏得春脉，反见胜己之化，失天和也，故死。”

⑫守司　职责，职守；监守。《荀子·君道》：“而人主之守司，远者天下，近者境内，不可不略知也。”梁启雄释：“守司，犹职责也。”《韩非子·三守》：“至于守司囹圄、禁制刑罚，人臣擅之，此谓刑劫。”《鬼谷子·捭阖》：“（圣人）筹策万类之终始，达人心之理，见变化之朕焉，而守司其门户。”陶弘景注：“司，主守也。”

⑬动　指气候的异常变化。王冰：“动，谓变动常平之候而为灾眚也。”

⑭两阴交尽，故曰幽……寒暑之异也　幽，与“明”相对应。此指阴。《太玄·玄莹》：“终始幽明，表赞神灵。”《史记·五帝本纪》：“幽明之占，死生之说。”张守节正义：“幽，阴；明，阳也。”两阴交尽，故曰幽……寒暑之异也，张志聪：“幽明者，阴阳也。两阴交尽，阴之极也，故曰幽，两阳合

明，阳之极也，故曰明。阴极则阳生，阳极则阴生，寒往则暑来，暑往则寒来，故幽明之配，寒暑之异也。”

⑮分至　分，节候名。古代指春分、秋分。春秋二分，昼夜相平，阴阳各占半，故曰分。《左传·僖公五年》：“凡分、至、启、闭，必书云物。”杜预注：“分，春、秋分也。”孔颖达疏：“春之半，秋之半，昼夜长短等，昼夜中分百刻，故春、秋之半，称春、秋分也”《左传·昭公十七年》：“日过分而未至。”杜预注：“过春分而未夏至。”清代富察敦崇《燕京岁时记·春分》：“按《月令广义》云：‘分者，半也，当九十日之半也，故谓之分。’”春分，此日，太阳直射赤道，南北半球昼夜长短平分。汉代董仲舒《春秋繁露·阴阳出入上下》：“至于仲春之月，阳在正东，阴在正西，谓之春分。春分者，阴阳相半也，故昼夜均而寒暑平。”明代王鏊《震泽长语·象纬》：“二节为一时，阳气上升共四万二千里，正天地之中、春分之节也。”秋分，这天南北半球昼夜等长。汉代董仲舒《春秋繁露·阴阳出入上下》：“至于中秋之月，阳在正西，阴在正东，谓之秋分。秋分者，阴阳相半也，故昼夜均而寒暑平。”至，指冬至、夏至。《左传·僖公五年》：“凡分、至。”杜预注：“至，冬、夏至也。”至，极。冬至，阴气已极，阳气始生，日南至，日短之至，日影长至，故曰“冬至”。夏至，阳气已极，阴气始生，日北至，日长之至，日影短至，故曰“夏至。”冬至，这天北半球夜最长，昼最短；阴气已极，阳气始生，南半球则相反。自此后昼逐日渐长，夜逐日渐短。《逸周书·时训》：“冬至之日蚯蚓结，又五日麋角解，又五日水泉动。”《吕氏春秋·有始》：“冬至日行远道，周行四极，命曰玄明。”明代王鏊《震泽长语·象纬》：“冬至之日，一阳自地而升。”夏至，这天北半球昼最长，夜最短；阳气至极，阴气始至和日行北至。南半球则相反。《周礼·春官·冯相氏》“冬夏致日”汉代郑玄注：“夏至，日在东井，景尺五寸。”《逸周书·时训》：“夏至之日，鹿角解；又五日，蜩始鸣。”

⑯至则气同，分则气异　同，会合，聚集；相同；一祥。此指会合。《说文·月部》：“同，合会也。”《易·乾》：“同声相应，同气相求。”异，分开；违逆，叛离。此指违逆。《说文·异部》：“异，分也。”《广雅·释诂一》：“异，分也。”《史记·商君列传》：“民有二男以上不分异者，倍其赋。”《左传·昭公三十一年》：“若得从君而归，则固臣之愿也，敢有异心。”冬、夏至时，至则气同，分则气异，王冰：“言冬夏二至，是天地气主岁，至其所在

也。春秋二分，是间气初、二、四、五，四气，各分其政于主岁左右也，故曰至则气同，分则气异也。”笔者认为是：二至就使阴阳之气会合，阴气升，阳气降，或阳气升，阴气降。二分时使阴阳之气违逆。

⑰正纪　正，古代指“斗建”，即北斗星斗柄所指的月、时辰；确定。清代黄生《字诂·正》：“古者因斗柄所指之方，以其月为岁首，盖准此以为标的，故曰正，犹言斗柄所指之月也。”本书《六节藏象论》：“立端于始，表正于中，推余于终。”王冰：“正，斗建也。”《周礼·天官·宰夫》：“岁终，则令群吏正岁会；月终，则令正月要。”郑玄注：“正犹定也。”纪，此指历数。《书·洪范》：“五纪：一曰岁，二曰月，三曰日，四曰星辰，五曰历数（推算岁时节候的方法）。”孔颖达疏：‘凡此五者，皆所以纪天时，故谓之五纪也。”正纪，以斗柄所指的位置来推算岁时节候。

⑱春秋气始于前，冬夏气始于后　王冰：“以分、至明六气分位，则初气、四气，始于立春、立秋前各一十五日为纪法。三气、六气，始于立夏、立冬后各一十五日为纪法。由是四气前后之纪，则三气、六气之中，正中二至日也。故曰春秋气始于前，冬夏气始于后也。”

⑲上下所主，随其攸利，正其味，则其要也　攸，所。《易·坤》：“君子有攸往，先迷后得主，利。”李镜池通义：“攸，所。”《类经·二十七卷·第三十四》：“司天在泉，上下各有所主，应补应泻，但随所利而用之，其要以正味为主也。”

⑳左右同法　谓左右间气主气之时。其治法与司天、在泉同。

㉑先、后　王冰：“先后之味，皆谓有病先泻之而后补之也。”

㉒佐以所利，资以所生，是谓得气　得气，适合节气、时令。汉代班固《答宾戏》：“得气者蕃滋，失时者零落。”佐以所利，资以所生，是谓得气，《类经·二十七卷·第三十四》：“自补泻正味之外，而复佐以所利，兼其所宜也。资以所生，助又化源也，是得六气之和平矣。”

【原文】

帝曰：善。夫百病之生也，皆生于风、寒、暑、湿、燥、火，以之化之变①也。《经》言盛者泻之，虚者补之，余锡②以方士③，而方士用之，尚未能十全④，余欲令要道⑤必行，桴鼓相应，犹拔刺雪污[⑥]，工巧神圣[⑦]，可得闻乎？岐伯曰：审察病机[⑧]，无失气宜，此之谓也。

帝曰：愿闻病机何如？岐伯曰：诸风掉眩，皆属于肝[⑨]。诸寒收引，皆属于肾[⑩]。诸气膹郁，皆属于肺[⑪]。诸湿肿满，皆属于脾。诸热瞀瘛，皆属于火。诸痛痒疮，皆属于心[⑫]。诸厥固泄，皆属于下[⑬]。诸痿喘呕，皆属于上[⑭]。诸禁鼓慄，如丧神守，皆属于火[⑮]。诸痉项强，皆属于湿[⑯]。诸逆冲上，皆属于火。诸胀腹大，皆属于热[⑰]。诸躁狂越，皆属于火。诸暴强直，皆属于风。诸病有声，鼓之如鼓，皆属于热[⑱]。诸病胕肿疼酸惊骇，皆属于火[⑲]。诸转反戾，水液浑浊，皆属于热[⑳]。诸病水液，澄彻[㉑]清冷，皆属于寒。诸呕吐酸，暴注下迫，皆属于热。故《大要》曰：谨守病机，各司其属，有者求之，无者求之[㉒]，盛者责之，虚者责之[㉓]，必先五胜[㉔]，疏其血气，令其调达，而致和平，此之谓也。

【校注】

①之化之变　谓六气正常化育及产生灾害。但王冰："静而顺者为化，动而变者为变，故曰之化之变也。"

②锡　与。通"赐"。赐予。《玉篇·金部》："锡，与也。"《尔雅·释诂上》："锡，赐也。《说文通训定声·解部》："锡，假借为赐。"《易·讼》："或锡之巩带，终朝三褫之。"《公羊传·庄公元年》："王使荣叔来锡桓公命。锡者何？赐也。"

③方士　指从事医、卜、星、相类职业的人。此指医生。

④十全　治病十治十愈。《周礼·天官·医师》："岁终，则稽其医事，以制其食，十全为上，十失一次之。"郑玄注："全，犹愈也。"贾公彦疏："谓治十还得十。"唐代李肇《唐国史补·卷上》："白岑尝遇异人传发背方，其验十全。"

⑤要道　重要的道理、方法。《孝经·开宗明义》："先王有至德要道，以顺天下，民用和睦，上下无怨。"三国时魏国曹植《桂之树行》："人咸来会讲仙，教尔服食日精。要道甚省不烦，澹泊无为自然。"

⑥拔刺雪污　雪，洗；除；洗涤；洗刷；拭擦。《广雅·释诂三》："雪，除也。"《正字通·雨部》"雪，洗涤也。几冤释曰雪冤，刷耻曰雪耻。《韩非子·外储说左下》："黍者，非饭之也，以雪桃也。"陈奇猷集释："太田方曰：雪，拭也。"《史记·郦生陆贾列传》："沛公遽雪足杖矛曰：'延客入！'"唐代《文选·马融〈长笛赋〉》："溉盥污濊，澡雪垢滓矣。"。《韩非子·难二》："管仲雪桓公之耻于小人，而生桓公之耻于君子矣！"拔刺雪污，犹如拔除芒刺，洗涤污垢。

⑦工巧神圣　工巧，技艺高明。《战国策·秦策五》："贞女工巧，天下愿以为妃。"《后汉书·列女传·曹世叔妻》："女有四行……妇容，不必颜色美丽也；妇功，不必工巧过人也。"神圣，神灵。北魏郦道元《水经注·泒水》："国相东莱王璋字伯仪，以为神圣所兴必有铭表，乃与长史边干遂树之玄石，纪颂遗烈。"工巧神圣，技艺高明犹如神灵。

⑧病机　机，古代弩箭上的发箭的发动机关。《释名·释兵》："弩，含括之口曰机。言如机之巧也。亦言如门户之枢机，开阖有节也。"《说文·木部》。"机，主发谓之机。"段玉裁《说文解字注·木部》："机，机之用主于发，故凡主发者皆谓之机。"机，又称牙。古代弩上发箭钩弦的器具，象牙齿，称"弩牙"；古代机器中象牙齿的部件，或合为"牙机"。《释名·释兵》"钩弦者曰牙，似齿牙也。"《书·太甲上》"若虞机张"孔传："机，弩牙也。"《书·太甲上》："若虞机张，往省括于度，则释。"孔传："机，弩牙也。"汉代班固《西都赋》："机不虚掎，弦不再控。"宋代司马光《机权论》："机者，弩之所以发矢者也。"病机，不是今天常说的病理机制含义，而是使病发动的关键原因。

⑨诸风掉眩，皆属（zhǔ）于肝　诸，辩，问辩；凡是。《说文·言部》："诸，辩也。"张舜徽约注："《尔雅·释训》：'诸，辩也。'此即许书所本。"《敦煌变文集·燕子赋》："穷研细诸问，岂得信虚辞！"蒋礼鸿通释引徐复曰："'诸问'是问辩的意思。《说文·言部》：'诸，辩也。'又《辩部》：'辩，治也。从言在辩之间。'"段玉裁注："'治者，理也，谓治狱也，会意。'这里正是雀儿要求凤凰秉公判断，细加辩问的意思。'诸'是承用汉代俗语。"《管子·轻重丁》："诸从天子封于太山，禅于梁父者，必抱菁茅一束以为禅籍。"马非百新诠引许维遹曰："诸，犹凡也。"掉，摆动；摇动；颤动。《说文·手部》："掉，摇也。"段玉裁注："掉者，摇之过也；摇者，掉之不及也，许浑

言之。"《左传·昭公十一年》："末大必折，尾大不掉。"《汉书·蒯通传》："且郦生一士，伏轼掉三寸舌，下齐七十余城。"颜师古注："掉，摇也。"《集韵·效韵》："掉，声甄动也。"《篇海类编·身体类·手部》："掉，颤也。"属，连接。此指连累；牵连。《说文·尾部》："属，连也。"肝为风木之脏，其脉"循喉咙之后，上入颃颡，连目系，上出额，与督脉会于巅，"诸风掉眩，皆属于肝，凡是风邪使人摇晃、震颤、头目眩晕旋转，都牵连到肝。

⑩诸寒收引，皆属于肾　收引，收敛；缩急。本书《五常政大论篇》："坚成之纪，是谓收引。"王冰："引，敛也。阳气收，阴气用，故万物收敛。"诸寒收引，皆属于肾，《类经·十三卷·第一》："收，敛也。引，急也。肾属水，其化寒，凡阳气不达则营卫凝聚，形体拘挛，皆收引之谓。"

⑪诸气膹（fèn）郁，皆属于肺　膹，通"愤"。积。《说文通训定声·屯部》："膹，假借为愤。"《说文》："愤，懑也。从心，贲声。"《国语·周语上》"阳瘅愤盈，土气震发"韦昭注："愤，积也。"《后汉书·王符传》："志意蕴愤，乃隐居著书三十余篇。"郁，阻滞；闭塞；蕴结。此指蕴结。《一切经音义·卷十三》："郁，《考声》：'滞也。'"《正字通·鬯部》："郁，幽滞不通。"《管子·君臣下》："郁令而不出者，幽其君者也。"尹知章注："郁，塞也。"《汉书·宣帝纪》："朕不明六艺，郁于大道，是以阴阳风雨未时。"孟康注："郁，不通也。"唐代皮日休《请韩文公配飨太学书》："云雾久郁，忽廓则清。"膹郁，说法不一。王冰："膹，谓膹满。"吴昆："膹，闷满也。郁，佛郁不畅也。"《医宗金鉴·运气要诀·运气为病歌》："诸气膹郁痿肺金。"注："膹郁，谓气逆胸满，膹郁不舒也。"诸气膹郁，皆属于肺，凡是气则郁积使人感到憋闷不畅，都连累到肺。

⑫诸痛痒疮，皆属于心　吴昆："热甚则痛，热微则痒，疮则热灼之所致也。凡火燔肌肉，近则痛，远则痒，灼于火则烂而疮也。心为火，故属焉。"

⑬诸厥固泄，皆属于下　固，闭塞。此指大小便闭塞不通。《汉书·扬雄传下》："是以欲谈者宛舌而固声。"颜师古注："固，闭也。"泄，腹泻不禁。本书《六元正纪大论篇》："厥阴所至为胁痛，呕泄。"王冰："泄谓利也。"。王冰："下，谓下焦肝肾气也。夫守司于下，肾之气也。门户束要，肝之气也。故厥固泄，皆属于下也。厥，谓气逆也。固，谓禁固也。诸有气逆上行及固不禁，出入无度，燥湿不恒，皆由下焦之主守也。"

⑭诸痿喘呕，皆属于上　痿，本书《痿论篇》：“五脏因肺热叶焦，发为痿躄”上，王冰：“谓上焦心肺也。”手少阴心脉，“其支者，从心系上挟咽”，所以诸痿喘呕，皆属于上。

⑮诸禁鼓慄，如丧神守，皆属于火　禁，通“噤”。谓禁口勿言，使人不出声；因受火或受惊而身体颤动而不能说话。《资治通鉴·后汉隐帝乾祐三年》：“邠曰：‘陛下但禁声，有臣等在。’帝积不能平。”胡三省注：“禁声者，谓禁口勿言，使不出声也。”《广韵·夜韵》：“噤，寒而口闭。”鼓，鼓颌，即上颌对下颌，互相撞击，犹如击鼓。本书《疟论篇》：“疟之始发也……乃作寒慄，鼓颌。”慄，战慄，即冷的打哆嗦。俗称打寒战。神守，神情。《三国志·蜀志·蒋琬传》：“时新丧元帅，远近危悚。琬出类拔萃，处群僚之右，既无戚容，又无喜色，神守举止，有如平日，由是众望渐服。”吴昆：“禁与噤同，咬牙也。鼓，鼓颔也。慄战也。神能御形，谓之神守。禁鼓慄则神不能御形，如丧其神守矣，乃烈焰鼓风之象，其属于火也，明矣。”即凡是口噤；鼓颔，战慄，神情（表情）如失，都是被火邪所连累。

⑯诸痉项强，皆属于湿　《素问玄机原病式》：“亢则害，承乃制。故湿过极，则反兼风化制之。”马莳：“盖感风而体强曰痉，今诸痉项强而不和者，乃湿极则兼风化也。”本书《生气通天论篇》：“湿热不攘，大筋緛短（缩短）”。据此风湿、湿热皆可痉项强

⑰诸胀腹大，皆属于热　胀，泛指充塞难受的感觉。本书《平人气象论》：“（脉）盛而紧曰胀。”王冰：“寒气否满，故脉盛紧也。盛紧，盛满。”《灵枢经·胀论》：“夫胀者皆在于藏府之外，排藏府而郭胸胁，胀皮肤，故命曰胀。”《类经·十三卷·第一》：“热气内盛者，在肺则胀于上，在脾胃则胀于中，在肝肾则胀于下。”高士宗：“乃是太阴脾经之病，热湿相蒸，脾土受病，故属于热。”如《伤寒论》阳明病中大承气汤证的“腹胀满”，则属因热而胀。

⑱诸病有声，鼓之如鼓，皆属于热　声，鸣，发声。《白虎通·礼乐》：“声者，鸣也。”前“鼓”作“臌”。凸起。此指鼓胀病。本书《腹中论篇》：“黄帝问曰：‘有病心腹满，旦食则不能暮食，此为何病?’岐伯对曰：‘名为鼓胀。’”王冰：“心腹胀满，不能再食，形如鼓胀，故名鼓胀也。”吴昆：“阴无声而静，阳有声而鸣。是足以知有声，鼓之如鼓之为热矣。”《类经·十三卷·第一》：“鼓之如鼓，胀而有声也，为阳气所逆，故属于热。”依《类

经》说。

⑲诸病胕肿，疼酸惊骇，皆属于火　胕肿，即浮肿，或作肤肿。诸病胕肿，疼酸惊骇，皆属于火，《素问玄机原病式》云："惊骇，惊愕也……胕肿……而阳气郁滞故也。疼酸，酸疼也。由火实制金不能平木，则木旺而为兼化，故言酸疼也。"吴昆："火郁于经则胕肿，阳象之呈露也。疼酸者，火甚制金不能平木，本实作酸也。火在内则惊骇，火性卒动之象也。"

⑳诸转反戾，水液浑浊，皆属于热　转，回还；摇动。此指后者。《说文系传·车部》："转，还也。"《说文解字注·车部》："转，还……还者复也。复者往来也。"《玉篇·车部》："转，回也。"《楚辞·招魂》："光风转蕙。"王逸注："转，摇也。"反：覆，翻转；掉转（转到相反的方向）；掉，转头。《诗·周南·关雎》："悠哉悠哉，辗转反侧。"《说文·又部》："反，覆也。"《说文通训定声》："反，谓覆其掌。"《孟子·公孙丑上》："以齐王，由反手也。"《左传·宣公十二年》："闻晋师既济，王欲还，嬖人伍参欲战。令尹孙叔敖弗欲……令尹南辕反旆"杜预注："回车南向。"戾，弯曲。通"捩"。扭转。此指痉挛。《说文》："戾，曲也。从出户下。戾者，身曲戾也。"《文选·潘岳〈射雉赋〉》："戾翳旋把，萦随所历。"徐爰注："戾，转也。"吴昆："火甚制金不能平木，木胜协火则筋引急，或偏引之，则为转为反而乖戾于常矣。水液澄清为寒，浑浊为热，水体清，火体浊也。"《类经·十三卷·第一》："诸转反戾，转筋拘挛也。水液，小便也。"指肢体摇动、角弓反张、痉挛、小便混浊，都是被热邪牵连。

㉑彻　卫鲁本作"澈"。通"澈"。《晋书·卢循传》："双眸冏徹。"

㉒有者求之，无者求之　张介宾："有者言其实，无者言其虚。求之者，求有、无之本也。"黄元御："有者求之，即上文所谓求其属也。"依张说。因为上文有"盛者泻之，虚者补之。"但不论虚实都要寻求之本。

㉓盛者责之，虚者责之　责，《说文》："求也。"由于实证、虚证各有不同原因，表现各异，治疗也各不同，因此，盛者责之因，虚者责之因。

㉔五胜　五行递相更为胜气，王冰："五胜，谓五行更胜也。"治疗时一定要运用"五胜"之原则。

【原文】

帝曰：善。五味阴阳之用何如？岐伯曰：辛甘发散为阳，酸苦涌泄为阴，咸味涌泄为阴，淡味渗泄为阳。六者，或收或散，或缓或急，或燥或润，或耎或坚，以所利而行之，调其气，使其平也。

帝曰：非调气而得者①，治之奈何？有毒无毒，何先何后？愿闻其道。岐伯曰：有毒无毒，所治为主，适②大小为制也。帝曰：请言其制。岐伯曰：君一臣二，制之小也；君一臣三佐五，制之中也；君一臣三佐九，制之大也。寒者热之，热者寒之，微者逆之，甚者从之，坚者削之，客者除之，劳者温之③，结者散之，留者攻之，燥者濡之，急者缓之，散者收之，损④者益之，逸者行之⑤，惊者平之，上之下之，摩之浴之⑥，薄之⑦劫之⑧，开⑨之发之，适事为故。

帝曰：何谓逆从？岐伯曰：逆者正治，从者反治⑩，从少从多，观其事也。

帝曰：反治何谓？岐伯曰：热因寒用，寒因热用⑪，塞因塞用，通因通用⑫，必伏其所主，而先其所因⑬，其始则同，其终则异，可使破积，可使溃坚，可使气和，可使必已⑭。

帝曰：善。气调而得⑮者何如？岐伯曰：逆之，从之，逆而从之，从而逆之，疏气令调，则其道也。

帝曰：善。病之中外何如⑯？岐伯曰：从内之外者，调其内；从外之内者，治其外；从内之外而盛于外者，先调其内而后治其外；从外之内而盛于内者，先治其外而后调其内；中外不相及，则治主病⑰。

【校注】

①非调气而得者　调，和谐；协调；调理，治疗。此指前者。《说文·言部》："调，和也。"《玉篇·言部》："调，和合。"汉代陆贾《新语·道基》："调气养性，仁者寿长。"汤显祖《牡丹亭·拾画》"小生卧病梅花观中，喜得陈友知医，调理痊可。"非调气而得者，即不能使气和谐之而病的现象。

②适　毛病；过失。此引申为疾病。《管子·水地》："瑕适皆见，精也。"尹知章注："瑕适，玉病也。"马王堆汉墓帛书乙本《老子·道经》："善行者无达迹，善言者无瑕适。"清代王引之《经义述闻·春秋名字解诂上》："卫公子瑕字子适"："玉有疵谓之瑕适，犹言有疵谓之瑕谪也。《老子·道篇》：'善言无瑕谪。'河上公注曰：'无瑕疵谪过于天下也。'谪与适通。"

③劳者温之　劳：疲劳怠惰；劳证。此指后者。本书《宣明五气篇》："久视伤血，久卧伤气，久坐伤肉，久立伤骨，久行伤筋，是谓五劳所伤。"《云笈七签·卷三二》："《明医论》云：疾之所起自生五劳……五劳者，一曰志劳，二曰思劳，三曰心劳，四曰忧劳，五曰疲劳。"温，补养正气，使之蕴藏。

④损　病危脉象；身体亏虚。此当指七损。汉代张仲景《伤寒论·平脉法》："惵卑相搏名曰损。"成无己注："损者，五藏六府之虚惙也。卫以护阳，荣以养阴，荣卫俱虚，则五藏六府失于滋养致俱乏，气虚惙也。"《难经·经络大数》："何谓损？一呼一至曰离经，二呼一至曰夺精，三呼一至曰死，四呼一至曰命绝。此谓损之脉也。"三国时魏国嵇康《养生论》："至于措身失理，亡之于微，积微成损，积损成衰，从衰得白，从白得老，从老得终。"

⑤逸者行之　逸，逸居；安逸。逸者行之，《内经知要·卷下》治则："逸，即安逸也……过于逸则气脉凝滞，故须行之。"

⑥摩之浴之　摩，即按摩疗法，以手按在身体上来回揉动。《广韵·过韵》："摩，按摩。"浴，用香草水洗澡，或用药物煎汤洗局部，或用药物煎汤使热气熏洗疗法。《初学记·卷十三》引南朝宋国刘义庆《幽明录》："庙方四丈，不墉，壁道广四尺，夹树兰香。斋者煮以沐浴，然后亲祭，所谓'浴兰汤'。"

⑦薄之　通"敷"。涂敷；涂抹。此指"敷"。晋代干宝《搜神记·卷二》："尔时比日行心腹病，无有不死者。弘乃教人杀乌鸡以薄之，十不失八九。今治中恶，辄用乌鸡薄之者，弘之由也。"宋代沈括《梦溪笔谈·官政一》："太常博士李处厚知庐州慎县，尝有殴人死者，处厚往验伤，以糟胾灰汤之类薄之，都无伤迹。"薄之，此指用膏药涂敷病处。

⑧劫之　即用峻猛之药，以劫夺之。劫剂，中医谓猛烈的药剂，能够迅速减轻症状、制止病情发展的药物为"劫药"，又称"却剂。"元代朱震亨《丹溪心法·中风》："（如神救苦散）此劫剂也，非痛不可服，痛止则已。"清代汪昂《医方集解·茵陈丸》："虽云劫剂，实佳方也。"《警世通言·钝秀才

一朝交泰》:“(黄胜)终日穿花街过柳巷,在院子里表子家行乐。常言道‘乐极悲生’,嫖出一身广疮。科场渐近,将白金百两送太医,只求速愈。太医用轻粉劫药,数日之内,身体光鲜。”

⑨开　宽解,舒畅;通达;散。此指治疗结者使之散。如瘀血、气滞等疾病。唐代杜甫《秋尽》诗:“不辞万里长为客,怀抱何时好一开。”《小尔雅·广诂》:“开,达也。”唐代杜甫《梅雨》:“茅茨疏易湿,云雾密难开。”

⑩逆者正治,从者反治　正,对着。《论语·阳货》:“其犹正墙面而立也与?”《礼记·檀弓上》:“狐死正丘首。”俞樾平议:“正丘者,当丘也。狐之死也,首必当丘,于文应云:狐死首正丘,其义方明。”《书·尧典》:“日永星火,以正仲夏。”王引之述闻:“正,当也。”《左传·文公四年》:“则天子当阳,诸侯用命也。”俞樾平议:“当,犹对也。南方为阳,天子南面而立,故当阳也。”王冰:“逆,谓逆病气以正治。从,谓从病气而反疗。逆其气以正治,使其从顺,从其病以反取,令彼和调,故曰逆从也。”逆者正治,即所用的治法和证候的性质相反。如寒者热之,热者寒之,即寒凉的证候用热药,温热的证候用寒凉的药物,前提是“微者逆之。”但对证候危重者,则用从者反治,指治法与疾病假象相从(一致),前提是“甚者从之”,如假寒真热证,其有寒的表现,是热甚而寒,而不是有寒邪,因此要用寒药,其实质仍与病气相反,因而为反治法。

⑪热因寒用,寒因热用　因,沿袭,承接;顺随,顺着。此指顺随。《广韵·真韵》:“因,仍也。”《论语·为政》:“殷因于夏礼,所损益,可知也;周因于殷礼,所损益,可知也。”《文遇·张衡〈东京赋〉》:“因秦宫室,据其府库。”薛综注.“因,仍也。”《广韵·真韵》:“因,缘也。”用,治理。热因寒用,寒因热用,此指服用药物方法。吴昆:“王注曰:热因寒用者,如大寒内结,以热攻除,寒甚格热,热不得前,则以热药冷服,下嗌之后,冷体既消,热性便发,情且不违,而致大益,是热因寒用之例也。寒因热用者,如太热在中,以寒攻治则不入,以热攻治则病增,乃以寒药热服,入腹之后,热气既消,寒性逆行,情且协和,而病以减,是寒因热用之例也。”马莳:“热以治寒而佐以寒药,乃热因寒用也。寒以治热,而佐以热药,乃寒因热用也。”依吴说。即热药顺随着寒象来放凉服用。寒药顺随着热象来热服用。这种用法在阴阳格拒时用之同气相求之理。

⑫塞因塞用,通因通用　塞,窒;堵塞;阻塞;闭塞;梗塞;充实,充

满。此指充满；闭塞。《说文》："塞，隔也。"《诗·豳风·七月》："穹窒熏鼠，塞向墐户。"《左传·襄公十八年》："卫杀马于隘以塞道。"《管子·明法》："下情求不上通谓之塞。"滞塞。《篇海类篇·地理类·土部》："塞，壅也。"《吕氏春秋·权勋》："欲钟之心胜，则内繇之说塞矣。"高诱注："塞，不行也。"《玉篇·土部》："塞，实也，满也。"清代徐灏《说文解字注笺》："戴民侗曰：塞，壅土窒空也。引之则中实者皆曰塞。"《诗·鄘风·定之方中》，"匪直也人，秉心塞渊。"郑玄注："塞，充实也。"中满而虚者、便秘而虚者，通之则虚更甚，当补其虚则满之便秘则自愈，如白术治疗便秘，则为塞因塞用之列。通，粪，马粪。《后汉书·独行传·戴就》："以马通薰之。"李贤注引《本草经》："马通，马矢也。"明代李时珍《本草纲目·兽一·马》："马屎曰通，牛屎曰洞，猪屎曰零，皆讳其名。凡屎必达胴肠乃出，故曰通，曰洞。胴，即广肠也。"通因通用，即对内实而下痢、食积腹泻、瘀血而出血者等，涩之则实更甚，当通其在内之瘀滞，则痢、腹泻、出血在自止，为通因通用之列。

⑬必伏（pi）其所主，而先其所因　伏，通"副（pi）"。分析之义。必伏其所主，而先其所因，一定要分析所主宰的时令，就在开始找致病所形成的原因。

⑭必已　必，通"毕"。全，完，尽，都。《墨子·所染》："五入必，而已则为五色矣。"孙诒让间诂："必，读为毕。"《战国策·秦策四》："齐王入朝，四国必从。"已，病愈；治愈。《山海经·西山经》："其上有木焉，名曰文茎，其实如枣，可以已聋。"《吕氏春秋·至忠》："王叱而起，疾乃遂已。"高诱注："已，除愈也。"《史记·扁鹊仓公列传》："一饮汗尽，再饮热去，三饮病已。"必已，即完全痊愈。

⑮得　中；击中；采用；采取。此指后者。汉代王充《论衡·感虚》："使尧之时，天地相近，不过百步，则尧射日，矢能及之；过百步，不能得也。"黄晖校释："得犹中也。"《吕氏春秋·顺说》："今大王万乘之主也，富贵无敌，而好衣民以甲，臣弗得也。"高诱注："得，犹取也。"

⑯病之中外何如　生病从脏腑到体表，或从体表影响到脏腑，或从脏传到体表而盛于体表；或从体表使到脏腑而盛于腑腑的如何治的方法。

⑰中外不相及，则治主病　相及，相关联，相牵涉。《左传·僖公四年》："君处北海，寡人处南海，唯是风马牛不相及也。"孔颖达疏："言此事

不相及，故以取喻不相干也。”内外病因不相关联，则治疗主证。

【原文】

帝曰：善。火热复，恶寒发热，有如疟状，或一日发，或间数日发，其故何也？岐伯曰：胜复之气，会遇之时，有多少也。阴气多而阳气少，则其发日远，阳气多而阴气少，则其发日近，此胜复相薄①，盛衰之节②，疟亦同法。

帝曰：论言③治寒以热，治热以寒，而方士不能废绳墨而更其道也。有病热者，寒之而热；有病寒者，热之而寒。二者皆在，新病复起，奈何治？岐伯曰：诸寒之而热者，取之阴，热之而寒者，取之阳④，所谓求其属⑤也。帝曰：善。服寒而反热，服热而反寒，其故何也？岐伯曰：治其王气⑥，是以反也。帝曰：不治王而然者何也？岐伯曰：悉乎哉问也！不治五味属⑦也。夫五味入胃，各归所喜，故酸先入肝，苦先入心，甘先入脾，辛先入肺，咸先入肾，久而增气，物化之常也。气增而久，夭⑧之由也。

【校注】

①薄　通博、搏。此指搏。

②节　此指脊柱关节。参见拙著《灵枢经·岁露论篇》中注。

③论言　论述，谈论。《史记·仲尼弟子列传论》：“学者多称七十子之徒，誉者或过其实，毁者或损其真，钧之未睹厥容貌，则论言弟子籍，出孔氏古文近是。”

④寒之而热者，取之阴，热之而寒者，取之阳　取，治；刺；寻求；战胜。通“聚”。此指治疗；针刺。《老子》：“取天下，常以无事；及其有事，不足以取天下。”河上公注：“取，治也。”《荀子·王制》：“成侯嗣公，聚敛计数之君也，未及取民也。”俞樾《诸子平议·荀子二》：“此取字，亦当训治。取民，言治民也。”《字汇·又部》：“取，索也。”《说文通训定声·需部》：“取，假借为聚。”《左传·昭公二十年》：“郑国多盗，取人于萑苻之泽。”王引之《经义述闻·春秋左传下》：“取，读为聚。”《汉书·五行志下之

上》："内取兹谓禽。"颜师古注："取，如《礼记》'聚麀'之聚。"寒之而热者，取之阴，热之而寒者，取之阳，即有发热的表现，先发冷之后就发热者，要治寒阴；有寒冷的表现，先发热之后就发冷者，要治阳热。

⑤求其属　属，类别，种类；根本。此指后者。《广韵·烛韵》："属，类也。"《说文解字注·尾部》："属，凡异而同者曰属。……凡言属而别在其中。"王冰"言益火之源，以消阴翳，壮水之主，以制阳光。故曰求其属也。"《类经·十二卷·第七》："然求其所谓益与壮者，即温养阳气填补真阴也。求其所谓源与主者，即所谓求其属也。属者，根本之谓。水火之本，则皆在命门之中耳。"

⑥治其王气　王，通旺。王气，即旺气。南朝宋国刘义庆《世说新语·雅量》："太傅神情方王。"汉代蔡邕《月令问答》："春，木王。木胜土，土王四季。"《太素·卷十九·知针石》："脾者为土，王四季。"治其王气，王冰："物体有寒热，气性有阴阳，触王之气，则强其用也……补王太甚．则脏之寒热气自多矣。"

⑦不治五味属　《类经·十二卷·第七》："此言不因治王，而病不愈者，以五味之属，治有不当也。"因《灵枢经·五味论》有"酸走筋，多食之令人癃。"长期多食某味，不但不能补某脏，反而伤之。如《灵枢经·奇病论》："脾瘅……此人必数食甘美而多肥也。"据此，多食甘，反伤脾，根据这个原理，其某脏旺时，则多食之以达泄的目的，如肝旺，则多食酸以泻肝。

⑧夭　茂盛；申为"旺盛"。后作"殀"。灾害。此指灾害。《诗·小雅·正月》："民今之无禄，天夭是椓。"陆德明释文："夭，灾也。"《书·禹贡》："厥草惟夭，厥木惟乔。"《汉书·地理志上》："篆簜既敷，屮夭木乔。"颜师古注："夭，盛貌也。"

【原文】

帝曰：善。方制君臣何谓也？岐伯曰：主病之谓君，佐君之谓臣，应臣之谓使，非上中下三品[①]之谓也。帝曰：三品何谓？岐伯曰：所以明善恶[②]之殊贯[③]也。

帝曰：善。病之中外何如？岐伯曰：调气之方，必别阴阳，定其中外，各守其乡[④]，内者内治，外者外治，微者调之，其次平之，盛者夺之，汗之下之，寒热温凉，衰之以属，随其攸利。谨道如法，万举万全，气血正平，长有天命。帝曰：善。

【校注】

①上中下三品　三品，三种，三类；三等，上、中、下三等。此指前者。《易·巽》："六四：悔亡，田获三品。"高亨注："田，猎也。品，种也。"《书·禹贡》："厥贡惟金三品。"孔传："金、银、铜也。"孔颖达疏："郑玄以为铜三色也。"汉代刘向《说苑·政理》："政有三品：王者之政化之；霸者之政威之；强者之政胁之。"新校正云："按，神农云：上药为君，主养命以应天；中药为臣，养性以应人：下药为佐使，主治病以应地也。"

②善恶（ya）　善，大。《诗·大雅·桑柔》："凉曰不可，覆背善詈。"郑玄笺："善。犹大也。"恶，次；在后。《易·系辞上》："言天下之至赜而不可恶也。"陆德明释文："恶，于稼反。荀作亚。恶，次也。"《尚书大传·卷二》："王升舟入水，鼓钟恶，观台恶，将舟恶，宗庙恶。"郑玄注："恶，皆为亚。亚，次也。"善恶，此指药物治病作用有强弱之分。

③殊贯　不一样的作用连贯一起。

④乡　处所；地区；本经之气位。通"向"。方向；方位。《诗·小雅·采芑》："薄言采芑，于彼新田，于此中乡。"墨传："乡，所也。"陈奂传疏："所，犹处也。"本书《阴阳应象大论篇》："各守其乡。"王冰："乡，谓本经之气位。"《荀子·成相》："武王怒，师牧野，纣卒易乡，启文乃下。"杨倞注："乡，读为向。"《韩非子·内储说上》："夫矢来有鄉。"旧注："鄉，方也，有来从之方。"陈奇猷集释："鄉，即古嚮字，今作向。"《灵枢经·九宫八风》："其所居之乡"为之佐证。

【音释】

《至真要大论》熠羊入切　焞土浑切　膨普盲切　痤殂禾切　爇如悦切　熛匹摇切　脂之力切　脆须醉切

卷第二十三

著至教论篇第七十五

新校正云：按全元起本在《四时病类论》篇末。

【原文】

黄帝坐明堂[①]，召雷公[②]而问之曰：子知医之道乎？雷公对曰：诵而未能解，解而未能别，别而未能明，明而未能彰[③]，足以[④]治群僚[⑤]，不足治侯王[⑥]。愿得受树天之度[⑦]，四时阴阳合之，别星辰与日月光，以彰经术，后世益明，上[⑨]通神农[⑧]，著至教疑[⑩]于二皇[⑪]。

帝曰：善。无失之，此皆阴阳表里上下雌雄相输应[⑫]也，而道上知天文，下知地理，中知人事[⑬]，可以长久，以教众庶[⑭]，亦不疑殆[⑮]，医道论篇[⑯]，可传后世，可以为宝。雷公曰：请受道，讽诵用解[⑰]。

【校注】

①明堂　古代帝王宣明政教的地方。凡朝会、祭祀、庆赏、选士、养老、教学等大典，都在此举行。《孟子·梁惠王下》："夫明堂者，王者之堂也。"《玉台新咏·木兰辞》："归来见天子，天子坐明堂。"

②雷公　神话中负责打雷的神，传说为黄帝的臣子，擅长医术。汉代王充《论衡·雷虚》："图画之工，图雷之状，累累如连鼓之形。又图一人，若力士之容，谓之雷公，使之左手引连鼓，右手推椎，若击之状。"

③诵而未能解……明而未能彰　诵，读书为诵，解，理解；特指对古代典籍的注释，注解；文体名，其文以辨释疑惑，解剥纷难为主，属论辩类。

北齐颜之推《颜氏家训·音辞》:“高诱解《吕览》、《淮南》。”《朱子语类·卷一〇三》:“传所以解经也，既通其经，则传亦可无。”晋代张华《博物志·卷四》:“贤者著述曰传、曰记、曰章句、曰解、曰论、曰读。”别，区分类别。明，明了；通晓。《广雅·释诂一》:“明，通也。”彰，宣扬；表露；揭示；昭示。《洪武正韵·阳韵》:“彰，著明之也。”汉代荀悦《汉纪·成帝纪三》:“(孔光)有所奏言，辄削其草，以为彰人主之过，以讦为忠直，人臣之大罪也。”。《太素·卷十六·脉论》注:“习道有五：一诵、二解、三别、四明、五章。”

④足以　完全可以；够得上。《孟子·梁惠王上》:“是心足以王矣。”

⑤群僚　群，多数人。僚，官吏。《书·皋陶谟》:“百僚师师，百工惟时。”孔传:“僚、工皆官也。”《国语·晋语九》:“令鼓人各复其所，非僚勿从。”韦昭注:“僚，官也。”僚，一本作“寮”。汉代扬雄《法言·重黎》:“或问:‘南正重司天，北正黎司地，今何僚也?’”李轨注:“僚，官也。”群僚，多数官吏。

⑥侯王　诸侯。《老子》:“道常无为而无不为，侯王若能守，万物将自化。”此指后者。《史记·项羽本纪》:“乃分天下，立诸将为侯王。”

⑦树天之度　树，树立；建立。《史记·李斯列传》:“建翠凤之旗，树灵鼍之鼓。”《资治通鉴·晋孝武帝太元七年》:“坚(苻坚)曰:‘天生烝民而树之君，使司牧之，朕岂敢惮劳，使彼一方独不被泽乎!’”树天之度，建立天时之度数。高士宗:“上古树八尺之臬，参日影之斜正长短，以定四时，故愿得受树天之度，以定四时之阴阳，即以四时阴阳，合之星辰日月，分别明辨，以彰玑衡之经术。”

⑧上　通“尚”。表示希望、祈愿。《诗·魏风》:“上慎旃哉!”朱熹集传:“上，犹尚也。”

⑨神农　传说中的太古帝王名。始教民为耒耜，务农业，故称神农氏。又传他曾尝百草，发现药材，教人治病。也称炎帝，谓以火德王。《易·系辞下》:“包牺氏没，神农氏作，斫木为耜，揉木为耒；耒耨之利，以教天下。”《淮南子·主术训》:“昔者，神农之治天下也，神不驰于胸中，智不出于四域，怀其仁诚之心，甘雨时降，五谷蕃植。”《吕氏春秋·季夏纪》:“无发令而干时，以妨神农之事；水潦盛昌，命神农将巡功，举大事则有天殃。”高诱注:“昔炎帝神农能殖嘉谷，神而化之，号为神农。后世因名其官为神农。”

⑩著至教疑　著，撰述。至教，最好的教导；极其高明的道理和见解。《礼记·礼器》："天道至教。"陈浩集说："天道，阴阳之运，极至之教也。"《庄子·渔父》："无所得闻至教，敢不虚心。"成玄英疏："未闻至道，所以恭谨虔恪虚心矣。"疑，通"拟"。比拟。《正字通·疋部》："疑，又与拟通。"《说文通训定声·颐部》："疑，假借为拟。"《易·坤》："阴疑于阳必战。"高亨注："疑，当读为拟。拟，犹比也。"王引之述闻："疑之言拟也。"《礼记·燕义》："不以公卿为宾，而以大夫为宾，为疑也，明嫌之义也。"孔颖达疏："疑，拟也。是在下比拟于上。"《汉书·食货志上》："政治未毕通也，远方之能疑者并举而争起矣。"颜师古注："疑，读曰拟。拟，僭也，谓与天子相比拟。"

⑪二皇　指伏羲氏和神农氏。《淮南子·原道训》："泰古二皇，得道之柄，立于中央。"高诱注："二皇，伏羲、神农也。"

⑫相输应　输，通"渝"。变更。《广雅·释诂三》："输，更也。"王念孙疏证："输读为渝、输、渝古通用：《尔雅》：'渝，变也。'变亦更也。"《说文通训定声·需部》："输，假借为渝。"相输应，即递相变化而应和。

⑬人事　本书《气交变大论篇》："通于人气之变化者，人事也。"即阴阳变化对人体的影响。

⑭众庶　众民；百姓。《书·汤誓》："格尔众庶，悉听朕言。"

⑮疑殆　疑惑不解。《史记·扁鹊仓公列传》："凡此数事，皆五藏蹶中之时暴作也。良工取之，拙者疑殆。"王念孙《读书杂志·史记五》："此殆字非危殆之殆，殆亦疑也，汉人自有复语耳。言唯良工乃能取之，若拙工则疑而不能治也。"

⑯篇　书；简册《说文·竹部》："篇，书也。"段玉裁注："书，箸也，箸于简牍者也，亦谓之篇。古曰篇，汉人亦曰卷。"《说文通训定声》："篇，谓书于简册可编者也。"《汉·公孙弘传》："其悉意正议，详具其对，著之于篇。"颜师古注："篇，简也。"

⑰讽诵用解　讽诵，背诵；朗读；诵读。《周礼·春官·瞽蒙》："讽诵诗，世奠系。"郑玄注："讽诵诗，谓阍读之不依咏也。"北齐颜之推《颜氏家训·勉学》："（田鹏鸾）年十四五，初为阍寺，便知好学，怀袖握书，晓夕讽诵。"用解，施用分析。

【原文】

帝曰：子不闻《阴阳传》[①]乎？曰：不知。曰：夫三阳天为业[②]，上下无常[③]，合[④]而病至，偏[⑤]害阴阳。雷公曰：三阳莫当[⑥]，请闻其解。帝曰：三阳独至者，是三阳并至，并至如风雨，上为癫疾，下为漏病[⑦]，外无期，内无正，不中经纪，诊无上下，以书别[⑧]。雷公曰：臣治踈愈，说意而已[⑨]。

帝曰：三阳者，至阳也，积并则为惊，病起疾风，至如礔砺，九窍皆塞，阳气滂溢，干嗌喉塞[⑩]。并于阴，则上下无常，薄为肠澼[⑪]。此谓三阳直心[⑫]，坐不得起，卧者便身全，三阳之病，且以知天下，何以别阴阳，应四时，合之五行。雷公曰：阳言不别，阴言不理，请起受解，以为至道[⑬]。帝曰：子若受传，不知合至道以惑师教，语子至道之要[⑭]。病伤五脏，筋骨以消，子言不明不别，是世主[⑮]学尽矣。肾且绝，惋惋日暮，从容不出，人事不殷[⑯]。

【校注】

①《阴阳传》　古书名，亡佚。《类经·十三卷·第八》："《阴阳传》古经也。"

②三阳天为业　业，次序。《国语·晋语四》："信于令，则时无废功。信于事，则民从事有业。"韦昭注："业，犹次也。"《国语·齐语》："桓公曰：'安国若何?'管子对曰：'修旧法，择其善而业用之。'"俞樾《群经平议·国语一》："言择其善者而次第用之耳。"三阳天为业，《类经·十三卷·第八》："此三阳者，统手足六阳为言。三阳在上，应天之气而卫乎周身，故曰天为业者，谓业同乎天也。"笔者认为下文之"三阳者，至阳也"。非张说手足三阳。故三阳天为业，故指少阳、阳明、太阳在天而有次序。

③上下无常　上，指司天。下，指在泉。无常，变化不定。《易·乾》："子曰：'上下无常、非为邪也。'"孔颖达疏："上而欲跃，下而欲退，是无常也。"上下无常，指司天在泉没有规律的时候。

④合　交锋；交战。使阴阳之气相交战。此指前者。《孙子·行军》："兵怒而相迎，久而不合，又不相去，必谨察之。"《三国志·魏志·武帝纪》：

"时太祖兵少，设伏，纵奇兵击，大破之"裴松之注引《魏书》："布益进，乃令轻兵挑战，既合，伏兵乃悉乘堤，步骑并进，大破之。"汉代王充《论衡·自然》："天地合气，万物自生。"

⑤偏　同"徧"。都、皆义。

⑥莫当　当，读作"挡"。遮蔽；阻挡。主持；执掌；执政。《韩非子·内储说上》："夫日兼烛天下，一物不能当也。"陈奇猷集释引旧注："言一物不能蔽日之光也。"《左传·昭公二十年》："使祝蛙置戈于车薪以当门。"《汉书·沟洫志》："昔大禹治水，山陵当路者毁之。"《广韵·唐韵》："当，主也。"《左传·襄公二十七年》："辛巳，崔明来奔。庆封当国。"杜预注："当国，秉政。"莫当，王冰："莫当，言气并至而不可当。"

⑦三阳独至者……下为漏病　《类经·十三卷·第八》："此三阳独至者，虽兼于足太阳为言，而尤以足太阳为之主，故曰独至。盖足太阳为三阳之纲领，故凡太阳之邪独至者，则三阳气会，皆得随而并至也。阳邪之至，疾速无期，故曰风雨。且足太阳之脉，上从巅入络脑，下络肾属膀胱。手太阳之脉，上循颈颊，下抵目属小肠，故上为顶巅之疾，下为漏病。"《太素·卷十六·脉论》："漏病，谓膀胱漏泄，大小便数，不禁守也。"并至，指下文"并于阴。"笔者认为此指："当三阳独自向下的时候，这就使三阳同时聚居到阴，同时向下犹如风伴着雨，向上导致头部有病，向下导致大小便数不禁。"

⑧外无期……以书别　期，通"旗"。旗，标志；星名。此指前者，引申为征象。《礼记·射义》："旄期称道不乱。"陆德明释文："期，本又作旗。"《战国策·秦策四》："中期推琴。"黄丕烈札记："期、旗，同字。"《左传·闵公二年》："佩，衷之旗也。"杜预注："旗，表也，所以表明其中心。"《星经·河鼓》："河鼓三星……左右旗各九星，并在牛北枕河，主军鼓达者声音，设守险以旗表，亡动兵起。"《史记·天官书》："东宫苍龙……东北曲十二星曰旗。"张守节正义："两旗者，左旗九星，在河鼓左也；右旗九星，在河鼓右也。"正，辨别；判定；预定。通"证"。凭证；征验，判断。此指征验。三国时魏国刘劭《人物志·材理》："夫辩有理胜，有辞胜，理胜者正白黑以广论，释微妙而通之。"晋代袁宏《后汉纪·光武帝纪三》："民有事争讼，为正曲直，此大功也。"《公羊传·僖公二十六年》："师出不正反，战不正胜也。"王引之《经义述闻·春秋公羊传》："言师之出也，不能预定其反；其战也，不能预定其得胜。"《仪礼·士昏礼》："女出于母左，父西面戒之，必有

正焉，若衣若笄。”胡培翚正义引盛世佐曰：“以物为凭曰正。”《孟子·公孙丑上》：“必有事焉而勿正，心勿忘，勿助长也。”杨伯峻注：“王夫之《孟子稗疏》谓‘正’，读如《仪礼·士昏礼》‘必有正焉’之‘正’。正者，徵也，的也，不中，不符合。《礼记·檀弓下》：“三臣者废辅而设拨，窃礼之不中者也，而君何学焉。”孙希旦集解：“不中谓不合法式。”经纪，纲常，法度；天文进退迟速的度数；条理；秩序。此指天文进退迟速的度数。《管子·版法》：“天地之位，有前有后，有左有右，圣人法之，以建经纪。”《汉书·司马迁传》：“《春秋》上明三王之道，下辨人事之经纪。”《后汉书·卓茂传》：“凡人之生，群居杂处，故有经纪礼义以相交接。”《礼记·月令》：“（孟春之月）乃命大史守典奉法，司天日月星辰之行，宿离不贷，毋失经纪，以初为常。”郑玄注：“经纪，谓天文进退度数。”《史记·扁鹊仓公列传》：“此谓论之大体也，必有经纪。”《淮南子·俶真训》：“夫道有经纪条贯，得一之道，连千枝万叶。”诊，候脉察病；诊断；症状。此指后者。《广韵·轮韵》：“诊，候脉。”《列子·力命》：“一曰矫氏，二曰俞氏，三曰卢氏，诊其所疾。”殷敬顺释文：“诊，之忍切，候脉也。”《汉书·艺文志》：“太古有岐伯、俞拊，中世有扁鹊、秦和，盖论病以及国，原诊以知政。”颜师古注：“诊，视验，谓视其脉及色候也。”本书《风论》：“帝曰：五藏风之形状不同者何？愿闻其诊及其病能。”王冰：“诊谓可言之证。”无，通“幠（hū）”。覆盖。《说文通训定声·豫部》：“无，假借为幠。”《仪礼·士丧礼》：“死于适室，幠用敛衾。”郑玄注：“幠，覆也。”《荀子·礼论》：“无帾丝歶。”杨倞注：“无，读为幠。幠，覆也，所以覆尸者也。《士丧礼》‘幠用敛衾夷衾’是也”书，字，文字；古代一种以议论为主的特殊文体。《荀子·解蔽》：“故好书者众矣，而仓颉独传者，壹也。”《史记·项羽本纪》：“项籍少时学书，不成，去；学剑，又不成。项梁怒之。籍曰：‘书足以记姓名而已。剑一人敌，不足学，学万人敌。’”唐代杜甫《客从》诗：“珠中有隐字，欲辨不成书。”明代徐师曾《文体明辨·书》：“按编内既已人臣进御之书为上书，往来之书为书，而此频复称为书者，则别以议论之笔为书也。”外无期……以书别，此指三阳之至时，在体表没有征象，在内无征验，不符合纲常，症状覆盖着全身上下，用议论文来区别之。

⑨臣治踈愈，说意而已　王冰：“雷公言，臣之所治，稀得痊愈，请言深意而已疑心。已，止也，谓得说别疑心乃止。”

⑩积并则为惊……干嗌喉塞　礔砺，亦作“劈砺、霹雳”。响声巨大的急雷；古星名。此指前者，借喻迅猛。汉代张衡《西京赋》：“礔砺激而增响，磅磕象乎天威。”汉代枚乘《七发》：“其根半死半生，冬则烈风漂霰飞雪之所激也，夏则雷霆霹雳之所感也。”《星经·卷下》：“霹雳五星在云雨北，主天威击擘万物。”滂，大雨。《字汇·水部》：“滂，滂沱，大雨也。”。溢，水满外流。滂溢，盈溢。积并则为惊，……干嗌喉塞，《类经·十三卷·第八》：“若诸阳更为积并，则阳盛之极，必伤阴气。手太阳之阴，心也；足太阳之阴，肾也。心伤其神，肾伤其志，则为惊骇，疾风礔砺，皆速暴之谓，其为九窍嗌喉之干塞者，以手太阳，手、足少阴之脉，皆循咽喉也。”

⑪并于阴……薄为肠澼　薄，束缚；缠束。通“博、搏”。《释名·释言语》：“缚，薄也，使相薄著也。”并于阴……薄为肠澼，王冰：“阴，谓脏也。然阳薄于脏为痛，亦上下无常定之诊。若在下为病，便数赤白。”

⑫此谓三阳直心……卧者便身全　直，当；对着；临；遇，碰着。通“职”。处所。《仪礼·士冠礼》：“夙兴，设洗直于东荣，南北以堂深，水在洗东。”《史记·樗里子甘茂列传》：“至汉兴，长乐宫在其东，未央宫在其西，武库正直其墓。”司马贞索隐：“直犹当也。”《汉书·酷吏传·宁成》：“宁见乳虎，无直宁成之怒。”《诗·魏风·硕鼠》：“乐国乐国，爰得我直。”王引之述闻：“直，当读为职，职亦所也。”直心，《类经·十三卷·第八》：“直心，谓邪气直冲心膈也。”便，副词。即，就。《史记·项羽本纪》：“少年欲立婴便为王，异军苍头特起。”全，完整；完好。《周礼·考工记·弓人》：“得此六材之全，然后可以为良。”郑玄注：“全，无瑕病者。”此谓三阳直心……卧者便身全，王冰：“足太阳脉，循脊下至腰，故坐不得起，卧便身全也。所以然者，起则阳盛鼓，故常欲得卧，卧则经气均，故身安全。”

⑬阳言不别……以为至道　对阳的叙述不能区别，对阴的叙述不能条理化，希望启发开导，传授分析，把它作为最好的学说。

⑭子若受传……语子至道之要　《类经·十三卷·第八》：“受传于师而未明其道，适足以惑师之教，故语以其要也。”

⑮世主　国君。《庄子·渔父》：“孔氏者，性服忠信，身行仁义，饰礼乐，选人伦，上以忠于世主，下以化于齐民，将以利天下。”

⑯肾且绝……人事不殷　且，将要。惋，怅恨；叹息。《玉篇·心部》：“惋，惊叹也。”《六书故·人六》：“惋，骇怅也。”《文子·道原》：“其于乐不

忻忻，其于忧不惋惋。”从容，举动；盘桓逗留。《楚辞·九章·怀沙》：“重华不可遻兮，孰知余之从容！”王逸注：“从容，举动也。”《楚辞·九章·悲回风》：“寤从容以周流兮，聊逍遥以自恃。”人事，人力所能及的事。殷，多。肾且绝，……人事不殷，即肾气将绝，长叹（深呼吸）在傍晚，徘徊不能出门，则本人力所能及的事不多。

示从容论篇第七十六

新校正云：按全元起本在第八卷。名《从容别黑白》

【原文】

黄帝燕坐[①]，召雷公而问之曰：汝受术诵书者，若能览观杂学[②]，及于比类，通合道理[③]，为余言子所长，五藏六腑，胆胃、大小肠、脾胞膀胱，脑髓涕唾，哭泣悲哀，水所从行[④]，此皆人之所生，治之过失，子务明之，可以十全，即不能知，为世所怨。雷公曰：臣请诵《脉经[⑤]》上、下篇甚众多矣，别异比类，犹未能以十全[⑥]，又安足以明之。

【校注】

①燕坐　安坐；闲坐。《仪礼·燕礼》“宾反入，及卿大夫皆说屦升，就席”汉代郑玄注：“凡燕坐必说屦，屦贱不在堂也。”贾公彦疏：“凡在堂立行礼不说屦，安坐则说屦……以其屦在足贱，不宜在堂，陈于尊者之侧也。”

②杂学　杂乱的学说。《韩非子·显学》：“今兼听杂学缪行同异之辞，安得无乱乎？”《尉缭子·治本》：“野物不为牺牲，杂学不为通儒。”

③道理　事理；事物的规律。《文子·自然》：“用众人之力者，乌获不足恃也；乘众人之势者，天下不足用也。无权不可为之势，而不循道理之数，虽神圣人不能以成功。

④水所从行　吴昆：“水，谓五液也，此皆人之所生，指胆胃以下十四端而言。言五脏六腑七情五液，皆人所赖以生。”

⑤脉经　世传谓王叔和编撰之《脉经》，其实此二《脉经》非一书，因王叔和序中谓“今撰集岐伯以来，逮于华佗，经论要决，合为十卷。”说明此之《脉经》是王叔和之《脉经》的基础。

⑥十全　治病十治十愈；有十分把握。此指前者。《周礼·天官·医师》：“岁终，则稽其医事，以制其食，十全为上，十失一次之。”郑玄注：“全犹愈也。”贾公彦疏：“谓治十还得十。”唐代李肇《唐国史补·卷上》：“白岑尝遇异人传发背方，其验十全。”宋代苏轼《仇池笔记·单骧孙兆》：“其术虽本于《难经》、《素问》，而别出新意，往往巧巧发奇中，然未能十全也。”

【原文】

帝曰：子别试通[①]五藏之过，六府之所不和，针石之败，毒药所宜，汤液滋味，具言其状，悉言以对，请问不知[①]，雷公曰：肝虚、肾虚、脾虚，皆令人体重烦冤，当投[②]毒药、刺灸、砭石、汤液，或已或不已，愿闻其解。帝曰：公何年之长而问[②]之少，余真问以自谬也[③]。吾问子窈冥[④]，子言上下篇以对，何也？夫脾虚浮似肺，肾小浮似脾，肝急沉散似肾[⑤]，此皆工之所时乱也，然从容得之。若夫三藏土木水参居[⑥]，此童子之所知，问之何也？

雷公曰：于此有人，头痛筋挛骨重，怯然少气，哕噫腹满，时惊不嗜卧，此何藏之发也？脉浮而弦，切[⑦]之石坚，不知其解，复问所以三藏者，以知其比类也。帝曰：夫从容之谓也[⑧]。夫年长则求之于腑，年少则求之于经，年壮则求之于藏[⑨]。今子所言皆失，八风菀熟[⑩]，五藏消烁，传[⑪]邪相受。夫浮而弦者，是肾不足也[⑫]。沉而石者，是肾气内著[⑬]也。怯然少气者，是水道不行，形气消索也[⑭]。咳嗽烦冤者，是肾气之逆也[⑮]。一人之气，病在一藏也。若言三藏俱行，不在法也[⑯]。

雷公曰：于此有人，四支解墯，喘咳血泄，而愚诊之，以为伤肺，切脉浮大而紧，愚不敢治，粗工下[17]砭石，病愈多出血，血止身轻，此何物[18]也？帝曰：子所能治，知亦众多，与此病失矣，譬以鸿飞，亦冲于天[19]。夫圣人之治病，循法守度，援物比类，化之冥冥[20]，循上及下，何必守经[21]。今夫脉浮大虚者，是脾气之外绝，去胃外归阳明也[22]。夫二火不胜三水，是以脉乱而无常也[23]。四肢解惰，此脾精之不行也。喘咳者，是水气并阳明也[24]。血泄者，脉急血无所行也[25]。若夫以为伤肺者，由失以狂也[26]。不引比类，是知不明也。夫伤肺者，脾气不守，胃气不清，经气不为使，真藏坏决，经脉傍绝，五藏漏泄，不衄则呕，此二者不相类也[27]。譬如天之无形，地之无理，白与黑相去远矣。是失吾过矣，以子知之，故不告子，明引比类《从容》[28]，是以名曰诊轻[29]，是谓至道也。

【校注】

①别试通……知　别，分别。试，检验，检试；考查、测验知识或技能。此指检验。《书·舜典》："敷奏以言，明试以功，车服以庸。"孔传："诸侯四朝，各使陈进治礼之言，明试其言以要其功，功成则赐车服以表显其能用。"《周礼·夏官·槁人》："乘其事，试其弓弩。"《后汉书·周防传》："世祖巡狩汝南，召掾史试经。"通，叙说；陈述。《汉书·夏侯胜传》："先生通正言，无惩前事。"颜师古注："通，谓陈道之也。"知，病愈；识别；区别，此指后者。本书《刺疟》："二刺则知。"《方言·第三》："知，愈也。"《淮南子·修务》："孪子相似者，唯其母能知之。

②投、问　投，用。用药治病为"投"。《南史·徐文伯传》："宋明帝宫人患腰痛牵心，每至辄气欲绝，众医以为肉症。文伯曰：'此发症。'以油投之，即吐得物如发。"清代胡燏棻《上变法自强条陈疏》："譬之治疾，一人有病，延医满堂，凉暖杂投，断无不弊之理。"问，了解。

③余真问以自谬也　真，本来。自，开始；开头。《说文·王部》："皇，大也。从自、王。自，始也。"朱骏声《说文通训定声·履部》："自之通训当为始。"《韩非子·心度》："法者，王之本也；刑者，爱之自也。"谬，差错。《玉篇·言部》："谬，乱也。"《广韵·幼韵》："谬，差也。"《史记·项羽本

纪》："乃引'天亡我，非用兵之罪也'，岂不谬哉！"《汉书·司马迁传》："故《易》曰：'差以毫厘，谬以千里。"余真问以自谬也，即是我本来了解的是因为开始有差错。

④窈（yáo）冥 深远渺茫貌；遥空；极远处。此指模糊不清的现象。《鹖冠子·能天》："观乎孰莫，听乎无罔，极乎无系，论乎窈冥，湛不乱纷，故能绝尘埃而立乎太清。"汉代王符《潜夫论·本训》："上古之世，太素之时，元气窈冥，未有形兆。"《庄子·天运》："动于无方，居于窈冥。"

⑤脾虚浮似肺……肝急沉散似肾 《类经·十三卷·第九》："脾本微耎，病而虚浮，则似肺矣；肾本微沉，病而小浮，则似脾矣；肝本微弦，病而急沉散，则似肾矣。脉有相类，不能辨之，则以此作彼，致于谬误，此皆工之不明，所以时多惑乱也。"

⑥居 辨别。《礼记·乐记》："乐著大始而礼居成物。"俞樾平议："居，犹辨也。'乐著太始，礼居成物，谓乐所以著明太始，礼所以辨别成物。"

⑦切 深；深深地；近，贴近。犹今重取。《汉书·霍光传》："光闻之，切让王莽。"颜师古注："切，深也。"《广韵·屑韵》："切，近也；迫也。"

⑧夫从容之谓也 从容，举动（举止）。《礼记·缁衣》："长民者衣服不贰，从容有常。"孔颖达疏："从容有常者，从容，谓举动有其常度。"故夫从容之谓也，高士宗："比类者，同类相比，辨别其真，必从容而得之，故曰夫从容之谓也。"

⑨夫年长则求之于府……年壮则求之于藏 王冰："年之长者甚于味，年之少者劳于使，年之壮者过于内。过于内则耗伤精气，劳于使则经中风邪，甚于味则伤于腑，故求之异也。"即老年人易因饮食而伤六腑，故求之于腑。少年人易因劳动汗出而风邪中于经脉，故求之于经。壮年人易因房劳而耗伤五脏之精，故求之于脏。

⑩菀熟 菀，同郁。熟，热。本书《疏五过论篇》："五藏菀熟，痈发六府。"今子所言皆失……传邪相受，王冰："菀，积也。熟，热也。五藏积热，六府受之，阳热相薄，热之所过，则为痈矣！"

⑪传 转；辗转；《集韵》："传，一曰转也。"王念孙《读书杂志·墨子二》："'传'与'转'通。"《史记·秦始皇本纪》："（始皇）于是使御史悉案问诸生，诸生传相告引，乃自除犯禁者四百六十余人，皆坑之咸阳。"

⑫夫浮而弦者，是肾不足也 肾脉应沉，今脉不沉而浮，浮为虚、弦为

肝脉之象，为木侮水，故脉浮弦，为肾气不足也。

⑬沉而石者，是肾气内著也　著，通“伫”。滞留。《韩非子·十过》：“兵之著于晋阳三年，今旦暮将拔之而向其利，何乃将有他心。”陈奇猷集释：“著，即伫字，滞留也。”沉而石者，是肾气内著也，王冰：“石之言坚也。著，谓肾气内薄，著而不行也。”《类经·十三卷·第九》：“阴中无阳，则肾气不达，故内著不行也。”

⑭怯然少气者……形气消索也　消索：消散；消失。此指前者。汉代王充《论衡·死伪》：“且死者精魂消索，不复闻人之言。”《朱子语类·卷一三〇》：“士气至此，消索无余。”《类经·十三卷·第九》：“精所以成形，所以化气，水道不行，则形气消索，故怯然少气也。”

⑮咳嗽烦冤者，是肾气之逆也　冤，不舒展。此引申为“懑闷”。章炳麟《新方言·释言》：“蕲州谓手在袖中不得舒为冤。”咳嗽烦冤者，是肾气之逆也，肾气虚则不能纳气于下，而上逆犯肺，则有咳嗽烦闷。

⑯一人之气……不在法也　人，客。此指客居，侵袭义；通“夷”。伤害。此指前者。唐代杜甫《奉酬李都督表丈早春作》：“转添愁伴客，更觉老随人。”仇兆鳌注：“客、人二字，俱就自己言。”《双剑誃诸子新证·墨子新证三》：“‘人’，‘尸’古字通。‘尸’，古‘夷’字也。详《庄子新证·大宗师》。又《尚同下》‘百姓为人’，即百姓为夷。夷谓等夷，言止者以行之等夷为类别也。故云‘说在同’，亦即《易·系辞》‘方以类聚，物以群分’之义。”《易·明夷》：“夷于左股。”孔颖达疏：“夷于左股者，左股被伤。”《孟子·离娄上》：“父子相夷则恶矣。”一人之气……不在法也，一种侵袭的邪气，生病就在一脏，如果说是脾、肝、肾三脏都降落了这一邪气，就不符合规律。

⑰下　施行；使用；用；《汉书·贾捐之传》：“二画参下笔，言语妙天下。”元代李文蔚《燕青博鱼·第一折》：“多谢你个良医肯把金针下。”《后汉书·方术传下·华佗》：“病者不堪其苦，必欲除之，佗遂下疗，应时愈。”

⑱物　种类。《周礼·夏官·校人》：“辨六马之属，种马一物，戎马一物，齐马一物，道马一物，田马一物，驽马一物。”郑玄注：“谓以一类相从也。”《周礼·地官·牧人》：“牧人，掌牧六牲而阜蕃其物。”孙诒让正义：“物犹言种类也。”《左传·昭公九年》：“事有其物，物有其容。”杜预注：“物，类也。”

⑲譬以鸿飞，亦冲于天　好比鸿雁飞则由低而高亦能向上冲于天，喻病愈身轻犹如大雁高飞轻捷。

⑳援物比类，化之冥冥　援，《墨子》中的逻辑术语。谓引彼以例此。犹今言类比推理。《墨子·小取》：“援也者，曰：‘子然，我奚独不可以然也。’推也者，以其所不取之，同于其所取者，予之也。”孙诒让间诂：“《说文·手部》云：‘援，引也。’谓引彼以例此。”“谓所求者在此，所不求者在彼，取彼就此以得其同，所谓予之也。”比类，整理，按类排比。清代章学诚《文史通义·礼教》：“然终不免为策括者，以其无心得，而但知比类以求备也。”冥冥，懵懂无知貌；幽深。《战国策·赵策二》：“岂掩于众人之言，而以冥冥决事哉?”北齐颜之推《颜氏家训·书证》：“若不信其说，则冥冥不知一点一画有何意焉。”此言技术高明的医生诊治疾病，能达到掌握变化于冥冥莫测的境地。援物比类，化之冥冥，类比推理，按类排比，解开这幽深的内容。

㉑守经　固守经义或常法。此指常法。《汉书·贡禹传》：“朕以生有伯夷之廉，史鱼之直，守经据古，不阿当世。”汉代仲长统《昌言·杂篇》：“好古守经者，患在不变；勇毅果敢者，患在险害。”

㉒今夫脉浮大虚者，是脾气之外绝，去胃外归阳明也　绝，竭；尽。《吴子·治兵》：“凡行军之道，无犯进止之节，无失饮食之适，无绝人马之力。”《淮南子·本经训》：“是以松柏箘露夏槁，江河三川绝而不流。”高诱注：“绝，竭也。”今夫脉浮大虚者……去胃外归阳明也，吴昆：“脉来浮大而虚，有表无里，是脾气出外，而内已绝，去其胃腑，而外归阳明经也。”

㉓夫二火不胜三水，是以脉乱而无常也　对“二火”与“三水”，诸说不一。吴昆：“二火，犹言二阳，谓胃也；三水，犹言三阴，谓脾也。言脾太阴之气外归阳明，阳明不胜太阴，是以脉乱而失其常，常脉浮缓，今失而为浮大虚矣。”王冰：“二火，谓二阳脏。三水，谓三阴脏。二阳脏者，心肺也，以在鬲上故。三阴脏者，肝脾肾也，以在鬲下故。然三阴之气，上胜二阳，阳不胜阴，故脉乱而无常也。”遵吴说。

㉔喘咳者，是水气并阳明也　并，聚合。《韩非子·初见秦》：“军乃引而退，并于李下，大王又并军而至。”喘咳者，是水气并阳明也，《类经·十三卷·第九》：“脾病不能制水，则水邪泛溢并于胃腑，气道不利，故为喘为咳，盖五脏六腑，皆能令人咳也。”

㉕血泄者，脉急血无所行也　急，狭窄；狭隘；尽；竭尽。通“极”。此指竭尽。《说文》：“怸，褊也。”《广韵·缉韵》：“急，《说文》作怸。”《荀子·赋》：“出入甚极，莫知其门。”杨倞注：“读为亟，急也”。《淮南子·精神》：随其天资而安之不极”。高诱注：“极，急也”。《诸病源候论·虚劳候》：“六极者，一曰气极……二曰血极……三曰筋极……四曰骨极……五曰肌极……六曰精极”。《广雅·释诂一》：“急，尽也。”《礼记·大学》：“是故君子无所不用其极。”郑玄注：“极，犹尽也。君子日新其德，常尽心力不有余也。”血泄者，脉急血无所行也，血泄的症状，是脉狭窄血无所流的地方。

㉖若夫以为伤肺者，由失以狂也　若夫，至于。用于句首或段落的开始，表示另提一事。《易·系辞下》：“若夫杂物撰德，辩是与非，则非其中爻不备。”《史记·范雎蔡泽列传》：“若夫穷辱之事，死亡之患，臣不敢畏也。”由，因为。通“犹”。欲，想要；错误，失误；此指因为。《墨子·明鬼下》：“齐君由谦杀之，恐不辜；犹谦释之，恐失有罪。”王念孙《读书杂志·墨子三》：“由、犹，皆欲也。谦与兼同。言欲兼杀之兼释之也。”失，错误；过失；遗漏；放荡，放纵。后作“泆”。此指遗漏。《商君书·靳令》：“邪臣有得志，有功者日退，此谓失。”《汉书·路温舒传》：“臣闻秦有十失。”《篇海类编·人物类·夫部》：“失，与泆同。”《管子·五辅》：“贫富无度则失。”尹知章注：“失其节制。”《汉书·游侠传·原涉》：“子独不见家人寡妇邪？始自约敕之时……不幸壹为盗贼所污，遂行淫失，知其非礼，然不能自还。”颜师古注：“失，读曰佚。”狂，迷惑。《诗·小雅·桑柔》：“自有肺肠，俾民卒狂。”郑玄笺：“自有肺肠行其心中之所欲，乃使民尽迷惑也。”《吕氏春秋·大乐》：“为圣人，故知一则明，明两则狂。”本句大意为：至于认为是伤肺的错误诊断，是由于遗漏比类方法，就会迷惑。

㉗夫伤肺者……此二者不相类也　守：抵御他人的伤害。《左传·襄公二十七年》：“且吾因宋以守病，则夫能致死。”杜预注：“为楚所病，则欲入宋城。”杨伯峻注：“守病，守御楚之病我。”清，过滤；过滤澄去其不纯汁成分。《周礼·天官·酒正》：“辨四饮之物：一曰清。”郑玄注：“清，谓醴之泲者。”孙诒让正义：“以别于五齐之醴为汁滓相将不泲者也。”《广雅·释诂二》：“清，湿也。”王念孙疏证：“清者，洒酒而清出其汁也。”《周礼·考工记·㡛氏》：“湅帛以栏为灰渜其帛……清其灰而盝之。”郑玄注：“清，澄也。”孙诒让正义：“盖以水澄去灰之粗滓。”使，顺从。坏决，倒塌；破败；

拆毁。《汉书·元后传》："五侯初起，曲阳最怒，坏决高都，连竟外杜。"颜师古注引服虔曰："坏决高都水入长安。"傍绝，谓直系亲属之间的礼仪不用于旁支亲属。此指旁支络脉断裂。《梁书·昭明太子传》："三年十一月，始兴王憺薨。旧事，以东宫礼绝傍亲，书翰并依常仪……寻傍绝之义，义在去服，服虽可夺，情岂无悲，铙歌辍奏，良亦为此。"相类，相近似。《史记·商君列传论》："余尝读商君《开塞》、《耕战》书，与其人行事相类。"夫伤肺者，……此二者不相类也，《类经·十三卷·第九》："此明伤肺之候也。肺金受伤，窃其母气，故脾不能守，人受气于谷，谷入于胃，以传于肺，肺病则谷气无以行，故胃不能清。肺者所以行营卫，通阴阳，肺伤则营卫俱病，故经气不为使。真脏，言肺脏也，肺脏损坏，则治节不通，以致经脉有所偏绝。而五脏之气皆失其守，因为漏泄，故不衄血于鼻，则呕血于口。此其在脾在肺，所本不同，故二者不相类也。"

㉘从容 王冰："从容，上古经篇名也。"《类经·十三卷·第九》："谓此篇明引形证，比量异同，以合从容之法。"从王说。

㉙轻 新校正云："按《太素》'轻'作'经'。"今本《太素·卷十六·脉论》同新校正。吴本、《类经·十三卷·第九》并作"轻"，当据《太素》改。

疏五过论篇第七十七

新校正云：按全元起本在第八卷，名《论过失》。

【原文】

黄帝曰：呜呼远哉！闵闵[①]乎若视深渊，若迎浮云，视深渊尚可测，迎浮云莫知其际。圣人之术，为万民式[②]，论裁志意，必有法则[③]，循经守数[④]，按循医事[⑤]，为万民副[⑥]，故事有五过与四德[⑦]，汝知之乎？雷公避席[⑧]再拜曰：臣年幼小，蒙愚以惑[⑨]，不闻五过与四德，比类形名[⑩]，虚引其经，心无所对。

【校注】

①闵闵　闵闵，深远貌。本书《灵兰秘典论》："闵闵之当，孰者为良?"王冰："闵闵，深远也。"

②式　楷模，榜样。《书·微子之命》："世世享德，万邦作式。"孔传："言微子累世享德，不忝厥祖，虽同公侯而特为万国法式。"

③论裁志意，必有法则　裁，估量，识别。论裁，论究裁决（讨论研究，经过考虑，作出决定）。《韩非子·人主》："今则不然，其当途之臣得势擅事以环其私，左右近习朋党比周以制疏远，则法术之士奚时得进用，人主奚时得论裁?"

④循经守数　守数，恪守法规；所掌握的技术。《荀子·君道》："官人守数，君子养原。"《史记·太史公自序》："扁鹊言医，为方者宗，守数精明。"循经守数，依照经义，掌握技术。

⑤按循医事　按，抚摸；按摩；考察；审查；依据；据有。此指依据。《字汇·手部》："按，抚也。"本书《金匮真言论》："故冬不按跷，春不鼽衄。"王冰："按，谓按摩。"《异法方宜论》："其治宜导引按跷。"《字汇·手部》："按，考也；验也。"《字汇·手部》："按，据也。"循，依循；遵从；按次序。此指后者。《篇海类编·人事类·彳部》："循，依也。"《墨子·经上》："循所闻而得其意。"孙诒让闲诂："毕云：'循，犹云从。'"《淮南子·氾论》："大人作而弟子循。"高诱注："循。遵也。"《玉篇·彳部》："循，次序也。"《庄子·天运》："四时迭起，万物循生。"成玄英疏"循，一切物类顺序而生。"事，治。《增韵·置韵》："事，治也。"医事，治疗；医治。《周礼·天官·医师》："聚毒药以共医事。"按循医事，即依据次序医治。

⑥为万民副　副，随。此引申为配合；接受；信服。《三国志·吴志·孙霸传》："西北二隅，久所服闻，谓陛下当副顺遐迩所以归德，勤命二宫宾延四远，使异国闻声，思为臣妾。"为万民副，为群众所接受。

⑦五过四德　五过，古代刑法规定可以宽恕的五种罪过。此比类以指医术的过失。《书·吕刑》："两造具备，师听五辞。五辞简孚，正于五刑。五刑不简，正于五罚。五罚不服，正于五过。"曾运乾正读："五过，疑于五刑、五罚而为过失者……五辞与罚仍不相应，是罚之疑者也，则质之于五过而宥免之。"四德，此指《易》"乾"卦元、亨、利、贞四德。《易·乾》："文言曰：元者，善之长也；亨者，嘉之会也；利者，义之和也；贞者，事之干也。

君子体仁足以长人，嘉会足以合礼，利物足以和义，贞固足以干事。君子行此四德者，故曰乾元亨利贞。”

⑧避席　古人席地而坐，离席起立，以示敬意。《吕氏春秋·慎大览》：“武王避席再拜之，此非贵虏也，贵其言也。”《文选·司马相如〈上林赋〉》：“于是二子愀然改容，超若自失，逡巡避廗曰：‘鄙人固陋，不知忌讳，乃今日见教。’”李善注：“《孝经》曰：‘曾子避席。’廗与席古字通。”《汉书·灌夫传》：“已婴为寿，独故人避席，余半膝席。”

⑨蒙愚以惑　蒙愚，愚昧。《战国策·韩策一》：“韩氏之兵非削弱也，民非蒙愚也。”惑，迷乱，不明白。

⑩比类形名，虚引其经　形名：事物的实在和名称。古代思想家常用作专门术语，以讨论实体和概念的关系、特殊和一般的关系；指指挥方式、方法。此指前者。《庄子·天道》：“分守已明而形名次之。”郭象注：“得分而物物之名各当其形也。”《淮南子·说山训》：“凡得道者，形不可得而见，名不可得而扬，今汝已有形名矣，何道之所能乎。”《孙子·势》：“斗众如斗寡，形名是也。”曹操注：“旌旗曰形，金鼓曰名。”比类形名，虚引其经，按类排比病状和名称，不能实实在在地援引其法则。

【原文】

帝曰：凡未诊病者，必问尝贵后贱，虽不中邪，病从内生，名曰脱营[①]。尝富后贫，名曰失精[②]。五气留连[③]，病有所并。医工诊之，不在藏府，不变躯形，诊之而疑，不知病名。身体日减，气虚无精，病深无气，洒洒然[④]时惊，病深者，以其外耗于卫，内夺于荣。良工所失，不知病情，此亦治之一过也。

【校注】

①脱营　病名。吴昆：“贵者尊荣，贱者屈辱，既屈且辱，虽不中邪，忧惶内生，则心志不乐，血无以生，脉气虚减，名曰脱营。”

②失精　精，气；神；精气。《淮南子·天文训》：“天先成而地后定，天地之袭精为阴阳。高诱注：“袭，合也。精，气也。”汉代刘向《说苑·辨物》：“至于大水及日蚀者，皆阴气太盛而上减阳精。”《史记·刺客列传》：

"今太子闻光盛壮之时，不知臣精已消亡矣。"失精，病名。《类经·十二卷·第十八》："尝富后贫者，忧煎日切，奉养日廉，故其五脏之精，日加消败，是为失精。"此与《金匮》之失精异。

③五气留连，病有所并　留连，滞留，滞积。本书《生气通天论》："邪气留连，乃为洞泄。"并，聚合。《韩非子·初见秦》："军乃引而退，并于李下，大王又并军而至。"《汉书·董仲舒传》："科别其条，勿猥勿并。"颜师古注："并，合也。"五气留连，病有所并，因精神失则气衰，使五脏之气滞积，生大病出现所积聚的证候。

④洒洒（xi xi）然　洒洒然，恶寒犹如凉水泼在身上感到寒冷而打寒战的样子。

【原文】

凡欲诊病者，必问饮食居处①，暴乐暴苦，始乐后苦，皆伤精气②，精气竭绝，形体毁沮③。暴怒伤阴，暴喜伤阳，厥气上行，满脉去形④。愚医治之，不知补泻，不知病情，精华⑤日脱，邪气乃并，此治之二过也。

善为脉者，必以比类，《奇恒》、《从容》知之，为工而不知道，此诊之不足贵，此治之三过也。

【校注】

①居处　日常生活；住所，住处。此指居住环境。《论语·阳货》："夫君子之居丧，食旨不甘，闻乐不乐，居处不安。"《汉书·刑法志》："居处同乐，死生同忧，祸福共之。"《南史·孔靖传》："曲阿富人殷绮见奂居处俭素，乃饷以衣毡一具。"《后汉书·袁安传》："居处仄陋，以耕学为业。"

②精气　阴阳精灵之气。即日、月之精气。古谓天地间万物皆秉之以生；人的精神元气。此指后者。《易·系辞上》："精气为物，游魂为变。"孔颖达疏："云精气为物者，谓阴阳精灵之气，氤氲积聚而为万物也。"唐代杨炯《庭菊赋》："含天地之精气，吸日月之淳光。"汉代王充《论衡·订鬼》："人之生也，阴阳气具，故骨肉坚，精气盛。"

③毁沮（jǔ）　摧毁，破坏。此指败坏。《淮南子·兵略训》："止如邱山，发如风雨，所凌必破，靡不毁沮。"

④暴怒伤阴……满脉去形　去，减；藏。也作“弆”。《集韵·语韵》：“弆，藏也。或作去。”《三国志·魏志·华佗传》：“卿今强健，我欲死，何忍无急去药，以待不祥。”裴松之注：“古语以藏为去。”今方言“去一点”即“减一点。”厥，逆。王冰：“厥，气逆也。逆气上行。”满脉去形，即逆气瘀在血脉，藏在身体而使消瘦。《素问经注节解》注：“伤阴者，怒伤肝血也；伤阳者，喜散心气也。”

⑤精华　精神元气，外在精神状态与面之光泽。汉代王充《论衡·书虚》：“（颜渊）强力自极，精华竭尽，故早夭死。”

【原文】

诊有三常①，必问贵贱，封君败伤②，及欲侯王。故贵脱势，虽不中邪，精神内伤，身必败亡。始富后贫，虽不伤邪，皮焦筋屈，痿躄③为挛。医不能严，不能动神，外为柔弱，乱至失常，病不能移，则医事不行④，此治之四过也。

【校注】

①三常　三常：治国理政的三大纲要；三种恒久不变的事象。此引为不能戒、不能动神、外为柔弱。《国语·晋语四》：“爱亲明贤，政之干也。礼宾矜穷，礼之宗也。礼以纪政，国之常也……玉帛酒食，犹粪土也，爱粪土以毁三常，失位而阙聚，是之不难，无乃不可乎。”韦昭注：“三常，政之干，礼之宗，国之常。”《管子·君臣上》：“天有常象，地有常形，人有常礼，一设而不更，此谓三常。”

②封君败伤　封君，受有封邑的贵族。秦汉以后，亦及妇女。《韩非子·和氏》：“昔者吴起教楚悼王以楚国之俗曰：‘大臣太重，封君太众，若此则上逼主而下虐民，此贫国弱兵之道也。’”《汉书·食货志下》：“封君皆氐首仰给焉。”颜师古注：“封君，受封邑者，谓公主及列侯之属也。”败，废黜。《汉书·江充传》：“臣愿选从赵国勇敢士从军击匈奴，极尽死力，以赎丹罪，上不许，竟败赵太子。”颜师古注引张晏曰：“虽遇赦终见废也。”封君败伤，即受有封邑的贵族因废黜而失利受到伤害。

③躄　“瘸腿”。《玉篇·足部》：“躄，跛甚者”。《一切经音义·卷二十四》：“顾野王云：躄，谓足偏枯不能行也。”

④医不能严……则医事不行　严，王冰："严，谓戒，所以禁非也。"柔弱，柔和谦顺。《淮南子·原道训》："是故清静者德之至也，而柔弱者道之要也。"《三国志·魏志·徐奕传》："夫能以柔弱而制刚强者，望之于君也。"医不能严，……则医事不行，《类经·十二卷·第十八》："戒不严，则无以禁其欲，言不切，则无以动其神，又其词色外为柔弱，而委随从顺，任其好恶，则未有不乱而至失其常者，如是则病不能移，其于医也何有。"

【按语】

"必问"，其提示也要了解"职业、家庭状况。"

【原文】

凡诊者，必知终始①，有②知余绪③，切脉问名④，当合男女⑤。离绝菀结⑥，忧恐喜怒，五藏空虚，血气离守⑦，工不能知何术之语。尝富大伤，斩筋绝脉，身体复行，令泽不息⑧。故伤败结，留薄归阳，脓积寒炅⑨。粗工治之，亟刺阴阳，身体解散，四支转筋，死日有期⑩，医不能明，不问所发，唯言死日，亦为粗工，此治之五过也。

【校注】

①终始　诸说不一。王冰："终始，谓气色也。"吴昆："终始，谓今病及初病也。"《类经·十二卷·第十八》："必知终始，谓原其始，要其终也。"高士宗："必知经脉之终始。"从吴说。

②有　通"又"。复。《易·蛊》："终则有始，天行也。"王弼注："终则复始，若天之行用四时也。"《诗·邶风·终风》："终风且曀，不日有曀。"郑玄笺："有，又也。"

③余绪　诸说不一。王冰："余绪，谓病发端之余绪也。"吴昆："有知余绪，谓有知之后，诸凡余事也。"《类经·十二卷·第十八》："有知余绪，谓察其本，知其末也。"张志聪："余绪，谓更知灸刺补泻之绪端。"高士宗："余绪者，经脉虚实之病也。"留传给后世的部分；后裔。北齐颜之推《颜氏家训·勉学》："或因家世余绪，得一阶半级，便自为足，全忘修学。"《南史·羊侃传》："北人降者，唯侃是衣冠余绪。"笔者认为此指疾病的最后结局。

④名 通“明”。辨明。《释名·释言语》：“名，明也，名实使分明也。”

⑤当合男女 诸说不一。王冰：“男子阳气多而左脉大为顺，女子阴气多而右脉大为顺，故宜以候，常先合之也。”吴昆：“谓男女气血不同，其脉与证亦当符合也。”《类经·十二卷·第十八》：“男女有阴阳之殊，脉色有逆顺之别，故必辨男女而察其所合也。”张志聪：“谓针刺之要，男内女外，坚拒勿出，谨守勿内，是谓得气。”高士宗：“男女者，阴阳血气也。《应象大论》云：阴阳者，血气之男女，此其义也。”从王注。

⑥离绝菀结 离绝，分离断绝；离开。《诗·邶风·谷风序》：“《谷风》，刺夫妇失道也。卫人化其上，淫于新婚，而弃其旧室，夫妇离绝，国俗伤败焉。”宋代司马光《礼部尚书张公墓志铭》：“兄弟，天之所生，譬如手足，不可离绝。”菀结，郁结。谓思积于中而不得发泄。《诗·小雅·都人士》：“我不见兮，我心菀结。”菀，一本作“苑”。《楚辞·远游》：“遭沉浊之污秽兮，独菀结其谁语。”

⑦守 停留。某一星辰进入别的星辰的天区。此指气血离开本位而进入他处。《史记·孝景本纪》：“荧惑逆行，守北辰。”《史记·天官书》：“其（荧惑）入守太微、轩辕、营宝，主命恶之。”裴骃集解引韦昭曰：“自下触之曰‘犯’，居其宿曰‘守’。”《旧唐书·李晟传》：“晟初屯渭桥时，荧惑守岁，久之方退。”

⑧尝富大伤……令泽不息 泽，液；津液；《篇海类编·地理类·水部》：“泽，液也。”王冰：“身体虽已复旧而行，且令津液不为滋息也。何者？精气耗减也。泽者，液也。”《类经·十二卷·第十八》：“精液也。”精液，犹津液。汉代王充《论衡·祀义》：“风犹人之有吹煦也，雨犹人之有精液也，雷犹人之有腹鸣也。”息，生长，繁育；滋息，停止。《荀子·大略》：“有国之君，不息牛羊；错质之臣，不息鸡豚。”不息，不停止；不灭。此指前者。《庄子·逍遥游》：“日月出矣而爝火不息。”尝富大伤……令泽不息，曾经富贵，后失去财势，使心神受到严重的挫伤，犹如筋脉斩断，身体虽能行走，是津液不断地生长。

⑨故伤败结……脓积寒炅 炅，热。故伤败结……脓积寒炅，《类经·十二卷·第十八》注：“故，旧也。言旧之所伤，有所败结，血气留薄不散，则郁而成热，归于阳分，故脓血蓄积，令人寒炅交作也。”

⑩粗工治之……死日有期 粗工，医道粗劣的医生。本书《移精变气论

篇》："粗工凶凶，以为可攻，故病未已，新病复起。"粗工治之，死日有期，王冰："不知寒热为脈积所生，以为常热之疾，概施其法，致刺阴阳经脉，气夺病甚，故身体解散而不用，四肢废运而转筋，如是故知死日有期。"

【原文】

凡此五者，皆受术不通，人事[①]不明也。故曰圣人之治病也，必知天地阴阳、四时经纪[②]、五藏六府、雌雄表里[③]、刺灸砭石、毒药所主、从容人事，以明经道，贵贱贫富，各异品理[④]，问年少长，勇怯之理，审于分部[⑤]，知病本始，八正九候[⑥]，诊必副[⑦]矣。治病之道，气内为宝[⑧]，循求其理，求之不得，过在表里。守数据治，无失俞理，能行此术，终身不殆[⑨]。不知俞理，五藏菀熟，痈发六府[⑩]。诊病不审，是谓失常，谨守此治与经，相明《上经下经》[⑪]，揆度，阴阳，奇恒，五中决以明堂[⑫]，审于终始，可以横行[⑬]。

【校注】

①人事　指自然界对人体的影响所产生的反应。

②四时经纪　经纪，天文进退迟速的度数。《礼记·月令》："（孟春之月）乃命大史守典奉法，司天日月星辰之行，宿离不贷，毋失经纪，以初为常。"郑玄注："经纪，谓天文进退度数。四时经纪，指四时在天文进退迟速的度数。

③雌雄表里　雌雄，泛指成对的事物。《庄子·则阳》："欲恶去就，于是桥起；雌雄片合，于是庸有。"成玄英疏："言物在阴阳造化之中蕴斯情虑，开杜交合，以此为常也。"《淮南子·天文训》："律之数六，分为雌雄，故曰十二钟，以副十二月。"此指六阴经脉为雌而行于里，六阳经为雄而行于表。

④从容人事……各异品理　品，类。理，区分；辨别。《诗·小雅·信南山》："我疆我理，南东其亩"毛传："理，分地理也。"马瑞辰通释："理对疆言，疆谓定其大界，理则细分其地脉也。"晋代葛洪《抱朴子·博喻》："箕舌不能别味，壶耳不能理音，屩鼻不能识气。"《类经·十二卷·第十八》："经道，常道也。不从容于人事，则不知常道，不能知常，焉能知变。人事有

不齐，品类有同异．知之则随方就圆，因变而施，此人事之不可不知也。”

⑤分部　划分区域。汉代王充《论衡·书虚》：“尧传于舜，舜受为帝，与禹分部，行治鸿水。”此指面部划分区域而部属相应的脏腑以及经脉的循行部位部属区域。

⑥八正九候　八正，八方的和风。《淮南子·地形训》：“凡八纮之气，是出寒暑，是合八正，必以风雨。”高诱注：“八正，八风之正也。”《史记·律书》：“律历，天所以通五行八正之气，天所以成孰万物也。”司马贞索隐：“八谓八节之气，以应八方之风。”九候，古代诊脉分三部、九候。参见本书《三部九候论篇》。

⑦副（pì）　割裂，剖分。此引申为分析。《说文》：“副，判也。从刀，畐声。”《诗·大雅·生民》：“不坼不副，无灾无害。”陆德明释文：“副，孚逼反，《说文》云：分也。《字林》云：判也。”《礼记·曲礼上》：“为天上削瓜者，副之，巾以絺。”郑玄注：“副，析也。”《山海经·中山经》：“其祠泰逢、薰池、武罗，皆一牡羊副。”汪绂释：“副同。音劈。《周礼》‘以副辜祭百物’，言分磔牲体以祭也。”《吕氏春秋·行论》：“副之以吴刀。”《鹖冠子·世贤》：“若扁鹊者，鑱血脉，投毒药，副肌肤，间而名出，闻于诸侯。”

⑧治病之道，气内为宝　道，方法；技艺；技术；事理；规律；政治主张或思想体系。此指治病的思想体系。《周礼·春官·大司乐》：“凡有道者，有德者，使教焉。”郑玄注：“道，多才艺。”《南史·齐江夏王锋传》：“江夏王有才行，亦善能匿迹，以琴道授羊景之，景之著名。”《易·说卦》：“是以立天之道曰阴与阳，立地之道曰柔与刚，立人之道曰仁与义。”《论语·卫灵公》：“道不同，不相为谋。”《孙膑兵法·威王问》：“以一击十，有道乎?”气内，即内气，指内脏之气。杨上善：“天地间气为外气，人身中气为内气。”治病之道，气内为宝，即治病的思想体系，以内脏之气视为珍宝。

⑨守数据治……终身不殆　俞，通“愈”。病痊愈；通“腧”。人体穴位的总称；专指人体背部穴位；指五腧穴（井、荥、腧、经、合）的腧穴。此指人体穴位的总称。《荀子·解蔽》：“故伤于湿而击鼓鼓痹，则必有敝鼓丧豚之费矣，而未有俞疾之福也。”本书《咳论》：“岐伯曰：‘治藏者治其俞，治府者治其合，浮肿者治其经。’”王冰注引《灵枢经》曰：“脉之所注为俞，所行为经，所入为合。”本书《奇病论》：“此人者，数谋虑不决，故胆虚气上溢，而口为之苦，治以胆募俞。”王冰：“胸腹曰募，背脊曰俞。”守数，所掌握的技术。《史

记·太史公自序》："扁鹊言医，为方者宗，守数精明。"守数据治……终身不殆，王冰："守数，调血气多少及刺深浅之数也。据治，谓据穴俞所治之旨而用之也。但守数据治而用之，则不失穴俞之理矣。殆者，危也。"

⑩五脏菀熟，痈发六腑　熟，热。王冰："熟，热也。"痈，通"壅、雍"。参见拙著《灵枢经·脉度第十七》中之注。发，繁育；生长；显现；显露；散发。此指后者。《诗·大雅·生民》："实种实袖，实发实秀。"《淮南子·主术训》："是故草木之发若蒸气，禽兽之归若流泉。"高诱注："发，生。"《诗·商颂·长发》："浚哲维商，长发其祥。"《左传·昭公元年》："天有六气，降生五味，发为五色。"杜预注："发，见也。"本书《四气调神大论篇》："恶气不发。"王冰："发，谓散发也。"五脏菀熟，痈发六腑，即五脏有瘀热，瘀滞之热就散发到六腑。

⑪上经、下经　指手足之经脉。《伤寒第一书·序》："而上经、下经，揆度阴阳，即为外感，内伤之关键。"而《痿论篇》有"下经曰"三字，说明有《下经》之书，故依上下而确定其词义。

⑫五中决以明堂　五中，五脏。王冰："谓五脏之气色也。"决，分辨；判断。《韩非子·解老》："目不能决黑白之色，则谓之盲。"《礼记·曲礼上》："失礼者，所以定亲疏，决嫌疑，别同异，明是非也。"明堂，即鼻。《灵枢经·五阅五使》："脉出于气口，色见于明堂"。《灵枢经·五色》："明堂者，鼻也。"

⑬横行　广行，遍行。《荀子·修身》："体恭敬而心忠信，术礼义而情爱人，横行天下，虽困四夷，人莫不贵。"王先谦集解引卢文弨曰："横行天下，犹《书》所云'方行天下'，言周流之广。"

征四失论篇第七十八

新校正云：按全元起本在第八卷，名《方论得失明著》。

【原文】

黄帝在明堂，雷公侍坐①，黄帝曰：夫子所通书受事②众多矣，试言得失③之意，所以得之，所以失之。雷公对曰：循经受业[④]，皆言十全[⑤]，其时有过失者，请问其事解也。

【校注】

①侍坐　在尊长近旁陪坐。《礼记·曲礼上》：“侍坐于所尊，敬毋余席。”孔颖达疏：“谓先生坐一席，己坐一席，己必坐于近尊者之端，勿得使近尊者之端更有空余之席。”

②通书受事　书，特指占书、历书等。《书·金縢》：“乃卜三龟，一习吉。启籥见书，乃并是吉。”孔传：“开籥见占兆书，乃亦并是吉。”《古诗为焦仲卿妻作》：“视历复开书，便利此月内，六合正相应。”通书，通晓历书。受事，接受职事或职务；受所教之事。此指后者。《国语·鲁语上》：“诸侯祀先王、先公，卿大夫佐之，受事焉。”汉代刘向《说苑·正谏》：“先生就衣，今愿受事。”

③得失　成败，得与失。《管子·七臣七主》：“故一人之治乱在其心，一国之存亡在其主，天下得失，道一人出。”尹知章注：“明主得，闇主失。”在此指教授医疗方面成功与失败。

④循经受业　受业，从师学习；弟子对老师亦自称受业；传授学业。此指后者。《孟子·告子下》：“交（曹交）得见于邹君，可以假馆，愿留而受业于门。”《史记·孔子世家》：“孔子不仕，退而修诗书礼乐，弟子弥众，至自远方，莫不受业焉。”唐代韩愈《师说》：“师者，所以传道受业解惑也。”循经受业，遵循医经，传义理，授学业。

⑤十全　谓治病十治十愈；有十分把握。此指完美无缺。《周礼·天官·医师》：“岁终，则稽其医事，以制其食，十全为上，十失一次之。”郑玄注：“全犹愈也。”《三国志·蜀志·魏延传》“延常谓亮为怯”裴松之注引晋代鱼豢《魏略》：“亮以为此县危，不如安从坦道，可以平取陇右，十全必克而无虞，故不用延计。”

【原文】

帝曰：子年少智未及邪[①]？将言以杂合耶[②]？夫经脉十二，络脉三百六十五，此皆人之所明知，工之所循用也。所以不十全者，精神不专，志意不理[③]，外内相失[④]，故时疑殆[⑤]。诊不知[⑥]阴阳逆从之理，此治之一失[⑦]矣；

受师不卒[⑧]，妄作杂术，谬言为道，更名自功[⑨]，妄用砭石，后遗身咎[10]，此治之二失也；

不适[11]贫富贵贱之居，坐之薄厚[12]，形之寒温，不适饮食之宜，不别人之勇怯，不知比类，足以自乱，不足以自明，此治之三失也；

诊病不问其始，忧患饮食之失节，起居之过度，或伤于毒[13]，不先言此，卒[14]持寸口，何病能中，妄言作名，为粗所穷，此治之四失也；

【校注】

①邪　语气助词。表判断。《庄子·天地》："然则今之鲍函车匠，皆君子也；而羿、伃、奚仲、巧垂，皆小人邪。"

②将言以杂合耶　将，想要；打算。《广雅·释诂一》："将，欲也。"言，学说；主张；言论；见解；意见。此指学说。《孟子·滕文公下》："天下之言不归杨，则归墨。"《史记·乐毅列传》："乐臣公善修黄帝、老子之言，显闻于齐，称贤师。"《诗·小雅·雨无正》："如何昊天？辟言不信。"《韩非子·问辩》："言无二贵，法不两适，故言行而不轨于抉令者必禁。"《盐铁论·国疾》："夫药酒苦于口利于病，忠言逆耳而利于行。"杂合：集合；聚集。唐代元稹《梦游春》诗："杂合两京春，喧阗众禽护。"将言以杂合耶，将言以杂合耶，《类经·十二卷·第十九》："杂合众说，而不能独断也。"即想把各家学说集聚起来啊！

③精神不专，志意不理　《类经·十二卷·第十九》："精神不专一者，以中无主而杂合也，志意不分条理者，以心不明而纷乱也。".

④外内相失　相失，不一致。外，即外在的脉、色。内，即内在脏腑的病情。外内相失，外在的脉色与内在脏腑的病情不一致。

⑤疑殆　犹言疑惑不解。《史记·扁鹊仓公列传》："凡此数事，皆五藏蹶中之时暴作也。良工取之，拙者疑殆。"王念孙《读书杂志·史记五》："此殆字非危殆之殆，殆亦疑也，汉人自有复语耳。言唯良工乃能取之，若拙工则疑而不能治也。"

⑥知　认识；辨别。此指后者。《左传·成公三年》："晋侯享齐侯，齐侯视韩厥。韩厥曰：'君知厥也乎？'齐侯曰：'服改矣。'"杜预注："言服改，明识其人。"《淮南子·说林训》："故见其一本而万物知。"高诱注："知，犹

别也。”

⑦失　错误，失误。《增韵·质韵》：“失，过也。”《商君书·靳令》：“邪臣有得志，有功者日退，此谓失。”《汉书·路温舒传》：“臣闻秦有十失。”

⑧受师不卒（zú）　卒，终；尽；完毕。受师不卒，跟随老师学习没有学完。

⑨更名自功　吴昆：“更名，变易其说也。自功，自以为功也。”，

⑩后遗身咎（jiù）　后，将来。身，毕生，一辈子。《公羊传·隐公八年》：“何以不氏？疾始灭也，故终其身不氏。”《史记·李将军列传》：“终广之身，为二千石四十余年，家无余财。”咎，灾祸，不幸之事。《书·大禹谟》：“君子在野，小人在位，民弃不保，天降之咎。”孔颖达疏：“天降之殃咎。”后遗身咎，将来给病人遗留一辈子灾祸。

⑪不适　不得，不招致。此指前者。《韩非子·说林下》：“崇侯、恶来知不适纣之诛也，而不见武王之灭之也。”王先慎集解：“《书大传·一》注：‘适，得也。’”

⑫坐之薄厚　坐，因为，由于。《词诠·卷六》：“坐，因也。”因为穿衣有薄厚。

⑬毒　吴昆：“毒，谓草木金石禽虫诸毒也。”

⑭卒（cù）　仓促；急速。此指前者。《玉篇·衣部》：“卒，急也。”《广韵·没韵》：“卒，遽也。”《墨子·七患》：“心无备虑，不可以应卒。”

【原文】

是以世人之语者，驰千里之外，不明尺寸之论，诊无人事[①]。治数之道，从容之葆[②]，坐持寸口，诊不中五脉，百病所起[③]，始以自怨，遗师其咎。是故治不能循理，弃术于市[④]，妄治时愈，愚心[⑤]自得。呜呼！窈窈冥冥[⑥]，熟[⑦]知其道？道之大者，拟于天地，配于四海[⑧]，汝不知道之谕，受以明为晦[⑨]。

【校注】

①是以世人之语者……诊无人事　世人，世间的人；一般的人。《楚辞·渔父》：“世人皆浊，我独清；众人皆醉，我独醒。”驰，传扬；传播。《韩诗外传·卷八》：“然其名声驰于后世，岂非学问之所致乎？”三国时魏国

曹植《惟汉行》："济济在公朝，万载驰其名。"不明，不理解；不明白。《楚辞·卜居》："物有所不足，智有所不明。"人事，自然界对人体的影响所产生的反应。是以世人之语者……诊无人事，即因此一般人告诉你的理论，能传播到千里之外，不明白诊脉尺寸的理论，诊断没有人与自然界的关系。

②治数之道，从容之葆　数，技艺；技巧。《孟子·告子上》："今夫弈之为数，小数也。"赵岐注："数，技也。"《淮南子·原道训》："夫临江而钓，旷日而不能盈罗，虽有钩箴芒距，微纶芳饵，加之以詹何、娟嬛之数，犹不能与网罟争得也。"高诱注："数，术也。"葆，隐蔽；隐藏。比喻不外露。《庄子·齐物论》："注焉而不满，酌焉而不竭，而不知其所由来，此之谓葆光。"成玄英疏："葆，蔽也。至忘而照，即照而忘，故能韬蔽其光，其光弥朗。"治数之道，从容之葆，治病技艺的方法，在举动上有隐藏。

③坐持寸口……百病所起　坐，空；徒然。《诗词曲语辞滙释卷四》："坐，犹徒也；空也；枉也。"持，通"恃"。凭借。《韩非子·奸劫弑臣》："乘舟之安，持楫之利，则可以水绝江河之难。"陈奇猷集释："持借为恃。"坐持寸口……百病所起，《类经·十二卷·第十九》："若理数未明而徒持寸口，则五脏之脉，且不能中，又焉知百病之所起。"

④弃术于市　术，周代王城百里之外的远郊。《集韵·至韵》："术，六乡之外地，通作'遂'。"《墨子·号令》："术乡长者、父老、豪杰之亲戚、父母、妻子，必尊宠之。"岑仲勉注："术、遂，古通用。《周礼·地官》'遂，与'乡，并举，'术乡'犹今言'乡镇'。"市，集市；交易；进行买卖；城市；人口密集，工商业发达的地方。《说文》："市，买卖所之也。"《尔雅·释言》："贸、贾，市也。"邢昺疏："谓市，买卖物也。"《吕氏春秋·仲夏纪》："门闾无闭，关市无索。"高诱注："市，人聚也。"弃术于市，即抛弃家乡到都市。

⑤愚心　愚拙之心。《韩非子·说林上》："今人不知以其愚心而师圣人之智，不亦过乎。"

⑥窈窈冥冥　微妙精深貌。《庄子·在宥》："至道之精，窈窈冥冥；至道之极，昏昏默默。"

⑦熟　王冰："今详'熟'当作'孰。'"吴本、《素问直解》并作"孰"。熟，同"谁"。代词，表示疑问。《说文解字注》："䎓，就与谁双声……后人乃分别熟为生熟，孰为谁孰矣。"当据改。

⑧四海　古以中国四境有海环绕，各按方位为“东海”、“南海”、“西海”和“北海”，但亦因时而异，说法不一。

⑨汝不知道之谕，受以明为晦　谕，教导；教诲；领会；理解；表明；显示；比喻；比拟。此指理解。《淮南子·修务训》：“此教训之所谕也。”高诱注：“谕，导也。”《晏子春秋·问上二七》：“举之以语，考之以事，能谕，则尚而亲之。”《广雅·释言》：“谕，晓也。”唐代刘知几《史通·惑经》：“窃详《春秋》之义，其所未谕者有十二。”《鬻子·撰吏》：“君子非人者，不出之于辞，而施之于行。故非非者行是，恶恶者行善，而道谕矣。”《韩非子·解老》：“礼者，外节之所以谕内也。”陈奇猷集释：“谕，表明也。”《战国策·齐策四》：“请以市谕：市，朝则满，夕则虚，非朝爱市而夕憎之也；求存故往，亡故去。”北齐颜之推《颜氏家训·教子》：“当以疾病为谕，安得不用汤药针艾救之哉?”明，光明；明亮；白昼；白天。三国时魏国曹操《短歌行》：“月明星稀，乌鹊南飞。”《诗·大雅·荡》：“既愆尔止，靡明靡晦。”郑玄笺：“不为明晦，无有止息也。”晦，晚上；夜；昏暗。《易·随》：“君子以向晦入宴息。”高亨注：“翟玄曰：‘晦者，冥也。’冥谓暮夜也。向晦犹今言向晚也。”《楚辞·天问》：“自明及晦，所行几里?”王逸注：“言日平旦而出，至暮而止，所行凡几何里乎?”《诗·郑风·风雨》：“风雨如晦，鸡鸣不已。”毛传：“晦，昏也。”汝不知道之谕，受以明为晦，你不能通晓最高理论的比拟，则所接受的理论把光明（白天）当成晦暗（夜晚）。

【音释】

《著至教论》：恤音戌

《示从容论》：砭方验切

《疏五过论》：沮七余反　惮音但

《徵四失论》：佚音逸　葆音保

卷第二十四

阴阳类论篇第七十九

新校正云：按全元起本在第八卷。

【原文】

孟春始至①，黄帝燕坐，临②观八极③，正八风之气④，而问雷公曰：阴阳之类，经脉之道，五中所主⑤，何藏最贵？雷公对曰：春甲乙青，中主肝，治七十二日，是脉之主时，臣以其藏最贵。帝曰：却念《上、下经》、《阴阳》、《从容》。雷公曰：子所言贵，最其下也⑥。

【校注】

①孟春始至　指立春之日。孟，指四季中每季的第一个月。《逸周书·周月》："岁有春夏秋冬，各有孟、仲、季，以名十有二月。"《礼记·月令》："孟春之月，日在营室。"唐代韩愈《岳阳楼别窦司直》诗："时当冬之孟，隙窍缩寒涨。"孟春，春季的第一个月，周历正月。始至，初到，孟春：冬至，则寒冷之气盛极，始向其相反方面转化，故冬至始，则一阳生，农历11月，为周历正月，周历正月为孟春。

②临　察视；居上视下。故此指后者。《尔雅·释诂下》："临，视也。"郭璞注："谓察视也。"《说文·卧部》："临，监临也。"按：段玉裁注本作"临，监也。"《荀子·劝学》："不临深溪，不知地之厚也。"

③八极　八方极远之地。《淮南子·原道训》："夫道者，覆天载地，廓四方，柝八极，高不可际，深不可测。"高诱注："八极，八方之极也，言其远。"

④正八风之气　正，考定。通"证"。征验，判断。此指前者。《玉篇·

正部》："正，定也。"《孟子·公孙丑上》："必有事焉而勿正，心勿忘，勿助长也。"杨伯峻注："王夫之《孟子稗疏》谓'正'，读如《仪礼·士昏礼》'必有正焉'之'正'，正者，徵也，的也，指物以为徵准使必然也。"《荀子·解蔽》："凡人之有鬼也，必以其感忽之间疑玄之时正之。"正八风之气，即考定判断八方之风。《类经·十三卷·第七》："察八方之风候也。"

⑤五中所主　五中，五脏。主，主象，预示（吉凶祸福，自然变化等）；统治。此指后者。宋代苏轼《格物粗谈·天时》："月晕，主七日内有风雨。"《宋史·刘锜傅》："方食，暴风拔坐帐，锜曰：'此贼兆也，主暴兵。'"五中所主，即在五脏所统治而预示的季节。

⑥却念《上、下经》、《阴阳》、《从容》，子所言贵，最其下也　却念，回头诵读。贵，地位最高；重要。《类经·十三卷·第七》："《上、下经》，古经也，阴阳、从容其篇名也。帝谓念此经义，则贵不在肝，盖特其最下者耳。"

【原文】

雷公致斋[①]七日，旦复侍坐。帝曰：三阳为经，二阳为维，一阳为游部[②]，此知五藏终始[③]。三阳为表，二阴为里[④]，一阴至绝作朔晦，却具合以正其理[⑤]。雷公曰：受业未能明。帝曰：所谓三阳者，太阳为经，三阳脉至手太阴，弦浮而不沉，决以度，察以心，合之阴阳之论[⑥]。所谓二阳者，阳明也，至手太阴，弦而沉急不鼓，炅至以病皆死[⑦]。一阳者，少阳也，至手太阴，上连人迎，弦急悬不绝，此少阳之病也，专阴则死[⑧]。三阴者，六经之所主也，交于太阴，伏鼓不浮，上空志心[⑨]。二阴至肺，其气归膀胱，外连脾胃[⑩]。一阴独至，经绝，气浮不鼓，钩而滑[⑪]。此六脉者，乍阴乍阳，交属相并，缪通五藏，合于阴阳[⑫]，先至为主，后至为客[⑬]。

【校注】

①致斋　致，送去，送到；达到；至。《说文·夂部》："致，送诣也。"《汉书·武帝纪》："其遣谒者巡行天下，存问致赐。"颜师古注："致，送至

也。”《礼记·乐记》：“武坐致右宪左，何也?”郑玄注：“致，谓膝至地也。”斋，古人在祭祀前或举行典礼前清心洁身以示虔敬；斋宫的简称。此指斋宫，即供斋戒用的宫室、屋舍。《国语·周语上》：“王即斋宫，百官御事，各即其斋三日。”韦昭注：“所斋之宫也。”

②三阳为经，二阳为维，一阳为游部　维，系；连结；网；络。维，通“纬”。维，又叫纪。《史记·扁鹊仓公列传》“中经维络，别下于三焦、膀胱”唐代张守节正义：“言经络下于三焦及膀胱也。”《墨子·迎敌祠》：“令命昏纬狗、纂马，掔纬，静夜闻鼓声而谚。”孙诒让间诂引苏时学曰：“纬，束也。”岑仲勉简注：“纬、纂皆系也。”《广雅·释诂二》：“维，系也。”《玉篇·糸部》：“维，繫也”《集韵·释言》：“维，网也。”《正字通·糸部》：“维，络也。”本书《皮部论》：“脉有经纪。”张隐庵集注：“经，径也；纪，维也。言脉络有径之经。横之维也。”游，同“斿（liu）”。古代连缀于旗帜正幅下沿的垂饰。《说文·㫃部》：“游，旌旗之旒（流）也。”钮树玉校录：“宋本及初印本‘旒’作‘流’，《系传》《韵会》作‘旌旗斿也’。”《史记·秦本纪》：“咨尔费，赞禹功，其赐尔皂游。”司马贞索隐：“游音旒。谓赐以皂色旌旆之旒。”三阳为经，二阳为维，一阳为游部，即三阳（太阳）犹如旗帜的经线，二阳（阳明）犹如旗帜的络的纬线，一阳（少阳）犹如旗帜的下沿游丝部分。

③此知五脏终始　知，辨别。测知。此指后者。《淮南子·说林训》：“故见其一本而万物知。”高诱注：“知，犹别也。”汉代刘向《列女传·阿谷处女》：“五音不知，安能调琴?”测，知。《礼记·乐记》：“穷高极远，而测深厚。”孔颖达疏：“测，知也。”意指知道了三阳为经，二阳为维，一阳为游部，由阳及阴，由表及里，这样就可以测知五脏之终始。

④三阳为表，二阴为里　表，即圭表，古代天文仪器圭表的组成部分，为直立的标竿，用以测量日影的长度。用以测量日影的长度。可根据日影在表上的位置推算时令节气及考定闰月的时间。《吕氏春秋·功名》：“犹表之与影，若呼之与响。”汉代荀悦《汉纪·高后纪》：“夏至，日至东井，去极近，故晷短，立八尺之表，而晷长一尺五寸八分。”《旧唐书·魏玄同传》：“流清以源洁，影端由表正。”里，长度单位，古以三百步为一里，后亦有以三百六十步为一里者，今以一百五十丈为一里。用为市里的简称，二市里合一公里；计算（里程）。《谷梁传·宣公十五年》：“古者三百步为里。”清代顾炎武《日知录·里》：“《谷梁传》：‘古者三百步为里。’今以三百六十步为里。”《穆天

子傅·卷四》："庚辰，天子大朝于宗周之庙，乃里西土之数。"郭璞注："里谓计其道里也。"又卷五："天子里圃田之路。"三阴为表，二阴为里，三阳以圭表来计算行度，二阴用来计算气行走的里程。参见拙作。《灵枢经·卫气行》、《灵枢经·五十营》、《灵枢经·营卫生会》、《灵枢经·阴阳系日月》《灵枢经·顺气一日分为四时》篇相关内容之注。

⑤一阴至绝作朔晦，却具合以正其理　朔，月相名。旧历每月初一，月球运行到地球和太阳之间，和太阳同时出没，地球上看不到月光的月相。《说文·月部》："朔，月一日始苏也。"《后汉书·律历志下》："日月相推，日舒月速，当其同所，谓之合朔。"朔日，夏历每月初一日。《释名·释天》："朔，月初之名也。"《汉书·天文志》："至月行，则以朔晦决之。"朔晦：即朔日和晦日。旧历每月初一日和最末一日。《汉书·李寻传》："朔晦正终始，弦为绳墨，望成君德，春夏南，秋冬北。"而晦朔则指农历每月末一日及初一日。《汉书·律历志下》："晦朔合离，斗建移辰，谓之月。"晋代杜预《春秋长历论》："始失于毫毛，而尚未可觉，积而成多，以失弦望朔晦，则不得不改宪而从之。"却，仰。此指仰天观察日月星。一阴至绝作朔晦，却具合以正其理，一阴为厥阴，厥阴则两阴交尽，绝则阴尽，阴尽则阳生，当一阴至极则阳生，阳生则如月之朔，阴尽则如月之晦。当一阴至极时，出现从初一和三十之气数，仰观天象要详尽来证明阴阳终始之理。

⑥三阳脉至手太阴……合之阴阳之论　三阳，即太阳。手太阴，此指寸口。心，思考；谋划。《国语·周语上》："夫民虑之于心，而宣之于口，成而行之，胡可壅也。"《孟子·告子上》："心之官则思。"《吕氏春秋·精谕》："纣虽多心，弗能知矣。"三阳脉至手太阴……合之阴阳之论，太阳之气脉到达手太阴寸口的时候，脉弦浮而不沉，要分辨其行的长度，观察要用心来思考，两脉气相汇合，就是阴阳的理论。

⑦所谓二阳者……炅至以病皆死　王冰："鼓，谓鼓动。炅，热也。阳明之脉，浮大而短，今弦而沉急不鼓者，是阴气胜阳，本来乘土也。然阴气胜阳，木来乘土，而反热病至者，是阳气之衰败也，犹灯之焰欲灭反明，故皆死也。"

⑧一阳者……专阴则死　悬，通"弦"。此指空。南朝梁国刘勰《文心雕龙·乐府》："荀勖改悬，声节哀急。"唐代康庭芝《咏月》："台前疑挂镜，帘外似悬钩"（半圆形的月亮。阴历初七初八，月亮缺上半，叫上弦，二十

二、二十三，月亮缺下半，叫下弦。《释名·释天》："弦，月半之名也。其形一旁曲，一旁直，若张弓施弦也。）《汉书·律历志上》："而朔晦月见，弦望满亏，多非是。"《论衡·四讳》："犹八日，月中分，谓之弦。"唐代杜甫《月三首》之三："万里瞿塘峡，春来六上弦。"仇兆鳌注："王褒《月》诗：'上弦如半璧'"）。专，独占；单独，独自；满。通"传、搏"。此指独占。《左传·襄公二十六年》："专禄以周旋。"孔颖达疏："专禄者，谓专君之以为己有，东西随己谓之为专。"《国语·晋语八》："非（韩）起也敢专承之。"韦昭注："专，独也。"王冰："专，独也。言其独有阴气而无阳气，则死。"《礼记·曲礼上》："有丧者专席而坐。"郑玄注："专，犹单也。"吴曾棋《国语韦解补证》："专车，满一车。"《吕氏春秋·季冬》："专于农民，无有所使。"于省吾新证："专、传古字通。"《吕氏春秋·辩土》："树肥无使扶疏，树硗不欲专生而族居。"俞樾平议："专读为搏……不欲专生者，不欲聚生也。"一阳者……专阴则死，一阳是少阳，其气到达手太阴寸口，向上连到人迎脉处，脉空紧，弦是不竭，这是少阳经有病了，当独占阴时，就要死了。

⑨三阴者……上空志心　伏，沉伏。伏鼓，指向下按则有鼓起之感。志，骨镞不剪羽的箭；练习用的箭，无镞。《尔雅·释器》："骨镞不翦羽谓之志。"《仪礼·既夕礼》："志矢一乘，轩辋中，亦短卫。"郑玄注："志，犹拟也，习射之矢。"志心，即穿于心。王冰："三阴者，太阴也。言所以诸脉皆至手太阴者何耶？以是六经之主故也。六经，谓三阴三阳之经脉也。所以至手太阴者何？以肺朝百脉之气，皆交会于气口也。"伏鼓不浮，上空志心，王冰："脉伏鼓击而不上浮者，是心气不足，故上控引于心而为病也。"三阴者……上空志心，三阴，是足太阴的所统治四时的脏脉，交会于手太阴寸口，指向下按则有鼓起之感而不浮，向上控引，犹如穿刺于心。

⑩二阴至肺……外连脾胃　二阴，肾也。肺，气口也。二阴至肺……外连脾胃，《素问经注节解》："肾与膀胱为表里，其气本相通，肾又为胃关，脾胃之气实原于命门，故肾脉之见于寸口者，其气内归于膀胱，外连于脾胃，盖以经脉相通之气言也。"

⑪一阴独至……钩而滑　一阴，足厥阴脉。独至，仅厥阴脉到达寸口，他脉不到，有阴无阳则使经气已竭绝，脉气浮可是不能鼓指，如钩而滑。

⑫此六脉者，乍阴乍阳，交属相并，缪（jiu）通五藏，合于阴阳　缪，《后汉书·舆服志上》："金薄缪龙，为舆倚较。"李贤注引徐广曰：缪，交错

之形。这六条经脉的异常脉象，或者阴脏见阳脉，或者阳脏见阴脉，是气交会连续不断递相会合，交错通于五脏，使阴阳经脉相汇合。

⑬先至为主，后至为客　至，到，此指出现。脉到寸口。《类经·十三卷·第七》："六脉之交，至有先后，有以阴见阳者，有以阳见阴者，阳脉先至，阴脉后至，则阳为主而阴为客；阴脉先至，阳脉后至，则阴为主而阳为客，此先至为主，后至为客之谓也。"

【原文】

雷公曰：臣悉尽意，受传经脉，颂①得《从容》之道，以合《从容》，不知阴阳，不知雌雄。帝曰：三阳为父，二阳为卫，一阳为纪②。三阴为母，二阴为雌，一阴为独使③。二阳一阴，阳明主病，不胜一阴，脉耎而动，九窍皆沉④。三阳一阴，太阳脉胜，一阴不能止，内乱五藏，外为惊骇⑤。二阴二阳，病在肺，少阴脉沉，胜肺伤脾，外伤四支⑥。二阴二阳皆交至，病在肾，骂詈妄行，巅疾为狂⑦。二阴一阳，病出于肾，阴气客游于心脘下空窍，堤闭塞不通，四支别离⑧。一阴一阳代绝，此阴气至心，上下无常，出入不知，喉咽干燥，病在土脾⑨。二阳三阴，至阴皆在，阴不过阳，阳气不能止阴，阴阳并绝，浮为血瘕，沉为脓胕⑩。阴阳皆壮，下至阴阳⑪，上合昭昭⑫，下合冥冥，诊决死生之期，遂⑬合岁首⑭。

【校注】

①颂　通"诵"。吟哦；朗读。王冰："颂，今为诵也。"《孟子·万章下》："颂其诗，读其书，不知其人，可乎？是以论其世也。"朱熹集注："颂、诵通。"

②三阳为父，二阳为卫，一阳为纪　父，天，古人以为天地生万物的根源。故称天为"父"；开始；禽善中的雄性；父亲。此指三阳在天。《易·说卦》："乾，天也，故称乎父；坤，地也，故称乎母。"《书·泰誓上》："惟天地，万物父母；惟人，万物之灵。"《鹖冠子·泰录》："味者，气之父母也；精微者，天地之始也。"《淮南子·俶真训》："夫天之所覆，地之所载，六合

所包，阴阳所响，雨露所濡，道德所扶：此皆生一父母而阅一和也。”《老子》：“强梁者不得其死，吾将以为教父。”河上公注：“父，始也。”《说文·牛部》：“牡，畜父也。”《说文·又部》：“父，矩也，家长率教者。”卫：任守御防护之职者；边远的地方；四肢。《书·康王之诰》：“一二臣卫，敢执壤奠。”孔颖达疏：“言卫者，诸侯之在四方，皆为天子蕃卫。故曰臣卫。”《周礼·春官·巾车》：“以封四卫，”郑玄注：“四卫，四方诸侯守卫者。”《吕氏春秋·审时》：“是故得时之稼，其香臭，其味甘，其气章，百日食之，耳目聪明，心意叡智，四卫变强，（歹凶）气不入，身无苛殃。”高诱注：“四卫，四枝也。”四枝，即“四肢”。《逸周书·武顺》：“左右手各握五，左右足各履五，曰四枝，孔晁注：“四枝，手足也。”纪，终极；限度；穷尽；丝缕的头绪；引申为事物的头堵、开端、边际；日月相会。此指终极而相会。《国语·周语上》：“若国亡不过十年，数之纪也。夫天之所弃，不过其纪。”韦昭注：“数起于一，终于十，十则更，故曰纪也。”《左传·文公十八年》：“聚敛积实，不知纪极。”《后汉书·循吏传·孟尝》：“先时宰守并多贪秽，诡人采求，不知纪极，珠遂渐徙于交址郡界。”《资治通鉴·汉献帝建安元年》：“且董卓贪淫骄陵，志无纪极。”《北史·李先传》：“国家政化长远，不可纪极。”《方言·卷十》：“绁、末、纪，绪也，南楚皆曰緤。或曰端、或曰纪，或曰末，皆楚转语也。”《说文·糸部》：“纪，丝别也。”王筠句读：“纪者，端绪之谓也。”《墨子·尚同上》：“譬若丝缕之有纪，罔罟之有纲。”《列子·汤问》：“物之终始，初无极己：始或为终，终或为始，恶知其纪。”《吕氏春秋·季冬》：“月穷于纪。”高诱注：“月遇日相合为纪。月终纪，光尽而复生曰朔，故曰月穷于纪……一说：纪，道也。月穷于故宿，故曰穷于纪。”三阳为父，二阳为卫，一阳为纪，三阳犹如天，二阳犹如天之四方之卫，一阳犹如天之终极相会的地方。

③三阴为母，二阴为雌，一阴为独使　母，大地；养育；哺育。禽兽雌性的或草木结实的；本源；根本；主干；物之能产生它物者；通“亩”。田亩。《易·说卦》：“坤，地也，故称乎母。”此指后者。《说文·女部》：“母，牧也。”段玉裁注：“牧者，养牛人也。以譬人之乳子。”桂馥义证：“母、牧声相近，方言‘牧，饲也。’”《史记·淮南衡山列传》：“吏奉厉王诣上，上悔，令吕后母之，而葬厉王母真定。”王国堆《尔雅草木虫鱼鸟兽名释例上》：“草木之有实者曰母，无实者曰牡，实而不成者曰童”《字汇·母部》：“禽兽

之牝皆曰母。”《老子》：“天下有始，以为天下母。”汉代焦赣《易林·睽之困》：“大树之子，百条共母。”《史记·鲁周公世家》：“天降祉福，唐叔得禾，异母同颖，献之成王。”司马贞索隐：“《尚书》曰‘异亩’。此‘母’义并通。”钱大昕《廿二史考异·史记四》：“‘异母同颖’……古文亩为亩，母即亩之省。”雌，泛指能产卵细胞的（生物）。《诗·小雅·无羊》：“尔牧来思，以薪以蒸，以雌以雄。”朱熹集传：“雌、雄，禽兽也。”《乐府诗集·鼓角横吹曲五·木兰诗一》：“雄兔脚扑朔，雌兔眼迷离。”使，出使；使者。《论语·子路》：“使于四方，不辱君命。”《后汉书·寇恂传》：“使君建节衔命，以临四方。”《左传·成公九年》：“兵交，使在其间可也。”唐代柳宗元《诸使兼御史中丞壁记》：“古者交政于四方，谓之使。今之制，受命临戎，职无所统属者，亦谓之使。凡‘使’之号，盖专焉而行其道者也。”《类经·十三卷·第七》：“使者，交通终始之谓，阴尽阳生，惟厥阴主之，故为独使。”三阴为母，二阴为雌，一阴为独使，三阴犹如大地，二阴犹如产卵细胞的（生物），一阴犹如来往终与始的使者。

④二阳一阴……九窍皆沉　耎，物体前较大于后。《说文·大部》：“耎，稍前大也。”段玉裁注：“稍前大者，前较大于后也。”《说文通训定声》：“当作梢前大也……所谓本不胜末也，所谓末大必折也。”据此此指濡脉，浮取软而无力。九窍：指耳、目、口、鼻及尿道、肛门的九个孔道。《周礼·天官·疾医》：“两之以九窍之变。”郑玄注：“阳窍七，阴窍二。”《楚辞·高唐赋》：“九窍通郁，精神察滞。”沉，亦作沈。沈，山岭上凹处的积水；停滞；止息。通“瀋”。汁液。《说文·水部》：“沈，陵上滈水也。”段玉裁注：“谓陵上雨积停潦也。”瀋，《集韵·寑韵》：“瀋，《说文》：‘汁也。’或作沈。”段玉裁《说文解字注·水部》：“沈，或借为瀋字。”《礼记·檀弓下》：“为榆沈，故设拨。”郑玄注：“以水浇榆白皮之汁，有急以播地，于引辅车滑。”陆德明释文：“沈，本又作‘审’，同。昌审反。”《广雅·释诂三》：“沈，止也。”二阳一阴……九窍皆沉，二阳为阳明，一阴为厥阴，阳明属土，厥阴属木。阳明所预示的病，是木克土而肝盛伤胃，所以不胜一阴。脉濡而动，是九窍都有停滞水湿。

⑤三阳一阴……外为惊骇　马莳：“此言膀胱与肝为病者，膀胱胜而肝负也。三阳者，足太阳膀胱经也。一阴者，足厥阴肝经也。膀胱主病，而肝来侮之，则木来乘水，当是时膀胱为表，肝为里，腑脏邪盛，有自表入里之

势，肝经不得而止之，致使内乱五脏之神，外有惊骇之状，《金匮真言论》曰：肝，其病发惊骇。”

⑥二阴二阳……外伤四支 《类经·十三卷·第七》：“二阴，手少阴也。二阳，足阳明也。少阴为心火之脏，火邪则伤金，故病在肺。阳明为胃土之腑，土邪必伤水，故足少阴之脉沉，沉者气衰不振之谓。然胃为脾腑，脾主四肢，火既胜肺，胃复连脾。脾病则四肢亦病矣。”

⑦二阴二阳皆交至……巅疾为狂 交至，一齐来到。南朝宋国刘义庆《世说新语·赏誉》：“林公云：‘见司州警悟交至，使人不得住，亦终日忘疲。’”唐代韩愈《潮州谢孔大夫状》：“开缄捧读，惊荣交至。”骂詈，斥骂。巅，通颠、癫。二阴二阳皆交至……巅疾为狂，二阴为肾而应水。二阳为胃而应土。当二阴二阳病都一起到来时，胃土胜使病最终在肾，则有斥骂，没有目的的乱跑，癫证转变为狂证。

⑧二阴一阳……四支别离 二阴者，足少阴肾也。“其支者，从肺出络心。”一阳，手少阳三焦也。其脉“下膈，循属三焦。”阴，阴湿；水；冷，寒冷。《吕氏春秋·辩土》：“故亩欲广以平，圳欲小以深，下得阴，上得阳，然后咸生。”高诱注：“阴，湿也。”《文选·张衡〈东京赋〉》：“阴池幽流，玄泉洌清。”薛综注：“水称阴。”《左传·襄公二十八年》：“阴不堪阳。”杨伯峻注：“古人谓寒冷为阴，温暖为阳。应有冰而无冰，即应寒而暖，故曰阴不胜阳。”本书《四时刺逆从论》：“厥阴有余病，阴痹。”王冰：“阴，谓寒也。”客游，在外寄居或游历。《史记·刺客列传》：“而聂政谢曰：‘臣幸有老母，家贫，客游以为狗屠。’”堤，同“坻”滞；止。《说文·土部》：“堤，滞也。”段玉裁注：“此篆与坻篆音义皆同。”别离，离别，此引申为“犹如散了架子一样”。在足少阴肾和手少阳三焦合病，由肾盛引起，寒水之气寄居在心（此指胃脘），脘下孔窍（管道）有瘀滞，闭塞不通，四肢犹如散了架子一样。

⑨一阴一阳代绝……病在土脾 一阴，为厥阴，一阳，为少阳，此为厥阴、少阳合病。代，脉象。表述不一：①《史记·扁鹊仓公列传》：“此五藏高之远数以经病也，故切之时不平而代。不平者，血不居其处；代者，时参击并至，乍躁乍大也。”张守节正义引《素问》：“血气易处曰不平，脉候动不定曰代。”②《脉经》：“代脉来数中止，不能自还，因而复动。”李中梓注：“代者，真气乏而求代之脉也。”代绝，即脉来有停跳。一阴一阳代绝，指脉来有停跳。上下，以肚脐为中，腰以上为上，腰以下为下。上下无常，指病出现

在身体上下部位变化不定。出入不知，咽喉干燥。王冰："若受纳不知其味，窍泄不知其度，而咽喉干燥者，咽喉之后属咽，为胆之使，故病则咽喉干燥。虽病在脾土之中，盖由肝胆之所为尔。"

⑩二阳三阴……沉为脓胕　脓，疮口溃烂所化的粘液；胖；肥貌。此引申为"胖肿"，即浮肿。北方方言"胖鼻子肿眼；脸胖了"。《灵枢经·玉版》："营气不行，乃发为痈疽。阴阳不通，两热相搏，乃化为脓。"《韩非子·外储说左上》："吴起为魏将而攻中山，军人有病疽者，吴起跪而自吮其脓。"明代马愈《马氏日抄·番药》："阿息儿，状如地骨皮……又治金疮脓不出，嚼碎傅疮上即出。"《文选·曹植〈七启〉》："玄熊素肤，肥豢脓肌。"李善注："脓，肥貌也。"胕，浮肿。本书《水热穴论》："上下溢于皮肤，故为胕肿。胕肿者，聚水而生病也。"本书《六元正纪大论》："湿胜则濡泄，甚则水闭胕肿。"王冰："胕肿，肉泥按之陷而不起也。"张隐庵："胕肿，胀也。"脓胕，即浮肿。二阳三阴……沉为脓胕，《类经·十三卷·第七》："二阳胃也，三阴肺也，至阴脾也，皆在，皆病也。脾胃相为表里，病则仓廪不化，肺布气于脏腑，病则治节不行。故致阴不过阳，则阴自为阴，不过入于阳分也。阳气不能止阴，则阳自为阳，不留止于阴分也。若是者，无复交通，阴阳并绝矣。故脉浮者，病当在外而为血瘕，脉沉者，病当在内而为脓胕。正以阴阳表里不相交通，故脉证之反若此。"

⑪阴阳皆壮，下至阴阳　壮，伤。《汉书·叙传下》："安国壮趾，王恢兵首，彼若天命，此近人咎。"颜师古注："壮，伤也。趾，足也。直谓堕车蹇耳，不言不宜征行也。"黄侃《论学杂著·蕲春语》："《方言·三》：'凡草木刺人，北燕、朝鲜之间谓之茦，或谓之壮。'注：'今淮南人亦呼壮；壮，伤也。'案吾乡谓刀刃微伤，如剃发见血之类，曰打壮子。"阴阳，王冰："阴阳者，男子为阳道，女子为阴器者。"

⑫上合昭昭，下合冥冥　吴昆："昭昭，天之阳也，冥冥，地之阴也，言脉阴阳合天地也。"身之上应和阳，身之下应和阴。

⑬遂　决断；尽；完全。此指前者。《国语·吴语》："昔吾先王，世有辅弼之臣，以能遂疑计恶，以不陷于大难。"韦昭注："遂，决也。"《六节藏象论》："请遂闻之。"玉冰："遂，尽。"

⑭岁首　一年开始的时候，一般指第一个月，以周历为据，为了更好的了解纪日，纪月，纪年，在此将相关内容的由来及依据分述如下：

纪日，纪月：《后汉书·律历志上》："记称大挠作甲子，隶首作数。二者既立，以比日表，以管万事。"刘昭注引《月令章句》："大挠探五行之情，占斗纲所建，于是始作甲乙以名日，谓之干，作子丑以名月，谓之枝，枝干相配，以成六旬。"

月建，农历之月建，亦名斗建。指旧历每月所建之辰。古时以北斗星的运转计算月令，而定季节，斗柄所指之辰谓之斗建。将十二地支和十二个月份相配，用以纪月，以通常冬至所在的十一月配子，称建子之月，类推，十二月建丑，称建丑之月，正月建寅，称建寅之月，二月建卯，称建卯之月，直到十月建亥，如此周而复始。明代郎瑛《七修类稿·天地三·月建》："正月节戌时，北斗之杓指于寅位之初，雨水正月中气，斗杓戌时指寅位之中。二月指卯，三月指辰，名曰月建，亦名斗建。若遇闰月，其月内无中气，戌时斗柄指于两辰之间。"

由于古时以北斗星的运转计算月令，斗柄所指之辰谓之斗建。《汉书·律历志上》："日至其初为节，至其中斗建下为十二辰，视其建而知其次。"《魏书·术艺传·张渊》："尔乃四气鳞次，斗建星移。"具体说，为一阳生始。《尔雅·释天》"十一月为辜。"清代郝懿行义疏："辜者，故也。十一月阳生，欲革故取新也。十月建亥，亥者根荄也。至建子之月，而孳孳然生矣。"必须指出，我们不能把月建之第一个月之建子之月（十一月），与我们今之正月为首混淆。

【原文】

雷公曰：请问短期①。黄帝不应。雷公复问。黄帝曰：在经论中。雷公曰：请闻短期。黄帝曰：冬三月之病，病合于阳者，至春正月脉有死征，皆归出春②。冬三月之病，在理已尽，草与柳叶皆杀，春阴阳皆绝，期在孟春③。春三月之病，曰阳杀④，阴阳皆绝，期在草干⑤。夏三月之病，至阴不过十日⑥，阴阳交⑦，期在濂水⑧。秋三月之病，三阳俱起，不治自已⑨。阴阳交合者，立不能坐，坐不能起⑩。三阳独至，期在石水⑪。二阴⑫独至，期在盛水⑬⑭。

【校注】

①短期　短，死亡。《书·洪范》："六极：一曰凶短折。"孔颖达疏："郑玄以为凶短折皆是夭枉之名，未龀曰凶，未冠曰短，未婚曰折。"短期，近期死亡。

②冬三月之病……皆归出春　归，人死。《尔雅·释训》："归，鬼之为言归也。"郝懿行义疏："'生，寄也；死，归也。'故《列子·天瑞篇》云：'鬼，归也。'又云：'古者谓死人为归人。'"冬三月之病……皆归出春，《类经·十八卷·第九十六》："冬三月者，阴盛时也。病合于阳者，阳证阳脉也。出春，春尽夏初也。以水王之时而病合于阳者。时气不足，病气有余也。及至孟春正月，阳气发生则阴邪愈胜，阴气愈竭，若脉有死征，则出春夏而阳盛阴衰，俱已至极，无所逃矣。"

③冬三月之病……期在孟春　理，性；通"裹"。在内或在中，与"外"相对。此指在内脏。《礼记·乐记》："好恶无节于内，知诱于外，而不能反躬，天理灭矣。"郑玄注："理，犹性也。"王冰注："理、裹也。"身体内部。本书《至真要大论》："厥阴之复，少腹坚满，裹急暴痛。"王冰注，"裹，腹胁之内也。"《正字通》："裹，借凡内称表之对也。"期，预期；预料；旧谓运数，气数。此指预料，或气数。《荀子·天论》："所志于天者，已其见象之可以期者矣。"《晋书·宣帝纪》："宣皇以天挺之姿，应期佐命。"《南史·王茂传论》："若非天人启期，岂得若斯之速乎？"马莳："若冬三月之病，死证悉见，在理已尽，亦可延至地有草柳有叶之时，其人始杀者，何也？有死征而无死脉也。以物生而人死，故亦以杀名之。"王冰："立春之后而脉阴阳皆悬绝者，期死不出正月。"

④阳杀　杀，枯干貌；衰微，凋零；灭，除去；伤害，败坏。此指衰微。《史记·扁鹊仓公列传》："故伤脾之色也，望之杀然黄，察之如死青之兹。"《吕氏春秋·长利》："是故地日削，子孙弥杀。"高诱注："杀，衰也。"《庄子·大宗师》："杀生者不死，生生者不生。"成玄英疏："杀，灭也。"《礼记·月令》："（季夏之月）是月也，土润溽暑，大雨时行，烧剃行水，利以杀草，如以热汤。"《春秋·僖公三十三年》："陨霜不杀草。"《类经·十八卷·第九十六》："春月阳气方升，而病在阳者，故曰阳杀。杀者衰也。"吴昆："春月阳气方升，万物生育，不宜有病，今反病焉，是曰阳杀。"高士宗："春三月之病，阳气不生，故曰阳杀。杀，犹绝也。"

⑤草干　王冰："若不阳病，但阴阳之脉皆悬绝者，死在于霜降草干之时也。"马莳："若使其脉阴阳俱绝，则不能满此三月而始此也。期在旧草尚干之时，即应死矣，无望其草生柳叶之日也。"马说不符合实际情况，因为假如病在季春，草长否？所以据文例，依王注。

⑥至阴不过十日　至阴，脾也；肾也；极盛的阴气。此指后者。本书《金匮真言论》："阴中之至阴，脾也。"《水热穴论》："肾者，至阴也。至阴者，盛水也。"《庄子·田子方》："至阴肃肃，至阳赫赫。"夏三月为阳极盛之时，长夏为最，为脾之至阴时。至阴不过十日，大病到极冷的时候，不过十天出现死亡。

⑦阴阳交　诸说不一，王冰："《评热病论》曰：温病而汗出，辄复热而脉躁疾，不为汗衰，狂言不能食者，病名曰阴阳交。"吴昆："阴脉见于阳，阳脉见于阴，阴阳交易其位，谓之阴阳交。"前边都没有病名，惟此为病名，与文例不合。故王冰说难以置信。吴认为是脉象，余文例未言，也不合文例，故笔者认为，阴阳交，春夏为阳，秋冬为阴，此指在夏与秋交接之时令。恰与下文"期在溓水"贯通。

⑧溓（lián）水　薄水；大水中断小水流出；薄冰。同"潇"。寒。此指雨水少的秋季。《说文》："溓，薄水也。一曰中绝小水。"段玉裁注："《玉篇》、《广韵》作'大水中绝小水出也'，当是古人所见完本，后夺误为四字耳。谓大水中绝小水之流而出也。"《集韵·侵韵》："潇，《说文》：谷也。'一曰寒也。一曰潇潇，雨也。'或从兼。"《正字通·水部》："溓，寒也。"《广韵·琰韵》："溓，薄冰也。"溓水，注家对此解释亦不一，新校正："按全元起本云：溓水者，七月也。"吴昆："溓水，仲秋水寒之时也。"高士宗："夏三月之病而交于秋，期在溓水而死。溓，犹清也，中秋水天一色之时也。"依吴、高说。

⑨秋三月之病，三阳俱起，不治自己　吴昆："秋三月金王，而太阳寒水之气先时而至，是为母子相生，故不治自已。"

⑩阴阳交合者，立不能坐，坐不能起　吴昆"阴阳交合，谓阴阳之气交至合而为病也。阴阳两伤，血气惧损，衰弱已甚，故令动止艰难，立则不能坐，坐则不能起也。"

⑪三阳独至，期在石水　"三阳独至"的解释不一，王冰："有阳无阴，故云独至也。"马莳："惟有阳无阴，是三阳之脉独至也。"《类经·十八卷·

第九十六》："三阳独至……阳亢阴竭之候也。"吴昆："三阳，太阳也，独至，惟见太阳脉至，更无他脉也。"从吴注"石水"，王冰："石水者，谓冬月水冰如石之时。"三阳独至，期在石水，即三阳之脉独盛，预料于冬月寒水极盛水冰如石之时死亡。

⑫二阴　新校正云："按全元起本'二阴'作'三阴'。"吴本同全本。

⑬二阴独至，期在盛水　水，雨。《格物粗谈·天时》："立夏、夏至日晕，主水。"又"中秋晴，主来年水。"所以马莳："若有肾脉来见，有阴而无阳，是二阴之脉独至也，当不死于冬而死于春，期在盛水而已。盛水者，正月雨水之候也。"但当"二阴独至"，说明阴盛，当在"盛水"解释成雨水之时，但此时为"日冬至，则一阴下藏，一阳上舒"阶段（《史记·律书》）。况且《易·说卦》："坎者，水也，正北方之卦也。"冬者，水也。《云笈七签·卷十三》："肾主北方，其色黑。"所以笔者认为盛水，当指五星夏季的土运旺盛六月之时段。

⑭雷公复问……期在盛水　新校正云："按全元起本，自'雷公'已下别为一篇，名《四时病类》"。

方盛衰论篇第八十

新校正云：按全元起本在第八卷。

【原文】

雷公请问：气之多少①，何者为逆？何者为从？黄帝答曰：阳从左，阴从右②，老从上，少从下③，是以春夏归阳为生，归秋冬为死，反之，则归秋冬为生④，是以气多少逆皆为厥。

【校注】

①多少　多，胜过，超出；余。《正字通·夕部》："多，胜也。"《说文解字注·多部》："多者胜少者，故引伸为'胜'之称。"《礼记·檀弓上》："多矣乎，予出祖者。"孔颖达疏："多犹胜也。"多少，或多或少。晋代干宝

《搜神记·卷七》："张掖太守焦胜上言：'以留郡本国图校今石文，文字多少不同。'"多者则超出，少者则不足，故此指阴阳之气或多或少，也可曰或有余（盛）或不足（衰）。不论有余或不足都可使人病。

②阳从左，阴从右 《类经·十八卷·第八十四》："阳气主升，故从乎左，阴气主降，故从乎右。从者为顺，反者为逆。"

③老从上，少从下 《类经·十八卷·第八十四》："老人之气，先衰于下，故从上者为顺；少壮之气，先盛于下，故从下者为顺。盖天之生气，必自下而升，而人气亦然也，故凡以老人而衰于上者，其终可知，少壮而衰于下者，其始可知，皆逆候也。"

④是以春夏归阳为生……则归秋冬为生 归，本，宗旨。《史记·李斯列传》："斯知六艺之归，不务明政，以补主上之缺。"春夏属阳，正常无病主见阳脉，春夏阳证见阳脉者为顺，预示着易治而生，阳证见阴脉者为逆，预示着难治而死。秋冬属阴，正常无病主见阴脉，所以秋冬阴证见阴脉者为顺，预示着生。

【原文】

问曰：有余①者厥耶？答曰：一上不下，寒厥到膝，少者秋冬死，老者秋冬生②。气上不下，头痛巅疾③，求阳不得，求阴不审④，五部隔无征⑤，若居旷野，若伏空室⑥，绵绵乎属不满日⑦。

【校注】

①余 通"（馀）瘀"。此指胜过；余。针对上文"气之多少"之"多"而言。《本经》："紫葳……主妇人产乳余疾。"余，繁体作馀，馀与瘀均为鱼部，叠韵声近可通。《诸病源候论·产后血上抢心痛候》："凡产，余血不尽，得冷则结"。

②一上不下……老者秋冬生 一，指万物的本源，"道"；指由"道"派生的原始浑沌之气。此指后者，即元气。《说文·一部》："惟初太始，道立于一。造分天地，化成万物。"《庄子·天地》："泰初有无，无有无名，一之所起，有一而未形，物得以生，谓之德。"成玄英疏："一，应道也。"《韩非子·扬权》："道无双，故曰一。"《淮南子·诠言》："一也者，万物之本也，

无敌之道也。”《淮南子·原道训》：“道者，一立而万物生矣，是故一之理，施四海；一之解，际天地。”《老子·第四十二章》：“道生一，一生二，二生三，三生万物。”《列子·天瑞》“一者，形变之始也。清轻者上为天，浊重者下为地，冲和气为人。”王充《论衡·谈天》：“说《易》者曰：‘元气未分，浑沌为一。”一上不下……老者秋冬生，新校正云：“按杨上善云：虚者，厥也。阳气一上于头，不下于足，足胫虚，故寒厥至膝。”《类经·十八卷·第八十四》：“少年之阳不当衰而衰者，故最畏阴胜之时，老人阳气本衰，是其常也，故于冬秋无虑焉。”即元阳之气向上于头，不能向下于足，则有寒厥从足到膝，年轻的病人在秋冬死亡，老年的人在秋冬则存活。

③气上不下，头痛巅疾　疾，病；急剧而猛烈；祸害。此指急剧而猛烈。王国维《观堂集林·毛公铭考释》：“疾之本字，象人亦下箸矢形，古多战事，人箸矢则疾矣。”《易·说卦》：“动万物者，莫疾乎雷；桡万物者，莫疾乎风。”《淮南子·兵略训》：“夫风之疾，至于飞屋折木。”《战国策·秦策三》：“《书》云：树德莫如滋，除害莫如尽。吴不亡越，越故亡吴；齐不亡燕，燕故亡齐。齐亡于燕，吴亡于越，此除疾不尽也。”气上不下，头痛巅疾，即原阳之气向上而不能下（使上实下虚），则有头痛而巅顶剧烈。

④求阳不得，求阴不审　求，选择。《周礼·地官·牛人》：“凡祭祀，共其享牛，求牛，以授职人而刍之。”孙诒让正义：“惠士奇云：凡祭祀，前三日择牲，君召牛纳而视之，择其毛而卜之，是为求牛。求，犹择也。”审，真实；确实，果真；明白；清楚。此指前者。《玉篇·采部》：“审，信也。”《战国策·秦策一》：“为人臣不忠当死，言不审亦当死。”《管子·小称》：“审行之身毋怠，虽夷貉之民，可化而使之爱；审去之身，虽兄弟父母，可化而使之恶。”晋代葛洪《抱朴子·诘鲍》：“审能如此，乃圣主也。”《公孙龙子·白马》：“故黄、黑马一也，而可以应有马，而不可以应有白马，是白马之非马，审矣。”求阳不得，求阴不审，《类经·十八卷·第八十四》：“厥之在人也，谓其为阳，则本非阳盛，谓其为阴，则又非阴盛，故皆不可得。”

⑤五部隔无征　部，管辖；部分；部位；此指前者。唐代柳宗元《岭南节度飨军堂记》：“唐制，岭南为五府，府部州以十数。”集注：“部犹管也。”《集韵·姥韵》：“部，分也。”《山海经·西山经》：“是神也，司天之九部及帝之囿时。”郭璞注：“主九域之部界。”《史记·历书》：“至今上即位，招致方士唐都，分其天部。”裴骃集解引《汉书音义》：“谓分部二十八宿为距度。”

隔，时间上距离远；界限。此指前者。唐代刘知几《史通·汉书五行志错误》："年代已隔，去鲁尤疏。"《一切经音义·卷二》："《广雅》：'隔，限界也。"《篇海类编·地理类·阜部》："隔，界也。"五部隔无征，王冰："五部，谓五脏之部。隔，谓隔远。无征，犹无可信验也。"即指五脏在面部的管辖部位长时间没有征象。

⑥伏空室　伏，泛指躺、卧；居住，住处。《诗·陈风·泽陂》："寤寐无为，辗转伏枕。"《左传·定公四年》："寡君越在草莽，未获所伏，下臣何敢即安！"杜预注："伏，犹处也。"空室，陋室。汉代王充《论衡·程材》："古经废而不修，旧学暗而不明；儒者寂于空室，文吏哗于朝堂。"

⑦绵绵乎属不满日　绵绵，微细；微弱。《淮南子·缪称训》："福之萌也绵绵，祸之生也分分，福祸之始萌微，故民嫚之。"王念孙《读书杂志·淮南子》："分分当为介介，字之误也。介介，微也；绵绵介介，皆微也，故曰福祸之始萌微。"本书《脉要精微论》："绵绵其去，如弦绝死。"属，告诫。后作"嘱"。《谷梁传·定公十年》："退而属其二三大夫。"《汉书·循吏传·黄霸》："尝钦有所司察，择长年廉吏遣行，属令周密。"颜师古注："属，戒也。"满日者，终日也，良久也。《史记·扁鹊仓公列传》："终日扁鹊仰天叹。"王念孙《读书杂志·史记五》："此终日，非谓终一日也。终日犹良久也。言中庶子与扁鹊语良久，扁鹊乃仰天而叹也。《吕氏春秋·贵卒篇》曰：'所为贵镞矢者，为其应声而至；终日而至，则与无至同。'言良久乃至，则与不至同也……良久谓之终日，犹常久谓之终古矣。"绵绵乎属不满日，王冰："绵绵乎，谓动息微也。身虽绵绵乎且存，然其心所属望，将不得终其尽日也。"即脉搏呼吸微弱，告诫此病人不会很久就会死亡。

【原文】

是以少气[①]之厥，令人妄梦，其极至迷。三阳绝，三阴微，是为少气。是以肺气虚则使人梦见白物，见人斩[②]血借借[③]，得其时则梦见兵战。肾气虚则使人梦见舟船溺人，得其时则梦伏[④]水中，若有畏恐。肝气虚则梦见菌香生草[⑤]，得其时则梦伏树下不敢起。心气虚则梦救火阳物[⑥]，得其时则梦燔灼。脾气虚则梦饮食不足，得其时则梦筑垣盖屋。此皆五藏气虚，阳气有余，阴气不足，合之五诊，调之阴阳，以在《经脉》。

【校注】

①少气　《诸病源候论·气病诸候·少气候》："此由脏气不足故也。肺主于气而通呼吸。脏气不足，则呼吸微弱而少气。胸痛少气者，水在脏腑。水者，阴气。阴气在内，故少气。诊右手寸口脉：阴实者，肺实也。苦少气，胸内满彭彭，与髆相引，脉来濡者，虚少气也。左手关上脉阴阳俱虚者，足厥明、少阳俱虚也，病苦少气不能言。右手关上脉阴阳俱虚者，足太阴、阳明俱虚也，病苦胃中如空状，少气不足以息，四逆寒。脉弱者，少气，皮肤寒。脉小者，少气也。"无论脉证，此皆与本文之少气证出入很大，因此此少气指"少精气"而出现"三阳绝，三阴微。"

②斩　段玉裁注："古用车裂，后人乃法车裂之意而用铁钺，故字亦从车。斤者，铁钺之类也。"《释名·释丧制》："斫头曰斩，斩腰曰腰斩。"《尔雅·释诂上》："斩，杀也。"

③借借　借，通藉。《说文解字注·人部》："古多用藉为借。"借借，即藉藉，众多而杂乱貌。《汉书·司马相如传上》："不被创刃而死者，它它藉藉，填坑满谷，掩平弥泽。"颜师古注引郭璞曰："言交横也。"

④伏　读作"浮"。《续资治通鉴·元顺帝至正十六年》："战于冬瓜堰，大破之，斩首万七千级，俘者数千，张士信以伏水遁还。"

⑤菌香生草　菌，香桂。《楚词·离骚》："杂申椒与菌桂兮"。洪兴祖补注："《本草》有菌桂，花白蕊黄，正圆如竹，菌，一作箘，其字从竹"。《广韵》："箘，桂"。菌香生草，王冰："草木之类也。肝合草木，故梦见之。"新校正云："按全元起本云：菌香是桂。"从全注。生草，未干之青草。《庄子·让王》："原宪居鲁，环堵之室，茨以生草。"郭庆藩集释："生者，谓新生未干之草，即牵萝补屋之意也。"

⑥阳物　阳气旺盛之物，指天；雷电；指属于阳性之事。据上下文义，此指象火红太阳的云彩。《易·系辞下》："子曰：'乾坤，其易之门邪。'乾，阳物也。坤，阴物也。阴阳合德，而刚柔有体，以体天地之撰。"高亨注："乾为天，天为阳物。坤为地，地为阴物。"张志聪："阳物，龙也。乃龙雷（震雷）之火游行也。"《左传·昭公元年》："女，阳物而晦时。"杜预注："女常随男，故云阳物。"杨伯峻注："疑阳物当解作阳之物。女阴男阳，女待男而成室家，育子孙，故女为阳之事。物，事也。"

【原文】

诊有十度[①]，度人脉度、藏度、肉度、筋度、俞度。阴阳气尽，人病自具[②]。脉动无常，散阴颇阳[③]，脉脱不具，诊无常行[④]，诊必上下[⑤]，度民君卿，受师不卒，使术不明，不察逆从，是为妄行，持雌失雄[⑥]，弃阴附阳，不知并合，诊故不明，传之后世，反论自章[⑦]。

【校注】

①诊有十度（duó） 度，测量；计算；尺寸。引申为标准。《汉书·律历志上》："度者，分、寸、尺、丈、引也。"十度，指脉度、脏度、肉度、俞度、筋度。王冰："度各有共二，故二五为十度也。"

②阴阳气尽，人病自具 自具，为事物本身所具有。《类经·五卷·第七》："凡此十度者，人身阴阳之理尽之矣，故人之疾病，亦无不具见于此。"

③散阴颇阳 颇，偏。阴气耗散使阳气有偏颇而不正常。

④脉脱不具，诊无常行 不具，不齐备；不完备。《墨子·七患》："此皆备不具之罪也。"《后汉书·祭祀志上》："建武元年已前，文书散亡，旧典不具。"常行，平时的行为准则；永久实行的准则。《晏子春秋·问上十六》："景公问晏子曰：君子常行曷若?"汉代东方朔《答客难》："天有常度，地有常形，君子有常行。"脉脱不具，诊无常行，即脉诊不完备，诊法缺失正常标准。

⑤诊必上下 指的是不能仅凭寸口脉，诊断一定要施行从上到下的三部九候方法。

⑥持雌失雄，弃阴附阳 持，握。引申为得到。附，依从。唐代韩愈《平淮西碑》："大官臆决唱声，万口和附，并为一谈，牢不可破。"《辽史·耶律资忠传》："是时，枢密使萧合卓、少师萧把哥有宠，资忠不肯俯附，诋之。"持雌失雄，弃阴附阳，指诊断时不全面，顾此失彼，犹如得到了雌时丢掉了雄，依从阳时抛弃了阴。

⑦反论自章 反，违背。论，推知；调查。《淮南子·说山训》："见一叶落，而知岁之将暮；睹瓶中之冰，而知天下之寒：以近论远。"高诱注："论，知也。"《韩非子·外储说右下》："乃论宫中有妇人而嫁之。"陈奇猷集释："论，察也。"章，通"彰"彰显。自章，自然的显露。反论自章，即违背推知，就会自然地显露出来。

【原文】

至阴虚，天气绝，至阳盛，地气不足。阴阳并交，至人之所行[①]。阴阳并交者，阳气先至，阴气后至[②]。是以圣人持诊之道，先后[③]阴阳而持之，《奇恒》之势乃六十首[④]，诊合微之事[⑤]，追阴阳之变，章五中[⑥]之情，其中之论，取虚实之要，定五度之事，知此乃足以诊。是以切阴不得阳[⑦]，诊消亡[⑧]，得阳不得阴，守学不湛[⑨]，知左不知右，知右不知左，知上不知下，知先不知后，故治[⑩]不久。知丑知善，知病知不病，知高知下，知坐知起，知行知止，用之有纪，诊道乃具，万世不殆。

【校注】

①至阴虚……至人之所行　至阴。谓极盛的阴气；脾；肾；肾精。《庄子·田子方》："至阴肃肃，至阳赫赫。"本书《金匮真言论篇》："腹为阴，阴中之至阴，脾也。"本书《水热穴论篇》："肾者，至阴也；至阴者，盛水也……地气上者属于肾，而生水液也，故曰至阴。"本书《解精微论篇》："积水者，至阴也。至阴者，肾之精也。"绝：竭；尽。《吴子·治兵》："凡行军之道，无犯进止之节，无失饮食之适，无绝人马之力。"《淮南子·本经训》："是以松柏箘露夏槁，江河三川绝而不流。"高诱注："绝，竭也。"至阳，极盛的阳气。《庄子·田子方》："至阳赫赫。"《后汉书·郎颉传》："荧惑者，至阳之精也。"李贤注："荧惑，南方火，盛阳之精也。"宋代范仲淹《乾为金赋》："运太始之极，履至阳之位，冠三才而中正，秉一气而纯粹。"至人，道家指超凡脱俗，达到无我境界的人。《庄子·齐物论》："至人神矣！大泽焚而不能热，河汉冱而不能寒，疾雷破山、风振海而不能惊。"《庄子·外物》："唯至人乃能游于世而不僻，顺人而不失己。"至阴虚……至人之所行，诸家注释不一。马莳："地位乎下，为至阴，若至阴虚则天气绝而不降，何也？以其无所升也。天位乎上，为至阳，若至阳盛则地气无自而足．何也？以其无所降也。此设言也。故人有阳气，阳气者，卫气也，人有阴气，阴气者，营气也。能使阴阳二气，交会于一处者，惟至人乃能行之。"高士宗："至阴，太阴也。至阴虚，则人之地气不升，故天气绝。至阳，太阳也。至阳盛，则

人之天气有余，天气有余，故地气不足，必阴阳并交，无有虚盛，乃至人之所行。”二说不完全符合运气学说。据李贤注，至阳为火星，据此推理至阴为水星。

②阴阳并交者，阳气先至，阴气后至　《类经·卷五·第七》：“凡阴阳之道，阳动阴静，阳刚阴柔，阳倡阴随，阳施阴受，阳升阴降，阳前阴后，阳上阴下，阳左阴右，数者为阳，迟者为阴，表者为阳，里者为阴，至者为阳，去者为阴，进者为阳，退者为阴，发生者为阳，收藏者为阴，阳之行速，阴之行迟，故阴阳并交者，必阳先至而阴后至，是以圣人之持诊者，在察阴阳先后以测其精要也。”

③先后　高下，此指高低。唐代韩愈《和侯协律咏笋》：“短长终不校，先后竟谁论?”

④《奇恒》之势乃六十首　势，权也，泛指标准。首，要领。《书·秦誓》：“予誓告汝群言之首”孔传：“众言之本要，”“《奇恒》之势乃六十首，王冰：《奇桓势》六十首，今世不传。”据本书多次提到奇恒，多数表示特殊与一般的规律的含义。

⑤诊合微之事　事，变故；事故。此引申为“改变正常的情况而病”汉代贾谊《新书·过秦下》：“天下多事，吏不能纪。”诊合微之事，诊断时要综合细微的病情变化。

⑥五中　中；内。内脏。五中，五脏。本书《阴阳类论篇》：“五中所主”。王冰：“五中，谓五脏”。

⑦切阴不得阳　切，以手摸脉诊断病叫切。本书《脉要精微论篇》：“切脉动静而视精明。”王冰：“切，谓以指切近于脉也。”《史记·扁鹊仓公列传》：“越人之为方也，不待切脉望色听声写形，言病之所在。”张守节正义引杨玄操注：“切，按也。”阴、阳，此指上、下之脉。《伤寒论·序》：“省疾问病……按寸不及尺，握手不及足，人迎趺阳，三部不参……九候曾无仿佛。”

⑧诊消亡　消，臧削。《释名·释言语》：“消，削也，言减削也。”亡，迷失。唐代韩愈《宿曾江口示侄孙湘·诗之二》：“舟行亡故道，屈曲高林间。”诊消亡，把诊断方法减少就会迷失。

⑨守学不湛　《广雅·有韵》：“守，久也。”守学，坚持学习。《国语·晋语四》：“文公问元帅于赵衰。对曰：‘却縠可。行年五十矣，守学弥惇。’”湛，深邃。守学不湛，长期学习而不能够深邃。

⑩治　作；为；诊疗。此指诊断方法。《诗·邶风·绿衣》："绿兮衣兮，女所治兮。"《庄子·列御寇》："秦王有病召医，破痈溃痤者得车一乘，舐痔者得车五乘。所治愈下，得车愈多。"

【原文】

起所有余，知所不足[①]，度事上下，脉事因格[②]。是以形弱气[③]虚死；形气有余，脉气不足死；脉气有余，形气[④]不足生，是以诊有大方[⑤]，坐起有常，出入有行[⑥]，以转神明[⑦]，必清必净[⑧]，上观下观，司八正邪[⑨]，别五中部，按脉动静，循尺滑涩，寒温之意，视其大小[⑩]，合之病能，逆从以得，复知病名，诊可十全[⑪]，不失人情[⑫]，故诊之或视息视意[⑬]，故不失条理，道甚明察，故能长久。不知此道，失经绝理[⑭]，亡[⑮]言妄期，此谓失道。

【校注】

①起所有余，知所不足　吴昆："起，病之始也。有余，客邪有余，不足，正气不足。言病之所起虽云有余，然亦可以知其虚而受邪矣。"

②度事上下，脉事因格　上下，增减。《周礼·秋官·司仪》："凡四方之宾客，礼仪辞命饩牢赐献，以二等从其爵而上下之。"贾公彦疏："爵尊者礼丰，爵卑者礼杀。"格，感通；病名；推究；推测。此指感通。《字汇·木部》："格，感通也。"清代徐灏《说文解字注笺·木部》："格，训为至，而感格之义生焉。"《伤寒论》："大为实，在尺为关，在寸为格，关则不得小便，格则吐逆。"《礼记·大学》："致知在格物，物格而后知至。"《扫迷帚·第一回》："天可测，海可航，山可凿，道可通，万物可格，百事可为。"《关尹子·九药》："古今之俗不同，东西南北之俗又不同，至于一家一身之善又不同，吾岂执一豫格后世哉！"度事上下，脉事因格，推测病情增减（加重或减轻），在脉的变化上于是就有感通。

③气　呼吸；气息；声气，语气；精神状态；气力；指脏腑组织的活动能力，即指五脏六腑之气反映在脉上，称谓脉气。此指后者。《礼记·祭义》："气也者，神之盛也。"郑玄注："气，谓嘘吸出入也者。"晋代张华《博物

志·卷五》："军祭酒弘农董芬……气闭不通，良久乃苏。"《晏子春秋·外篇上十一》："寡人夜者闻西方有男子哭者，声甚哀，气甚悲，是奚为者也？寡人哀之。"《庄子·庚桑楚》："欲静则平气。"《史记·周本纪》："夫去柳叶百步而射之，百发而百中之，不以善息，少焉气衰力倦，弓拨矢钩，一发不中者，百发尽息。"《周礼·天官·疾医》："以五气、五声、五色视其死生。"郑玄注："五气，五藏所出之气也。"《周礼·天官·兽医》："凡疗兽病，灌而行之，以节之，以动其气。"郑玄注："气，谓脉气。"本书《刺志论篇》："气实形实，气虚形虚。"王冰："气谓脉气，形谓身形也。"

④形气　此指声气和精神状态，表现于身体外在的征象。

⑤诊有大方　吴昆："此下论作医之方，大方，大法也。"

⑥出入有行　行，巡视。《礼记·乐记》："释箕子之囚，使之行商容而复其位。"郑玄注："行，犹视也。"出入有行，指医生进出病家要巡视一下。

⑦以转神明　转，通"专"。专一；统领。此指前者。《庄子·盗跖》："无转而行，无成而义，将失而所为。"王念孙《读书杂志余编·庄子》："无转而行，转读为专……无专而行，犹言无一而行也。专与转古字通。"《汉书·吴王刘濞传》："燕王北定代、云中，转胡众入萧关，走长安，匡正天下，以安高庙。"王念孙《读书杂志·汉书八》："转读为专，专谓统领之也。《史记》作抟，《索隐》曰，抟音专，谓专统领胡兵。"以转神明，就要使精神思维专一。

⑧净　用同"静"。《秦并六国平话·卷上》："休萌战攻侵伐之谋，共享安净和平之福。"

⑨司八正邪　司，窥察；探察。后作"伺"。《说文解字注·司部》："古别无'伺'字，'司'即'伺'字。"《周礼·地官·媒氏》："司男女之无夫家者而会之。"郑玄注："司，犹察也。"《韩非子·外储说右上》："其无欲见，人司之。"陈奇猷集释："司，古'伺'字，窥察也。"司八正邪，窥察八方之正风，八方之邪风。

⑩大小　吴昆："大小，二便也。"据上文，其大小，应为轻重。

⑪十全　有十分把握。《三国志·蜀志·魏延传》"延常谓亮为怯"裴松之注引晋代鱼豢《魏略》："亮以为此县危，不如安从坦道，可以平取陇右，十全必克而无虞，故不用延计。"

⑫人情　人心，众人的情绪、愿望。《后汉书·皇甫规传》："而灾异犹见，人情未安者，殆贤遇进退，威刑所加，有非其理也。"

⑬视息视意　息，呼吸。意，神情。吴昆："视息，视其呼吸高下也。视意，视其志趣远近苦乐忧思也。"

⑭绝理　弃绝事理。《管子·禁藏》："骄傲侈泰，离度绝理，其唯无祸，福亦不至矣。"《史记·吕太后本纪》："为王而饿死兮谁者怜之！吕氏绝理兮托天报仇。"

⑮亡　通"妄"。无。《集韵·阳韵》："妄，无也。"《礼记·儒行》："今众人之命儒也妄常，以儒相诟病。"郑玄注："妄之言无也，言今世名儒无有常。"陆德明释文："妄，郑音亡。亡，无也。"张隐庵："失神则亡。亡言者，亡妄之言。"亡，一本作"妄"。

解精微论篇第八十一

新校正云：按全元起本在第八卷，名《方论解》

【原文】

黄帝在明堂，雷公请曰：臣授业传之，行教[①]以经论，从容形法[②]，阴阳刺灸，汤药所滋[③]，行治有贤不肖[④]，未必能十全[⑤]。若先言悲哀喜怒，燥湿寒暑，阴阳妇女[⑥]，请问其所以然者，卑贱富贵，人之形体所从，群下通使，临事[⑦]以适道术[⑧]，谨闻命[⑨]矣。请问有毚愚仆漏之问[⑩]，不在经者，欲闻其状。帝曰：大矣。

【校注】

①行教　进行教学。《二刻拍案惊奇·卷二》："奴在此行教已久，哪个王侯府中不唤奴是棋师？寻遍一国没有奴的对手，眼见得手下收着许多徒弟哩。"

②形法　指堪舆、骨相等方术。此指望诊。《汉书·艺文志》列为"数术"之一。《汉书·艺文志》："形法者，大举九州之势以立城郭室舍形，人及六畜骨法之度数、器物之形容以求其声气贵贱吉凶。"三国时魏国曹植《献文

帝马表》：“臣于先武皇帝世，得大宛紫骍马一匹，形法应图，善持头尾。”清代黄宗羲《七怪》：“葬地之说……今凡三变，每变而愈下。《周官》之法亡，言形法者，已为变矣。”

③滋　喷射。《列子·汤问》：“山名壶领，状若甔甀，顶有口，状若员环，名曰滋穴，有水涌出，名曰神瀵。”张湛注引郭璞曰：“今河东汾阴，有水中如车轮许大，溃沸涌出，其深无底，名曰瀵。”

④不肖　谓子不似父；不成材；不正派；自谦之称。此指不成材。《礼记·杂记下》：“诸侯出夫人，夫人比至于其国……主人对曰：‘某之子不肖，不敢辟诛。’”郑玄注：“肖，似也。不似，言不如人。”《礼记·射义》：“发而不失正鹄者，其唯贤者乎？若夫不肖之人，则彼将安能以中。”孔颖达疏：“不肖，谓小人也。”《韩非子·功名》：“尧为匹夫，不能正三家，非不肖也，位卑也。”《汉书·武帝纪》：“代郡将军敖、雁门将军广，所任不肖，校尉又背义妄行，弃军而北。”颜师古注：“肖，似也。不肖者，言无所象类，谓不材之人也。”《战国策·齐策二》：“今齐王甚憎张仪，仪之所在，必举兵而伐之。故仪愿乞不肖身而之梁。”唐代韩愈《上考功崔虞部书》：“愈不肖，行能诚无可取。”

⑤十全　全，通“痊”。十全，治疗十个痊愈十个；有把握。此指前者。

⑥妇女　妇，已嫁的女子。未嫁曰女。《礼记·曾子问》：“曾子问曰：‘女未庙见而死，则如之何？’孔子曰：‘……归葬于女氏之党，示未成妇也。’”《癸巳类稿·释士补仪礼篇名义》：“实则在父母家曰女，亲迎时亦曰女，在婿家未庙见亦曰女，既庙贝始曰妇。”《正字通·女部》：“妇，女子已嫁曰妇。”妇女，成年女子的通称。《礼记·曲礼下》：“居丧不言乐，祭事不言凶，公庭不言妇女。”

⑦临事　谓遇事或处事。此指借喻为治疗病。《晏子春秋·杂下十二》：“临事守职，不胜其任，则过之。”《汉书·隽不疑传赞》：“隽不疑学以从政，临事不惑，遂立名迹，终始可述。”

⑧适道术　适，调理。《史记·日者列传》：“四时不和不能调，岁谷不孰不能适。”司马贞索隐：“适，犹调也。”晋代葛洪《抱朴子·酒诫》：“然节而宣之，则以养生立功，用之失适，则焚溺而死。”道术，道教的法术；方术。此指后者。《后汉书·张楷传》：“（张楷）性好道术，能作五里雾。”晋代葛洪《神仙传·魏伯阳》：“魏伯阳者，吴人也。本高门之子，而性好道术。

后与弟子三人入山作神丹。”

⑨命　教海。《广韵·映韵》：“命，教也。”

⑩毚（chán）愚仆漏之问　毚，王冰：毚，“狡也。”狡，戾，错乱。《释名·释言语》：“狡，交也，与物交错也。”《左传·僖公十五年》：“今乘异产以从戎事，及惧而变，将与人易，乱气狡愤，阴血周作，张脉愤兴，则强中干。”洪亮吉诂：“王粲《登楼赋》：‘气交愤于胸臆。’李善注引杜云：‘交，戾也。’是交、狡……古字并通。”仆，顿；全；全部。《世说新语·言语》“以简应对之烦。”刘孝标注引《高坐别传》：“诸公与之言，皆因传译，然神领意得，顿在言前。”漏，通“陋”。隐匿。《荀子·儒效》：“虽隐于穷阎漏屋，人莫不贵。”王先谦集解引王念孙曰：“漏读为陋巷之陋……非谓弊屋漏雨也。”《书·尧典》：“明明扬侧陋。”孙星衍疏：“《释言》云：‘陋，隐也。’是侧陋为隐匿。”毚愚仆漏之问，即错乱则不清楚，就全部隐匿了要了解的内容。

【原文】

公请问。哭泣而泪不出者，若出而少涕[①]，其故何也？帝曰：在经有也。复问：不知水[②]所从[③]生，涕所从出也。帝曰：若问此者，无益于治也，工之所知，道之所生也。夫心者，五藏之专精也[⑤]；目者，其窍也[④]；华色[⑥]者，其荣[⑦]也。是以人有德也，则气和于目，有亡，忧知于色[⑧]，是以悲哀则泣下，泣下水所由生。水宗[⑨]者，积水也，积水者，至阴也，至阴者，肾之精也。宗精[⑩]之水所以不出者，是精持之也，辅之裹[⑪]之，故水不行也。夫水之精为志，火之精为神，水火相感，神志俱悲，是以目之水生也[⑫]。故谚言曰：心悲名曰志悲[⑬]。志与心精[⑭]，共凑[⑮]于目也。是以俱悲则神气传于心，精上不传于志而志独悲，故泣出也。泣涕者，脑也，脑者，阴也，髓者，骨之充也，故脑渗为涕[⑯]。志者，骨之主也，是以水流而涕从之者，其行类也[⑰]。夫涕之与泣者，譬如人之兄弟，急[⑱]则俱死，生则俱生，其志以早悲，是以涕泣俱出而横行也。夫人涕泣俱出而相从者，所属之类也。

【校注】

①哭泣而泪不出者，若出而少涕　《素问经注节解》："哭者有声有泪，然亦有叫号而无泪者。泣者有泪无声，徐氏曰：哭之细也，出而少涕，谓泪出而少涕不出也。"

②水　眼泪；流泪；鼻涕。汁、液的通称。今方言戏称哭泣流泪的人，"你的眼睛怎能流水了?"。

③从　经由；经过；顺势。北魏郦道元《水经注·浊漳水》："今河所从，去大陆远矣，馆陶北屯氏河，其故道与?"

④夫心者，五脏之专精也　即心有五脏独揽之精气。

⑤目者，其窍也　心有五脏之精，眼睛为之窍出之地。

⑥华色　美丽的容色；华丽的色彩。此指前者。《汉书·杜钦传》："必乡举求窈窕，不问华色，所以助德理内也。"

⑦荣　美色；光润。此指后者。《释名·释言语》："荣，犹荧也。荧荧，照明儿也。"毕沅疏证："《一切经音义》引作'荣，犹荧荧然，照明之儿，言其光润者也。'"本书《五藏生成论篇》："此五藏所生之外荣也。"王冰："荣，美色也。"

⑧是以人有德也……忧知于色　德，古代指幽隐无形的"道"显现于万物，万物因"道"所得的特殊规律或特殊性质；古代特指天地化育万物的功能；古代五行之说。指一种相生相克循环不息，当运时能主宰天道人事的天然势力。通"得"。得到。根据下文"有亡"，此指有得。《管子·心术上》："德者道之舍，物得以生。"尹知章注："谓道因德以生物，故德为道舍。"《老子》："道生之，德畜之，物形之，势成之。是以万物莫不尊道而贵德。"《庄子·天地》："故通于天者，道也；顺于地者，德也。"《韩非子·解老》："德者，道之功。"《易·乾》："夫大人者，与天地合其德，与日月合其月。"姚配中注："化育万物谓之德，照临四方谓之明。"《大戴礼记·四代》："阳曰德，阴曰刑。"王聘珍解诂引董仲舒《对策》："阳为德，阴为刑。天使阳常居大夏，而以生育长养为事；阴常居大冬，而积于空虚不用之处。"《庄子·天地》："物得以生谓之德。"《淮南子·天文训》："日冬至则斗北中绳，阴气极，阳气萌，故曰冬至为德。日夏至则斗南中绳，阳气极，阴气萌，故曰夏至为刑。"高诱注："德，始生也。刑，始杀也。"《史记·孟子荀卿列传》："称引天地剖判以来，五德转移，治各有宜，而符应若兹。"《史记·秦始皇本纪》："始皇推终始五德之传，以为周得火德，秦代周德，从所不胜。方今水德之

始。”《广雅・释诂三》：“德，得也。”《荀子・解蔽》：“德道之人，乱国之君非之上，乱家之人非之下，岂不哀哉!”王念孙《读书杂志・荀子七》：“德道，即得道也。”《墨子・节用上》：“是故用财不费，民德不劳，其兴利多矣。”孙诒让闲诂：“德与得通。”有亡，有所失。《文选・司马相如〈长门赋〉》：“惕寐觉无见兮，魂廷廷若有亡。”张铣注：“觉而不见于君，若有所失也。”南朝梁国江淹《别赋》：“居人愁卧，恍若有亡。”色，脸上的神情、气色。《说文・色部》：“色，颜气也。”段玉裁注：“颜者，两眉之间也。心达于气，气达于眉间，是之谓色。”是以人有德也……忧知于色，《太素・卷二十九・水论》：“故有得通于心者，气见于目，睹目可知其人喜也，有亡于己者，气见于色，视色可见其人忧也。”

⑨水宗　水多积聚。汉代焦赣《易林・损之履》：“海为水宗……百流归得。”《太素・卷二十九・水论》：“宗，本也。水之本，是肾之精。”

⑩宗精　指精积聚的地方。

⑪裹　方言。吸。裹奶，即吸奶。此指吸引。

⑫夫水之精为志……是以目之水生也　生，出现；显现。唐代卢纶《腊月观咸宁王部曲娑勒擒豹歌》：“始知缚虎如缚鼠，败虏降羌生眼前。”夫水之精为志……是以目之水生也，《类经・十八卷・第八十》：“志藏于肾，肾属水也，神藏于心，心属火也，目为上液之道，故神志相感则水生于目。”

⑬心悲名曰志悲　名，大。引申为严重。曰，为；是。《书・洪范》：“一曰水，二曰火，三曰木，四曰金，五曰土。”心悲名曰志悲，心悲严重就表现为志悲。

⑭精　通“情”。感情；心情；神。《荀子・修身》：“体倨固而心执诈，术顺（慎）墨而精杂污。”杨倞注：“精当为情。”梁启雄简释：“荀卿书情精多互通。”

⑮凑　积聚。

⑯泣涕者脑也……故脑渗为涕　泣，无声或低声地哭。《说文・水部》：“泣，无声出涕曰泣。”段玉裁注：“‘哭，’下曰：‘哀声也。’其出涕不待言，其无声出涕者为泣。此哭、泣之别也。”涕，眼泪；流泪；鼻涕。《说文・水部》：“涕，泣也。”桂馥义证：“泣也者，《一切经音义・三》：‘涕，泪也。’”《玉篇・水部》：“涕，目汁出曰涕。”《广韵・霁韵》：“涕，涕泪。”《易・萃》：“赍咨涕洟。”孔颖达疏：“自目出曰涕，自鼻出曰洟（鼻涕）。”《篇海类编・

地理类·水部》："涕，鼻液也。"王冰："鼻窍通脑，故脑渗为涕，流于鼻中矣。"汉代王褒《僮约》："词穷咋索，仡仡叩头，两手自搏，目泪下落，鼻涕长一尺。"脑，脑髓；脑汁，俗称脑浆。此指后者。《说文·匕部》："脑，头髓。"本书《五藏生成篇》"诸髓者，皆属于脑。"《灵枢经·海论》："脑为髓之海……髓海有余，则轻劲多力，自过其度；髓海不足，则脑转耳鸣，胫酸眩冒，目无所见，懈怠安卧。"泣涕者脑也……故脑渗为涕，低声哭泣时流出的鼻涕是脑髓，所以脑髓漏出就是鼻涕。

⑱急　危；尽。此指危。《广雅·释诂一》："急，尽也。"尽，器物中空；竭；完。《说文·皿部》："尽，器中空也。"《广韵·轸韵》："尽，竭也。"《易·系辞上》："书不尽言，言不尽意。"

⑰其行类也　行，辈。其行类也，泪与鼻涕犹如同辈同类。

【原文】

雷公曰：大矣。请问人哭泣而泪不出者，若出而少涕，不从之何也？帝曰：夫泣不出者，哭不悲也。不泣者，神不慈也。神不慈则志不悲，阴阳相持，泣安能独来①，夫志悲者惋，惋则冲阴②，冲阴则志去目，志去则神不守精，精神去目，涕泣出也。且子独不诵不念夫经言乎？厥则目无所见。夫人厥则阳气并于上，阴气并于下，阳并于上，则火独光也③；阴并于下，则足寒，足寒则胀也。夫一水不胜五火④，故目眦⑤盲。是以冲风，泣下而不止，夫风之中目也，阳气内守于精，是火气燔目，故见风则泣下也⑥。有以比之，夫火疾风生乃能雨，此之类也。

【校注】

①阴阳相持，泣安能独来　阴，此指肾志，阳，此指心神。相持，双方对立；互相牵制；互相依存。《战国策·魏策四》："秦、赵久相持于长平之下而无决。"《北史·周室诸王传论》："料其轻重，间以亲疏，首尾相持，远近为用，使其位足以扶危，其权不能为乱。"《韩非子·功名》："名实相持而成，形影相应而立，故臣主同欲而异使。"汉代董仲舒《春秋繁露·官制象天》：

“求天数之微莫若于人，人之身有四肢，每肢有三节，三四十二，十二节相持而形体立矣。”阴阳相持，泣安能独来，若神不慈则志不悲，神不慈则心神持于上，志不悲则肾志持于下，使心神与肾志互相牵制，泪水从哪里来呢。

②夫志悲者惋，惋则冲阴　悲，悲感动人。汉代王充《论衡·自纪》：“盖师旷调音，曲无不悲。”惋，怅恨。本书《调经论篇》：“血并于上，气并于下，心烦惋善怒。”冲，直上，升。也作“衝”。通“盅”。空虚。此指前者。《篇海类编·地理类·水部》：“冲，飞也。”《字汇·水部》：“冲，上飞也。”王冰：“冲，犹升也。”《玉篇·水部》：“冲，冲虚。”《说文解字注·水部》：“冲，凡用冲虚字者，皆盅之假借。”《老子·第四章》：“道冲，而用之或不盈。”俞樾平议：“盅训虚，与盈正相对。作冲者，假字也。”《淮南子·原道》：“原流泉浡，冲而徐盈。”高诱注：“冲，虚也。”吴昆：“惋，凄惨意气也。冲阴，逆冲于脑也。”夫志悲者惋，惋则冲阴，当志悲感动人的时候，就会使人惆怅怨恨，惆怅怨恨就会使阴液上升于头。

③阳并于上，则火独光也　并，聚合。《韩非子·初见秦》：“军乃引而退，并于李下，大王又并军而至。”阳并于上，则火独光也，即阳气聚合在上，犹如火独自照耀。

④夫一水不胜五火　《类经·十八卷·第八十》：“一水，目之精也。五火，即五脏之厥阳，并于上者也。”

⑤眦　视。《龙龛手鉴·目部》：“眥，视也。”王冰：“眥，视也。”

⑥故见风则泣下也　王冰：“冲风泣下而不止者，言风之中于目也，是阳气内守于精，故阳气盛而火气燔于目，风与热交故泣下。”

【音释】

《阴阳类论》：溓音廉

《方盛衰论》：菌祛伦切

《解精微论》：毚士衔切　凑麄勾切

【原文】

家大人未供奉内[①]药院时，见从德少喜医方术，为语曰：“世无长桑君指授，不得饮上池水，尽见人五藏，必从黄帝之脉书，五色诊候，始知逆顺阴阳，按奇络活人；不然者，虽圣儒无所从精也。”今世所传《内经素问》，即黄帝之脉书，广衍于秦越人、阳庆、淳于意诸长老，其文遂似汉人语，而旨意所从来远矣。客岁以试事北上，问视之暇，遂以宋刻善本见授曰：“广其传非细事也，汝图之。”从德窃惟吴儒者王光菴宾，尝学《内经素问》于戴原礼，可一年所，即治病辄验，晚岁以其学授盛启东、韩叔阳、后被荐文皇帝，召对称旨，俱留御药院供御，一日入见便殿，上语次偶及白沟之胜，为识长蛇阵耳。启东以天命对，是不但慷慨敢言，抑学术之正见于天人之际亦微矣。秦太医令所谓上医医国，殆如此耶。故吴中多上医，实出原礼，为上古自来之正派，以从授是书也。家大人仰副今上仁寿天下之意甚切，亟欲广其佳本，公暇校雠，至忘寝食，予小子敢遂翻刻以见承训之私云。

嘉靖庚戌秋八月既望武陵顾从德谨识

【校注】

①内　皇宫。《逸周书·克殷》：“商辛奔内，登于鹿台之上。”

附：黄帝内经素问遗篇

刺法论篇第七十二

【原文】

黄帝问曰：升降不前[①]，气交有变，即成暴郁，余已知之。如何预[②]救生灵[③]？可得却乎？岐伯稽首再拜对曰：昭乎哉问！臣闻夫子[④]言，既明天元[⑤]，须穷法[⑥]刺，可以折郁扶运[⑦]，补弱全真[⑧]，泻盛蠲余，令除斯苦。

帝曰：愿卒闻之。岐伯曰：升之不前，即有甚凶[⑨]也。木欲升而天柱窒抑[⑩]之，木欲发郁[⑪]，亦须待时，当[⑫]刺足厥阴之井[⑬]。火欲升而天蓬[⑭]窒抑之，火欲发郁，亦须待时，君火、相火同刺包络之荥[⑮]。土欲升而天冲[⑯]窒抑之，土欲发郁，亦须待时，当刺足太阴之俞[⑰]。金欲升而天英[⑱]窒抑之，金欲发郁，亦须待时，当刺手太阴之经[⑲]。水欲升而天芮[⑳]窒抑之，水欲发郁，亦须待时，当刺足少阴之合[㉑]。

【校注】

①升降不前　岁气的左右间气，随年支的变动而升降，即旧岁在泉之右间，在新岁变为司天之左间，则为升；旧岁司天之右间，在新岁变为在泉之左间，则为降。同时说明司天为升，在泉为降。因六气为五星所化，因此五星当位为升而为登，下者不当位为降。之所以出现不前现象，多因有“守”（占居它位）而致，更深层次隐含着是盛衰，所以升降本身就存在着盛衰，《书·毕命》：“道有升降，政由俗革。”蔡沈集传：“有升有降，犹言有隆有污也。”

②预　事先；事先有准备。此指预防。《战国策·燕策三》：“于是太子预求天下之利匕首。”汉代刘向《说苑·建本》：“时禁于其未发之曰预，因其

可之曰时。”

③生灵　人类；犹生命；有生命的东西。此指后者。《北史·四夷传序》：“万物之内生灵寡而禽兽多。”唐代柳宗元《愈膏肓疾赋》：“夫八纮之外，六合之中，始自生灵，及乎昆虫，神安则存，神丧则终。”南朝梁国沈约《千僧会愿文》：“生灵一谢，再得无期。”南朝梁国沈约《与徐勉书》：“生灵有限，劳役过瘥。总此凋竭，归之暮年。”

④夫子　泛指老师；此特指僦贷季，传说为上古神农时人。岐伯祖师，医家之祖。本书《移精变气论篇》：“岐伯曰：‘色脉者，上帝之所贵也，先师之所传也。’”王冰：“先师谓岐伯祖世之师僦贷季也。”

⑤天元　谓岁时运行之理；周历建子，以今农历十一月为正月。后世以周历得天之正道，谓之“天元”。即天地六元之气。此指前者。参见本书《天元纪大论篇》、《六元正纪大论篇》。《史记·历书》：“王者易姓受命，必慎始初，改正朔，易服色，推本天元，顺承厥意。”司马贞索隐：“言王者易姓而兴，必当推本天之元气行运所在，以定正朔，以承天意，故云承顺厥意。”《后汉书·陈宠传》：“夫冬至之节，阳气始萌，故十一月有兰、射干、芸、荔之应。《时令》曰：‘诸生荡，安形体。’天以为正，周以为春……周以天元，殷以地元，夏以人元。”

⑥法刺　其二字，孙本互乙。法，法度；标准。

⑦折郁扶运　折，减损。郁，盛；隆盛。《文选·木华〈海赋〉》：“郁沏迭而隆颓。”李善注：“郁，盛貌。”唐代张说《让中书侍郎表》：“云构郁起，非枳棘之任；天波暴集，宁沟浍所容?”北周庾信《周祀宗庙歌·皇夏》：“丕哉驭帝箓，郁矣当天命!”下文“抑之郁发”为之作证。扶，佐助；帮助。《战国策·宋卫策》：“若扶梁伐赵，以害赵国，则寡人不忍也。”高诱注：“扶，助也。”《云笈七签·卷一》：“以扶其衰老。”运，命运；气数。《古今韵会举要·问韵》：“运，五运，五行气化流转（运行变迁；轮流。）之名。又，运祚也。”《后汉书·公孙瓒传论》：“舍诸天运，徵乎人文。”李贤注：“天运（天体的运转；自然的气数），有天命也（自然的气数）。”折郁扶运，即减损隆盛之邪气，帮助气数。

⑧全真　保全天性。《庄子·盗跖》：“子之道狂狂汲汲，诈巧虚伪事也，非可以全真也，奚足论哉!”三国时魏国嵇康《幽愤诗》：“志在守朴，养素全真。”《旧唐书·高祖纪》：“且老氏垂化，本贵冲虚，养志无为，遗情物外，

全真守一，是谓玄门，驱驰世务，尤乖宗旨。”

⑨凶　夭折；早死；灾祸。此指后者。《广韵·钟韵》：“凶，祸也。”《书·洪范》：“六极，一曰凶短折。”孔颖达疏：“郑玄以为凶短折皆是夭枉之名，未龀曰凶，未冠曰短，未婚曰折。”《汉书·五行志下之上》：“常风伤物，故其极凶短折也。伤人曰凶，禽兽曰短，中木曰折。一曰，凶，夭也；兄丧弟曰短，父丧子曰折。”《汉书·五行志下之上》：“足而出于背，下奸上之象也。犹不能自解，发疾暴死，又凶短之极也。”

⑩天柱窒抑　天柱，星名。属于东方七宿中的角宿。《晋书·天文志上》：“三台六星，两两而居，起文昌，列抵太微。一曰天柱，三公之位也。”《星经·卷上》：“天柱、五星在紫微宫内，近东垣，主建教等二十四气也。”窒抑，阻抑。

⑪木欲发郁，亦须待时　《类经·二十八卷·第三十七》：“木郁欲发，亦必待其得位之时而后作。”

⑫当　盛壮。此引申为旺盛。《篇海类编·地理类·田部》：“当，丁也。”清代王引之《经义述闻·尔雅上》：“当字又有盛壮之义……丁、当一声之转。”《管子·揆度》：“老者谯之，当壮者遣之边戍。”郭沫若等集校：“一多按：当壮即丁壮。”

⑬井　《灵枢经·九针十二原》：“所出为井。”足厥阴之井为大敦穴。

⑭天蓬　《道法会元·卷一七二说》：“北斗九宸，应化分精，而为九神也。九神者，天蓬、天任、天冲、天辅、天英、天内、天柱、天心、天禽也。谓顺支辰，总御阴阳，契合天地，主张造化，乘三明以应四时，随月建以定八节，历九宫也进退。”

⑮荥　《灵枢经·九针十二原》：“所溜为荥。”手厥阴包络之荥为劳宫穴

⑯天冲　星名；足少阳胆经穴名。此指前者。《晋书·天文志中》：“七曰天冲，出如人，苍衣赤头，不动。见则臣谋主，武卒发，天子亡。”

⑰俞　《灵枢经·九针十二原》：“所注为腧。”足太阴之俞为太白穴。

⑱天英　星名。古人认为是预兆不祥的妖星。《吕氏春秋·明理》：“其星在荧惑，有彗星、有天棓、有天欃、有天竹、有天英。”

⑲经　《灵枢经·九针十二原》：“所行为经。”手太阴之经为经渠穴。

⑳天芮（rùi）　星名。《晋书·天文志中》：“张衡曰：‘老子四星及周伯、王蓬絮、芮各一，错乎五纬之间。’”

㉑合 《灵枢经·九针十二原》："所入为合。"足少阴之合为阴谷穴。

【原文】

帝曰：升之不前，可以预备[①]，颇闻其降，可以先防。岐伯曰：既明其升，必达其降也。升降之道，皆可先治[②]也。木欲降而地晶[③]窒抑之，降而不入，抑之郁发，散而可得位，降而郁发，暴如天间之待时[④]也，降而不下，郁可速[⑤]矣，降可折其所胜也，当刺手太阴之所出[⑥]，刺手阳明之所入[⑦]。火欲降而地玄[③]窒抑之，降而不入，抑之郁发，散而可矣，当折其所胜，可散其郁，当刺足少阴之所出，刺足太阳之所入。土欲降而地苍[③]窒抑之，降而不下，抑之郁发，散而可入，当折其胜，可散其郁，当刺足厥阴之所出，刺足少阳之所入。金欲降而地彤[③]窒抑之，降而不下，抑之郁发，散而可入，当折其胜，可散其郁，当刺心胞络所出，刺手少阳之所入也。水欲降而地阜[③]窒抑之，降而不下，抑之郁发，散而可入，当折其土，可散其郁，当刺足太阴之所出，刺足阳明之所入。

【校注】

①预备　预先安排或筹划；打算。汉代袁康《越绝书·计倪内经》："圣人早知天地之反，为之预备。"《新唐书·李义府传》："太常博士萧楚材、孔志约：以皇室凶礼为预备凶事，非臣子所宜言之。"

②治　较量，匹敌；对抗。此指后者。《战国策·赵策四》："齐、秦交重赵，臣必见燕与韩魏亦且重赵也，皆且无敢与赵治。"《汉书·韩安国传》："甲肉袒谢，安国笑曰：'公等足与治乎？'"颜师古注："治谓当敌也，今人犹云对治。"

③地晶（xiǎo）、地玄、地苍、地彤、地阜　马莳："地晶，西方金司；地玄，北方水司；地苍，东方木司；地彤，南方火司；地阜，中央土司。"

④暴如天间之待时　待时，谓等待时机。《孟子·公孙丑上》："虽有智慧，不如乘势；虽有镃基，不如待时。"晋代孙楚《为石仲容与孙皓书》："骁勇百万，畜力待时，役不再举，今日之谓也。"暴如天间之待时，《类经·二

十八卷·第三十七》："言与司天之间气同也。"

⑤速　通"束"。束缚；约束。《管子·五行》："毋傅速，亡伤襁褓。"郭沫若等集校："速谓紧束也。"清代俞樾《群经平议·国语二》"骊姬请使申生处曲沃以速县"："速当读为束。以速县者，以束县也，使太子约束其所属之县大夫也。"

⑥所出　出，开始，发生。所出，《灵枢经·九针十二原》："所出为井。"指经脉之气所开始之处为井穴。在《灵枢经·本输》有手太阴之井穴为少商，足少阴之井穴为涌泉，足厥阴之井穴为大敦。手厥阴心包络之井穴为中冲，足太阴之井穴为隐白。

⑦所入　《灵枢经·九针十二原》："所入为合。"指脉气向内行汇合于另一经之处为合穴。在《灵枢经·本输》有描述部位，但没有具体腧穴名字，后世明确之名，则手阳明之合穴为曲池，足太阳之合穴为委中，足少阳之合穴为阳陵泉，手少阳之合穴为天井，足阳明之合穴为足三里。泻其"所胜"之"所出"与"所入"，使"所克"之气得位，从而使之正常。

【原文】

帝曰：五运之至，有前后与升降往来，有所承抑之①，可得闻乎刺法？岐伯曰：当取②其化源③也，是故太过取之，不及资之。太过取之，次抑其郁④，取⑤其运之化源，令折郁气。不及扶资，以扶运气，以避虚邪也。"资、取"之法令出《密语》⑥。

【校注】

①五运之至……有所承抑之　承，顺从；阻止，抵御。通"丞"。欺凌；侵犯；辅助。通"乘"。根据下文"以扶运气"此指"丞"，即辅佐。《诗·大雅·抑》："子孙绳绳，万民靡不承。"《礼记·孔子闲居》："子夏蹶然而起，负墙而立，曰：'弟子敢不承乎？'"《诗·鲁颂·閟宫》"戎、狄是膺，荆舒是惩，则莫我敢承。"毛传："承，止也。"郑玄笺："僖公与齐桓举义兵，北当戎与狄，南艾划及群舒，天下无敢御者。"本书《六微旨大论篇》："亢则害，承乃制。"《说文通训定声·升部》："承，假借为乘。"《汉书·礼乐志》："世衰民散，小人乘君子。"颜师古注："乘，陵也。"《吕氏春秋·介立》："有龙

于飞，周遍天下；五蛇从之，为之丞辅。”高诱注：“丞，佐也；辅，相也。”抑，损；抑制；阻止；控制。此指控制。《玉篇·手部》：“抑，损也。”《战国策·秦策一》：“约纵散横，以抑强秦。”《史记·魏公子列传》：“遂乘胜逐秦军至函谷关，抑秦兵，秦兵不敢出。”《史记·平准书》：“大农之诸宫尽笼天下之货物，贵即卖之，贱即买之。如此，富商大贾无所牟大利，则反本，而万物不得腾踊。故抑天下物，名曰’平准’。”五运之至……有所承抑之，五运有太过不及之异，太过者其至先，不及者其至后。五运与六气值年时，又可以互相影响，所以年运的太过不及与气的升降往来，存有相承相抑的关系，文中所述升降不前，就是对这个问题的具体说明，这里“承”之辅佐，犹如金生水，则母助子气为承，而金乘木，则为抑。

②取　治。《广雅·释诂三》：“取，为也。”《老子·四十八章》：“取天下常以无事。”河上公往：“取，治也。”《荀子·王制》：“聚敛计数之君也，未及取民也。”俞樾平议：“此取字，亦当训治，取民言治民也。”《类经·二十八卷·第三十七》：“取，治也。……此‘取’字，总言当治之谓，与下文资取之取不同。”

③化源　六气的生化之源。《医宗金鉴·张仲景〈伤寒论·太阳病中〉》“炙甘草汤方”集解引张璐曰：“津液枯槁之人，宜预防二便秘涩之虞，麦冬、生地溥滋膀胱之化源。”《医宗金鉴·外科心法要诀·大人口破》“大人口破分虚实”注：“如口疮干黄硬作渴者，宜服加减八味丸，以滋化源，俱禁水漱。”对太过者，治其则泻化源之本，泻其胜者及胜之母；不及者，则补其化源本，即补其母。

④次抑其郁　《类经·二十八卷·第三十七》：“次抑其郁者，在取其致郁之化源，则郁气可折矣。”

⑤取　容易地征服别国或打败敌军。引申为“泻”。《左传·襄公十三年》：“师救邿，遂取之。凡书‘取’，言易也。”《左传·庄公十一年》：“覆而败之，曰取某师。”《素向运气论奥·迎随补泻篇第二》：“迎者，于未来而先取之也，故取者泻也。”

⑥资取之法令出《密语》　马莳：“令出《密语》者，乃《玄珠密语》也。”王冰注《素问·序文》曰“辞理秘密，难精论述者，别撰《玄珠》，以陈其道”。据此《玄珠密语》，疑为王冰所作，为注文八字误入正文。但无其他佐证，未敢妄删，存疑待考。

【原文】

黄帝问曰：升降[①]之刺，以知其要，愿闻司天未得迁正[②]，使司化之失其常政，即万化之或其皆妄[③]，然与民为病，可得先除[④]，欲济群生[⑤]，愿闻其说。岐伯稽首再拜曰：悉乎哉问！言其至理，圣念慈悯，欲济群生，臣乃尽陈斯道，可申洞微[⑥]。太阳复布[⑦]，即厥阴不迁正，不迁正气塞于上[⑧]，当泻足厥阴之所流[⑨]。厥阴复布，少阴不迁正，不迁正即气塞于上，当刺心包络脉之所流。少阴复布，太阴不迁正，不迁正即气留于上，当刺足太阴之所流。太阴复布，少阳不迁正，不迁正则气塞未通，当刺手少阳之所流。少阳复布，则阳明不迁正，不迁正则气未通上，当刺手太阴之所流。阳明复布，太阳不迁正，不迁正则复塞其气，当刺足少阴之所流。

【校注】

①升降　盛衰；数量的增减。此指六气不能正常升降而有盛衰。《书·毕命》："道有升降，政由俗革。"蔡沈集传："有升有降，犹言有隆有污也。"《新唐书·食货志一》："然是时天下户未尝升降。"唐代柳宗元《非国语上·大钱》："古今之言泉币者多矣，是不可一贯，以其时之升降轻重也。"

②迁正　指旧年司天左间，迁为新年司天；旧年在泉右间，迁为新年在泉。《类经·二十八卷·第三十八》："《天元玉册》云：六气常有三气在天，三气在地。每一气升天作左间气，一气入地作左间气，一气迁正作司天，一气迁正作在泉，一气退位作天右间气，一气退位作地右间气。气交有合，常得位所在至当其时，即天地交，乃变而泰，天地不交乃作病也。"

③妄　通"亡"。无。《集韵·阳韵》："妄，无也。"《礼记·儒行》："今众人之命儒也妄常，以儒相诟病。"郑玄注："妄之言无也。言今世名儒无有常人，遭人名为儒。"陆德明释文："妄，郑音亡。亡，无也。"

④除　治病；病愈；医病使愈。此指前者。《战国策·秦策二》："武王示之病，扁鹊请除之。"高诱注："除，治也。"鲍彪注："欲去其病。"《韩非子·说林下》："故谚曰：'巫咸虽善祝，不能自祓也；秦医虽善除，不能自弹也。'"《方言·第三》："南楚病愈者谓之差，或谓之除。"《广雅·释诂》：

“除，愈也。”《韩非子·八说》：“夫沐者有弃发，除者伤血肉。”王先谦注：“欲病愈者，攻以药石，血肉必伤。”

⑤济群生　济，救助；拯救。《易·系辞上》：“知周乎万物，而道济天下。”唐代韩愈《原道》：“为之医药，以济其夭死。”群生，众生，即人和一切动物。《礼记·祭义》：“众生必死，死必归土。”孙希旦集解：“众生，兼人物而言也。”

⑥洞微　洞，深；幽深。《文选·颜延之〈五君咏·阮步兵〉》：阮公虽沦迹，识密鉴亦洞。”李善注：“洞，深也。”洞微，幽深细微。

⑦复布　复，表示重复或继续，相当于“再”。《孙子·火攻》：“亡国不可以复存，死者不可以复生。”《史记·律书》：“气始于冬至，周而复生。”《论语·述而》：“久矣吾不复梦见旦盒。”《韩非子·五蠹》：“释其耒而守株，冀复得兔，兔不可复得。”复布，指旧岁司天之气继续施布。

⑧上　头。

⑨流　通“溜。”《一切经音义·卷十八》引《仓颉解诂》：“溜，谓水垂下也。”史菘《音释》：“溜，谨按《难经》当作流”。《灵枢·九针十二原》：“所溜为荥。”此指荥穴。

【按语】

这里提示，只要司天之气不迁正引起的疾病，往往在身半以上，上病治下的原则。身半以上感司天之气而病，身半以下感在泉之气而病，由于不能迁正而使之气郁，故泻之不迁正之经脉之郁滞而盛之气，以“太阳复布，即厥阴不迁正”，太阳寒水之气复布，说明寒水之气旺，而水生木，实则泻其子，故“泻足厥阴之所流”。

【原文】

帝曰：迁正不前，以通其要，愿闻不退[①]，欲折其余，无令过失，可得明乎？岐伯曰：气过有余，复作布正，是名不退位也。使地气不得后化，新司天未可迁正[②]，故复布化令如故也。巳亥之岁，天数有余[③]，故厥阴不退位也，风行于上，木化布天，当刺足厥阴之所入。子午之岁，天数有余，故少阴不退位也，热行于上，火余化布天，当刺手厥阴之所入[④]。丑未之岁，天数有余，故太阴不退位也，湿行于上，雨化布天，当刺足太阴之所入。寅申之岁，天数有余，故少阳不退位也，热行于上，火化布天，当刺手少阳之所入。卯酉之岁，天数有余，故阳明不退位也，金行于上，燥化布天，当刺手太阴之所入。辰戌之岁，天数有余，故太阳不退位也，寒行于上，凛水化布天，当刺足少阴之所入。故天地气逆，化成民病，以法刺之，预可平痾[⑤]。

【校注】

①不退　即不退位（仍在位），而退位，即退离所任的职位。《后汉书·皇后纪上·明德马皇后》："瘳（马瘳）等不得已，受卦爵而退位归第焉。"此不退，即旧岁之气不退位。指旧岁岁气有余，至新岁之时未退居于间气之位，继续散布，则使新岁之岁气不能迁居于正位。

②使地气不得后化，新司天未可迁正　地气，地中之气；犹气候。此指在泉之气。《礼记·月令》："（孟春之月）天气下降，地气上腾，天地和同，草木萌动。"北魏贾思勰《齐民要术·漆》："（漆器）若不揩拭者，地气蒸热，遍上生衣，厚润彻胶，便皱。"《周礼·考工记序》："橘逾淮而北为枳，鸜鹆不逾济，貉逾汶则死。此地气然也。"后，后土，对大地的尊称；土星；向后；退于后。此指后者。《楚辞·九章·橘颂》："后皇嘉树，橘徕服兮。"王逸注："后，后土也。"《左传·昭公二十九年》："五行之官，是谓五官……水正曰玄冥，土正曰后土。"杜预注："土为群物主，故称后也。"使地气不得后化，新司天未可迁正，当旧岁气有余时而不退位，则使旧岁在泉之气，不能退于后之间气而化育，则使新的司天之气也不能迁居于正位。

③天数有余　天数，指一、三、五、七、九诸奇数。此五数相加为二十五。《易·系辞上》："天数五，地数五，五位相得而各有合。天数二十五；地数三十。凡天地之数，五十有五，此所以成变化而行鬼神（阴阳）也。"天数有余，此指司天的气数有余。

④当刺足厥阴之所入　《类经·二十八卷·第三十九》："按上文云'复布'者，以旧气再至，新气被郁，郁散则病除，故当刺新气之经。此下言'不退'者，以旧气有余，非泻不除，旧邪退则新气正矣，故当刺旧气之经。

二者不同，各有深意。”张注谓“上文云‘复布’者”，指上节内容，由司天之气退而复布者，能把“复”字义搞错了，此“复”不是再而是连续，上节之复布，指在某一季节有复布，而此指某年运主气之复布不退位。这就是二者的不同点。

⑤痾（e） 疾病。晋代潘岳《闲居赋》：“尝膳载加，旧痾有痊。”《晋书·五行志上》：“及六畜，谓之祸，言其著也。及人，谓之痾。痾，病貌也。”

【原文】

黄帝问曰：刚柔二干①，失守其位，使天运②之气皆虚②乎？与民为病，可得平乎？岐伯曰：深乎哉问！明其奥旨③，天地迭移④，三年化疫⑤，是谓根之可见，必有逃门⑥。

假令甲子，刚柔失守⑦，刚未正，柔孤而有亏⑧，时序不令，即音律非从⑨，如此三年，变大疫也。详其微甚，察其浅深，欲至而可刺，刺之，当先补肾俞，次三日，可刺足太阴之所注。又有下位己卯不至，而甲子孤立者⑩，次三年作土疠⑪，其法补泻，一如甲子同法也。其刺以毕，又不须夜行及远行，令七日洁，清净⑫斋戒，所有自来。肾有久病者，可以寅时面向南，净神不乱思，闭气不息七遍，以引颈咽气顺之，如咽甚硬物，如此七遍后，饵⑬舌下津令无数。

【校注】

①刚柔二干 阴阳；昼夜；日月。阳为刚，阴为柔，奇数为阳（或单日），偶数为阴。《易·系辞下》：“刚柔相推，变在其中矣。”孔颖达疏：“刚柔即阴阳也。”《淮南子·精神训》：“刚柔相成，万物乃形。”高诱注：“刚柔，阴阳也。”《易·系辞上》：“刚柔者，昼夜之象也。”孔颖达疏：“昼则阳日照临，万物生而坚刚，是昼之象也。夜则阴润浸被，万物而皆柔弱，是夜之象也。”犯；冒犯；扰乱；干扰；记日。《说文·干部》：“干，犯也。”《国语·晋语四》：“若干二命，以求杀余。”韦昭注：“干，犯也。”《国语·周语上》：“王事唯农是务，无有求利于其官以干农功。”韦昭注：“干乱农功。”古以“十干”记日。甲、丙、戊、庚、壬五日居奇位，属阳刚，故称。《礼记·曲

礼上》："外事以刚日，内事以柔日。"孔颖达疏："外事，郊外之事也。刚，奇日也，十日有五奇、五偶。甲、丙、戊、庚、壬五奇为刚也。外事刚义故用刚日也。余偶日为阴干。"刚柔二干，根据下文之"假令甲子，刚柔失守"，其当指天干阳之阳干，或阴干因虚而失守其位，但亦有天干与地支相干犯，即五运六气相干犯。在一定意义上，亦指司天与在泉相干犯。

②天运　自然的气数；天体的运转。此指前者。《后汉书·天文志上》"以显天戒，明王事焉"刘昭注引汉代张衡《灵宪》："阳道（阳道，房宿南二星中间的运行路线。阴道，房宿北二星中间的运行路线。）左回，故天运左行。"唐代韩愈《君子法天运》诗："君子法天运，四时可前知。"虚，参见《本病论篇》中之"虚"注。

③奥旨　奥义；要旨。唐代王勃《续书序》："爰考众籍，共参奥旨。"宋代沈作喆《寓简·卷一》："此意恐是圣人千载不传之奥旨。"

④迭移　迭，更迭；轮流。《易·说卦》："易六画而成卦，分阴分阳，迭用柔刚。"韩康伯注："六爻升降，或柔或刚，故曰迭用柔刚也。"《汉书·律历志上》："三代各据一统，明三统常合，而迭为首。"颜师古注："迭，互也。"移，转移；迁徙。《广雅·释诂四》："移，转也。"《广韵·支韵》："移，徙也。"《书·多士》："移尔遐逖。"孔颖达疏："移徙汝居于远。"《汉书·晁错传》："美草甘水则止，草尽水竭则移。"

⑤疫　传染病。《说文·疒部》："疫，民皆疾也。"《吕氏春秋·仲夏》："行秋令则草木零落，果实早成，民殃于疫。"本篇下文："五疫之至，皆相染易，无问大小，病状相似"

⑥逃门　逃，躲避。《广雅·释诂三》："逃，避也。《左传·襄公三年》：'事君不辟难，有罪不逃刑。'"《论衡·语增》："高祖又逃吕后于泽中，吕后辄见上有云气之验；武工不闻有此。"门，门径；关键。此指前者，引申为方法或途径。《易·系辞下》："乾坤其《易》之门邪。"孔颖达疏："《易》之变化，从乾坤而起，犹人之兴动从门而出，故乾坤是《易》之门邪。"《老子·第一章》："玄之又玄，众妙之门。"《淮南子·原道训》："百事有所出，而独知守其门。"高诱注："门，禁要也。"在此指避去疫邪的法门。逃门，躲避的方法。

⑦假令甲子，刚柔失守　假令，假如；即使；如果。《史记·管晏列传赞》："假令晏子而在，余虽为之执鞭，所忻慕焉。"甲子，即甲子年，甲子为干、支之一，中国传统纪年农历的干支纪年中一个循环的第 1 年称"甲子年"。

前一位是癸亥，后一位是乙丑。自当年立春起至次年立春止的岁次内均为“甲子年”。论阴阳五行，天干之甲属阳之木，地支之子属阳之水，是水生木。天干遇有戊之年和癸之年，从大雪到小寒的期间，就是甲子月。失守，谓没有保住所守之物。《左传·宣公十年》：“凡诸侯之大夫违，告于诸侯曰：‘某氏之守臣某，失守宗庙，敢告。’”假令甲子，刚柔失守，马莳：“甲子阳年，土运大窒，如癸亥天数有余者，年虽交得甲子，厥阴犹尚治天，地已迁正，阳明在泉，去岁少阳已作地之右间，即厥阴之地阳明，故不相和奉者也。”

⑧刚未正，柔孤而有亏　《类经·二十八卷·第四十一》：“若上年癸亥，厥阴司天，木不退位，则甲子虽以阳年，土犹不正，甲子刚土未正于上，则己卯在泉，亦柔孤而有亏也。”

⑨音律非从　音，乐音。《说文·音部》：“音，声也。生于心有节于外谓之音。宫商角徵羽声，丝竹金石匏土革木音也。”律，古代用来校正音乐标准的管状仪器。以管的长短来确定音阶。从低音算起，成奇数的六个管叫律，成偶数的六个管叫吕。统称十二律（见“十二吕律图”）。又古人用律管候气，

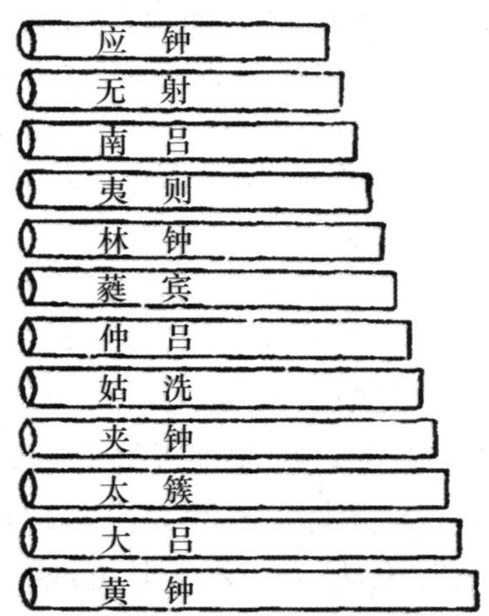

十二吕律图

引自《汉语大字典》

以十二律的名称对应一年的十二个月，故又指节气。此指后者。《集韵·术韵》："阳管谓之律。"《礼记·月令》："律中大簇。"晋代陶潜《自祭文》："岁惟丁卯，律中无射。"唐代杜荀鹤《御沟新柳》："律到重九春，沟连柳色新。"音律非从，此指阴阳不和顺。

⑩下位己卯不至，而甲子孤立者　下位，低下的地位。《易·乾》："是故居上位而不骄，在下位而不忧。"下位己卯不至，而甲子孤立者，即甲子年若在泉，己卯之气应至而未至，则使在上甲子之气孤立的状态。

⑪土疠　指土运之年，在泉不得迁正所出现疫病。下水疠、金疠、木疠、火疠之义仿此。

⑫净　同"静"。宁静；寂静。《秦并六国平话·卷上》："休萌战攻侵伐之谋，共享安净和平之福。"

⑬饵　药物；引诱；诱获；吃；吞食。此指后者。唐代孟郊《求仙曲》："铲惑有灵药，饵真成本源。"唐代柳宗元《捕蛇者说》："永州之野，产异蛇……然得而腊之以为饵，可以已大风、挛踠、瘘疠。"《水浒传·第六五回》："外使敷贴之饵，内用长托之剂。"《正字通·食部》："以利诱人亦曰饵。"《孙子·军争》："锐卒勿攻，饵兵勿食。"《战国策·秦策二》："我羁旅而得相秦者，我以宜阳饵王。"鲍彪注："以钓喻也。"《后汉书·马援传》："初，援在交趾，常饵薏苡实。"《汉书·贾谊传》："而淮阳之比大诸侯，仅如黑子之著面，适足以饵大国耳，不足以有所禁御。"颜师古注："饵，谓为其所吞食。"

【原文】

假令丙寅，刚柔失守，上刚干失守，下柔[①]不可独主之，中水运非太过[②]，不可执法[③]而定之，布天有余，而失守上正，天地不合，即律吕[④]音异，如此即天运失序，后三年变疫。详其微甚，差有大小，徐至即后三年，至甚即首三年，当先补心俞，次五日，可刺肾之所入。又有下位地[⑤]甲子，辛巳[⑥]柔不附刚，亦名失守，即地运皆虚，后三年变水疠[⑦]，即刺法皆如此矣。其刺如毕，慎其大喜欲情于中[⑧]，如不忌，即其气复散也，令静七日，心欲实，令少思。

【校注】

①丙寅，刚柔失守，上刚干失守，下柔　丙寅，为干支之一，干支纪年中一个循环的第3年称“丙寅年”，自当年立春起至次年立春止的岁次内均为“丙寅年”。前一位是乙丑，后一位是丁卯。论阴阳五行，天干之丙属阳之火，地支之寅属阳之木，是木生火。天干甲年和己年，立春到惊蛰的期间，就是丙寅月。丙寅，刚柔失守，上刚干失守，下柔，上，指天干，刚干，即阳干。下，指地支，柔，指阴支。《类经·二十八卷·第四十一》：“丙与辛合，皆水运也，寅申年，少阳司天，必厥阴在泉，厥阴属巳亥而配于水运，则辛巳为在泉之化，故上丙则下辛，丙刚辛柔。一有不正，皆失守矣。”

②中水运非太过　正；中，得当，恰当；伤。此指前者。《广韵：送韵》：“中，当也。”《后汉书·王允传》：“以事中立。”李贤注：“中，伤也。”《类经·二十八卷·第四十一》：“若上年之乙丑司天，土不退位，则丙寅之水运虽刚，亦不迁正，其气反虚，丙不得正，则辛柔在泉，独居于下，亦失守矣。丙虽阳水，若或有制，即非太过。”

③执法　星名；拘泥于规律。根据上下文意，当指后者。《史记·天官书》：“南四星，执法。”《后汉书·王允传》：“自岁末以来，太阳不照，霖雨积时，月犯执法，彗孛仍见。”唐代杨炯《浑天赋》：“执法者，廷尉之曹，大臣之象。”

④律吕　律吕古代校正乐律的器具。用竹管或金属管制成，共十二管，管径相等，以管的长短来确定音的不同高度。从低音管算起，成奇数的六个管叫做“律”；成偶数的六个管叫做“吕”，合称“律吕”。阳者为律，阴者为吕。《附翼·二卷·律原》：“律乃天地之正气，人之中声也。律由声出，音以声生。《礼》曰：声成文谓之音，音之数五，律之数六，分阴分阳。则音以宫、商、角、徵、羽分为太、少而为十。故音以应日。律以黄钟、太簇、姑洗、蕤宾、夷则、无射为阳，是为六律：林钟、南吕、应钟、大吕、夹钟、仲吕为阴，是为六吕。合而言之，是为十二律。”参见前“音律非从”注中之图。

⑤下位地　指在泉。

⑥辛巳　为干支之一，干支纪年中一个循环的第18年称“辛巳年”。前一位是庚辰，后一位是壬午。论阴阳五行，天干之辛属阴之金，地支之巳属阴之火，是火克金。自当年立春起至次年立春止的岁次内均为“辛巳年”。天

干乙年和庚年，立夏到芒种的时间段，就是辛巳月。

⑦疠 疫病。《左传·哀公元年》："天有灾疠，亲巡孤寡，而共其乏困。"杜预注："疠，疾疫也。"《吕氏春秋·仲冬》："（仲冬）行春令则虫螟为败，水泉减竭，民多疾疠。"

⑧中 此指心。

【原文】

假令庚辰[①]，刚柔失守，上位失守，下位无合，乙庚金运，故非相招[②]，布天未退，中运胜来[③]，上下相错，谓之失守，姑洗林钟[④]，商音不应也，如此则天运化易[⑤]，三年变大疫。详其天数，差有微甚，微即微，三年至，甚即甚，三年至，当先补肝俞，次三日，可刺肺之所行[⑥]。刺毕，可静神七日，慎勿大怒，怒必真气却散之，又或在下地甲子乙未失守者，即乙柔干，即上庚独治之，亦名失守者，即天运孤主之，三年变疠，名曰金疠，其至待时也，详其地数之等差，亦推其微甚，可知迟速耳。诸位乙庚失守，刺法同，肝欲平，即勿怒。

【校注】

①庚辰，刚柔失守 庚辰，为干支纪年中一个循环的第 17 年称"庚辰年"。前一位是己卯，后一位是辛巳。论阴阳五行，天干之庚属阳之金，地支之辰属阳之土，是土生金。自当年立春起至次年立春止的岁次内均为"庚辰年"。天干乙年和庚年，清明到立夏的时间段，就是庚辰月。庚辰，刚柔失守，《类经·二十八卷·第四十一》："乙庚皆金运也，辰戌年太阳司天，必太阴在泉，太阴属丑未而配于金运，则乙未为在泉之化，庚刚乙柔。设有不正，则失守矣。"

②乙庚金运，故非相招 乙庚，乙庚化金，凡逢乙、庚为金运。本书《天元纪大论篇》："乙庚之岁，金运统之。"乙庚金运，故非相招，《类经·二十八卷·第四十一》："若上年己卯天数有余，阳明不退位，则本年庚辰失守于上，乙未无合于下，金运不全，非相招矣。"

③布天未退，中运胜来 《类经·二十八卷·第四十一》："上年己卯天

数不退，则其在泉之火，来胜今年中运也。”

④姑洗林钟　姑洗，十二律之一；指农历三月；钟名。《周礼·春官·大司乐》：“乃奏姑洗。”《史记·律书》：“三月也，律中姑洗。”明代王鏊《震泽长语·音律》：“南吕为羽，姑洗为角。”。汉代班固《白虎通·五行》：“三月谓之姑洗何？姑者故也，洗者鲜也，言万物皆去故就其新，莫不鲜明也。”《左传·定公四年》“分康叔以大路……大吕”唐代孔颖达疏：“周铸无射，鲁铸林钟，皆以律名名钟。知此大吕、姑洗，皆钟名也。其声与此律相应，故以律名焉。”林钟，为六吕之一；指农历六月；钟名。《礼记·月令》：“（季夏之月）……其音徵，律中林钟。”郑玄注：“林钟者，黄钟之所生，三分去一，律长六寸，季夏气至，则林钟之律应。”《史记·律书》：“林钟者，言万物就死，气林林然。”《吕氏春秋·音律》：“林钟之月，草木盛满，阴将始刑。”高诱注：“林钟，六月。”汉代班固《白虎通·五行》：“六月谓之林钟何？林者，众也。万物成熟，种类众多。”《左传·襄公十九年》：“季武子以所得于齐之兵作林钟而铭鲁功焉。”孔颖达疏：“是言度律以长短，然后铸钟，钟声应律，遂以律名钟。此钟声应林钟，故以林钟为名。”此指三月、六月不能应和。

⑤天运化易　天运，天命（自然规律）；自然的气数；天体的运转。《六韬·顺启》：“事而不疑，则天运不能移，时变不能迁。”《后汉书·天文志上》“以显天戒，明王事焉。”刘昭注引汉代张衡《灵宪》：“阳道左回，故天运左行。”唐代韩愈《君子法天运》诗：“君子法天运，四时可前知。”化易，化育施布改变。俞樾《诸子平议·荀子四》：“易当读为‘施’。《诗·皇矣》篇‘施于孙子’，郑笺曰‘施犹易也’。故施、易二字古通用。《何人斯》篇‘我心易也’，《释文》曰‘易，《韩诗》作施’，是其证也。”

⑥行　流；经穴。此指后者。《说文·水部》：“流，水行也。”《灵枢·九针十二原》：“所出为井，所溜为荥，所注为俞，所行为经”

【原文】

假令壬午，刚柔失守①，上壬未迁正，下丁独然②，即虽阳年，亏及不同③，上下失守，相招其有期，差之微甚，各有其数也④，律吕二角，失而不和，同音有日⑤，微甚如见，三年大疫，当刺脾之俞，次三日，可刺肝之所出也。刺毕，静神七日，勿大醉歌乐，其气复散，又勿饱食，勿食生物[⑥]，欲令脾实，气无滞饱，无久坐，食无太酸，无食一切生物[⑥]，宜甘宜淡，又或地下甲子，丁酉[⑦]失守其位，未得中司，即气不当位，下不与壬奉合者，亦名失守，非名合德[⑧]，故柔不附刚，即地运不合，三年变疠，其刺法，一如木疫之法。

【校注】

①壬午，刚柔失守　壬午，为干支纪年中一个循环的第19年称“壬午年”。前一位是辛巳，后一位是癸未。论阴阳五行，天干之壬属阳之水，地支之午属阳之火，是水克火。自当年立春起至次年立春止的岁次内均为“壬午年”。天干乙年和庚年，从芒种到小暑的时间段，就是壬午月。壬午，刚柔失守，《类经·二十八卷·第四十一》：“丁壬皆木运也，子午年少阴司天，必阳明在泉，以阳明配合木运，则丁卯、丁酉为在泉之化，刚柔不正，则皆失守矣。”

②独然　独自如此；特别如此。汉代王充《张衡·死伪》：“古今帝王死，葬诸地中，有以千万数，无欲复出见百姓者，王季何为独然。”晋代陶潜《咏贫士》之六：“此士胡独然？实由罕所同。”

③即虽阳年，亏及不同　亏，气不足，气虚；欠缺；不足。此指前者。《说文·亏部》：“亏，气损也。”段玉裁注：“引申凡损皆曰亏。”《书·旅獒》：“为山九仞，功亏一篑。”《楚辞·天问》：“八柱何当？东南何亏？”王逸注：“‘东南不足，谁亏缺之也？’‘言天有八山为柱’。”洪兴祖补注：“《河图》言，昆仑者，地之中也，地下有八柱，柱广十万里，有三千六百轴，互相牵制，名山大川，孔穴相通。”《史记·范雎蔡泽列传》：“日中则移，月满则亏。”不同，不和。下文之“失而不和”之“不和”，即针对“不同”而言。《后汉书·孔融传》：“（融）与中丞赵舍不同，托病归家。”即虽阳年，亏及不同，《类经·二十八卷·第四十一》：“若上年辛巳司天有余，厥阴不退位，则本年壬丁不合，木运太虚，刚不正于上，柔孤立于下，虽曰阳年，亏则不同也。”

④上下失守……各有其数也　《类经·二十八卷·第四十一》：“招，合也。得位之日，即其相招之期，微者远，甚者速，数有不同耳。”

⑤律吕二角，失而不和，同音有日　同音，音调相和。《诗·小雅·鼓钟》：“鼓钟钦钦，鼓瑟鼓琴，笙磬同音。”郑玄笺：“同音者，谓堂上堂下八

音克谐。”日，节度。《广雅·释言》：“日，节也。”王念孙疏证：“日为节度之节。”节度，节序度数。指历象上据以推算天体运行、季节变化的度数。《史记·天官书》：“斗为帝车（北斗星），运于中央，临制四乡。分阴阳，建四时，均五行，移节度，定诸纪，皆系于斗。”律吕二角，失而不和，同音有日，原注：“上律蕤宾，下吕南吕，上太角不应，下少角应，故二角失而不和也，后壬午迁正之日，即上下角同声相应者也。”

⑥生物　此指未加工熟的食品；活的动物。《庄子·人间蕊》：“汝不知夫养虎者乎？不敢以生物与之，为其杀之之怒也。”宋代俞文豹《吹剑录外集》：“生物……盖不经烟火乃生物也。”

⑦丁酉　为干支纪年中一个循环的第34年称“丁酉年”。前一位是丙申，后一位是戊戌。论阴阳五行，天干之丁属阴之火，地支之酉属阴之金，是火克金。自当年立春起至次年立春止的岁次内均为“丁酉年”。天干丙年和辛年，白露到寒露的时间段，就是丁酉月。

⑧合德　德，古代特指天地化育万物的功能；客观规律。此指前者。《易·乾》：“夫大人者，与天地合其德，与日月合其月。”姚配中注：“化育万物谓之德，照临四方谓之明。”《大戴礼记·四代》：“阳曰德，阴曰刑。”王聘珍解诂引董仲舒《对策》：“阳为德，阴为刑。天使阳常居大夏，而以生育长养为事；阴常居大冬，而积于空虚不用之处。”《淮南子·天文训》：“日冬至则斗北中绳，阴气极，阳气萌，故曰冬至为德。日夏至则斗南中绳，阳气极，阴气萌，故曰夏至为刑。”高诱注：“德，始生也。刑，始杀也。”同德（为同一目的而努力）。汉代王充《论衡·谴告》：“天人同道，大人与天合德。”合德，此指在上司天，与在下在泉，按时各就本位，阴阳相合，上下相招，共同为化育而努力。

【原文】

假令戊申，刚柔失守①，戊癸虽火运，阳年不太过也②，上失其刚，柔地独主，其气不正，故有邪干，迭移其位，差有浅深③，欲至将合，音律先同④，如此天运失时，三年之中，火疫至矣，当刺肺之俞，刺毕，静神七日，勿大悲伤也，悲伤即肺动⑤，而真气复散也，人欲实⑥肺者，要在息气⑦也。又或地下甲子，癸亥[8]失守者，即柔失守位也，即上失其刚也，即亦名戊癸不相合德者也，即运与地虚，后三年变疠，即名火疠。是故立地五年，以明[9]失守，以穷法刺，于是疫之与疠[10]，即是上下刚柔之名也，穷归一体也，即刺疫法，只有五法，即总其诸位失守，故只归五行而统之也。

【校注】

①戊申，刚柔失守 戊，古代以十干配五方，戊居十干之中，因以指中央。《说文·戊部》："戊，中宫也。"清代江藩《六甲五龙说》："予谓天数五，地数五，自甲至戊其数五，居十之中。《汉书·律历志》：'五六者，天地之中合。'故曰'戊，中宫也'。"《礼记·月令》："（季夏之月）中央土，其日戊己。"郑玄注："戊之言茂也，己之言起也。日之行四时之间，从黄道，月为之佐。至此万物皆枝叶茂盛。其含秀者，抑屈而起，故因以为日名焉。"《吕氏春秋·季夏》："中央土，其日戊己。"高诱注："戊己，土日。土，王中央也。"戊申，为干支纪年中一个循环的第45年称"戊申年"。前一位是丁未，后一位是己酉。论阴阳五行，天干之戊属阳之土，地支之申属阳之金，是土生金。自当年立春起至次年立春止的岁次内均为"戊申年"。天干丁年和壬年，立秋到白露的时间段，就是戊申月。戊申，刚柔失守《类经·二十八卷·第四十一》："戊癸皆火运之年，寅申岁必少阳司天，厥阴在泉，以厥阴而配火运，则癸亥为在泉之化，戊申之刚在上，癸亥之柔在下，一有不正，俱失守矣。"

②戊癸虽火运，阳年不太过也 天干主运，而天干戊癸在五行属火，戊癸是火运旺，但由于司天不得迁正，司天之气失于守，所以即使是在阳年也不能太过。

③浅深 即深浅，指水的深浅程度。引申指事物的轻重、大小、多少等。此指后者。汉代董仲舒《春秋繁露·正贯》："论罪源深浅，定法诛，然后绝属之分别矣。"

④音律先同 《类经·二十八卷·第四十一》："若刚柔将合，故音律先同，盖戊申阳律太徵也，癸亥阴吕少徵也，其气和，其音叶矣。"

⑤动 感动；改变；变化。此指方言"伤"。"你敢动他一根毫毛。"

⑥实 滋补；充实；坚实。此指后者。《金匮要略·腑脏经络》："夫治

未病者，见肝之病，知肝传脾，当先实脾”。《孙子·虚实》：“兵之形，避实而击虚。”

⑦息气　息，滋息，生长。《释名·言语》：“息，塞也，言物滋息塞满也。”《集韵·职韵》：“息，生也。”《易·革》：“水火相息。”王弼注：“息者，生变之谓也。”孔颖达疏：“息，生也。”《汉书·卜式传》：“式既为郎，布衣草跻而牧羊。岁余，羊肥息。”颜师古注：“息，生也。言羊既肥而又生多也。”息气，滋息肺气。

⑧癸亥　为干支纪年中一个循环的（最后）第60年称“癸亥年”。前一位是壬戌，后一位是甲子。论阴阳五行，天干之癸属阴之水，地支之亥属阴之水，是比例和好。自当年立春起至次年立春止的岁次内均为“癸亥年”。天干戊年和癸年，立冬到大雪的时间段，就是癸亥月。

⑨明　分辨，区分。《玉篇·明部》：“明，察也。”《正字通·日部》：“明，辨也。”

⑩疠　疫病，流行性传染病；能致疫病的恶气。此指后者。《玉篇·疒部》：“疠，疫气也。”《周礼·天官·疾医》：“四时皆有疠疾。”郑玄注：“疠疾，气不和之疾。”贾公彦疏：“疠谓疠疫……疠气与人为疫。”《三国志·魏志·文帝纪》“癸卯，月犯心中央大星。”裴松之注引晋代王沈《魏书》：“中军、征南，攻围江陵……而贼中疠气疾病，夹江涂地，恐相染污。”

【按语】

关于“三年”的所指，我国古代历法根据天象的变化规律，总结出了每三年就有一次闰月，其三年每年余之天数不一样，所以七年闰月两次。根据闰月的规律，在闰月年就有疫病流行，所以古人得出了“三年”的结论。

【原文】

黄帝曰：余闻五疫之至，皆相染易，无问大小[①]，病状相似，不施救疗，如何可得不相移易者？岐伯曰：不相染者，正气存内，邪不可干，避其毒气[②]，天牝[③]从来，复得其往，气出[④]于脑，即不邪干。气出于脑，即室先想心如日[⑤]；欲将入于疫室，先想青气自肝而出，左行于东，化作[6]林木；次想白气自肺而出，右行于西，化作戈甲[7]；次想赤气自心而出，南行于上，化作焰明；次想黑气自肾而出，北行于下，化作水；次想黄气自脾而出，存于中央，化作土。五气护身之毕，以想头上如北斗[8]之煌煌，然后可入于疫室。

又一法，于春分之日，日未出而吐之。又一法，于雨水日后，三浴以药泄汗。又一法，小金丹方：辰砂二两，水磨[9]雄黄一两，叶子[10]雌黄一两，紫金半两，同入合[11]中，外固，了地一尺，筑[13]地实，不用炉，不须药制，用火二十斤煅之也，七日终，候冷七日取，次日出合子，埋药地中七日取出，顺日[14]研之三日，炼白沙蜜为丸，如梧桐子大，每日望东吸日华[15]气一口，冰水下一丸，和气[16]咽之，服十粒，无疫干也。

【校注】

①无问大小　不管；无论。北魏贾思勰《齐民要术·耕田》："凡耕：高下田，不问春秋，必须燥湿得所为佳。"大小，指长幼。

②毒气　瘴疠之气；灾气。《汉书·王莽传中》："僰道以南，山险高深，茂多驱众远居，费以亿计，吏士离毒气死者什七。"《后汉书·城阳恭王祉传》："仁以春陵地执下湿，山林毒气，上书求减邑内徙。"晋代干宝《搜神记·卷十二》："汉永昌郡不违县有禁水，水有毒气，唯十一月、十二月差可渡涉。"南朝梁国宗懔《荆楚岁时记》："五月五日，四民并蹋百草，又有斗百草之戏，采艾以为人悬门户上，以禳毒气。"

③天牝　牝，地；阴，阴性。与"阳"相对。此指后者。《字汇·牛部》："牝，地也。"本书《水热穴论篇》："肾者，牝藏也。"王冰："牝，阴也。"汉代扬雄《太玄·驯》："牝贞常慈，卫其根。"范望注："牝，阴也。"天牝，天之阴精。

④出　进。《说文》："出，进也。"

⑤先想心如日　想，想象；想念。《说文·心部》："想，冀思也。"徐锴系传："希冀所思之。"《韩非子·解老》："人希见生象也，而得死象之骨，案其图以想其生也，故诸人之所以意想者，皆谓之象也。"《史记·孔子世家》：

"余读孔氏书，想见其为人。"先想心如日，《类经·十二卷·第二十》："日为太阳之气，应人之心。想心如日，即所以存吾之气，壮吾之神，使邪气不能犯也。"

⑥化作　化育生成。《庄子·天道》："万物化作，萌区有状，盛衰之杀，变化之流也。"

⑦戈甲　戈，古代的兵器，盛行于商至战国时期，秦以后逐渐消失。其突出部分名援，援上下皆刃，用以横击和钩杀。甲，或曰铠甲。用皮革、金属等制成的护身服。《周礼·考工记·函人》："函人为甲，犀甲七属，兕甲六属，合甲五属。"戈甲，指武器装备。《尉缭子·兵令下》："内卒出戍，令将吏授旗鼓戈甲。"

⑧北斗　北斗星，北斗七星，排列成斗勺形；二十八宿中的斗宿，为北方玄武七宿的第一宿，又称"南斗"，有星六颗；天市垣小斗五星。此指北斗星。北斗星柄所指的方位，于四季八风关系十分密切。清代朱骏声《说文通训定声·需部》："北斗七星，南斗六星，又天市垣小斗五星，皆象斗形，故以为名。"《星经·斗》："斗五星，在宦星西南，主称量度。"《易·丰》："日中见斗。"《新唐书·历志一》："斗极南，去人最远，故寒。"《春秋·文公十四年》："秋七月，有星孛入于北斗。"《晋书·天文志上》："北斗七星在太微北……斗为人君之象，号令之主也。"《诗·小雅·大东》："维南有箕，不可以簸扬。维北有斗，不可以挹酒浆。"朱熹集传："箕、斗二星，以夏秋之间见于南方。云北斗者，以其在箕之北也。"宋代孙奕《履斋示儿编·正误二·东壁东井南箕北斗》："二十八宿以四方为名者，唯井、壁、箕、斗四星而已……箕、斗是人日用之器，相对而言，箕在南而斗在北，故曰南箕、北斗也。"

⑨水磨　用水研磨，今谓之水飞。

⑩叶子　形容象叶片状的块。

⑪合　盒子。后作"盒"。盛物之器，有盖，可开合。《梁书·傅昭传》："器服率陋，身安粗粝，长插烛于板床。明帝闻之，赐漆合烛盘等。"唐代孟棨《本事诗·情感》："车中投一红巾，包小合子，实以香膏。"

⑫了地　了，决。引申为"挖"。《集韵·筱韵》："了，决也。"决，通"抉"。挖；剜去。《史记·刺客列传》："聂政大呼，所击杀者数十人，因自皮面决眼，目屠出肠，遂以死。"司马贞索隐："决眼谓出其眼睛。《战国策》作

‘抉眼’，此‘决’亦通。”了地，即挖地。

⑬筑　即築。捣土的杵；捣土使之坚实。《广雅·释器》：“築谓之杵。”《左传·宣公十一年》：“称畚築，盛土物。”孔颖达疏：“畚者，盛土之器；築者，築土之杵。”《说文·木部》：“築，梼也。”《释名·释言语》：“築，坚实称也。”《诗·大雅·绵》：“築之登登。”《仪礼·既夕礼》：“甸人築坅坎，隶人涅厕。”郑玄注：“築，实土其中，坚之。”

⑭顺日　顺着日头运转的方向。

⑮日华　太阳的光华；道家指太阳的精华。此指后者。南朝齐国谢朓《和徐都曹》：“日华川上动，风光草际浮。”汉代刘向《列仙传·关令尹喜》：“尹喜抱关，含德为务；挹漱日华，仰玩玄度。”唐代梁丘子注：“瞑目握固，存日中五色流霞来绕一身，于是日光流霞俱入口中，名曰日华。”唐代皎然《赠张道士》诗：“玉京真子名太一，因服日华心如日。”

⑯和气　古人认为天地间阴气与阳气交合而成之精气。万物由此“和气”而生。《老子》：“万物负阴而抱阳，冲气以为和。”

【原文】

黄帝问曰：人虚即神游失守位，使鬼神①外干，是致夭亡，何以全真②？愿闻刺法。岐伯稽首再拜曰：昭乎哉问！谓神移失守，虽在其体，然不致死，或有邪干，故令夭寿，只如③厥阴失守，天以虚，人气肝虚，感天重虚④，即魂游于上，邪干厥大气，身温犹可刺之，刺其足少阳之所过⑤，次刺肝之俞。人病心虚，又遇君、相二火⑥司天失守，感而三虚⑦，遇火不及，黑尸鬼⑧犯之，令人暴亡，可刺手少阳之所过，复刺心俞。人脾病，又遇太阴司天失守，感而三虚，又遇土不及，青尸鬼邪犯之于人，令人暴亡，可刺足阳明之所过，复刺脾之俞。人肺病，遇阳明司天失守，感而三虚，又遇金不及，有赤尸鬼干人，令人暴亡，可刺手阳明之所过，复刺肺俞。人肾病，又遇太阳司天失守，感而三虚，又遇水运不及之年，有黄尸鬼干犯人正气，吸⑨人神魂，致暴亡，可刺足太阳之所过，复刺肾俞。

【校注】

①鬼神　鬼与神的合称；形体与精灵；阴阳之气；天之星，古人称天之星为神，参见《本病论篇》中“天数”中之注。对人不吉之星为鬼。《易·谦》：“鬼神害盈而福谦，人道恶盈而好谦。”唐代韩愈《原鬼》：“无声与形者，鬼神是也。”《礼记·礼运》：“故人者，其天地之德，阴阳之交，鬼神之会，五行之秀气也。”孔颖达疏：“鬼谓形体，神谓精灵。《祭义》云：‘气也者，神之盛也；魄也者，鬼之盛也。’必形体精灵相会，然后物生。”王充《论衡·论死》：“鬼神，阴阳之名也。阴气逆物而归，故谓之鬼；阳气导物而生，故谓之神。”《朱子类语》卷三：“鬼神只是气，屈伸往来者，气也。”

②全真　保全天性。此指保全正气。三国时魏国嵇康《幽愤诗》：“志在守朴，养素全真。”《旧唐书·高祖纪》：“且老氏垂化，本贵冲虚，养志无为，遗情物外，全真守一，是谓玄门，驱驰世务，尤乖宗旨。”

③只如　就象。五代·王仁裕《开元天宝遗事·盆池鱼》：若任人不当，则国受其殃，只如林甫为相……臣恐他日之后，祸延宗社。”

④重虚　此指脏气虚，而又感天之虚邪，称谓重虚。

⑤足少阳之所过　过，《甲乙·卷三·第二十四》：“所过为原”。《难经·六十六难》：“十二经皆以俞为原者，何也?”据此，足少阳之所过，即胆足少阳脉之原穴，肝与胆相表里，故肝病取原穴。余脏腑类推。

⑥君、相二火　相，星名。即相星，亦借指宰相。其在北极斗南。甘石《星经·卷上》：“相星在北极斗南，总领百司。掌邦教以佐帝王安抚国家集众事。”火，星名。大火，又名心宿；金木水火土为五大行星之一，其火星又名“荧惑”。《书·尧典》：“日永星火，以正仲夏。”蔡沈传：“火，谓大火。”曾运乾注：“《尔雅》‘大火谓之大辰，’注：大火，心也。”《诗·豳风·七月》：“七月流火，九月授衣。”毛传：“火，大火也。”高亨注：“火，星名，又名大火，即心宿。”《左传·庄公二十九年》：“火见而致用，水昏正而栽。”《史记·天官书》：“火犯守角，则有战。”司马贞索隐引韦昭曰：“火，荧惑也。”而七月为相。君、相二火，此指少阴之气、少阳之气，因其下有“司天失守”，据此推知为少阴、少阳司天失守。本书《天元纪大论篇》：“君火以明，相火以位。”

⑦三虚　指人体虚，使心神虚而失守其位，君火虚，其后“遇火不及”，

即有火星弱，相火虚，则失守其位，谓之三虚。

⑧黑尸鬼　鬼，神奇莫测；星名。二十八宿之一，南方朱雀七星的第二宿，有微弱的星四颗。《通志·天文略一》："鬼四星，册方似木柜，中央白者积尸气，鬼上四星是爟位。"黑尸鬼，即黑尸鬼星，凡鬼星对人有害。

⑨吸　吸引。《太玄经·玄图》："邪谟高吸。"

【原文】

黄帝问曰：十二脏之相使①，神失位，使神彩②之不圆③，恐邪干犯，治之可刺，愿闻其要。岐伯稽首再拜曰：悉乎哉！问至理④，道真宗⑤，此非圣帝，焉究斯源？是谓气神合道⑥，契符上天⑦。心者，君主之官，神明出焉，可刺手少阴之源⑧。肺者，相傅⑨之官，治节出焉，可刺手太阴之源。肝者，将军之官，谋虑出焉，可刺足厥阴之源。胆者，中正⑩之官，决断出焉，可刺足少阳之源。膻中者，臣使⑪之官，喜乐出焉，可刺心胞络所流⑫。脾为谏议之官，知周出焉⑬，可刺脾之源。胃为仓廪之官，五味出焉，可刺胃之源。大肠者，传道之官，变化出焉，可刺大肠之源。小肠者，受盛之官，化物出焉，可刺小肠之源。肾者，作强之官，伎巧出焉，刺其肾之源。三焦者，决渎之官，水道出焉，刺三焦之源。膀胱者，州都之官，精⑭液藏焉，气化则能出矣，刺膀胱之源。凡此十二官者，不得相失也。是故刺法有全神养真⑮之旨，亦法有修真⑯之道，非治疾也，故要修养和神⑰也，道贵常存，补神固根，精气不散，神守不分，然即神守而虽⑱不去，亦能全真⑲，人神不守，非达至真⑳，至真之要，在乎天玄㉑，神守天息㉒，复入本元㉓，命曰归宗㉔。

【校注】

①相使　相，治，治理。《小尔雅·广诂》："相，治也。"《书·立政》："相我受民。"孔传："能治我所受天民。"使，事。官职；职务。《墨子·经

上》："使，谓故。"于省吾新证："使，金文使、事同字，此应作事为故。"《说文·史部》："事，职也。"《国语·鲁语上》："卿大夫佐之，受事焉。"韦昭注："事，职事也。"《韩非子·五蠹》："无功而受事，无爵而显荣。"

②神彩　亦作"神采"。指人面部的神气和光采。《晋书·王戎传》："戎幼而颖悟，神彩秀彻，视日不眩。"《南史·后妃传下·张贵妃》："特聪慧，有神彩。"

③圆　丰满；饱满；圆备（完备）。此指饱满。《吕氏春秋·审时》："其粟圆而薄糠。"高诱注："圆，丰满也。"南朝梁国刘勰《文心雕龙·明诗》："自商暨周，雅颂圆备，四始彪炳，六义环深。"

④至理　最精深的道理。南朝梁国沈约《与陶弘景书》："至理深微，暧焉难睹。"

⑤真宗　道教谓所持的真正宗旨。唐代张九龄《敕岁初处分》："我玄元皇帝著《道德经》五千文，明乎真宗，致于妙用。"。

⑥气神合道　原注："人气动，合司天，神气相合，由乎盛衰也。"即气司天之气，与天神之星规律而一致。

⑦契符上天　契，刻。《释名·释书契》　"契，刻也。刻识其数也。"《诗·大雅·绵》："爰始爰谋，爰契我龟。"马瑞辰通释："谓刻开其龟。"《吕氏春秋·察今》："楚人有涉江者，其剑自舟中坠于水，遽契其舟，曰：'是吾剑之所从坠。'"《淮南子·齐俗训》："故胡人弹骨，越人契臂，中国歃血也。"高诱注："刻臂出血。"符，符书；符箓。晋代葛洪《抱朴子·遐览》："郑君言，符出于老君，皆天文也。老君能通于神明，符皆神明所授。"《魏书·术艺传·王早》："赵氏求救于早，早为占候，并授一符，曰……佩此符。"上天，古人观念中的万物主宰者，能降祸福于人。此指天上之神，即星。《书·泰誓》："今商王受，弗敬上天，降灾下民。"唐代韩愈《归彭城》诗："上天不虚应，祸福各有随。"契符上天，即刻写的神秘文字是天上之神即星。

⑧可刺手少阴之源　可，适宜；相宜。《礼记·学记》："大学之法，禁于未发之谓豫，当其可之谓时。"孔颖达疏："言受教之端，是时最可也。"原（灥），"源"的古字。水流起头的地方。《说文·灥部》："灥（原），水泉本也。"《左传·昭公九年》："犹衣服之有冠冕，木水之有本原。"可刺手少阴之源，马莳："凡刺各经之原者，皆所以补之也。"

⑨傅　辅佐，辅助。《说文·人部》："傅，相也。"《左传·僖公二十八

年》："郑伯傅王，用平礼也。"杜预注："傅，相也。"

⑩中正　官名。秦末陈胜自立为楚王时置，掌纠察群臣的过失。《史记·陈涉世家》："陈王以朱房为中正，胡武为司过，主司群臣。"三国魏立中正以藻别人物，晋南北朝仍之，唐废。《晋书·刘毅传》："愚臣以为宜罢中正，除九品，弃魏氏之弊法，立一代之美制。"

⑪臣使　《说文》："臣．牵也，事君也。"《诗·周颂·臣工》："嗟嗟臣工，敬尔在公。"郑玄笺："臣谓诸侯也。"使，命令。臣使，此指伺候君主而传达命令的官。《荀子·王霸》："臣使诸侯，一天下，是又人情之所同欲也。"

⑫可刺心包络所流　高士宗："手少阴心既刺其源，故心包络，刺其所流。"

⑬脾为谏议之官，知周出焉　谏议，官名，谏议大夫；谏诤。《汉书·王莽传下》："又置师友祭酒及侍中、谏议、六经祭酒各一人。"唐代韩愈《感春·诗之三》："蔡州纳节旧将死，起居谏议联翩来。"汉代赵晔《吴越春秋·勾践归国外传》："子胥力于战伐，死于谏议。"周，周到；四周；旁。脾为谏议之官，知周出焉，《类经·二十八卷·第四十三》："脾藏意，神志未定，意能通之，故为谏议之官，虑周万事，皆由乎意，故智周出焉。"

⑭精　本书《灵兰秘典论篇》作"津"。

⑮养真　修养，保持本性。晋代夏侯湛《抵疑》："方将保重啬神，独善其身，玄白冲虚，仡尔养真。"唐代孟郊《寄张籍》诗："天子咫尺不得见，不如闭眼且养真。"

⑯修真　道教谓学道修行为修真。唐玄宗《送道士薛季昌还山》诗："洞府修真客，衡阳念旧居。"

⑰修养和神　修养，指道家的修炼养性。唐代吕岩《忆江南》词："学道客，修养莫迟迟，光景斯须如梦里。"宋代赵与时《宾退录·卷二》："柳公权书如深山道士，修养已成，神气清健，无一点尘俗。"和神，和悦神灵。《文选·班固〈典引〉》："顺命以创制，因定以和神。"蔡邕注："治定作乐，以和人神。"吕向注："因天下治定，以和鬼神，以事封禅。"

⑱虽　通"唯"。副词。唯有，只有。《经传释词·卷三》："惟，独也。也作虽。"《诗·大雅·抑》："女虽湛乐从，弗念厥绍，罔敷求先王，克共明刑。"马瑞辰通释："《说文》：'虽，从虫，唯声。'故虽与唯二字古通用。"《左传·文公十七年》："虽敝邑之事君，何以不免？"

⑲全真　保全天性。三国时魏国嵇康《幽愤诗》："志在守朴，养素全真。"《旧唐书·高祖纪》："且老氏垂化，本贵冲虚，养志无为，遗情物外，全真守一，是谓玄门，驱驰世务，尤乖宗旨。"

⑳至真　至，实质；真实。《庄子·天道》："夫虚静恬淡，寂漠无为者，天地之平，而道德之至。"郭庆藩集释："至，与质同。至，实也……《刻意》篇正作'道德之质'。"《战国策·齐策一》："大王览其说而不察其至实。"王念孙《读书杂志·战国策一》："至字古读若质，故声与实相近……不察其至，即不察其实也。今本作'不察其至实'者，一本作'至'，一本作'实'，而后人误合之耳。"真，真人，道家称"修真得道"或"成仙"的人；本原、本性；身。《说文·匕部》："真，仙人变形登天也。"徐灏笺："然自《庄》《列》始有真人之名，始有长生不死而登云天之说，亦寓言耳。后世由此遂合道家神仙为一流，此变形登天之说所由生也。"《字汇·目部》："真，真人。"《庄子·秋水》："谨守而勿失，是谓反其真。"成玄英疏："谓反本还源，复于真性者也"《汉书·杨王孙传》："欲裸葬，以反吾真。"颜师古注："真者，自然之道也。"《庄子·山木》："见利而忘其真。"陆德明释文："司马云：'真，身也'。"《淮南子·本经》："神明藏于无形，精神反于至真。"高诱注："真，身也。"

㉑天玄　玄，同"泫"。玄涽，即泫混《集韵·霰韵》："泫，玄涽，混合也。或省。"玄混谓太初天地未分时的蒙昧混沌状态。《后汉书·班固传》："肇命人主，五德初始，同于草昧，泫混之中。"李贤注："幽玄混沌之中，谓三皇初起之时也。"天玄，天地蒙昧混沌状态之精气。《类经·二十八卷·第四十三》："玄者，水之色，天玄者，天一之义，以至真之要，重在精也。"

㉒天息　息，孳息；生长。《集韵·职韵》："息，生也。"《易·革》："水火相息。"王弼注："息者，生变之谓也。"孔颖达疏："息，生也。"天息，原注："人能忘嗜欲，走喜怒，又所动随天玄牝之息，绝其想念，如在母腹中之时，命曰返天息。"天息，即上天给人孳息。

㉓本元　元气。古代有的学者认为创造天地万物的是一团混沌的元气，为天地万物之本，故曰"本元"；元气，人的精神，生命力。汉代张衡《灵宪》："昔在先王，将步天路，用之灵轨，寻绪本元。"唐代吕岩《五言·诗之十四》："万物皆生土，如人得本元。"

㉔归宗：归于根（本原）。

本病论篇第七十三

【原文】

黄帝问曰：天元九室[①]，余已知之。愿闻气交，何名失守？岐伯曰：谓其上下升降，迁正退位，各有经论[②]，上下各有不前，故名失守也[③]。是故气交失易位，气交乃变，变易[④]非常，即四时失序，万化[⑤]不安，变民病也。

帝曰：升降不前，愿闻其故，气交有变，何以明知？岐伯曰：昭乎问哉！明乎道矣。气交有变，是为天地机[⑥]，但欲降而不得降者，地窒刑之[⑦]；又有五运太过，而先天而至者，即交不前，但欲升而不得其升，中运抑之[⑧]；但欲降而不得其降，中运抑之。于是有升之不前，降之不下者；有降之不下，升而至天者；有升降俱不前。作如此之分别，即气交之变，变之有异常，各各不同，灾有微甚者也[⑨]。

【校注】

①天元九室　天元，谓岁时运行之理；周历建子，以今农历十一月为正月。后世以周历得天之正道，谓之“天元”。此指前者。《史记·历书》：“王者易姓受命，必慎始初，改正朔，易服色，推本天元，顺承厥意。”司马贞索隐：“言王者易姓而兴，必当推本天之元气行运所在，以定正朔，以承天意，故云承顺厥意。”《后汉书·陈宠传》：“夫冬至之节，阳气始萌，故十一月有兰、射干、芸、荔之应。《时令》曰：‘诸生荡，安形体。’天以为正，周以为春……周以天元，殷以地元，夏以人元。”室，阻塞。通“窒”。房屋；宫。此指阻塞。《墨子·号令》：“外空窒尽发之。”孙诒让间诂：“室窒声类同，古多通用。”《说文》：“宫，室也。”《尔雅·释宫》：“宫谓之室，室谓之宫。”九室，即九室，天上的九宫；道教谓人体中的“上宫”（脑）和“九窍”。此指前者。《黄庭内景经·常念》：“九室正虚神明舍。”梁丘子注：“九室，谓头中九宫之室及人之九窍，使上宫荣华，九窍真正，则众神之所止舍也。”晋代葛洪《抱朴子·明本》：“夫入九室以精思，存真一以招神者。”天元九室，即岁

时运行有多种阻塞现象。

②各有经论　经，义理；量度；划分界限。《诗·大雅·灵台》："经始灵台，经之营之。"《百喻经·三重楼喻》："是时木匠，即便经地垒墼作楼。"《周礼·地官·遂人》："遂人掌邦之野，以土地之图经田野，造县鄙形体之法。"郑玄注："经、形、体，皆谓制分界也。"论，衡量；推知。《吕氏春秋·论人》："此贤主之所以论人也。"高诱注："论，犹论量也"《荀子·解蔽》："坐于室而见四海，处于今而论久远。"各有经论，各自有义理与界限而能推知。

③上下各有不前，故名失守也　六气在一年之中，有三气居天位，三气居地位，其中一气升天为司天左间气，一气入地为在泉左间气，一气迁正为司天，一气迁正为在泉，一气退位为司天左间气，一气退位为在泉右间气，此六气各守其位。若有不迁正、不退位、升降不前时，则是失守其位。

④变易　变换，变化。《管子·四称》："（无道之臣）不修先故，变易国常，擅创为令，迷或其君。"《后汉书·左雄传》："以为吏数变易，则下不安业；久于其事，则民服教化。"

⑤万化　万事万物；大自然；各种变化。此指自然界。《庄子·大宗师》："人之形者，万化而未始有极也。"

⑥天地机　机，事情变化的关键，有重要关系的环节；事物变化的原由；星名，天文星象。此指自然界星象变化引起六气变化，其有重要关系的环节。《广韵·微韵》："机，万机也。"《说文解字注笺》："机，引申为机要之称。"《韩非子·八说》："任人以事，存亡治乱之机也。"《庄子·至乐》"万物皆出于机，入于机。"成玄英琉："机者发动，所谓造化也。"《礼记·大学》："一家仁，一国兴仁；一家让，一国兴让，一人贪戾，一国作乱，其机如此。"郑玄注："机，发动所由也。"《广雅·释天》："北斗七星……三为机。"《艺文类聚·卷一》引《春秋运斗枢》："北斗七星：第一天枢，第二旋，第三机，第四权，第五衡，第六开阳，第七摇光。"《尚书大传·洪范五行传》："六事之机，以县示我。"郑玄注："机，天文也。天文运转，以悬见六事之变异示我。"天地机，自然界变化的关键。

⑦地窒刑之　窒，填；塞；阻塞，不通畅。《尔雅·释言》："窒，塞也。"郭璞注："谓塞孔穴"《集韵·屑韵》："窒，塞穴也。"《庄子·达生》："至人潜行不窒，蹈火不热。"成玄英疏："窒，塞也。"《吕氏春秋·季秋》："季秋行夏令，则其国大水，冬藏殃败，民多鼽窒。鼻不通也。"地窒刑之，

本书《刺法论篇》："木欲降而地皛窒抑之……火欲降而地玄窒抑之……土欲降而地苍窒抑之……金欲降而地彤窒抑之……水欲降而地阜窒抑之"。刑，伤害。《国语·越语下》："天地未形，而先为之征，其事是以不成，杂受其刑。"韦昭注："刑，害也。"地窒刑之，通向泉之空间堵塞来伤害他。

⑧但欲升……中运抑之 《类经·二十八卷·第三十八》："甲年土运太过，能抑水之升降；丙年水运太过，能抑二火之升降；戊年火运太过，能抑金之升降；庚年金运太过，能抑木之升降，壬年木运太过，能抑土之升降。"

⑨即气交之变……灾有微甚者也 《类经·二十八卷·第三十八》："有天星窒于上者，有地气窒于下者，有中运窒于中者，凡此三者之分，则气交之变，各各不同，而灾有微甚矣。"

【原文】

帝曰：顾闻气交遇会胜抑①之由，变成②民病，轻重何如？岐伯曰：胜相会，抑伏使然。是故辰戌之岁，木气升之，主逢天柱，胜而不前③，又遇庚戌，金运先天，中运胜之，忽然不前④，木运升天，金乃抑之，升而不前，即清生风少，肃杀于春，露霜复降，草木乃萎。民病瘟疫早发，咽嗌乃干，四肢满，肢节皆痛。久而化郁，即大风摧拉，折陨鸣紊。民病卒中偏痹，手足不仁。

【校注】

①遇会胜抑 遇，相逢，不期而会。同"偶"。相对。《字汇补·辵部》："遇，与偶同。"《史记·天官书》："气相遇者，卑胜高，兑胜方。"司马贞索隐："遇，音偶。"《尔雅·释诂下》："遇，见也。"又《释言》："遇，偶也。"郭璞注："偶尔相值遇。"《书·胤征》："入自北门，乃遇汝鸠、汝方。"孔传："不期而会曰遇。"会，古代历法用语，一万零八百年为一会。灾厄；厄运；相遇；会面。此指后者。宋代邵雍《皇极经世书·卷一》："三十年为一世；十二世计三百六十年，为一运；三十运计一万八百年，为一会；十二会计十二万九千六百年，为一元。"《汉书·食货志上》："（王莽）乃下诏曰：'予遭阳九之阸，百六之会。'"颜师古注："此历法应有灾岁之期也。"《汉书·董卓传赞》："百六有会，《过》、《剥》成灾。"李贤注："《前书音义》曰：'四千五

百岁为一元，一元之中有九灾戹（厄），阳戹五，阴戹四。阳为旱，阴为水。’初入元百六岁有阳之，故曰‘百六之会’。”《说文解字注笺·会部》：“会，犹重也，谓相重，相合也。因之凡相遇曰会。”本书《五运行大论篇》：“左右周天，余而复会也。”王冰：“会，遇也。”遇会，犹相逢。唐代玄奘《大唐西域记·瞿萨旦那国》：“各因田猎，遇会荒泽，更问宗绪，因而争长。”遇会胜抑，六气中不期相逢，或者定时而遇时，有胜气阻遏弱者。

②成　通“盛”；古代天文学指北斗星指向戌的位置。此指前者。《释名·释言语》：“成，盛也。”王先谦疏证补：“成盛声义互通，见于经典者甚多，故成训为盛。”《易·系辞上》：“成象之谓乾。”陆德明释文：“成象，蜀才作‘盛象。’”《荀子·非十二子》：“成名况乎诸侯，莫不愿以为臣。”俞樾平议：“成与盛通。”《淮南子·天文》：“戌为成，主少德。”

③辰戌之岁……胜而不前　辰戌，以十二支分主六气，而辰戌主寒水之气。本书《五运行大论篇》：“辰戌之上，太阳主之。”天柱，星名。属于东方七宿中的角宿。《晋书·天文志上》：“三台六星，两两而居，起文昌，列抵太微。一曰天柱，三公之位也。”《星经·卷上》：“天柱五星在紫微宫内，近东垣，主建教等二十四气也。”辰戌之岁……胜而不前，辰戌年为太阳寒水司天，厥阴风木之气，应从上年在泉的右间，升为本年司天的左间，当遇到天柱星时，则使木气升之不前。

④遇庚戌……忽然不前　庚戌，为干支纪年中一个循环的第 47 年称“庚戌年”。前一位是己酉，后一位是辛亥。论阴阳五行，天干之庚属阳之金，地支之戌属阳之土，是土生金。自当年立春起至次年立春止的岁次内均为“庚戌年”。天干丁年和壬年，寒露到立冬的时间段，就是庚戌月。天干庚年为金运太过，地支戌年为太阳寒水司天，厥阴风木之气，应从上年在泉的右间，升为本年司天的左间，遇到金运太过，先于天时而至而克木。

【原文】

是故巳、亥之岁，君火升天，主窒天蓬，胜之不前[①]。又厥阴木迁正，则少阴未得升天，水运以至其中者。君火欲升，而中水运抑之[②]，升之不前，即清寒复作，冷生旦暮。民病伏阳，而内生烦热，心神惊悸，寒热间作。日久成郁，即暴热乃至，赤风肿翳[3]，化疫，温疠暖作[4]，赤气彰而化火疫，皆烦而躁渴，渴甚，治之以泄之可止[5]。

【校注】

①巳、亥之岁……胜之不前　巳亥之年，为厥阴风木司天，少阴君火之气，应从上年在泉的右间，升为木年司天的左间，当遇到天蓬之星太过，则水胜克火，使火气升之不前。

②中水运抑之　《类经·二十八卷·第三十八》："辛巳、辛亥，皆水运之不及者，而亦能制抑君火，以巳亥阴年，气本不及．则弱能制弱，然或以天蓬窒之，或以水运抑之，有一于此，皆能胜火不前也。"

③赤风肿翳　风，气也。赤风，赤气。此指有象火热的样云气，则预示火气或热邪导致热性病。《太平御览·卷八七六》引《春秋潜潭巴》："天赤有大风，发屋折木，兵大起，行千里。"北魏崔鸿《十六国春秋·前凉·张天锡》："十一年，有赤风昏阖。至十三年，苻坚灭之。"唐代王昌龄《失题》诗："赤风荡中原，烈火无遗巢。"肿，肿胀。《释名·释疾病》："肿，钟也，寒热气所钟聚也。"《字汇·肉部》："肿，胀也。"《左传·定公十年》："公闭门而泣之，目尽肿。"翳，遮蔽；目疾引起的障膜。《方言·卷十三》："翳，掩也。"此指前者。《楚辞·离骚》："百神翳其备降兮，九疑缤其并迎。"王逸注："翳，蔽也。"玄应《一切经音义·卷十八》引《三苍》："翳，目病也。"赤风肿翳，象火热的样云气聚集遮蔽。此非指热风使眼睛肿胀而生翳膜。

④温疠暖作　即温疫病在气候温暖时发作。

⑤止　除灭；医治。《广雅·释诂四》："止，灭也。"《集韵·止韵》："止，已也。"《吕氏春秋·制乐》："无几何，疾乃止。"高诱注："止，除也。"《酉阳杂俎·怪术》："王潜在荆州，百姓张七政善止伤折。"

【原文】

是故子、午之岁，太阴升天，主窒天冲，胜之不前[1]。又或遇壬子，木运先天而至者，中木遇抑之也[2]。升天不前，即风埃四起，时举埃昏，雨湿不化，民病风厥涎潮[3]，偏痹不随，胀满。久而伏郁，即黄埃化疫也，民病夭亡，脸肢府黄疸满闭[4]，湿令弗布，雨化乃微。

【校注】

①子、午之岁……胜之不前　冲，星相术士谓相克相忌为“衝”。俗亦作“冲”；古代五行家谓相对应、相反为合冲。此指前者《左传·襄公二十八年》“周楚恶之”晋代杜预注：“岁星所在，其国有福，失次于北，祸冲在南。”唐代孔颖达疏：“子午之位，南北相冲，淫于玄枵，冲当鹑火。”《淮南子·天文》：“岁星之所居，五谷丰昌；其对为冲，岁乃有殃。”《史记·天官书》：“故八风各以其冲对，课多者为胜。”王念孙疏证：“冲者，相对之名。”天冲，星名。《晋书·天文志中》：“七曰天冲，出如人，苍衣赤头，不动。见则臣谋主，武卒发，天子亡。”子午之岁……胜之不前，在子午年为少阴君火司天，太阴湿土之气，当由上年在泉的右间，升为本年司天的左间，当遇到天冲木气太过，胜而克土，则土气升之不前。

②又或遇壬子……中木运抑之也　天干壬为木运太过，地支子年为少阴君火司天，太阴湿土之气，应从上年在泉的右间，升为本年司天的左间，木运太过，先天时而至，胜则克土，使土气必升之不前。

③涎潮　涎液如潮水涌出。

④脸肢府黄疸满闭　府，通“胕”。种，通“肿”。浮肿。《吕氏春秋·情欲》：“耳不可赡，目不可厌，口不可满。身尽府种，筋骨沉滞。”高诱注：“府，腹疾也。”毕沅校正引卢文弨曰：“此府种即胕肿字假借耳。”府种，《玉篇·疒部》：引作“疛肿”。脸肢府黄疸满闭，脸，为阳明经所过，脾主四肢，所以脾气虚则脸、肢体有浮肿，黄疸，懑闷，尿闭。

【原文】

是故丑、未之年，少阳升天，主窒天蓬，胜之不前[①]。又或遇太阴未迁正者，即少阳未升天也，水运以至者，升天不前[②]，即寒雰反布，凛洌如冬，水复涸[③]，冰再结，暄暖[④]乍作，冷复布之，寒暄不时。民病伏阳在内，烦热生中，心神惊骇，寒热间[⑤]争，以成久郁，即暴热乃生，赤风气瞳翳，化成郁疠，乃化作伏热内烦，痹而生厥，甚则血溢。

【校注】

①丑、未之年……胜之不前　在丑、未年，少阳相火之气当司天，当遇

到天蓬星的堵塞，则克火，使少阳之火气升之不前。

②又或遇太阴未迁正者……升天不前　辛丑、辛未年，天干辛为水运不及，丑、未年应太阴湿土司天，当太阴湿土未迁正，则使火气升之不前是水运而到的原因，使之升天不前。

③涸　堵塞。通“冱”。冻结。此指前者。《楚辞·东方朔〈七谏·谬谏〉》：“悲太山之为隍兮，孰江河之可涸。”王逸注：“涸，塞也……若江河之决，不可涸塞也。”《汉书·郊祀志上》：“春以脯酒为岁祷，因泮冻；秋涸冻；冬塞祷祠。”颜师古注：“涸读与冱同。冱，凝也，音下故反。春则解之，秋则凝之。《春秋左氏传》曰‘固阴冱寒’。《礼记·月令》曰‘孟冬行春令则冻闭不密’。”

④暄暖　温暖；暖和。《南齐书·东夷传》：“四时暄暖，无霜雪。”

⑤间　同“闲”。干犯；更迭，交替。此指前者。《墨子·备梯》：“古有其术者，内不亲民，外不约治，以少闲众，以弱轻强，身死国亡，为天下笑。”《左传·昭公二十六年》：“穆后及大子寿早夭即世，单刘赞私立少，以闲先王。”王引之《经义述闻·春秋左传下》：“闲之言干也，谓干犯先王之命也……《襄十九年传》‘闲诸侯难’，《太平御览·皇亲部十二》引服虔注曰：‘闲，犯也。’是‘闲’与‘干’同义。”《书·益稷》：“笙镛以闲，鸟兽跄跄。”孔传：“闲，迭也。”

【原文】

是故寅、申之年，阳明升天，主窒天英，胜之不前[①]。又或遇戊申、戊寅，火运先天而至[②]，金欲升天，火运抑之，升之不前，即时雨不降，西风数举，咸卤燥生[③]，民病上热，喘嗽血溢，久而化郁，即白埃翳雾，清生杀气，民病胁满悲伤，寒鼽嚏嗌干，手拆[④]皮肤燥。

【校注】

①寅申之年……胜之不前　天英，星名。古人认为是预兆不祥的妖星。《吕氏春秋·明理》：“其星在荧惑、有彗星、有天棓、有天欃、有天竹、有天英。”寅申之年……胜之不前，在寅、申年应，阳明燥金之气升天之时，主要是被天英星遏制住，使金气升之不前。

②又或遇戊申、戊寅；火运先天而至　天干戊年为火运太过，地支寅申为少阳相火，阳明燥金之气应升天，但由于火运太过，则先于天时而至，则使金气不前。

③咸卤燥生　咸，繁体鹹（jiǎn）。咸卤，碱卤，盐碱。《汉书·沟洫志》"终古舄卤兮生稻粱"唐代颜师古注："舄即斥卤也，谓碱卤之地也。"咸卤燥生，盐碱在气候干燥时则出现在地表。

④拆　同"坼"。裂开；绽开。《诗·大雅·生民》："诞弥厥月，先生如达，不拆不副，无灾无害。"阮元校勘记："唐石经、相台本'拆，作'坼'"

【原文】

是故卯、酉之年，太阳升天，主窒天芮，胜之不前[①]。又遇阳明未迁正者，即太阳未升天也，土运以至[②]，水欲升天，土运抑之，升之不前，即湿而热蒸，寒生两间[③]，民病注下，食不及化，久而成郁，冷来客热，冰雹卒至。民病厥逆而哕，热生于内，气痹于外，足胫酸疼，反生心悸懊热，暴烦而复厥。

【校注】

①卯、酉之年……胜之不前　天芮，即芮。星座名。《晋书·天文志中》："张衡曰：'老子四星及周伯、王蓬絮、芮各一，错乎五纬之间'"（五纬：金、木、水、火、土五星）。《周礼·春官·大宗伯》"以实柴祀日月星辰。"汉代郑玄注："星谓五纬，辰谓日月。"贾公彦疏："五纬，即五星：东方岁星，南方荧惑，西方太白，北方辰星，中央镇星。言纬者，二十八宿随天左转为经，五星右旋为纬。"卯、酉之年……胜之不前，卯、酉年当该阳明燥金司天，当太阳寒水之气升天之时，其主要被天芮星控制，使太阳寒水之气升之不前。

②又遇阳明未迁正者……土运以至　在己卯、己酉年，天干己为土运不及，地支卯酉为阳明燥金，当太阳寒水之气，当在太阳未升天之时，土运已至，土能制水，则使太阳水之气升之不前。

③两间　谓天地之间。指人间。唐代韩愈《原人》："形于上者谓之天，形于下者谓之地，命于其两间者谓之人。"

【原文】

黄帝曰：升之不前，余已尽知其旨。愿闻降之不下，可得明乎？岐伯曰：悉乎哉问！是之谓天地微旨[①]，可以尽陈斯道，所谓升已必降也。至天三年，次岁必降，降而入地，始为左间也[②]，如此升降往来，命之六纪[③]者矣。是故丑、未之岁，厥阴降地，主窒地皛，胜而不前[④]。又或遇少阴未退位，即厥阴未降下，金运以至中[⑤]，金运承之[⑥]，降之未下，抑之变郁，木欲降下，金承之，降而不下，苍埃远见，白气承之，风举埃昏，清躁[⑦]行杀，霜露复下，肃杀布令。久而不降，抑之化郁，即作风躁[⑦]相伏，暄而反清，草木萌动[⑧]，杀[⑨]霜乃下，蛰虫未见，惧[⑩]清伤藏。

【校注】

①微旨　亦作“微恉”。亦作“微指”。（《说文·心部》：“恉，意也。”段玉裁注：“今字或作旨，或作指，皆非本字也。”）微旨，精深微妙的意旨。汉代许慎《〈说文解字〉叙》：“究洞圣人之微恉。”《后汉书·徐防传》：“孔圣既远，微旨将绝，故立博士十有四家，设甲乙之科，以勉劝学者。”

②至天三年……始为左间也　《类经·二十八卷·第三十八》：“每气在天各三年，凡左间一年，司天一年，右间一年，三年周尽，至次岁乃降而入地，为在泉之左间，亦周三年而复升于天也。”

③六纪　纪，岁、月、日、星辰、历数，皆称“纪”；年岁。此指年。《书·洪范》：“五纪：一曰岁，二曰月，三曰日，四曰星辰，五曰历数。”孔颖达疏：“凡此五者皆所以纪天时，故谓之五纪也。”《史记·日者列传》：“司马季主复理前语，分别天地之终始，日月星辰之纪。”《汉书·律历志》：“箕子言大法九章，而五纪明历法。”颜师古注引孟康曰：“岁月日星辰，是谓五纪也。”《后汉书·郅恽传》：“显表纪世，图录豫设。”李贤注：“纪，年也。言天豫设图录之书，显明帝王之年代也。”六纪，即六年。此指每气在天三年（司天左间一年，司天一年，司天右间一年），在地三年（在泉左间一年，在泉一年，在泉右间一年），共六年，故曰六纪。

④丑、未之岁……胜而不前　在丑、未之年，厥阴风木之气，当降为本

年在泉的左间，主要是被地畠之气阻遏，使木气不能降于地，故不前。

⑤又或遇少阴未退位……金运以至中　中，天文学将二十八宿分为四方，每方各七宿，其居中一宿称中宿；北斗第一星魁中；二十四节气的中气，一说指正朔之月；间隔。此指后者，具体指左间。《宋书·律历志下》："直以月维四仲，则中宿常在卫阳。"《新唐书·历志一》："七宿毕见，举中宿言耳。"《公羊传·文公十四年》："孛者何？彗星也。其言入于北斗何？北斗有中也。"何休注："中者，魁中。"《左传·文公元年》："先王之正时也，履端于始，举正于中，归余于终。"杜预注："步历之始，以为术之端首，期之日三百六十有六日。日月之行又有迟速，而必分为十二月，举中气以正月。"《史记·历书》："举正于中，民则不惑。"清代江永《群经补义·春秋》："杜云：'举中气以正月'，亦非也。古历惟八节，后世乃有二十四气。以冬至为始，以闰余为终，故举正朔之月为中。"《仪浓·乡射礼》，"上射失升三等，下射从之，中等。"郑玄注："中，犹闲也。"《礼记·学记》："比年入学，中年考校。"郑玄注："中，犹间也。乡遂大夫间岁则考学者之德行道艺。"又或遇少阴未退位……金运以至中，在丑、未年，厥阴风木之气，当降为本年在泉的左间，当上年少阴司天之气不退位，厥阴之气不能降于在泉之左间，则金运之气已至而阻隔，则使厥阴木气降之不前。

⑥承之　承，制止；抵御。通"乘"，战胜；欺凌；侵犯。《诗·鲁颂·閟宫》："戎狄是膺，荆舒是惩，则莫我敢承。"朱熹集传："承，御也。"《说文通训定·升部》："承，假借为乘。"《书·西伯戡黎序》："周人乘黎。"孔传："乘，胜也。"三国魏曹丕《建安诸序》："余好系剑，善以短乘长。"《汉书·礼乐志》："世衰民散，小人乘君子。"颜师古注："乘，陵也。"承之，指金运之气乘木，则使木气不能降

⑦躁　通"燥"。干燥。《释名·释言语》："躁，燥也。"《老子》："躁胜寒，静胜热，清静以为天下正。"马叙伦校诂："躁，《说文》作趮，今通作躁。此当作燥，《说文》曰干也。"躁：马本、《素问直解》并作"燥"。

⑧萌动　开始发芽。《礼记·月令》："（孟春之月）是月也，天气下降，地气上腾。天地和同，草木萌动。"

⑨杀　伤害；残害。《春秋·僖公三十三年》："陨霜不杀草。"唐代卢同《与马异结交》诗："不知药中有毒药，药杀元气天不觉。"《广雅·释诂三》"杀，贼也。《汉书·董仲舒传》：'霜者天之所以杀也。刑者君之所以罚也。"

⑩惧　病。《方言·第十三》："惧，病也。"《汉书·张安世传》："安世瘦惧，形于颜色。"

【原文】

是故寅、申之岁，少阴降地，主窒地玄，胜之不入[①]。又或遇丙申、丙寅，水运太过，先天而至[②]，君火欲降，水运承之，降而不下，即彤云才[③]见，黑气反生，暄暖如[④]舒，寒常布雪，凛冽复作，天云惨凄[⑤]，久而不降，伏之化郁，寒胜复热，赤风化疫，民病面赤心烦，头痛目眩也，赤气彰而温病欲作也。

【校注】

①寅、申之岁……胜之不入　玄，水；农历九月的别称；北方。据文意，此指前者。《楚辞·刘向〈九叹·离世〉》："玄舆驰而并集兮，身容与而日远。"王逸注："玄者，水也。言己以水为车与船，并驰而流，故身容与日以远也。"《尔雅·释天》："九月为玄。"《庄子·大宗师》："颛顼得之，以处玄宫。"陆德明释文："玄宫，李云北方宫也。"寅、申之岁……胜之不入，在寅、申之年，少阴君火之气，当由上年司天的右间，降为本年在泉的左间，主要是被地玄之星堵塞住，使之不能进入。

②又或遇丙申、丙寅……先天而至　天干丙年为水运大过，地支寅、申年，少阴君火之气，当下降于地，由于水运太过，则先于天时而至，故胜则抑制少阴火下降，使少阴火气不能降于地。

③才　刚刚。

④如　应当；农历二月的别称。清代王引之《经传释词·卷七》："如，又为'当如是'之'当'。"《墨子·贵义》："今天下莫为义，则子如劝我者也，何故止我？"王念孙《读书杂志·墨子四》："如，犹宜也。言子宜劝我为义也。"《尔雅·释天》："二月为如。"

⑤凄　《说文·水部》："凄，雨云起也。"

【原文】

是故卯、酉之岁，太阴降地，主窒地苍，胜之不入[①]。又或少阳未退位者，即太阴未得降也，或木运以至[②]，木运承之，降而不下，即黄云见而青霞彰，郁蒸[③]作而大风，雾翳埃胜，折损乃作。久而不降也，伏之化郁，天埃黄气，地布湿蒸，民病四肢不举，昏眩肢节痛，腹满填臆[④]。

【校注】

①卯、酉之岁……胜之不入　在卯、酉之年，太阴湿土之气，当由上年司天的右间，降为本年在泉的左间，主要是被地苍星之气遏制，使太阴之气不能进入。

②又或少阳未退位者……或木运以至　在丁卯年与丁酉年，太阴湿土之气，当由上年司天的右间，降为本年在泉的左间。可是上年少阳未退位，有的是木运已至，木运欺凌太阴土气，使太阴湿土之气进入。

③蒸　热。通“烝”。众多。此指前者。本书《五运行大论》：“其令郁蒸。”王冰：“郁，盛也，蒸，热也。”《孟子·告子上》：“诗曰：‘天生蒸民，有物有则。”按：《诗·大雅·烝民》作“烝”。《汉书·五被传》：“壹齐海内，氾爱蒸庶。”颜师古注：“蒸亦众也。”

④臆　胸；懑；气塞。此指前者。《文选·王粲〈登楼赋〉》：“气交愤于胸臆。”李善注：“《说文》曰：‘臆，胸也。”《方言·第十三》：“臆，满也。”郭璞注：“愊臆，气满之也。”《释名·释形体》：“臆，犹抑也；抑，气所塞也。”

【原文】

是故辰、戌之岁，少阳降地，主窒地玄，胜之不入[①]。又或遇水运太过，先天而至也[②]。水运承之，水降不下，即彤云才见，黑气反生，暄暖欲生，冷气卒至，甚即冰雹也。久而不降，伏之化郁，冷气复热，赤风化疫，民病面赤心烦，头痛目眩也，赤气彰而热病欲作[③]也。

【校注】

①辰、戌之岁……胜之不入　在辰、戌之年，少阳相火之气，当由上年司天的右间，降为本年在泉的左间，主要是地玄星之气堵塞在泉的左间，地

玄星之气胜则克火，使少阳之火气不能进入。

②又或遇水运大过，先天而至也　天干丙为水运太过，在丙辰、丙戌年时，少阳相火之气，当由上年司天的右间，降为本年在泉的左间，当遇到水运太过时，则先于天时而至，水胜则欺凌火，则火气不能降之于前。

③作　产生；兴起。兴起；发生。《易・系辞下》："包牺氏没，神农氏作。"《说文・人部》："作，起也。"《易・乾》："云从龙，风从虎，圣人作而万物睹。陆德明释文：郑云：作，起。"

【原文】

是故巳、亥之岁，阳明降地，主窒地彤，胜而不入[①]。又或遇太阴未退位，即少阳未得降，即火运以至之[②]，火运承之不下，即天清而肃，赤气乃彰，暄热反作，民皆昏倦，夜卧不安，咽干引饮，懊热内烦，天清朝暮，暄还复作，久而不降，伏之化郁，天清薄寒，远生白气。民病掉眩，手足直而不仁，两胁作痛满，目䀮䀮。

【校注】

①巳、亥之岁……胜而不入　巳、亥之年，阳明燥金之气，当由上年司天的右间，降为本年在泉的左间，若遇到地彤星之火气堵塞住，则金气降之不前。

②又或遇太阴未退位……即火运以至之　在巳、亥年，有的时候是太阴湿土未退位，就使少阳不能降下，就会使火之运来到这里，火运胜则克金，使金气不能降之不前。

【原文】

是故子、午之年，太阳降地，主窒地阜胜之，降而不入[①]。又或遇土运太过，先天而至[②]，土运承之，降而不入，即天彰黑气，暝暗凄惨才施，黄埃而布湿，寒化令气，蒸湿复令。久而不降，伏之化郁，民病大厥，四肢重怠，阴萎少力，天布沉阴，蒸湿间作。

【校注】

①子、午之年……降而不入　在子、午之年，太阳寒水之气，当由上年司天的右间，降为本年在泉的左间，主要是被司地阜星之气堵塞，地阜星之气胜太阳寒水之气，则使寒水之气不能降入。

②又或遇土运太过，先天而至　在甲子、甲午年则土运太过，太阳寒水之气，适逢土运太过，而先于天时而至，土胜则克水，则使太阳寒水之气降之不前。

【原文】

帝曰：升降不前，晰[①]知其宗[②]，颇闻迁正，可得明乎？岐伯曰：正司中位[③]，是谓迁正位[④]，司天不得其迁正者，即前司天以过交司之日[⑤]，即遇司天太过有余日也，即仍旧[⑥]治天数，新司天未得迁正也。厥阴不迁正，即风暄不时，花卉萎瘁，民病淋溲，目系转，转筋喜怒，小便赤，风欲令而寒由不去，温暄不正，春正失时[⑦]。

少阴不迁正，即冷气不退[⑧]，春冷后寒，暄暖不时。民病寒热，四肢烦痛，腰脊强直。木气虽有余，位不过于君火也[⑨]。

太阴不迁正，即云雨失令，万物枯焦，当生不发[⑩]。民病手足肢节肿满，大腹水肿，填臆不食，飧泄胁满，四肢不举。雨化欲令，热犹治之，温煦于气，亢而不泽[⑪]。

【校注】

①晰　明白；清楚。《集韵·锡韵》：“晰，明也。”南朝梁国刘勰《文心雕龙·明诗》：“造怀指事，不求纤密之巧；驱辞逐貌，唯取昭晰之能。”

②宗　根本；根源。

③正司中位　正司，正职长官。此借喻司天于正位之气。《后汉书·荀彧传》：“又欲授以正司，彧使荀攸深自陈让，至于十数，乃止。”李贤注：“彧先守尚书令，今欲正除也。”中位，中央的位置。唐代吕太乙《土赋》：“惟土德之为大，处中位而君临。”

④正位　中正之位；谓正式登位、就职。此指前者。《易·坤》："君子黄中通理，正位居体。"孔颖达疏："居中得正，是正位也。"《孟子·滕文公下》："居天下之广居，立天下之正位，行天下之大道。"《后汉书·皇后纪序》："后正位宫闱，同体天王。"

⑤交司之日　在每年大寒日，是新旧年司岁运气相交之日。《类经·二十八卷·第四十》："新旧之交，大寒日也。"按周历当从冬至日算起，即今之11月起。

⑥仍旧　照前不变或恢复原状。《魏书·咸阳王禧传》："年三十以上，习性已久，容或不可卒革；三十以下，见在朝廷之人，语音不听仍旧。"《资治通鉴·唐代宗大历五年》："且曰：'北军将士，皆朕爪牙，并宜仍旧。'"

⑦风欲令而寒由不去……春正失时　喜，孙本作"善"。风，泛指八方之风，即气候。此特指春之和风。《说文·风部》："风，八风也。"《广雅·释言》："风，气也。"钱大昭疏义："风气者，《庄子》云：'大块噫气，其名为风。'"《六书故·动物四》："天地八方之气吹嘘鼓动者命之曰风。"由，介词。于。同"甹"。树木生新枝，因亦泛指萌生。《说文·马部》："甹，木生条也。"徐锴系传《说文》："无由字，今《尚书》只作由蘖，盖古文省马，而后人因省之，通用为因由等字。"正，指正风。风欲令而寒由不去……春正失时，春风将要为时令，可是太阳寒水之气在发芽时因为不退位，温暖之气不能按时迁正，春季之正风不能不能按时令而来。

⑧少阴不迁正，即冷气不退　少阴不迁正是由于厥阴不退位，君火不能居于正位，所以冷气不退。

⑨木气虽有余，位不过于君火也　《类经·二十八卷·第四十》："上年厥阴阴气，至本年初气之末，交于春分，则主客君火，已皆得位，木虽有余，故不能过此。"

⑩太阴不迁正……当生不发　太阴不能迁正，是因为少阴过盛而不退位，使湿土之气不行，则云雨失去正令，则使万物焦枯，当滋生的而不能长出来。

⑪泽　雨露。偏指雨水。《释名·释地》："下而有水曰泽。"《汉书·扬雄传上》："泽渗漓而下降。"颜师古注："泽，雨露也。"

【原文】

少阳不迁正，即炎灼弗[①]令，苗莠不荣[②]，酷暑于秋，肃杀晚至[③]，霜露不时。民病痻疟骨热，心悸惊骇，甚时血溢。

阳明不迁正，则暑化于前，肃杀于后[④]，草木反荣。民病寒热鼽嚏，皮毛折，爪甲枯焦，甚则喘嗽息高，悲伤不乐。热化乃布，燥化未令，即清劲未行，肺金复病，

太阳不迁正，即冬清反寒，易令于春，杀霜在前，寒冰于后[⑤]，阳光复治，凛冽不作，雰云待时，民病温疠至，喉闭溢干，烦燥[⑥]而渴，喘息而有音也。寒化待燥，犹治天气，过失序，与民作灾。

【校注】

①弗　不正；违背；不。此指不。《说文解字系传·丿部》："弗者，违也。"《玉篇·丿部》："弗，不正也。"《广雅·释诂四》："弗，不也。"

②荣　草本植物的花。《国语·晋语四》："谚曰，'黍稷无成，不能为荣。'"韦昭注："荣，秀也。"《楚辞·橘颂》："绿叶素荣，纷其可喜兮。"王逸注："言橘青叶白华，纷然盛茂，诚可喜也。"

③酷暑于秋，肃杀晚至　酷暑，极热的夏天。酷暑于秋，肃杀晚至，当太阴之气不退位，则少阳相火之气则来迟，使酷暑向后延于秋季，肃杀之气之令则随之晚。

④暑化于前，肃杀于后　在卯、酉年时，上年少阳不退位，则本年阳明不迁正。少阳相火不退位则暑气化于前；阳明燥金，迁正靠后，则肃杀之气施布于后。

⑤杀霜在前，寒冰于后　在辰、戌年，当上年阳明燥金不退位，则本年太阳不迁正。使时令改变在春季，所以先出现肃杀霜冻，而后出现冻冰。

⑥燥　通"躁"。焦躁。宋代刘克庄《江西诗派小序·晁叔用》："秦汉以来，士有抱奇怀能，留落不遇，往往燥心污笔，有怨悱愤惋沉抑之思。"《老子》："躁胜寒，静胜热，清静以为天下正。"马叙伦校诂："躁，《说文》作趮，今通作躁。此当作燥，《说文》曰干也。"

【原文】

帝曰：迁正早晚，以命[①]其旨，愿闻退位，可得明哉？岐伯曰：所谓不退者，即天数[②]未终[③]，即天数有余，名曰复布政[④]，故名曰再治天也，即天令[⑤]如故而不退位也。厥阴不退位，即大风早举，时雨不降，湿令不化，民病温疫，疵废[⑥]风生，民病皆肢节痛，头目痛，伏热内烦，咽喉干引饮。

少阴不退位，即温生春冬，蛰虫早至，草木发生，民病膈热咽干，血溢惊骇，小便赤涩；丹瘤[⑦]；瘮；疮疡留毒。

太阴不退位，而取寒暑不时，埃昏布作，湿令不去，民病四肢少力，食饮不下，泄注淋满，足胫寒，阴萎，闭塞，失溺小便数。

少阳不退位，即热生于春，暑乃后化，冬温不冻，流水不冰，蛰虫出见，民病少气，寒热更作，便血上热，小腹坚满，小便赤沃，甚则血溢。

阳明不退位，即春生清冷，草木晚荣，寒热间作，民病呕吐暴注，食饮不下，大便干燥，四肢不举，目瞑掉眩。

太阳不退位，即春寒复作，冰雹乃降，沉阴昏翳，二之气寒犹不去，民病痹厥，阴痿失溺，腰膝皆痛，温疠晚发[⑧]。

【校注】

①命　告诉；奉告；教诲。此指前者。《尔雅·释诂》："命，告也。"《广韵·映韵》："命，教也。"《孟子·滕文公上》："夷子怃然为间曰：'命之矣。'"赵岐注："受命教矣。"朱熹集注："命，犹教也，言孟子已教我矣。"

②天数　指一、三、五、七、九诸奇数。此五数相加为二十五。地数，指二、四、六、八、十诸偶数。此五数相加为三十。《易·系辞上》："天数五，地数五，五位相得而各有合。天数二十有五，地数三十；凡天地之数五十有五，此所以成变化而行鬼神也。"鬼神，哲学家多以阴阳之变、气的往来屈伸解释为"鬼神"。汉代王充《论衡·论死》："鬼神，阴阳之名也。阴气逆物而归，故谓之鬼；阳气导物而生，故谓之神。"《礼记·中庸》："鬼神之为

德，其盛矣乎。”程颐章句：“鬼神，天地之功用，而造化之迹也。张子曰：‘鬼神者，二气之良能也。’愚谓以二气言，则鬼者阴之灵也，神者阳之灵也。以一气言，则至而神者为神，反而归者为鬼，其实一物而已。”天数，此指三阴三阳在天运行之数。一般而言，每一气司天之数为60日有余。

③终　终止；古代历法称“闰月”。此指前者。《史记·历书》：“举正于中，归邪于终。”裴骃集解引韦昭曰：“终，闰月也。中气在晦则后月闰，在望是其正中也。”（中气，古代历法以太阳历二十四气配阴历十二月，阴历每月二气：在月初的叫节气，在月中以后的叫中气。如立春为正月节气，雨水为正月中气。《逸周书·周月》：“闰无中气，斗指两辰之间。”）。

④布政　施政。《左传·成公二年》：“《诗》曰：‘布政优优，百禄是遒。’子实不优而弃百禄，诸侯何害焉!”

⑤天令　令，古代按十二个月分别记载所施行的政令，谓之月令。后因以指时令，节令。唐代张濯《迎春东郊》诗：“颛顼时初谢，句芒令复陈。飞灰将应节，宾日已知春。天令，即气候之时令。

⑥疵废　疵，病；母斑，黑斑。通“呰”此指瘸。《尔雅·释诂》：“疵，病也。”《老子·第十章》：“涤除玄览，能无疵乎!”《晋书·后妃传上·惠贾皇后》：“见一妇人，年可三十五、六，短形青黑色，眉后有疵。”余岩《古代疾病名候疏义·尔雅病疏》：“岩按《广韵·五支》：‘疵，黑病。’……盖即今之母斑也。”《庄子·逍遥游篇》‘使物不疵厉’，《尔雅·释诂》‘呰，病也’，古字皆通用。”《吕氏春秋·知士》：“剂貌辨之为人也多呰。”毕沅校正：“《国策》作‘疵’。高诱注：疵，阙病也。”废，残废。通“瘢”。长期不愈的病。《庄子·让王》：“左手攫之，则右手废；右手攫之，则左手废。”《淮南子·览冥训》：“飞鸟铩翼，走兽废脚。”《说文·户部》“瘢，固病也”段玉裁注：“瘢犹废，固犹锢。如瘖、聋、跛、躃、断者、侏儒皆是。瘢为正字，废为假借字。”《周礼·地官·小司徒》：“以辨其贵贱老幼废疾。”郑玄注：“废疾，谓癃病也。”高诱注：“自此上至山气多男，皆生子多有此病也。”。《类经·二十八卷·第四十》：“废，体偏废也”疵废，即偏瘫病。

⑦丹瘤　疑为《诸病源候论》之“留火丹候”。

⑧太阳不退位……温疠晚发　原脱其四十一字，今据金刻本补。

【原文】

帝曰：天岁早晚，余以知之，愿闻地数①，可得闻乎？岐伯曰：地下迁正升天及退位不前之法，即地土产化②，万物失时之化也。

帝曰：余闻天地二甲子③，十干④十二支④，上下经纬天地⑤，数有迭移⑥，失守其位，可得昭乎？岐伯曰：失之迭位者，谓虽得岁正，未得正位之司⑦，即四时不节，即生大疫。注《玄珠密语》云：阳年三十年，除六年天刑，计有太过⑧二十四年，除此六年，皆作太过之用，令不然之旨。今言迭支迭位，皆可作其不及也。

【校注】

①地数　参见上“天数”中注。指三阴三阳在泉运行之数。一般而言，每一气在泉之数为60日有余。

②地下迁正升天……即地土产化　下，向后。法，惩处；历法；规律。此指后者。《尔雅·释诂》：“法，常也。”《汉书·律历志下》：“推中部二十四气，皆以元为法。”《说文》：“法，刑也。”《鹖冠子·武灵王》：“喜则释罪，怒则妄杀，法民而自慎。”陆佃解：“刑民而自以为慎。”《史记·商君列传》：“卫鞅曰：‘法之不行，自上犯之。’将法太子。”产，养育；生。此指后者。《说文》：“产，生也。”《礼记·乡饮酒义》：“东方者春，春之为言蠢也，产万物者也。”《韩非子·六反》：“且父母之于子也，产男则相贺，产女则杀之。”晋代木华《海赋》：“毛翼产鷇，剖卵成禽。”产化，生化。即生息化育。《类经·二十八卷·第四十》：“天气三，地气亦三。地之三者，左间当迁正，右间当升天，在泉当退位也，若地数不前而失其正，即应于地土之产化。”

③天地二甲子　《类经·二十八卷·第四十二》：“天地二甲子，言刚正于上，则柔合于下，柔正于上，则刚合于下。如上甲则下己，上己则下甲，故曰二甲子。”

④干、支　谓幹枝。天干和地支的合称。以“甲、丙、戊、庚、壬”和“子、寅、辰、午、申、戌”相配，“乙、丁、己、辛、癸”和“丑、卯、巳、未、酉、亥”相配，共成六十组，用以纪年、月、日，周而复始。最初用来

纪日，后多用来纪年，现农历仍用之。《广雅·释天》："甲乙为榦，干者日之神也；寅卯为枝，枝者月之灵也。"《后汉书·律历志上》"记称大桡作甲子"刘昭注引《月令章句》："（大桡）于是始作甲乙以名日，谓之榦；作子丑以名月，谓之枝，枝榦相配，以成六旬。"

⑤上下经纬天地　上下，周旋；升降；增减；变更。此指周旋。《左传·定公四年》："（楚）左司马戌谓子常曰：'子沿汉而与之上下，我悉方城外以毁其舟。'"《楚辞·卜居》："将氾氾若水中之凫乎？与波上下偷以全吾躯乎？"王逸注："随众卑高。"晋代干宝《搜神记·卷一》："赤松子者，神农时雨师也……至昆仑山，常入西王母石室中，随风雨上下。"《国语·齐语》："索讼者三禁而不可上下，坐成以束矢。"韦昭注："不可上下者，辞定不可移也。"经纬，行星的总称；道路，南北为"经"，东西为"纬"；治理。《周礼·春官·大宗伯》"以实柴祀日月星辰"汉代郑玄注："星谓五纬，辰谓日月所会十二次。"贾公彦疏："五纬即五星：东方岁星，南方荧惑，西方太白，北方辰星，中央镇星。言纬者，二十八宿随天左转为经。五星右旋为纬。"《史记·天官书论》："水、火、金、木、填星，此五星者，天之五佐，为纬，见伏有时，所过行赢缩有度。"《文选·颜延之〈三月三日曲水诗序〉》："晷纬昭应，山渎效灵。"李善注："纬，五星也。"《陈书·高祖纪下》："既而烟云表色，日月呈瑞，纬聚东井，龙见谯邦。"《周礼·考工记·匠人》"国中九经九纬，经涂九轨"汉代郑玄注："经纬，谓涂也。"贾公彦疏："南北之道为经，东西之道为纬。"《左传·昭公二十九年》："夫晋国将守唐叔之所受法度，以经纬其民。"天地，天和地。指自然界或社会。《荀子·天论》："星队木鸣，国人皆恐……是天地之变、阴阳之化，物之罕至者也。"《庄子·天地》："天地虽大，其化均也。"南朝梁国刘勰《文心雕龙·原道》："文之为德也大矣，与天地并生者何哉！"上下经纬天地，此指天干地支按五运六气升降是因二十八宿随天左转，五星右旋于自然界。

⑥迭移　迭，更迭；轮流。《易·说卦》："易六画而成卦，分阴分阳，迭用柔刚。"韩伯康注："六爻升降，或柔或刚，故曰迭用柔刚也。"迭移，此指干支轮流迁徙变化而相配。

⑦虽得岁正，未得正位之司　岁，年；木星。古人认识到木星约十二年运行一周天，其轨道与黄道（黄道，我们从地球上看太阳，视觉认为太阳在天空中移动，一年移动一圈，其移动的路线称为黄道。《汉书·天文志》："日

有中道，月有九行，中道者，黄道，一曰黄道。”《梦溪笔谈·象数二》：“日之所由，谓之黄道。”）相近，因将周天分为十二分，称十二次。木星每年行经一次，即以其所在星次来纪年，故称岁星。《说文·止部》：“岁，木星也。越历二十八宿，宣遍阴阳，十二月一次。”南朝梁国陆倕《石阙铭》：“岁次天纪，月旅太簇。”《史记·天官书》：“察日月之行，以揆岁星顺逆。”虽得岁正，未得正位之司，《类经·二十八卷·第四十二》：“应司天而不司天，应在泉而不在泉，是未得正位之司也。”指即使获得为某年，不一定是正位当司之气。

⑧太过 古代关于气运变化的用语。宋代沈括《梦溪笔谈·象数一》：“常则如本气，变则无所不至，而各有所占，故其候有从、逆、淫、郁、胜、复、太过、不足之变，其发皆不同……山崩地震，埃昏时作，此谓之‘太过’。”

【原文】

假令甲子阳年①，土运太窒，如癸亥②天数有余者，年③虽交得甲子，厥阴犹尚治天，地已迁正④，阳明在泉，去岁④少阳以作右间，即厥阴之地阳明，故不相和奉者也。癸巳⑤相会，土运太过，虚反受木胜，故非太过也，何以言土运太过？况黄钟不应太窒，木既胜而金还复，金既复而少阴如至，即木胜如火而金复微，如此则甲己失守⑥，后三年化成土疫，晚至丁卯⑦，早至丙寅⑧，土疫至也，大小善恶，推其天地，详乎太一⑨。又只如甲子年，如甲至子而合，应交司而治天，即下己卯⑩未迁正，而戊寅⑪少阳未退位者，亦甲己下有合也，即土运非太过，而木乃乘虚而胜土也，金次又行复胜之，即反邪化也，阴阳天地殊异尔，故其大小善恶，一如天地之法旨也。

【校注】

①甲子阳年 为干支纪年中一个循环的第 1 年称“甲子年”。前一位是癸亥，后一位是乙丑。论阴阳五行，天干之甲属阳之木，地支之子属阳之水，是水生木。自当年立春起至次年立春止的岁次内均为“甲子年”。天干戊年和

癸年，大雪到小寒的期间，就是甲子月甲与子皆为奇数，故甲子相遇为阳年。

②如癸亥　如，农历二月的别称；从随；往；去。此指后者。《尔雅·释天》："二月为如。"郝懿行义疏："如者，随从之义，万物相随而出，如如然也。"《说文》："如，从随也。"《尔雅·释诂上》："如，往也。"癸亥，为干支纪年中一个循环的第60年，称"癸亥年"。前一位是壬戌，后一位是甲子。论阴阳五行，天干之癸属阴之水，地支之亥属阴之水，是比例和好。自当年立春起至次年立春止的岁次内均为"癸亥年"。天干戊年和癸年，立冬到大雪的时间段，就是癸亥月。阳年，天干奇数与地支奇数相遇则为阳年，天干偶数与地支偶数相遇为阴年。

③年　时间单位。我国现行历法为回归年（即太年），平年三百六十五日，每四年为一个闰年，增加一日，为三百六十六日。我国农村目前还使用太阳历，实际上是一重阴阳合历，全年三百五十四日或三百五十五日。每三年一闰，五年再闰，十九年七闰，闰年十三个月，全年三百八十四日或三百八十五日。《尔雅·释天》："载，岁也。夏曰岁，商曰祀，周曰年，唐虞曰载。"郭璞注："岁，取岁星行一次，祀，取四时一终；年，取禾一熟；载，取物终更始。"邢昺疏："年者，禾熟之名，每岁一熟，故以为岁名。"

④迁正、去岁　即"正司中位，"即在泉。去岁，去年。南朝梁任昉《为范尚书让吏部封侯第一表》："且去岁冬初，国学之老博士𦆀今兹首夏。"唐代张说《幽州新岁作》诗："去岁荆南梅似雪，今年蓟北雪如梅。"

⑤癸巳　癸巳，为干支纪年中一个循环的第30年称"癸巳年"。前一位是壬辰，后一位是甲午。论阴阳五行，天干之癸属阴之水，地支之巳属阴之火，是水克火。自当年立春起至次年立春止的岁次内均为"癸巳年"。合化另论，即天干与地支排序号论。天干丙年和辛年，立夏到芒种的时间段，就是癸巳月。

⑥况黄钟不应太窒……如此则甲己失守　黄钟，乐律十二律中的第一律；古代为了预测节气，将苇膜烧成灰，放在律管内，到某一节气，相应律管内的灰就会自行飞出。黄钟律和冬至相应，时在十一月。《礼记·月令》："（季夏之月）其日戊巳，其帝黄帝，其神后土，其虫裸，其音宫，律中黄钟之宫。"孔颖达疏："黄钟宫最长，为声调之始，十二宫之主。"《吕氏春秋·适音》："黄钟之宫，音之本也，清浊之衷也。"陈奇猷校释："黄钟即今所谓标准音，故是音之本。但黄钟是所有乐律之标准……黄钟既是标准音，则自

黄钟始，愈上音愈高，愈下音愈低，故黄钟是清浊之衷。”汉代马融《长笛赋》：“十二毕具，黄钟为主。”清代袁于令《西楼记·私契》：“羽越清脆，黄钟最浊，正宫雄壮，商角冷落。”《淮南子·天文训》：“日行一度，十五日为一节，以生二十四时之变。斗指子则冬至，音比黄钟。”高诱注：“黄钟，十一月也。钟者，聚也，阳气聚于黄泉之下也。”汉代蔡邕《独断》：“周以十一月为正，八寸为尺，律中黄钟，言阳气踵黄泉而出，故以为正也。”应：受；接受；应和；感应；应验。此指感应。《书·康诰》：“惟弘王应保殷民。”孙星衍疏：“韦昭注《国语》曰：‘应，受也。’”《易·乾》：“同声相应，同气相求。”《淮南子·原道训》：“与万物回周旋转，不为先唱，感而应之。”清代洪升《长生殿·重圆》：“珊珊步蹑高霞唱，更泠泠节奏应宫商。”《后汉书·张奂传》：“又大风雨雹，霹雳拔树，诏使百僚各言灾应。”况黄钟不应太窒……如此则甲、己失守，《类经·二十八卷·第四十二》：“黄钟为太宫之律，阳土运窒则黄钟不时，木乃胜之，木胜必金复，金既复而子年司天，少阴忽至，则木反助火克金，其复必微，而甲己之土皆失守矣。”

⑦丁卯　为干支纪年中一个循环的第 4 年称“丁卯年”。前一位是丙寅，后一位是戊辰。论阴阳五行，天干之丁属阴之火，地支之卯属阴之木，是木生火。自当年立春起至次年立春止的岁次内均为“丁卯年”。天干甲年和己年，惊蛰到清明的期间，就是丁卯月。

⑧丙寅　为干支纪年中一个循环的第 3 年称“丙寅年”。前一位是乙丑，后一位是丁卯。论阴阳五行，天干之丙属阳之火，地支之寅属阳之木，是木生火。自当年立春起至次年立春止的岁次内均为“丙寅年”。天干甲年和己年，立春到惊蛰的期间，就是丙寅月。

⑨太一　亦作“太乙”。即道家所称的“道”，古指宇宙万物的本原、本体；古代指天地未分前的混沌之气；北极星；帝星。又名北极二。因离北极星最近，故隋唐以前文献多以之为北极星。此指北极星。北极星，也叫“纽星，枢星”。《庄子·天下》：“建之以常无有，主之以太一。”成玄英疏：“太者广大之名，一以不二为称。言大道旷荡，无不制围，括囊万有，通而为一，故谓之太一也。”《吕氏春秋·大乐》：“道也者，至精也，不可为形，不可为名，强为之（名），谓之太一。”唐代吴筠《听尹炼师弹琴》诗：“至乐本太一，幽琴和乾坤。”《孔子家语·礼运》：“夫礼必本于太一。”王肃注：“太一者，元气也。”南朝宋国朱昭之《难夷夏论》：“道法则采饵芝英，餐霞服丹，

呼吸太一，吐故纳新。”《史记·封禅书》：“天神贵者太一。”司马贞索隐引宋均云：“天一、太一，北极神之别名。”清代王念孙《读书杂志余编·吕氏春秋》“极星与天俱游而天极不移”：“案极星即北辰也。或言北辰，或言北极，或言极星，或言纽星，或言枢星，皆异名而同实。”一说，北极五星的第五星。清代夏炘《学礼管释·释夜考之极星以正朝夕》：“《汉志》北极五星，前一星太子；第二星帝王，亦太乙之座；第三星庶子；第四星后宫；第五纽星，为天之枢。”《后汉书·张衡传》：“臣闻圣人明审律历以定吉凶，重之以卜筮，杂之以九宫。”李贤注：“《易乾凿度》曰：‘太一取数以行九宫。’郑玄注云：‘太一者，北辰神名也。下行八卦之宫，每四乃还于中央。中央者，北辰之所居，故谓之九宫。’”唐代谷神子《博异志·敬元颖》：“昨夜子时已朝太一矣。”《星经·卷上》：“太一星，在天一南半度。”南朝梁国沈约《梁雅乐歌·皇雅二》：“华盖拂紫微，勾陈绕太一。”关于太乙游九宫之时日及由此而产生的八风，详见拙作《灵枢经·九宫八风》中有关内容。

⑩己卯　为干支纪年中一个循环的第 16 年称“己卯年”。前一位是戊寅，后一位是庚辰。论阴阳五行，天干之己属阴之土，地支之卯属阴之木，是木克土。自当年立春起至次年立春止的岁次内均为“己卯年”。天干乙年和庚年，惊蛰到清明的时间段，就是己卯月。

⑪戊寅　为干支纪年中一个循环的第 15 年称“戊寅年”。前一位是丁丑，后一位是己卯。论阴阳五行，天干之戊属阳之土，地支之寅属阳之木，是木克土。天干乙年和庚年，立春到惊蛰的时间段，就是戊寅月。

【原文】

假令丙寅①阳年太过，如乙丑②天数有余者，虽交得丙寅，太阴尚治天也，地已迁正，厥阴司地，去岁太阳以作右间，即天太阴而地厥阴，故地不奉天化也。乙辛相会③，水运太虚，反受土胜，故非太过，即太簇之管④，太羽不应⑤，土胜而雨化，水复即风，此者丙辛失守⑥其会，后三年化成水疫，晚至己巳⑦，早至戊辰⑧，甚即速，微即徐，水疫至也，大小善恶，推其天地数，乃太乙游宫⑨。又只如丙寅年，如丙至寅且合，应交司而治天，即辛巳⑩未得迁正，而庚辰⑪太阳未退位者，亦丙辛不合德也，即水运亦小虚而小胜，或有复，后三年化疠，名曰水疠，其状如水疫，治法如前⑫。

【校注】

①丙寅　为干支纪年中一个循环的第3年称“丙寅年”。前一位是乙丑，后一位是丁卯。论阴阳五行，天干之丙属阳之火，地支之寅属阳之木，是木生火。自当年立春起至次年立春止的岁次内均为“丙寅年”。天干甲年和己年，立春到惊蛰的期间，就是丙寅月。

②乙丑　为干支纪年中一个循环的第2年称“乙丑年”。前一位是甲子，后一位是丙寅。论阴阳五行，天干之乙属阴之木，地支之丑属阴之土，是木克土。自当年立春起至次年立春止的岁次内均为“乙丑年”。天干戊年和癸年，小寒到立春的期间，就是乙丑月。

③乙、辛相会　乙，天干的第二位，与地支相配，用以纪年、月、日；草木破土而出之状。《尔雅·释天》：“太岁在乙曰旃蒙……月在乙曰橘。”《说文》：“乙，象春草木冤曲而出，阴气尚强，其出乙乙也。”《释名·释天》“乙，轧也，自抽轧而出也。”《白虎通·五行》：“乙者，物蕃屈有节欲出。”辛，天干的第八位。通“新”。《说文》：“辛，秋时万物成而孰。金刚味辛，辛痛即泣出……辛承庚，象人股。”《尔雅·释天》：“太岁在辛曰重光。”《释名·释天》：“辛，新也。物初新者皆收成也。”毕沅疏证：“《律志》曰：‘悉新于辛。’郑注《月令》曰：‘辛之言新也。’”《史记·律书》：“辛者，言万物之辛生，故曰辛。”乙、辛相会，根据上下文义，因乙丑太过有余而不退，疑此指丙寅年与乙丑月、辛卯月相遇。

④太蔟之管　十二律中阳律的第二律；古人将十二律与十二个月相配，太蔟配正月，当指周历正月的别名，今之十一月。《国语·周语下》：“二曰太蔟，所以金奏赞阳出滞也。”《淮南子·时则训》：“律中太蔟，其数八。”清代黄宗羲《答刘伯绳问律吕》：“太簇长八寸，积六百四十八分。”《吕氏春秋·音律》：“太蔟之月，阳气始生，草木繁动。”高诱注：“太蔟，正月。”管：古乐器；定音的仪器律管。此指后者。《说文》：“管，如篪，六孔，十二月之音，物开地亚，故谓之管。”桂馥《说文义证·竹部》：“《五经算术》：蕤宾上生大吕，十二月管，长八寸二百四十三分寸之一百四。”《吕氏春秋·音律》：“太簇生南吕。”《礼记·礼运》：“五声、六律、十二管，还相为宫也。”郑玄注：“其管阳曰律，阴曰吕，布十二辰，始于黄钟管长九寸。”（见“管”图）。

管
引自《汉语大字典》

⑤太羽不应　羽，明代王鏊《震泽长语·音律》："南吕为羽，姑洗为角。"太羽不应，在正月太簇之管，则使太羽不能感应。

⑥丙、辛失守　指凡逢丙、辛为水运。《素问·天元纪大论》："丙辛之岁，水运统之。"守，某一星辰侵入别的星辰的位置。《史记·天官书》："其入守犯太微、轩辕、营室，主命恶之。"裴骃集解引韦昭曰："居其宿曰守。"失守，失去侵占之位。

⑦己巳　为干支纪年中一个循环的第 6 年称"己巳年"。前一位是戊辰，后一位是庚午。论阴阳五行，天干之己属阴之土，地支之巳属阴之火，是火生土。自当年立春起至次年立春止的岁次内均为"己巳年"。天干甲年和己年，立夏到芒种的期间，就是己巳月。

⑧戊辰　为干支纪年中一个循环的第 5 年称"戊辰年"。前一位是丁卯，后一位是己巳。论阴阳五行，天干之戊属阳之土，地支之辰属阳之土，是比例和好。自当年立春起至次年立春止的岁次内均为"戊辰年"。天干甲年和己年，清明到立夏的期间，就是戊辰月。

⑨游宫　行宫。此指所行之九宫。参见拙著《灵枢经·九宫八风》。《周礼·天官·序官》："阍人，王宫每门四人，囿、游亦如之。"郑玄注："游，离宫也。"孙诒让正义："别于城中王所居之宫，故谓之离宫。以其可以游观，故谓之游。"

⑩辛巳　为干支之一，顺序为第 18 个。前一位是庚辰，后一位是壬午。论阴阳五行，天干之辛属阴之金，地支之巳属阴之火，是火克金。自当年立春起至次年立春止的岁次内均为"辛巳年"。天干乙年和庚年，立夏到芒种的时间段，就是辛巳月。

⑪庚（gēng）辰　为干支纪年中一个循环的第 17 年称"庚辰年"。前一位是己卯，后一位是辛巳。论阴阳五行，天干之庚属阳之金，地支之辰属阳之土，是土生金。自当年立春起至次年立春止的岁次内均为"庚辰年"。天干

乙年和庚年，清明到立夏的时间段，就是庚辰月。

⑫治法如前　指《刺法论篇》中之治法。余同。

【原文】

假令庚辰阳年太过，如己卯[①]天数有余者，虽交得庚辰年也，阳明犹尚治天，地已迁正，太阴司地，去岁少阴以作右间，即天阳明而地太阴也，故地下奉天也。乙巳相会[②]，金运太虚，反受火胜，故非太过也，即姑洗之管，太商不应[③]，火胜热化，水复寒刑，此乙庚失守，其后三年化成金疫也，速至壬午[④]，徐至癸未[⑤]，金疫至也，大小善恶，推本年天数及太一也。又只如庚辰，如庚至辰，且应交司而治天，即下乙未[⑥]未得迁正者，即地甲午[⑦]少阴未退位者，且乙庚不合德也，即下乙未，干失刚[⑧]，亦金运小虚也，有小胜或无复，后三年化疠，名曰金疠，其状如金疫也，治法如前。

【校注】

①己卯　为干支纪年中一个循环的第16年称“己卯年”。前一位是戊寅，后一位是庚辰。论阴阳五行，天干之己属阴之土，地支之卯属阴之木，是木克土。自当年立春起至次年立春止的岁次内皆为“己卯年”。天干乙年和庚年，惊蛰到清明的时间段，就是己卯月。

②乙巳相会　为干支纪年中一个循环的第42年称“乙巳年”。前一位是甲辰，后一位是丙午。论阴阳五行，天干之乙属阴之木，地支之巳属阴之火，是木生火。自当年立春起至次年立春止的岁次内均为“乙巳年”。天干丁年和壬年，立夏到芒种的时间段，就是乙巳月。乙巳相会，据上下文义，当指己巳月。故下文曰：“金运太虚，反受火胜。”

③姑洗之管，太商不应　姑洗：十二律之一；指农历三月；钟名。《周礼·春官·大司乐》：“乃奏姑洗。”《史记·律书》：“三月也，律中姑洗。”明代王鏊《震泽长语·音律》：“南吕为羽，姑洗为角。”汉代班固《白虎通·五行》：“三月谓之姑洗何？姑者故也，洗者鲜也，言万物皆去故就其新，莫不鲜明也。”《左传·定公四年》“分康叔以大路……大吕”唐代孔颖达疏：“周

铸无射，鲁铸林钟，皆以律名名钟。知此大吕、姑洗，皆钟名也。其声与此律相应，故以律名焉。”姑洗之管，太商不应，《类经·二十八卷·第四十二》：“庚金失守，则太商不应，姑洗之管，乃其律也。”

④壬午　为干支纪年中一个循环的第 19 年称“壬午年”。前一位是辛巳，后一位是癸未。论阴阳五行，天干之壬属阳之水，地支之午属阳之火，是水克火。自当年立春起至次年立春止的岁次内皆为“壬午年”。天干乙年和庚年，芒种到小暑的时间段，就是壬午月。

⑤癸未　为干支纪年中一个循环的第 20 年称“癸未年”。前一位是壬午，后一位是甲申。论阴阳五行，天干之癸属阴之水，地支之未属阴之土，是土克水。自当年立春起至次年立春止的岁次内皆为“癸未年”。天干乙年和庚年，小暑到立秋的时间段，就是癸未月。

⑥乙未　为干支纪年中一个循环的第 32 年称“乙未年”。前一位是甲午，后一位是丙申。论阴阳五行，天干之乙属阴之木，地支之未属阴之土，是木克土。自当年立春起至次年立春止的岁次内皆为“乙未年”。天干丙年和辛年，小暑到立秋的时间段，就是乙未月。

⑦甲午　为干支纪年中一个循环的第 31 年称“甲午年”。前一位是癸巳，后一位是乙未。论阴阳五行，天干之甲属阳之木，地支之午属阳之火，是木生火。自当年立春起至次年立春止的岁次内皆为“甲午年”。天干丙年和辛年，芒种到小暑的时间段，就是甲午月。

⑧下乙未，干失刚　刚，古代哲学家用阴阳概念来解释自然界两种对立和相互消长的势力，认为阳性刚，阴性柔。因此“刚”指“阴阳”之阳。《易·系辞下》：“刚柔相推，变在其中矣。”孔颖达疏：“刚柔即阴阳也。”《淮南子·精神训》：“刚柔相成，万物乃形。”高诱注：“刚柔，阴阳也。”下乙未，干失刚，即向后的乙未年，使天干没有阳。

【原文】

假令壬午[①]阳年太过，如辛巳[②]天数有余者，虽交后壬午年也，厥阴犹尚治天，地已迁正，阳明在泉，去岁丙申[③]少阳以作右间，即天厥阴而地阳明，故地不奉天者也。丁、辛相合会[④]，木运太虚，反受金胜，故非太过也，即蕤宾之管，太角不应[5]，金行燥胜，火化热复，甚即速，微即徐，疫至大小善恶，推疫至之年天数及太一。又只如壬至午，且应交司而治之，即下丁酉[6]未得迁正者，即地下丙申少阳未得退位者，见丁、壬不合德也，即丁柔，干失刚，亦木运小虚也，有小胜小复。后三年化疠，名曰木疠，其状如风疫，治法如前。

【校注】

①壬午　为干支纪年中一个循环的第19年称"壬午年"。前一位是辛巳，后一位是癸未。论阴阳五行，天干之壬属阳之水，地支之午属阳之火，是水克火。自当年立春起至次年立春止的岁次内均为"壬午年"。天干乙年和庚年，芒种到小暑的时间段，就是壬午月。本篇之年运，当从本书《五运行大论篇》序列而定，因其"正五气之各主岁尔，首甲定运，余因论之……土主甲乙，金主乙庚，木主丁壬，火主戊癸……子午之上，少阴主之。"

②辛巳　为干支纪年中一个循环的第18年称"辛巳年"。前一位是庚辰，后一位是壬午。论阴阳五行，天干之辛属阴之金，地支之巳属阴之火，是火克金。自当年立春起至次年立春止的岁次内均为"辛巳年"。天干乙年和庚年，立夏到芒种的时间段，就是辛巳月。

③丙申　为干支纪年中一个循环的第33年称"丙申年"。前一位是乙未，后一位是丁酉。论阴阳五行，天干之丙属阳之火，地支之申属阳之金，是火克金。自当年立春起至次年立春止的岁次内均为"丙申年"。天干丙年和辛年，立秋到白露的时间段，就是丙申月。

④合会　聚合；组合。此指前者。即遇聚合时。《列子·汤问》："王谛料之，内则肝、胆、心、肺、脾、肾、肠、胃，外则筋骨、支节、皮毛、齿发，皆假物也，而无不毕具者，合会复如初见。"

⑤蕤宾之管，太角不应　蕤宾，古乐十二律中之第七律。律分阴阳，奇数六为阳律，名曰六律；偶数六为阴律，名曰六吕。合称律吕。蕤宾属阳律；古人律历相配，十二律与十二月相适应，谓之律应。蕤宾位于午，在五月，故代指农历五月。《周礼·春官·大司乐》："乃奏蕤宾，歌函钟，舞大夏，以祭山川。"《礼记·月令》："（仲夏之月）其音徵，律中蕤宾。"郑玄注："蕤宾者应钟之所生，三分益一，律长六寸八十一分寸之二十六，仲夏气至，则蕤宾之律应。"《国语·周语下》："四曰蕤宾。"韦昭注："五月，蕤宾。"蕤宾之

管，太角不应，在蕤宾之管音，则太角木音不能应和。

⑥丁酉　为干支纪年中一个循环的第 34 年称“丁酉年”。前一位是丙申，后一位是戊戌。论阴阳五行，天干之丁属阴之火，地支之酉属阴之金，是火克金。自当年立春起至次年立春止的岁次内均为“丁酉年”。天干丙年和辛年，白露到寒露的时间段，就是丁酉月。

【原文】

假令戊申①阳年太过，如丁未②天数太过者，虽交得戊申年也，太阴犹尚治天，地已迁正，厥阴在泉，去岁壬戌③太阳以退位作右间，即天丁未，地癸亥④，故地不奉天化也。丁癸相会，火运太虚，反受水胜，故非太过也，即夷则之管，上太徵不应⑤，此戊癸失守其会，后三年化疫也，速至庚戌⑥，大小善恶，推疫至之年天数及太一。又只如戊申，如戊至申，且应交司而治天，即下癸亥未得迁正者，即地下壬戌太阳未退位者，见戊癸未合德也，即下癸柔，干失刚，见火运小虚也，有小胜或无复也，后三年化疠，名曰火疠也，治法如前，治之法可寒之泄之。

【校注】

①戊申　为干支纪年中一个循环的第 45 年称“戊申年”。前一位是丁未，后一位是己酉。论阴阳五行，天干之戊属阳之土，地支之申属阳之金，是土生金。自当年立春起至次年立春止的岁次内均为“戊申年”。天干丁年和壬年，立秋到白露的时间段，就是戊申月。

②丁未　为干支纪年中一个循环的第 44 年称“丁未年”。前一位是丙午，后一位是戊申。论阴阳五行，天干之丁属阴之火，地支之未属阴之土，是火生土。自当年立春起至次年立春止的岁次内均为“丁未年”。天干丁年和壬年，小暑到立秋的时间段，就是丁未月。

③壬戌　为干支纪年中一个循环的第 59 年称“壬戌年”。前一位是辛酉，后一位是癸亥。论阴阳五行，天干之壬属阳之水，地支之戌属阳之土，是土克水。自当年立春起至次年立春止的岁次内均为“壬戌年”。天干戊年和

癸年，寒露到立冬的时间段，就是壬戌月。

④癸亥　为干支纪年中一个循环的第 60 年（最后）称“癸亥年”。前一位是壬戌，后一位是甲子。论阴阳五行，天干之癸属阴之水，地支之亥属阴之水，是比例和好。自当年立春起至次年立春止的岁次内均为“癸亥年”。天干戊年和癸年，立冬到大雪的时间段，就是癸亥月。天干戊日和癸日，北京时间（UTC+8）21 时到 23 时，就是癸亥时。

⑤夷则之管，上太徵不应　夷则，十二律之一。阴律六为吕，阳律六为律。夷则为阳律的第五律。律吕相配居第九。《国语·周语下》：“五曰夷则，所以咏歌九则，平民无贰也。”韦昭注：“夷，平也；则，法也。言万物既成，可法则也。”《礼记·月令》：“孟秋之月……其音商，律中夷则。”夷则之管，上太徵不应，《类经·二十八卷·第四十二》：“夷则之管，火之律也，上管属阳，太徵也，下管属阴，少徵也。戊不得正，故上之太徵不应。”依《礼记·月令》说。

⑥庚戌　为干支纪年中一个循环的第 47 年称“庚戌年”。前一位是己酉，后一位是辛亥。论阴阳五行，天干之庚属阳之金，地支之戌属阳之土，是土生金。自当年立春起至次年立春止的岁次内均为“庚戌年”。天干丁年和壬年，寒露到立冬的时间段，就是庚戌月。

【原文】

黄帝曰：人气不足，天气如虚[①]，人神失守，神光[②]不聚[③]，邪鬼干人，致有夭亡，可得闻乎？岐伯曰：人之五藏，一藏不足，又会[④]天虚，感邪之至也。人忧愁思虑即伤心，又或遇少阴司天，天数不及，太阴作接间至[⑤]，即谓天虚也，此即人气天气同虚也. 又遇惊而夺精[⑥]，汗出于心，因而三虚，神明失守，心为君主之官，神明出焉，神失守位，即神游上丹田[⑦]，在帝太一帝君泥丸宫下[⑧]，神既失守，神光不聚，却遇火不及之岁，有黑尸鬼见之[⑨]，令人暴亡。人饮食劳倦即伤脾，又或遇太阴司天，天数不及，即少阳作接间至，是谓之虚也，此即人气虚而天气虚也，又遇饮食饱甚，汗出于胃，醉饱行房，汗出于脾，因而三虚，脾神失守，脾为谏议之官，智周出焉，神既失守，神光失位而不聚也，却遇土不及之年，或己年或甲年失守，或太阴天虚，青尸鬼见之，令人卒亡。人久坐湿地，强力入水即伤肾，肾为作强之官，伎巧出焉，因而三虚，肾神失守，神志失位，神光不聚，却遇水不及之年，或辛不会符，或丙年失守，或太阳司天虚，有黄尸鬼至，见之令人暴亡。人或恚怒，气逆上而不下，即伤肝也。又遇厥阴司天，天数不及，即少阴作接间至，是谓天虚也，此谓天虚人虚也。又遇疾走恐惧，汗出于肝，肝为将军之官，谋虑出焉，神位失守，神光不聚，又遇木不及年，或丁年不符，或壬年失守，或厥阴司天虚也，有白尸鬼见之，令人暴亡也。已上五失守者，天虚而人虚也，神游失守其位，即有五尸鬼干人，令人暴亡也，谓之曰尸厥⑩。人犯五神易位，即神光不圆⑪也，非但尸鬼，即一切邪犯者，皆是神失守位故也。此谓得守者生，失守者死⑫，得神者昌⑬，失神者亡。

【校注】

①虚　古代方术用语，即计日时，以十天干顺次与十二地支相配为一旬，所余的两地支称之为“孤”，与孤相对者为“虚”。古时常用以推算吉凶祸福及事之成败；指每旬的第五天和第六天；爻位；洞孔；空隙；引申指薄弱环节；虚弱；星宿名。此指虚弱。《史记·龟策列传》：“日辰不全，故有孤虚。”裴骃集解：“甲乙谓之日，子丑谓之辰。《六甲孤虚法》：甲子旬中无戌亥，戌亥即为孤，辰巳即为虚。甲戌旬中无申酉，申酉为孤，寅卯即为虚。甲申旬中无午未，午未为孤，子丑即为虚，甲午旬中无辰巳，辰巳为孤，戌亥即为虚。甲辰旬中无寅卯，寅卯为孤，申酉即为虚。甲寅旬中无子丑，子丑为孤，午未即为虚。”《易·系辞下》：“《易》之为书也不可远，为道也屡迁，变动不居，周流六虚。”孔颖达疏：“周流六虚者，言阴阳周遍流动在六位（六位，即《易》卦之六爻。《易·乾》：“大明终始，六位时成。”孔颖达疏：“以所居上下言之，故谓之六位也。”《易·说卦》：“分阴分阳，迭用柔刚，故《易》六位而成章。”韩康伯注：“六位，爻所处之位也。”《文选·王

中〈头陁寺碑文〉》："谈阴阳者，亦研几于六位。"）之虚。六位言虚者，位本无体，因爻始见，故称虚也。"《孙子·虚实》："进而不可御者，冲其虚也；退而不可追者，速而不可及也。"曹操注："卒往进攻其虚懈，退又疾也。"《淮南子·氾论训》："若循虚而出入，则亦无能履也。"高诱注："虚，孔窍也。"晋代孙绰《游天台山赋》："投刃皆虚，目牛无全。"本书《调经论》："寒湿之中人也……荣血泣，卫气去，故曰虚，虚者聂辟气不足。"北方玄武七宿之一，居中间。古人据其运行的情况，以考正仲秋的节气。《书·尧典》："宵中，星虚，以殷仲秋。"孔传："虚，玄武之中星，亦言七星，皆以秋分日见，以正三秋。"《晏子春秋·谏上二一》："景公之时，荧惑守于虚。"

②神光 精神；神采。三国时魏国曹植《洛神赋》："徙倚傍徨，神光离合，乍阴乍阳。"《类经·二十八卷·第四十四》："神光，神明也。"

③聚 聚集。《庄子·知北游》："人之生，气之聚也，聚则为生，散则为死。"

④会 遇；遇灾厄；厄运。此指遇。《汉书·食货志上》："（王莽）乃下诏曰：'予遭阳九之阸，百六之会。'"颜师古注："此历法应有灾岁之期也。"

⑤太阴作接（chā）间至 接，《集韵》测洽切，入洽，初。插。三国时魏国嵇康《赠兄秀才入军》诗："左揽繁若，右接忘归。"戴明扬注引刘履曰："接，与'插'同。"至，通"窒"。阻塞。《韩非子·制分》："实故有所至，而理失其量。"于省吾《双剑誃诸子新证·韩非子四》："按：作'故实有所至'，与下句'而理失其量'相对。至，应读作窒……此言故实有所窒塞，而理亦失其程量也。"太阴作接间至，《类经·二十八卷·第四十四》注："少阴司天之年，太阴尚在左间，若少阴不足，则太阴作接者，未当至而至矣。"

⑥夺精 夺，犹乱。《礼记·仲尼燕居》："给夺慈仁。"郑玄注："夺，犹乱也。"汉代东方朔《非有先生论》："上不变天性，下不夺人伦。"精，神灵。《古今韵会举要·庚韵》："精，灵也。"（神灵，神的总称；魂魄。《公羊传·僖公二十一年》："吾赖社稷之神灵，吾国已有君矣。"唐代杜甫《渼陂行》："咫尺但愁雷雨至，苍茫不晓神灵意。"《大戴礼记·曾子天圆》："阳之精气曰神，阴之精气曰灵。神灵者，品物之本也。"孔广森补注："神为魂，灵为魄。"）夺精，使神乱。

⑦上丹田 人体部位名。道教称人体有三丹田：在两眉间者为上丹田，在心下者为中丹田，在脐下者为下丹田。见晋代葛洪《抱朴子·地真》。一般指下丹田。《黄庭外景经·上部经》："呼吸庐间入丹田。"务成子注："呼吸元

气会丹田中。丹田中者，脐下三寸阴阳户，俗人以生子，道人以生身。”

⑧在帝太一帝君泥丸宫下　帝，最高的天神，古人或宗教徒称宇宙的创造者和主宰者为帝，如：上帝，天帝；指主一方的天神。此指前者；实指星辰，北极星。《字汇·巾部》：“帝，上帝，天之神也。”《易·益》：“王用享于帝吉。”王弼注：“帝者，生物之主，兴益之宗。”孔颖达疏：“帝，天也。”《公羊传·宣公三年》：“帝牲不吉。”何休注：“帝，皇天大帝，在北辰之中，主总领天地五帝群神也。”据此不难看出神，即星辰。《庄子·应帝王》：“南海之帝为倏，北海之帝为忽，中央之帝为浑沌。”泥丸宫，道教谓“泥丸九真皆有房”，脑神名精根，字泥丸，其神所居之处为泥丸宫。后亦泛称人头。宋代李纲《嘉禾道中遇夏侯子阳》诗：“年逾七十两颊红，真气上泝泥丸宫。”《类经·二十八卷·第四十四》：“人之脑为髓海，是谓上丹田，太一帝君所居，亦曰泥丸君，总众神者也。”在帝太一帝君泥丸宫下，即在最高天的天神是皇天大帝星，在北辰星中，在泥丸宫下。

⑨黑尸鬼见之　鬼，神奇莫测；星名。二十八宿之一，南方朱雀七星的第二宿，有微弱的星四颗。《通志·天文略一》：“鬼四星，册方似木柜，中央白者积尸气，鬼上四星是爟位。”黑尸鬼，此指黑尸鬼星出现出现在这一年。

⑩尸厥　又作“尸蹷”。病名。症状为突然昏倒，不省人事。《史记·扁鹊仓公列传》：“扁鹊曰：‘若太子病，所谓尸蹷者也。’”汉代张仲景《金匮要略·杂疗方》：“尸厥脉动而无气，气闭不通，故静而死也。”

⑪圆　运转；圆滑；灵活。此指前者。《易·系辞上》：“蓍之德，圆而神。”王弼注：“圆者，运而不穷。”汉代桓宽《盐铁论·论儒》：“孔子能方不能圆。”

⑫得守者生，失守者死　《类经·二十八卷·第四十四》：“得守则神全，失守则神散，神全则灵明团聚，故生；神散则魂魄分离，故死。”

⑬得神者昌　神，即正气。指日、月、星辰之精气、气血、水谷之精气。参见《汤液醪醴论篇》之“神不使”、《异方方宜论篇》中“神”之注。昌，兴盛；昌盛；有生命之物。此指兴盛。《书·洪范》：“人之有能有为，使羞其行，而邦其昌。”《穆天子传·卷二》：“犬马牛羊之所昌。”郭璞注：“昌，犹盛也。”《新唐书·李晟传》：“荧惑退，国家之利，速用兵者昌。”《庄子·在宥》：“今夫百昌皆生于土而反于土。”陆德明释文引司马彪曰：“百昌，犹百物也。”明代王廷相《慎言·道体》：“气得湿而化质，生物之涂也，百昌皆然矣。”得神者昌，得日、月、星辰之精气和水谷之精气的人就兴盛。

素问他校注书目

一　画

《一切经音义》　唐·释慧琳　上海古籍出版社

二　画

《二十四史》　司马迁等著；顾颉刚等点校　中华书局
《二刻拍案惊奇》　明·凌蒙初著；王根林校点　上海古籍出版社
《二程遗书》潘富恩导读　宋·程颢，程颐撰　上海古籍出版社
《十一家注孙子》　春秋·孙武撰；三国·曹操等注；杨丙安校理　中华书局
《十三经注疏校记》　清·孙诒让著；雪克辑校　中华书局
《十三经注疏》　清·阮元校刻　中华书局
《十六国春秋》　北魏·崔鸿　吉林出版集团有限责任公司
《七怪》　清·黄宗羲撰　上海书店出版社影印本
《七修类稿·天地三·月建》　明·郎瑛撰　上海书店出版社
《人物志》　三国·魏·刘劭著；王水校注　黄山书社
《九章算术》　汉·张苍等辑撰；曾海龙译解　江苏人民出版社

三　画

《三国志》　晋·陈寿撰；南朝·宋·裴松之注　上海古籍出版社
《三辅黄图校注》　何清谷校注　三秦出版社
《土风录》　清·顾张思编　清嘉庆刻本
《大广益会玉篇》　梁·顾野王撰　中华书局
《大方广华严经音义》　唐·释慧苑撰　上海鸿文书局，清光绪十五年守山阁丛书影印本
《大同书》　清·康有为撰　上海古籍出版社
《大唐西域记校注》　唐·玄奘等原著；李羡林等译　中华书局
《大唐新语》　唐·刘肃撰；许德楠，李鼎霞点校　中华书局
《大戴礼记解诂》　清·王聘珍撰；王文锦点校　中华书局

《山谷诗注续补》 宋·黄庭坚著；陈永正，何泽棠注 上海古籍出版社
《山谷诗集注》 宋·黄庭坚著；宋·史容等注 上海古籍出版社
《山海经》 汉·刘向，刘歆编定；崔建林注译 时代文艺出版社
《千金翼方》 唐·孙思邈著；吴少祯编 中国医药科技出版社
《广弘明集》 唐·释道宣撰 台湾商务印书馆
《广雅疏证补正》 清·王念孙，王引之撰 上海古籍出版社
《广雅疏证》 清·王念孙著；钟字讯整理 中华书局
《广雅疏证·博雅音》 清·王念孙，王引之撰 上海古籍出版社
《广韵三家校勘记补释》 范祥雍 上海古籍出版社
《广韵校本》 周祖谟著 商务印书馆
《尸子》 战国·尸佼著 华东师范大学出版社
《小尔雅汇校集释》 黄怀信撰 三秦出版社
《小畜集》 宋·王禹偁 清光绪二十五年刻本，广雅书局
《马王堆三号汉墓简》 陈松长编 上海书画出版社
《马王堆汉墓帛书》 文物出版社
《马氏日抄》 明·马愈撰；清·曹溶辑；清·陶越增删 上海涵芬楼影印本

四　画

《王文公文集·洪范传》 宋·王安石著 上海人民出版社
《王文宪集》 南齐·王俭撰；明·张溥辑 光绪信述堂刊本
《王司空集》 北周·王褒撰 浙江人民出版社
《王安石全集》 宋·王安石著；秦克等标点 上海古籍出版社
《王羲之十七帖》 本书编委会编 上海古籍出版社
《开元天宝遗事》 五代·王仁裕等撰；丁如明等校点 上海古籍出版社
《开元占经》 唐·瞿昙悉达撰；常秉义点校 中央编译出版社
《天元玉册》 唐·王冰撰 中医古籍出版社影印本
《元丰类稿》 宋·曾巩撰 吉林出版社
《元史》 明·宋濂著 中华书局
《元曲鉴赏辞典》 上海辞书出版社文学鉴赏辞典编纂中心编 上海辞书出版社
《元稹诗文选》 杨军等选注 人民文学出版社
《元稹集》 元稹著 中华书局
《云笈七签》 宋·张君房 四部丛刊影印明刊本

《云溪友议》 唐·范摅撰　文物出版社
《廿二史考异》 清·钱大昕撰；陈文和，孙开萍，孙永如，张连生校点　凤凰出版社
《艺文类聚》 唐·欧阳询；汪绍楹校　上海古籍出版社
《五行大义》 隋·萧吉著　上海书店出版社
《五杂俎》 明·谢肇淛　中华书局
《五经算术》 北周·甄鸾撰　台湾商务印书馆影印本
《太平广记》 宋·李昉　人民文学出版社
《太平御览》 宋·李昉等撰　中华书局
《太平寰宇记》 宋·乐史著　中华书局
《太玄经》 汉·扬雄撰　上海古籍出版社
《日知录·五星聚》 清·顾炎武撰　上海古籍出版社
《中国历代名碑名帖精选系列·白石神君碑》（清拓本）　周俊杰，刘灿章编　河南美术出版社
《中国书信精典》 殷正林等编　山东大学出版社
《中国古代文化全阅读·吴越春秋》 东汉·赵晔著　时代文艺出版社
《中国古代社会研究》 郭沫若　商务印书馆
《中国传统文化经典文库·百喻经》 印度·僧伽斯那等撰译；乙力编　兰州大学出版社
《中国戏剧经典作品赏析》 郭涤主编　高等教育出版社
《中国兵书集成·言兵事书》 中国兵书集成编委会编　辽沈书社
《中国谚语资料》 兰州艺术学院大学系 55 级民间大学小组编　上海文艺出版社
《中说》 隋·王通著；李古寅编　中国文史出版社
《内经知要》 明·李念莪辑注　人民卫生出版社
《内经翼注》 清·周长有撰　清道光六年（1826）种德堂本
《毛诗正义》《十三经注疏》整理委员会整理　北京大学出版社
《毛诗草木鸟兽虫鱼疏》 吴·陆玑撰　台湾商务印书馆
《毛诗故训传定本》 清·段玉裁撰　上海古籍出版社
《长生殿·重圆》 清·洪升著；清·吴人评点；李保民校点　上海古籍出版社
《公孙龙子·邓析子·尹文子》 战国·公孙龙　时代文艺出版社
《公孙龙子》 战国·公孙龙著　中国文史出版社

《仓颉篇》 清·陈其荣辑 石埭徐氏清光绪十八年刻本
《〈月令〉章句》 汉·蔡邕撰；清·马国翰辑 广陵书社
《风俗通义校注》 汉·应劭撰；王利器校注 中华书局
《丹铅续录》 明·杨慎撰 周复俊明嘉靖十六年（1588）刻本
《丹溪心法》 元·朱震亨撰；王英等整理 人民卫生出版社
《六书故》 宋·戴侗著；党怀兴，刘斌校 中华书局
《六韬》 唐书文撰 上海古籍出版社
《文子》 战国·文子等著；李定生，徐慧君校释 上海古籍出版社
《文心雕龙》 南朝·梁·刘勰 四部丛刊影印明嘉靖刊本
《文史通义校注》 清·章学诚著；叶瑛校注 中华书局
《文苑英华》 宋·李昉等编 中华书局
《文选》 梁·萧统编；唐·李善注 中华书局
《文章辨体序说·文体明辨序说》 明·吴纳著；于北山校点；明·徐师曾著；罗根泽校点 人民文学出版社
《文献通考》 元·马端临撰 台湾商务印书馆影印本
《文源》 林义光著 中西书局
《方言》 扬雄著 团结出版社
《方望溪先生全集》 清·方苞撰 商务印书馆
《邓析子》 春秋·邓析著；张元济等辑 四部丛刊上海商务印书馆景印，民国十八年重印本
《双剑誃诸子新证》 于省吾著 中华书局
《孔子三朝记》 清·洪颐煊撰 上海古籍出版社
《孔子家语》 魏·王肃等著 万卷出版公司
《水经注校证》 北魏·郦道元著；陈桥驿校 中华书局
《水浒传》 明·施耐庵著 人民文学出版社

五 画

《玉台新咏汇校》 谈蓓芳等汇校 上海古籍出版社
《玉函山房辑佚书》 清·马国翰著 广陵书社
《玉篇》 南朝·顾野王 张氏泽存堂本，中国书店影印四部丛刊影印元刻本
《正字通》 明·张自烈 中国工人出版社
《正统道藏》 明·佚名辑 商务印书馆
《世说新语》 南朝宋·刘义庆撰；南朝梁·刘孝标注；王根林校点 上海古

籍出版社
《古今医鉴》 明·龚信纂辑；达美君等校注 中国中医药出版社
《古今韵会举要》 元·黄公绍，熊忠著；宁忌浮整理 中华书局
《古今谭概》 明·冯梦龙撰 中华书局
《古文观止》 清·吴楚材，吴调候选 中华书局
《古文苑》 宋·章樵注 台湾商务印书馆
《古文尚书》 清·阎若璩撰；黄怀信，吕翊欣校点 上海古籍出版社
《古书虚字集释》 裴学海 中华书局
《古书疑义举例》 清·俞樾著；马叙伦校录，傅杰导读 上海古籍出版社
《古代疾病名候疏义》 余云岫编著 人民出版社
《古典新义》 闻一多撰 商务印书馆
《古刻新诠》 程章灿 中华书局
《古微书》 明·孙谷辑 民国二十四至二十九年上海商务印书馆据守山阁丛书景印
《本草纲目》 明·李时珍著；王庆国主校 中国中医药出版社
《札移》 孙诒让 中华书局
《左传》 郭丹，程小青，李彬源译注 中华书局
《石林燕语·避暑录话》 宋·叶梦得撰；田松青，徐时仪校点 上海古籍出版社
《龙川文集》 南宋·陈亮撰 中华书局
《龙龛手鉴》 辽·释行均撰 中华书局影印本
《东观汉记校注》 东汉·刘珍等撰；吴树平校注 中华书局
《东坡志林·仇池笔记》 宋·苏轼 华东师范大学出版社
《东斋记事·春明退朝录》 宋·范镇；宋敏求撰；汝沛，诚刚点校 中华书局
《北史》 唐·李延寿撰 清同治十二年金陵书局刻本
《北齐书·恩幸传·和士开》 唐·李百药著 明崇祯十一年汲古阁刊本
《北堂书钞》 唐·虞世南辑 清光绪十四年南海孔氏刻本
《旧五代史》 宋·薛居正等撰 中华书局
《旧唐书》 后晋刘煦等撰 中华书局
《归田琐记·洪文襄公》 清·梁章钜撰；于亦时点校 中华书局
《申鉴》 汉·荀悦撰；明·黄省曾注 江南图书馆藏嘉靖四年刊本
《史记》 汉·司马迁撰；宋·裴骃集解；唐·司马贞索隐，唐·张守节正义

中华书局
《史记索隐》 唐·司马贞撰 台湾商务印书馆影印本
《史通通释》 唐·刘知几著；王煦华（整理）编 上海古籍出版社
《仪礼注疏》 汉·郑玄注；唐·贾公彦疏；王辉整理 上海古籍出版社
《白虎通》 东汉·班固 四部丛刊影印元大德覆宋监本
《尔雅义疏》 清·郝懿行撰 上海古籍出版社
《尔雅注疏》 晋·郭璞注；宋·邢昺疏；王世伟整理 上海古籍出版社
《尔雅音义》 晋·郭璞撰；清·黄奭辑 黄氏逸书考
《尔雅音义通检》 迟文浚，王玉华编著 辽宁大学出版社
《尔雅》 晋·郭璞注 四部丛刊影印宋刊本
《乐府诗集》 北宋·郭茂倩编 中华书局
《汉上易传》 宋·朱震撰 九州出版社
《汉书》 东汉·班固 中华书局标点本
《汉书补注》 班固撰，清·王先谦补注 上海古籍出版社
《汉书音义》 隋·萧该撰 上海书店出版社影印本
《汉书》 唐·颜师古注 中华书局
《汉旧仪》 汉·卫宏撰 上海古籍出版社影印本
《汉旧仪补遗》 汉·卫宏撰 顺德龙氏，清光绪十七年刻本
《汉学堂经解·仓颉解诂》 清·黄奭辑 广陵书社
《汉语大字典》 徐中舒主编 （缩印本）湖北辞书出版社，四川辞书出版社
《汉魏六朝百三名家集》 明·张溥辑 扫叶山房，民国14年石印本
《汉魏六朝百三家集题辞注》 明·张溥著；殷孟伦注 中华书局
《汉魏六朝诗鉴赏辞典》 吴小如，王运熙，章培恒，曹道衡，骆玉明等撰写 上海辞书出版社
《冯氏锦囊秘录》 清·冯兆张撰 中国医药科技出版社
《冯梦龙全集》 冯梦龙著；魏同贤整理 凤凰出版社
《礼仪注疏》 唐·贾公彦疏；王辉著 上海古籍出版社
《礼记正义》 汉·郑玄注；唐·孔颖达疏 上海古籍出版社
《礼记集解》 清·孙希旦撰；沈啸寰，王星贤点校 中华书局
《永乐大典》 明·解缙等 中华书局影印本
《司马文正公集》 宋·司马光撰 临汾刘组曾清乾隆十年刻本
《民国丛书集成初编·冯燕传》 唐·沈亚之 商务印书馆
《弘明集》 梁·释僧佑集 上海涵芬楼影印本

《皮子文薮》 唐·皮日休；萧涤非，郑庆笃整理 上海古籍出版社
《圣济总录》 宋·赵佶编 人民卫生出版社
《幼学琼林》 程允升著 岳麓书社
《辽史》 元·脱脱等撰 中华书局

六 画

《老子本义》 清·魏源撰 岳麓书社
《老子道德经注校释》 魏·王弼注；楼宇烈校释 中华书局
《西京杂记》 汉·刘歆等著 上海古籍出版社
《西厢记》 元·王实甫著 人民文学出版社
《西清笔记》 清·沈初撰 光绪（1875—1908）刻本吴县潘氏
《西楼记·私契》 清·袁于令撰 清乾隆五十五年刻本宁我斋
《百衲本二十四史校勘记》 张元济著；王绍曾等 商务印书馆
《列女传》 汉·刘向等编著；明·仇英绘 广陵书社
《列子·黄帝》 唐·卢重元注；清·汪孝婴撰 上海古籍出版社
《成化丁亥重刊改并五音类聚四声篇海》 金·韩孝彦；韩道昭撰 上海古籍出版社影印本
《扪虱新话》 宋·陈善撰 齐鲁书社
《扫迷帚》 壮者 商务印书馆
《夷坚志》 宋·洪迈撰；何卓点校 中华书局
《贞观政要》 唐·吴兢 崇文书局
《吕氏春秋校释》 陈奇猷校释 上海学林出版社
《吕氏春秋集释》 许维遹撰 中华书局
《朱子类语》 宋·黎靖德编，王星贤点校 中华书局
《先秦汉魏晋南北朝诗》 逯钦立辑校 中华书局
《伤寒论》 汉·张仲景述；钱超尘整理 人民卫生出版社
《伤寒论》 汉·张仲景著；宋·成无已注；张立平校注 学苑出版社
《华阳国志》 晋·常璩撰 齐鲁书社
《华严经音义》 唐·释慧苑撰 清道光十五年刻本
《后汉书》 南朝·宋·范晔撰；唐·李贤等注 中华书局
《后汉书集解》 清·王先谦等撰 上海古籍出版社
《后村先生大全集》 宋·刘克庄著；王蓉贵，向以鲜校点；刁忠民审订 四川大学出版社

《全三国文》 清·严可均著；马志伟校 商务印书馆
《全上古三代秦汉三国六朝文》 清·严可均辑 中华书局
《全元曲〈抱妆盒〉》 徐征 河北教育出版社
《全汉文》 清·严可均辑；任雪芳审订 商务印书馆
《全宋词》 唐圭璋编 中华书局
《全宋诗》 北京大学古文献研究所 北京大学出版社
《全相平话五种》 佚名撰 上海文学古籍刊行社影印本
《全唐文补编》 陈尚君辑校 中华书局
《全唐文》 清·董诰等编 中华书局
《全唐诗》 清·彭定求等编 中华书局
《全梁文》 清·严可均辑；冯瑞生审订 商务印书馆
《会稽记》 晋·孔晔撰 上海商务印书馆，民国 19 年铅印本
《杂事秘辛》 汉·佚名撰 文明书局，民国 4 年（1915）
《庄子今注今译》 陈鼓应注译 商务印书馆
《庄子》 清·王先谦集解；方勇导读、整理 上海古籍出版社
《庄子新证》 于省吾撰 民国二十九年北京大业印刷局排印《双剑誃诸子新证》本
《刘孝标集校注》 南朝梁·刘峻著；罗国威校注 学苑出版社
《刘伯温集》 明·刘基著 浙江古籍出版社
《齐东野语》 宋·周密撰；黄益元校点 上海古籍出版社
《齐民要术今释》 北魏·贾思勰著；石声汉校释 中华书局
《齐民要术》 北魏·贾思勰撰 广陵书社
《关中胜迹图志》 清·毕沅 三秦出版社
《关尹子文始真经》 宋·陈显微注 上海古籍出版社
《关尹子》 周·尹喜撰 台湾商务印书馆
《壮学斋文集》 清·周树槐 清咸丰八年刻本
《江文通集汇注》 南朝·江淹著；明·胡之骥注；李长路，赵威点校 中华书局
《江淹集校注》 俞绍初校注 中州古籍出版社
《江藩集·六甲五龙说》 清·江藩著；漆永祥整理 上海古籍出版社
《汤显祖集》 明·汤显祖著 上海人民出版社
《汤液本草》 元·王好古撰；竹剑平主校 中国中医药出版社
《字汇补》 清·吴任臣 康熙五年汇贤斋本

《字汇》 明·梅膺祚 万历乙卯本
《字诂义府合按》 清·黄生著 中华书局
《军事檄文·檄吴将校部曲文》 张广照选注 蓝天出版社
《论山山水纯全集》 宋·韩拙撰 台湾商务印书馆
《论语》 春秋·孔丘著 中华书局
《论衡校注》 汉·王充 上海古籍出版社
《农政全书》 明·徐光启撰；石声汉点校 上海古籍出版社
《观堂集林·附别集》 清·王国维著 中华书局
《红楼梦》 清·曹雪芹，高鹗著 人民文学出版社
《孙子兵法》 孙武著 黄山书社
《孙子兵法孙膑兵法附三十六计》 春秋·孙武；战国·孙膑著 凤凰出版社
《孙膑兵法》 战国·孙膑撰 北京燕山出版社

七 画

《寿世保元》 明·龚廷贤撰；鲁兆麟主校 人民卫生出版社
《运气论奥谚解》 冈本为竹著；承为奋译 江苏人民出版社
《志雅堂杂钞·医药》 宋·周密撰 齐鲁书社
《苏东坡全集》 宋·苏轼著 北京燕山出版社
《苏轼文集》 孔凡礼点校 中华书局
《苏轼诗词选注》 徐培均著 上海远东出版社
《苏辙集》 宋·苏辙著；陈宏天，高秀芳点校 中华书局
《杜阳杂编》 唐·苏鹗撰 台湾商务印书馆
《杜诗详注》 唐·杜甫著；清·仇兆鳌注 中华书局
《杨朔散文选》 杨朔著 人民文学出版社
《两汉纪》(《汉纪》、《后汉纪》) 汉·荀悦；晋·袁宏著；张烈 中华书局
《两般秋雨盦随笔·寻常音误》 清·梁绍壬撰 上海古籍出版社
《酉阳杂俎》 唐·段成式 中华书局
《医方集解》 清·汪昂著；鲍玉琴，杨德利校 中国中医药出版社
《医心方》 日·丹波康赖著；高文柱译 华夏出版社
《医学纲目》 明·楼英著；于燕莉校注 中国医药科技出版社
《医宗必读》 明·李中梓著；王卫等点校 天津科学技术出版社
《医宗金鉴》 清·吴谦等编 人民卫生出版社
《医经溯洄集》 元·王履撰；邢玉瑞，阎咏梅注释 上海浦江教育出版社有

限公司
《医津一筏·医经读·内经辨言》 清·江之兰等编撰 山西科学技术出版社
《医醇賸义》 清·费伯雄著 人民卫生出版社
《吴下方言考》 清·胡文英 凤凰出版社
《吴子兵法》 战国·吴起著；邱崇丙注 中国社会出版社
《助字辨略》 清·刘淇 中华书局
《困学纪闻》 宋·王应麟著；清·翁元圻等注；栾保群，田松青，吕宗力校点 上海古籍出版社
《吹剑录外集》 宋·俞文豹撰 台湾商务印书馆影印本
《别录》 汉·刘向编；清·洪颐煊辑；清·孙彤校 海宁陈氏慎初堂民国15年影印本
《针灸甲乙经》 晋·皇甫谧撰；刘聪校注 学苑出版社
《针灸聚英》 明·高武著；闫志安等校 中国中医药出版社
《何大复先生集》 明·何景明撰 厚省印书局，清宣统元年（1909）重刻本
《何逊集校注》 梁·何逊著 中华书局
《汴都赋》 宋·周邦彦撰；明·汪汝谦，陈继儒辑附录 清光绪钱塘丁丙嘉惠堂本
《宋元平话集》 丁锡根点校 上海古籍出版社
《宋书》 梁·沈约 中华书局
《宋史》 元·脱脱著 中华书局
《宋刻集韵》 宋·丁度等编 中华书局
《宋学士文集》 明·宋濂撰 侯官李氏观槿斋藏正德中刊本
《宋学士全集》 明·宋濂撰 文渊阁四库全书影印本，台湾商务印书馆
《初学记》 唐·徐坚等撰 中国书店出版社
《词诠》 杨树达 中华书局
《灵枢经》 宋·史崧整理；杨鹏举等校注 学苑出版社
《灵枢校释》 河北医学院校释 人民卫生出版社
《张九龄集校注》 唐·张九龄撰；熊飞校注 中华书局
《张子正蒙》 宋·张载撰 清康熙四十六年（1707）刻本
《张子正蒙注·太和》 清·王夫之著 中华书局
《张衡诗文集校注》 汉·张衡著；张震泽校注 上海古籍出版社
《陆士衡文集校注》 晋·陆机；刘运好校注 凤凰出版社
《阿寄传》 明·田汝成撰 上海商务印书馆

《陈书·高祖纪上》 唐·姚思廉撰 中华书局
《陈亮集》 宋·陈亮撰 中华书局

八 画

《范文正集》 宋·范仲淹著 吉林出版集团有限责任公司
《范石湖集》 宋·范成大著；富寿荪点校 上海古籍出版社
《范仲淹全集》 宋·范仲淹撰；李勇先，王蓉贵校点 四川大学出版社
《范缜·神灭论》 天津医学院理论小组 天津人民出版社.
《画史》 宋·米芾撰 台湾商务印书馆，文渊阁四库全书影印本
《事物纪原》 宋·高承撰 台湾商务印书馆
《奇效良方》 明·董宿辑录；方贤续补；田代华，张晓杰，何永点校 天津科学技术出版社
《欧阳修诗文集校笺》 宋·欧阳修著；洪本健校笺 上海古籍出版社
《抱朴子》 晋·葛洪 上海古籍出版社
《尚书大传辑校》 清·陈寿祺撰 南菁书院，清光绪十四年刻本
《尚书大传辨讹》 汉·伏胜撰；清·陈寿祺撰 粤东书局，清同治十二年刻本
《尚书今古文注疏》 清·孙星衍撰 中华书局
《尚书正义》 汉·孔安国；唐·孔颖达正义；黄怀信著 上海古籍出版社
《尚书直解》 明·张居正撰；王岚，英巍整理 九州出版社
《尚书·洪范》 王世舜，王翠叶译 中华书局
《尚书校释译论》 顾颉刚，刘起釪著 中华书局
《国学备览》丛书《黄庭外景经·上部经》、《黄庭内景经·常念》 敏俐，伊小林主编 首都师范大学出版社
《国语》 吴·韦昭注；明洁辑评，金良年导读，梁谷整理 上海古籍出版社
《明史》 清·张廷玉等撰著 中华书局
《明张文忠公全集》 明·张居正撰 红藤碧树山馆清光绪二十七年（1901）刻本
《明经世文编》 明·陈子龙等选辑 中华书局
《易纬通卦验》 汉·郑康成注 粤东书局，清同治十三年刊本
《易学象数论》 清·黄宗羲撰 九州出版社
《易经》 袁立著 武汉大学出版社
《易乾凿度》 汉·郑玄注 清光绪二十五年（1899）刻本，广雅书局

《忠经全集》 汉·马融著；陈才俊编 海潮出版社
《岭表录异》 唐·刘恂撰 台湾商务印书馆
《金石文字记》 清·顾炎武撰 台湾商务印书馆
《金石录补》 清·叶奕苞 新文丰出版公司
《金瓶梅词话》 明·兰陵笑笑生著；陶慕宁校注 人民文学出版社
《金匮要略方论》 汉·张仲景等述 人民卫生出版社
《金匮要略心典》 清·尤怡纂注 山西科学技术出版社
《金匮要略》 东汉·张机 四部丛刊影印明刻本
《金匮翼》 清·尤怡著；张印生等校注 中医古籍出版社
《金楼子校笺》 梁·萧绎撰；许逸民校笺 中华书局
《周氏冥通记》 梁·陶弘景撰 江苏广陵古籍刻印社
《周书》 唐·令孤德棻等撰 中华书局
《周礼正义》 清·孙诒让注疏；王文锦，陈玉霞点校 中华书局
《周礼注疏》 汉·郑玄注，唐·贾公彦疏；彭林整理 上海古籍出版社
《周易本义》 宋·朱熹著 中华书局
《周易外传》 清·王夫之著 中华书局
《周易述》（附：易汉学易例） 清·惠栋著 中华书局
《周易注疏》 魏·王弼；晋·韩康伯注；唐·陆德明音义，孔颖达疏 中央编译出版社
《备急千金要方》 唐·孙思邈撰 华夏出版社
《京氏易传》 汉·京房撰 台湾商务印书馆
《夜谭随录》 清·和邦额著；王一工，方正耀点校 上海古籍出版社
《学礼管释》 清·夏炘撰 续修四库全书影印本，上海古籍出版社
《学林》 宋·王观国撰 中华书局
《法言》 汉·扬雄著 中国文史出版社
《法苑珠林》 唐·释道世著；周叔迦，苏晋仁校注 中华书局
《河图玉版》 清光绪十五年守山阁丛书影印本，上海鸿文书局
《河图括地象》 清光绪十五年守山阁丛书影印本，上海鸿文书局
《河南程氏遗书》 佚名 传经堂，清光绪十八年刻本
《诗毛氏传疏》 清·陈奂撰 上海古籍出版社
《诗词曲语辞汇释》 张相著 中华书局
《诗经》 先秦·佚名广陵书社编 江苏广陵书社有限公司
《隶释隶续》 宋·洪适撰 中华书局

《录鬼簿续编》 明·无名氏 上海古籍出版社
《录鬼簿新校注编》 马廉校注 世界书局
《陔余丛考·古人跪坐相类》 清·赵翼撰 中华书局
《绀珠集》 唐·薛渔思撰；宋·佚名辑 台湾商务印书馆
《孟子正义》 清·焦循著；沈文倬点校 中华书局
《孟子》 东汉·赵岐等注 中华书局
《〈孟子〉字义疏证》 清·戴震 国学保存会
《孤本元明杂剧》 涵芬楼辑 民国30年铅印本
《经义述闻》 清·王引之撰 凤凰出版社
《经传释词》 清·王引之撰 凤凰出版社
《经典释文》 唐·陆德明撰；张一弓点校 上海古籍出版社

九 画

《春秋公羊传》 战国·公羊高撰；顾馨，徐明校点 辽宁教育出版社
《春秋左传正义》 晋·杜预注；唐·孔颖达等正义；黄侃经文句读 上海古籍出版社
《春秋左传注》 杨柏峻编著 中华书局
《春秋左传音义白话注解》 费恕皆撰 犀学书社民国10年石印本
《春秋左传集解》 春秋·左丘明撰；晋·杜预集解；李梦生整理 凤凰出版社
《春秋传》 宋·胡安国撰 明崇道堂刻本
《春秋谷梁传注疏》 晋·范宁注；唐·杨士勋疏；黄侃经文句读 上海古籍出版社
《春秋繁露》 汉·董仲舒著；周桂钿译注 中华书局
《政论校注·昌言校注》 汉·崔寔撰；孙启治校注，昌言校注，汉·仲长统撰，孙启治校注 中华书局
《荆楚岁时记》 梁·宗懔撰 台湾商务印书馆
《带经堂集》 清·王士禛撰 上海古籍出版社
《茶余客话》 清·阮葵生撰；李保民校点 上海古籍出版社
《茶经》 唐·陆羽著 华夏出版社
《茶香室丛钞》 清·俞樾撰；贞凡，顾馨，徐敏霞点校 中华书局
《荀子》 唐·杨倞注 上海涵芬楼藏黎氏景宋刊本
《荀子集解》 清·王先谦撰；沈啸寰，王星贤点校 中华书局

《南史》 唐·李延寿著 中华书局
《南齐书》 南朝·梁·萧子显 中华书局标点本
《南窗纪谈》 宋·佚名撰 台湾商务印书馆
《南雷文定五集》 清·黄宗羲撰 上海古籍出版社影印本
《柳宗元集》 唐·柳宗元著 中华书局
《拾遗记》 晋·王嘉撰 清光绪元年（1875）刻本，湖北崇文书局
《战国纵横家书》 马王堆汉墓帛书整理小组 文物出版社
《战国策》 汉·刘向编订；明洁辑评，明洁导读整理 上海古籍出版社
《星经》 汉·甘公，石申撰 清乾隆五十六年刻本，金溪王氏
《昭明文选》 梁·萧统著 黄山书社
《毗陵》 唐·独孤及撰 上海涵芬楼藏武进赵氏亦有生斋校刊本
《钦定四库全书总目·孟棨著〈本事诗〉》 清·纪昀；陆锡熊，孙士毅等著 中华书局
《钦定全唐文》 清·董诰等辑 上海古籍出版社
《香草续校书》 清·于鬯著 中华书局
《重广补注黄帝内经素问》 孙国中 方向红点校 学苑出版社
《重广补注黄帝内经素问》 唐·王冰注；清·钱熙祚校 中国学会编 民国17年影印本
《重广补注黄帝内经素问·校勘记》 唐·王冰注；清·顾尚之校勘 中国学会编 民国17年影印本
《皇极经世书》 宋·邵雍撰 九州出版社
《鬼谷子》 许富宏译注 中华书局
《律吕正声校注》 明·王邦直著；王守伦等注 中华书局
《剑南诗稿校注》 宋·陆游；钱仲联校注 上海古籍出版社
《脉经》 晋·王叔和撰；梁亚奇校注 学苑出版社
《独断》 汉·蔡邕撰 上海商务印书馆，民国14年（1925）
《急就篇》 汉·史游撰 岳麓书社
《帝京岁时纪胜·燕京岁时记》 清·潘荣陛；清·富察敦崇 北京古籍出版社
《类经》 明·张介宾著；孙国中，方向红点校 学苑出版社
《类经图翼·类经附翼·质疑录》 明·张景岳著 山西科学技术出版社
《类篇》 宋·司马光等编 中华书局
《洪武正韵》 明·乐韶凤等撰 台湾商务印书馆

《洪范正论》 清·胡渭撰 台湾商务印书馆
《洗冤录详义》 宋·宋慈撰；清·许梿编 琉璃厂荣录堂
《洛阳伽蓝记》 北魏·杨炫之撰；周祖谟校译 中华书局
《宣和遗事》 宋·佚名撰 中华书局
《神仙传校释》 晋·葛洪撰；胡守为校点 中华书局
《神农本草经》（简称《本经》） 杨鹏举校注 学苑出版社
《说文广义校订》 吴善述撰 同治十三年刊本
《说文古本考》 清·沈涛撰 吴县潘氏滂嘉斋，清光绪十年刻本
《说文句读》 王筠撰 北京市中国书店
《说文通通训定声》 清·朱骏声编著 中华书局
《说文假借义证》 清·朱珔撰；余国庆，黄德宽点校 黄山书社
《说文释例》 清·王筠编 中华书局
《说文解字义证》 清·桂馥著 中华书局
《说文解字》 东汉·许慎 清·陈昌治刻本，中华书局影印
《说文解字句读补正》 清·王筠著 中华书局
《说文解字系传》 南唐·徐锴著 中华书局
《说文解字注》 汉·许慎撰；清·段玉裁注 上海古籍出版社
《说文解字注笺》 清·徐灏撰 上海古籍出版社影印本
《说文解字校录·说文刊误·说文玉篇校录》 清·钮树玉撰 清光绪十一年（1885）刻本，江苏书局
《说文解字通论》 陆宗达著 北京出版社
《说苑校证》 汉·刘向著 中华书局
《说郛三种》 明·陶宗仪编 上海古籍出版社影印本
《盈川集》 唐·杨炯撰 台湾商务印书馆影印本
《癸巳类稿》 清·俞正燮撰 上海古籍出版社
《癸辛杂识》 宋·周密撰；王根林校点 上海古籍出版社

十 画

《素问六气玄珠密语》 唐·启玄子撰 上海商务印书馆
《素问玄机原病式》 金·刘完素著；丁侃校注 中国医药科技出版社
《素问运气论奥》 宋·刘温舒原著；张立平校注 学苑出版社
《素问识》 日人·丹波元简编撰 人民卫生出版社
《素问经注节解》 清·姚止庵撰 人民卫生出版社

《素问悬解》 清·黄元御著 学苑出版社
《盐铁论校注》 汉·桑弘羊撰；王利器校注 中华书局
《莲社高贤传》 晋·佚名撰 中华书局
《晋书》 唐·房玄龄等撰 中华书局
《晋阳秋》 晋·孙盛撰 番禺徐绍棨，民国9年汇编重印本
《晋纪》 晋·干宝撰 番禺徐绍棨民国9年汇编重印本
《格物粗谈》 宋·苏轼撰 六安晁氏清道光十一年刊本
《贾谊集校注》 吴云，李春台著 天津古籍出版社编
《顾炎武全集》 清·顾炎武撰 上海古籍出版社
《晁氏客语》 宋·晁说之著 岳麓书社
《晏子春秋》 春秋·晏婴著 企业管理出版社
《积微居读书记》 杨树达著 上海古籍出版社
《秘传证治要诀及类方》 明·戴原礼撰 中国中医药出版社
《徐干中论》 汉·徐干撰 明弘治十五年（1502）刻本
《栾城集》 宋·苏辙著 上海古籍出版社
《郭沫若全集〈金文丛考〉》 郭沫若 科学出版社
《唐开元占经》 唐·瞿昙悉达撰 台湾商务印书馆
《唐书辑校》 吴玉贵撰 中华书局
《唐国史补》 唐·李肇撰 台湾商务印书馆影印本
《唐诗三百首》 清·蘅塘退士编 中华书局
《阅微草堂笔记》 清·纪昀著 上海古籍出版社
《资治通鉴》 宋·司马光编著；南宋·胡三省注 中华书局
《涑水记闻》 宋·司马光撰；邓广铭，张希清点校 中华书局
《宾退录》 宋·赵与时著 上海古籍出版
《容斋随笔》 宋·洪迈著 北京燕山出版社
《诸子平议》 清·俞樾撰 上海古籍出版社
《诸病源候论校注》 丁光迪主编 人民卫生出版社
《诸病源候论》 隋·巢元方，丁光迪校注 人民卫生出版社
《读书杂志》 清·王念孙撰 凤凰出版社（原江苏古籍出版社）
《读四书大全说》 清·王夫之著 中华书局
《陶渊明集校笺》 晋·陶潜著 上海古籍出版社
《陶渊明集笺注》 袁行霈撰 中华书局
《通志》 宋·郑樵 商务印书馆

《通志堂经解》 清·纳兰成德辑 广陵书社
《通典》 唐·杜佑著 中华书局
《通俗文》 汉·服虔撰 武进臧镛堂辑校嘉庆间刊本
《能改斋漫录》 宋·吴曾撰 广雅书局，清光绪二十五年武英殿聚珍版全书

十一画

《理虚元鉴》 明·汪绮石撰；谭克陶等整理 人民卫生出版社
《琉璃王经》 晋·释竺法护译 常州天宁寺刻经处，民国（1912）刻本
《埤雅》 宋·陆佃著；王敏红校点 浙江大学出版社
《聊斋志异》 清·茜松龄著 上海古籍出版社
《黄生全集·义府·五辰》 清·黄生著；诸伟奇编 安徽大学出社
《黄侃国学文集·蕲春语》 黄侃 中华书局
《黄宗羲全集》 黄宗羲著，吴光主编 浙江古籍出版社
《黄帝八十一难经》 战国·秦越人撰；高丹枫，王琳校注 学苑出版社
《黄帝内经太素》 唐·杨上善撰注；李云点校 学苑出版社
《黄帝内经素问》 人民卫生出版社整理 1963 年第 1 版
《黄帝内经素问直解》(简称高本) 清·高士宗著 学苑出版社
《黄帝内经素问校义》 清·胡澍撰 蛟川二仁堂
《黄帝内经素问校释》 山东中医学院，河北医学院校释 人民卫生出版（简称卫鲁本）
《黄帝内经素问》 唐·王冰整理 人民卫生出版社
《黄帝内经素问集注》 清·张隐庵著；孙国中，方向红点校 学苑出版社
《黄御史集·附录》 唐·黄滔撰 台湾商务印书馆影印本
《梼杌闲评》 清·轶名著 人民文学出版社
《梦溪笔谈》 宋·沈括著 齐鲁书社
《曹子建诗注·阮步兵咏怀诗注》 黄节注 中华书局
《曹子建集》 魏·曹植撰 台湾商务印书馆
《曹操集》 三国·曹操著 中华书局
《龚自珍全集》 清·龚自珍著；王佩诤校 上海古籍出版社
《野客丛书》 宋·王楙 中华书局
《野获编·野获编补遗》 明·沉德符撰 上海古籍出版社影印本
《晦庵先生朱文公文集》 宋·朱熹撰 朱崇沐明万历刻本
《晚清文选》 郑振铎编 中国人民大学出版社

《象山先生全集》 宋·陆九渊撰 齐鲁书社影印本
《逸周书汇校集注》 黄怀信，张懋镕，田旭东撰 上海古籍出版社
《庾子山集注》 北周·庾信撰；清·倪璠注；许逸民校点 中华书局
《章太炎全集》 上海人民出版社编 上海人民出版社
《商君书校正》 清·严万里撰 上海古籍出版社影印本
《断袖篇》 清·吴下阿蒙撰 上海国学扶轮铅印本
《清平山堂话本》 洪楩编；曾昭聪，刘玉红校 黄山书社
《清史稿》 赵尔巽等撰 中华书局
《清异录江淮异人录》 宋·陶毅；吴淑撰，孔一校点 上海古籍出版社
《清波别志》 宋·周辉撰 上海商务印书馆民国19年铅印本
《淞隐漫录》 清·王韬撰 人民文学出版社社
《淮南子》 汉·刘安撰；陈静注译 中州古籍出版社
《淮南鸿烈集解》 刘文典著 中华书局
《淮海集笺注》 宋·秦观著；徐培均校 上海古籍出版社
《梁书》 唐·姚思廉撰 中华书局
《梁昭明太子萧统集逐字索引·讲解将毕赋三十韵诗依次用》 刘殿爵等主编 香港中文大学出版社
《尉缭子兵书》 战国·尉缭著；严锴主编 北京燕山出版社
《隋书》 唐·魏征等撰 中华书局
《隋唐五代墓志汇编》 江苏古籍出版社
《隋唐嘉话·唐国史补》 唐·刘餗撰；李肇编 浙江古籍出版社
《续画品》 陈·姚最撰 台湾商务印书馆影印本

十二画

《越绝书》 东汉·袁康，东汉·吴平 时代文艺出版社
《越谚·天部》 清·范寅 东方文化书局
《博异志》 唐·郑还古撰 清乾隆五十八年刻本
《博物志》 晋·张华编 上海古籍出版社
《博物志校证》 晋·张华撰；范宁校 中华书局
《敬斋古今黈》 元·李治撰；刘德权点校 中华书局
《韩非子直解》 俞志慧著 浙江文艺出版社
《韩非子》 战国·韩非子撰 四部丛刊影印钱氏述古堂影宋钞校本
《韩非子新校注》 战国·韩非著 上海古籍出版社

《韩昌黎文集校注》 唐·韩愈著；马其昶校注，马茂元整理 上海古籍出版社
《韩昌黎文集》 唐·韩愈 上海古籍出版社
《韩诗外传集释》 汉·韩婴编 中华书局
《搜神记》 晋·干宝编著 凤凰出版社
《搜神后记》 晋·陶潜撰；汪绍楹校注 中华书局
《嵇康集校注》 晋·嵇康著；戴明扬校注 人民文学出版社
《焦氏易林注》 西汉·焦延寿著；清·秉和注；常秉义批点 中央编译出版社
《焦氏笔乘·古字有通用假借用》 明·焦竑著 中华书局
《释名》 东汉·刘熙 四部丛刊影印如隐堂本
《释名疏证补》 东·汉·刘熙撰；清·毕沅疏证；王先谦补；祝敏彻，孙玉文点校 中华书局
《释骨》 清·沈彤撰 丛书集成续编影印本，上海书店出版社
《敦煌变文集》 王重民等编 人民文学出版社
《曾巩集》 宋·曾巩 中华书局
《湘绮楼诗文集·衡阳常氏家庙碑》 清·王闿运 岳麓书社
《温州文献丛书·六书故》 宋·戴侗撰 上海社会科学院出版社
《游百门泉记》 清·刘大櫆·王锡祺辑 清光绪十七年（1891）铅印本，上海著易堂
《游宦纪闻·旧闻证误》 宋·张世南撰；张茂鹏点校；李心传撰；崔文印点校 中华书局
《寓简》 宋·沈作喆撰 长塘鲍氏知不足斋

十三画

《楚辞补注》 宋·洪兴祖著 中华书局
《楚辞》 战国·屈原著；汉·刘向编 清同治十一年刻本，金陵书局
《楚辞章句疏证》 黄灵庚疏证 中华书局
《碑版文广例·书地界四至例》 清·王芑孙辑 清道光刊本
《碑版文广例》 清·王芑孙撰 清道光二十一年刻本
《辑佚校注异物志》 杨孚，吴永章著 广东省出版集团，广东人民出版社
《睡虎地秦墓竹简》 睡虎地秦墓竹简整理小组 文物出版社
《蜀梼杌校笺》 王文才，王炎 巴蜀书社

《鲍氏战国策注》 宋·鲍彪撰 台湾商务印书馆
《鲍明远集》 刘宋·鲍照撰 汪士贤，明刻本
《鲍参军集注》 南朝·鲍照，钱仲联 上海古籍出版社
《鲍照集校注》 南朝·宋鲍照著 中华书局
《新五代史》 欧阳修编 中华书局
《新方言》 章炳麟撰 国际文化出版公司
《新书校注》 汉·贾谊撰；阎振益等校注 中华书局
《新序》 汉·刘向，陈新著；石光瑛校 中华书局
《新语校注》 汉·陆贾著；王利器注 中华书局
《新唐书》 宋·欧阳修 中华书局
《意林》 唐·马总辑 台湾商务印书馆影印本
《慎言》 明·王廷相撰 齐鲁书社
《群书治要》 唐·魏征等编撰 中国书店出版社
《群经平议》 清·俞樾撰 上海古籍出版社影印本
《群经补义》 清·江永撰 璜川吴氏，清道光刻本
《叠雅》 清·史梦兰撰 上海古籍出版社影印本

十四画

《嘉祐集笺注·管仲论》 宋·苏洵著；曾枣庄，金成礼笺注 上海古籍出版社
《蔡中郎集》 中华书局编 中华书局
《鹖冠子》四部丛刊初编 宋·陆佃解 上海涵芬楼影印本
《管子补注》 明·刘绩撰 台湾商务印书馆
《管子校注》 黎翔凤撰；梁边华整理 中华书局
《管子》 唐·房玄龄注；清·华蘅芳、世芳校 清光绪二年浙江书局刻二十二子本
《管子·揆度》 姚晓娟，汪银峰注译 中州古籍出版社
《滹南遗老集》 王若虚著 商务印书馆
《谭嗣同全集·以太说》 清·谭嗣同著；蔡尚思，方行编 中华书局

十五画

《增韵》 宋·毛晃增注；宋·毛居正重增 元至正十五年，日新书堂刻明修本

《樊川文集》 唐·杜牧 上海古籍出版社
《震泽长语》 明·王鏊撰 台湾商务印书馆
《墨子闲诂》 清·孙诒让著 中华书局
《墨子》 周·墨翟撰；清·毕沅辑 清光绪三十年刻本，江西官书局
《墨子校注》 吴毓江译；孙启治校 中华书局
《篇海类编》 明·宋濂撰 上海古籍出版社影印本
《颜氏家训》 南北朝·颜之推著 三秦出版社
《颜光禄集》 南朝·刘宋，颜延之撰 明娄东张氏
《潜夫论笺校证》 汉·王符著；清·汪继培笺；彭铎校 中华书局
《潘岳集校注·寡妇赋》 晋·潘岳著；董志广校注 天津古籍出版社
《鹤林玉露》 宋·罗大经撰；孙雪霄校点 上海古籍出版社
《履斋示儿编》 宋·孙奕 潘膺祉如韦馆，明万历刻本

十六画

《穆天子传》 晋·郭璞注 台湾商务印书馆
《儒学警悟〈懒真子〉》 宋·俞鼎孙，俞经编 中国书店出版社

十七画

《戴震集》 清·戴震撰 上海古籍出版社
《魏书》 北齐·魏收撰 中华书局
《魏略辑本》 魏·鱼豢撰；张鹏一辑 陕西文献征辑处，民国13年刻本
《魏源集》 清·魏源著；中华书局编辑部编 中华书局

十九画

《警世通言》 明·冯梦龙编；严敦易校注 人民文学出版社